물리치료사와 작업치료사를 위한

연구방법론

7th Edition

이 충 휘 저

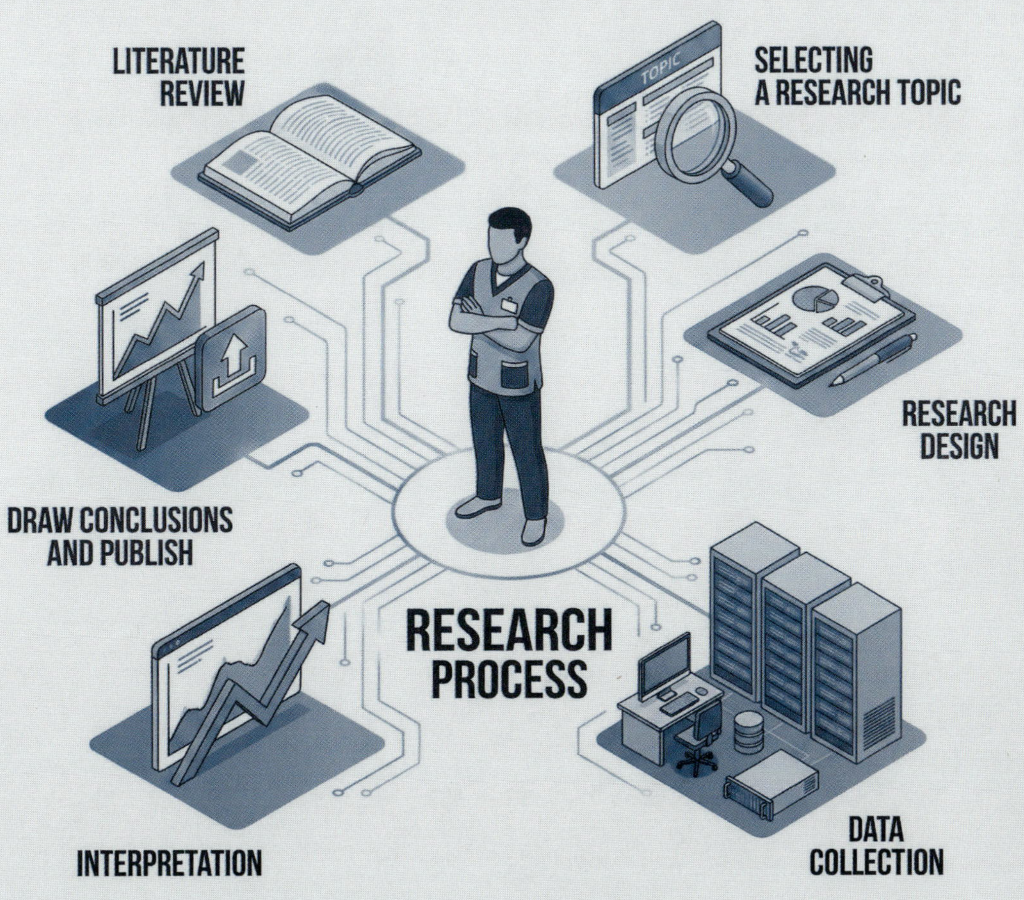

계축문화사

제7판 머 리 말

2020년 6월, 코로나 팬데믹이라는 어려운 시기에 개정 6판을 펴낸 뒤 어느덧 거의 6년의 시간이 흘렀습니다. 그 사이 인공지능, 빅데이터, 머신러닝의 도래와 함께 학문의 환경과 연구방법론은 놀라울 만큼 빠르게 변화해 왔습니다. 이번 개정판은 이러한 시대의 흐름에 발맞추어, 실제로 관련 논문을 읽거나 연구 과정에서 마주치는 문제해결 내용을 중심으로 새롭게 보강하였습니다.

연구방법론 제7판에서 달라진 점은 다음과 같습니다.

- 1장 문헌검색 방법 : Zotero 활용법을 소개하고, Consensus, ResearchRabbit 등 AI 기반 검색법을 추가하여 문헌 관리와 인용 작업을 더욱 편리하게 할 수 있도록 하였습니다.
- 통계분석 결과의 제시 : 기존의 SPSS 25버전에서 벗어나 최신 버전인 SPSS 28 버전을 기준으로 모든 분석 과정과 결과를 다시 제시하였으며, 독자들이 직접 실습할 수 있도록 계축문화사 홈페이지(http://gyechuk.co.kr/xe/) 자료실에 예제 데이터를 올려두었습니다. 통계분석방법을 공부할 때 관련된 예제 파일을 내려받기하여 따라 해보시길 바랍니다.
- 13장 비모수 검정 : 기존 내용에 더해 사후검정(post-hoc test) 방법을 소개하여 비모수통계 분석의 활용 폭을 넓혔습니다.
- 14장 다변량분석 방법 보강 : 특히 로지스틱 회귀분석에 대해 더 자세한 설명과 예제를 추가하여 다양한 연구 상황에서 활용할 수 있도록 하였습니다. 이 부분은 요즘 머신러닝 기법에서도 자주 언급되는 만큼 이해해 두면 큰 도움이 될 것입니다.

- 16장 R 사용법 추가 : 최근 각광받는 무료 통계 프로그램 R을 독립된 장으로 구성하고 실제 예제를 통해 설명하여 새로운 분석 도구를 쉽게 접할 수 있도록 하였습니다.
- 17장 메타분석과 18장 Rasch분석 : 대학원생들이 어려워하는 두 분석 방법을 SPSS 실제 예와 함께 소개하여, 이론뿐 아니라 실제 분석 과정까지 이해할 수 있도록 하였습니다. 이 부분은 학부생들에게는 좀 어려운 과정일 수 있습니다.
- 강의 경험 반영 : 강의 과정에서 학생들과 연구자들에게 꼭 전하고 싶었던 내용들을 조금씩 각 장에 추가하여, 최근 출간되는 논문들을 읽고 이해하는 데에도 도움이 되도록 하였습니다.

이 책을 통해 독자 여러분이 연구방법론을 더욱 깊이 이해하고, 실제로 전공 논문을 이해하거나 연구를 진행하는 과정에서 도움이 되기를 바랍니다. 무엇보다도, 이 책이 연구의 길을 걷는 모든 물리치료사와 작업치료사, 그리고 연구자들에게 든든한 참고서가 되기를 진심으로 기대합니다. 마지막 교정을 보면서도 여전히 보충하고 싶은 부분들이 발견되곤 합니다. 마감일을 지켜야 하는 사정으로 인해 다음 기회로 미뤄야 하는 아쉬움이 있습니다. 2002년 초판부터 2026년 7판이 나올 수 있도록 이 책을 사랑해 준 독자 여러분들께 감사를 드립니다. 그리고 이 개정판이 나오기까지 수고해주신 계축문화사 사장님, 편집부장님께도 수고 많으셨다는 말씀과 함께 감사의 인사를 드립니다.

2026년 1월

반곡동 자택에서 저자 씀

머 리 말

광복 이후 물리치료가 주한미군과 선교사들에 의해 국내에 소개되었고, 1963년에 물리치료를 정식으로 교육하는 교육기관이 처음 생겼다. 어느새 40여년의 세월이 흘러 2002년 현재 3년제 대학이 29개교, 4년제 대학이 11개교로 연 배출인원이 2,200여명이 되고 있다.

물리치료가 이땅에 도입된 지 많은 세월이 흘렀고 석·박사 과정까지 운영되고 있음에도 불구하고 아직 변변한 물리치료학 연구방법론 책이 없어 물리치료학 연구방법론을 강의하는 교수나 수강하는 학생 모두 불편함이 많았다.

저자는 1993년부터 약 10년간 연구방법론을 학부와 대학원에서 강의를 해 왔는데, 한글로 된 물리치료학 연구방법론 책이 없어서 영어나 한글로 된 의학연구 방법론, 간호학 연구방법론을 참고하여 강의를 해 왔다. 이제 그동안 모았던 강의자료를 정리하여 조심스런 마음으로 이 책을 준비하였다.

이 책은 연구방법론을 수강하는 학생들에게 다음과 같은 도움을 주고자 만들었다. 첫째는, 물리치료와 작업치료관련 논문을 읽고 이해할 수 있게 한다. 따라서, 이 책의 전반부에서는 각각의 전공논문에서 흔히 사용되는 용어나 연구설계에 대한 개념을 정확히 갖게 하려고 주안점을 두었다. 둘째 목표로는, 물리치료와 작업치료에서 게재된 논문을 읽게 될 때 비판할 수 있는 능력을 키워 주고 싶었다. 셋째로는, 연구계획서를 작성할 때나 실제로 논문을 작성할 때 또는 발표를 할 때 도움이 되게 하고자 하였다. 주로 후반부에서 이러한 내용을 다루었는데, 이 책을 읽는 독자나 강의하는 교수는 이러한 관점에서 이 책을 활용하길 바란다.

이 책은 학부생과 대학원생을 모두 대상으로 염두에 두고 만들었기 때문에 학부생들에게는 좀 어렵다고 느낄 만한 내용도 있다. 예를 들어, 14장 이후부터는 주로 대학원생을 위하여 만들어진 것이고, 또 실험설계에서도 대학원생을 위한 높은 수준의 내용들이 소개되어 있다. 학부생들에게는 이런 부분들을 개념적으로만 설명하는 것도 도움이 되리라 생각한다.

책을 구성함에 있어 가능하면 물리치료 전공학생과 작업치료 전공학생들을 위하여 전공과 관련된 예를 많이 소개하려 하였다. 강의하는 중에 부록에 제시된 자료를 이용하면 도움이 많이 되리라 생각된다.

연구방법론을 강의하면서 여러 책을 참고하였으나 아직도 저자 스스로도 부족한 점이 많다는 것을 잘 알고 있다. 추후로 개정판을 낼 때마다 독자들의 조언과 비평을 많이 반영하여 개정할 것을 약속한다. 이 책이 출판될 수 있도록 수고를 아끼지 아니한 계축문화사 담당자 모두에게 감사의 말씀을 드린다. 끝으로, 평생 부족한 제자를 위해 학문의 길을 인도해 주셨고 은퇴 후 캐나다에서 남과 북의 통일을 위해 애쓰시는 구애련(Marion E. Current) 교수님께 이 책을 바친다.

2002년 6월 6일

백운관 130호실에서 저자 씀

차 례

제 1 장

연구란 무엇인가?

1. 연구의 정의와 목적
2. 연구문헌과 관련된 용어
3. 물리치료학에서 연구의 분류
4. 물리치료 학술잡지에 소개되는 연구논문의 분류
5. 연구의 단계
6. 문헌고찰
7. 연구계획서의 작성

RESEARCH
METHODOLOGY

제 1 장 연구란 무엇인가?

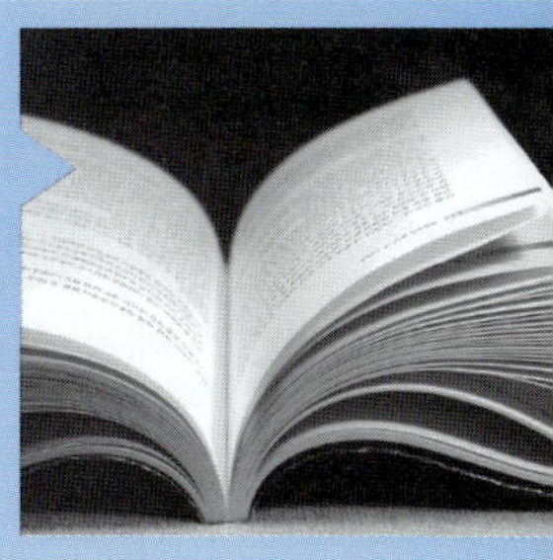

1. 연구의 정의와 목적

과학적인 방법은 새로운 지식을 얻기 위하여 객관적이고(objective) 관찰가능하며(observable) 확률적인 방법(probabilistic means)을 사용한다. 즉, 신뢰할 수 있고 편견이 없으며, 객관적이고 체계적인 접근방법을 과학적인 방법이라 한다. 이때 객관성이란 특정인의 연구에 대하여 제3자가 비슷한 조건에서, 동일한 대상과 방법, 실험절차에 의하여 이를 반복할 때 비슷한 결과가 나타나는 것을 말한다. 과학적인 방법을 통해서 어떤 현상이 일반화될 수도 있고 또 우연에 의해 생긴 것인지 여부를 결정한다.

과학적인 방법도 단점이 있다. 첫째, 인생의 모든 문제를 과학적인 방법으로 해결할 수는 없다. 예를 들어 창조주는 있는가? 인생의 목적은 무엇인가? 사후세계는 있는가? 이런 것들은 과학적인 방법으로 답을 얻을 수 없다. 이러한 질문이 중요하지 않다는 의미가 아니고 객관적으로 관찰하거나 현상을 측정할 수 없다는 것이다. 죽음에 가까운 경험을 주관적으로 경험했더라도 자신이 관찰한 것을 객관적으로 남에게 입증하기 어렵다. 둘째는, 과학적인 방법으로 얻어진 사실들도 질이 떨어질 수 있다. 만약 연구자가 편견을 가졌거나 연구가 잘못 시작되었거나 다른 실수가 개입되었으면 과학적인 연구를 통해 얻은 결과들은 의미가 없거나 독자를 오도(misleading)하여 연구결과에 대한 불신을 초래한다.

따라서 연구는 과학적인 방법을 적용하여 어떤 의문에 대해 해답을 얻는 과정이라 정의할 수 있다. 즉 해결을 요하는 연구문제를 규명하고 문제를 해결하는 최상의 방법에 대한 지식을 체계적으로 모으고, 조사하고, 해석하는 적극적인 과정이며, 단순한 문헌조사 이상을 의미한다.

예를 들어, 한 학생이 새로운 사실(facts)을 발견했을 때, 이를 기록하면 연구가 된다고 생각하기 쉬우나 그렇지 않다. 그것은 단지 사실의 발견(fact-finding)이나 정보 수집(information-gathering)의 연습이라고 할 수 있다. 연구란 단순히 나열된 자료와는 구별되는 것으로서 그러한 자료 또는 정보로부터 의미를 유추해내는 것이다. 이렇게 과학적인 방법으로 다시 자세히 살피거나 다시 파헤쳐서(search again) 사실을 입증하는 것이 연구라 할 수 있다. 따라서 연구를 하는 목적은 아직 밝혀지지 않은 진실(truth)을 밝히고 지식의 영역을 확장하는 것이라 할 수 있다.

2. 연구문헌과 관련된 용어

일반적으로 졸업논문인 경우에는 thesis, 박사학위논문에는 dissertation, 학술연구논문의 경우에는 research paper라는 표현을 사용한다. 학술잡지에 포함된 논문이나 기사들을 통칭하여 article이라는 표현을 쓰는데, 여기에는 원저(original article)와 종설(review article), 사례보고(case report) 등이 있다. 원저는 독창적인 연구에서 얻어진 새로운 지견을 포함한다. 종설은 이미 나와 있는 데이터나 문헌을 종합하여 정리한 것으로 편집위원회에서 대개 학계의 저명인사에게 원고를 청탁하여 게재하는 것이다. 심사학술지는 논문의 질을 평가받기 위해 학술지가 지정한 관련 전문가(peer review, reviewer)에게 원고를 평가받는 제도를 갖고 있는 학술지를 말한다.

3. 물리치료학에서 연구의 분류

1) 조사연구(Survey)

특정한 주제에 대하여 많은 양의 자료를 수집하고 기술통계를 이용하여 자료의 중요한 내용을 부각시키는 연구다. 조사연구는 다음의 목적을 갖는다.

첫째, 관심사를 기술한다. 예를 들어 순환계에 결함이 있어서 하지를 절단하는 환자는 몇 명이나 되는가? 연령대별로, 성별로, 사회적 수준, 과거의 건강상태, 직업, 재원기간 등을 살펴본다.

둘째, 문제영역에 대하여 구체적으로 알아보는 것이다. 위의 예에서 50대에 절단이 많았다면 순환계에 어떤 문제로 절단이 많았는지 구체적으로 알아볼 필요가 있다. 절단의 원인이 흡연 때문인지, 당뇨병 때문인지, 교통사고 때문인지, 암 때문인지 구체적으로 인과관계를 연구해 볼 필요가 있다.

셋째, 과거로부터 현재까지의 추세를 알아볼 수 있다. 예를 들어 지난 십년간 하지 절단이 증가하고 있는 추세인가? 만약 그렇다면 그러한 추세가 계속 유지될 것인가? 그렇다면 물리치료분야에서는 하지 절단과 재활분야에서 어떤 물리치료 전문기술이 필요할 것인가? 하는 점에 연구가 집중될 수 있을 것이다.

조사연구에서는 가설검정이 부적절할 수도 있다. 가설검정을 위해서는 상관관계나 실험연구가 필요하다.

2) 실험연구(Experimental study)

실험연구에서는 “가설에서 두 변수간의 관계가 예측된 대로 존재하는가?” 하는 것을 검정한다. 이것을 알아보기 위해서는 한 변수를 조작(manipulation)하고 나머지 변수에 대하여 측정을 한다. 연구자는 실험설계를 면밀하게 해야 하고 변수를 통제(control)해야 한다. 연구결과는 통계학적 검정을 하게 되며, 실험이 제대로 된 경우에는 인과관계를 알아볼 수 있는 유용한 해답을 제공한다.

그러나 실험연구는 몇 가지 단점이 있다. 실험은 과정이 복잡하고 시간이 많이 걸린다. 그리고 윤리적인 문제가 당면했을 때는 실행하기 어려운 경우가 많다. 예를 들어, 분만경험이 전혀 없는 임신부들을 대상으로 이완요법의 효과를 알아보는 실험을 할 때 어떤 군은 이완요법을 적용하고 어떤 군은 이완요법을 적용하지 않는다고 하면 이완요법을 적용받지 않는 군에 대하여 실험자는 윤리적인 책임을 져야 한다. 이때 어떤 방법으로 윤리적인 문제없이 실험을 적용할 수 있을 것인가에 대한 해답을 찾기가 어렵다. 이러한 경우에는 상관관계(correlational design) 연구가 한 가지 대안이 될 수 있다.

3) 상관관계(Correlational designs)연구

상관관계연구에서는 인과관계를 설명하기는 어렵고 단지 관련성에 대한 가설검정이 가능하다. 왜냐하면, 상관관계연구에서는 환자나 치료변수를 인위적으로 조작(manipulation)할 수 없기 때문에 있는 그대로의 자연 조건에서 연구를 하는 것이다. 따라서 결론도 단정적인 증거를 제시한다고 말할 수 없다. 상관관계연구에서는, 예를 들어 한 변수에서의 고득점이 있을 경우 다른 변수에서도 고득점이 있을 것인가? 아니면, 한 변수에서의 고득점과 다른 변수에서의 저득점이 서로 관련성이 있는지를 알아볼 수 있다.

4. 물리치료 학술잡지에 소개되는 연구논문의 분류

Robertson(1995)은 미국 Physical Therapy 학술잡지에 게재된 논문들을 연구방법에 따라 다음과 같이 분류하였다.

1) 집단비교실험(Group experimental design)

집단비교실험에서는 치료집단 간에 비교가 이루어지며 대상자가 무작위로 집단에 할당된다. 결과분석에 있어서 반드시 통계학적인 분석이 사용된다.

2) 유사집단비교(Quasi-group comparison)

유사집단 비교논문에서는 집단 간 비교를 하지만 대상자의 무작위 할당이 없다. 독립변수와 종속변수가 명확히 구분되고 변수를 조작(manipulation)하려는 연구자의 의도가 있다. 결과에 대한 통계학적인 분석이 있다.

3) 단일사례실험설계(Single-subject design)

단일사례실험설계 연구에서는 단일사례에 대하여 실험설계가 적용되어 있다. 기초선(baseline)이 설정되고 대상자의 수행정도가 반복적으로 측정되고(이것을 중재기라 한다),

다시 기초선 상태가 측정되고 다시 중재기(intervention phase)가 반복된다. 그래프가 제시되고 시각적으로 분석되거나 통계학적인 분석이 적용되기도 한다.

4) 조사연구(Survey)

조사연구에서는 태도나 관찰 정보를 얻기 위하여 면접이나 설문지를 사용하는 경우다. 변수를 조작하려는 어떠한 시도도 없다.

5) 사례연구(Case study)

사례연구에서는 한 사례나 하나 이상의 사례에 대하여 심층적인 조사가 이루어진다. 물리치료방법에 대한 것뿐만 아니라 다른 의학적인 처지에 대하여도 자세하게 기술한다. 사례연구에서는 수치로 제시되는 자료가 있을 수도 있고 없을 수도 있다.

* Rafferty MR, MacDonald J, Byskosh A, Sloan L, Toledo S, Marciniak C, Simuni T. Using implementation frameworks to provide proactive physical therapy for people with parkinson disease: A case report. Phys Ther. 2019 Dec; 99(12): 1644–1655.
* Shahid J, Kashif A, Shahid MK. Enhancing post-operative recovery in spastic diplegia through physical therapy rehabilitation following selective dorsal rhizotomy: A case report and thorough literature analysis. Children (Basel) 2023 May; 10(5): 842.

6) 상관관계연구(Correlational study)

상관관계연구에서는 변수들 간의 관계를 알아본다. 상관관계를 알아보는 통계방법으로 피어슨 상관계수, 스피어맨 상관계수 등이 제시된다. 실험연구에서처럼 변수들을 통제하려는 어떠한 시도도 없다.

* Robertson VJ. A quantitative analysis of research in physical therapy. Phys

Ther. 1995;75:313-327.

* 때로는 시간적 순서에 따른 분류로 다음과 같이 용어가 사용되기도 한다.

1) 단면적 연구(cross-sectional study) : 관찰연구로서 한 시점에서의 상황을 조사하는 연구
2) 추적 연구(longitudinal study) : 시간의 흐름에 따라 대상집단의 변화를 관찰하는 연구로 코호트연구(cohort study)라고도 한다.
   ① 전향적 연구(prospective study) : 연구시점으로부터 미래의 방향으로 조사해 나가는 연구
   ② 후향적 연구(retrospective study) : 연구시점으로부터 과거의 기록을 조사해 나가는 연구

5. 연구의 단계(Research process)

1) 연구의 단계는 다음의 다섯 단계로 나눌 수 있다

첫째, 연구문제(researchable problem)를 만드는 단계
둘째, 문제에 대한 해답을 얻기 위해 방법을 만드는 단계
셋째, 자료를 수집하는 단계
넷째, 자료를 분석하고, 해석하고, 자료를 검토하는 단계
다섯째, 결론을 내리고 얻은 정보를 널리 알려 공유하는 단계

연구의 단계를 좀 더 구체적으로 [표 1-1]에 제시하였다.

[표 1-1] 연구의 과정

1. 연구과제의 정립단계	1) 연구문제의 형성 2) 가설의 설정 3) 변수의 조작화

2. 연구설계와 기획단계	1) 연구설계의 선택 2) 모집단의 확정과 표본 추출 3) 측정방법의 선정 4) 예비조사
3. 자료수집단계	
4. 자료의 분석단계	1) 자료의 처리 2) 자료의 분석 3) 결과의 해석
5. 연구결과의 공표단계	1) 논문의 작성, 투고, 출판

2) 연구문제를 구할 때 고려할 점

첫째, 연구자에게 관심 있는 주제를 선택하여야 한다. 연구자의 흥미를 끌고, 동기를 유발할 수 있어야 한다. 연구문제의 예를 다음과 같이 제시하였다.

- **연구문제 예 1** : 열램프(heat lamp)가 냉요법보다 부종감소에 효과적인가?
- **연구문제 예 2** : A형 성격을 가진 사람의 불안을 감소시키는 효과적인 이완방법은 무엇인가?
- **연구문제 예 3** : 탄력스타킹(elastic stocking)은 과연 혈전 형성을 감소시키는가?
- **연구문제 예 4** : 고유수용성신경근촉진법(PNF, proprioceptive neuromuscular facilitation technique)이 뇌손상환자의 근기능(muscular function)을 증진시키는데 도움이 되는가?

위와 같은 연구문제를 구하기 위해서는 관심 있는 분야에 대한 연구논문을 많이 읽어야 한다. 관심 있는 분야의 연구논문을 많이 읽으면서 정리를 하다 보면 논란이 되고 있는 주제를 알게 된다. 예를 들어, 등척성운동시 안쪽 넓은근(vastus medialis)의 역할이나, 고유수용성신경근촉진법의 효과, 변성근에 대한 교류전류의 자극효과, 안면신경마비(Bell's palsy)시 전기자극은 과연 안면근의 회복을 촉진시키는가? 등이다.

[표 1-2] 연구문제의 구체화 예

대문제(Global problem)

어떻게 하면 넙다리네갈래근의 근력을 증진시킬 것인가?

소문제(Subproblem)

1) 운동형태

문제 1: 등척성, 등장성, 등속성 중 어느 운동이 넙다리네갈래근의 근력을 증진시키는 데 효과적인가?

문제 2: 각 운동별로 특이성(specificity)이 있는가?

2) 운동에 영향을 미치는 요소

문제 1: 몇 회의 운동 반복 횟수가 힘을 증가시키는 데 효과적인가?
(4, 6, 8, 10, 12, 또는 14회?)

문제 2: 지구력을 증가시키는 데는 몇 회의 반복횟수가 효과적인가?

문제 3: 얼마만큼의 무게를 적용하는 것이 바람직한가?
(1회 최대근력의 40, 50, 60, 70, 80, 90%?)

문제 4: 주당 몇 회의 운동을 시키는 것이 적절한가?
(1, 2, 3, 4, 또는 5회/주?)

문제 5: 등척성 운동시 무릎관절의 굽힘각도는 얼마가 적절한가?

문제 6: 팔의 위치가 힘을 발생시키는 데 영향을 주는가?

문제 7: 엉덩관절 굽힘각도가 힘을 발생시키는 데 영향을 주는가?

문제 8: 등받이를 대주면 넙다리네갈래근의 근력이 증가하는가?

문제 9: 무릎 밑에 보조물을 대주면 더 근력이 증가하는가?

문제 10: 근수축을 하는 중에 전기자극을 해 주면 더 근력이 증가하는가?

둘째, 커다란 연구문제가 설정되었으면 구체적으로 문제를 기술해야 한다. [표 1-2]가 한 예가 될 수 있다.

셋째, 연구자가 그 문제에 대하여 해결할 만한 지식과 기술이 있어야 한다.

넷째, 연구문제의 해결가능성이 있어야 한다. 너무 복잡하거나 너무 광범위한 주제는 피해야 한다.

다섯째, 장비, 기술, 시설을 이용할 수 있는지를 고려해야 한다.

여섯째, 연구비와 연구기간을 고려해야 한다.

아무리 아이디어가 좋아도 위의 조건을 충족시키지 못하면 연구를 성공하기가 어렵다.

3) 인간행동에 대한 연구가 어려운 점

인간은 느낌이나 동기, 감정이 매번 실험을 참여할 때마다 같은 상태를 유지하기 어렵다. 그리고 개인 간의 차이도 크다. 시간의 경과와 무관하게 일관성을 유지하면서 행동을 하는 사람을 찾기 어렵다. 즉 대부분의 인간 행동은 순간순간 변하는 환경과 상호작용을 하면서 변하게 마련이다. 때로는 연구과정 자체에 의해 인간의 행동이 영향을 받기도 한다. 예를 들어 누군가가 자신을 관찰하고 있다고 생각되면 평상시와 다른 행동을 보이는 경향이 있다. 또한 인간의 특성 중에서 지능, 학습의욕, 동기, 만족도 등은 아무리 정의를 하고 측정한다고 해도 정의 자체가 완벽하지 않다. 이런 개념들은 수량화하기도 어렵고 증거수집, 정직성, 윤리성 등이 항상 해결하기 어려운 문제들이다.

6. 문헌고찰

문헌고찰을 하는 목적은 다음과 같다.

첫째, 연구의 현황을 파악하기 위해서다. 선행연구를 분석함으로 해서 식견을 넓히고, 반복연구를 피하고, 비교자료를 찾기 위해서다.

둘째, 문제해결을 위한 접근방법을 모색한다. 기존연구의 장단점, 개선점을 알아낼 수 있다. 연구자가 필요로 하는 측정도구를 발견할 수도 있고, 연구의 전략, 통계분석 방법을 알아낼 수도 있다.

셋째, 연구의 이론적 기초와 가설을 설정할 수 있다. 연구문제의 근원을 알아내고 여러 이론, 다양한 견해를 알 수 있다.

넷째, 연구문제의 착상이나 연구문제의 발견에 도움이 된다.

다섯째, 연구수행의 가능성을 타진할 수 있다. 선행연구자들의 경험을 통해 기술적이고 실제적인 문제에 대한 이해를 할 수 있다.

결국 문헌고찰을 하면 연구자가 자신의 연구문제에 대한 이론적인 배경을 확실히 알 수 있고 자신의 연구가 처음 시도되는 것인지 반복되는 것인지를 알 수 있다. 그리고 자신의 연구를 수행할 때 필요한 연구방법에 대한 이해를 넓힐 수 있다.

1) 문헌고찰의 절차

(1) 목록작성 자료수집

대표적인 연구정보 및 논문의 참고문헌 관리 프로그램으로는 RefWorks와 EndNote가 있다. 그 외에도 논문자료를 효과적으로 관리할 수 있는 Mendeley라는 서지 관리 도구가 있다. 무료로 사용할 수 있는 서지 관리 프로그램으로 Zotero를 사용할 수 있다. 흔히 사용하는 데이터베이스 검색사이트를 [표 1-3]에 소개하였다.

간호와 보건분야 문헌 누적 목록집(CINAHL, Cumulative Index to Nursing and Allied Health Literature)도 건강연구에 있어서 많이 사용되고 있다. 간호와 보건분야 문헌목록집은 간호뿐만 아니라 물리치료, 작업치료, 심호흡계기술(cardiopulmonary technology), 호흡치료(respiratory therapy), 사회서비스(social service) 등의 보건영역의 학술잡지에 대한 문헌목록도 제공한다.

의학분야에서 대부분의 학술잡지 목록과 데이터베이스들은 의학주제어(Medical Subject Headings, MeSH)를 갖고 있다. 의학주제어는 미국립의학도서관(The National Library of Medicine)에서 채택하고 있는 것으로 의학주제어를 이용하면 훨씬 쉽게 관련문헌을 찾을 수 있다. 그리고 대부분의 연구논문들이 핵심어(key words)를 갖고 있기 때문에 이것을 이용해서 관련문헌을 쉽게 찾을 수 있다.

[표 1-3] 데이터베이스 검색

제 목	데이터베이스 검색
MEDLINE	PubMed는 medline의 무료검색도구. 의학관련 최대의 서지 데이터베이스. 약 1,200만 건 논문(4,600여 종 저널) http://www.ncbi.nlm.nih.gov/Pubmed
PEDro	Physiotherapy Evidence Database, Cochrane Review http://www.pedro.fhs.usyd.edu.au
KoreaScience	등록된 논문의 pdf 파일 무료 제공 http://koreascience.or.kr
Goole Scholar	학술정보검색 http://scholar.google.com
MedRIC	국내의학학술지 서지검색, 초록정보제공 및 원문제공 http://kmbase.medric.or.kr

KoreaMed	국내의학학술지에 발표된 논문의 영문서지정보 및 초록정보 제공 Pubmed와 유사한 형식으로 정보제공 http://www.koreamed.org
KISS	한국학술정보, 국내학술지 수록논문 원문제공 http://search.koreanstudies.net
국회전자도서관 원문DB	국내 발행되는 모든 출판물 단행본, 잡지, 학위논문, 학술지 목록 및 원문제공 http://www.nanet.go.kr
KERIS	국내 학회 및 대학부설연구소 학술지에 대한 원문제공, 해외박사학위논문 DDOD, 의과학분야 해외 DB-PML이용가능 http://www.riss4u.net
NDSL	Sciencedirect, Blackwell, LWW, Ebscohost 등에 수록된 저널을 한 번에 검색 해외전자저널 통합검색 http://www.ndsl.kr/index.do
EBSCO	해외전자저널 통합검색 http://ejournals.ebsco.com
ProQuest	CINAHL 저널과 PML저널 http://www.umi.com/pqdauto
Scopus	과학 · 기술 · 의학 · 사회과학 분야를 포함하는 세계 최대 규모의 초록 · 인용 데이터베이스 http://www.scopus.com/
Web of Science	100여 년 간 문헌검색과 인용(citation)정보를 제공해 온 인용색인 데이터베이스 http://isiknowledge.com

(2) 인덱스 메디쿠스(Index Medicus)

인덱스 메디쿠스 책을 이용하는 방법은 과거에 컴퓨터가 일반화되지 않았던 시절에 주로 사용하던 방법이다. 요즘은 컴퓨터가 일반화되었고 또 도서관도 전산화가 되어 있으므로 문헌을 검색할 때 온라인 컴퓨터(online computer) 시설을 이용한다. 온라인 컴퓨터로 International Nursing Index, Physiotherapy CATS(Current Awareness Topic Search)를 이용할 수도 있다. 그리고 각 도서관에서 문헌정보 검색기능(reference information)을 이용할 수도 있다.

SCI란 Science Citation Index(과학논문인용색인)의 약자로 미국의 ISI(Institute for Scientific Information)회사가 1960년부터 정기적으로 발간해 오고 있으며 자연과학, 의학 등의 여러 과학 분야에서 어떤 논문들이 언제, 어디서, 누구에 의해 인용되었는가를 보여주는 유명한 인용색인 데이터베이스다. 전 세계의 과학관련 학술잡지 중 3,500여종의 학술잡지를 색인한 것으로 특정 논문, 책, 특허 등이 얼마나 많이 인용되었는지, 또 어떤 다른 논문에 인용되었는지 정확히 알 수 있다.

SCI는 여섯 가지-인쇄물, CD롬, CD-ROM with abstracts, 마그네틱 테이프(magnetic tape), 웹액세스(web access), 온라인(online) 형태로 제작된다. 이 중 마그네틱 테이프로 제작된 SCIE(SCI Expanded)는 1999년도 기준 3,500여종의 학술지에 2,100여종이 추가된 것이다. 온라인으로 접근이 가능한 것을 SciSearch라고 하며 SCI 3,500여종 외에 1,900여종의 학술지가 추가된 것이다. 사회과학분야에서는 Social Science Citation Index라 하며 SSCI라고 줄여서 말한다. 높은 인용지수(impact factor)를 보이면 심사를 거쳐 SCI 에 등재된다. 국내의 학계에서는 SCI 에 등재된 저널을 해외 유명 학술잡지로 인정하고 있다.

인용지수(impact factor, 영향지수라고 번역하기도 하지만 인용지수가 더 의미전달이 되기 때문에 저자는 인용지수로 번역하였음)는 학술지에 수록된 한 편의 논문이 어느 특정년도나 특정기간 동안 인용된 빈도수 척도로서 그 논문이 실린 학술지의 수준을 평가하는 척도로 활용된다. 해당 연도를 제외한 최근 2년간 학술잡지 수록 논문의 평균 피인용횟수를 말한다[1]. 예를 들어 Journal of Biological Chemistry의,

1995년 수록된 논문의 수 4,635

1996년 수록된 논문의 수 4,949

1995년과 1996년 논문의 수 9,584

1995년 수록된 논문이 1997년 한 해 동안 인용된 총수 : 38,028

1996년 수록된 논문이 1997년 한 해 동안 인용된 총수 : 28,706 계 66,734회

Impact factor of 1997 = 66,734/9,584 = 6.963

이 인용지수(IF)를 종합하여 발표하는 보고서가 바로 JCR이다.

학술지에 대한 정보, SCI 등재저널목록, 학술지 약어 등을 알고 싶으면 http://www.google.com에 가서 Web of Science를 입력하면 검색 단어 목록들이 자동으로 나오는데 이것을 이용하여 검색하면 편리하다.

(3) 전자저널(E-journal)을 이용

대학도서관이나 연구소 도서관에서 제공하는 전자저널 서비스를 이용하면 무료로 관련 문헌의 전문을 읽어 볼 수 있다. 전자저널에서 원문을 읽어 보려면 아크로뱃 리더(acrobat reader)라는 프로그램을 사용하는 컴퓨터에 설치해야 한다.

---

1) 노시경. SCI 및 관련 DB를 활용한 과학분야 연구활동의 효율적인 평가 방안. 충북대학교 대학원 문헌정보학과 석사학위논문. 2000.

다음은 재활분야에서 흔히 사용하는 학술잡지 목록과 데이터베이스이다.

[표 1-4] 재활관련 학술잡지

Physical Therapy

- Advances in Physiotherapy
- American Journal of Physical Medicine
- American Journal of Physical Medicine and Rehabilitation
- American Journal of Sports Medicine
- Archives of Physical Medicine and Rehabilitation
- Archives of Physical Therapy
- Australian Journal of Physiotherapy
- British Journal of Sports Medicine
- British Journal of Therapy & Rehabilitation
- Canadian Journal of Physical Therapy
- Cardiopulmonary Physical Therapy Journal
- Clinical Biomechanics
- Clinical Management in Physical Therapy
- Clinical Rehabilitation
- European Journal of Physical Medicine and Rehabilitation
- Gait & Posture
- International Journal of Rehabilitation Research
- International Journal of Sports Medicine
- International Perspectives in Physical Therapy
- Journal of Bodywork & Movement Therapies
- Journal of Cardiopulmonary Rehabilitation
- Journal of Geriatric Physical Therapy
- Journal of Manual & Manipulative Therapy
- Journal of Manipulative & Physiological Therapeutics
- Journal of Orthopaedic & Sports Physical Therapy
- Journal of Physical Therapy Education
- Manual Therapy
- Muscle & Nerve
- Orthopaedic Physical Therapy Clinics of North America
- Pain
- Pediatric Physical Therapy
- Physical & Occupational Therapy in Geriatrics
- Physical & Occupational Therapy in Pediatrics
- Physical Therapy (http://www.ptjournal.org)

Physical Therapy Case Reports
Physical Therapy in Sport
Physical Therapy Reviews
Physical Therapy Science
Physical Therapy in Sports
Physiotherapy
Physiotherapy Canada
Physiotherapy Frontline
Physiotherapy Research International
Physiotherapy Theory and Practice
Progress in Physical Therapy
Spine
Sports Medicine
Stroke
The American Journal of Physical Medicine
The Journal of Manual & Manipulative Therapy

Occupational Therapy

American Journal of Occupational Therapy(http://www.aota.org)
American Journal of Physical Medicine
Archives of Occupational Therapy
Australian Occupational Therapy Journal
British Journal of Occupational Therapy
Canadian Journal of Occupational Therapy
Journal of Occupational Science, Australia
Journal of Occupational Therapy Students
New Zealand Journal of Occupational Therapy
Occupational Therapy
Occupational Therapy & Rehabilitation
Occupational Therapy in Health Care
Occupational Therapy in Mental Health
Occupational Therapy International
Occupational Therapy Journal of Research
Occupational Therapy Practice
Physical & Occupational Therapy in Geriatrics
Physical & Occupational Therapy in Pediatrics
Scandinavian Journal Occupational Therapy
South African Journal of Occupational Therapy

[표 1-5] 국내 물리치료 관련 학술잡지 목록

대한물리치료과학회지
대한물리치료학회지
대한인간공학회지
대한재활의학회지
한국전문물리치료학회지

[표 1-6] 국내 작업치료 관련 학술잡지 목록

대한작업치료학회지(Korean Journal of Occupational Therapy)
고령자 · 치매작업치료학회지
대한지역사회작업치료학회지
건강과 작업과학(The Korean Journal of Health & Occupational Science)

(4) PubMed 사용법

PubMed를 사용하여 문헌검색을 하는 방법을 알아보자. 우선 인터넷의 검색엔진을 이용하여 PubMed 사이트를 찾거나 소속대학의 도서관을 통하여 PubMed에 접속을 한다. 가령 검색창에서 인터넷 주소 http://www.ncbi.nlm.nih.gov/pubmed/를 입력하여 PubMed 시작 사이트로 이동한다. PubMed Services에서 Clinical Queries를 클릭한다.

이곳에서는 Systematic Review article들을 찾을 수 있다. 찾고자 하는 핵심어(key word)를 Search 항목에 쓰고 Search를 클릭한다. 예를 들어 견인치료에 관심이 있다면 traction을 입력하고 Search를 클릭한다.

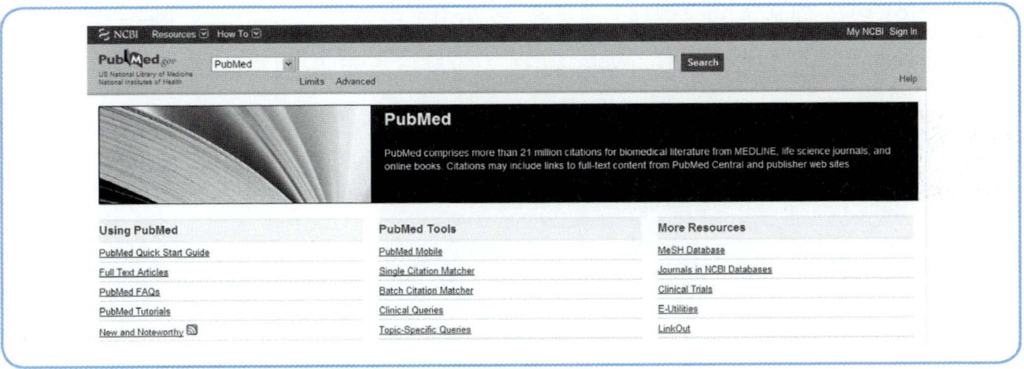

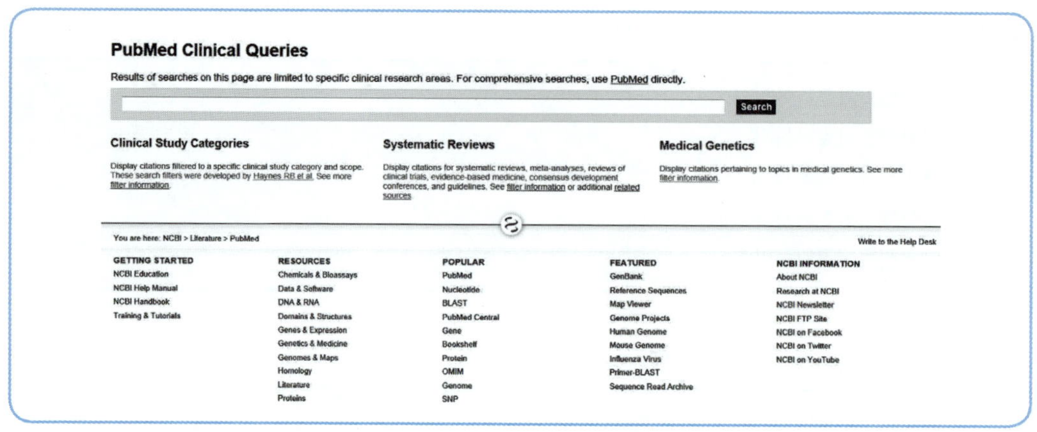

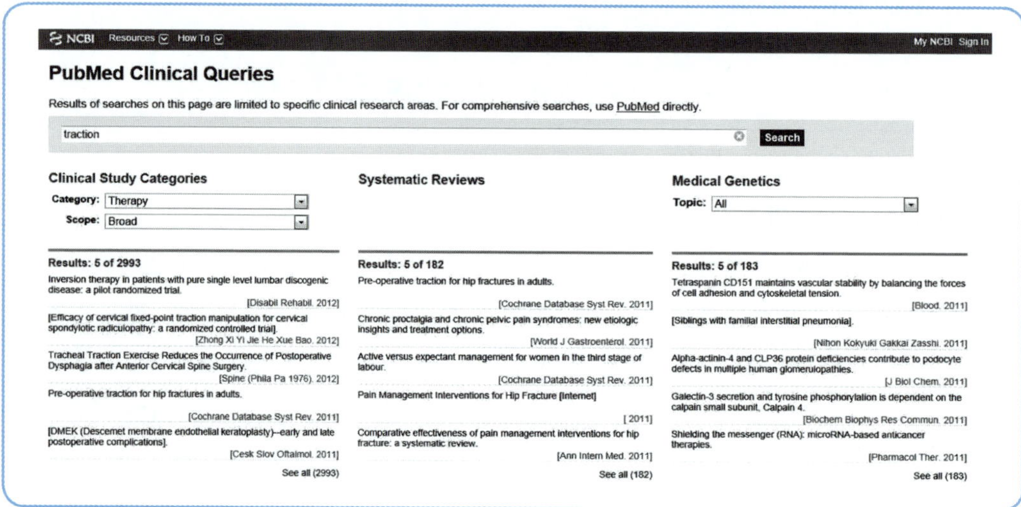

182개의 관련논문이 검색되었지만 한 화면에 5개의 논문이 제시되어 있다. 제목을 읽어 보고 관심이 있을 경우 해당 논문의 제목을 클릭하면 초록을 볼 수 있다. 예를 들어 가운데 다섯 번째 Comparative effectiveness로 시작하는 논문을 클릭한다.

PubMed Clinical Queries

Results of searches on this page are limited to specific clinical research areas. For comprehensive searches, use PubMed directly.

traction Search

Clinical Study Categories

Category: Therapy

Scope: Broad

Results: 5 of 2993

Inversion therapy in patients with pure single level lumbar discogenic disease: a pilot randomized trial. [Disabil Rehabil. 2012]

[Efficacy of cervical fixed-point traction manipulation for cervical spondylotic radiculopathy: a randomized controlled trial]. [Zhong Xi Yi Jie He Xue Bao. 2012]

Tracheal Traction Exercise Reduces the Occurrence of Postoperative Dysphagia after Anterior Cervical Spine Surgery. [Spine (Phila Pa 1976). 2012]

Pre-operative traction for hip fractures in adults. [Cochrane Database Syst Rev. 2011]

Comparative effectiveness of pain management interventions for hip fracture: a systematic review.
Abou-Setta AM, Beaupre LA, Rashiq S, Dryden DM, Hamm MP, Sadowski CA, Menon MR, Majumdar SR, Wilson DM, Karkhaneh M, et al.
Ann Intern Med. 2011 Aug 16; 155(4):234-45.

Systematic Reviews

Results: 5 of 182

Pre-operative traction for hip fractures in adults. [Cochrane Database Syst Rev. 2011]

Chronic proctalgia and chronic pelvic pain syndromes: new etiologic insights and treatment options. [World J Gastroenterol. 2011]

Active versus expectant management for women in the third stage of labour. [Cochrane Database Syst Rev. 2011]

Pain Management Interventions for Hip Fracture [Internet] [2011]

Comparative effectiveness of pain management interventions for hip fracture: a systematic review. [Ann Intern Med. 2011]

See all (182)

Display citations for systematic reviews, meta-analyses, reviews of clinical trials, evidence-based medicine, consensus development conferences, and guidelines. See filter information or additional related sources.

Medical Genetics

Topic: All

Results: 5 of 183

Tetraspanin CD151 maintains vascular stability by balancing the forces of cell adhesion and cytoskeletal tension. [Blood. 2011]

[Siblings with familial interstitial pneumonia]. [Nihon Kokyuki Gakkai Zasshi. 2011]

Alpha-actinin-4 and CLP36 protein deficiencies contribute to podocyte defects in multiple human glomerulopathies. [J Biol Chem. 2011]

Galectin-3 secretion and tyrosine phosphorylation is dependent on the calpain small subunit, Calpain 4. [Biochem Biophys Res Commun. 2011]

Shielding the messenger (RNA): microRNA-based anticancer therapies. [Pharmacol Ther. 2011]

See all (183)

Display citations pertaining to topics in medical genetics. See more filter information.

다음과 같이 논문의 초록이 나타난다. 이곳에서 저자들을 클릭하면 저자들이 쓴 다른 논문들을 제시해준다. Related Citations 항에는 비슷한 주제로 쓴 논문들이 제시되어 있다. 이 부분을 클릭하면 해당논문의 초록으로 바로 이동한다.

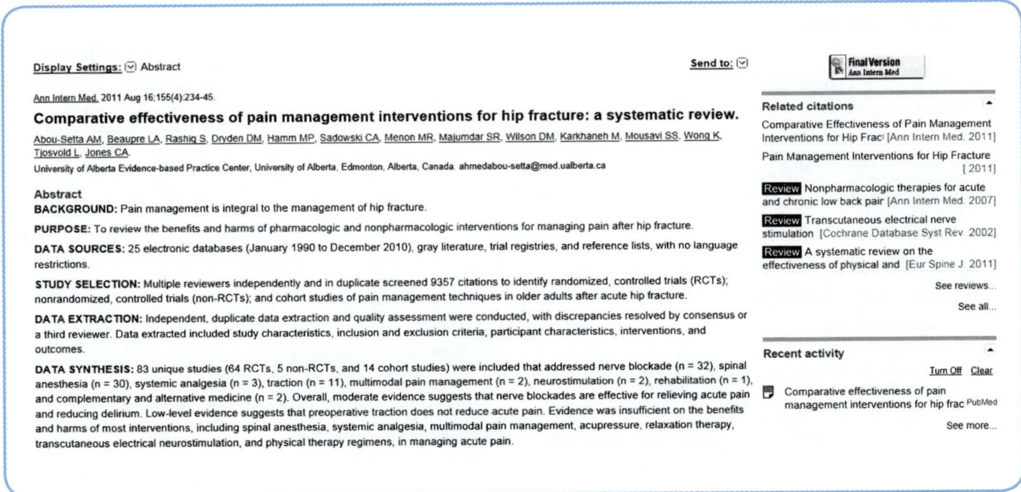

Display Settings: Abstract Send to: Final Version Ann Intern Med

Ann Intern Med. 2011 Aug 16;155(4):234-45.

Comparative effectiveness of pain management interventions for hip fracture: a systematic review.

Abou-Setta AM, Beaupre LA, Rashiq S, Dryden DM, Hamm MP, Sadowski CA, Menon MR, Majumdar SR, Wilson DM, Karkhaneh M, Mousavi SS, Wong K, Tjosvold L, Jones CA.

University of Alberta Evidence-based Practice Center, University of Alberta, Edmonton, Alberta, Canada. ahmedabou-setta@med.ualberta.ca

Abstract

BACKGROUND: Pain management is integral to the management of hip fracture.

PURPOSE: To review the benefits and harms of pharmacologic and nonpharmacologic interventions for managing pain after hip fracture.

DATA SOURCES: 25 electronic databases (January 1990 to December 2010), gray literature, trial registries, and reference lists, with no language restrictions.

STUDY SELECTION: Multiple reviewers independently and in duplicate screened 9357 citations to identify randomized, controlled trials (RCTs); nonrandomized, controlled trials (non-RCTs); and cohort studies of pain management techniques in older adults after acute hip fracture.

DATA EXTRACTION: Independent, duplicate data extraction and quality assessment were conducted, with discrepancies resolved by consensus or a third reviewer. Data extracted included study characteristics, inclusion and exclusion criteria, participant characteristics, interventions, and outcomes.

DATA SYNTHESIS: 83 unique studies (64 RCTs, 5 non-RCTs, and 14 cohort studies) were included that addressed nerve blockade (n = 32), spinal anesthesia (n = 30), systemic analgesia (n = 3), traction (n = 11), multimodal pain management (n = 2), neurostimulation (n = 2), rehabilitation (n = 1), and complementary and alternative medicine (n = 2). Overall, moderate evidence suggests that nerve blockades are effective for relieving acute pain and reducing delirium. Low-level evidence suggests that preoperative traction does not reduce acute pain. Evidence was insufficient on the benefits and harms of most interventions, including spinal anesthesia, systemic analgesia, multimodal pain management, acupressure, relaxation therapy, transcutaneous electrical neurostimulation, and physical therapy regimens, in managing acute pain.

Related citations

Comparative Effectiveness of Pain Management Interventions for Hip Frac [Ann Intern Med. 2011]

Pain Management Interventions for Hip Fracture [2011]

Review Nonpharmacologic therapies for acute and chronic low back pair [Ann Intern Med. 2007]

Review Transcutaneous electrical nerve stimulation [Cochrane Database Syst Rev. 2002]

Review A systematic review on the effectiveness of physical and [Eur Spine J. 2011]

See reviews...

See all...

Recent activity

Turn Off Clear

Comparative effectiveness of pain management interventions for hip frac PubMed

See more...

해당 도서관이 원문제공 서비스를 하고 있다면 PDF 파일이나 html 파일의 형태로 원문 서비스를 제공하거나 주문신청을 할 수 있게 되어 있다.

PubMed의 초기화면에서 MeSH Database를 클릭하면

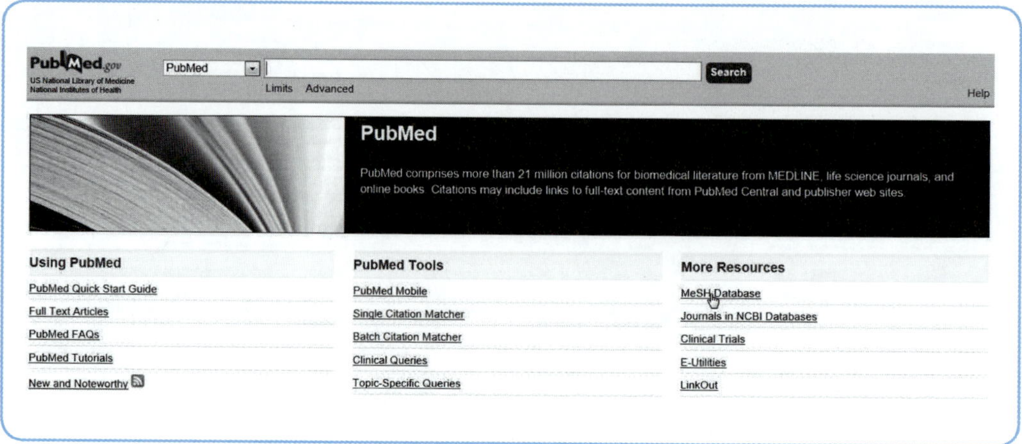

MeSH(Medical Subject Headings) Database의 사용방법은 PubMed 초기 화면에서 왼쪽의 Tutorials를 클릭하면 동영상으로 배울 수 있다.

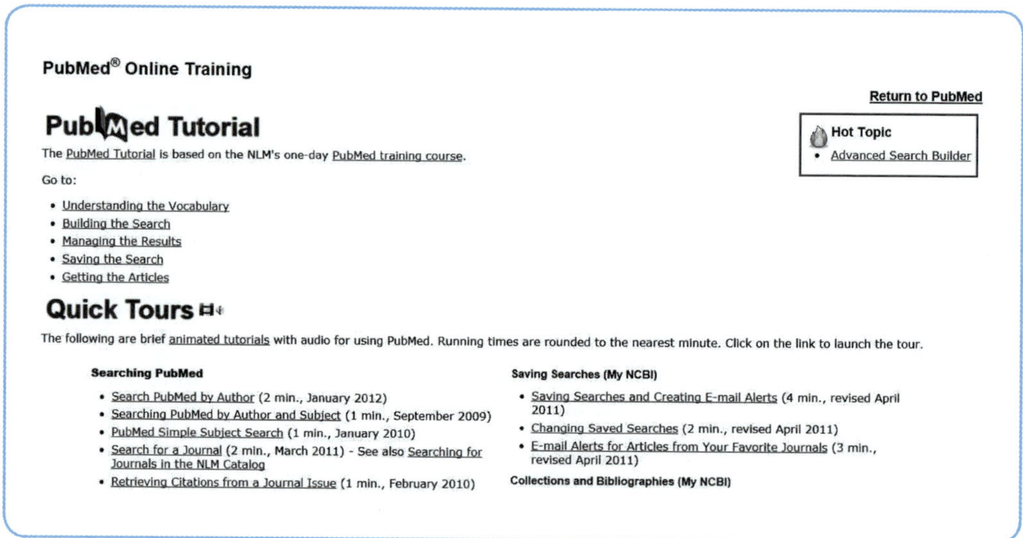

MeSH화면에서 일단 back pain이라는 단어를 입력하고 Search를 클릭하면 다음의 화면이 나타난다. PubMed에서는 관련이 있을 것 같은 Medical Subject Headings들을 제시한다. 그 중에서 일단 low back pain을 클릭한다.

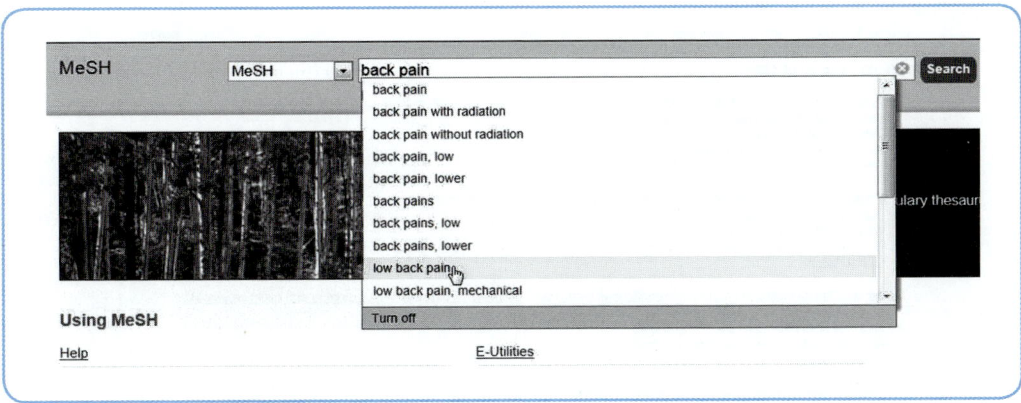

다음의 화면이 나오게 되는데 rehabilitation 항목을 클릭하여 검색 범위를 좁힌 후 오른쪽의 Add to search builder를 클릭한다.

Send to:
PubMed search builder
"Low Back Pain"[Mesh]
-ligamentous SPRAINS AND STRAINS;
Add to search builder AND
Search PubMed
prevention and control
psychology
radiography
radionuclide imaging
radiotherapy
rehabilitation
Related information
PubMed
PubMed - Major Topic
Clinical Queries

Send to:
PubMed search builder
"Low Back Pain/rehabilitation"[Mesh]
ulo-ligamentous SPRAINS AND STRAINS;
Add to search builder AND
Search PubMed
prevention and control
psychology
radiography
radionuclide imaging
radiotherapy
rehabilitation
Related information
PubMed
PubMed - Major Topic
Clinical Queries

Search PubMed를 클릭하면 검색결과들이 나타난다. Low back pain이면서 rehabilitation과 관련이 있는 논문들로 범위가 좁혀진 채로 검색을 하라는 명령이 실행된다.

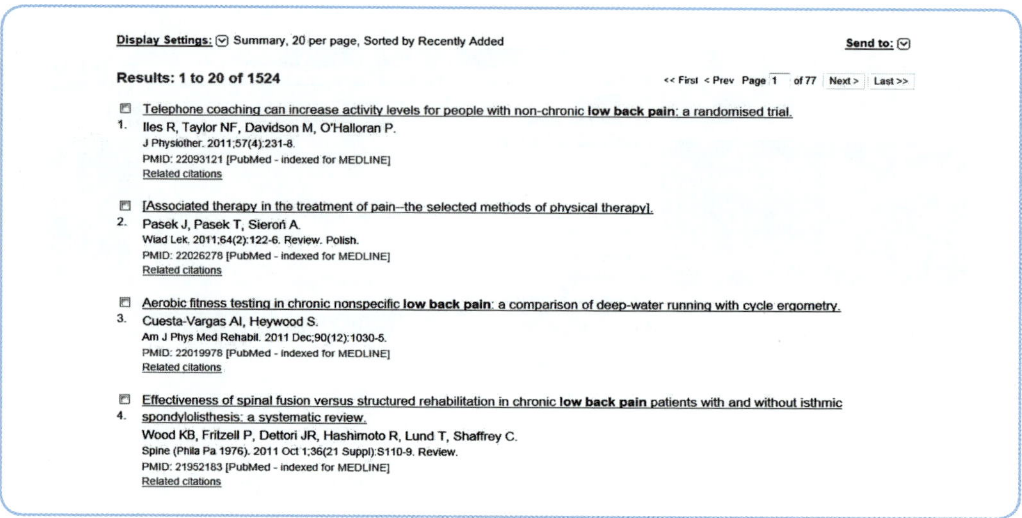

검색 범위를 좁혔음에도 불구하고 1,524개의 논문이 검색되었고 20개의 논문을 한 페이지에 보여주고 있다. 초록을 보기 원하면 해당 논문의 제목을 클릭하면 된다.

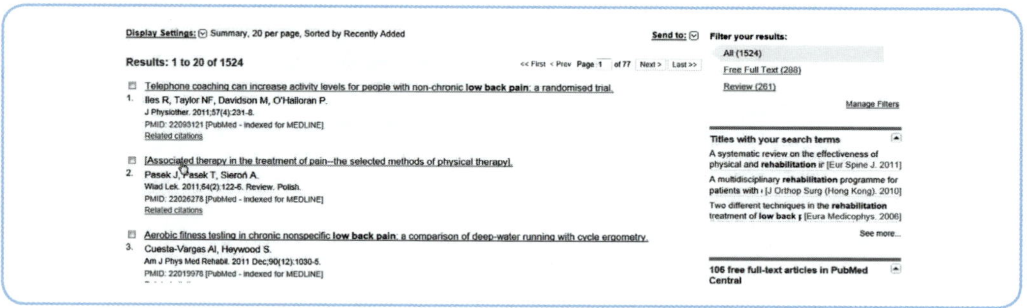

한편 PubMed 초기 화면에서 PubMed Single Citation Matcher를 이용하면 학술지 명칭이나 저자명, 발간년도, 핵심어를 통해 관련논문들을 찾을 수 있다.

PubMed Single Citation Matcher

- Use this tool to find PubMed citations. You may omit any field.
- Journal may be the full title or the title abbreviation.
- For first and last author searching, use smith jc format.

Journal:

Date: yyyy/mm/dd (month and day are optional)

Volume: Issue: First page:

Author name (see help)

Only as first author Only as last author

Title words:

Go Clear

Hass CJ가 저술한 Gait Initiation 논문을 찾고 싶으면 다음과 같이 해당 칸에 정보를 입력한 후 Search를 클릭한다.

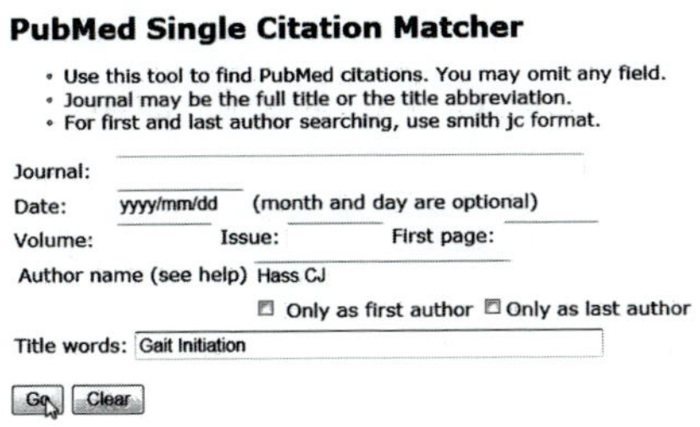

PubMed Single Citation Matcher

- Use this tool to find PubMed citations. You may omit any field.
- Journal may be the full title or the title abbreviation.
- For first and last author searching, use smith jc format.

Journal:
Date: yyyy/mm/dd (month and day are optional)
Volume: Issue: First page:
Author name (see help) Hass CJ
Only as first author Only as last author
Title words: Gait Initiation
Go Clear

검색결과가 다음과 같이 나타난다.

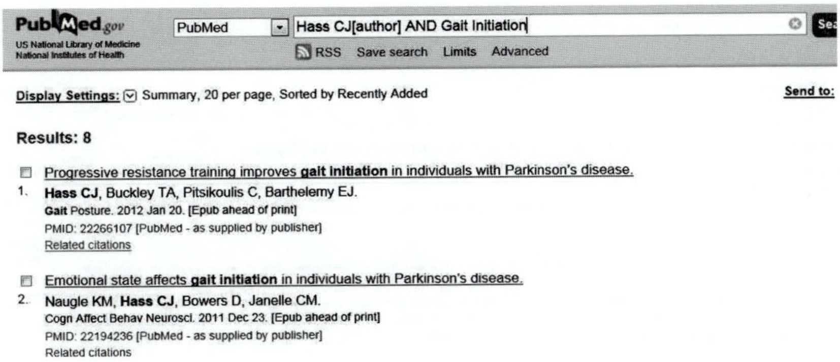

PubMed.gov US National Library of Medicine National Institutes of Health
PubMed | Hass CJ[author] AND Gait Initiation
RSS Save search Limits Advanced

Display Settings: Summary, 20 per page, Sorted by Recently Added — Send to:

Results: 8

1. Progressive resistance training improves **gait initiation** in individuals with Parkinson's disease.
Hass CJ, Buckley TA, Pitsikoulis C, Barthelemy EJ.
Gait Posture. 2012 Jan 20. [Epub ahead of print]
PMID: 22266107 [PubMed - as supplied by publisher]
Related citations

2. Emotional state affects **gait initiation** in individuals with Parkinson's disease.
Naugle KM, **Hass CJ**, Bowers D, Janelle CM.
Cogn Affect Behav Neurosci. 2011 Dec 23. [Epub ahead of print]
PMID: 22194236 [PubMed - as supplied by publisher]
Related citations

PubMed 초기 화면에서 Journal in NCBI Databases를 이용하면 학술지 약어를 사용한 경우 원래 학술지명과 학술지 정보를 알 수 있다. 예를 들어 Man Ther인 경우 Journal in NCBI Databases를 클릭하고 Man Ther를 입력한 후 화면에 나타나는 관련 학술지 이름 중에서 Manual Therapy를 선택한다. 그 후 Search를 클릭하면 Manual Therapy학술지 관련 정보를 얻을 수 있다.

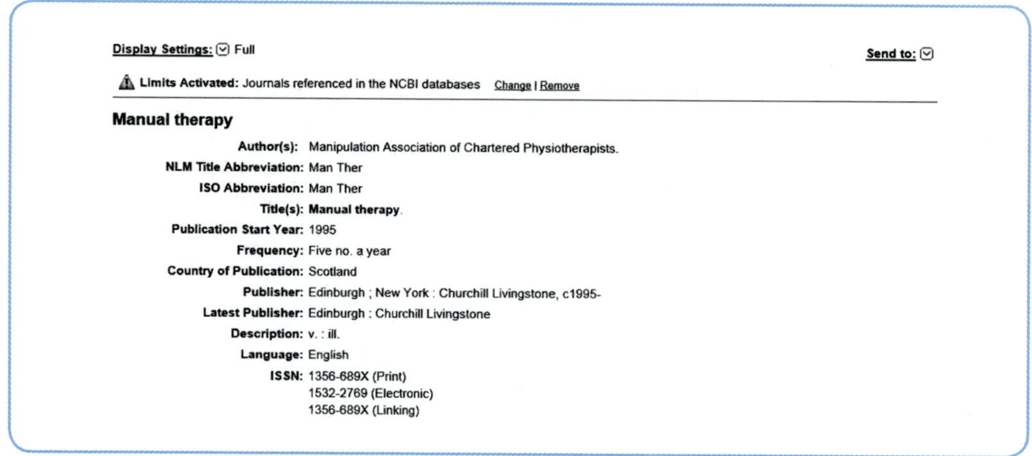
Display Settings: Full
Send to:
Limits Activated: Journals referenced in the NCBI databases Change | Remove

Manual therapy

Author(s): Manipulation Association of Chartered Physiotherapists.
NLM Title Abbreviation: Man Ther
ISO Abbreviation: Man Ther
Title(s): Manual therapy.
Publication Start Year: 1995
Frequency: Five no. a year
Country of Publication: Scotland
Publisher: Edinburgh ; New York : Churchill Livingstone, c1995-
Latest Publisher: Edinburgh : Churchill Livingstone
Description: v. : ill.
Language: English
ISSN: 1356-689X (Print)
1532-2769 (Electronic)
1356-689X (Linking)

검색된 결과를 초록 형태로 다른 곳에 저장하고 싶으면 Send to 항목을 클릭하면 Text, File, Printer, Clipboard, E-mail로 보내기 등을 할 수 있다.

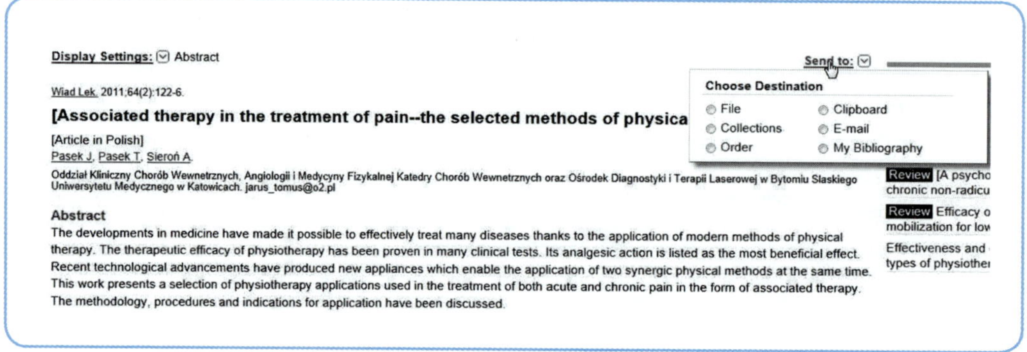
Display Settings: Abstract
Send to:
Choose Destination
File
Clipboard
Collections
E-mail
Order
My Bibliography

Wiad Lek. 2011;64(2):122-6.

[Associated therapy in the treatment of pain--the selected methods of physica

[Article in Polish]
Pasek J, Pasek T, Sieroń A.

Oddział Kliniczny Chorób Wewnetrznych, Angiologii i Medycyny Fizykalnej Katedry Chorób Wewnetrznych oraz Ośrodek Diagnostyki i Terapii Laserowej w Bytomiu Slaskiego Uniwersytetu Medycznego w Katowicach. jarus_tomus@o2.pl

Abstract
The developments in medicine have made it possible to effectively treat many diseases thanks to the application of modern methods of physical therapy. The therapeutic efficacy of physiotherapy has been proven in many clinical tests. Its analgesic action is listed as the most beneficial effect. Recent technological advancements have produced new appliances which enable the application of two synergic physical methods at the same time. This work presents a selection of physiotherapy applications used in the treatment of both acute and chronic pain in the form of associated therapy. The methodology, procedures and indications for application have been discussed.

Review [A psycho chronic non-radicu
Review Efficacy o mobilization for low
Effectiveness and types of physiother

PubMed홈페이지(https://www.ncbi.nlm.nih.gov/pubmed)에서 Advanced를 클릭하면 Builder가 나오는데 All Fields옆에 아래 방향 화살표를 클릭하면 저자, 날짜, 학술지, 언어 등을 제한하여 필요한 논문만을 검색할 수 있다.

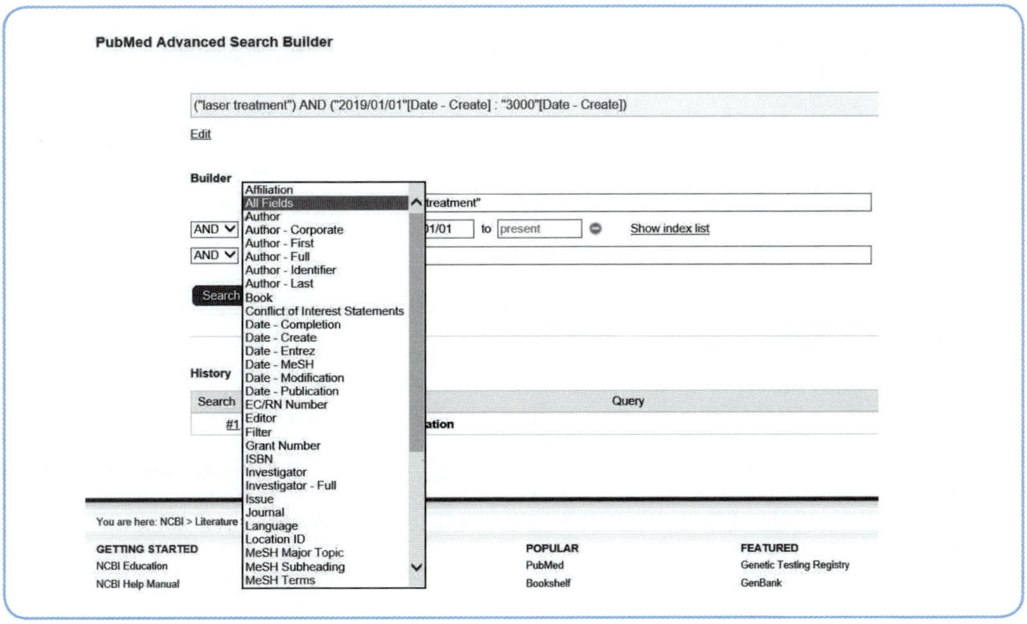

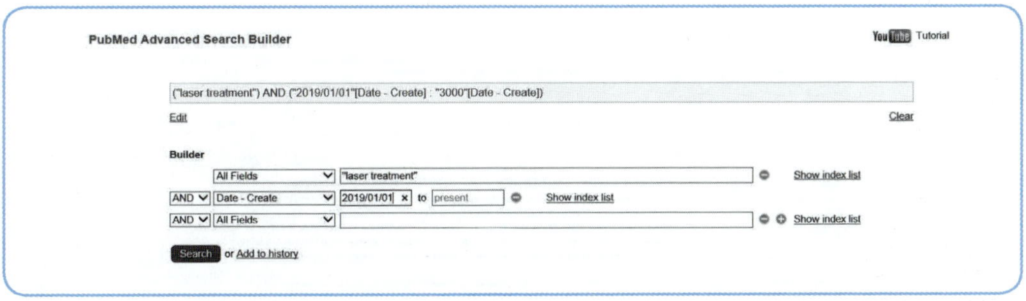

검색 핵심어를 입력할 때 불리언연산자(Boolean operator)를 이용하면 편리하게 검색할 수 있다. PubMed의 초기 검색창에서 예를 들어 traction AND rehabilitation을 치면 traction이면서 재활분야의 공통적인 주제의 논문을 검색해 준다. traction OR rehabilitation을 치면 traction과 rehabilitation이란 핵심어로 들어간 논문은 모두 찾아준다. 따라서 연구자가 관심 없는 논문들도 포함될 가능성이 크다. traction NOT surgery를 입력하였다면 traction논문 중에서 수술과 관련한 논문은 제외하고 찾아달라는 뜻이 된다. 불리언연산자를 조합하여 사용하는 것도 가능하다. 예를 들어 검색 핵심어를 traction AND therapy AND manipulation으로 사용하면 traction, therapy, manipulation을 공통주제어로 다루는 논문들만 검색된다.

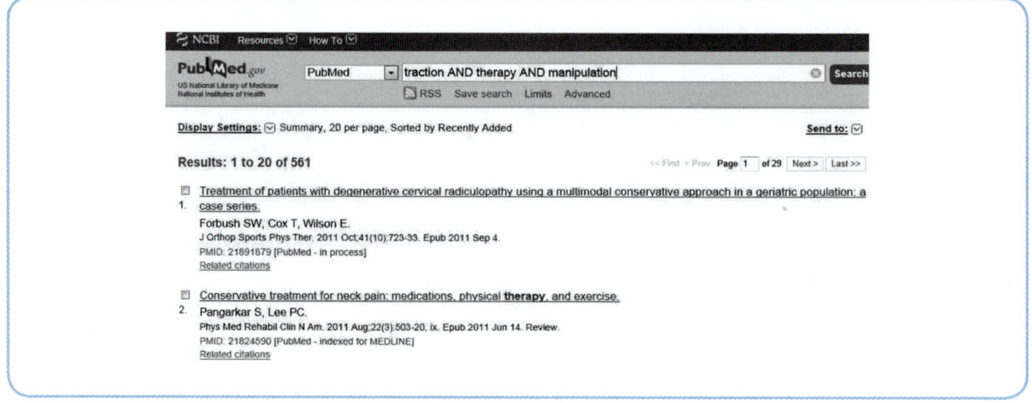

특정 연구 주제에 대한 최신 연구 동향을 알아보려면 종설논문(review article)을 찾아보는 것이 도움이 된다. 예를 들어 초음파(ultrasound)로 chronic pain을 치료한 연구로서 종설논문을 찾아보려면 "chronic pain" AND ultrasound AND Review[ptyp]를 치면 범위를 좁혀서 쉽게 찾을 수 있다.

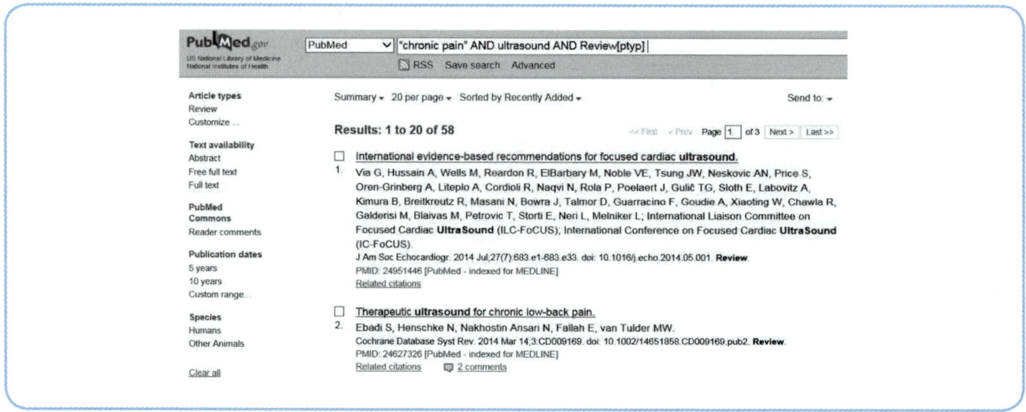

특정 년도에 발표된 논문만을 검색하기 원하면 예를 들어 "chronic pain" 2025[dp]라고 명령을 치면 2025년도에 발표된 논문 중 제목에 chronic pain이라는 단어가 들어간 논문만 검색이 된다. 유용한 검색 필드 태그를 정리하였다.

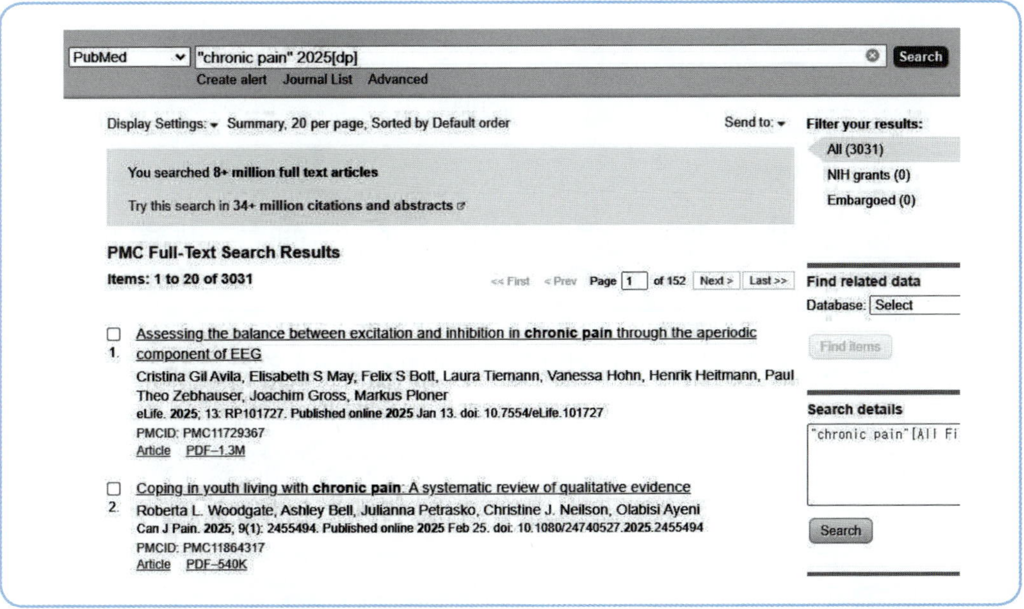

필드 명	필드태그	의미	사용 예
Affiliation	[AD]	제1저자의 기관명	Yonsei University[ad]
Author	[AU]	저자명	Yi CH[au]
Journal Title	[TA]	Full Journal Name ISSN	0028–4793[ta]
Language	[LA]	논문의 본문 언어	Korean[la]
Place of Publication	[PL]	저널이 출판된 국가	Korea[pl]
Title	[TI]	논문 제목	Asthma[ti]
Year	[DP]	출판년도	2025[dp]

(5) RISS 사용법

한국교육학술정보원에서 운영하는 RISS를 이용하면 필요로 하는 자료를 쉽게 구할 수 있다. http://www.riss.kr을 방문하여 석박사학위논문, 국내학술지논문, 해외학술지논문, 단행본, 공개강의, 연구보고서 자료를 확보할 수 있다.

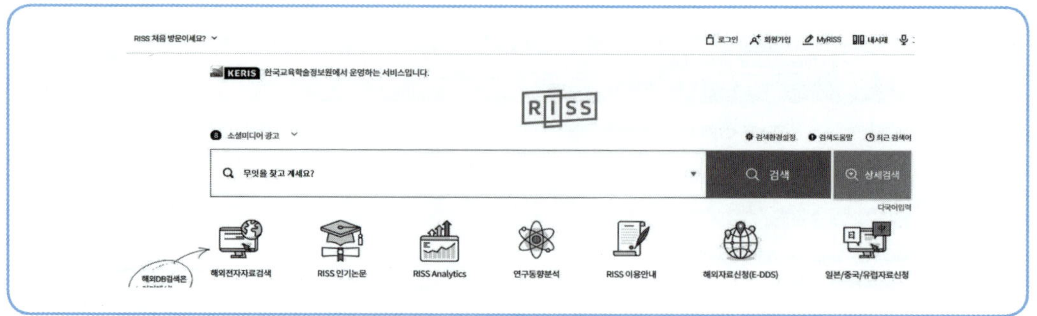

검색 창에 "호흡재활"을 입력시키고 검색을 클릭하거나 아래에 있는 학위논문, 국내학술논문, 학술지, 단행본 메뉴를 클릭해보면 제목에 호흡재활이 들어가 있는 논문이나 단행본이 검색된다.

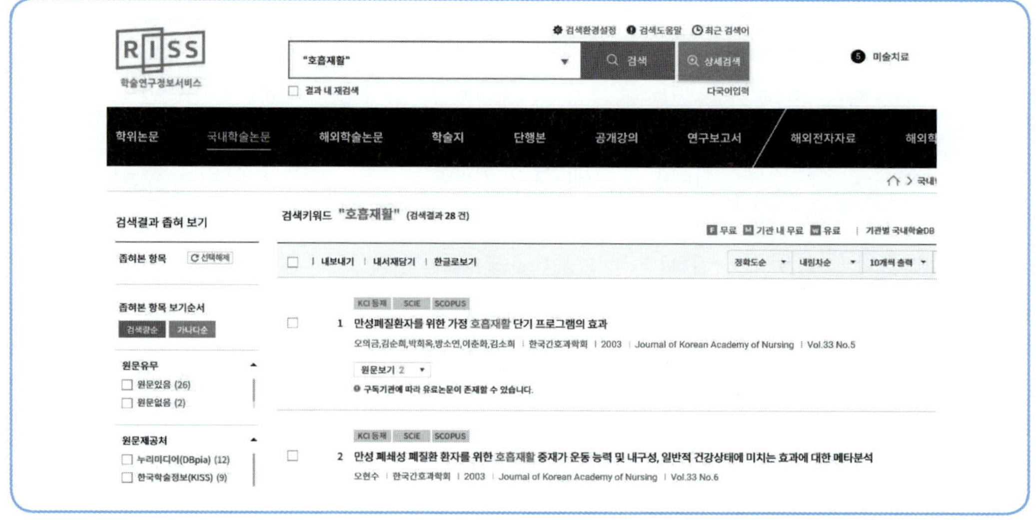

여기서 원문보기를 클릭하면 pdf파일 형태로 논문을 볼 수 있다. 만약 검색의 범위를 좁히고 싶으면 검색창에서 상세검색을 클릭하면 된다.

상세검색에서는 논문명, 저자, 주제어, 발행연도, 작성언어, 주제분류, 등재여부 등을 제한하여 검색이 가능하다.

(6) 조테로(Zotero) 사용법

조테로는 연구자가 수집한 참고문헌을 정리하고 쉽게 인용할 수 있도록 도와주는 것으로 논문이 PDF 버전으로 되어 있는 경우 자동으로 다운로드를 할 수 있고 서지 정보를 쉽게 추출해주는 기능이 있다. 논문의 인용을 위해 추가된 문헌들이 인용문헌 부분에 자동으로 정리가 되고 여러 학술지에서 사용하는 인용문헌 형식으로 쉽게 변환이 가능하다. 구글에서 Zotero를 입력하여 Zotero for windows version을 다운로드 받는다. Chrome+Zotero connector를 다운로드 받아 설치한다. 그외 PDF파일 관리를 위해 Zotfile을 다운로드받아 설치하면 편리하다. 유튜브를 참고하면 유용한 기능을 활용할 수 있다.

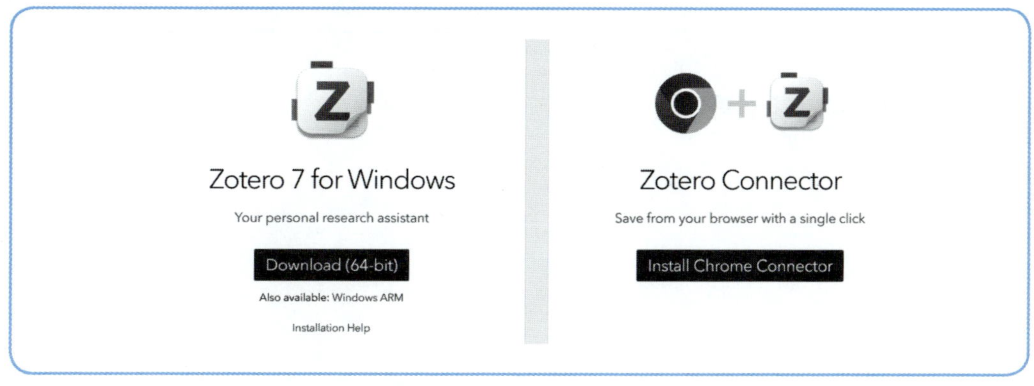

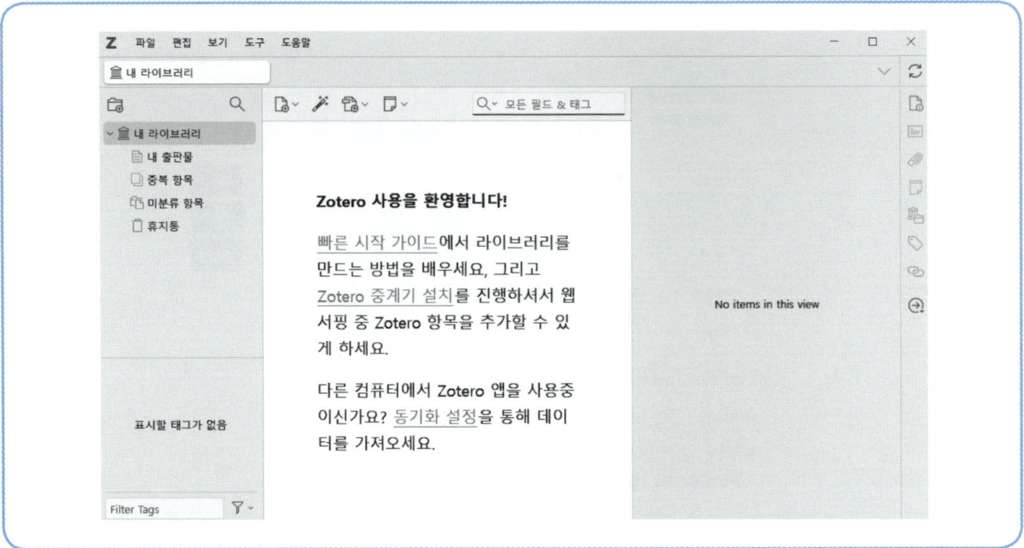

Zotero Connector for Chrome을 설치한다. Add to Chrome을 클릭한다.

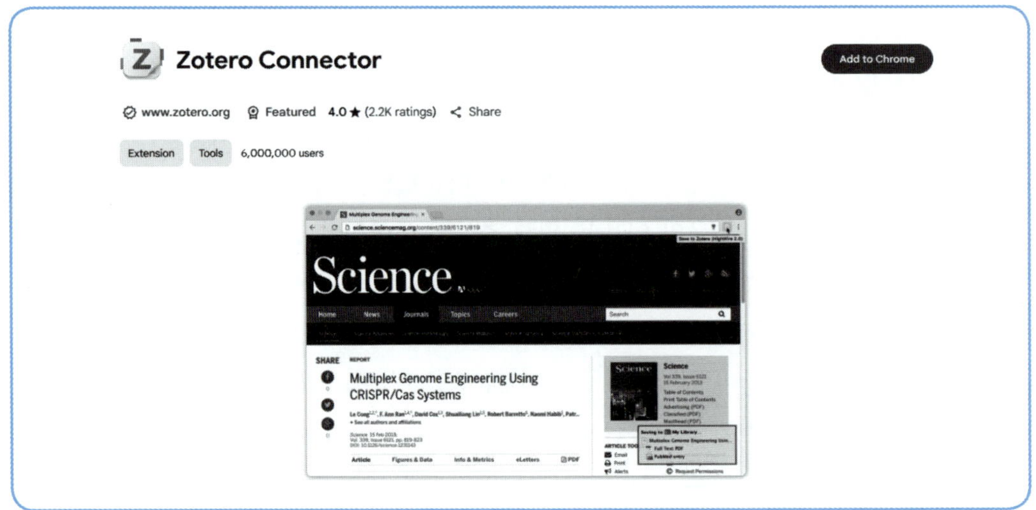

확장프로그램 추가를 클릭한다.

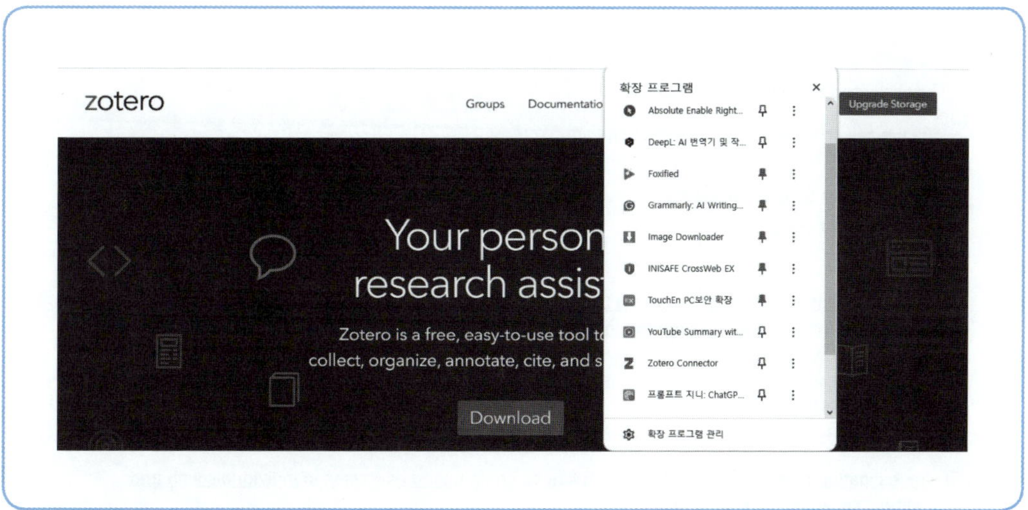

Zotero connector를 핀으로 고정한다.

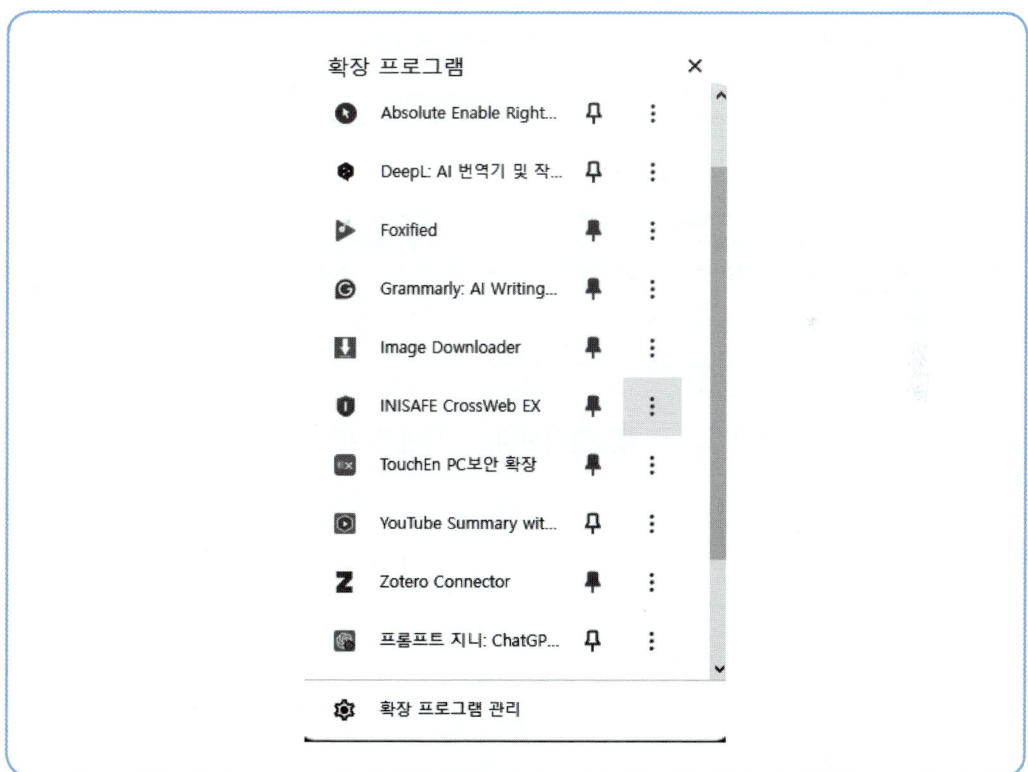

PubMed에서 논문을 검색한 후 검색된 논문을 클릭시오.

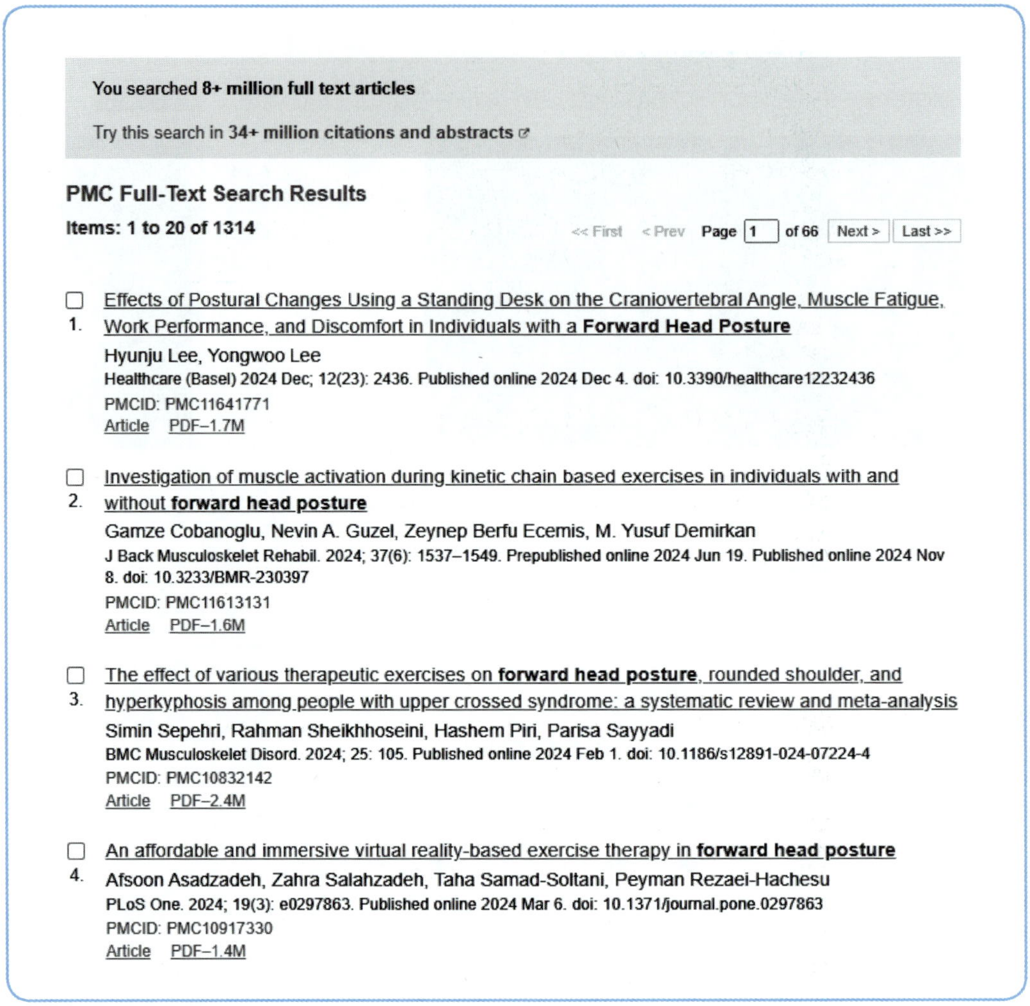

You searched **8+ million full text articles**

Try this search in **34+ million citations and abstracts**

PMC Full-Text Search Results

Items: 1 to 20 of 1314

<< First < Prev **Page** 1 **of 66** Next > Last >>

1. Effects of Postural Changes Using a Standing Desk on the Craniovertebral Angle, Muscle Fatigue, Work Performance, and Discomfort in Individuals with a **Forward Head Posture**
Hyunju Lee, Yongwoo Lee
Healthcare (Basel) 2024 Dec; 12(23): 2436. Published online 2024 Dec 4. doi: 10.3390/healthcare12232436
PMCID: PMC11641771
Article PDF–1.7M

2. Investigation of muscle activation during kinetic chain based exercises in individuals with and without **forward head posture**
Gamze Cobanoglu, Nevin A. Guzel, Zeynep Berfu Ecemis, M. Yusuf Demirkan
J Back Musculoskelet Rehabil. 2024; 37(6): 1537–1549. Prepublished online 2024 Jun 19. Published online 2024 Nov 8. doi: 10.3233/BMR-230397
PMCID: PMC11613131
Article PDF–1.6M

3. The effect of various therapeutic exercises on **forward head posture**, rounded shoulder, and hyperkyphosis among people with upper crossed syndrome: a systematic review and meta-analysis
Simin Sepehri, Rahman Sheikhhoseini, Hashem Piri, Parisa Sayyadi
BMC Musculoskelet Disord. 2024; 25: 105. Published online 2024 Feb 1. doi: 10.1186/s12891-024-07224-4
PMCID: PMC10832142
Article PDF–2.4M

4. An affordable and immersive virtual reality-based exercise therapy in **forward head posture**
Afsoon Asadzadeh, Zahra Salahzadeh, Taha Samad-Soltani, Peyman Rezaei-Hachesu
PLoS One. 2024; 19(3): e0297863. Published online 2024 Mar 6. doi: 10.1371/journal.pone.0297863
PMCID: PMC10917330
Article PDF–1.4M

크롬의 확장프로그램에서 zotero를 클릭한다. 검색한 논문 중 필요한 논문에 체크표시를 한다.

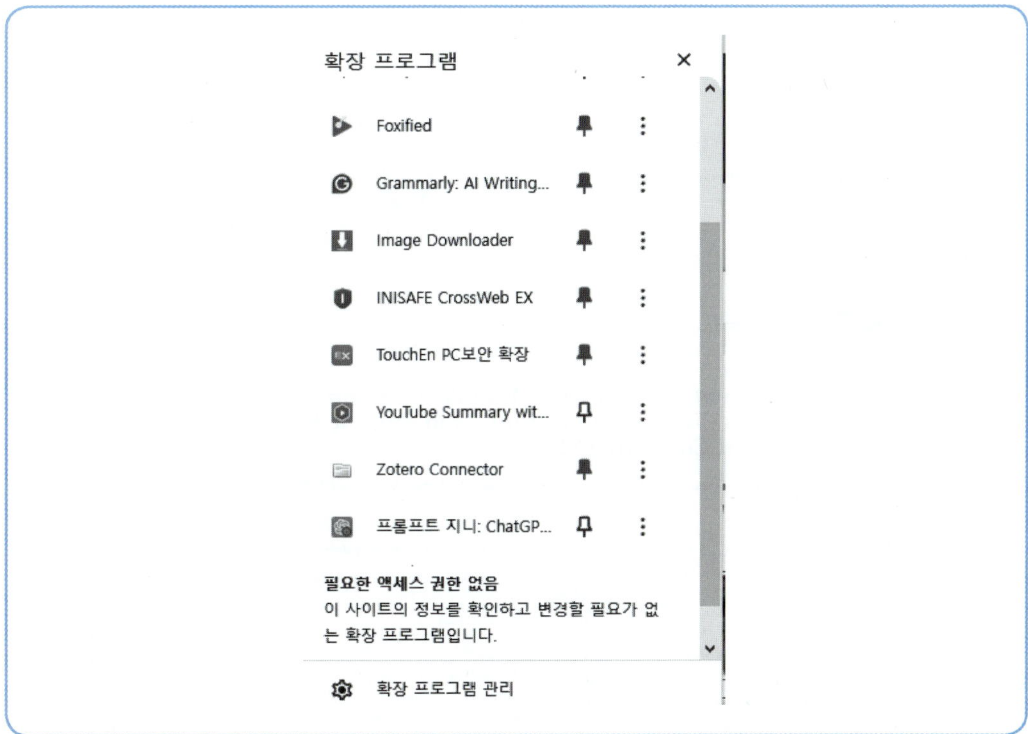

Zotero Item Selector에서 필요한 논문을 클릭하고 OK를 클릭한다. Zotero에 다음과 같이 PDF파일 목록이 나타난다.

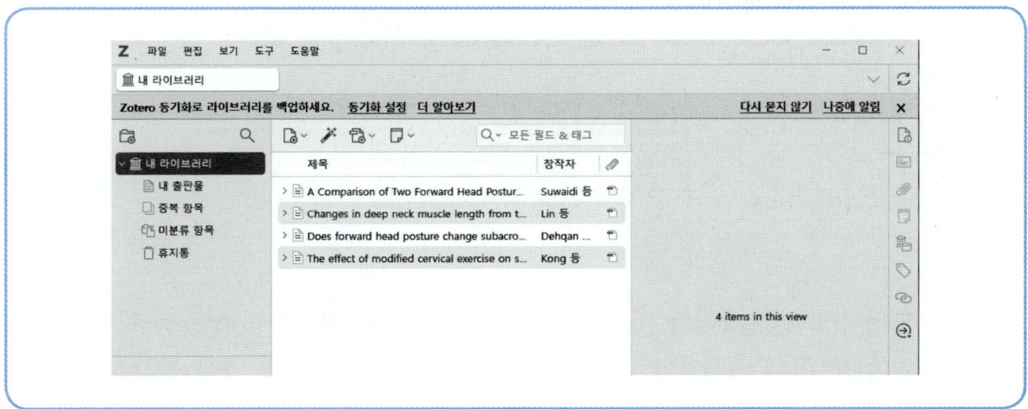

파일을 더블클릭하면 Full text를 볼 수 있게 연결된다.

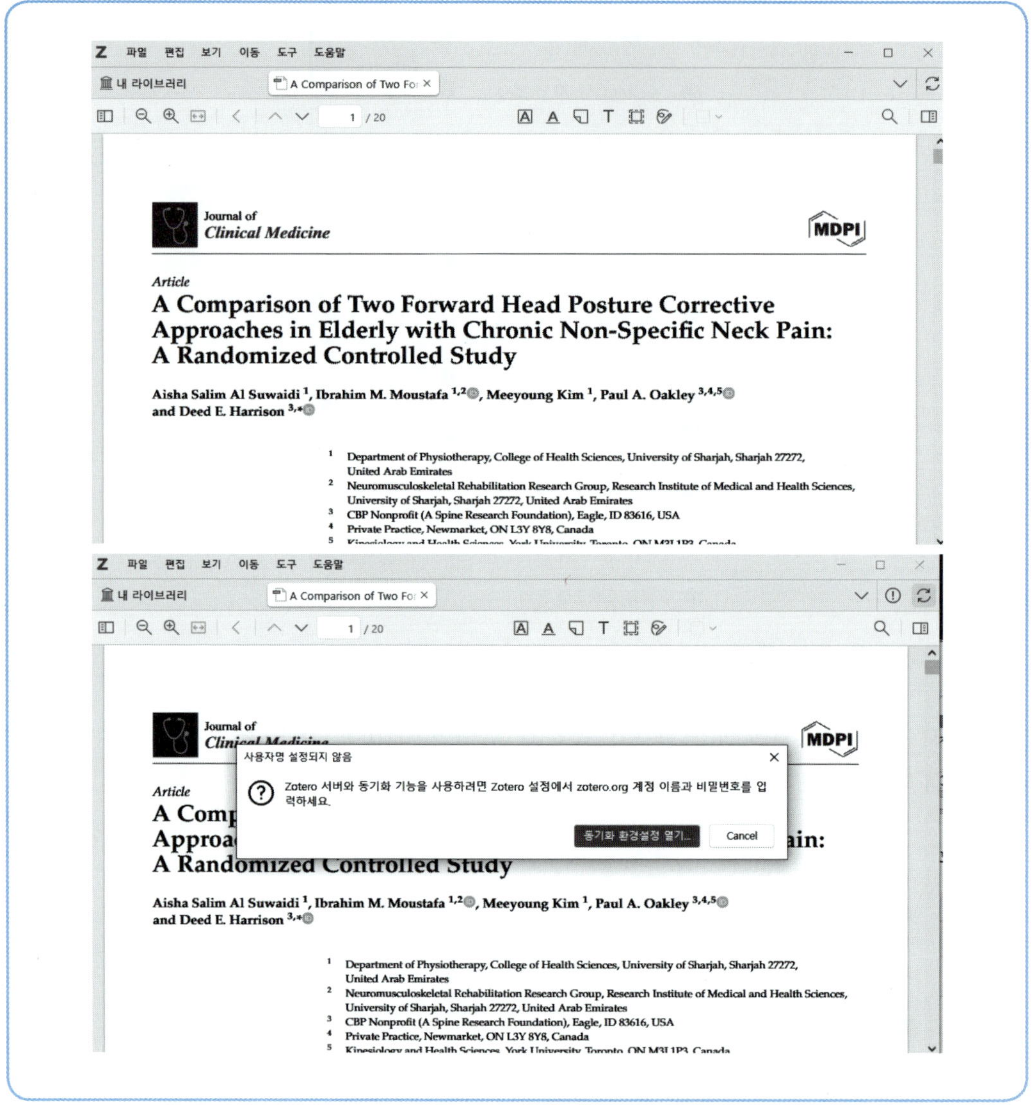

오른쪽 모서리에 있는 동기화 버튼을 누르면 Zotero설정에서 zotero.org 계정 이름과 비밀번호를 입력하라는 메시지가 나온다. 계정생성을 눌러 계정을 만들어주면 동기화가 완성된다.

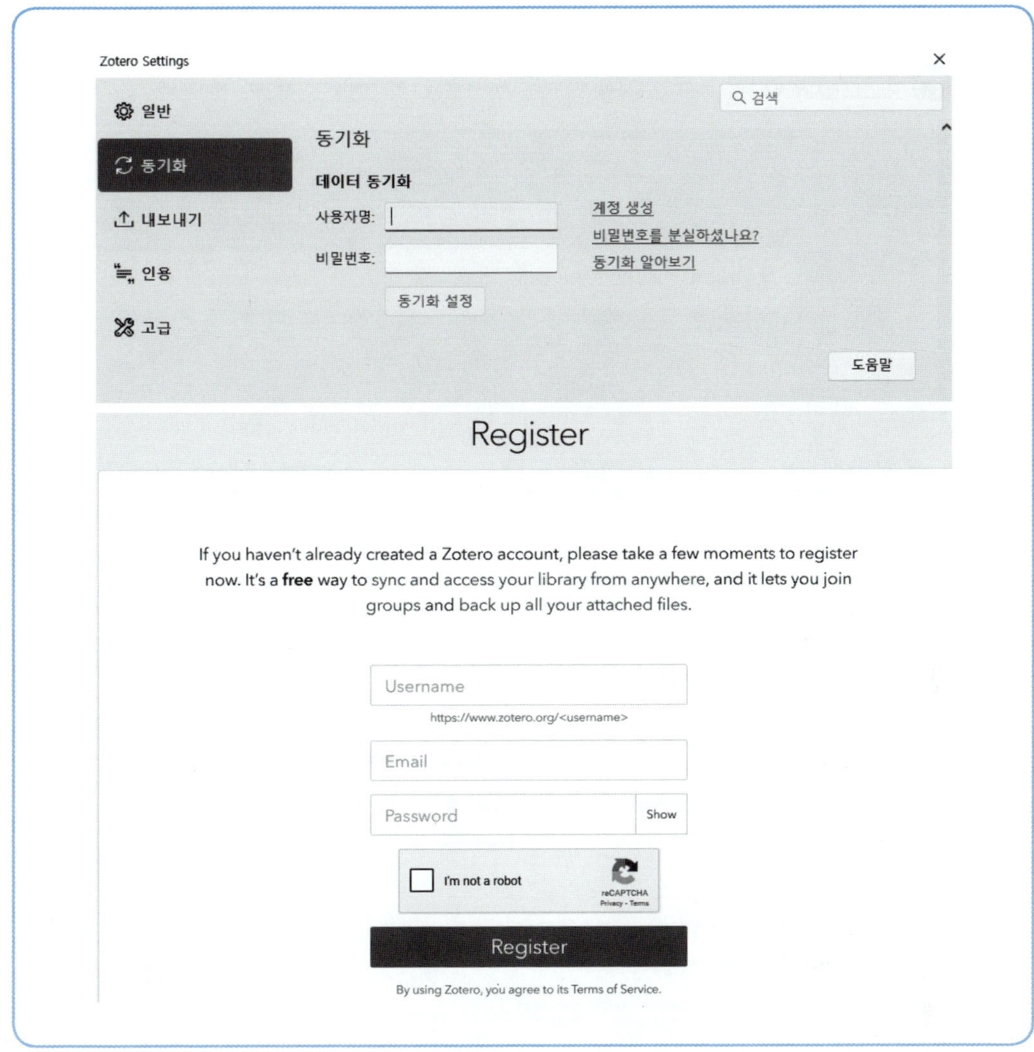

상세한 사용방법은 계축문화사의 자료실에 동영상으로 제공된다.

(7) 코크란 라이브러리(The Cochrane Library) 이용법

코크란 단체는 근거중심의학 분야의 체계적 문헌고찰(systematic review) 자료를 제공하는 비영리 민간단체인데 코크란 라이브러리 서비스를 제공한다. 이 서비스를 이용하려면 국립의과학지식센터(http://library.nih.go.kr)로 가서 회원가입을 하고 상단메뉴에서 RESOURCES를 클릭, WebDB를 클릭, Cochrane Library를 클릭한다.

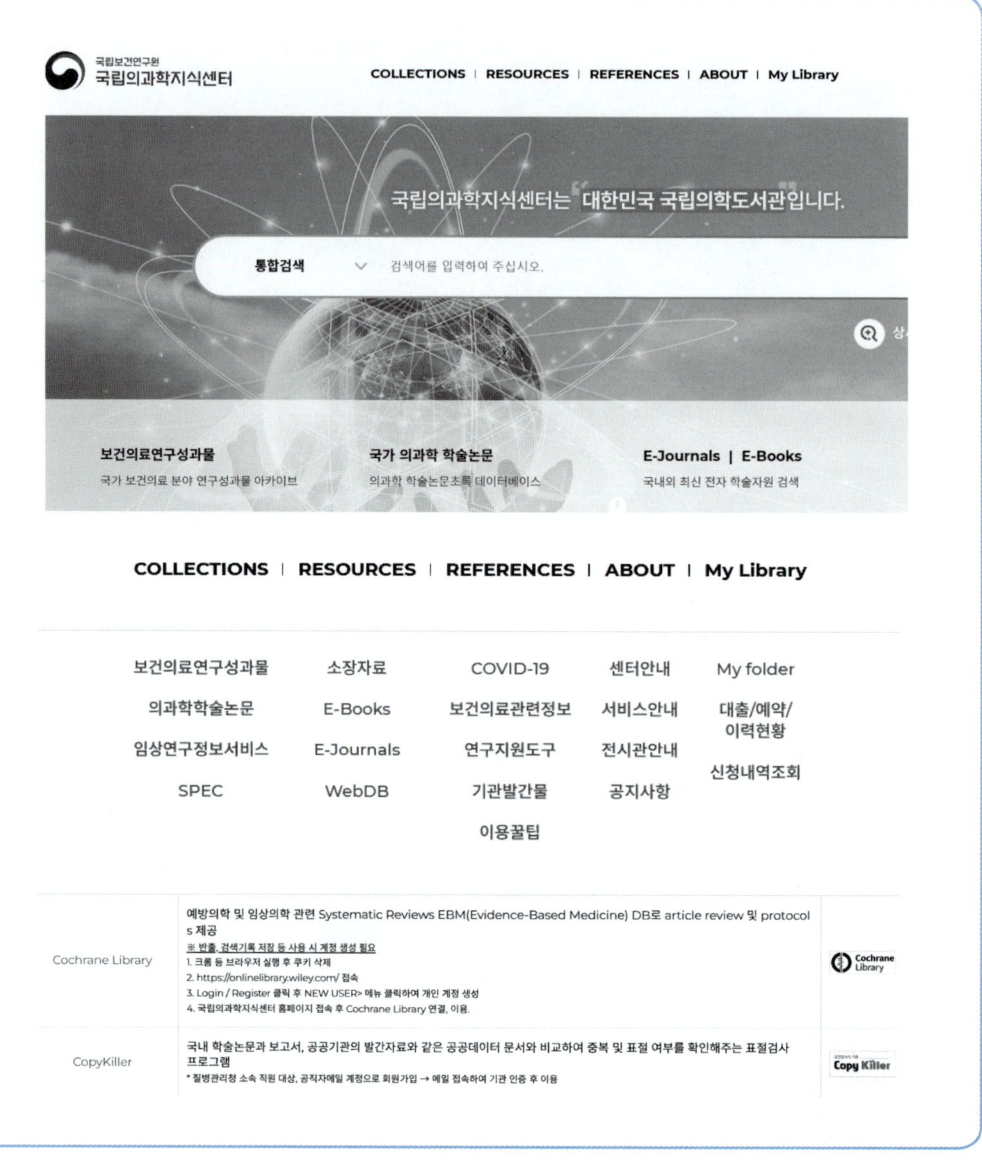
국립보건연구원
국립의과학지식센터
COLLECTIONS | RESOURCES | REFERENCES | ABOUT | My Library
국립의과학지식센터는 "대한민국 국립의학도서관"입니다.
통합검색
검색어를 입력하여 주십시오.
보건의료연구성과물
국가 보건의료 분야 연구성과물 아카이브
국가 의과학 학술논문
의과학 학술논문초록 데이터베이스
E-Journals | E-Books
국내외 최신 전자 학술자원 검색
COLLECTIONS | RESOURCES | REFERENCES | ABOUT | My Library
보건의료연구성과물
의과학학술논문
임상연구정보서비스
SPEC
소장자료
E-Books
E-Journals
WebDB
COVID-19
보건의료관련정보
연구지원도구
기관발간물
이용꿀팁
센터안내
서비스안내
전시관안내
공지사항
My folder
대출/예약/이력현황
신청내역조회
Cochrane Library
예방의학 및 임상의학 관련 Systematic Reviews EBM(Evidence-Based Medicine) DB로 article review 및 protocols 제공
※ 반출, 검색기록 저장 등 사용 시 계정 생성 필요
1. 크롬 등 브라우저 실행 후 쿠키 삭제
2. https://onlinelibrary.wiley.com/ 접속
3. Login / Register 클릭 후 NEW USER> 메뉴 클릭하여 개인 계정 생성
4. 국립의과학지식센터 홈페이지 접속 후 Cochrane Library 연결, 이용.
Cochrane Library
CopyKiller
국내 학술논문과 보고서, 공공기관의 발간자료와 같은 공공데이터 문서와 비교하여 중복 및 표절 여부를 확인해주는 표절검사 프로그램
* 질병관리청 소속 직원 대상, 공직자메일 계정으로 회원가입 → 메일 접속하여 기관 인증 후 이용
Copy Killer

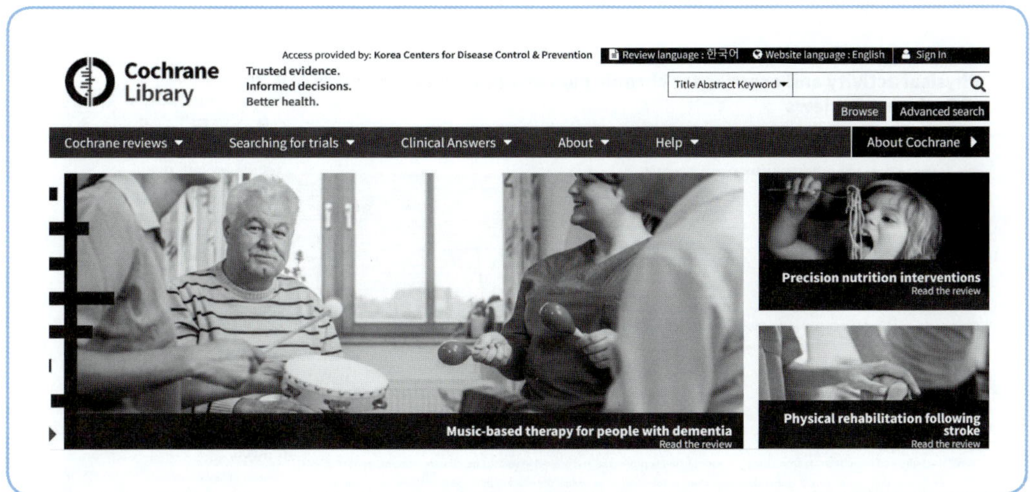

검색창에 pilates를 넣어 필라테스와 관련된 체계적 고찰논문을 찾아본다.

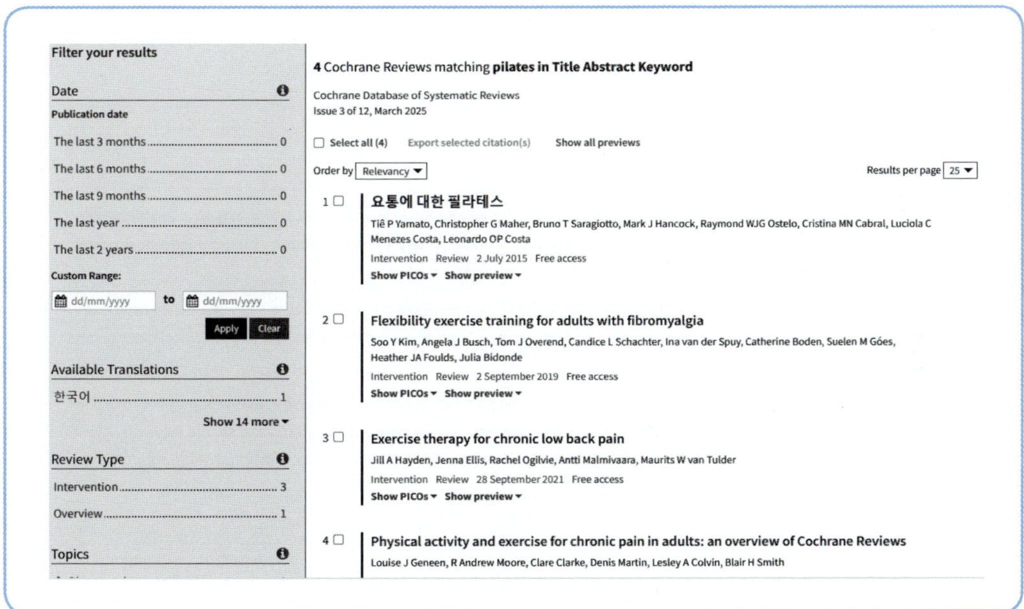

필라테스의 효과를 알아본 4개의 체계적 고찰논문이 검색되었고 Physical activity and exercise for chronic pain in adults: an overview of Cochrane Reviews 부분을 클릭해 본다.

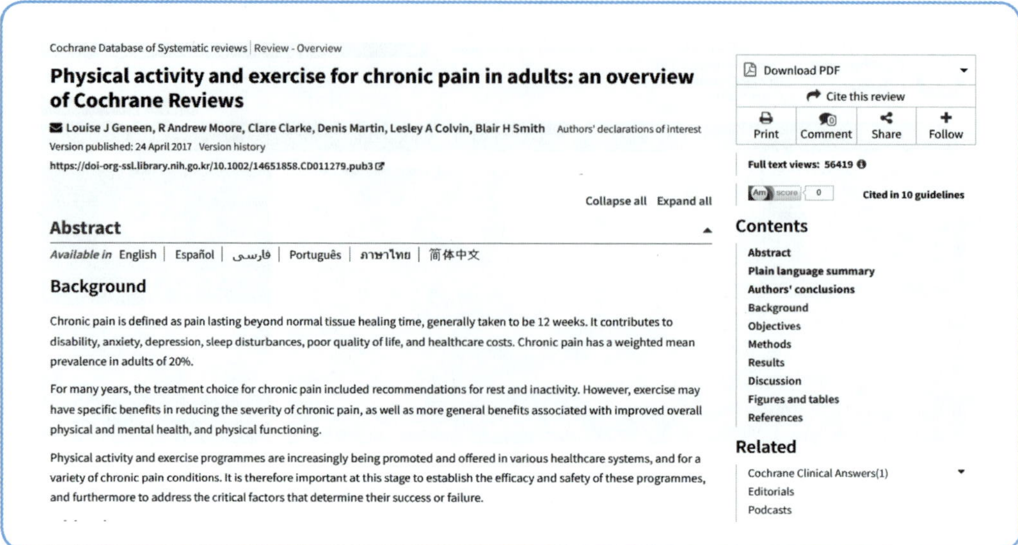

Cochrane Database of Systematic reviews | Review - Overview

Physical activity and exercise for chronic pain in adults: an overview of Cochrane Reviews

Louise J Geneen, R Andrew Moore, Clare Clarke, Denis Martin, Lesley A Colvin, Blair H Smith   Authors' declarations of interest

Version published: 24 April 2017   Version history

https://doi-org-ssl.library.nih.go.kr/10.1002/14651858.CD011279.pub3

Download PDF

Cite this review

Print | Comment | Share | Follow

Full text views: 56419

Cited in 10 guidelines

Collapse all   Expand all

Abstract

Available in English | Español | فارسی | ภาษาไทย | 简体中文

Background

Chronic pain is defined as pain lasting beyond normal tissue healing time, generally taken to be 12 weeks. It contributes to disability, anxiety, depression, sleep disturbances, poor quality of life, and healthcare costs. Chronic pain has a weighted mean prevalence in adults of 20%.

For many years, the treatment choice for chronic pain included recommendations for rest and inactivity. However, exercise may have specific benefits in reducing the severity of chronic pain, as well as more general benefits associated with improved overall physical and mental health, and physical functioning.

Physical activity and exercise programmes are increasingly being promoted and offered in various healthcare systems, and for a variety of chronic pain conditions. It is therefore important at this stage to establish the efficacy and safety of these programmes, and furthermore to address the critical factors that determine their success or failure.

Contents

Abstract
Plain language summary
Authors' conclusions
Background
Objectives
Methods
Results
Discussion
Figures and tables
References

Related

Cochrane Clinical Answers(1)
Editorials
Podcasts

오른쪽을 보면 Download PDF라고 되어 있는데 이 부분을 클릭하면 전문이 다운로드 된다. 결론만 보고 싶으면 저자의 결론 부분만 보면 된다.

Authors' conclusions

The quality of the evidence examining physical activity and exercise for chronic pain is low. This is largely due to small sample sizes and potentially underpowered studies. A number of studies had adequately long interventions, but planned follow-up was limited to less than one year in all but six reviews.

There were some favourable effects in reduction in pain severity and improved physical function, though these were mostly of small-to-moderate effect, and were not consistent across the reviews. There were variable effects for psychological function and quality of life.

The available evidence suggests physical activity and exercise is an intervention with few adverse events that may improve pain severity and physical function, and consequent quality of life. However, further research is required and should focus on increasing participant numbers, including participants with a broader spectrum of pain severity, and lengthening both the intervention itself, and the follow-up period.

또한 같은 내용을 일반인이 쉽게 이해할 수 있도록 쉬운 언어로 요약해 주기도 한다.

Plain language summary

Available in English | Deutsch | Español | فارسی | 日本語 | Bahasa Malaysia | Português | Русский | ภาษาไทย | 简体中文 | 繁體中文

Physical activity and exercise for chronic pain in adults - an overview of Cochrane Reviews

Background

Chronic (long-term) pain is pain that has lasted beyond the body's usual healing time. It is often described as pain that has lasted for at least three months. Chronic pain causes many problems, beyond the pain itself, including fatigue, anxiety, depression, and a poor quality of life.

In the past, people with chronic pain were told to rest. However, general advice now is to keep active - whether to affect the pain directly or to combat the other problems associated with it. Therefore, research studies have attempted to examine the effect of physical activity in people with chronic pain.

This overview aimed to bring together and analyse any reviews published by Cochrane that looked at physical activity and exercise studies in any chronic pain condition, including arthritis, back and neck pain, and menstrual (period) pain.

Key results and quality of the evidence

첫 번째 찾은 논문에서 요통에 대한 필라테스 부분을 클릭해보면 초록부분이 한국어로 번역되어 제공되었음을 알 수 있다. Available in 부분에 한국어가 있으면 한국어로 번역이 되어 제공되기도 한다.

요통에 대한 필라테스

Tiê P Yamato, Christopher G Maher, Bruno T Saragiotto, Mark J Hancock, Raymond WJG Ostelo, Cristina MN Cabral, Luciola C Menezes Costa, Leonardo OP Costa Authors' declarations of interest

Version published: 02 July 2015 Version history

https://doi-org-ssl.library.nih.go.kr/10.1002/14651858.CD010265.pub2

Collapse all Expand all

초록

Available in English | Español | فارسی | Français | 日本語 | 한국어 | Português | ภาษาไทย | 简体中文 | 繁體中文

배경

비특이적 요통은 세계적인 건강문제이다. 본 질환을 가진 환자를 대상으로 가장 일반적인 치료법으로 운동에 의한 중재가 실시되어왔다. 지난 몇년간 임상 진료에서 필라테스 요법이 가장 일반적인 운동 치료 요법으로 이용되어 왔다.

목적

비 특이적인 급성, 아급성 또는 만성 요통 환자의 필라테스 치료 효과를 검토한다.

검색 전략

CENTRAL, MEDLINE, EMBASE, CINAHL, PEDro 및 SPORTDiscus를 초판부터 2014년 3월까지 검색했다. 2015년 6월 검토를 업데이트 했지만 이 결과는 아직 포함되지 않았다. 또한 연구 등록 6개 사이트 및 해당하는 논문의 참고 문헌 목록도 조사했다. 언어 또는 출판의 제한은 없었다.

논문 전체를 보고 싶으면 화면 우측 상단에 있는 View PDF를 클릭하면 된다.

논문 내용을 보고 싶으면 마우스를 스크롤 다운해서 보면 된다. PDF파일을 저장하고 싶으면 화면 우측 상단에 있는 PDF아이콘을 클릭하면 된다.

코크란 라이브러리 초기화면에서 Browse를 클릭하면 주제별로 체계적 고찰논문을 검색할 수 있다.

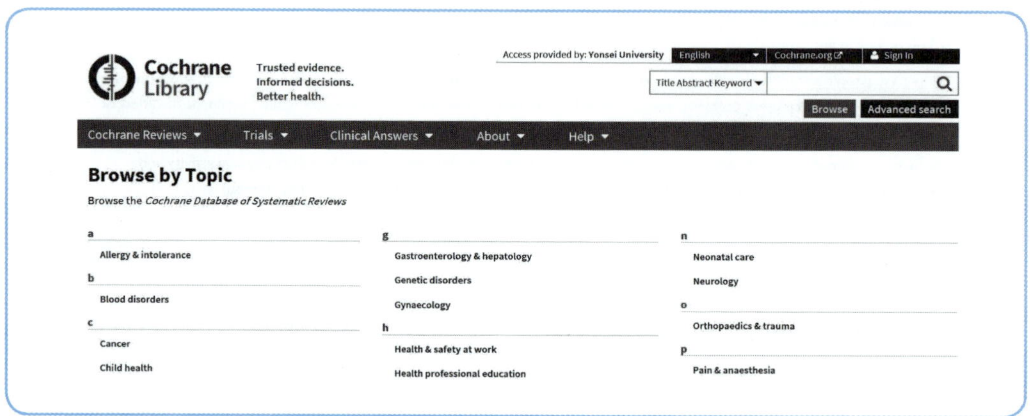

코크란 라이브러리 초기화면에서 Advanced Search를 클릭하면 검색제한 기능, 검색이력을 저장하는 기능, MeSH로 검색하는 기능을 활용할 수 있다.

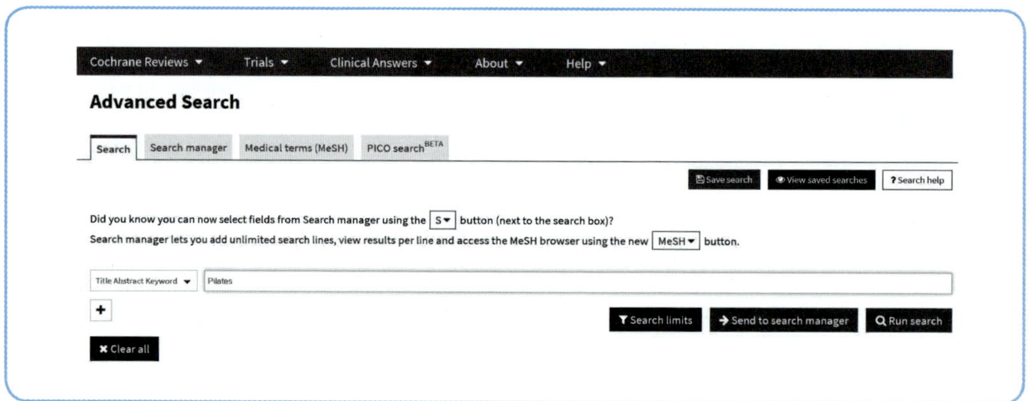

Search manager를 클릭하면 검색식을 조합해서 사용할 수 있다. 아래의 예는 Low Back Pain이라고 쳤을 때 검색이 가능한 여러 표현들을 보여주고 있다.

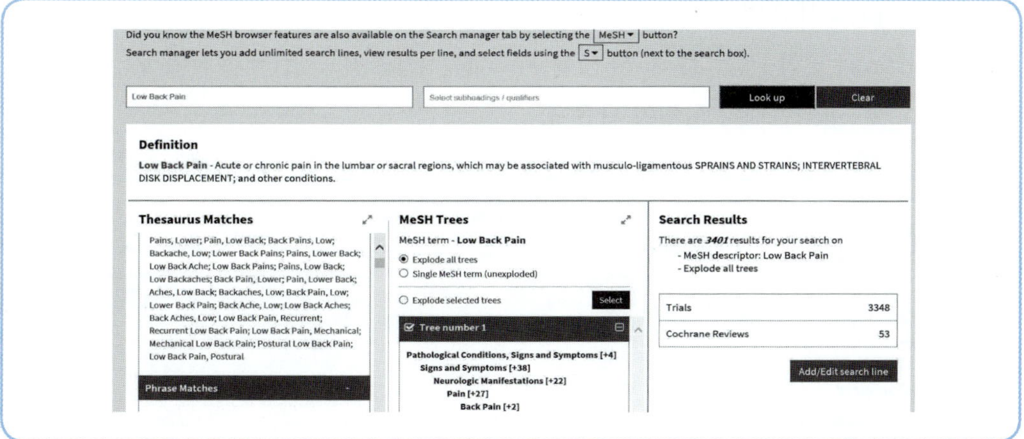

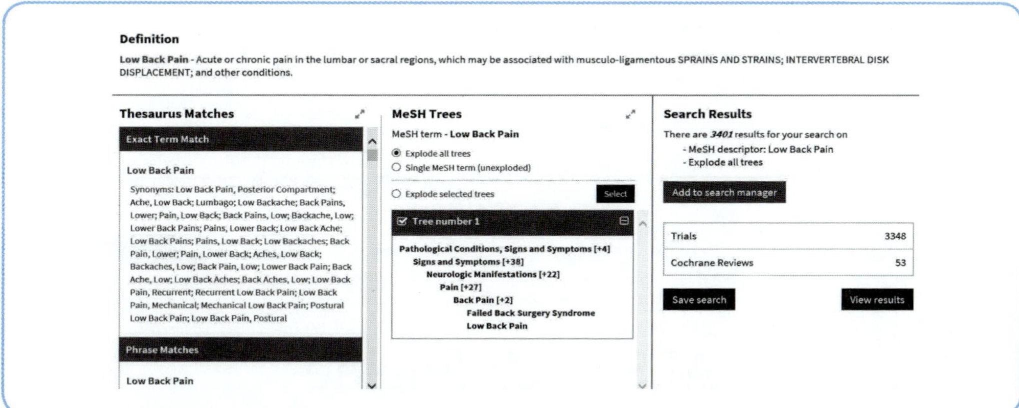

화면 우측 하단에 있는 View results를 클릭하면 검색된 논문들을 보여준다.

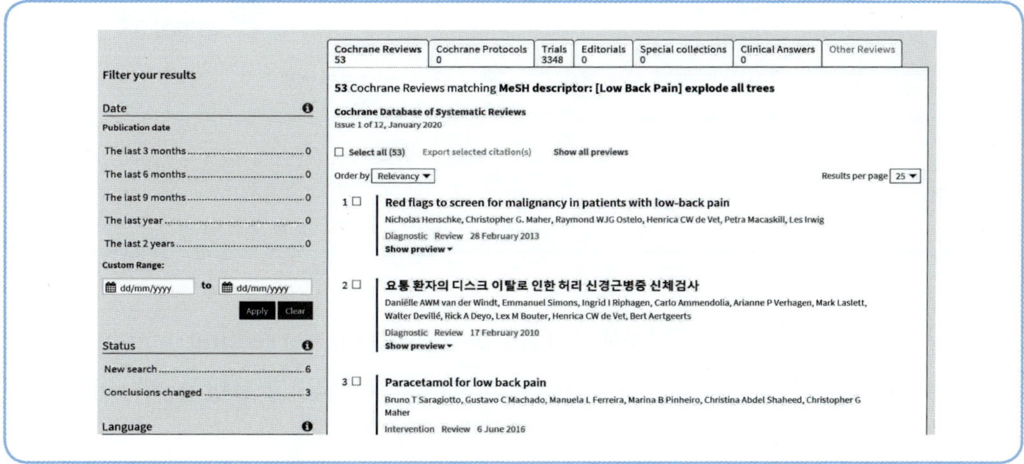

(8) Consensus 사용법

Consensus는 연구를 위해 사용할 수 있는 인공지능 검색엔진이다. 구글에서 Consensus를 치면 아래의 화면이 나온다.

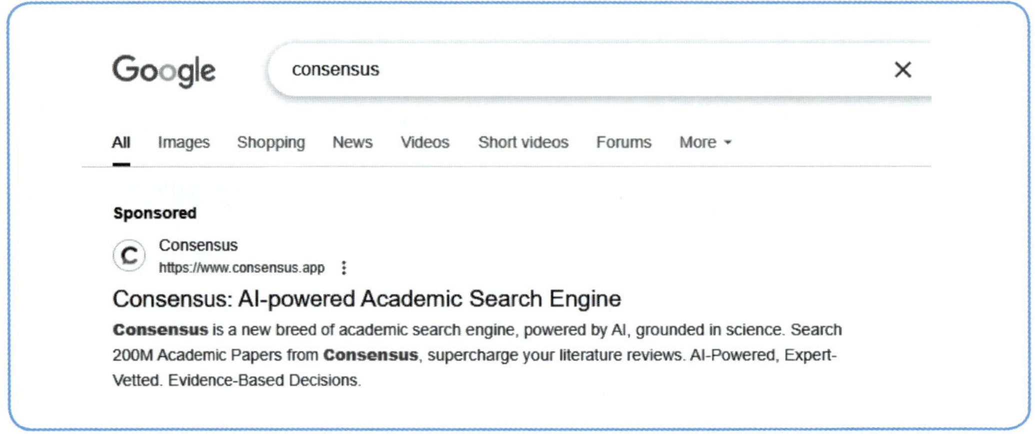

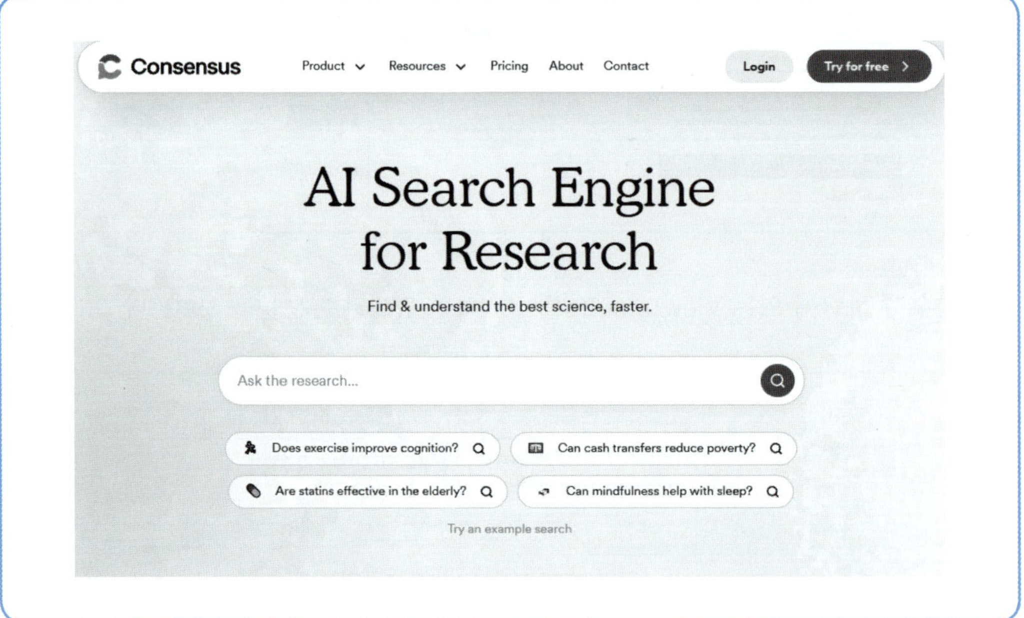

질문 항목에 궁금한 사항을 입력해보자. Can exercises for correcting forward head posture effectively enhance overall posture?라고 질문을 넣고 응답을 기다려보자.

Can exercises for correcting forward head posture effectively enhance overall posture?
· 1 query

Share

Can exercises for correcting forward head posture effectively enhance overall posture?

Consensus Meter Beta

Results from 11 relevant papers

Yes 91% · Possibly 9% · Mixed 0% · No 0%

Exercises designed to correct forward head posture (FHP) are **effective at improving overall posture**, particularly by enhancing head and neck alignment, muscle strength, and body awareness. Multiple studies show that targeted corrective exercise programs can significantly reduce FHP and contribute to better postural health.

Effectiveness of Corrective Exercises

- **Significant Improvement in Posture:** Postural corrective exercises, including stretching and strengthening routines, consistently lead to measurable improvements in craniovertebral angle (CVA), a key indicator of head and neck alignment, in both students and young adults with FHP 1 2 3 6 7 9 10.
- **Superiority Over No Intervention:** Groups performing corrective exercises show greater improvements in posture compared to control groups or those receiving only postural education 1 2 3 7 8 10.
- **Muscle Strength and Range of Motion:** Corrective exercises enhance neck and shoulder muscle strength and increase neck range of motion, further supporting overall postural improvement 2 3 8 10.

Types of Effective Exercises

- **Combined Stretching and Strengthening:** Programs that include both stretching (e.g., sternocleidomastoid and pectoralis stretches) and strengthening (e.g., chin tucks, scapular retraction) are most frequently recommended and supported by strong evidence 2 3 7 8 9 10.
- **Specialized Approaches:** Methods like the McKenzie approach and proprioception training (e.g., head relocation, eye-head coordination) also show promise in improving neck function, postural alignment, and body awareness 5 6.

Exercise Approach	Key Benefits	Citations
Stretching + Strengthening	Improved CVA, muscle strength, posture	2 3 7 9 10
Proprioception Training	Enhanced body awareness, neck mobility, balance	5
McKenzie Method	Better neck function, alignment, respiratory health	6
Sahrmann Corrective Exercises	Superior FHP correction, muscle strength, ROM	8

Additional Insights

- **Manual Therapy:** Adding manual therapy to exercise routines may further enhance outcomes for FHP 4.
- **Customization:** Tailoring exercise programs to individual needs maximizes effectiveness, especially for proprioception training 5.

Conclusion

Corrective exercises for forward head posture are effective in enhancing overall posture by improving head and neck alignment, muscle strength, and body awareness. Combining stretching and strengthening exercises yields the best results, and specialized approaches can offer additional benefits. These interventions are recommended for individuals seeking to address FHP and improve their overall postural health.

질문에 대한 답변 뿐만 아니라 답변에 인용된 인용문헌들을 소개해주고 있다.

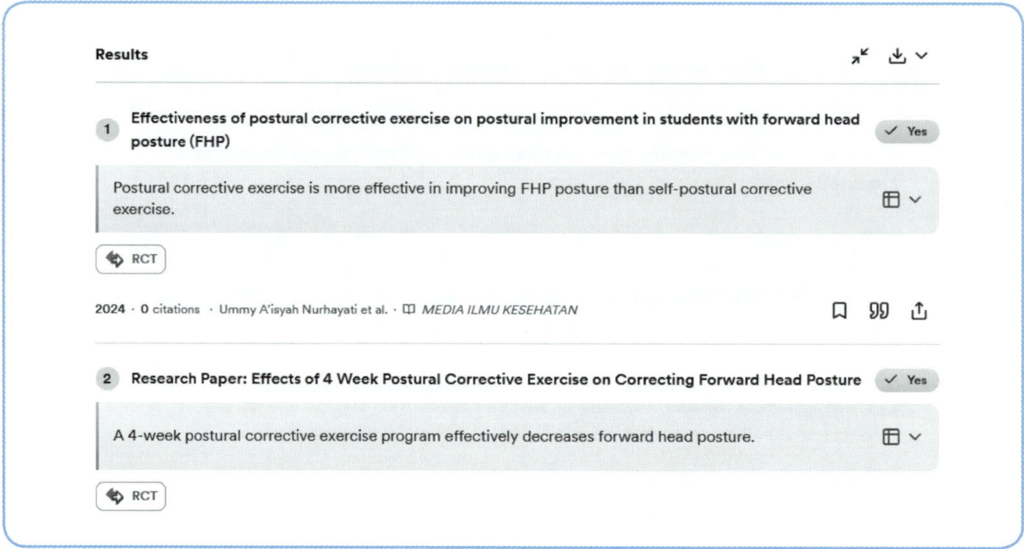

논문을 클릭하면 논문 초록과 논문 전문을 얻을 수 있다.

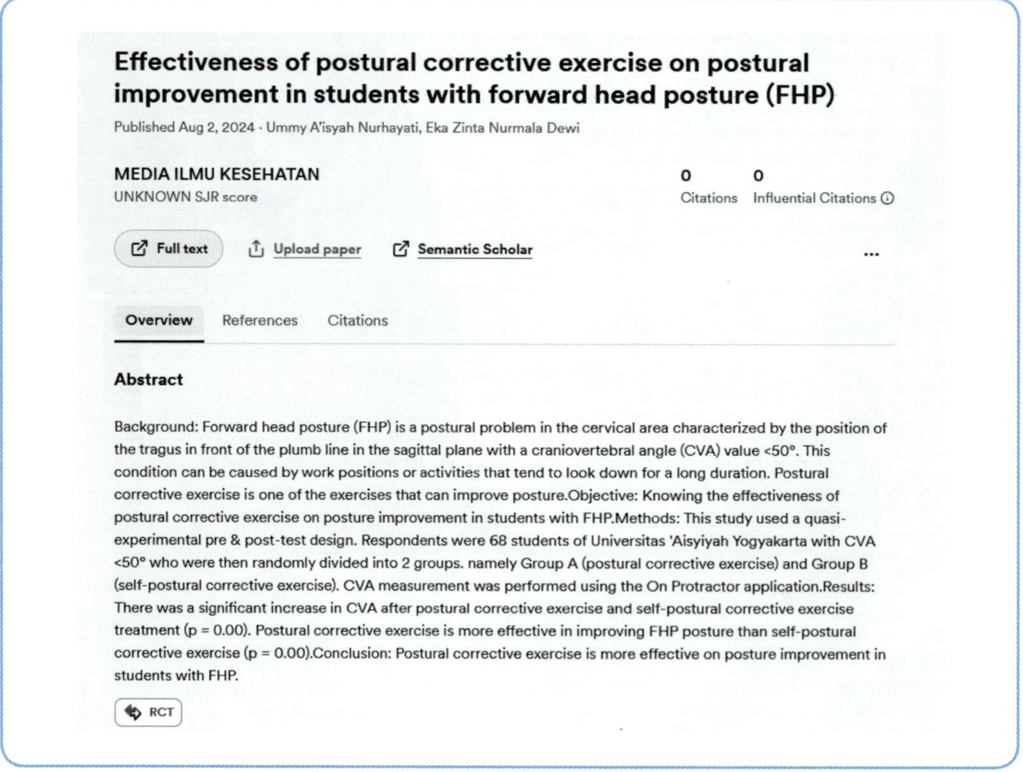

(9) ResearchRabbit

인공지능을 이용한 문헌고찰이 가능하다. 구글에서 research rabbit이라고 입력하면 다음과 같은 화면이 나온다.

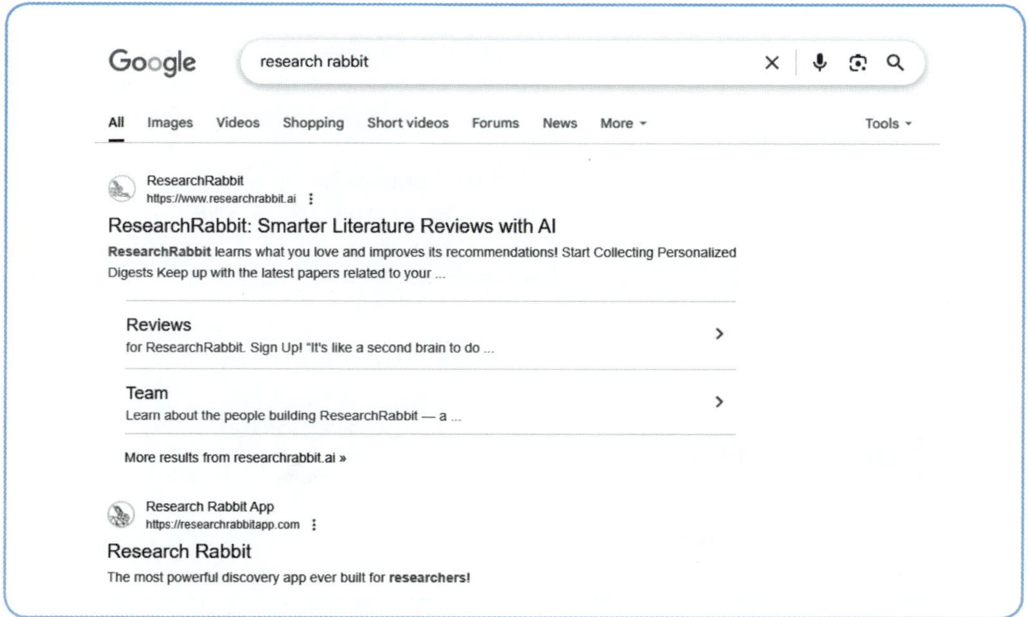

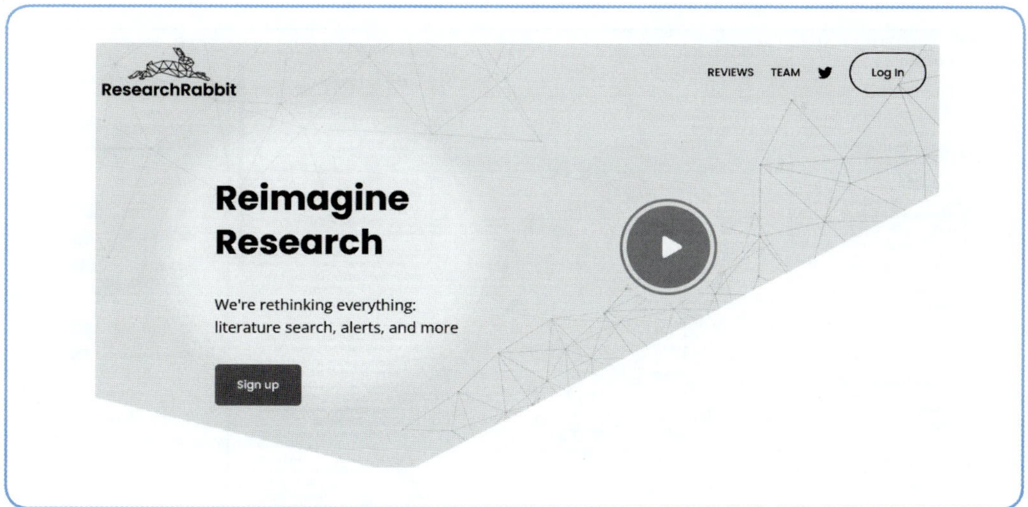

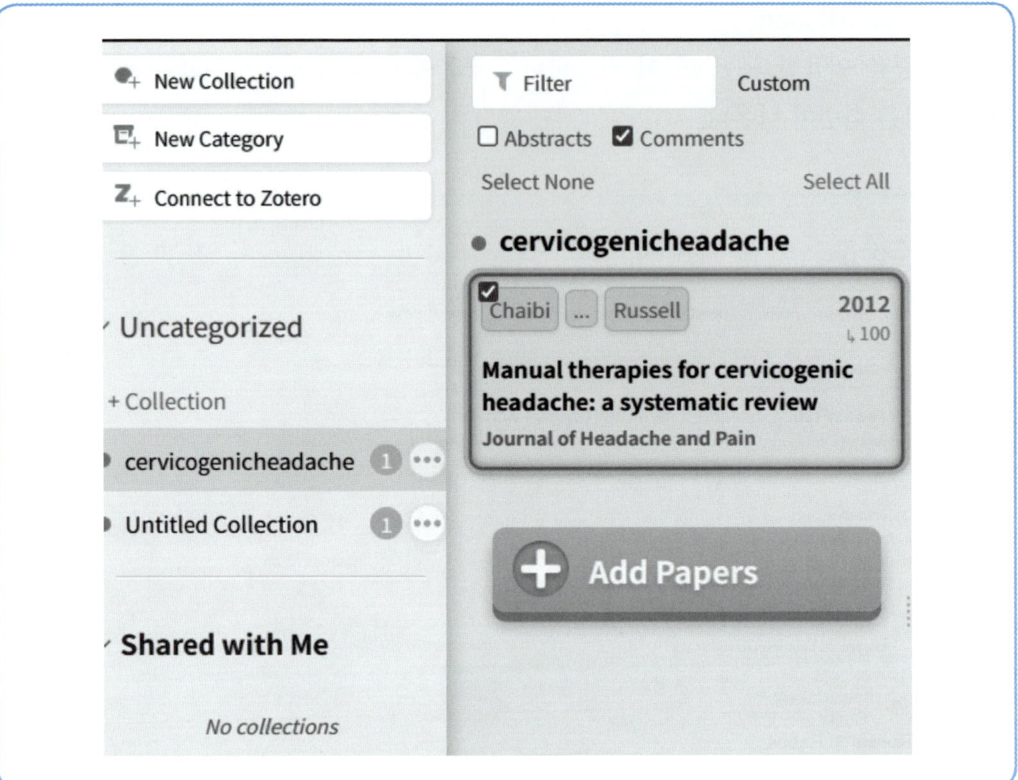
New Collection
New Category
Connect to Zotero
Uncategorized
+ Collection
cervicogenicheadache 1
Untitled Collection 1
Shared with Me
No collections
Filter
Custom
Abstracts
Comments
Select None
Select All
cervicogenicheadache
Chaibi
...
Russell
2012
100
Manual therapies for cervicogenic headache: a systematic review
Journal of Headache and Pain
Add Papers

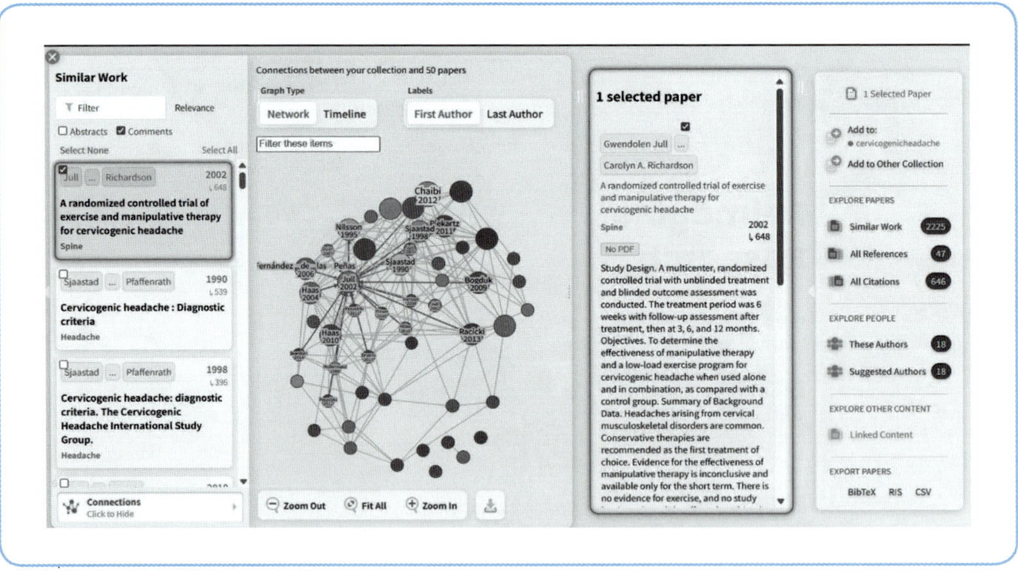
Similar Work
Filter
Relevance
Abstracts
Comments
Select None
Select All
Jull
Richardson
2002
648
A randomized controlled trial of exercise and manipulative therapy for cervicogenic headache
Spine
Sjaastad
Pfaffenrath
1990
539
Cervicogenic headache : Diagnostic criteria
Headache
Sjaastad
Pfaffenrath
1998
396
Cervicogenic headache: diagnostic criteria. The Cervicogenic Headache International Study Group.
Headache
Connections
Click to Hide
Connections between your collection and 50 papers
Graph Type
Labels
Network
Timeline
First Author
Last Author
Filter these items
Zoom Out
Fit All
Zoom In
1 selected paper
Gwendolen Jull
Carolyn A. Richardson
A randomized controlled trial of exercise and manipulative therapy for cervicogenic headache
Spine
2002
648
No PDF
Study Design. A multicenter, randomized controlled trial with unblinded treatment and blinded outcome assessment was conducted. The treatment period was 6 weeks with follow-up assessment after treatment, then at 3, 6, and 12 months. Objectives. To determine the effectiveness of manipulative therapy and a low-load exercise program for cervicogenic headache when used alone and in combination, as compared with a control group. Summary of Background Data. Headaches arising from cervical musculoskeletal disorders are common. Conservative therapies are recommended as the first treatment of choice. Evidence for the effectiveness of manipulative therapy is inconclusive and available only for the short term. There is no evidence for exercise, and no study
1 Selected Paper
Add to:
cervicogenicheadache
Add to Other Collection
EXPLORE PAPERS
Similar Work 2225
All References 47
All Citations 646
EXPLORE PEOPLE
These Authors 18
Suggested Authors 18
EXPLORE OTHER CONTENT
Linked Content
EXPORT PAPERS
BibTeX
RIS
CSV

7. 연구계획서(Proposal)의 작성

1) 제목(Title)

연구계획서의 제목은 대문제(major problem)의 특성을 잘 반영한 것이거나 소문제(subproblem)에 대한 진술(statement)이어야 한다. 연구의 제목이 불필요하게 장황할 필요는 없지만 간략하지만 연구의 주제를 명확하게 나타낼 수 있어야 한다.

2) 연구자의 이름과 소속

주 연구책임자(principal investigator, PI)의 이름이 제일 앞에 나오고 그 연구에 기여한 순서에 따라 저자들의 이름이 나온다. 연구의 시작에 앞서 어떤 연구자가 앞에 이름을 넣을 것인가를 정하는 것이 좋다.

3) 연구의 목적

이 연구에서 무엇을 해결하고자 하는지 연구의 목적을 간단하게 진술한다.

4) 연구의 의의(Significance of the study)

왜 이 연구문제를 해결하는 것이 중요하며 연구문제가 해결되었을 경우 이론적으로 혹은 임상적으로 어떤 의의가 있는지를 기술한다.

5) 관련문헌(Related research) 혹은 연구의 배경

관련문헌을 진술할 때는 논리적으로 정보를 제시해야 한다. 때로는 연구가 진행된 연대기(chronology) 순으로 기술할 수도 있다. 이렇게 하면 연구자가 어느 정도 과거의 문헌들을 고찰했는지 보여줄 수 있다. 관련문헌에 대하여 기술할 때에는 심사위원(reviewer)들에게 기존의 연구들이 연구문제에 대한 해답을 제시하지 못했음을 설득시킬 수 있어야 한다. 또한, 연구자가 검정하고자 하는 연구가설에 대하여 검정이 이루어지지 않았거나 기존의 연구문제에 대하여 논란이 되고 있는 증거를 연구의 배경에서 제시하여야 한다.

기존의 연구들이 갖고 있는 기술적인 결함(technical flaw)에 대하여는 나중에 고찰(discussion, 토의) 부분에서 다루는 것이 좋다. 자신의 연구문제가 매우 독창적이어서 과거에 연구된 바가 없다면 그 연구문제와 가장 유사한 문헌들을 인용하여야 한다.

6) 일반적으로 연구계획서에 제시되어야 할 내용

[표 1-7]은 연구윤리심의위원회(Institutional Review Board, IRB)에 연구를 실시할 수 있도록 허가를 얻기 원할 때 반드시 포함되어야 할 내용들이다. 연구윤리심의위원회의 심의위원들은 아래의 내용을 검토하여 연구가 시행될 수 있는지 가부를 결정해 준다. 미국에서는 사람이나 동물을 대상으로 연구를 해야 할 경우 반드시 각 기관에 있는 연구윤리심의위원회의 심의를 거쳐야 한다.

[표 1-7] 연구계획서에 포함되어야 할 내용들

① 연구목적
② 기존연구에서 제시된 중요사항들
③ 연구대상자의 특성, 선정기준 혹은 제외기준(characteristics of sample; criteria for inclusion/exclusion)
④ 연구대상자 모집방법, 연구참여의 동의를 얻은 과정
⑤ 연구설계
⑥ 연구과정
⑦ 실험과정에서 생길 수 있는 잠재적인 위험(potential risks)
⑧ 잠재적인 위험을 방지하기 위한 조치, 익명성의 보장(procedures protecting against risks, confidentiality)
⑨ 연구를 통해서 얻을 수 있는 이점과 위험성의 비교(benefits versus risks)
⑩ 피험자에게는 어떠한 도움이 되는가?(incentives offered)
⑪ 자료는 어떠한 것을 이용하는가? 이미 수집된 자료를 이용하는가? 아니면, 실험과정을 통해서 새로 수집되는 자료인가?(sources of data collection)
⑫ 연구참여 동의서(consent form)

제 2 장

연구와 윤리문제

1. 대조군의 사용
2. 임상연구에서 인권의 보호
3. 연구참여 동의서
4. 정보에 대한 부분
5. 동의에 대한 부분
6. 연구참여 동의서(부록)
7. 출판과 관련된 윤리

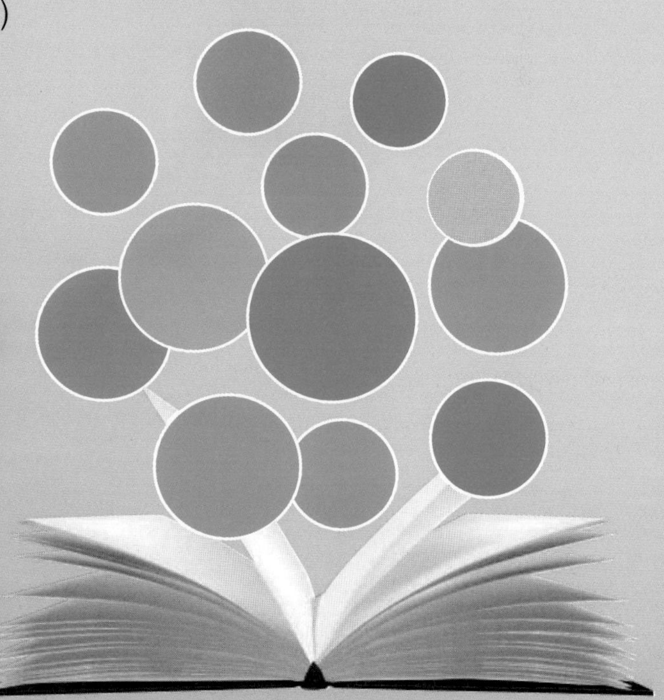

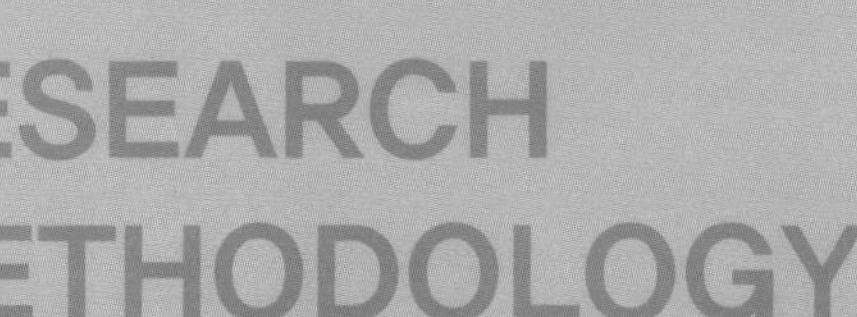

제 2 장

연구와 윤리문제

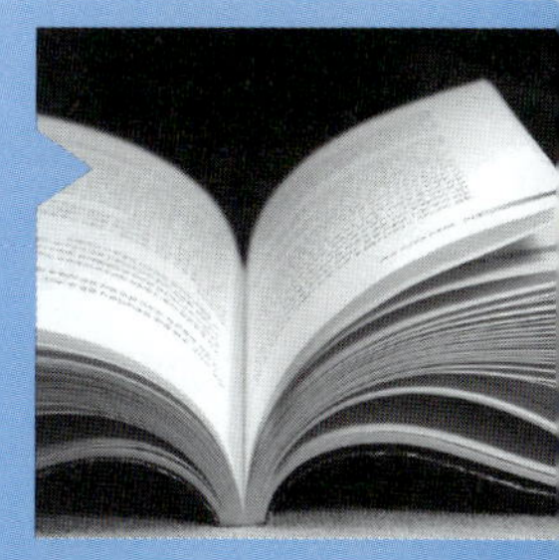

연구자들은 주제를 정할 때부터 연구의 모든 과정을 통해 정직하고 성실해야 한다. 학문의 자유라는 개념 안에서 연구자들은 어떠한 것이라도 연구할 수 있다. 반면에, 그것이 사회에 미칠 영향에 대하여 먼저 고려해야 한다. 또한, 연구자들은 임상연구 결과에 대해 윤리적 책임을 져야 한다. 이것은 연구가 합리적인 이론적 원칙에 기초를 두고 적절한 표본을 통한 옳은 연구 디자인을 통해 수행되어야 함을 의미한다. 연구에 참여한 환자에게 잠재적 위험을 줄 수 있는 연구는 도덕적이지 못할 뿐만 아니라 학문적 기여를 할 수 없다.

자료를 수집하는 동안 연구자들은 측정에 있어서 개인 간의 편견(bias)을 최소화하도록 노력해야 한다. 인간이기 때문에 편견(bias)을 완전히 제거할 수는 없으나 최대한 통제해야 한다. 그리고 연구자는 자료 분석과 결과 보고에서 정직해야 한다. 통계 절차는 적절한 방법으로 행해져야 하며 유의한 결과를 얻기 위해 자료를 조작하면 안 된다. 결과에 있어서 유의미할 것 같은 자료만 분석에 포함시키려 하는 것은 위험한 태도이다. 그리고 연구비를 지원한 정부나 공공기관, 그리고 산업체 등으로부터 결과가 유리하게 발표될 수 있도록 유무형의 압력이 있을 수 있으므로 주의해야 한다.

또 다른 윤리적 문제는, 연구에 기여한 저자들을 몇 명으로 또 어떤 순서로 논문에 쓸 것인가 하는 문제이다. 출판할 때 첫 번째로 이름이 들어가는 저자는 연구에 가장 기여한 사람으로 하고 그 외의 연구자들도 각자의 기여도에 따라 이름을 올려놓는 것이 좋다. 이러한 합의는 연구 시작 전에 이루어져야 연구 종료 후에 있을 수 있는 갈등을 피할 수 있다. 연구를 수행 과정에서 도움을 받은 경우에는 논문의 뒤에 감사의 글(acknowledgements)을 짧게 쓸 수도 있다.

연구윤리와 관련하여 교육인적자원부와 한국학술진흥재단이 공동으로 발간한 '연구 윤리 소개(2006년 발간)'와 '외국 대학의 연구윤리 확립 활동 사례(2007년 발간)'라는 책을 참고할 것을 권한다.

1. 대조군의 사용

실험연구에서 위약군(placebo group) 또는 대조군의 사용은 의학분야 연구자들에게 있어서 어려운 문제이다. 연구자들은 치료 효과를 알아보기 위해 치료받는 집단과 치료받지 않거나 유사치료(sham treatment)를 받는 집단 사이의 유의한 차이가 있는지를 보게 되고 이것을 통해 치료 효과를 결정한다. 그러나 이러한 접근방법은 윤리적으로 문제의 소지가 있고 또한 환자도 연구의 참여를 거부하는 경우가 있다. 이러한 이유 때문에 많은 재활관련 연구들은 대조군에 대한 연구보다는 둘 혹은 그 이상의 치료를 서로 비교하는 것이 많다. 이 경우에 연구의 목적은 어떠한 치료가 더 효과적인지를 알아보는 데 있다.

2. 임상연구에서 인권의 보호

모든 임상연구는 실험설계에서부터 연구대상자의 인권과 존엄성 보호를 위한 책임(committment)을 져야 한다. 1947년, 뉴렘버그규정(Nuremberg Code)은 2차세계대전 동안 포로를 대상으로 생체실험을 한 나치 의사들의 범죄에 가까운 실험을 다시는 하지 못하도록 하기 위해 제정되었다. 뉴렘버그규정은 인간을 대상으로 한 연구에서 실험에 참가하는 연구대상자가 자발적으로 동의한 경우에만 연구에 참여시킬 것을 강조하고 있다.

연구자는 실험의 목적·절차·실험에 참여함으로써 겪게 될 불편과 잠재적 위험 등에 대하여 연구대상자가 충분히 알게 한 후에 동의를 구하여야 한다. 뉴렘버그규정은 과학적으로 연구를 수행할 수 있는 사람에 의해서만 연구가 행해져야 한다고 연구자의 능력을 강조하고 있다.

1964년에 헬싱키(Helsinki) 선언이 세계의학협회(World Medical Association)에 의해 채택되었다. 이 선언에서는 특수한 연구에 참여하는 대상자에게 해가 있거나 또는 적어도 최소한의 직접적인 이익도 없을 때, 그들에게 이러한 사실을 알릴 필요가 있다는 것을 명시하였고, 연구에 참여할 때는 반드시 대상자로부터 동의서(consent form)를 받고 연구윤리심의위원회(Institutional Review Board, IRB)의 허가를 받아야 연구를 할 수 있도록 하였다. 1975년에 헬싱키(Helsinki)Ⅱ가 개정되었다. 이 선언에서는 처음으로 연구계획서가 그 연구에 관여하지 않은 다른 연구자들에 의해 검토되어야 한다는 것이 포함되었다. 그리고 이러한 규정에 의해 행해지지 않은 연구보고서는 학술지에 게재되어서는 안 된다고 명시하고 있다.

미국에서는 1974년에 공표된 국가연구법(National Research Act, PL-93-348)에 의해 모든 연구가 진행된다. 이 법에 따르면 모든 연구계획서에는 연구될 연구문제, 이론적 근거, 필요성, 연구의 중요성이 언급되어야 하며 연구설계도 명료하게 기술되어야 하고, 문제를 해결하기에 적절한 설계여야 한다. 연구참여 동의서(informed consent)도 연구자 혹은 법률적으로 공인된 대표로부터 발급되어야 한다. 연구윤리심의위원회(Institutional Review Board, IRB)에 서면으로 작성된 연구계획서와 연구참여 동의서가 제출되어야 한다.

3. 연구참여 동의서

연구참여 동의서는 정보에 대한 부분과 동의에 대한 부분으로 구성되어 있다. 부록의 예를 참조하기 바란다.

4. 정보에 대한 부분

1) 연구대상자에게는 충분한 정보가 주어져야 한다.

연구에 참여를 초청하는 글, 연구목적, 연구에 참여하는 의의, 중요성 등에 대하여 진술되어야 한다. 연구대상자는 얼마나 오랫동안 참여해야 하는지, 그들이 느끼게 될 것이 무엇인지 등에 대해 사전에 알고 있어야 한다. 그러기 위해서 연구자는 사전에 충분하고 성실하며, 심도 있게 실험 절차와 목적 등에 대해서 설명과 서면으로 연구대상자에게 제공해야 한다.

연구 참여율을 높이기 위해서 교묘한 문장을 만들어 참여자의 판단을 흐리게 해서는 안 된다. 실험과정에 대한 완전한 노출로 인해 연구대상자가 실험 절차에 대해 편향(bias) 혹은 편견을 갖는다는 것이 문제점이기는 하다. 그래서 위험이 크지 않다면 연구윤리심의위원회는 연구자에게 대상자를 속이고 하는 연구(deceptive course)를 허락할 수 있다. 그러나 이 경우에도 자료수집이 완벽히 끝난 후에는 모든 절차에 대한 정보를 연구대상자에게 말해 주어야 한다. 예를 들어, 대조군이나 위약군에 포함된 연구대상자들은 그러한 사실에 대해 모르지만 연구가 끝난 후에는 반드시 설명해 주어야 한다.

연구참여 동의서(informed consent)에는 환자에게 직접·간접적으로 발생할 수 있는 위험이나 불편에 대한 내용을 담고 있어야 하는데, 연구자는 이것을 막고 예방하는 계획을 철저히 세워야 한다. 예를 들어, 최대 근수축의 결과로 오는 피로에 대해 연구자는 실험 간에 휴식기간을 두어야 한다. 만약 환자가 전기자극 치료를 받는다면 연구자는 쇼크의 위험을 설명하고 전기쇼크의 위험을 최소화하도록 적절한 접지(ground) 조치를 취해야 한다. 연구자는 물론 연구참여에 대한 잠재적 이익을 동의서에 기술할 수 있다. 예를 들어, 요통이 있던 대상자가 연구참여 후 통증이 경감될 수 있다는 등이다.

2) 연구 참여자의 개인 정보에 대한 비밀유지와 익명성 확보

연구대상자의 비밀유지와 익명성이 보호되어야 한다. 이것은 특히 설문조사를 할 때 문제가 되고 연구자는 연구결과를 알리는 과정에서 이러한 문제에 책임을 져야 한다. 만약 비디오로 녹화를 하거나 사진을 찍게 되면 이것을 동의서에 명시해야 한다.

3) 동의서는 이해하기 쉬운 표현으로 작성되어 있어야 한다.

동의서는 알아보기 쉽도록 명백하고 쉬운 용어를 써야 한다. 전문적 용어는 피해야 한다. 예를 들어, 최대 등척성 수축을 시행한다는 표현보다는 움직임 없이 할 수 있는 한 최대로 힘을 준다는 표현이 더 적절하다.

4) 연구자는 언제라도 연구대상자의 질문에 답을 제공해야 한다.

연구자는 실험과정 중 어떠한 때라도 연구대상자의 질문에 성실하게 답변을 해야 한다.

5. 동의에 대한 부분(Consent elements)

1) 연구대상자는 자의에 의한 동의를 해야 한다.

연구대상자가 실험 참여를 거부했을 때 어떠한 불이익도 있어서는 안 된다. 특정한 경우에는 연구에 참여하는 대가로 금전적인 보상이 주어지기도 한다. 이런 때라도 중도에 참여를 포기할 경우에 연구대상자가 금전적으로 배상해야 할 책임은 없다.

2) 판단능력이 떨어지는 대상자를 연구대상자로 선정할 경우

연구대상자가 정신질환, 발달장애, 지능저하와 같은 지적 능력에 이상이 있다면 연구자는 대상자의 정신능력을 평가해야 하며, 정신능력이 온전하지 않은 경우에는 동의서를 그 법적 후견인이나 변호사를 통해 제공받아야 한다. 어린이의 경우에도 부모나 후견인의 동의를 받는다.

3) 연구대상자는 실험 중 어느 때라도 참여를 철회할 수 있다.

연구과정 중 그 어느 때라도 어떠한 이유로든 연구대상자는 연구참여를 거부할 수 있고, 심지어 자료수집이 끝난 후에도 대상자가 연구참여를 거부하면 자료를 폐기해야 한다.

6. 연구참여 동의서(부록)

부록에는 연구참여 동의서에 대한 예가 있다. 모든 연구대상자들은 연구에 참여하기 전에 동의서를 받아야 한다. 이 동의서에는 연구를 동의하는 연구자, 연구대상자, 증인의 서명이 들어가고 대상자와 연구자가 각각 1장씩 나누어 보관한다.

7. 출판과 관련된 윤리

1) 이익(해)충돌(Conflict of interest)

저자, 심사자, 편집인 등이 논문 작성, 심사 및 출판과정에서 논문을 공정하게 심사하지 못할 만한 이해관계가 있으면 이것을 "이익(해) 충돌"이라고 한다. 예를 들어 심사자가 연구자와 개인적인 친분관계가 있다든지 혹은 학문적으로 같은 분야에서 경쟁 관계에 있다든지, 연구자가 특정 의료기계회사에 주식을 투자하고 있는데 그 회사에서 새로 개발된 의료기계의 성능효과를 검증하는 논문을 투고하였을 때 이익(해)충돌 여부를 공개하여 독자로 하여금 그 사항을 고려한 상태에서 논문의 가치를 판단할 수 있도록 한다. 원저 논문에 비하여 종설이나 사설(editorial)에서는 독자가 편향(bias)을 발견하기 어렵기 때문에 이익(해)충돌이 있는 종설이나 사설을 받지 않는 학술지도 있다.

2) 복수 투고(게재)(Multiple publication)

한 연구를 할 때 모은 데이터를 이용하여 여러 개의 논문을 만들어 투고하려는 욕심이 있을 수 있다. 서로 관련이 있는 하나의 연구데이터를 억지로 나누어 논문을 만들어 내는 것을 논문 쪼개기, 살라미 논문(salami publication), 볼로냐(bologna), 트리비얼(trivial) 논문이라고 한다. 이런 행위는 연구윤리에서 금하고 있으므로 연구자가 하지 말아야 할 행동이다.

3) 이중 투고(게재)(Double publication)

이미 다른 학술지에 게재되었거나 심사 중에 있는 논문을 새로운 학술지에 동시에 심사를 의뢰하거나 근본적으로 동일한 내용의 논문을 여러 학술지에 투고한다면 이는 이중 투고 혹은 게재에 해당된다. 연구윤리가 중요한 사회문제로 인식되지 않았던 때에는 관행적으로 국문으로 이미 발표된 논문을 영문으로 번역하여 외국 학술지에 투고하는 사례가 용인되던 때가 있었지만 이제는 명백하게 이중 투고로 간주하고 있다.

그리고 학술지의 투고규정에도 투고하는 논문이 다른 곳에 이미 게재되었거나 심사 중인 것은 투고하지 말아야 한다고 명시하는 경우도 많다. 저자는 스스로 이중 투고를 하지 말아야 할 의무가 있다. 저자 스스로 이중 투고인지 또는 복수 투고인지 판단하기 어려울 때는 투고하려는 학술지의 편집인에게 관련 자료를 제시하고 이중 투고인지 여부를 판단해 달라고 하는 것도 좋은 방법이다.

4) 연구 부정행위

연구에서 부정행위란 연구를 계획, 수행, 검토하거나 연구결과를 보고하는 과정에서 위조, 변조, 표절이 개입된 행위를 의미한다(교육인적자원부와 학술진흥재단 발간, 연구 윤리 소개, p.185, 2006년).

(1) 위조(fabrication)란 존재하지 않는 데이터나 연구결과를 만들어 내고 이를 기록하거나 보고하는 행위를 의미한다.

(2) 변조(falsification)란 연구자료, 장비, 또는 과정을 조작하거나, 데이터나 연구결과를 변경하거나 생략하여 연구기록이 진실에 부합하지 않게 하는 행위를 의미한다.

(3) 표절(plagiarism)이란 정당한 권한 없이 타인의 아이디어, 과정, 결과 또는 기록을 도용하는 것을 의미한다.

연구자들의 출판과 관련하여 윤리적으로 문제가 되는 사항들을 [표 2-1]에 정리하였다.

[표 2-1] 출판을 할 때 행해지는 부정행위의 예

저자에 의한 부정행위
1. 존재하지 않는 데이터나 인위적으로 만들어낸 자료를 기술하는 것
2. 꾸며진 자료라고 이미 알려진 기록이나 대상을 기술하는 행위
3. 증거나 데이터를 계획적으로 왜곡시킨다거나 삭제하는 행위
4. 자료를 잘못 제시하는 행위
5. 저작권을 위반하는 행위(다른 사람의 아이디어 원문을 표절하는 행위)
6. 저자를 누락시킴으로 해서 원저자를 잘못 소개하는 행위
7. 논문에 기여하지도 않은 사람을 저자에 포함시키는 행위
8. 논문이 이미 다른 학술지에 출판되었는데도 다른 학술지에 투고를 하는 행위
9. 동시에 두 곳의 학술지에 투고하는 행위
심사위원들의 부정행위
1. 심사를 하는 중에 거짓을 하거나 사실을 잘못 소개하는 행위

2. 개인적인 이익을 얻기 위해 심사를 부당하게 지연하는 행위
3. 심사 중인 원고에서 연구아이디어나 원문을 훔치는 행위

편집위원들의 부정행위

1. 심사보고서를 조작하거나 위조하는 행위
2. 심사과정에 대해 투고자에게 거짓말을 하는 행위
3. 개인적인 이익을 얻기 위해 비밀정보를 활용하는 행위
4. 심사 중인 원고에서 연구아이디어나 원문을 훔치는 행위

제 3 장

실험의 특징

1. 변수의 조작
2. 확률적 할당
3. 통제집단
4. 연구 프로토콜
5. 눈가림법
6. 대상자간 차이를 통제하기 위한 설계전략

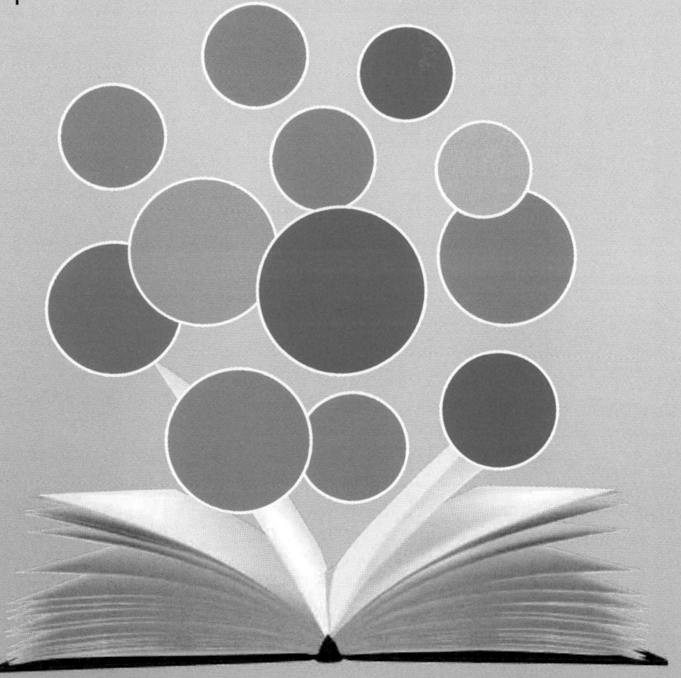

RESEARCH METHODOLOGY

제 3 장
실험의 특징

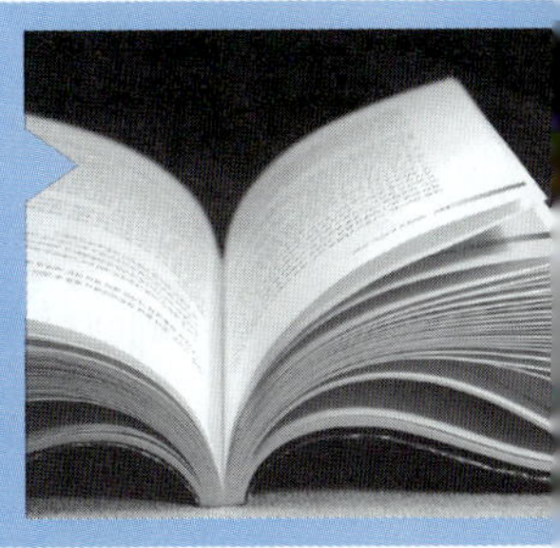

가설을 검증하기 위한 과학적인 연구의 가장 확실한 방법은 실험이다. 실험의 목적은 특별한 행동이나 상황과 관찰하려고 하는 반응 사이의 인과관계를 살펴보는 것이다. 예를 들면, 우리가 어깨 통증을 치료하기 위해 적용하는 냉치료(cryotherapy)의 효과를 살펴보고자 할 때 연구대상자들에게 진통제도 동시에 적용하였다면 진통제가 혼란변수(confounding variable)로 작용할 것이다. 즉, 이럴 경우 어깨 통증이 감소되었더라도 우리는 그 효과가 냉치료 때문이었는지 진통제 때문이었는지, 아니면 두 가지가 합쳐져서 생긴 효과 때문인지를 단정하기가 어렵다. 저절로 좋아진 것인지(spontaneous recovery), 아니면 환자가 약물이나 냉치료 외에 다른 치료를 받았기 때문인지도 알 수 없다. 실험에서는 이러한 유형의 혼란변수를 통제하도록 설계되어야 한다. 물론 임상적인 실험에서는 이러한 혼란변수의 효과를 완전하게 제거할 수는 없지만, 실험적인 연구방법은 하나의 변수에 다른 변수가 확실히 영향을 끼친다는 증거를 제공하고 있다.

1. 변수의 조작(Manipulation of variables)

여기서 조작의 의미는, 없는 사실을 꾸며낸다는 뜻이 아니고 변수를 다룬다(handling)는 뜻이다. 예를 들어, 연구자가 전기자극이 근력 강화에 미치는 영향에 관심이 있을 때, 연구자는 처치집단과 통제집단에 연구대상자를 배치할 수 있고, 또 어느 정도의 기간이 경과한 후에 근력의 변화를 각 집단별로 비교한다. 이 경우 연구자는 전기자극이라는 변수를 실험군과 대조군으로 나누어 적용해 주기도 하고 적용하지 않기도 한다. 이러한 것을 변수의 조작이라고 한다. 한 실험에서 조작하는 변수의 수는 한 개일 수도 있고 또 동시에 여러 개일 수도 있다.

때때로 연구자는 성, 나이, 진단명(diagnosis), 행동적인 현상과 같은 특성변수(attribute variable)의 영향에 관심이 있는 경우가 있다. 이러한 유형의 독립변수는 연구자가 조작할 수 없다. 그 대신 대상자들을 미리 정해진 특성에 따라 분류할 수 있다. 그러므로 하나 또는 그 이상의 특성변수 효과를 알아보려는 연구는 순수실험 설계로 간주될 수 없다. 예를 들어, 연령대별로 혹은 남자와 여자간의 근력과 관절가동범위의 차이를 살펴볼 수 있다. 이러한 접근을 사후소급적용(ex post facto)[1]으로 간주된다. 왜냐하면, 연구설계의 모든 요소들이 연구가 시작되기 전에 이미 결정되어 있기 때문이다. 사후소급적용(ex post facto) 연구를 통해 관련성을 볼 수는 있지만 변수를 적절하게 통제할 수 있는 기회가 없기 때문에 인과관계로 설명할 때는 제한점이 된다.

한 연구에서 특성변수와 통제할 수 있는 변수를 조합해서 적용하는 것도 가능하다. 예를 들어, 나이(특성변수)와 전기자극(통제할 수 있는 변수)이 근력에 미치는 영향을 알아볼 수 있다. 즉, 4개의 연령대로 대상자를 나누고 각 연령대의 대상자들을 2개의 처치집단 중의 하나, 즉 하나는 실험군, 또 다른 하나는 대조군에 배치할 수도 있다. 이 연구에서는 특성변수가 포함되지만 연구자가 최소한 하나의 독립변수(전기자극 유무)에 대하여 처치수준(treatment level)을 조작할 수 있기 때문에 실험연구로 간주된다.

2. 확률적 할당(Random assignment)

일단 표본이 선택되면 각 집단에 대상자를 배치하는 데 무작위화(randomization) 과정을 계속적으로 하는 것이 중요하다. 확률적 할당에서는 각 대상자가 어떤 집단에 배치될 수 있는 기회가 동등해야 하며 배치할 때 개인적인 판단이나 편견(bias)이 없어야 한다. 확률적 할당은 실험연구가 갖는 중요한 특성이다. 만일 실험 시작단계에서 각 집단이 동질적이었다고 가정할 수 있다면 실험이 끝났을 때 두 군에서 나타나는 차이를 처치(treatment)효과에 의한 차이라고 확신할 수 있다. 확률적 할당의 개념은 각 집단이 동등하게 고려되는 것을 말한다. 동등성(equivalence)이라고 해서 한 집단에 있는 대상자가

1) Latin for “from a thing done afterward.” 비실험 연구의 일종으로 변수간의 관련성을 보되 이미 수집된 자료나 속성변수를 이용하기 때문에 자료의 성격상 연구자가 조작할 수 있는 여지가 없다.

다른 집단에 있는 대상자와 완전히 똑같다는 것을 의미하는 것이 아니다. 전체적으로 개체간의 차이를 고려할 때 비슷하다는 것이다.

과학적인 연구를 할 때 집단 간 동질성을 확보하기 위한 방법으로 무작위화(randomization)과정이 많이 사용되지만 이러한 과정이 늘 동등성(equivalence)을 보장하지는 않는다. 각 집단에서 여자와 남자의 수가 동일한지 혹은 각 집단의 나이가 같은지를 확인하는 것도 중요하다. 대상자간의 분포에 있어서 균형을 맞추기 위하여 무작위화 방법이 사용된다.

예를 들어, 무릎 펴짐근(extensor)을 강하게 하기 위한 두 가지 훈련의 효과를 훈련받지 않은 대조군과 비교한다고 하자. 연구자는 45명 대상자를 각 3개 집단에 15명씩 배치할 수 있다. 각 이름들에는 1번부터 45까지 번호가 매겨진다. 무작위화수표(난수표, random numbers table)를 이용하여 45명의 대상자들이 모두 배치될 때까지 교대로 집단 1, 집단 2, 집단 3으로 배치한다. 배치과정에서 연구자는 치료집단을 1, 2, 대조군은 집단 3으로 정한다. 각 연구의 각 단계에서 무작위화(randomization)기법을 사용함으로써 연구자는 연구의 타당성과 실험연구에서의 필요조건들을 충족시킬 수 있다.

단순 무작위 추출을 웹에서 하는 방법도 있다. https://www.randomizer.org를 방문하여 화면에서 다음 화면과 같이 입력하고 화면 하단에 있는 RANDOMIZE NOW!를 클릭하면 100명 중에서 10명을 추출해 준다.

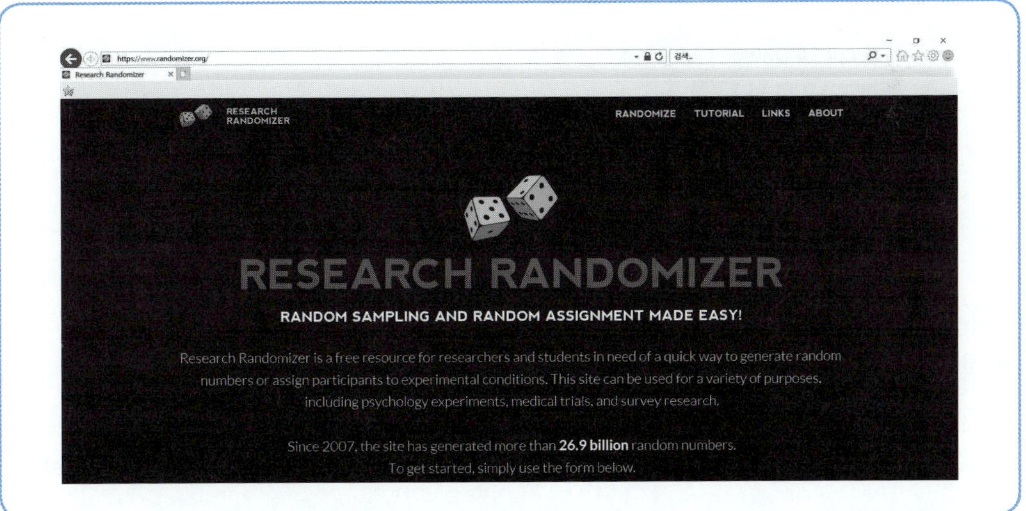

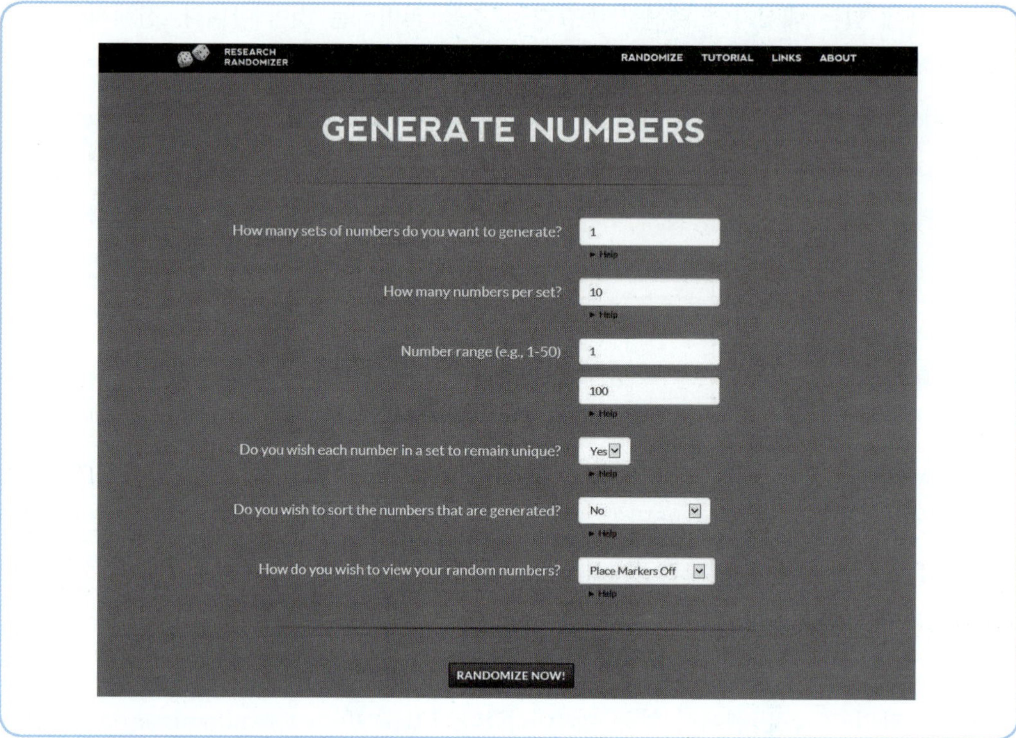

RESULTS PRINT DOWNLOAD CLOSE

1 Set of 10 Unique Numbers
Range: From 1 to 100

Set #1

95, 84, 40, 67, 2, 75, 69, 52, 14, 60

100명 중에서 95, 84, 40, 67, 2, 75, 69, 52, 14, 60번 대상자가 10명 무작위로 추출된 것을 볼 수 있다.

여기서 무작위 할당(random assignment) 기능을 사용해보자. 예를 들어 40명의 대상자를 10명씩 4개의 군에 무작위 할당하고 싶으면 다음과 같이 입력하고 진행하면 된다.

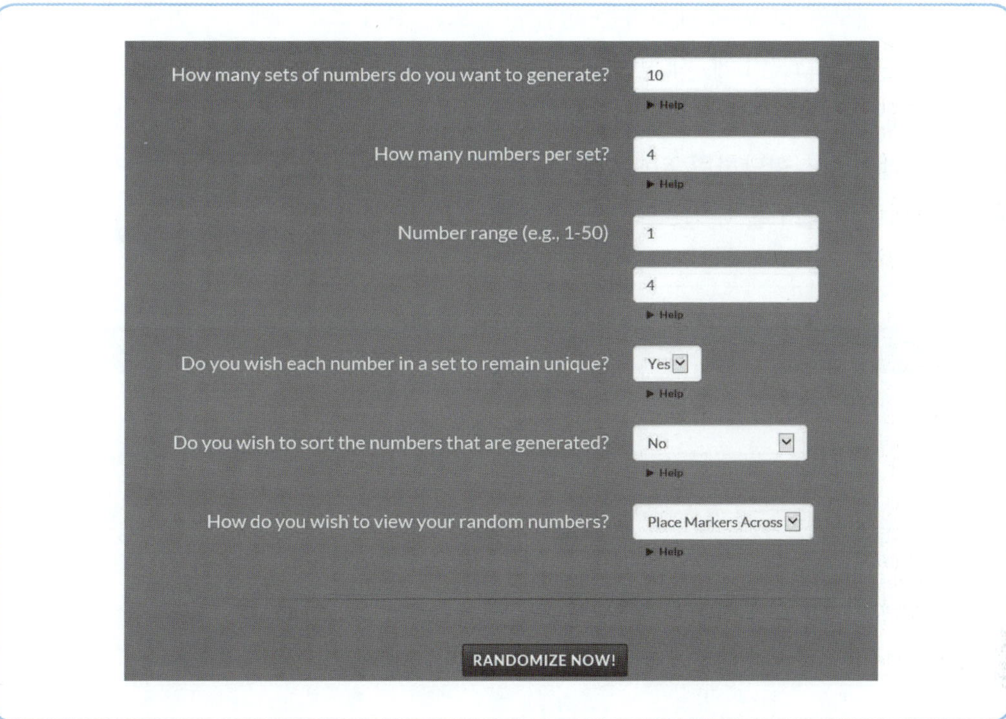
How many sets of numbers do you want to generate?
10
Help
How many numbers per set?
4
Help
Number range (e.g., 1-50)
1
4
Help
Do you wish each number in a set to remain unique?
Yes
Help
Do you wish to sort the numbers that are generated?
No
Help
How do you wish to view your random numbers?
Place Markers Across
Help
RANDOMIZE NOW!

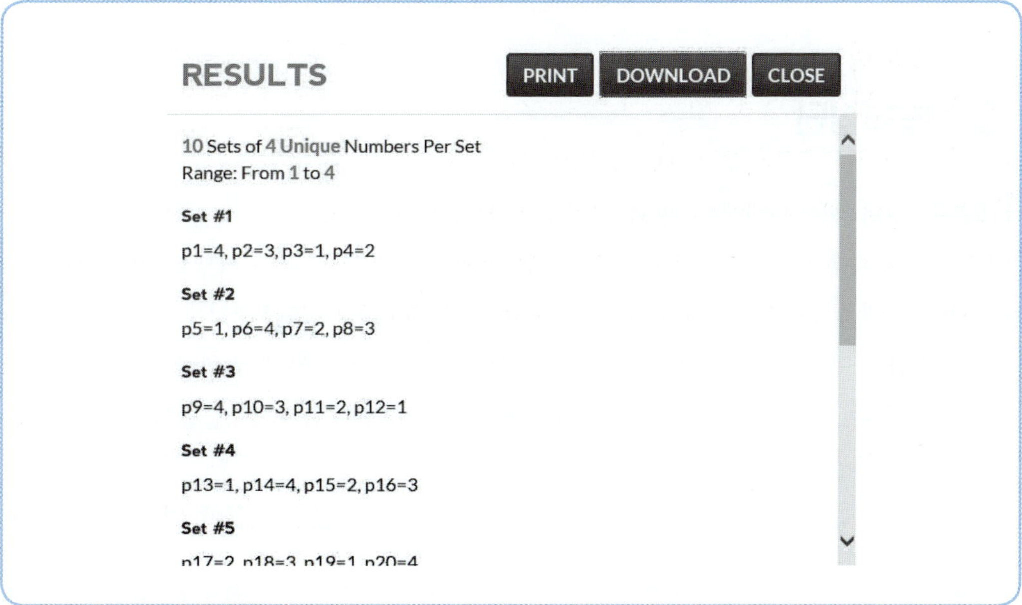
RESULTS
PRINT
DOWNLOAD
CLOSE
10 Sets of 4 Unique Numbers Per Set
Range: From 1 to 4
Set #1
p1=4, p2=3, p3=1, p4=2
Set #2
p5=1, p6=4, p7=2, p8=3
Set #3
p9=4, p10=3, p11=2, p12=1
Set #4
p13=1, p14=4, p15=2, p16=3
Set #5

결과를 살펴보면 첫 번째 대상자는 실험군 4 또는 실험 조건 4에, 두 번째 대상자는 실험군 3 또는 실험 조건 3에, 세 번째 대상자는 실험군 1 또는 실험 조건 1에, 네 번째 대상자는 실험군 2 또는 실험 조건 2에 무작위 할당된 것을 보여준다. 나머지 대상자도 같은 방법으로 해석하고 할당하면 된다. 결과화면에서 DOWNLOAD를 클릭하면 저장되고 엑셀프로그램에서 불러 올 수 있다.

Research Randomizer Results:
10 Sets of 4 Yes Numbers Per Set
Range: From 1 to 4 -- No

Set 1	Set 2	Set 3	Set 4	Set 5	Set 6	Set 7	Set 8	Set 9	Set 10
4	1	4	1	2	1	3	1	3	3
3	4	3	4	3	2	4	3	4	1
1	2	2	2	1	3	1	2	2	2
2	3	1	3	4	4	2	4	1	4

3. 통제집단

대조군 내의 대상자에게는 새로운 처치를 하거나, 플라시보(placebo)[2]를 사용하거나, 또는 전혀 처치를 하지 않고 실험군과 비교를 한다. 이러한 비교가 타당하려면 실험군과 대조군 사이에 동등성(equivalence)이 있어야 한다. 그래야 대조군에서 변화가 없고 실험군에서 변화를 관찰할 수 있다면 연구자는 치료 혹은 처치 때문에 변화가 일어난 것으로 간주할 수 있다. 만일 대조군이 실험군과 유사하게 반응한다면 관찰된 변화는 우연히 생긴 것으로 간주될 수 있다.

실험군 혹은 통제군을 사용하기에는 현실적으로 윤리적인 문제 때문에 임상적인 상황에

2) 두통이 있는 환자에게 아무 약효가 없는 약을 먹게 한 후 진통제라고 이야기하면 복용자의 상당수가 정말로 통증이 사라졌다고 보고한다. 이러한 효과를 플라시보 효과라고 한다. 반대로 아무 약효가 없는 약을 먹게 한 후 두통을 일으키는 약이라고 말하면 복용자들 중에는 일부가 진짜 통증을 호소하는 경우를 노시보 효과(nocebo effect)라고 한다. 노시보라는 의미는 "해를 끼친다"는 뜻의 라틴어에서 유래한다.

서는 쉽지가 않다. 그러므로 임상 연구자들은 기존의 치료방법과 새로운 치료를 비교하기도 한다. 이러한 접근방법에서는 새로운 치료법이 기존의 치료방법보다 효과적인지를 평가하는 것이다. 기존의 치료방법이 대조군 실험을 통하여 효과가 입증된 것이 아니라면 이러한 실험방법으로는 관찰된 변화가 실제로 효과적이었다라고 단정할 수는 없다. 이러한 실험설계에서는 2개 집단에서 모두 상황이 호전되었더라도 양쪽 치료가 똑같이 효과적인지 두 개 집단이 모두 중재 없이 우연히 증진된 것인지를 판정하기가 불가능하다.

무작위 대조 연구(Randomized Controlled Trial, Randomized Clinical Trial: RCT)란 연구대상자들이 실험 전에 각 집단에 확률적으로(무작위로) 할당된 상태에서 그 결과변수(outcome variable)를 치료군, 위약군 또는 대조군 간에 비교하는 것이다. 무작위 대조 연구를 수행할 때는 반드시 임상연구정보서비스(CRIS, https://cris.nih.go.kr/cris/index/index.do)에 등록해야 한다. 이 시스템은 질병관리청 국립보건연구원이 운영하며, 세계보건기구의 국제임상시험등록플랫폼(ICTRP)에 한국을 대표하는 공식등록기관으로 지정되어 있어 국제적으로도 인정받는 플랫폼이다.

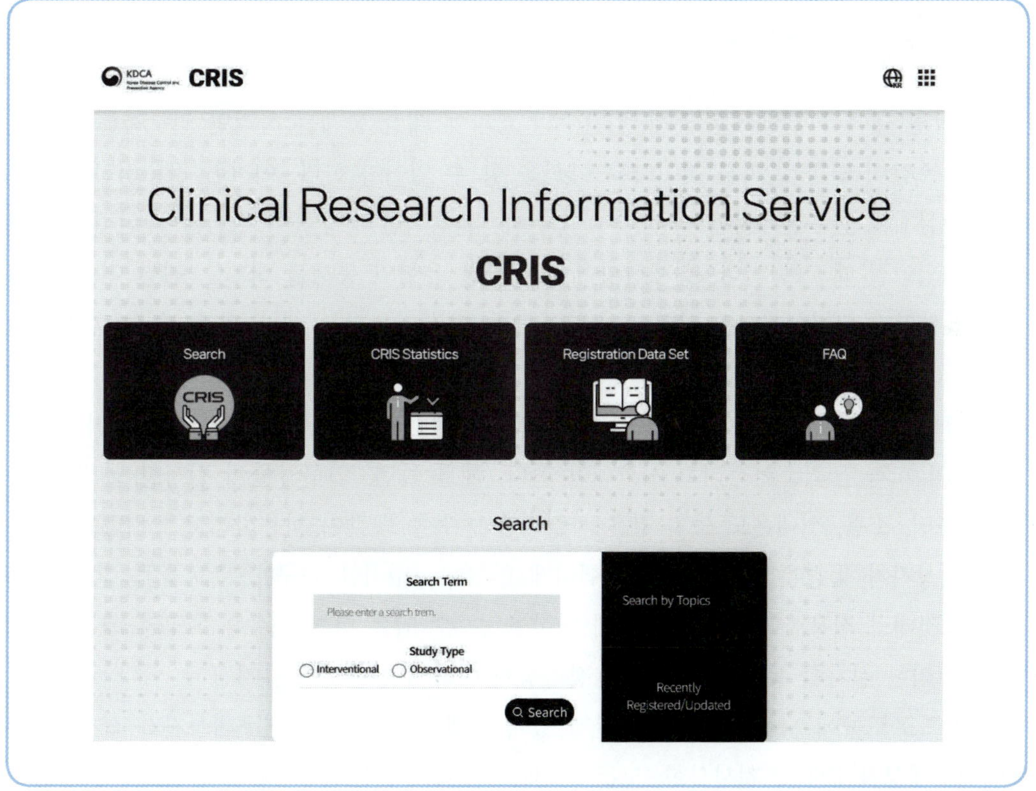

CRIS 홈페이지에 접속해서 회원 가입 후 로그인을 하고 하고자 하는 임상연구 정보를 입력하고 연구책임자 및 실무담당자의 확인 절차를 거치면 된다. 이때 연구윤리심의위원회(IRB)의 승인이 필수이다. 관리자 검토 후에 등록번호가 부여된다. 등록대상은 사람을 대상으로 하는 모든 연구가 해당되며 중재연구 뿐만 아니라 관찰연구도 포함된다. 이 등록은 연구의 윤리성, 투명성, 국제적 신뢰도를 확보하는데 매우 중요하다. 일단 등록이 되면 전세계적으로 검색되고 인용될 수 있다. 또한 해외 학술지에 논문을 게재할 때도 등록 여부가 중요한 평가 기준이 된다. 연구 목적, 방법, 대상자 수, 중재 내용 등을 공개함으로써 연구의 신뢰도를 높일 수 있다. 연구자들끼리 중복 연구를 방지하고, 피험자 보호에도 기여를 하는 장점이 있다. 많은 국제학술지(예: NEJIM, JAMA, BMJ)에서는 임상시험 등록을 논문 게재의 필수 조건으로 요구하므로 등록을 하지 않으면 연구결과가 아무리 훌륭해도 게재가 거절될 수 있다. 등록된 연구는 공개적으로 검색가능하므로, 연구자의 전문성과 기관의 연구 역량을 보여주는 지표가 되기도 한다.

4. 연구 프로토콜(Protocol)

실험상황 내에서 발생하는 외재(생)변수의 효과에 대한 통제를 하려면 연구자들은 모든 집단에 똑같이 영향을 미칠 것이라는 확신을 할 수 있어야 한다. 이러한 전통적인 통제의 개념은 실제로 연구실에서만 실현될 수 있는데, 환경적인 영향들이 실험자에 의해서 최대한 통제되어질 때 가능하다. 실제상황에서 이러한 유형의 통제를 하기는 훨씬 어렵다. 임상적인 상황과 실험실에서의 상황이 반드시 일치하지 않는다는 데 문제가 있다. 그리고 실험실에서 나온 결과를 임상 상황에서 적용이 가능하다고 일반화할 수 없기 때문이다.

그러므로 임상 연구자는 어떤 요인들이 종속변수에 오염되었는지를 알아내고 가능하면 그것들의 효과를 최소화하려고 시도해야 한다. 예를 들면, 연구자들이 검사한 날의 시간, 위치, 조명, 소음, 실내온도 등과 같은 환경적인 변수를 똑같이 적용하려고 노력해야 한다. 모든 대상자가 똑같은 실험절차를 경험하게 할 수는 없지만 연구 프로토콜을 잘 기술해 놓고 그것대로 적용한다면 종속변수에 영향을 줄 수 있는 다른 변수의 효과를 통제할 수 있다. 그러한 절차를 통해서 처치와 측정과정에 대하여 일관성이 유지될 수 있다.

실험 프로토콜에는 실험활동이 일관성 있게 수행될 수 있도록 연구대상자가 겪게 될 순서, 연구대상자에게 줄 지시사항, 모든 처치와 측정의 시점, 측정 장치, 방법, 기타 사항들이 명확하게 기술되어야 한다. 연구자들은 종종 연구대상자에게 지시사항을 읽어 주는데, 이러한 이유는 각각의 대상자들에게 동일한 정보를 정확하게 전달하기 위해서다. 종속변수를 평가하는 기준은 명확해야만 하고 측정의 신뢰도도 검증되어야 한다. 측정의 신뢰도를 높이기 위해 측정자들에게는 특별한 교육과 훈련이 필요하다. 때로는 대상자의 활동을 통제하는 것이 필요하다. 예를 들면, 대상자의 체중조절, 검사 전의 활동수준, 수면시간, 약물, 과로, 수면부족, 음주 등도 중요하다. 연구자들은 실험에 영향을 미칠 만한 요인들에 대하여 실험기간 내내 관측하고 평가해야만 한다.

예를 들어 근력(strength)을 측정한다고 하자. 어떤 방법으로 근력을 측정하건 다른 연구자에 의해 재현이 가능하도록 최대한 상세하게 기술되어야 한다. 그래야 측정오차(measurement error)가 최소화될 수 있다. 근력을 측정할 때 프로토콜에 포함되어야 할 내용은 다음과 같다.

1) **준비운동절차**(warm-up procedure) : 본 검사에 들어가기 전의 준비운동시간, 근수축횟수, 최대수축이었는지 아니면 최대하수축이었는지?
2) **고정방법**(the method of stabilization) : 환자 스스로 고정한 상태인지, 고정끈(strap)을 사용하여 고정했는지, 지지대를 붙잡도록 허용한 상태에서 측정했는지, 고정끈의 부착위치는? 몇 개의 고정끈을 이용해서 고정했는지?
3) **휴식기간**(rest periods) : 몇 회 근수축을 시행시키고 휴식시간을 주었는지? 몇 분 동안 휴식하도록 했는지?
4) **피험자의 자세**(position of the subject) : 피험자가 어떤 자세에서 측정하였는지?
5) **검사순서**(order of testing) : 등척성, 원심성, 구심성 수축을 먼저 했는지? 어떤 근육군부터 검사를 했는지, 관절을 움직일 때 움직임의 속도는 얼마로 했는지?
6) **명령과 격려방법**(commands and vocal encouragement) : 검사에 참여한 피험자 모두에게 표준화된 방법으로 명령을 내려야 하고 힘을 내라고 하는 격려방법도 가능하면 동일한 방법으로 해야 한다.
7) 사용된 근력평가방법은 Break검사방법(저항을 운동범위 끝에서만 적용하는 것, 원심성 혹은 등척성)인가? 아니면 Make검사방법(저항을 운동범위 전체에 걸쳐 적용하는 것, 구심성)인가?
8) 기구(instrument)와 설정(setting)은? 어떤 기구로 측정하였는지, 어떻게 적용해서 측정했는지? 기구는 어떻게 설정(setting)된 상태였는지?

5. 눈가림법(Blinding)

실험연구에서 관찰자 혹은 측정자에 의한 편견 가능성은 중요한 문제이다. 실험상황이나 연구자의 기대에 대하여 연구대상자가 알고 있다면 의식적으로든 무의식적으로든 연구결과에 영향을 미치거나 결과보고서 작성에 영향을 미치게 된다. 이러한 형태의 편견(bias)에 대한 방지책으로 이중눈가림법(double-blind study)을 사용한다. 이중눈가림법은 연구대상자나 연구자가 데이터가 수집되기 전까지 처치집단에 대하여 알지 못하는 것이다. 가장 완벽하게 눈가림법을 수행하는 형태는 눈가림설계(blind design)에서 처치를 하는 사람, 결과변수(변수)를 측정하는 사람, 데이터를 분석하려는 사람들, 연구대상자들도 어느 집단에 배치될지 모르게 하는 것이다.

실험대상자가 누구인지 모르게 하기 위해서 플라시보를 사용하기도 한다. 대부분의 재활실험연구에서는 이러한 것이 늘 가능하지는 않다. 부득이 단일눈가림법(single-blind study)만이 사용되기도 하고 때로는 연구자나 평가팀만이 눈가림법을 적용받기도 한다.

단일눈가림법은 연구대상자가 자신이 받는 치료에 대하여 모르게 함으로써 편견(bias)을 제거하려는 것이다. 이중눈가림법은 환자 혹은 연구대상자, 그리고 관찰자 혹은 실험자가 치료군과 대조군에 속한 대상자가 누구인지, 그리고 제공되는 처치가 실제 치료인지 플라시보인지 모르게 하는 것이다. 예를 들어, 약물연구에서는 약을 제공하는 사람이나 약을 실제로 복용하는 사람도 약의 성분이 진짜인지 혹은 가짜인지를 알 수 없게 하고 실험에 참여하지 않은 제3의 인물만 투여된 약에 부여된 부호를 가지고 알 수 있게 하는 것이다.

물리치료에서의 예를 들어보면, 초음파의 용량이 특정질환에 효과가 있는지를 알아보려 할 때 이중눈가림법을 적용하고 싶으면 물리치료사는 간이 칸막이 안쪽에서 초음파치료기 변환기를 들고 치료를 하고 있고 다른 실험자는 간이 칸막이 뒤쪽에서 초음파치료기 본체의 용량을 조절하게 된다. 이때 환자와 물리치료사는 환자가 어떤 용량의 초음파치료를 받고 있는지 모르는 상태가 되며 이것을 이중눈가림법이 적용된 예라 할 수 있다.

* Leduc BE, Caya J, Tremblay S, Bureau NJ, et al. Treatment of calcifying tendinitis of the shoulder by acetic acid iontophoresis: A double-blind randomized controlled trial. *Arch Phys Med Rehabil*. 2003 Oct;84(10):1523-1527.

6. 대상자간 차이를 통제하기 위한 설계전략

이러한 전략들 중의 가장 기본적인 것은 확률적 할당(random assignment)이고 집단 간 특성 면에서 균등한 분포를 만들어 통제하는 것이다. 그러나 실제로 확률적 할당(random assignment)은 완벽한 체계는 아니다. 확률적 할당을 했어도 중요한 변수가 고르게 분포하지 않는 집단이 생길 수도 있다. 특별한 변수들이 실험상황을 통해서 균등하게 분포되도록 만들기 위해서 사용하는 방법에는 동질적인 대상자 선택, 대상자 짝짓기(matching), 동일 대상자에게 반복측정을 적용, 블록킹(blocking), 공분산(변량)분석(ANCOVA) 등이 있다.

1) 동질적인 대상자의 선택

특정한 대상자의 특성이 종속변수에 작용할 것이라고 의심될 때 그것들을 통제하는 가장 쉬운 방법은 특성이 비슷한 대상자를 선택하는 것이다. 예를 들면, 남자와 여자들이 실험처치에서 다르게 반응할 것이라고 생각한다면 연구대상자로 여자만을 선택할 수 있다. 나이가 잠재적으로 혼란변수가 된다고 판단되면 여자 대상자들이 속한 특정한 연령범위인 20대에서 30대로 한정할 수 있다.

그러한 방식으로 나이와 성별의 효과가 통제되면 다른 모든 특성이 동일하게 분포된다고 가정한다. 이러한 접근의 주된 단점은 연구결과들이 연구에 참석했던 그러한 유형의 대상자들, 즉 앞에서 설명한 예처럼 20대에서 30대 여자에게만 일반화할 수 있다는 것이다. 이런 방법은 종종 연구결과를 일반화할 때 제한점이 된다.

2) 블록킹(Blocking)

특성변수(예, 나이, 성별, 진단명)를 독립변수로서 실험설계 내에 포함시켜서 변수를 조작하는 방법에 대해 알아보자. 예를 들면, 연구자가 나이(특성변수)의 영향에 관심을 둔다면 20대, 30대, 40대 이상의 세 가지 집단으로 대상자를 나눌 수 있다. 각각의 나이 범주를 블록이라고 부르고 나이를 블록킹 변수(blocking variable)라고 부른다. 이러한 절차를 통해서 연구자는 실험설계 내에서 처치에 대한 나이에 의한 효과를 분석할 수 있다. 블록은 동질적이거나 하나의 특성을 갖고 있는 대상집단을 말한다. 각 블록 내의 대상자들은 처치집단에 무작위로 배치되었을 때 그 설계는 무작위화 블록설계(randomized block design)라고 한다. 데이터의 분석과 해석이 훨씬 더 복잡할 수는 있지만 설계단계에서 두 개 이상의 블록킹 변수를 포함하도록 확대할 수도 있다. 예를 들어, 다양한 연령대의 여자와 남자에 대한 치료효과를 블록킹을 이용하여 검증할 수도 있다.

나이	보조기 A	보조기 B
블록1(20대)	n_1=20명	n_2=20명
블록2(30대)	n_3=20명	n_4=20명
블록3(40대)	n_5=20명	n_6=20명

3) 짝짓기(Matching)

혼란변수를 다루는 또 다른 방법은 특성에 기초하여 짝짓기를 하는 것이다. 예를 들면 연구자가 종속변수에 나이와 성별이 영향을 미칠 것인지 관심이 있다면 연구자는 실험군과 통제군에서 연령과 성에 대하여 동등한 집단이 되도록 짝짓기를 할 수 있다. 짝짓기는 동일한 특성을 가진 대상자를 찾고 구성원을 각 집단에 무작위로 배치하는 것이다. 이 기법을 짝짓기 설계(matched pairs design)라고도 한다.

짝짓기는 특성이 서로 비슷한 대상자 목록 내에서 한 쌍의 대상자를 의도적으로 선택함으로써 이루어질 수 있다. 그 후 각 대상자들을 실험군과 통제군(대조군)에 무작위로 배치한다. 적절한 짝을 발견하기에 용이하려면 변수(변인)의 범위를 정의하고 짝들을 제한된 범위 내에서 고른다. 예를 들면 연구자가 나이를 고려하여 짝짓기를 하고자 한다면 연구자는 ±2세 안에 있는 상대까지 허용하려고 할 것이다. 짝짓기는 비교적 어려운 과정인데, 특히 짝짓기를 하려는 변수의 수가 증가하면 할수록 대상자를 구하기가 더욱 어렵다.

Hewitt 등(2002)의 연구에서는 골관절염 환자와 정상인을 연령, 신체질량지수(body mass index), 활동수준(activity level)에 대하여 짝짓기를 한 후 붕대(bandage)를 적용하고 무릎관절의 운동감각(kinesthesia)을 비교하였다.

*Hewitt BA, Refshauge KM, Kilbreath SL. Kinesthesia at the Knee: The effect of osteoarthritis and bandage application. *Arthritis Rheum*. 2002;47(5):479–483.

성향 점수 매칭(Propensity Score Matching, PSM)은 무작위 실험이 불가능한 관찰 연구에서 처치 집단과 비교 집단의 특성을 유사하게 만들어 인과 효과를 추정하는 기법이다. 로지스틱 회귀분석으로 성향 점수(처치 받을 확률)를 계산한 뒤, 유사한 점수를 가진 개체들을 짝지어(매칭) 혼란 변수의 영향을 제거하고 두 집단의 동질성을 확보하는 방법이다.

4) 동일 대상자에게 반복측정을 적용

대상자간의 차이를 통제하기 위한 가장 효과적인 방법 중 하나는 자체적으로 통제하는 방법이다. 즉, 동일 대상자에게 반복측정을 적용하는 것인데, 하나의 집단이 독립변수의 모든 수준을 포함하고 결과는 각 대상자를 처치상황에 따라 비교하는 것이다. 이러한 유형의 설계를 반복측정 설계(repeated measures design)라고 하는데, 각 대상자를 반복해서 측정하는 것이다. 이러한 접근은 처치상황 면에서 동질성 정도가 가장 높은데, 왜냐하면 대상자들은 대상자 자신과 완벽하게 짝짓기가 된다. 성별, 지능, 신체적인 특징, 나이와 같은 개인적인 특성이 각 처치에서 항상 같다고 가정할 수 있고, 처치상황에서 관찰된 차이는 처치에 의해 생긴 효과일 가능성이 다른 방법에 비해 높다.

반복측정 설계는 대상자가 시간에 따라서나 다른 상황에서 어떻게 반응하는지에 관심 있을 때 매우 효과적이다. 예를 들면 우리가 팔꿈치를 0° 굽힘, 90° 굽힘, 완전히 굽힘시켰을 때의 근력을 비교하고자 한다면 세 개의 군으로 나누어 30명을 각각 10명씩 배치하는 것보다는 동일한 대상자 30명에게 세 가지 자세를 적용하는 것이 동질성 확보 면에서 훨씬 유리할 것이다. 이럴 경우 세 가지 팔꿈치 자세를 적용할 때 대상자에게는 충분한 휴식 기간을 주어야 하고 팔꿈치 굽힘각도의 적용을 무작위로 적용하는 것이 필요하다.

또 다른 예로서는, 척수손상 환자들의 폐활량의 변화를 누운 자세, 선 자세, 앉은 자세에서 비교를 하는 것도 반복측정 설계에 해당한다. 인공무릎관절대치술을 받은 환자 30명을 대상으로 넙다리네갈래근 근력을 수술 후 1일, 수술 후 1주일, 수술 후 4주에 각각 비교하는 것도 반복측정의 예가 될 수 있다. 이런 경우 통계분석방법으로는 반복측정에 의한 분산분석을 한다.

Collier와 Thomas(2002)[3]는 보조기를 착용하지 않았을 때와 4가지 종류의 손목보조기(Rolyan Thumb Hole Wrist Extension, Rolyan D-Ring Long, Rolyan D-Ring Short, Rolyan AlignRite)를 착용하였을 때의 손목 관절가동범위(손목신전, 손목굽힘)

3) Collier SE, Thomas JJ. Range of motion at the wrist:A comparison study of four wrist extension orthoses and the free hand. *Am J Occup Ther.* 2002;56:180-184.

를 비교하였는데 이 때 사용된 실험설계는 일요인 반복측정 실험설계다. 이 연구에서 반복요인으로는 손목보조기의 종류가 된다.

이와 같이 각 대상자에 대한 동일한 변수가 반복적으로 여러 차례(several occasion) 측정될 때를 반복측정 설계라고 한다. 가장 단순한 반복측정 설계는 사전사후 검사 점수(prepost test score)와 같이 각 대상에 대해 두 번의 측정으로 얻어진다. 일반적으로 이러한 형태의 데이터는 짝을 이룬 두 집단의 짝비교 t-검정(paired t-test)으로 분석된다.

반복측정의 장점은 명확하다. 군 비교에 비하여 적은 수의 연구대상자를 이용할 수 있다는 것은 물론이고, 군 비교에서 확보하기 어려운 군 사이의 동질성문제를 해결할 수 있다는 점이다. 반복측정 시 발생할 수 있는 문제점들은 이월효과(carry-over effect), 잠복효과(latent effect), 학습효과(learning effect)가 있다.

① 이월효과(carry-over effect)는 이전 처치(treatment)의 효과가 없어지기 전에 새로운 처치가 이루어질 때 나타난다. A라는 약이 효능을 유지하는 상태에서 B라는 약을 먹는 것을 예로 들 수 있다.

② 잠복효과(latent effect)는 나중에 적용된 처치가 이전 처치의 잠복 중인 효과를 활성화시킬 때 혹은 이전 처치와 상호작용을 만들어 낼 때 나타난다. 특별히 의약품 실험(drug trials)에서 잠복 효과가 있다고 의심될 때는 반복측정을 사용하면 안 된다.

③ 학습효과(learning effect)는 반복적인 처치에 의해 반응(response)들이 단순히 증가될 때 나타난다. 예를 들어, 측정을 목적으로 적용되지만 그 과정을 통해서 반복적으로 학습이 된다면 대상자 점수는 측정의 횟수가 늘어갈수록 증가된다. 결국 나중에 적용된 처치는 비록 그 처치 효과가 없다고 할지라도 수행능력을 향상시킨 것으로 나타나게 된다.

5) 공분산(변량)분석

혼란변수를 통제할 수 있는 마지막 방법은 설계단계에서 하는 것이 아니라 자료수집이 끝난 후에 분석단계에서 통계학적으로 통제하는 방법이다. 공분산분석(ANCOVA)은 분산분석과 회귀분석의 개념이 기초가 된다. 여기에서는 자세한 통계적인 절차는 설명하지 않고 공분산분석에 대한 연구를 예로 개념적인 설명을 하겠다.

예를 들어, 2개의 처치집단이 있고 40명의 대상자를 무작위로 20명씩 각각 배치하여 대상자가 두 개의 집단에 동일하게 분포한다고 가정하자. 연구자는 실험군 1에는 발보조기 A를 착용시키고 실험군 2에는 발보조기 B를 착용시킨 후에 발걸음폭(보폭, step length)을 비교하여 발보조기의 효과를 비교하고자 한다.

발보조기 A를 착용한 대상자들의 평균 발걸음폭이 발보조기 B를 착용한 대상자들의 평균 발걸음폭보다 길었다면 연구자는 발보조기의 특성 차이가 발걸음폭의 차이를 만들어 냈다고 생각하겠지만 여기서 고려할 사항이 있다. 즉, 발걸음폭은 대상자들의 다리길이와 관련이 있다는 점이다. 그러므로 실험군 1의 대상자들이 실험군 2의 대상자들보다 키가 컸다면 발걸음폭에서 관찰된 차이는 발보조기의 특성차이보다는 키 때문에 생긴 차이일 수도 있다.

따라서 공분산분석을 하면 외재(생)변수의 영향(예에서는 키)을 통계적으로 분리해 내어 독립변수의 효과(발보조기)를 보다 명확하게 알아볼 수 있다. 이 예에서 외재(생)변수를 공변량(covariates)이라고 부른다. 개념적으로 볼 때 공분산분석은 집단 간의 동등성(equivalence)을 인위적으로 만들어 주고 종속변수가 이러한 동질적인 상황에서 어떻게 변화되는지를 측정함으로써 공변량의 영향을 제거한다.

위의 예에서는 발보조기 A를 착용한 대상자가 실험군 2의 대상자들보다 키가 큰 것을 실험 후에 알게 되었을 때, 자료 분석단계에서는 두 군의 대상자 키가 동등할 때 발보조기의 영향으로 발걸음폭은 어떻게 다른지를 설명할 수 있게 한다.

공분산분석은 집단 간의 초기 차이(initial difference)를 통계학적으로 조절하는 것이다. 예를 들어, 두 군에서 초기에 측정된 점수(pretest score) 차이가 있으면 처치 후에 측정된 나중 측정점수(posttest score)의 차이가 있어도 처치에 의한 효과 차이라고 단정하기 어렵다. 이런 경우에 공분산분석을 사용하면 검사 전 점수 차이를 보정한 상태에서 치료 효과 여부를 검정할 수 있다. 즉, 집단 간 차이를 검정하기 전에 초기 점수의 차이를 보정하는 효과가 있다.

요약하면, 독립변수와 종속변수 관계를 연구할 때 독립변수 외에 종속변수에 영향을 미치는 변수들이 수없이 많이 있다. 연구자가 관심을 갖는 독립변수 외에 종속변수에 영향을 줄 수 있는 다른 변수들을 혼란변수(confounding variable)라고 한다. 혼란변수를 통제하는 방법에는 실험설계 단계에서 고려하는 방법과 실험이 끝난 후에 통계학적으로 통제하는 방법이 있다.

(1) 실험설계 단계에서 통제하는 방법

첫째, 모든 연구대상에 대하여 혼란변수를 똑같이 노출시키는 것이다. 예를 들어, 근력 강화방법과 근력과의 관계를 연구할 때 남녀라는 성변수가 근력에 영향을 미칠 것이라고 판단되면 남자만을 대상으로 연구를 하여 성에 의한 영향을 통제한다.

둘째, 연구대상을 임의로 선발하여 실험조건에 임의로 배치하는 무작위화(randomization) 과정을 적용한다. 무작위화과정을 통하여 혼란변수를 특정한 실험조건에 편중되지 않고 고르게 분산되도록 한다.

셋째, 혼란변수를 처치효과와 동일하게 하나의 실험변수로 실험설계에 포함시킴으로써 혼란변수를 통제하는 설계모형이다. 블록킹 설계가 이것에 해당된다. 구획의 각 수준에는 짝짓기를 하여 대상자를 할당한다. 그리고 각 구획 내 실험대상자 수를 동일하게 한다.

(2) 통계적으로 통제하는 방법

통계적으로 통제하는 방법에는 자료분석 과정에서 공분산분석(Analysis of Covariance; ANCOVA)을 하여 혼란변수의 영향을 제거하는 것이 있다.

제 4 장

실험의 타당도

1. 내적 타당도
2. 외적 타당도

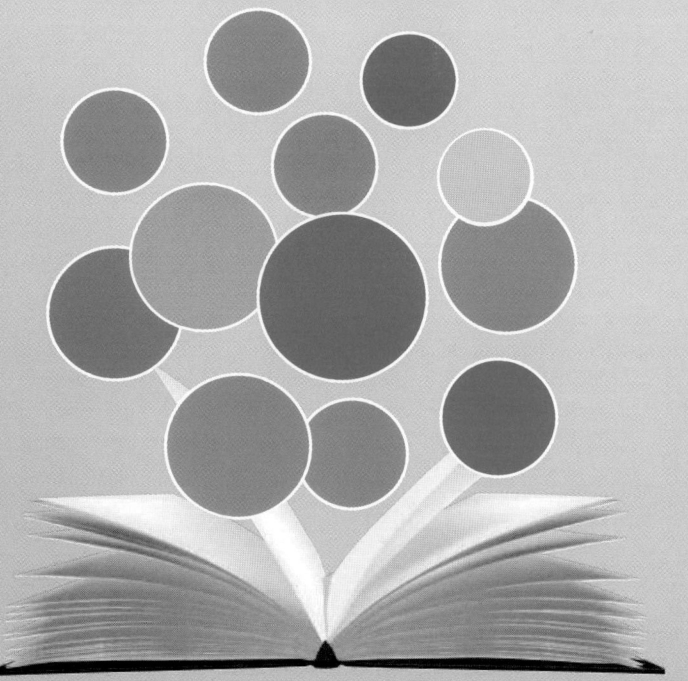

RESEARCH METHODOLOGY

제 4 장

실험의 타당도

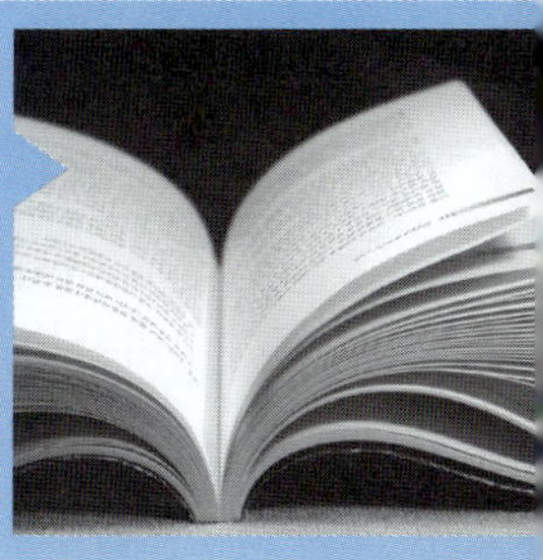

실험의 타당도는 두 가지 관점에서 다루어져야 하는데, 첫째는, 내적 타당도이고, 둘째는, 외적 타당도이다. 내적 타당도는 실험설계와 관련된 것으로 과연 독립변수가 종속변수에 영향을 주었다고 판단할 수 있는가에 대한 질문을 다루고, 외적 타당도는 연구자가 자신의 연구결과에서 얻은 결론을 다른 집단에 어느 정도 적용할 수 있겠는가? 하는 질문에 관한 것이다.

1. 내적 타당도(Internal validity)

내적 타당도는 실험연구에서 처치(독립변수)가 실제로 종속변수에 변화를 초래했는가라는 질문에 관한 것이다. 다른 말로는 다른 변수들이 그러한 변화에 영향을 끼쳤는가? 하는 것이다. 독립변수 외에 다른 외재(생)변수들이 내적 타당도를 위협할 수 있는데, 이것들은 인과관계 추론을 방해하기도 한다. 순수한 실험설계는 내적 타당도가 매우 높다. 왜냐하면, 무작위화(randomization)를 하였고 또 대조군을 갖고 있기 때문이다.

내적 타당도는 실험결과의 해석에서도 반드시 고려하고 갖추어야 하는 요건이다. 내적 타당도를 위협하는 것에는 역사, 연구기간 동안 대상자들의 성숙, 대상자들에 대한 검사효과, 대상자 선정, 대상자 탈락 등이 있다.

1) 역사(History), 사건(Events)

역사는 연구기간 동안 사건이 생긴 것을 의미한다. 사전조사 후 얼마 기간이 경과한 후에 사후조사를 하려 하는데 그 사이에 연구에서 살펴보려고 하는 독립변수 이외의 다른 변수가 독립변수와 함께 종속변수에 영향을 미쳐서 마치 종속변수의 변화가 독립변수에 의한 것인 것처럼 착각하게 하는 경우를 말한다.

이러한 문제는 사전검사와 사후검사와의 시간 간격이 넓으면 넓을수록 더욱 심각해지기 때문에 시간 차이 조절이 중요하다. 역사는 독립변수 적용 후에 혹은 사전검사와 사후검사 사이에 발생하는 실험적인 처치가 아닌 특별한 상황이 개입된 효과를 말한다. 예를 들어 연구자가 무릎 폄근에 대한 두 가지 형태의 훈련 효과를 연구한다고 하자. 이 경우 역사는 연구기간 동안 연구대상자가 무릎 폄근의 강도에 영향을 미칠 수 있는 다른 운동 활동에 참여하거나 다른 치료에 참여하는 것을 의미한다. 만일 연구에 관여하던 연구원이 연구과정 동안 새로운 사람으로 대치된다면 그것도 역시 종속변수에 영향을 줄 수 있다.

연구의 내적 타당도에서 역사라 함은 보다 전체적인 사건을 의미할 수도 있다. 예를 들면, 한 연구자가 흡연을 감소시키기 위한 교육 프로그램의 효과를 연구한다고 가정해 보자. 만일 금연 프로그램에 참여하고 있는 대상자에게 아내가 임신 혹은 출산하는 사건이 생기면 더욱 금연 효과가 나타나게 될 것이다. 왜냐하면 남편은 아내나 태어날 자식을 생각해서 금연 프로그램과 상관없이 더욱 더 금연하려고 할 것이기 때문이다.

역사는 1회적인 사건(single session)처럼 자료수집이 단기간 내에 이루어지는 연구에서는 심각한 문제는 아니다. 예를 들면, 오십견(frozen shoulder) 환자에서 어깨 굽힘 가동범위를 증가시키기 위해서 10분 동안의 모빌라이제이션(mobilization)을 적용하고 나서 다시 어깨 굽힘 가동범위를 측정한다면 종속변수에 영향을 미칠 만한 역사의 기회는 거의 없게 된다. 그러나 이러한 유형의 상황일지라도 치료 시 나눈 대화의 효과, 대상자의 이동, 실험환경의 변화, 다른 환자와의 만남 등 치료효과에 개입될 만한 사건들이 있다면 내적 타당도를 위협하는 효과가 나타날 수 있다.

2) 성숙(Maturation)

내적 타당도를 위협하는 두 번째 요인은 시간 경과에 따라 나타나는 과정에 대한 것이다. 사건에 관계없이 시간의 경과 그 자체로 생기는 피험자 내부의 변화를 말한다. 성장발달, 노화, 상처치유, 수술회복, 지적 성장, 나이, 피로, 배고파진다든지 하는 변화가 생길 때 문제가 된다. 이럴 경우 대조군이 없다면 치료 때문에 좋아졌는지, 저절로 나이가 들어서 좋아졌는지, 혹은 상호작용 때문인지 가려낼 수가 없다.

성숙은 대상자가 두 번째 측정에 다르게 반응하게 되는 데 문제가 있다. 왜냐하면, 대상자들이 첫 번째 측정 때보다 두 번째 측정에서 나이가 들었거나 체력이 강해지거나 보다 숙련되거나 피곤해 하거나 또 지루해 하기 때문에 실험결과에 영향을 줄 수 있기 때문이다. 예를 들어, 뇌졸중 후 의사소통 장애에 대한 치료효과를 살펴보고자 할 때 특별한 언어치료 없이도 자연적으로 증상이 회복될 수 있는데, 이것은 환자가 갖고 있는 잠재적인 능력에 의해 회복되면서 호전될 수 있다는 것을 의미한다.

성숙은 대부분의 임상적인 연구에서 많은 관련이 있는데, 특히 처음 측정과 나중 측정의 간격이 긴 연구에서 많이 생긴다. 특히 아동의 발달 연구에서 특별한 치료적 처치 없이 자연적으로 상태가 호전되는 경우도 있다. 상처의 회복, 노화현상의 제거, 신경학적 손상의 재생, 수술 후 회복이 모두 잠재적인 성숙 효과의 예가 될 수 있다.

예를 들어서, 한 집단의 5세 어린이 50명을 대상으로 1년간 조기교육을 시켰을 때 성적(performance)이 20점 향상되었다면 이것이 조기교육의 효과인지 아니면 자연스럽게 성숙된 효과인지 알 수 없다. 운동발달 성적이 좋아진 아이들 중에는 이러한 프로그램을 거치지 않고도 성적이 향상될 수 있는 자연발달의 소지가 많다. 이런 경우에는 대조군을 두어 조기교육을 시키지 않으면 1년 동안 지능이 얼마나 좋아졌는지 측정할 수 있고 그렇게 함으로써 두 군 간의 비교가 가능하다.

물리치료와 작업치료 분야에서는 발달장애 아동을 치료하는 경우가 많은데 실제로는 좋아질 때가 되어 좋아진 것인지 혹은 치료효과 때문에 발달이 촉진된 것인지 전혀 파악하기가 힘들다. 또한, 악화되는 것을 지연시키는 것이 연구목적인 경우 지연 정도가 치료효과 때문인지, 아니면 성숙하면서 점차적으로 좋아지기 때문에 악화 정도가 덜한 것인지 알 수 없다.

3) 검사(Testing)

처음 검사받은 흔적이 두 번째 검사에 미치는 영향을 말한다. 피험자들이 처음에 검사받을 때, 두 번째 검사를 예상한다든지 처음 검사 자체가 독특한 것이어서 처음의 검사에 대한 경험이 나중에 하는 검사에 어떤 영향을 미칠 수가 있다. 즉, 검사 효과는 사전검사나 종속변수에 대한 반복된 검사로 인해 생긴 효과를 말한다. 바꿔 말하면, 데이터 수집의 단순한 활동이 종속변수의 반응을 변화시키는 것이다. 검사 효과는 측정도구의 친숙성 때문에 발생하므로 수행능력이 증가되거나 기술이 숙련되는 것을 말한다. 예를 들면, 교육적인 검사에서 대상자들은 사전검사에서 실제적인 정보를 배울 수 있고, 그리하여 교육적인 중재(intervention)와는 독립적으로 사후검사에서의 반응을 변화시킨다.

협응(coordination) 검사가 치료 전과 후에 주어진다면 환자들은 사후검사에서 많은 점수를 얻게 되는데 왜냐하면 그들은 사전검사 동안에 협응동작을 연습할 수 있기 때문이다. 검사 효과는 또한 측정도구 자체가 독립변수를 변화시키는 상황에서 나타날 수 있다. 예를 들면, 오십견 환자에게 모빌라이제이션을 적용하고 관절가동범위가 증가하였는지를 알아보기 위해서 어깨의 관절가동범위를 반복적으로 측정한다면 반복적으로 움직이는 과정자체가 관절가동범위를 증가시킬 수 있다.

또 다른 예로는, 욕창예방에 대한 척수손상자들의 예방교육 효과를 알아보기 위해서 처음에는 지식정도를 측정하고, 나중에 측정할 때도 같은 설문지를 사용하였다면 그 기간 동안 환자가 욕창에 대하여 호기심이 발동하여 스스로 찾아보거나 간호사에게 물어 그 내용을 알게 되었다면 교육내용에 의한 효과라기보다는 사전검사를 한 것 때문에 성적이 좋을 수 있다. 사전검사를 안 받은 군에서는 나중에 한 번만 측정하기 때문에 처음 검사의 영향을 안 받는다.

4) 측정도구상의 문제(Instrumentation)

연구에서 사용되는 측정도구의 상태도 측정점수에 영향을 줄 수 있다. 측정도구가 정확하게 영점조정(calibration)이나 보정(adjustment)되어 있지 않을 수도 있다. 도구가 너무 오래 되어 낡았기 때문에 제대로 측정을 못할 수도 있다. 측정도구의 민감도(sensitivity)도 측정점수에 영향을 줄 수 있다. 처음 측정할 때 도구를 작동했던 사람과 나중에 측정할 때 도구를 작동했던 사람이 달라도 측정점수에 영향을 줄 수 있다. 관찰자들은 사전검사보다는 사후검사를 할 때 보다 측정의 경험이 축적되어 숙련되어질 수 있다.

그 외에도 처음에 사용한 측정도구(측정자)와 다음에 사용하는 측정도구(측정자)가 다른 경우, 측정대상자에게 적합하지 않은 도구를 사용하는 경우, 측정자가 정확하게 측정하지 못한 경우도 포함된다. 강직(spasticity)을 측정할 때 사용하는 Modified Ashworth 척도의 경우 측정자마다 주관적으로 측정할 가능성이 있다. 그러므로 면접자나 연구자는 일치도가 높아질 때까지 일정기간 훈련을 받아야 한다.

5) 통계적 회귀(Statistical regression)

사전검사 점수의 극단값들(아주 낮은 점수들 혹은 아주 높은 점수들)이 사후검사를 할 때에는 평균값을 향해서 회귀하려는 경향이 있다. 이러한 효과는 처치와 관련없이 일어난다. 극단적으로 낮은 점수는 증가되는 경향을 나타내고 극단적으로 높은 점수는 감소하는 경향이 나타나서 평균 근처에 점수들이 동일하게 머무르는 경향이 있다. 이것을 통계적 회귀라 한다. 통계적 회귀는 집단이 선정될 때 극단 점수에 기초하여 선택되었을 때 가장 흔하게 일어난다.

예를 들면, 체력이 약한 환자와 강한 환자에게 특별한 훈련의 효과가 어떻게 다른지 조사하고자 한다면 우리는 사전검사 점수에 따라서 2개 집단으로 대상자를 나눌 수 있다. 이때 나타날 수 있는 회귀 효과는 사후검사에서 양쪽 집단의 점수가 평균을 향해서 움직이는 것이다.

예를 들어 아주 어린 유아를 대상으로 인지발달 상태를 측정하면, 이들은 아주 어리기 때문에 인지발달 상태가 아주 저조한 것이 사실이다. 사전조사 후 몇 개월 후에 유아의 인지 발달증진 프로그램을 실시하고 다시 인지 발달정도를 측정하였을 때 상당히 진전된 것을 발견할 수 있다. 이 결과는 프로그램 자체의 효과뿐만 아니라 성숙의 효과와 평균치로의 회귀결과 등이 모두 포함된 것이다.

요약하면, 통계적인 극단적 수치는 회귀선(regression line)에 영향을 미친다. 즉, 피험자를 선정할 때 아주 극단적인 점수를 토대로 하여 뽑을 경우 실험처치 효과가 실제로 전혀 없더라도 다음 검사에서 저절로 평균에 좀 더 가까운 점수를 보이는 경향이 있다. 따라서 이와 같은 오차를 제거하는 방법을 모색하는 것이 필요하며, 그런 방법이 없을 때는 결과해석에서 이러한 문제를 거론해야 한다. 통계적 회귀를 해결하는 방법의 한 예로는 연구자가 점수가 낮은 아동들을 실험군과 대조군으로 나누어 두 군 간의 차이를 비교하는 방법이다.

6) 선정 오차(Selection bias)

대조군을 설정하는 경우 이를 잘못 선정하여(동질성 결여) 실험군과 차이가 나는 경우를 말한다. 이상적으로는 모집단에서 대상자를 무작위로 추출해야 하고 이들을 각 집단으로 무작위 배정해야 한다. 그러나 이는 현실적으로 불가능하기 때문에 실험연구에서 흔히 편의추출에 의해 대상자를 정하고 그 후에 대조군과 실험군으로 무작위 배정한다.

그런데 철저히 무작위 배정원칙을 지키지 못할 때 대상자 선택상의 편중이 생길 수 있다. 무작위 할당이나 짝짓기가 이루어지지 않은 상태에서는 실험 집단들 간에 의미있는 차이가 존재할 수 있다. 실험에 참여하겠다고 자원한 사람들로 이루어진 집단과 다른 이유로 실험에 참여하게 된 집단과는 차이가 있으므로 오차(bias)가 생길 수 있다. 결과를 왜곡시킬 수 있는 특정한 대상자들로 이루어진 표본을 피하려면 무작위 할당을 통해서 2개 이상의 집단을 사용해야 한다.

예를 들어, 표본을 구하기 어려운 상황에서 대상자들을 실험군과 대조군으로 배정했으나 실험군에 배정된 사람의 여건이 실험하기에 부적절하거나 실험을 거부하면 흔히 이런 사람을 대조군으로 배정하는 경우가 있다. 그 결과 대상자 선정과정에서 실험군과 대조군이 근본적으로 다르게 되며 이로 인해 집단 간에 계통적 오차, 즉 편중을 초래한다. 이런 경우를 방지하기 위해 대상자에 대하여 무작위 할당(random assignment)이나 짝짓기(matching)를 한다.

7) 대상자 탈락(Mortality, attrition)

연구가 종료되기 전에 실험집단 또는 통제집단의 피험자가 어떤 사정에 의하여 탈락하는 현상을 말한다. 처음에는 두 집단을 질적으로 동일하게 하였으나 실험기간 중 피험자가 탈락하게 됨으로써 실험에 영향을 미치거나 실험결과의 차를 발생시키는 경우이다.

임상에서 연구를 하다 보면 연구대상자들이 연구를 끝내기 전에 제외되거나 스스로 참여하지 못하게 되는 경우를 종종 직면하게 된다. 예를 들면, 무릎 폄근 훈련에 관한 연구에서 실험군과 대조군에 무작위 할당(random assignment)을 하였음에도 불구하고 실험군에 배치된 대상자들이 대부분 약한 사람들이었다고 가정해 보자. 실험군의 대상자들은 대조군의 강한 대상자들보다 훈련을 어려워할 것이고 훈련에 대한 동기도 낮을 것이다. 따라서 실험이 진행될수록 실험군에서는 탈락자의 수가 증가할 것이다.

그러므로 실험 초기에 무작위 할당을 하였어도 실험이 끝날 즈음에는 실험군과 대조군의 특성이 동질적이지 못할 것이다. 남아 있는 실험군의 대상자에서 훈련효과가 증진되지 않은 것으로 나타났을 경우 실험효과가 실제로 없어서 그런 것인지, 아니면 탈락자들은 제외하고 남은 사람들의 특성만 반영하여 분석하였기 때문인지 알기가 어렵다.

50명이나 100명 중에서 10명이나 20명이 탈락할 경우 대상자수가 감소한 것이 문제되는 것이 아니고 탈락하는 사람은 남아 있는 사람에 비하여 중요한 점이 다를지 모른다는 데 초점이 있다.

예를 들어, 실험적으로 두 종류의 통증, 즉 낮은 통증과 높은 통증을 실험자에게 가하고 그 반응을 측정하는 연구에서 남자가 여자보다 내인성이 강하다고 하여 두 군간의 같은 수의 남녀 피실험자를 선정하고 각 군을 무작위로 나누어 두 종류의 통증을 유도하였다. 각 군이 20명씩으로 구성된 4집단에서 사전검사를 할 때 남녀에게 통증을 유도하였다. 그러나 여러 여자 대상자들은 사전조사의 통증자극을 겁내어 사후 측정에 응하지 않고 별로 겁을 내지 않는 여자만 참여하였다면 결과는 반드시 사실과 다를 것이다.

아무리 실험설계를 잘 하였더라도 대상자가 탈락하는 것을 막기는 어렵다. 대상자가 탈락하는 이유에는 질병이나 먼 곳으로 이사를 가거나 사망하는 경우 등 불가피한 일이 생기기도 한다.

원래 배정된 대로 처리(intention-to-treat, ITT) 분석이라는 것은 실험 초기에 실험군 또는 대조군에 배정된 대로 처치를 받았다고 가정하고 데이터를 분석하는 것을 말한다. 예를 들어 임상실험을 하는 중에 처음에는 대상자들을 확률적으로 실험군과 대조군에 할당하였는데 실험기간 동안에 이사, 사망, 처치 방법 거부 등의 사유로 처치를 끝까지 다 못 받았거나(탈락) 처음에는 연구자가 배정한 처치를 받았지만 중도에 다른 처치를 받게 된 경우(crossover), 실험 마지막 단계에서 실험군과 대조군의 연구대상자 수를 보면 초기에 배정된 숫자보다는 감소하게 된다. 얼핏 보기에는 처음에 배정된 대로 치료를 마치지 못한 대상자들을 실험군과 대조군의 수에서 빼고 나머지 대상자들을 가지고 분석을 하면 될 것 같지만 이 경우 표본크기가 줄어들게 되고 또 통계학적으로 집단 간 차이를 발견하게 되더라도 처치를 받게 되어서 나타난 차이인지 아니면 한 집단에서 건강하고 강한 사람들만 남게 되어 생긴 차이인지 알 수 없게 된다. 이런 경우에 처음에 배정된 대로 대상자들이 치료를 받았다고 간주하고 데이터를 분석하게 되는데 이것을 원래 배정된 대로 처리하였다고 한다. 물론 처음에 배정된 대로 치료를 받지 못했는데 받은 것으로 간주하고 분석을 하므로 초기에 실험에 참여하였던 사람들 모두가 실험과정을 마쳤건 아니면 마치지 못했건 간에 분석에 포함된다. 이 방법은 주로 통제된 임상실험(controlled clinical trial)에서 널리 사용된다. 원래 배정된 대로 분석하는 방법에 대응되는 방법은 실제로 대상자가 받은 처치대로 분석(on-protocol analysis, per-protocol analysis; PP분석)이다. 이 방법은 대상자들이 실험초기에 배정된 처치를 받지 못하고 다른 처치를 받았을 경우 실제로 받은 처치 군에 포함시켜서 분석하는 방법이다.

[표 4-1] ITT분석과 PP분석 비교

구분	배정된 대로 처리 분석(ITT)	실제 처리된 대로 분석(PP)
기준	처음 배정된 그룹	실제 프로토콜 준수 그룹
포함 대상	모든 참가자	순응자만
장점	현실 반영, 일반화 가능성 ↑	치료, 효과 명확히 확인
단점	효과 희석 가능, 결측치 문제	편향↑, 일반화↓
권장 상황	대부분의 RCT, 임상시험 보고	신약 초기 검증, 기초 연구

8) 선정-성숙의 상호작용(Selection-maturation interaction)

대상자들이 무작위로 집단에 배치되지 않거나 그렇게 배치하였어도 무작위화 과정(randomization)이 실패하였거나 성숙, 역사, 측정도구의 위험성이 있을 때 집단들이 다르게 영향을 받게 된다. 선정-성숙(selection-maturation) 효과는 실험군이 다른 속도로 성숙적인 변화를 경험할 때 발생한다. 예를 들면, 3세와 10세 아동에게 치료과정에 따른 운동기능 학습의 변화를 비교하고자 한다면 치료효과인지를 확실히 알 수 없게 하는 발달적인 변화(성숙)에 있어서 두 군 간에 차이가 있을 수 있음을 알 수 있다.

두 집단이 서로 다른 경우 종속변수의 차는 두 집단이 처음에 지녔던 차와 두 집단의 성숙차의 상호작용에 의하는 수가 있다. 설혹 처음에는 두 집단이 동질이라 하여도 그 선정이 잘못되어 성숙의 차가 종속변수에 영향을 주는 경우가 있다. 예를 들면, 실험집단은 남학생을, 통제집단은 여학생을 선정하는 경우, 설혹 사전검사의 측정치는 같다 하더라도 사후검사는 성숙의 영향을 받을 가능성이 있다.

2. 외적 타당도(External validity)

한 연구의 결과를 어떤 모집단에, 어떤 상태에, 어떤 처치변수에, 어떤 측정변수에 일반화할 수 있느냐 하는 문제와 관련된다. 연구자는 내적 타당도를 위협하는 요인에 대해서

뿐만 아니라 일반화를 위협하는 것에 대하여도 관심을 가져야 한다. 한 연구의 결과를 다른 상황에 일반화할 때 위협이 되는 요소 즉 외적 타당도를 위협하는 요인은 다음과 같다.

1) 대상자 선정(Subject selection)

일반화라는 것은 표본(연구대상자)에서 발견된 결과가 모집단에서도 어느 정도 발견될 것인가 하는 것이다. 과연 연구된 표본이 모집단을 대표하는가? 표본과 모집단의 특성이 얼마나 같으냐? 하는 것이 중요하다. 연구자는 표본에서 나온 결과를 모집단에 일반화할 수 있겠는가? 하는 점에서 차이가 많이 날수록 일반화가 어렵다. 예를 들어서 연구자가 특정한 연령대, 특정 성, 특정 질환, 특정 기능상태에 있는 사람을 대상으로 연구가 진행되었다면 이러한 특성을 갖고 있지 않은 대상자들에게 결과를 일반화하는 것은 합당하다고 할 수 없다. 특히 실험에 참여하기를 자원한 사람을 대상으로 얻어진 결과를 자원자가 아닌 모집단에 적용할 때도 같은 결과가 나오기는 어렵다. 따라서 결과의 일반화에 있어서 주의가 필요하다.

2) 실험환경(Setting)

예를 들어 재활병원에서 운동프로그램과 기능수준 향상에 대한 연구가 이루어졌다면, 이 결과가 양로원이나 가정방문 치료에서도 반드시 일반화될 수는 없을 것이다. 따라서 다양한 기관에서 반복 연구가 이루어져야 한다.

또한 코로나 팬데믹 상황에서 얻어진 연구결과들은 이 상황이 끝난 후에 일반적인 환경에서 적용할 경우 동일한 결과가 나오지 않을 가능성이 높다. 왜냐하면 코로나 팬데믹 상황은 사람들이 질병에 노출되었을 때 반응하는 행동 양상에도 영향을 주었기 때문이다. 예를 들어 코로나 팬데믹을 경험한 사람들은 손씻기, 올바른 기침 방법 등 개인위생에 신경을 쓰는 것이 당연시 되고 있다.

3) 시간(Time)

실험이 진행되었던 시점에서 벗어나 다른 시점에 연구가 진행되면 일반화(결과)가 달라질 수 있다. 예를 들어 20년 전에 진행된 식이요법으로 콜레스테롤을 낮추는 연구결과를 오늘날의 사회에 적용하려고 한다고 하자. 식이요법과 운동이 심혈관계에 미치는 영향에 대한 지식이 제한적이었던 시기인 20년 전과는 오늘날의 결과는 전혀 다를 수 있다. 왜냐하면 요즘은 과거와 비교했을 때 사회에서의 식이요법과 운동에 대한 인식이 널리 퍼져 있고 언론 매체에서도 많이 다루고 있기 때문에 그 효과가 과거와는 완전히 다를 수 있다.

4) 피험자의 호오손 효과(Hawthorne effect)

1924년부터 1927년 사이에 미국 시카고에 있는 서부 전기회사(Western Electric Hawthorne Works)의 호오손 공장(Hawthorne Plant)에서는 작업능률을 높이는 방법을 찾아내기 위해서 조명, 작업온도, 작업시간 등을 조절하면 작업 생산성이 올라가는지 조사하였다. 그런데 밝기를 증가시키거나 감소시키는 것과는 무관하게 이 실험에 참가했던 모든 사람들이 그 전보다 높은 작업성과를 보였다. 그러한 결과가 나오게 된 주요 이유는 대상자가 자신이 연구에 참여하고 있다는 것을 인식한 데 기인한 것으로 보인다. 이러한 효과를 호오손 효과라고 한다.

대상자가 실험에 참가할 때마다 그들은 특별한 관심을 받는다. 이 특별한 관심이 피험자의 태도를 바꾸게 되고 실제 상황에서 보이는 것보다 더 좋은 성적을 보이게 된다. 특별한 관심을 받게 되면 대상자들이 자신들도 모르게 행동에 변화가 일어나게 되고 대상자들은 평상시에 하던 것보다도 좋은 성적을 내게 된다. 즉, 처치에 관계없이 좋은 성적을 보이게 된다는 것이다. 그러나 실제 상황에서는 특별한 관심을 받지 못하므로 결과가 달라질 수 있다.

연구자들은 호오손 효과를 줄이기 위해 참여자들에게 연구의 목적을 알려주지 않고 싶어하지만, 연구윤리가 강화되어 실험목적을 알려주어야 하는 의무도 있어 어려움이 많을 수 밖에 없다.

5) 연구자 효과(Researcher effect)

대상자가 모두 여성이고 실험자는 모두 남성인 경우와 대상자가 모두 남성이고 실험자는 모두 여성인 경우 반응이 다르다. 또한 실험자의 연령이 모두 20대인 경우와 40대인 경우 반응이 다르다. 즉, 실험자의 사회심리적인 특성도 중요한 요소이다. 대상자를 대할 때 적대감, 권위의식, 온정, 친절, 이런 것이 모두 실험에 영향을 준다. 따라서 이런 경우에는 이중눈가림설계(double blind design)를 하는 것이 좋다. 즉, 연구대상자들은 실험을 진행하는 사람이 달라지면 다른 반응을 보일 수 있다. 실험을 진행하는 사람이 누구냐에 따라서도 연구결과가 달라질 수 있다.

심리학에서 연구자들의 기대가 결과에 영향을 미치는 현상을 로젠탈 효과(Rosenthal effect)라고 한다. 예를 들어 한 관찰자가 특정한 중재(intervention)가 효과적이라고 믿고 있는 경우, 이 관찰자는 자신의 믿음과 일치하지 않는 다른 치료군에는 점수를 낮게 주게 된다. 로젠탈 효과를 통제하려면 실제로 실험을 진행하는 사람들에게 실험의 목적을 알려주지 않거나(blinding), 거짓(deception)정보를 주는 방법을 사용한다. 하지만 거짓정보를 주는 방법은 윤리적으로 문제가 될 수 있으므로 잘 추천하지 않는 방법이다. 로젠탈 효과와 비슷한 개념으로 사용되는 것이 피그말리온 효과(Pygmalion effect, 타인의 기대나 관심으로 인하여 결과가 좋아지는 현상)이다.

6) 다중처치(Multitreatments)

한 연구에서 대상자가 독립변수로 한 처치 이상을 받았다면 그 결과는 한 처치만을 받은 다른 환경에는 일반화될 수 없다. 한 가지 처치 이상의 효과는 누적효과나 혼합된 효과가 있기 때문이다. 따라서 여러 처치를 받은 실험결과와 한 가지 처치만을 받은 실험결과는 다르게 나올 수 있다는 사실을 알아야 한다.

비록 이러한 효과들이 실험의 외적 타당도를 위협하기는 하지만 연구자들은 대개 결과를 보고할 때 자신의 연구결과에 있어서의 일반화를 하기에 제한이 되는 점들을 기술한다. 적절한 실험설계를 선택하고 외재(생)변수(extraneous variable)들을 통제하여야 타당성 있는 실험에서 일반화를 위한 추론이 가능해진다. 적절한 실험설계가 무엇보다도 중요하며 연구의 목적에 맞게 설계가 되어야 한다.

결론적으로, 연구자는 내적 타당도와 외적 타탕도를 함께 만족시킬 수 있는 연구설계를 하도록 노력하여야 한다. 그러나 내적 타당도를 높이기 위해서 실험상황을 엄격하게 통제하면 할수록 실제상황과는 멀어지게 되어 외적 타당도는 감소하게 된다. 따라서 새로운 대상자에게 새로운 상황에서 연구를 반복하는 것이 매우 중요하다.

* **천장효과**(ceiling effect)

천장효과는 버그균형척도를 정상노인들에게 적용할 때와 같이 모두 만점에 가까운 성적을 보여서 균형능력의 차이를 알아내기 어려운 경우를 말한다. 또 다른 예로는 직업훈련 학교를 다닐 정도의 경증장애인에게 바텔 일상생활 능력 측정도구를 적용할 때를 들 수 있다. 이럴 경우 바텔 일상생활 능력 점수는 대상자들 모두에서 만점에 가깝게 되고 그 측정도구는 변별력을 잃게 된다.

* **바닥효과**(floor effect)

바닥효과란 과제 혹은 검사가 너무 어려워서 대부분의 대상자들이 과제 혹은 검사를 수행하지 못하는 경우에 발생한다. 과제 또는 검사가 너무 어렵다면 일정 수준 이하에 속한 사람들의 차이를 변별할 수 없다. 일반 학생들을 잘 변별하는 측정도구가 정신지체아를 대상으로 할 경우에는 바닥효과를 야기할 수 있다.

* **혼란변수**(confounding variable)

운동을 많이 하면 오래 살지 못한다는 주장을 하는 사람들이 있다. 그 근거로 바디 빌더들 중에 일찍 사망한 '근육형 인간'들을 예로 든다. 사실 옛 소련과 동유럽의 역도 선수들 중 상당수가 40대에 숨진 예들도 있다. 그러나 그들이 일찍 죽은 것은 운동을 많이 했기 때문이 아니라 근육을 강화하기 위해 스테로이드약물(혼란변수)을 과다하게 사용했기 때문으로 밝혀졌다.

제 5 장

측정의 타당도

1. 타당도

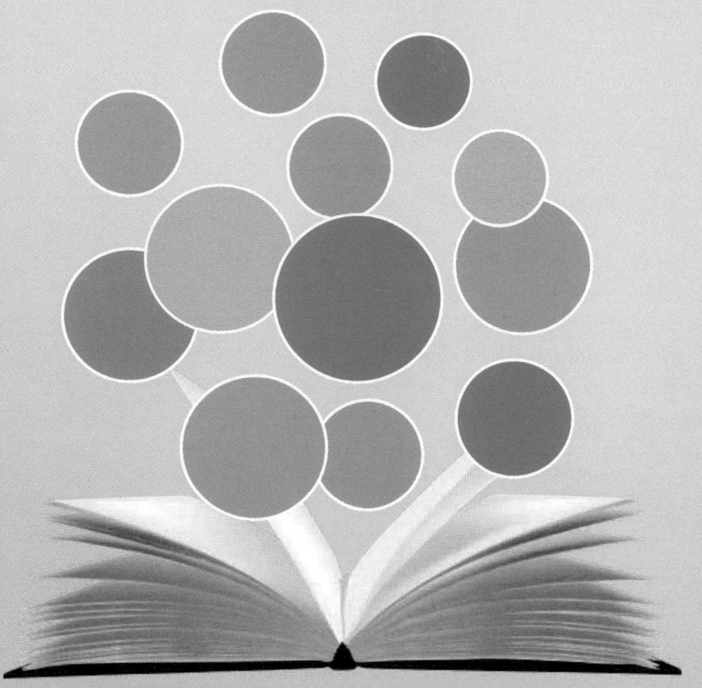

RESEARCH
METHODOLOGY

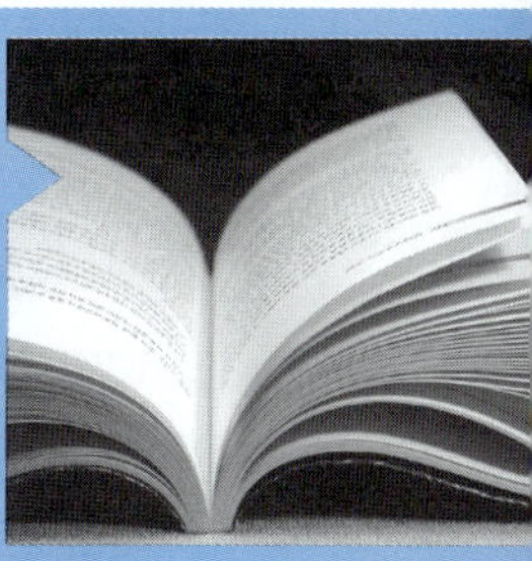

제 5 장 측정의 타당도

1. 타당도

측정하려는 것을 어느 정도 충실히 측정하고 있는지에 대한 정도를 타당도라 한다. 예를 들어, 지능을 측정하기 위하여 한국판 웩슬러 지능검사(K-WISC, Korean-Wechsler Intelligence Scale for Children)를 이용하는데, 의사표현이 제대로 되지 않는 장애아동에게 한국판 웩슬러 지능검사를 하게 되면 실제로 지능이 높은 장애아동도 지능이 낮은 것으로 측정된다. 이럴 경우에는 한국판 웩슬러 지능검사를 장애아동에게 적용하면 타당도가 낮다고 표현한다. 의사표현이 제대로 안 되는 장애아동에게는 커다란 동작이 필요없는 그림지능검사(K-PTI, Korean-Pictorial Test of Intelligence)를 이용하는 것이 타당도가 높은 지능검사도구를 이용한 것이 된다.

측정의 타당도는 측정도구가 우리가 측정하려고 하는 구성체 또는 개념을 어느 정도 잘 측정하고 있는가를 반영한다. 보다 구체적으로 말한다면, 타당도는 우선 측정도구가 측정하고자 하는 개념을 측정하고 있는가, 그리고 그 개념이 정확히 측정되었는가 하는 두 요소를 포함하고 있다.

타당도를 분류하는 방법에는 여러 가지가 있지만 타당도를 설명함에 있어 미국 심리학회에서 발간한 지침서를 논의의 근거로 삼는 경우가 많다. 이 지침서에는 내용타당도(content validity), 기준관련 타당도(criterion-related validity, 준거관련 타당도라고도 함), 그리고 구성타당도(construct validity) 등 세 종류의 타당도가 소개되고 있다. 여기서 구성타당도란 이론적 타당도를 말하며, 경험적 타당도는 기준관련 타당도와 같은 개념이다.

타당도를 나누는 방법은 연구자마다 다양하다. Kidder(1981)는 표면타당도(face validity), 동시타당도(concurrent validity), 예측타당도(predictive validity), 구성타당도(construct validity)로 나누고 있다. Schuerman(1983)은 측정의 실제적 측면에 기초한 기준타당도(criterion validity)와 판별타당도(discriminant validity), 이론적 사실에 근거한 구성타당도(construct validity)와 요인타당도(factorial validity) 등 네 가지로 나누고 있다.

Bailey(1982)는 표면타당도, 기준타당도, 구성타당도로 나누고 있으며, Nachmias와 Nachmias(1976)는 내용타당도, 경험적 타당도, 구성타당도로 나누고 있다. Campbell과 Fiske(1959)는 구성타당도(construct validity)를 판별타당도(discriminant validity)와 수렴타당도(convergent validity)라고 부르고 있다.

* Campbelll DT, Fiske DW. Convergent and discriminant validation by the multitrait-multimethod matrix. *Psychol Bull*. 1959;56:81.

1) 타당도의 종류

어떤 개념을 측정한다고 할 때, 측정하려는 것이 무엇인가와 측정도구가 과연 그것을 측정하고 있는가를 따지는 것이 타당도이다. 학자에 따라 타당도의 형태를 달리 분류하고 있지만 비교적 공통적인 분류법은 내용타당도(content validity), 예측타당도(predictive validity), 동시타당도(concurrent validity), 그리고 구성타당도(construct validity) 등으로 나눈다.

(1) 내용타당도(Content validity)

척도가 일반화하려는 개념을 얼마나 잘 반영해 주고 있는가? 척도가 측정하려고 하는 개념을 광범위하게 다루고 있는가? 그러나 측정도구에 적절한 내용이 모두 포함되었는지를 확인할 수 있는 객관적인 방법은 존재하지 않는다. 단지 전문가 집단에 의뢰하여 척도나 설문지 내용을 평가받는 방법이 있다. 내용타당도는 척도의 항목을 논리적이고 주관적으로 분석하여 그 타당도를 결정하는 것이기 때문에 표면타당도(face validity)라고도 한다. 그러나 내용타당도와 표면타당도를 구분하는 경우도 있다.

예를 들어, 물리치료사의 업무능력을 평가하기 위하여 척도를 만들 때 물리치료사가 하루 동안 시행하는 업무활동을 고려하여 척도를 구성해야 한다. 그런데 만일 도구제작을 위한 자료수집 과정에서 10명의 물리치료사를 각각 8시간 동안 관찰하는 대신에 100명의 물리치료사를 일정시각에 1시간을 관찰하여 도구를 만들었다면 논리적으로나 외관상으로 타당하다고 볼 수 없을 것이다. 이와 같이 내용타당도상의 문제가 있는 척도로 자료를 수집했을 때 사실상의 물리치료사의 업무능력 차이를 구분하지 못하게 된다.

또 다른 예로서, 편마비 환자의 일상생활 수행정도를 평가하기 위해서 도움이 없이 수행하는 능력을 일상생활이라고 정의하였다 하자. 이때 일상생활에는 모든 요소가 다 포함되어야 할 것이다. 그런데 만약, 한 검사도구가 먹기 동작만 일상생활 항목에 포함시켰다면 이것은 내용타당도 면에서 타당하다고 할 수 없을 것이다. 내용타당도 면에서 타당하려면 먹기, 옷갈아 입기, 세면, 화장실 처리 등의 항목이 포함되어야 할 것이다. 내용타당도는 측정하고자 하는 특성을 구성하고 있는 이론에 근거를 두고 있다.

* Exner CE. Content validity of the in-hand manipulation test. *Am J Occup Ther*. 1998;47:505-513.

(2) 예측타당도(Predictive validity)

예측타당도를 측정하기 위해서는 측정도구에 의한 측정결과와 외적 준거(external criterion)의 측정결과가 필요하고 이 두 결과의 상관계수를 측정함으로써 타당도를 산출하며 그 계수를 타당도계수(validity coefficient)라고 한다. 예를 들어, 각 대학은 장래에 우수한 졸업생이 될 우수한 학생을 입학시키기 원할 것이다. 그런 학생을 선발하기 위한 도구는 학생부 성적이나 수능시험 성적이고 '우수한 학생'의 외적 준거는 입학 후 성적이 될 것이다.

다시 말해서, 입학성적과 입학 후 성적 학점과의 상관성을 구함으로써 입학성적이 얼마나 타당한 측정도구인가를 알 수 있게 된다. 그러므로 예측타당도를 측정하기 위해서는 반드시 외적 준거가 필요하고, 일정시간이 지난 후에 실시하는 시차의 조건이 있고 통계적으로 수량적 타당도를 얻을 수 있는 것이 특징이다.

예를 들어, 등속성 검사를 하면 피크 토크(peak torque)를 구할 수 있다. 이것을 이용하여 무릎 부상을 당한 운동선수가 언제 다시 선수로서 활동을 다시 시작할 수 있는지를 예측해 낼 수 있다.

(3) 동시타당도 또는 공인타당도(Concurrent validity)

동시타당도는 타당도가 입증된 도구와 타당도가 입증되어야 할 도구를 같은 시기에 적용하여 관련성을 보는 것이다. 이 방법은 새로운 검사가 기존 검사에 비해 효과적이고, 사용하기에 쉽고, 실질적으로 도움이 되는지를 알아보는데 유용하다. 예를 들어, 다리 길이를 재는 방법에는 방사선을 이용하여 측정하는 것이 정확하다고 알려져 있다. 이때 방사선으로 측정된 다리 길이 자료를 기준으로 하여 줄자로 다리를 측정하는 방법과의 상관성이 r=0.85라고 나왔다면 줄자로 측정하는 방법은 동시타당도가 높은 도구라고 볼 수 있다.

또 다른 예로서, 등속성 검사를 한 후 토크곡선(torque curve)의 모양에서 툭 떨어진(dip) 모양을 검사하여 전방십자인대가 느슨한지를 알아낼 수 있다고 주장한다면 토크측정(torque measurement)이 동시타당도를 갖고 있다고 주장하는 것이다. 왜냐하면, 커브 모양이 같은 시점의 인대 상태를 알려 주고 있다. 이런 경우에 외적 준거가 필요하므로 이 두 형태를 기준관련 타당도(criterion-related validity)라고도 한다. 기준관련 타당도에는 동시타당도와 예측타당도가 포함된다. Mawdsley 등(2000)은 발목의 부종을 측정하는데 8자로 측정하는 방법과 부종측정기(foot volumeter)와의 상관관계를 검토하여 8자로 측정하는 방법의 기준관련 타당도를 검사하였다.

* Mawdsley RH, Hoy DK, Erwin PM. Criterion-related validity of the figure-of-eight method of measuring ankle edema. *J Orthop Sports Phys Ther*. 2000; 30:149-153.
* Noh DK, Lee JJ, You JH. Diaphragm breathing movement measurement using ultrasound and radiographic Imaging: A concurrent validity. *Bio-Med Mater Eng*. 2014 ; 24 : 947-952.

* **기준관련 타당도**(criterion-related validity) : 사용하고 있는 측정도구의 측정값과 기준이 되는 측정도구의 측정값과의 상관관계
  1) 동시타당도(concurrent validity) : 기준이 되는 검사와 새로운 검사와의 관련 정도를 알아보기 위해 비교적 같은 시간대에 적용하여 상관성을 비교하는 측정 타당도의 일종
  2) 예측타당도(predictive validity) : 한 검사의 미래의 성과를 예측 정도를 알아보기 위해 시점차이를 두고 측정된 검사도구 간의 상관성을 알아보는 측정 타당도의 일종

* Palisano RJ. Concurrent and predictive validities of the Bayley Motor Scale and the Peabody Development Motor Scales. *Am J Occup Ther*. 1986;66:1714-1719.

(4) 구성타당도(Construct validity)

불안, 창의성, 의존성, 권한, 자아개념, 태도, 지능, 직무만족, 성취동기, 추리능력, 공간지각능력, 독해력, 사회성, 인내심, 통증, 고유수용성 감각 기능, 근력, 기능수준 등은 키나 몸무게처럼 직접 잴 수가 없다. 불안과 같은 추상개념을 구성개념(인간 행동에 대한 이론적인 개념의 구성작업을 거쳐 만들어진 개념)이라 하며, 이런 것들은 어떤 이론을 설명하기 위하여 구성된 추상적인 개념(construct, concept)[1]이다. 구성타당도란 어떤 측정방법이 어느 정도 구성개념을 설명할 수 있는가로 표현된다. 예를 들어, 불안을 측정한다고 알려진 A라는 측정방법이 있다고 하자. 이 A라는 측정방법이 어느 정도 불안을 측정할 수 있는가 알아보려면 다음과 같은 순서를 따른다.

① 불안이라고 하는 것이 무엇을 의미하는지 그 개념의 의미를 조작적(operationally)으로 명확히 정의(definition)한다.

② 불안 정도가 높은 사람과 낮은 사람이 각각 구체적으로 어떠한 행동 특성을 나타낼 것이라는 이론적 가설을 세운다.

③ 불안을 측정하기 위하여 개발된 검사에서 높은 점수와 낮은 점수를 받은 사람들이 가설에서 예측한 것과 같은 행동 특성을 나타내는지 관찰하고 그 결과를 토대로 가설을 검증한다.

④ 양자 간에 높은 관련성이 있으면 구성타당도가 있다고 판단한다. 관련성이 없으면 이론적 가설이 올바르지 않았든지 또는 자료수집 방법이 적절하지 않았을 수 있다. 이 경우 구성타당도가 있다고 할 수는 없다.

구성타당도 측정방법 중 흔히 사용되는 것은 집단비교법이다. 이는 측정하고자 하는 개념상에서 이미 알고 있는 특성 때문에 차이를 보일만한 집단에게 이 도구를 시행하는 것이다. 예를 들어, 아동의 운동발달 능력을 측정하는 새로운 도구를 개발하여 장애아동과 정상발달아동에게 적용하였을 때 정상발달아동은 장애아동에 비하여 발달점수가 높아야 할 것이 분명함에도 불구하고 별 차이가 없게 나왔다면 이 평가도구는 구성타당도가 낮

1) "construct"는 구성개념, 구인, 구성 등 여러 가지 용어로 번역되어 사용된다.

음을 의미한다. 연구자에 따라서는 구성타당도와 판별타당도를 같은 것으로 보는 경우도 있다.

Gregory–Flock과 Yerxa(1984)는 Prone extension postural test가 전정기능(vestibular function)에 장애가 있는 정도를 측정하는데 구성타당도가 있는지를 연구하였다. 이 연구자들은 prone extension자세를 유지하는 능력은 전정기능과 관계가 있고 또 전정기능에 장애가 있는 아동들은 학습장애와 관련이 있다는 이론에 근거를 두고 연구를 시작했다.

따라서 4세부터 8세까지의 정상아동과 학습장애아동에게 prone extension자세를 취하게 하고 유지하는 시간을 측정하여 두 집단에서 통계학적으로 유의한 차이가 있음을 발견하였다. 즉, 정상아동들이 prone extension자세를 유지하는 시간이 길었다. 연구자들은 학습장애아동과 정상아동이 prone extension자세를 취하는 점수의 분포가 다르다는 사실을 밝혀냈고 따라서 prone extension검사가 전정기능을 측정하는 데 있어서 구성타당도가 있음을 증명하였다.

* Gregory–Flock JL, Yerxa EJ. Standardization of the prone extension postural test on children ages 4 through 8. *Am J Occup Ther*. 1984;38:187–194.
* Harrison H, Kielhofner G. Examining reliability and validity of the preschool play scale with handicapped children. *Am J Occup Ther*. 1986;40:167–173.

개념이 추상적일수록 측정도구의 구성타당도를 검정하기는 더욱 힘들게 된다. 구성타당도는 여러 방법으로 검정될 수 있으나 항상 논리적인 분석과 이론을 근거로 예측한 관계를 검정하는 데 중점을 두고 있다. 구성타당도를 검정하는 방법으로는 집단비교법, 다속성 다방법 행렬방법(multitrait multimethod matrix method), 요인분석 등의 방법이 있다.

물리치료 혹은 작업치료분야에서 측정도구를 사용할 때 흔히 범하기 쉬운 오류는 타당도와 신뢰도가 검증되지 않은 측정도구를 사용하는 것이다. 연구자가 사용하는 도구가 국내에서 아직 표준화되지 않은 도구일 수도 있고 또 외국에서 개발된 것을 그냥 번역하여 사용 중인 도구일 수도 있다. 혹은 연구자 스스로가 국내에서 개발하였지만 여러 타당도 중에서 일부만 검증된 도구를 사용하는 경우도 있다. 어떤 연구자는 외국에서 개발된 도구의 일부분만 발췌하여 번역을 한 후에 자신의 연구에서 측정도구로 사용하는 경우도 있다. 이런 측정도구를 사용할 때는 그 척도가 과연 연구자가 측정하려고 하는 내용을 제대로 측정하고 있는지에 대하여 타당도면에서 검토를 해야 한다.

* 측정도구가 제대로 사용되려면 이 도구를 언제 사용해도 같은 결과를 얻을 수 있는지에 대한 안정성(stability)과, 문항들이 모두 같은 내용을 측정하는지의 내적 일치도 문제가 검토되는 신뢰도검사를 시행하여 측정도구상의 문제를 제거하려고 노력해야 한다. 그런데 외국에서 표준화된 도구를 사용하는 경우에도 흔히 표준화 당시의 신뢰도를 인용하는 것에 그치고, 자신이 행한 연구에서의 번역판 측정도구에 대한 신뢰도검사를 하지 않는 경우를 보는데, 이러한 경우 결과적으로 신뢰도와 타당도의 문제를 갖게 된다.

제 6 장

측정의 신뢰도

1. 검사-재검사 신뢰도
2. 동형 검사 신뢰도
3. 측정자 신뢰도
4. 내적 일치도
5. 피험자내 신뢰도
6. 측정오차
7. 측정의 표준오차
8. 신뢰도와 타당도와의 관계

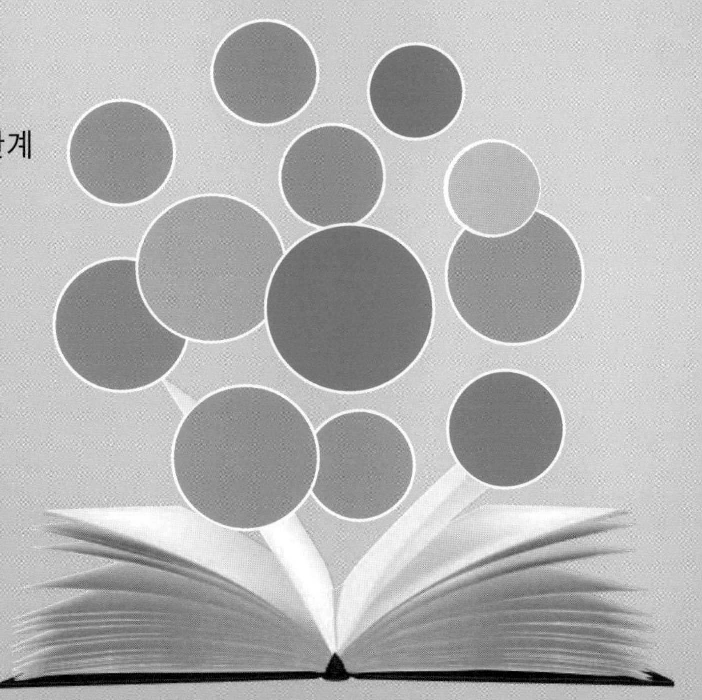

RESEARCH
METHODOLOGY

제 6 장

측정의 신뢰도

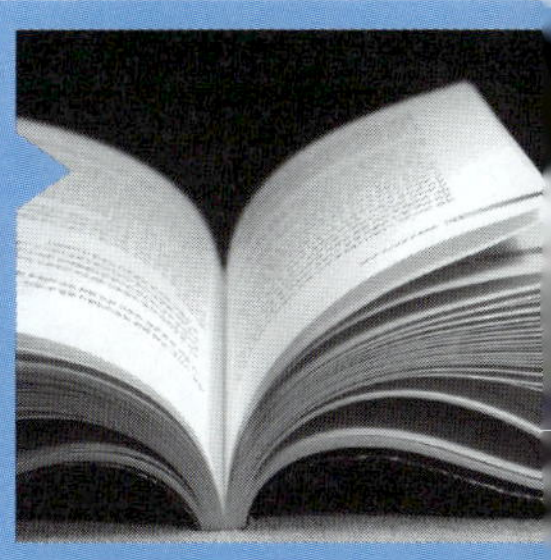

신뢰도란 어떤 측정기구가 동일한 현상을 반복해서 측정할 수 있는 능력(Portney와 Watkins, 2000)을 말한다. 일반적으로 연구자가 측정된 값들의 유사성(similarity)을 알아보려 할 때 일치도(agreement)가 얼마나 되는지를 평가한다. 신뢰도의 종류에는 검사-재검사 신뢰도(test-retest reliability), 측정자 신뢰도(rater reliability), 내적 일치도(internal consistency) 등이 있다.

신뢰도가 떨어지는 이유에는 측정도구 자체에 결함이 있는 경우, 측정자 혹은 검사자가 검사를 부정확하게 하거나 일관성이 없게 적용하는 경우, 마지막으로는 측정하려는 현상 자체가 변화가 심한 경우에 해당한다.

1. 검사-재검사 신뢰도

물리치료학에서는 측정을 위하여 동통상사척도(visual analogue scale), 측력계(dynamometer), 측각계(goniometer), 폐활량계(spirometer), 체중계(scale), 근전도기계, 균형감각 측정 장비, 줄자 등을 사용한다. 이러한 측정도구들을 이용하여 두 번 이상의 일정한 시점을 두고 반복해서 측정한 후 처음 측정한 값과 나중에 측정한 값이 어느 정도 비슷한가를 알아보는 것이다. 즉 한 개의 측정도구를 동일한 환자 혹은 피험자에게 두 번 이상 실시하여 그 전후의 결과에서 얻은 점수로 상관계수를 산출하는 접근방법이다. 이 때 두 시점간의 측정값들 간에 상관계수가 높으면 그 도구의 신뢰도는 높다고 할 수 있다. 이것은 곧 처음 실시했을 때의 점수와 나중에 실시했을 때 얻은 점수가 얼마나 변동없이 안정성을 유지하는지

본다는 점에서 안정성 계수(coefficient of stability)라고도 불린다.

검사-재검사 신뢰도 계수는 두 가지 문제점을 내포하고 있다. 첫째, 첫 번째와 두 번째 검사(측정)의 실시 간격을 어떻게 정하느냐의 문제다. 검사(측정)간의 실시 간격을 너무 짧게 잡으면 신뢰도는 높아지고 또 너무 길게 정하면 낮아진다. 왜냐하면 두 검사간의 간격이 너무 짧으면 첫 번째 검사(측정)에서의 기억·연습 효과 등이 두 번째 검사 실시에 영향을 미칠 가능성이 크다. 반면에 검사(측정)간의 간격이 너무 길게 되면 측정하려 했던 피험자의 행동 특성 그 자체가 변화했을 가능성이 있다. 이와 같이 검사-재검사 신뢰도는 전후 검사의 실시 간격을 어떻게 정하느냐에 따라 달라지며 그 실시 간격은 연구의 특성에 따라 결정된다. 둘째, 두 번의 검사 실시에서의 피험자의 내적 동기 상태, 태도, 지시사항 등을 똑같게 해주기가 어렵다는 점이다. 측정이란 표준화된 환경, 태도, 측정 방법을 전제해야 하나 현실적으로 두 측정이 이루어지는 환경을 동일하게 만들기는 어렵다. 이와 같은 어려움 때문에 검사-재검사 신뢰도는 기억과 연습의 효과에 의한 영향을 비교적 적게 받는 경우를 제외하고는 널리 쓰이지 않는다.

검사-재검사 신뢰도란 한 측정도구가 어떤 현상을 측정 시에 얼마나 반복가능한가? 혹은 안정성이 있는가에 대한 답변이라 할 수 있다. 즉, 두 개의 시점(two separate occasions-검사-재검사, 혹은 치료전-치료후)에서 생긴 뭔가에 대하여 측정을 하는 것이라 할 수 있다. 만약 한 검사도구가 검사-재검사 신뢰도가 떨어지는 도구라면 이 도구를 이용하여 측정한 측정값의 변화가 환자의 상태가 변해서 생긴 것인지 아니면 측정도구 자체의 불안정성에 기인한 것인지 알 수가 없다.

예를 들어 10명의 요통환자에게 동통상사척도(visual analogue scale)로 현재의 통증정도를 측정한 값이 5, 4, 5, 5, 3, 4, 3, 3, 2, 1이었고 1주일 후에 다시 측정하였을 때의 값이 5, 4, 3, 3, 2, 4, 3, 2, 2, 1인 경우 처음 측정한 값들과 1주일 후에 측정한 값들과의 일치도를 구하면 이것이 검사-재검사 신뢰도라 할 수 있다.

* Jirikowic TL, Engel JM, Deitz JC. The test of sensory functions in infants: Test-retest reliability for infants with developmental delays. *Am J Occup Ther*. 1997; 51:733-738.

2. 동형 검사 신뢰도(Equivalent-form reliability)

동형 검사 신뢰도는 어떤 한 검사의 내용과 난이도는 같으나 문항의 형태가 다른 두 개의 동형 검사를 제작하고, 그것을 같은 피험자 집단에게 실시하여 두 동형 검사에서 얻은 점수 사이의 상관계수를 구하여 신뢰도 계수를 얻는 방법으로 동형성 계수라고도 한다. 예를 들어 수능시험을 실시할 때 난이도가 같은 두 개 유형의 시험지를 준비하여 A유형으로 시험을 봐서 수학능력을 평가하고 동일한 집단에 B유형으로 시험을 봐서 수학능력을 평가하는 경우다. A유형의 결과와 B유형의 결과와의 상관계수를 구하는 것이다. 이처럼 동일한 특성을 측정하고자 하는 두 검사가 얼마나 동등한 특성을 재느냐를 따지는 것이 관심이므로 이 방법에서 나온 신뢰도를 동등성 계수 또는 동형성 계수(coefficient of equivalence)라고 한다. 동형 검사간에는 서로 문항수가 같아야 하며, 난이도가 서로 유사해야 한다. 그런데 실제로 난이도가 같으면서 같은 특성을 잴 수 있는 문항을 만들기가 무척 어렵다는 단점이 있다.

검사-재검사 신뢰도가 동일한 집단에게 동일한 검사를 두 번 실시하여 얻는 것인데 비하여 동형 검사 신뢰도는 동일한 집단에게 두 개의 서로 비슷한 검사를 한꺼번에 실시하여 상관계수를 산출하는 것이 특징이다.

3. 측정자 신뢰도(Rater reliability)

측정자 신뢰도는 "측정자들이 측정도구를 이용하여 일관성 있는 결과를 얻고 있는가?"를 알아보는 것이다.

1) 측정자(검사자, 관찰자)내 신뢰도(intrarater reliability, intratester reliability, intraobserver reliability)

예를 들어 10명의 뇌성마비 아동의 동작을 캠코더로 촬영한 후에 한 명의 치료사가 10명 각각의 아동에 대하여 대동작측정도구(gross motor function measure, GMFM) 혹은 덴버Ⅱ로 측정하였다. 1주일 뒤에 다시 동일한 치료사가 10명의 뇌성마비 아동에 대한 비디오테이프를 보고 대동작측정도구 혹은 덴버Ⅱ로 다시 평가하였을 때, 처음 측정한 값과 나중에 측정한 값과의 유사성을 검사하는 것이 측정자내 신뢰도이다. 이 과정에서 비디오테이프에 촬영된 특성은 측정이 이루어지는 두 시점에서 변함이 없는 상태이므로 치료사의 측정기준이 일관성이 있는지 여부를 알아볼 수 있다.

그러나 임상에서는 앞의 비디오테이프로 측정된 예처럼 이렇게 아동의 특성이 전혀 변화가 없는 상황은 드물다. 예를 들어 한 치료사가 환자를 대상으로 무릎의 관절가동범위 제한정도를 평가한다고 하자. 치료사는 측각계를 이용하여 다섯 번을 측정한다고 할 때, 매 번 측각계의 축을 같은 곳에 대 준다고 해도 실제로 조금씩은 변화가 있을 것이고 또 측각계의 눈금을 읽는 방법, 읽는 위치도 매 번 달라질 수 있다. 이런 사항들은 치료사 내에서 생길 수 있는 오차이다. 한편 환자의 입장에서도 처음에 측정될 때는 관절이 굳어 있어서 관절의 가동범위가 작게 나왔을 수도 있고 5번째 측정한 값은 관절이 유연해져서 관절의 가동범위가 크게 나올 수 있다. 이것은 피험자에서 나오는 변이(variation)이다. 그런데 실제로 측정된 값에서는 측정자의 오차와 피험자의 변이가 합쳐서 나온 수치이기 때문에 어느 정도 각각의 오차 혹은 변이가 개입되었는지 구분하기가 어렵다.

2) 측정자(검사자, 관찰자)간 신뢰도(interrater reliability, intertester reliability, interobserver reliability)

측정자간 신뢰도는 두 명 이상의 치료사가 동일한 환자 혹은 대상자에게 같은 측정값을 부여하고 있는지를 알아보는 것이다. 만약 아동의 발달검사를 하는 상황에서 2명의 치료사가 동시에 동일한 장소에서 아동의 움직임을 관찰하고 점수를 부여했을 때 측정자간에 얼마나 측정값이 일치하는 가를 알아보는 것이다.

측정자간 신뢰도는 한 연구에서 여러 명의 측정자가 참여하였을 때 매우 중요한 요소라고 할 수 있다. 측정자들 간에 일치도가 떨어지는 상황에서 수집된 측정값들은 대상자들의 변화 혹은 치료에 의해 생긴 효과라기보다는 측정에 관해 훈련이 덜 된 치료사들끼리 생긴 오차일 가능성이 크다. 따라서 실험에 참여하는 측정자들은 미리 훈련과 교육을 통해 일정한 수준의 일치도(신뢰도)를 확보해야 한다.

측정자간 신뢰도를 구하는 방법을 설명하겠다. 만일 측정된 변수가 예/아니오, 정상/비정상처럼 되어 있다면 측정자간에 서로 일치하는 대상자의 수를 전체 대상자의 수로 나누어 측정하는 방법도 있다.

$$\frac{\text{일치하는 대상자의 수}}{\text{일치하는 대상자의 수} + \text{일치하지 않는 대상자의 수}} \times 100$$

이 방법은 계산하기도 쉽고 간단한데, 신뢰도가 대체로 높게 나오는 단점이 있다. 예를 들어, 두 관찰자가 완전히 무작위로 예나 아니오로 표시를 했다고 해도, 확률적으로 적어도 50%는 같은 값이 나올 수 있다는 것이다. 퍼센트 일치율을 구하는 예로서 근전도를 이용하여 연구를 할 때 근전도 신호의 시작시기(onset time)를 두 명의 평가자가 평가한 후 일치도를 구하는 경우가 있다. 100개의 근전도 신호를 분석할 때 A측정자와 B측정자가 온셋이라고 일치한 경우가 50개, 일치하지 않은 것이 50개였다면 50/(50+50)을 계산하고 100을 곱해주면 퍼센트 일치도(50%)가 계산된다. 측정자간 신뢰도를 평가하는 다른 방법으로 Kappa, 분산분석, 급내 상관계수(intraclass correlation coefficient), 순위상관분석 등이 있다.

4. 내적 일치도(Internal consistency)

설문지 형태의 연구에서 측정하는 항목들이 동일한 특성들을 측정하고 있는지 알아보는데 사용된다. 내적 일치도를 알아보는 방법에는 반분법(split-half method), 평가항목 신뢰도(test item reliability)가 있다.

1) 반분법

반분법은 설문지에서 설문항목들이 일관성 있게 특성들을 측정하고 있는지 알아보는데 사용된다. 예를 들어 항목 중에서 짝수항목들과 홀수항목들로 나눈 후에 짝수항목들의 점수와 홀수항목들의 점수를 비교하여 상관계수를 구한 후에 응답자들이 일관성 있게 응답하고 있는지를 알아볼 수 있다.

2) 평가항목신뢰도

설문지를 이용한 한 평가도구에서 한 항목이 다른 항목들과의 관련성을 비교하여 그 항목의 신뢰도를 비교하는 것이다. 내적 일치도의 신뢰도 계수가 크려면 우선 문항들끼리 상호 관련성이 높아야 한다. 문항 상관성이 높으려면 곧 검사가 한 가지 특성 혹은 능력만을 재려는 동질적인 검사라야 한다. 따라서 각 문항이 모두 같은 난이도를 가진 문항들이면 높은 신뢰도가 나올 수 있다. 내적 일치도는 동질적 검사, 역량 검사(검사시간의 제한이 없음) 일수록 높은 신뢰도를 주며 이질적인 속도검사(시간의 제한이 있음) 일수록 왜곡된 신뢰도가 나온다. 평가항목에 대한 내적 일치도를 구하는 대표적인 것으로는 Cronbach의 알파(α)가 있다. 예를 들어 작업치료에서 사용하는 Sensory Integration and Praxis Test의 항목에 대하여 내적 일치도를 검사해 볼 수 있다.

통계패키지인 SPSS의 결과표에서는 각 문항과 전체문항과의 상관계수, 각 문항을 삭제할 경우의 전체의 상관계수 등을 제시해 줌으로써 내적 일치도를 검정할 수 있는 장점이 있다. 내적 일치도를 측정할 척도가 이분(dichotomous, 예/아니오, 맞다/틀리다) 문항으로 구성되어 있을 때는 Kuder-Richardson Formula 20(KR-20)을 사용한다. KR-20은 Kuder와 Richardson이라는 학자들이 개발하였는데, 개발한 학자들의 이름 첫 글자를 따서 KR-20으로 부른다.

예문) 간병인으로서 나는 스트레스를 많이 받고 있다.
라는 질문에 예라고 답하면 1을, 아니오라고 답하면 0을 준다.

KR-20은 Cronbach의 알파를 이분형의 항목으로 이루어진 도구에 적용한 것이므로 그 해석은 Cronbach의 알파와 같다. SPSS에서는 분석 → 척도분석 → 신뢰도분석 → 알파를 선택하면 이분형 데이터의 경우 KR-20을 구해준다. 설문지를 이용하여 측정도구를 적용할 때는 긍정적인 문항과 부정적인 문항을 반반 정도로 섞는 것이 좋고 신뢰도 분석을 할 때는 부정적인 문항은 코딩변경을 통하여 긍정적인 내용으로 점수를 바꿔야 한다.

5. 피험자내 신뢰도(Intrasubject reliability)

신뢰도와 관련하여 한 가지 더 고려해야 할 사항은 피험자내 신뢰도이다. 이것은 피험자로부터 측정하려고 하는 특성이 변화가 많은 경우에 고려해야 할 사항이다. 예를 들어 중추신경계손상환자의 강직(spasticity)을 측정한다고 할 때, 강직은 시시각각으로 자세, 감정상태, 온도 등 여러 요소에 의해 수시로 변화하는 경우가 많다. 따라서 한 번의 측정으로 그 환자의 강직정도를 측정한다는 것은 불합리하다. 측정자가 신뢰할 만한 측정도구를 갖고 있고 또 완벽하게 신뢰할 만한 검사자인 경우를 제외하고 순수하게 피험자의 변이(variability)를 분리해 내는 것은 불가능하다. 따라서 대부분의 검사-재검사 신뢰도를 계산할 때는 측정도구의 오차(instrument errors), 검사자 오차(tester errors), 그리고 피험자내 변이(subject variability)들이 혼합되어 반영된다.

6. 측정오차(Measurement error)

측정의 신뢰도에서 측정오차는 반드시 고려되어야 할 사항이다. 측정오차에는 확률오차(random error)와 비확률오차(nonrandom error)가 있다. 확률오차(random error)는 비체계적 오차(non-systematic error)라고도 하는데 아무리 정확하게 측정하려 노력하여도 어쩔 수 없이 일어나는 오차이다. 비확률오차(nonrandom error)는 체계적 오차(systematic error)라고도 하고 때로는 편향(bias)이라고도 한다. 편향이란 측정결과가 한쪽으로 일관되게 치우쳐져 나타나는 현상을 말한다. 예를 들어 한 악력계(dynamometer)가 항상 기준보다 5% 정도 적게 측정된다면 악력계는 편향이 있다고 한다. 실제 무게는 10kg, 20kg, 30kg인데 측정된 값은 9.5kg, 19.0kg, 28.5kg으로 측정된 경우를 말한다. 근전도에서 근활성도를 측정할 때 증폭기를 잘못 설정(setting)하여 1k로 놓아야 할 것을 0.5k로 조절하여 놓았다면 0.5k로 놓고 측정된 값들은 모두 일정하게 편향된 값이 된다.

다른 예로서 체적계(volumeter)를 이용하여 손의 부종정도를 잰다고 하자. 만일 어떤 사람이 잘못 만들어진 유리컵(beaker)을 이용하여 체적계로부터 넘쳐흐른 물의 양을 쟀다고 하자. 이 유리컵에는 눈금이 1mm씩 실제보다 크게 매겨져 있다고 하면 이 유리컵으로 잰 모든 측정치들이 실제로는 1mm씩 적은 상태로 측정한 것이 된다. 이처럼 눈금이 잘못되었거나 눈금을 읽는 방법이 항상 일관성 있게 잘못되었을 때 발생하는 오차를 비확률오차 또는 체계적 오차라고 한다.

7. 측정의 표준오차(Standard error of measurement, SEM)

측정값을 가지고 참값(true score)을 추정할 때 생기는 오차의 정도를 측정의 표준오차라고 한다. 예를 들어 한 대상자에 대하여 파악력(grip strength)을 25회 측정하여 평균값이 23kg가 나왔고, 25회 측정된 값들의 표준편차가 6이 나왔다고 하자. 이때 나온 표준편차 6을 측정의 표준오차(SEM)라고 한다. 이 대상자의 파악력 평균값 23kg를 이용하여 참값이 존재할 범위를 95%신뢰수준에서 구해보면 23±1.96×6kg(11.24~34.76kg)이 된다.

그런데 여러 명의 대상자들로부터 측정된 값들 특히 상관계수를 이용하여 측정의 표준오차를 구하는 공식은 다음과 같다.

$$SEM = S_X\sqrt{1 - r_{XX}}$$

Sx는 관찰된 측정값들의 표준편차를 의미하며 rxx는 그 측정방법의 검사-재검사 신뢰도 계수를 의미한다. 예를 들어 300명으로 이루어진 한 개의 환자표본에서 파악력을 각 사람당 한 번씩 측정하였다고 하자. 이때 표준편차는 12이었고 파악력을 측정하는 방법의 검사-재검사 신뢰도가 r_{xx}=0.85였다고 하면,

$$SEM = 12\sqrt{1 - 0.85} = 4.65$$ 가 된다.

만약에 300명에 대한 평균 파악력이 30kg이었다면 그 집단의 참 평균은 95% 신뢰수준에서 관찰된 값±1.96 SEM이 된다. 따라서 위의 예에서 평균 파악력이 30kg이었고 측정의 표준오차값(SEM)이 4.65, 그리고 95%신뢰수준에서 z값이 1.96이므로 30±1.96×4.65를 계산하면 20.89~39.11kg가 된다. 마찬가지 방법으로 99%신뢰수준에서의 z값은 2.58이므로 신뢰구간을 구해보면, 30±2.58×4.65를 계산하면 18.00~42.00kg이 된다.

8. 신뢰도와 타당도와의 관계

신뢰도와 타당도와의 관계를 그림으로 표시하면 다음과 같다. [그림 6-1]에서 제시한 바와

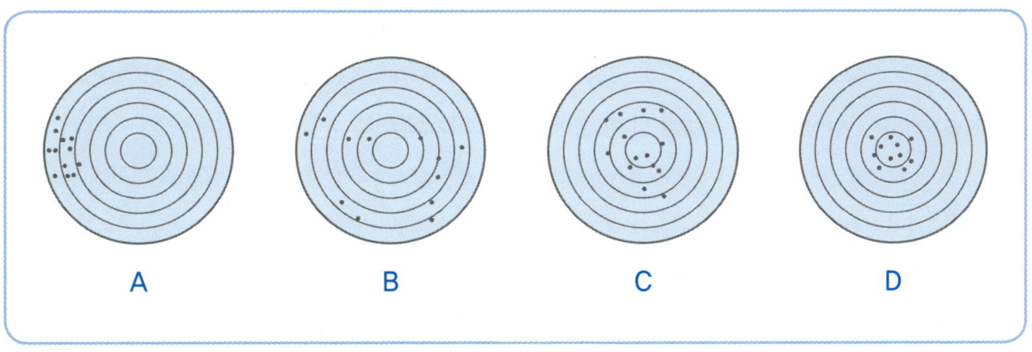

[그림 6-1] 신뢰도와 타당도의 관계

같이 A번 그림은 점수가 꽤 신뢰할만 하지만 타당도는 낮으면서 체계적 오차(systematic error)가 있음을 보여준다. B번 그림은 신뢰할만 하지도 않고, 또 타당도도 떨어져 보인다. 확률오차(random error)가 있음을 보여준다. C번 그림은 신뢰도가 B번 그림에 비해서 상당히 좋아졌음을 보여준다. 하지만 여전히 신뢰도는 낮은 편에 속한다. 그러나 타당도는 어느 정도 있어 보인다. D번 그림은 측정값들의 신뢰도와 타당도가 높음을 보여준다.

위의 그림을 보면 신뢰도를 높이는 것은 타당도를 높이기 위한 필요조건은 되지만 충분조건은 되지 않는다. 따라서 타당도는 없으나 신뢰도는 매우 높은 측정도구가 있을 수 있지만, 반대로 신뢰도가 낮으면서 타당도가 높은 측정도구는 있을 수 없다.

참고문헌

Badke MB, et al. Reliability of a functional mobility assessment tool with application to neurologically impaired patients: A preliminary report. Physiother Can. 1993; 45:15–20.

Brashear A, Zafonte R, Corcoran M, Galvez-Jimenez N et al. Inter- and intrarater reliability of the Ashworth Scale and the Disability Assessment Scale in patients with upper-limb poststroke spasticity. Arch Phys Med Rehabil. 2002;83(10): 1349–

1354.

Burnett CN, Betts EF, King WM. Reliability of isokinetic measurements of hip muscle torque in young boys. Phys Ther. 1990;70:244–249.

Deitz JC, Tovar VS, Thorn DW, Breman C. The test of Orientation for Rehabilitation: Interrater reliability. Am J Occup Ther. 1990;44:784–790.

Di Fabio RP. Reliability of computerized surface electromyography for determining the onset of muscle activity. Phys Ther. 1987:67(1):43–48.

Florence JM, Pandya S, King WM, et al. Intrarater reliability of manual muscle test (Medical Research Council scale) grades in Duchenne's muscular dystrophy. Phys Ther. 1992;72:115–126.

Gauvin MG, Riddle DL, Rothstein JM. Reliability of clinical measurements of forward bending using the modified fingertip–to–floor method. Phys Ther. 1990;70:443–447.

Hagen S, Hanley J, Capewell A. Test–retest reliability, validity, and sensitivity to change of the urogenital distress inventory and the incontinence impact questionnaire. Neurourol Urodyn. 2002;21(6):534–549.

Green J. Reliability of gait speed measured by a timed walking test in patients one year after stroke. Clin Rehabil. 2002;16:306–314.

Hayes KW, Petersen CM. Reliability of assessing end–feel and pain and resistance sequence in subjects with painful shoulders and knee. J Orthop Sports Phys Ther. 2001;31(8):432–445.

Katz N, Itzkovich M, Averbuch S, Elazar B. Loewenstein Occupational Therapy Cognitive Assessment (LOTCA) Battery for brain injured patients: Reliability and validity. Am J Occup Ther. 1989;43:184–192.

Landis JR, Koch GG. The measurement of observer agreement for categorical data. Biometrics. 1977;33:159–174.

Linda VD, Shirley AS, Barbara JN, et al. Reliability of physical examination items used for classification of patients with low back pain. Phys Ther. 1998;78:979–988.

Merlini L, Mazzone ES, Solari A et al. Reliability of hand–held dynamometry in spinal muscular atrophy. Muscle Nerve. 2002;26(1):64–70.

Ottenbacher KJ, Msall ME, Lyon NR, Duffy LC, Granger CV, Braun S. Interrater agreement and stability of the Functional Independence Measure for Children (WeeFIM): Use in children with developmental disabilities. Arch Phys Med Rehabil. 1997;78:1309–1315.

Parrott J, Boyd RN, Dobson F, et al. Hip displacement in spastic cerebral palsy: Repeatability of radiologic measurement. J Pediatr Orthop. 2002;22(5):660–667.

Portney LG, Watkins MP. Foundations of Clinical Research: Applications to Practice. Upper Saddle River, N.J.:Prentice Hall; 1993.

Russel DJ, Rosenbaum PL, Lane M, Gowland C, Goldsmith CH, Boyce WF, Plews N. Training users in the gross motor function measure: Methodological and practical issues. Phys Ther. 1994;74(7):630–636.

Siderowf A, McDermott M, Kieburtz K, et al. Test–retest reliability of the Unified Parkinson's Disease Rating Scale in patients with early Parkinson's disease: Results from a multicenter clinical trial. Mov Disord. 2002;17(4):758–763.

Thomas SS, Buckon CE, Phillips DS, Aiona MD, Sussman MD. Interobserver reliability of the Gross Motor Performance Measure:Preliminary results. Dev Med Child Neurol. 2001;43:97–102.

Wang CH, Hsieh CL, Dai MH, Chen CH, Lai YF. Inter–rater reliability and validity of the stroke rehabilitation assessment of movement (STREAM) instrument. J Rehabil Med. 2002;34:20–24.

Watkins MA, Riddle DL, Lamb RL, Personius WJ. Reliability of goniometric measurements and visual estimates of knee range of motion obtained in a clinical setting. Phys Ther. 1991;71:90–97.

제 7 장

통계분석과 실험설계

1. 실험연구를 위한 설계방법들
2. 실험연구와 관찰연구
3. 단면적 연구/추적 연구
4. 오차
5. 변이
6. 단일집단 검사 전-검사 후 설계
7. 사전사후검사 통제집단설계
8. 두 집단 검사 전 검사 후 설계
9. 솔로몬 4집단 설계
10. 이질통제집단설계
11. 요인설계
12. 교차설계
13. 단일피험자 실험설계

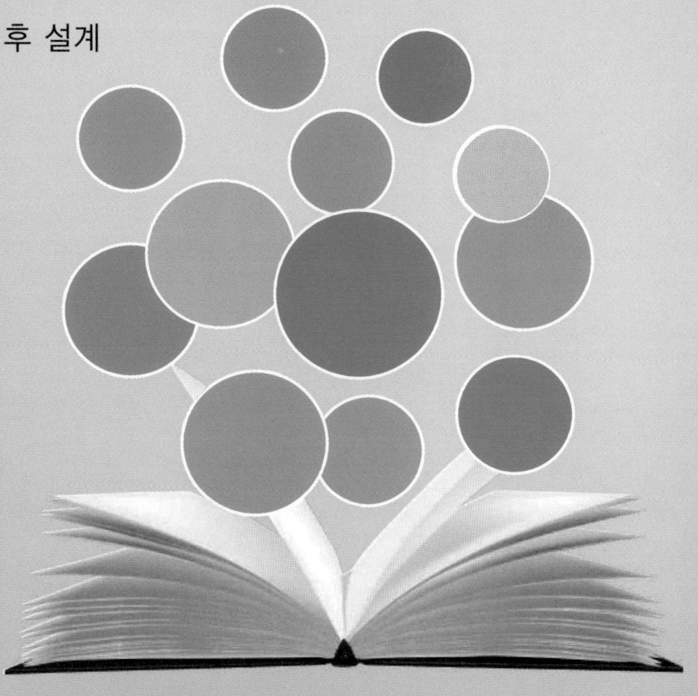

RESEARCH METHODOLOGY

제 7 장

통계분석과 실험설계

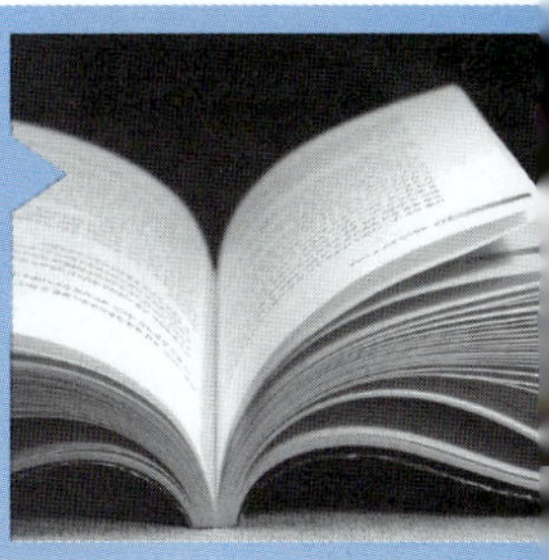

자료분석은 실험설계에 대단히 중요한 부분이다. 실험 자료 분석에는 기술통계와 추측통계가 흔히 사용된다. 기술통계에서는 자료를 기술(description), 조직화(organization), 요약(summary)하려는 목적으로 사용된다. 중심경향치(평균, 중위수), 산포도와 같이 상대적인 위치의 측정(범위, 표준편차, 변이계수) 등이 기술통계에 해당된다. 기술통계에서는 표본을 구성하고 있는 모든 대상자들의 점수를 숫자를 이용하여(예, 평균, 표준편차) 기술한다.

추측통계에서는 연구자가 결론을 내리거나 추측하도록 하는 데 표본에서 나온 결과를 모집단에 일반화한다. 실험연구에서 흔히 사용하는 통계량(statistics)에는 t, F, 그리고 r 등이 있다. 예를 들어, 두 개의 실험군과 대조군에서 나온 평균의 차이가 각각의 표본이 추출된 모집단에서도 동일하게 차이가 있을 것인가에 대해 연구자는 관심이 있다고 하자. 이런 경우에는 t-검정을 통하여 결론을 내린다. 연구보고서에는 기술통계와 추측통계를 같이 제시하는 것이 바람직하다.

추측통계학에는 모수검정과 비모수검정이 있다. 모수검정에서는 엄격한 수학적 가정이 충족되어야 적용이 가능하지만 비모수검정은 엄격한 가정이 충족될 필요가 없다. 어떤 통계방법을 적용할 것인가는 실험설계와 수집된 자료의 특성에 따라 달라진다. 실험설계에 적합한 통계방법을 사용해야 하며, 연구계획서 단계부터 명확하게 기술되어야 한다. 연구에 있어서 자료분석 방법은 매우 중요하다. 부적절한 통계분석은 오해를 일으킨다. 연구자가 통계학에 대한 이해가 부족하면 차라리 통계학자에게 실험설계와 통계방법에 대한 자문을 구하는 것이 옳다.

추측통계와 유의성 검정은 실험설계에 중요한 역할을 한다. 유의성 검정을 하는 이유는

가설을 검정하기 위해서다. [표 7-1]에는 유의성 검정을 하는 통계방법의 예와 목적이 요약되어 있다. 기타 자세한 통계방법을 알고 싶으면 이책의 15장을 참고하기 바란다.

[표 7-1] 유의성 검정을 위한 추측통계학

통계방법	목 적
모수검정(parametric)	
t-검정(t-test)	두 군의 평균값이 유의하게 다른지를 알아봄
분산분석(ANOVA)	세 군 이상에서 평균값이 유의하게 다른지 또는 요인들간에 상호작용이 있는지를 알아보기 위함
사후검정(post-hoc tests)	분산분석에서 F값이 유의할 때 어느 군간에 평균값이 차이가 있는지를 알아보기 위함
비모수검정(nonparametric)	
카이제곱검정	두 빈도분포가 유의하게 서로 다른지를 알아보기 위함
만휘트니검정	두 군 간의 중위수가 유의하게 다른지를 알아보기 위함
크루스칼-월리스검정	세 군 이상에서 중위수가 유의하게 다른지를 알아보기 위함

1. 실험연구를 위한 설계방법들

연구설계가 정확하게 이루어지지 않다면 연구결과가 잘못 해석될 수 있기 때문에 정확한 연구설계가 매우 중요하다. 많은 정보가 수집되었어도 연구설계가 정확하지 않다면 문제가 많다. 연구의 목적은 연구 초기부터 명시되어야 한다. 연구를 하기 위해 사용하는 연구설계에는 많은 종류가 있다. 여러 가지 연구설계 중에서 가장 적합한 연구설계는 연구목적, 이용할 수 있는 자원, 윤리문제 등에 따라 결정된다.

2. 실험연구와 관찰연구

실험연구에는 어떤 식으로든 실험결과에 영향을 미칠 수 있는 연구자의 개입이 있다. 연구자가 도입한 치료형태가 포함된 실험연구의 형태가 임상연구이다. 다른 예로서 동물

연구나 실험조건에서 실행되는 실험실 연구 등이 있다. 실험연구는 실험결과에 영향을 미칠 수 있는 요인들을 제한하는 것이 가능하기 때문에 연구가설을 입증하는 가장 확실한 증거를 제공한다. 그러나 인체나 동물실험의 경우 비윤리적일 수 있기 때문에 이러한 실험연구가 항상 가능하지는 않다.

관찰연구는 주로 역학(epidemiology)에서 주로 사용하는데, 예를 들어 코호트연구(cohort study, 코호트는 특정 인구집단을 의미함, 특정 질병의 발생을 시간 경과에 따라 전향적으로 추적관찰하고 특정 요인에 노출되지 않은 집단에 비해 노출된 집단에서의 질병발생률을 비교함), 사례-대조군(case-control) 연구는 연구자가 결과에 영향을 미칠 수 있는 어떤 조치도 취하지 않고 단지 결과만을 관찰한다. 다만 관찰연구에서는 연구대상을 연구자가 임의로 노출군 혹은 비노출군에 배정하지 않는다는 점이 개입연구(intervention study)와 다른 점이다. 관찰연구들은 결과에 영향을 미치는 모든 요인들을 통제하는 것이 불가능하기 때문에 실험연구보다 정확하지 않은 정보를 제공할 수 있다. 그러나 특정상황에서는 관찰연구만이 연구목적에 적합한 또는 가능한 연구방법일 수도 있다.

3. 단면적 연구/추적 연구(Cross-sectional or longitudinal studies)

시간의 어느 한 시점에서 수행되는 연구를 단면적 연구라 한다. 예를 들면, 설문지 조사와 인구조사가 있다. 연구 전에 언제 질병이 발생했는지를 알 수 없으므로 원인과 결과 사이에 연관성이 존재한다고 설명할 수 있을 뿐, 인과관계가 존재한다고는 설명할 수 없다. 더욱이 질병의 이환율, 즉 특정 기간 동안의 새로운 사례를 조사하기는 불가능하다. 또한 어느 한 시점에서 수행되는 단면적인 연구에서는 시간이 경과하면서 나타나는 경향을 평가할 수 없다. 단면적 연구의 장점은 일반적으로 단시간 내에 적은 비용으로 연구를 수행할 수 있고 연구가설을 얻을 수 있다는 점이다.

예를 들어 현재 요통을 앓고 있는 사람들에게 하지 거상을 시킬 때 복직근, 넙다리네갈래근, 엉덩관절 폐짐근에 근전도 전극을 부착하고 활성화되는 순서를 알아본 후, 정상인에게서도 동일한 과정을 반복하였다 가정하자. 두 군에서 각 근육의 활성화되는 순서에 있어서 차이가 있다는 결과가 나왔다고 해도 인과관계로서 설명하기는 제한이 있다. 왜냐하면 요통의 원인은 다양하고 또 요통 때문에 근육의 활성화되는 순서에 있어서 차이가 생겼는지 아니면 근육의 활성화되는 순서의 차이로 인해 요통이 생겼는지는 단면적 연구에서는 단정하기가 어렵다. 다만 가능성 있는 가설을 제공해준다는 면에서 의의가 있을 뿐이다.

또 다른 예로 Bullock-Saxton 등(1994)은 엎드린 자세에서 엉덩관절 펴짐 동작을 할 때 하지와 체간부 근육들의 근 활동상태를 비교한 연구에서 대상자들이 과거에 발목삠 손상을 경험하였던 경우에 손상을 경험하지 않은 대상자들에 비해 엉덩관절 펴짐근인 큰볼기근(gluteus maximus)의 작용 개시 시기(onset of activation)가 더 늦어졌다고 하였다. 그리고 Bullock-Saxton(1994)은 발목삠 손상 경험자들이 국소적인 진동자극에 대한 감각 인지 능력이 더 떨어진다고 하였다. 이러한 비정상적인 근육활동 패턴과 감각수준의 변화를 가진 사람이 하지에 과부하를 받으며 반복적인 운동을 지속적으로 한다면 아마도 부적절한 인체반응에 의해 관절과 뼈 등의 여러 주위 조직에 스트레스가 누적되어 또 다른 손상의 원인이 될 수 있을 것이라고 가설을 제시하였다.

* Bullock-Saxton JE, Janda V, Bullock MI. The influence of ankle sprain injury on muscle activation during hip extension. *Int J Sports Med*. 1994:15(6):330-334.
* Bullock-Saxton JE. Local sensation changes and altered hip muscle function following severe ankle sprain. *Phys Ther*. 1994:74(1):17-28.

추적 연구는 대상자 표본을 특정기간 동안 추적조사한다. 추적 연구에는 전향적 연구(prospective study)와 후향적 연구(retrospective study)가 있다. 어느 한 시점에서부터 대상자들을 추적조사한다면 전향적 연구라고 한다. 그리고 대상자들이 먼저 구분되어 과거에 발생한 요인들이 조사된다면 후향적 연구라고 할 수 있다. 추적 연구는 단면적인 연구보다 연구 수행 시간이 많이 소요되며, 많은 자원(resources)이 필요하다. 또한, 환자의 기억이나 의무기록에 의존한다면 오차(bias)에 의해 영향을 받게 될 수도 있다.

역학 연구 논문에서 논문의 제목에 STROBE 연구라는 부제목을 붙이는 경우가 있는데 이는 Strengthening the Reporting of Observational Studies in Epidemiology의 약자를 표현한 것으로 역학 분야에서 관찰연구의 질을 향상시키기 위해 만들어진 국제적인 가이드라인을 의미한다. 연구자가 무엇을 계획했고, 어떻게 수행했으며, 어떤 결과를 얻었는지를 독자들이 명확히 이해할 수 있도록 돕는 것을 목적으로 하고 있다. STROBE

점검 항목은 총 22개로 구성되어 있고 논문의 각 부분(제목, 초록, 서론, 방법, 결과, 토의)에 대해 구체적인 보고 기준을 제시한다. 22개 항목 중 18개 항목은 모든 관찰 연구에 공통적으로 적용되고 나머지 4개는 연구설계(코호트, 환자-대조군, 단면)에 따라 달라진다. STROBE는 국제적으로 많은 의학저널에서 채택하고 있으며, 논문 제출 시 STROBE 점검표를 제출할 것을 요구하는 경우가 많다. STROBE 공식 웹사이트 https://www.strobe-statement.org/에 가면 점검표, 번역본, 관련 논문 등을 확인할 수 있다.

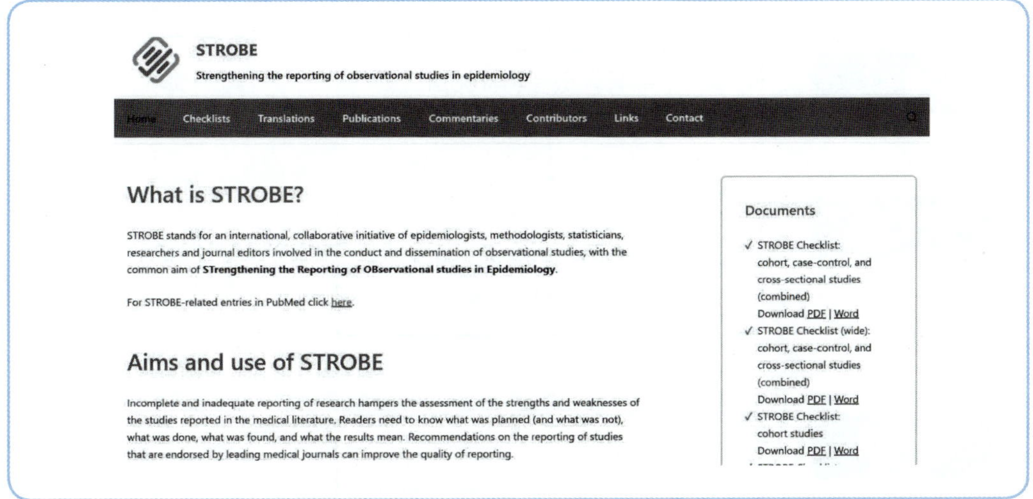

이화의학학술지(https://e-emj.org/journal/view.php?number=43)에서는 STROBE 사이트 내용을 한글로 번역하여 제공하고 있으니 참고하기 바란다.

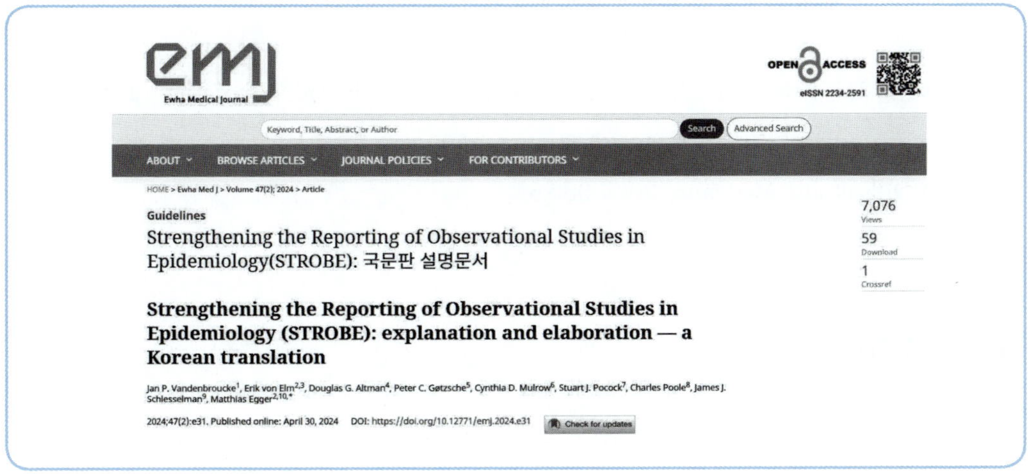

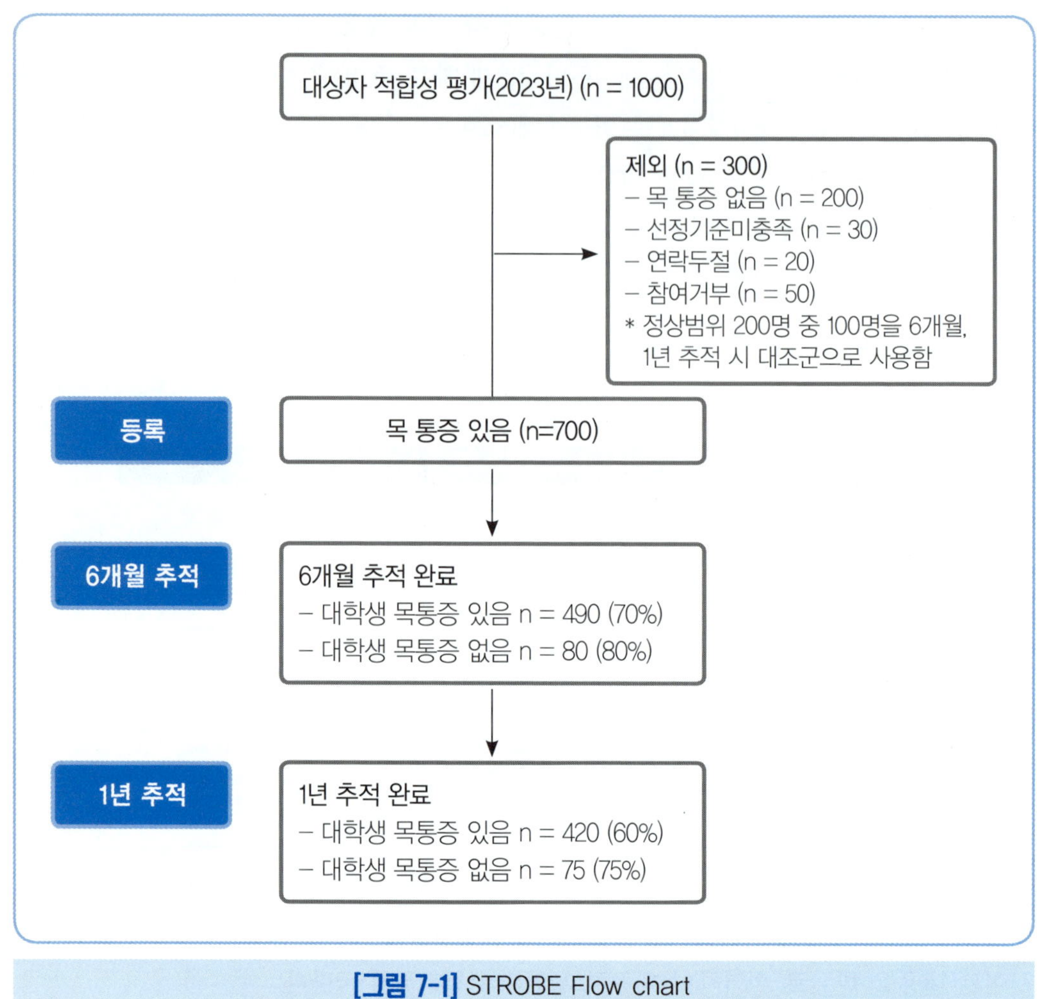

[그림 7-1] STROBE Flow chart

STROBE, Strengthening the Reporting of Observational Studies in Epidemiology

* Hwang UJ, Kwon OY, Yi CH, Jeon HS, Weon JH, Ha SM. Predictors of upper trapezius pain with myofascial trigger points in food service workers: The STROBE study. Medicine. 2017: 96:26.

4. 오차(Bias, 편향)

연구결과와 실제상황에서 체계적 오류(systematic error)가 발생할 때 오차(bias)가 작용했다고 할 수 있다. 오차(bias)의 종류는 다음과 같다.

① **관찰자 오차**(bias) : 한 관찰자가 특정 변수를 일관되게 적게 또는 많게 보고한다.

② **혼란오차**(confounding bias) : 위험 요인과 결과에 연관된 요인들이 정확하게 통제되지 않아서 실제로는 존재하지 않는 통계적 연관성이 발생한다.

③ **선택오차**(selection bias) : 모집단을 대표하지 않는 환자가 연구에 포함되어 결과가 잘못 적용된다.

④ **정보오차**(information bias) : 역학에서는 질병의 원인이 되는 병인(agent)에 노출된 수준을 잘못 분류해서 생기는 오차나 평가(assessment)되는 요인 또는 결과(outcome)를 잘못 분류해서 생기는 오차를 의미한다. 심리학에서는 인지 오차(cognitive bias)의 형태로 정보를 잘못 평가해서 생기는 오차를 말한다.

⑤ **출판오차**(publication bias) : 연구자가 긍정적인 또는 중요한 결과만 학술지에 보고하는 경향이 있으므로 부정적인 결과는 출판되지 않기 때문에 생기는 오차이다.

그 외 기억(recall), 평가(assessment), 할당(allocation) 등의 다른 이유 때문에 오차(bias)가 발생할 수도 있다.

5. 변이(Variation)

수집된 자료의 변이는, 측정 오류(error)와 같이 설명할 수 있는 요인과 설명할 수 없는 개체 간 차이(random) 요인으로 나눌 수 있다. 변수를 측정할 때 상당한 변이가 발생한다면, 모수의 추정이 정확하지 않게 되고 표준오차가 크게 나타난다. 변이를 가능한 감소시키고 추정의 정확도를 향상시키는 것이 가장 바람직하며, 그러한 방법에는 다음의 방법들이 있다.

1) 반복(Replication)

반복측정을 하면 추정이 정확해진다. 그래서 실제로 연구에서는 각 상황에서 개개인의 측정 변수를 두 번 또는 세 번 반복해서 측정한다. 그러나 반복된 측정이 서로 독립적이지 않다면 통계기법을 이용하여 자료를 분석할 때 많은 주의가 필요하다. 일반적으로 한 번의 측정값 대신에 여러 번 측정된 측정값들의 평균을 이용하는 간단한 방법이 이용될 수 있으며, 반복 측정된 자료를 처리하는 통계방법을 사용해야 하는 경우도 있다.

2) 표본크기(Sample size)

연구설계에 있어서 표본크기를 적절히 선택하는 것이 중요하다. 표본크기가 증가됨에 따라 추정값의 표준오차가 감소하게 되어 정확도와 연구 검정력(power)[1)]이 증가한다. 연구를 수행하기 전에 필요한 표본 크기(sample size)를 계산하는 것이 바람직하다.

3) 특별한 연구설계

단순연구설계를 변형한다면 좀 더 정확한 추정이 가능해진다. 특히 실험대상자들에게 하나 또는 다수의 치료를 적용하여 효과를 비교할 경우가 해당된다. 실험대상자들은 분석 목적(환자, 혈액량, 피부 patch)을 위해 독립적이라고 간주될 수 있는 개인들의 최소 집단이다. 실험대상자들이 무작위로 치료군에 할당되고, 다른 설계가 부가되지 않는다면 완전무작위설계(complete randomized design)라고 할 수 있다. 이러한 연구설계는 분석하기 용이하지만 연구대상자들 간에 변이가 크다면 효과적이지 못하다. 이러한 상황에서는 변이의 효과를 감소시키기 위해서 블록킹(blocking)이나 교차설계(cross-over design)를 사용한다.

4) 블록킹(Blocking)

실험재료를 균일한 것끼리 모아 집단으로 만들거나 가능한 한 유사한 실험환경을 만드는 것을 블록킹이라고 하며, 균일한 실험재료의 집단이나 조건이 유사한 실험환경을 블록이라고 한다. 블록킹을 할 때는 블록 내에서의 모든 조건은 가능한 한 균일하게 하고, 블록 간에는 차이를 크게 하는 것이 일반적인 원칙이다.

유사한 특징을 공유하는 실험대상자들을 동질적인 블록이나 층(stratum, 예: 연령별로 블록킹)으로 구성하는 것이 가능하며, 이 때 각 블록내에 포함된 대상자들간의 변이는 다

1) 1-β로 영가설이 틀렸을 경우에 이를 틀렸다고 옳게 판정할 확률을 말한다.

른 블록에 포함된 대상자들간의 변이보다 적게 된다. 각 블록에 속한 개인들이 무작위로 치료에 할당되고, 다른 블록에 포함된 모든 개인간의 전체적 비교가 아닌 각 블록 내에서의 처치 효과를 비교한다. 이렇게 되면 블록킹을 사용하지 않았을 때보다 처치 효과를 정확하게 조사할 수 있게 된다.

* Condon SM, Hutton RS. Soleus muscle electromyographyic activity and ankle dorsiflexion range of motion. *Phys Ther*. 1987:67:24–30.

6. 단일집단 검사 전–검사 후 설계(One group pretest–posttest design)

외재(생)변수의 통제(control), 표본의 무작위화(randomization), 처치의 조작화(manipulation)가 만족되었을 경우 순수실험설계라 하며, 유사실험(quasi–experiment)은 위의 조건 중 한 개가 만족되지 않는 경우를 말한다.

단일집단 검사 전–검사 후 설계는 한 집단을 대상으로 실험하는 것이다. 처치 전 측정, 처치, 처치 후 측정의 순서를 따른다. 아래의 그림에서 O는 관찰 혹은 측정을 나타내며 X는 처치(치료)를 나타낸다. 치료 효과를 알아보기 위해서 O_2와 O_1을 비교한다. 이 설계의 단점은 대조군이 없기 때문에 내적 타당도를 위협하는 요소 중 역사, 성숙, 검사의 영향이 문제가 된다는 것이다. 연구결과가 처치 효과 때문인지 앞의 세 가지로 인한 상호작용 효과인지 단정하기 어렵다.

이러한 연구설계는 처치 효과가 기존의 연구에서 명확히 알려진 경우 의미가 있으며 이럴 경우 굳이 대조군이 필요 없다. 예를 들어, 얼음마사지와 얼음팩 중 어떤 것이 더 근육조직에 대해 냉각효과가 있는지 알아보려 할 경우 얼음마사지와 얼음팩은 이미 냉각효과가 있다는 것이 기존의 연구를 통해 일반적으로 알려진 상태이므로 굳이 대조군을 둘 필요가 없다. 이러한 설계가 사용된 경우 통계분석 방법으로는 모수검정조건을 충족하면 짝비교 t–검정(paired t–test)이 사용된다. 비모수검정을 사용해야 할 경우에는 윌콕슨 짝짓기 부호순위 검정(Wilcoxon matched–pairs signed–ranks test)이 사용된다.

$$O_1 \qquad X \qquad O_2$$

7. 사전사후검사 통제집단설계(Pretest-posttest control group design)

이 설계는 앞에서 설명한 단일집단 검사 전-검사 후 설계에 대조군을 추가한 것이다. 연구대상자들이 미리 선정되고 2개의 군에 무작위화(randomization) 과정을 거쳐 배정된다. 실험군에는 검사 전 측정, 치료 혹은 중재(intervention)가 있고 검사 후 측정을 한다. 대조군에는 검사 전 측정, 일정시간 경과 후 검사 후 측정만 한다. 즉, 실험군과 대조군에 모든 절차는 같지만 대조군에는 처치(치료)가 가해지지 않는다는 점이 다르다.

가장 많이 쓰이는 것으로 전통적인 실험설계라고 할 수 있다. 대조군이 있으므로 타당성이 높다. 즉 $O_1 = O_3$, $O_3 = O_4$, $O_2 > O_1$ 또는 $O_2 < O_1$, $O_2 > O_4$일 것을 연구자는 기대하고 있다. 이 연구설계는 무작위화 과정을 거쳤지만 두 군이 동등성이 있는지 확인하기 위해 사전조사를 한 번 더 해 본다. 만약 대조군의 사전조사와 사후조사간에 상관계수가 1에 가까우면 제3의 변수가 우연히 개입, 역사, 성숙, 검사, 도구, 평균으로부터의 회귀에 의한 영향이 적음을 알 수 있다. 선정에 의한 오차는 무작위화 과정을 거쳤기에 해결된 것으로 본다. 그러나 실험에 의한 탈락으로 나중에 동질성에 문제가 생길 수 있는데, 이 설계로는 해결이 안 된다.

$$
\begin{array}{cccc}
R & O_1 & X & O_2 \\
R & O_3 & & O_4
\end{array}
$$

이 설계를 약간 변형하여 짝짓기를 할 수도 있다. 예를 들어, 근력, 혈압, 나이, 체중 등을 고려하여 신체특성이 같거나 비슷한 두 사람 중 한 사람은 실험군에, 나머지 한 사람은 대조군에 배정할 수도 있다. 이것을 짝짓기를 이용한 두 집단 검사 전-검사 후 설계(pretest-posttest control-group design with matching)라고 한다.

8. 두 집단 검사 전 검사 후 설계(Two-group pretest-posttest design)

이 설계에서는 두 개의 실험군이 사용되며 두 군 모두에 무작위화 과정을 적용한다. 이 설계를 임상에서 적용하는 이유는 첫째, 대조군을 구하기 어려울 때다. 둘째, 치료를 안 해주면 윤리적인 문제가 생길 때다. 이런 경우 첫째 실험군에는 새로운 치료법을, 둘째 실험군에는 전통적인 치료법을 적용하고 치료방법 간에 효과를 비교한다.

$$
\begin{array}{cccc}
R & O_1 & X_1 & O_2 \\
R & O_3 & X_2 & O_4
\end{array}
$$

9. 솔로몬 4집단 설계(Solomon four-group design)

1949년 솔로몬(R. L. Solomon)에 의해 발표되었다. 지금까지 설계 중에서 가장 좋은 것이다. 다만, 그 복잡성이 문제되기는 하지만 연구의 타당성은 가장 이상적이다. 이 설계는 실험집단 2개, 대조군 2개로 4개의 집단에 대상자들을 무작위화로 할당한다. 첫 번째 집단은 처치 전 검사(pretest), 처치(치료), 처치 후 검사(posttest)를 받는다. 두 번째 집단은 처치 전 검사와 처치 후 검사는 받지만 처치(치료)를 받지는 않는다. 세 번째 집단은 처치 전 검사는 받지 않지만 처치, 처치 후 검사는 받는다. 네 번째 집단은 단지 처치 후 검사만을 받는다. 이 설계를 그림으로 표시하면 다음과 같다.

$$
\begin{array}{cccc}
R & O_1 & X & O_2 \\
R & O_3 & & O_4 \\
R & & X & O_5 \\
R & & & O_6
\end{array}
$$

처치 후 결과를 비교함에 있어서 연구자는 실험군과 대조군의 차이를 비교할 수 있을 뿐만 아니라 처치 전 검사의 영향과 실험처치와의 상호작용도 비교할 수 있다. 처치 전 검사의 영향과 실험처치와의 상호작용은 첫 번째 집단과 세 번째 집단의 O_2와 O_5를 비교하고, 두 번째 집단과 네 번째 집단의 O_4와 O_6를 비교함으로써 가능하다.

이 설계의 가정은 다음과 같다.

$$
\begin{array}{lll}
O_1 = O_3, & O_4 = O_6, & O_2 = O_5 \\
O_2 > O_1, & O_2 > O_4, & O_2 > O_6 \\
O_5 > O_1, & O_5 > O_4, & O_5 > O_6
\end{array}
$$

이 설계의 장점은 역사와 성장 같은 실험 전 영향을 통제할 수 있다는 것이다. 이 설계의 단점은 한 실험에서 네 집단을 동시에 통제하기 어렵다는 점에서 실용성에 문제가 있다고 하겠다. 특히 대상자수가 다른 설계의 2배가 되고 연구시간이 많이 걸린다는 점에서 어려움이 있다. 분석법은 2×2 요인분석(factorial analysis of variance)을 따른다.

[표 7-2] 2×2 요인 분석표

		사전조사	
		유	무
처치	유	실험군 1	실험군 2
	무	대조군 1	대조군 2

10. 이질통제집단설계(Nonequivalent control group design)

이것은 유사실험설계(quasi-experimental design)의 한 방법으로 사전사후검사 통제집단설계(pretest-posttest control group design)와 비슷하지만 근본적인 차이가 있다. 그것은 두 집단을 동질화하는 문제이다. 따라서 대상자 선정(selection)의 문제가 크다. 그러나 이 문제는 통계적인 방법으로 어느 정도 해결이 가능하다. 공분산분석(analysis of covariance)을 하면 수정평균값(adjusted mean)을 산출하고, 차이 검정을 하면 설혹 이질집단이라도 실험의 효과를 알아볼 수 있다.

$$\frac{O \quad X \quad O}{O \qquad\quad O} \leftarrow \text{무작위화(randomization) 안 한 것임}$$

11. 요인설계(Factorial design)

지금까지 소개한 설계에서는 독립변수가 한 가지일 경우에 적용하는 방법에 대하여만 언급된 것이다. 그러나 실제로 연구자가 연구를 할 때는 한 연구에서 두 가지 이상의 독립변수에 대하여 관심을 가질 수가 있다. 요인설계는 두 가지 이상의 독립변수가 각각 종속변수에 미치는 효과(주효과, main effect)와 상호작용 효과(교호작용, interaction effect)를 알아보는 데 유용한 설계다. 한 가지 이상의 독립변수가 이용되는 연구에서는 한 가지 변수만의 효과를 분리하여 각각 조사하는 것은 비효율적이며 비용이 많이 소요된다. 간단히 말해서, 많은 변수에 대하여 동시적인 분석을 가능하게 하는 것이 요인분석이다.

가장 간단한 연구설계인 2×2(행×열의 수를 나타냄) 연구에서는 두 독립변수(예를 들어, 두 가지 치료방법)를 두 수준(level)에서 조사한다. 즉, 한 실험으로 독립변수 2개 이상이 종속변수 1개에 영향을 주는지 여부를 알아볼 때 사용한다. 예를 들어 보자. 연구결과에 의하면 엄격한 치료사보다는 자상한 치료사가 훈련시키는 것이 뇌졸중 환자의 재활수준을 더 높인다는 것이 밝혀졌다. 이때 요인설계를 이용하면 더 귀중한 정보를 얻을 수 있다. 즉, 치료사의 치료접근법(엄격 대 자상)과 뇌졸중 환자의 인지능력(높음 대 낮음)과의 상호작용을 밝힐 수 있을 것이다.

결론적으로, 인지력이 높은 환자들은 자상한 치료사가 치료할 때 재활수준이 높아지고, 반면에 인지력이 낮은 환자들은 엄격한 치료사가 훈련시킬 때 재활수준이 높아진다는 정보를 얻을 수 있다.

요인설계를 이용하면 두 개 이상의 독립변수를 포함시킬 수 있으며, 각 독립변수를 두 가지 이상의 수준으로 확장시킬 수 있다. 가장 간단한 형태의 요인설계는 두 개의 독립변수를 각각 두 가지 수준으로 제한한 경우이다. 이것을 2×2표라고 한다. 아래의 연구설계에서 운동시간과 운동방법을 요인이라고 하며 30분, 1시간, 등장성운동, 등속성운동을 각각의 요인에 대한 수준(level)이라고 한다. 40명을 4개의 집단에 각각 확률적으로 배치하여 12주 동안 훈련시킨 결과를 [표 7-3]과 같이 정리하였다.

[표 7-3] 운동시간과 운동방법에 의한 결과표

		운동시간			
		30분	1시간	평균	차이
운동방법	등장성	59.0 A	58.0 C	58.5	−1.0
	등속성	82.0 B	84.0 D	83.0	+2.0
	평 균	70.5	71.0	70.75(전체 평균)	
	차 이	+23.0	+26.0		

집단 A: 등장성운동 30분　　집단 B: 등속성운동 30분
집단 C: 등장성운동 60분　　집단 D: 등속성운동 60분

위의 예에서 연구문제는, 첫째, 운동방법(X_1)이 근력증강(Y)에 영향을 주는가? 이에 대한 대답은 운동방법이 근력증강에 영향을 준다고 할 수 있다. 왜냐하면, 등장성운동의 경우 58.5였고 등속성운동인 경우에는 83.0이므로 등속성운동이 등장성운동에 비해 훈련효과가 높다고 할 수 있고 이것을 주효과(main effect)라 한다.

두 번째 연구문제는, 운동시간(X_2)이 근력증강에 영향을 주는가? 하는 것이다. 이에 대한 대답은 거의 없다고 할 수 있다. 왜냐하면, 운동시간에 따라서는 30분 한 경우 70.5, 1시간 한 경우에는 71.0으로 별 차이가 없기 때문이다.

세 번째 연구문제로는, 운동방법과 운동시간이 상호작용하여 근력증강에 어떤 영향을 주는가이다. 이것을 상호작용 효과라 하는데, 상호작용(교호작용)이 있다면 한 가지 운동방법이 30분 운동집단과 60분 운동집단에 주는 효과가 크게 달라야 한다. 그러나 본 예에서는 큰 차이가 없으므로 운동방법과 운동시간 사이에는 특별한 상호작용 효과가 없다고 결론을 내린다. 단지, 운동방법에 따라 근력증강에 영향을 주는 크기가 운동시간의 차이와 관계없이 영향을 줄 뿐이다.

다음은 상호작용 효과가 있는 경우를 가정한 자료이다.

[표 7-4] 운동시간과 운동방법에 의한 상호작용

		운동시간			
		30분	60분	평균	차이
운동방법	등장성	59.0 A	77.0 C	68.0	+18.0
	등속성	82.0 B	66.0 D	74.0	−16.0
	평 균	70.5	71.5	71.0(전체 평균)	
	차 이	+23.0	−11.0		

집단 A: 등장성운동 30분　　집단 B: 등속성운동 30분
집단 C: 등장성운동 60분　　집단 D: 등속성운동 60분

이 경우 운동방법만 보면 등속성운동이 등장성운동보다 더 효과적이다. 그러나 60분 운동시켰을 경우 등장성운동이 효과가 좋고, 30분 운동시켰을 경우는 등속성운동이 더 효과가 있다는 것을 알 수 있다. 하나의 독립변수가 종속변수에 주는 영향은 또 다른 독립변수에 의하여 달라질 수 있다는 것을 보여주고 있다.

위의 예에서 만약 운동방법, 운동시간 외에 성(남, 여)이라는 요인을 추가시키면 2×2×2

의 요인설계라고 하며 운동방법, 운동시간, 성 각각에 대한 주효과와 운동방법×운동시간, 운동방법×성, 운동시간×성, 그리고 운동방법×운동시간×성에 대한 상호작용 효과를 동시에 알아볼 수 있게 된다. 요인분석설계의 장점은 이와 같이 두 개 이상의 독립변수 각각의 효과와 독립변수들 사이의 상호작용 효과를 동시에 검증할 수 있다는 것이다.

12. 교차설계(Cross-over design)

이 설계에서는 모든 연구대상자들을 돌려가면서 모든 실험처치에 참여시킨다. 따라서 이 설계를 회전설계(rotation design) 혹은 균형설계(counter-balanced design), 전환설계(switch-over design)라고도 한다.

일반적인 연구설계에서는 다른 집단에 속한 개인들에 대해서 연구결과의 비교가 이루어진다. 예를 들어, 대부분의 임상연구는 각 환자가 하나 또는 두 개의 비교되는 치료를 받는 개인 간 비교 연구(군비교)이다. 그러나 서로 다른 개인 간의 결과비교보다는 개인 내의 결과비교에서 측정의 변이가 적기 때문에 각각의 대상자들을 대조군으로 이용하는 상황이 효과적일 수 있다. 이러한 개인 내(반복측정)의 결과비교는 개인 간(군비교)의 결과비교보다 정확한 비교를 가능하게 하며, 같은 수준의 정확도를 성취하기 위해 적은 수의 대상자가 요구된다.

임상적 연구 상황에서 개인 내의 결과비교가 가능한 연구설계의 예가 교차설계(cross-over design)이다. 교차설계란, 동일한 대상자들에게 여러 가지 치료를 무작위순서로 다른 시간대에 적용하는 것을 의미한다. 두 가지 종류의 치료 방법이 각각의 개인에게 적용될 때 시간의 흐름에 의한 효과를 제거하기 위해 첫 번째 치료와 두 번째 치료가 무작위 추출에 의한 방법에 의해 순서대로 적용된다. 첫 번째 치료의 이월(carry-over)효과가 소실되도록 하는 소실기간(washout period)을 고려하여 두 가지 치료적용 기간이 분리되며, 한 개인에 대해 두 가지 치료 방법을 적용하여 반응의 차이를 분석한다.

	1회	2회
집단 A	X_1O	X_2O
집단 B	X_2O	X_1O

이 실험설계는 X_1, X_2의 두 가지 실험처치가 있다. 그리고 이 두 가지 처치는 두 집단 모두에게 적용된다. 이렇게 볼 때 이 설계는 집단, 시간, 실험요인의 세 가지 요소가 관련되어 있다. 각 처치의 효과는 다음과 같은 방법으로 비교할 수 있다.

X_1**의 효과**: 집단 A 1회+집단 B의 2회

X_2**의 효과**: 집단 A 2회+집단 B의 1회

예를 들어 뇌졸중 발병 후 6개월 이상이 경과한 12명의 만성 뇌졸중 환자가 있을 때 6명은 고강도(심박수 70–80% 유지) 운동군에 배정하고, 나머지 6명은 저강도(심박수 30–40%) 운동군에 배정하여 4주간 보행훈련을 시키고 종속변수로는 6분 보행검사(6-Minute Walk Test)를 각각 실시하였다. 그리고 4주 후에는 동일한 대상자들에게 반대의 운동을 적용하였고 다시 6분 보행검사를 실시하여 고강도 운동과 저강도 운동을 적용하였을 때의 보행능력 효과를 비교할 수 있다.

* Holleran CL, Rodriguez KS, Echauz A, Leech KA, Hornby TG. Potential contributions of training intensity on locomotor performance in individuals with chronic stroke. *J Neurol Phys Ther*. 2015; 39(2): 95–102.

다음은 Moll 등(2022)이 기능적 전기자극의 효과를 알아보기 위해 실험설계 방법으로 교차설계를 이용하였는데 그 중 일부분을 인용한 것이다.

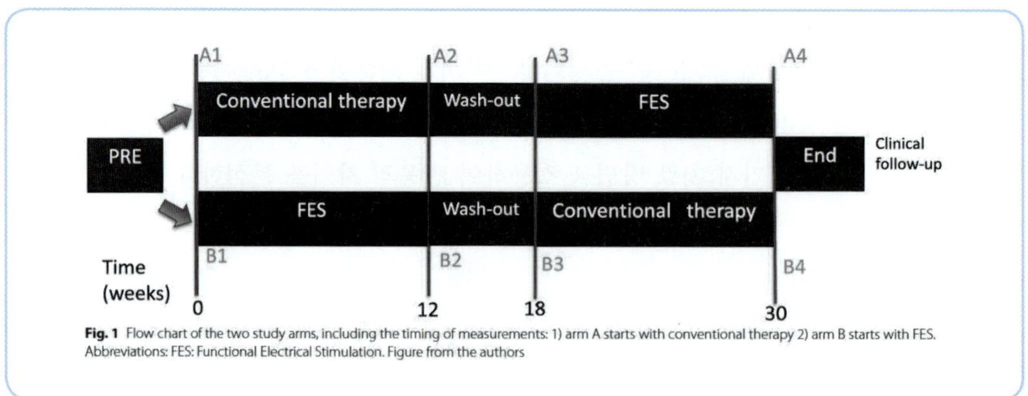

Fig. 1 Flow chart of the two study arms, including the timing of measurements: 1) arm A starts with conventional therapy 2) arm B starts with FES. Abbreviations: FES: Functional Electrical Stimulation. Figure from the authors

교차설계에서 주로 쓰이는 통계 방법은 대응표본(짝비교) t-검정, 반복측정 분산분석, 혼합효과 모형이다. 이 중 대응표본 t-검정은 두 가지 처치만 비교할 때 사용하고, 같은 사람에게서 나온 두 조건의 평균 차이를 검정한다. 반복측정 분산분석은 세 가지 이상 처치가 있을 때 사용하고, 시점, 처치, 순서 효과를 동시에 고려하는 것이 가능하다. 혼합효과 모형은 교차설계에서 흔히 발생하는 이월효과(carry-over effect), 순서효과(order effect)를 조정할 수 있다. 혼합효과 모형은 실제 임상시험 분석에서 가장 많이 권장되는 방법이다.

* Porciuncula F, Revi DA, Baker TC, Sloutsky RS, Walsh CJ, Ellis TD, Awad LN. Effects of high-intensitygait training with and without soft robotic exosuits in people post-stroke: a development-of-concept pilot crossover trial. J NeuroEngineering and Rehabilitation. 2023: 20: 148-102.
* Jones, MJ, Dominguez, JF, Macatugal, C, Coleman, K, Reed, B, and Schroeder, ET. Low load with BFR vs. high load without BFR eccentric hamstring training have similar outcomes on muscle adaptation. J Strength Cond Res. 2023: 37(1): 55-61.
* Moll, I, Marcellis RGJ, Coenen MLP, Fleuren SM, Willems PJB, Spenth LAW, Witlox MA, Meijer K, Vermeulen J. A randomized crossover study of functional electrical stimulation during walking in spastic cerebral palsly: The FES on participation (FESPa) trial. BMC Pediatrics. 2022: 22: 37. https://doi.org/10.1186/s12887-021-03037-9

13. 단일피험자 실험설계(Single-Subject Design, Single-Subject Research, Single-System Design)

실험연구를 할 때 집단을 구성할 만큼 사례의 수가 많지 않은 경우가 있다. 또한 대조군에 처치를 하지 않게 되면 윤리적으로 문제가 되는 경우도 있다. 이런 경우에 단일피험자 실험설계는 대조군 혹은 통제군을 두지 않고서 개별환자에 대한 처치효과를 평가하는 방법이다. 예를 들어 발달장애 아동들을 대상으로 실험연구를 하려 할 때 비슷한 능력의 피험자들을 찾기가 거의 불가능하다. 또한 보통의 집단비교연구처럼 치료를 하지 않는 대조군을 둔다면 윤리적인 문제를 갖게 된다.

단일피험자 실험설계는 연구대상자가 1명이며, 상당한 기간 동안 처치(치료)를 적용하는 것이다. 시계열설계(time-series design)와 비슷하지만, 시계열설계는 한 집단을 대상으로 오랜 시간에 걸쳐 여러 차례 측정을 하지만 단일피험자 실험설계는 대상자가 1명이라는 점이 다르다. 그리고 단일피험자 실험설계는 대상자가 1명이라는 점에서 단일사례연구(case report)와 비슷하지만, 단일사례연구는 실험적인 통제없이 증상과 치료과정을 기술한다는 점에서 단일피험자 실험설계와 다르다.

단일피험자 실험설계의 세 가지 특징은, 첫째, 한 대상자의 종속변수를 지속적으로 반복해서 측정한다는 점, 둘째, 한 대상자가 통제군도 되고 실험군도 된다는 점, 셋째, 처치(치료) 효과를 알아보기 위해서 여러 번 측정을 한다는 점이다. 단일피험자 실험설계는 모집단을 대표하지 못한다는 점에서 단일피험자 실험설계의 결과를 일반화하기에는 제한점이 있다.

타당도를 고려하여 단일피험자 실험설계를 비교할 때 문제가 되는 점은, 첫째, 반복적인 검사로 인해 나타나는 검사효과(testing effect)다. 이러한 검사효과는 성적(performance)을 좋게 할 수도 있고 나쁘게 할 수도 있다. 둘째, 호오손 효과(Hawthorne effect)다. 단순히 연구대상이 관심의 대상이 된다는 점 자체만으로도 성적이 바뀔 수 있다는 것이다. 호오손효과를 최소화하려면 기초선(baseline)시기와 처치시기(intervention phase)를 반복하는 것이다. 셋째, 역사와 성숙(history and maturation)효과다. 역사와 성숙효과를 최소화 하려면 기초선과 치료선 기간에 자료의 수집을 여러 번 반복하는 것이다. 넷째, 일반화 정도(generalizability)의 문제다. 이것은 단일피험자 실험설계가 갖는 가장 큰 문제라고 할 수 있다. 일반화라는 것은 한 연구에서 얻은 결과를 모집단에 확대 적용하는 것인데, 단일피험자 실험설계에서 얻어진 결과는 모집단에 적용되기가 어렵다. 단일피험자 실험설계 연구의 일반화를 향상시키기 위해서는 여러 대상자에게, 여러 다양한 장소에서 여러 치료사들이 그 연구를 재현해야 한다.

단일피험자 실험설계에서는 목표 행동 또는 결과변수에 대한 조작적 정의가 명확해야 하며 자료수집방법의 신뢰성을 높이기 위한 노력이 필요하다. 예를 들어 수막척수류 아동의 상지근력을 향상시키는 것이 목표라면 근력측정을 어떻게 할 것인가를 신중히 정의해야 한다. 주어진 시간에 휠체어에 앉아서 손으로 바닥쪽을 향하여 밀면서 자기 몸을 들어 올리는 횟수로 할 것인지, 지속시간으로 할 것인지, 아니면 근력측정용 기계로 할 것인지를 정의해야 한다. 연구의 각 시기마다 결과변수에 대한 측정자간 신뢰도를 평가하는 것도 중요하다. 휠체어에 앉아서 자기 몸을 들어 올리는 푸시업(push-up)을 조작적으로 정의한다면 양쪽 팔꿈치가 완전히 펴지고, 엉덩이가 휠체어에서 완전히 들릴 때라고 할 수 있다. 이 때 관찰자들의 일치도를 높이기 위한 사전교육도 필요하다.

예를 들어 2명의 관찰자가 뇌성마비 아동이 바른 자세로 앉아 있는 시간을 측정하였다고 하자. 관찰자 A는 아동을 5분 동안 관찰하는 중에 45초를 바른 자세로 앉았다고 판정하였고, 관찰자 B는 아동을 5분 동안 관찰하는 중에 50초를 바른 자세로 앉았다고 판정하였다면 45/50 = 0.90×100 = 90%의 관찰자가 일치율을 보였다고 한다. 이 방법은 계산하기는 간편하지만 여러 가지 제한점을 갖고 있다.

[표 7-5] 뇌성마비 아동의 바른 자세 여부를 판정한 자료

30초 간격	관찰자 A	관찰자 B	불일치
1	+	+	
2	−	+	*
3	+	+	
4	+	+	
5	+	+	
6	+	−	*
7	−	−	
8	−	−	
9	+	+	
10	+	+	

관찰자간 일치율을 구하기 위한 다른 방법으로 5분 동안 관찰하되 30초 간격으로 바른 자세를 취하고 있는지를 두 관찰자가 기록한 결과 다음의 표와 같이 결과가 나왔다고 하자. [표 7-5]에서 +는 바른 자세를 취하고 있을 경우이고, −는 바른 자세를 취하지 않았을 때를 나타낸다. 관찰자들 간에 일치하지 않을 때는 *로 표시하였다.

관찰자 사이의 퍼센트 일치도를 구하려면 다음의 공식이 사용된다.

$$\frac{\text{전체 일치한 횟수}}{\text{전체 일치한 횟수} + \text{불일치한 횟수}} \times 100 = \frac{8}{(8+2)} \times 100 = 80\%$$

가 된다.

단일피험자 실험설계에서는 그래프에 측정값들을 표시하고 유형(pattern)을 시각적으로 혹은 통계학적으로 분석하는데, 시각적인 방법으로 분석할 때는 변산도(variability),

경향(trend), 수준(level)의 변화를 근거로 판단한다.

시각적인 도해분석방법 중에서 경향선(celeration line, split middle procedure)을 그리려면 다음과 같은 절차를 따른다(그림 7-1).

첫째, 우선 기초선(baseline) 기간에 얻은 자료를 반으로 구분하는 수직선을 긋는다.

둘째, 수직선의 좌우 각각에서 각각의 중위수를 구하고 각 중위수를 연결하는 선을 긋는다.

셋째, 직선을 평행으로 이동하여 직선 위 아래로 측정값의 수가 동일하게 한다.

넷째, 기초선에서 그어진 선을 연장하여 치료시기(treatment phase)에서 자료가 연장선 위에 있는지 혹은 밑에 있는지를 확인한다.

단일피험자 실험설계에서 전통적인 통계방법을 사용하는 것에 대해서는 논란의 여지가 있다. 치료 전 단계에서 측정된 값들의 평균값과 치료단계에서 측정된 측정값들의 평균값을 t-검정으로 비교하거나 측정값들이 많은 경우에는 분산분석을 하기도 한다. 그러나 이러한 분석을 적용하기 전에 각각의 통계방법이 가지고 있는 가정(assumption)에 대하여 충분한 검토가 필요하다.

단일피험자 실험설계에 있어서 주로 사용하는 방법은 A-B설계, 반전설계, 다중(복수)기초설계(multiple baseline design), 교차처치설계(alternating treatment design)[2] 등이 있다.

단일피험자 실험설계를 부호화 하여 표시하면 [표 7-6]과 같다.

[표 7-6] 단일피험자 실험설계의 종류

종류	부호 표시
A-B설계	A-B
반전설계(reversal design) 또는 중재철회설계 (withdrawal design)	A-B-A, A-B-A-B
다중(복수)기초설계(multiple baseline design)	across subjects
	across behaviors
	across conditions(settings)
교차처치설계(alternating treatment design)	A-B-A-C-A
상호작용설계	A-B-A-C-A-BC-A

A: 기초선 B: 중재시기1
C: 중재시기2 BC: 두 개의 실험을 조합한 중재시기

2) Harris SR, Riffle K. Effects of inhibitive ankle-foot orthoses on standing balance in a child with cerebral palsy:A single-subject design. *Phys Ther.* 1986;66:663-667.
Cuvo AJ, May ME, Post TM. Effects of living room, Snoezelen room, and outdoor activities on stereotypic behavior and engagement by adults with profound mental retardation. *Research in Developmental Disabilities.* 2002;22:183-204.

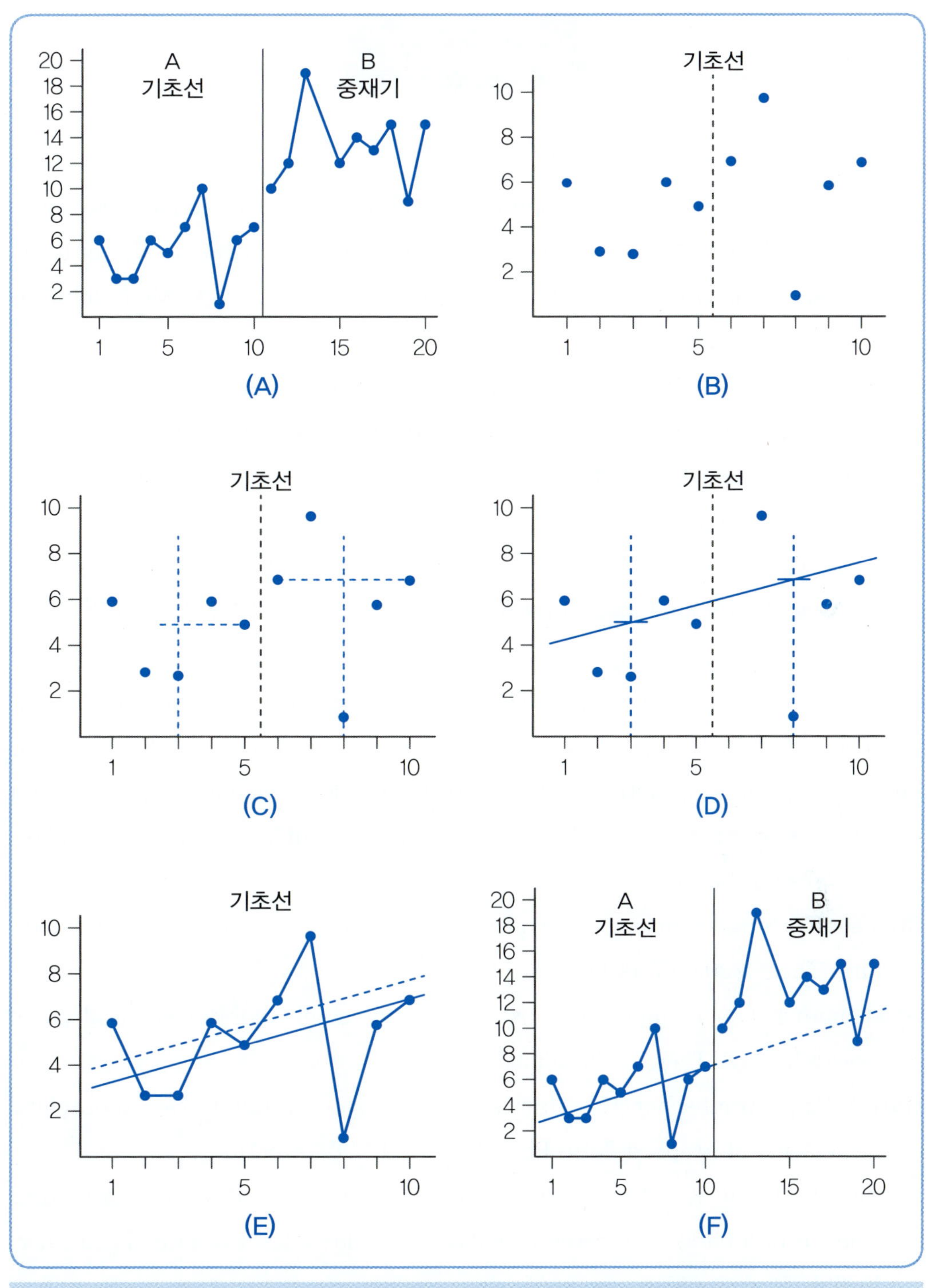

[그림 7-1] 경향선(celeration line)을 긋는 방법

참고문헌

Backman CL, Harris SR, Chisholm JM, Monette AD. Single-subject research in rehabilitation:A review of studies using AB, withdrawal, multiple baseline, and alternating treatment designs. Arch Phys Med Rehabil. 1997;78:1145-1153.

Cuvo AJ, May ME, Post TM. Effects of living room, Snoezelen room, and outdoor activities on stereotypic behavior and engagement by adults with profound mental retardation. Research in Developmental Disabilities. 2002;22:183-204.

Dave CA. Effects of linear vestibular stimulation on body-rocking behavior in adults with profound mental retardation. Am J Occup Ther. 1992;46(10):910-915.

DeGangi GA, Hurley L, Linscheid TR. Toward a methodology of the short-term effects of neurodevelopmental treatment. Am J Occup Ther. 1983;37(7):479-484.

Embrey DG, Yates L, Mott DH. Effects of neuro-developmental treatment and orthoses on knee flexion during gait: A single-subject design. Phys Ther. 1990; 70(10):626-637.

Gonnella C. Single-subject experimental paradigm as a clinical decision tool. Phys Ther. 1989;69(7):601-609.

Goodisman LD. A manipulation-free design for single-subject cerebral palsy research. Phys Ther. 1982;62(3):284-289.

Harbst KB, Ottenbacher KJ, Harris SR. Interrater reliability of therapists' judgements of graphed data. Phys Ther. 1991;71(2):107-115.

Harris SR, Riffle K. Effects of inhibitive ankle-foot orthoses on standing balance in a child with cerebral palsy. A single-subject design. Phys Ther. 1986;66(5): 663-667.

Hojem MA, Ottenbacher KJ. Empirical investigation of visual-inspection versus trend–line analysis of single–subject data. Phys Ther. 1988;68(6):983–988.

Miller EW. Body weight supported treadmill and overground training in a patient post cerebrovascular accident. NeuroRehabilitation. 2001;16(3):155–163.

Nourbakhsh MR, Ottenbacher KJ. The statistical analysis of single–subject data: A comparative examination. Phys Ther. 1994;74(8):768–776.

Stratford PW. Health status measures: Strategies and analytic methods for assessing change score. Phys Ther. 1996;76(10):1109–1123.

Wolery M, Harris SR. Interpreting results of single–subject research designs. Phys Ther. 1982 Apr;62(4):445–452.

제 8 장

측정의 수준

1. 측정수준
2. 측정수준과 분석

RESEARCH
METHODOLOGY

제 8 장

측정의 수준

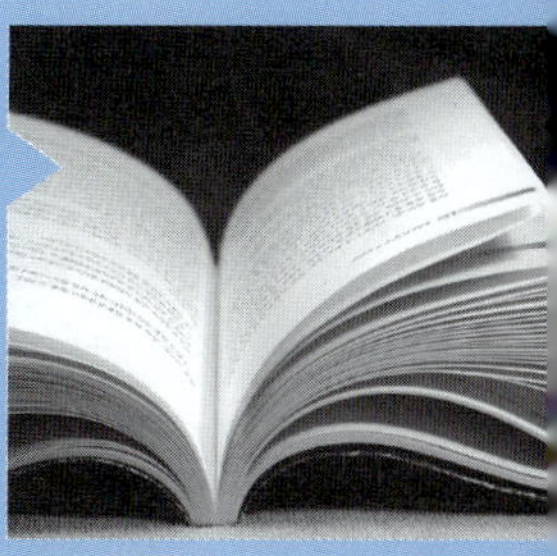

측정이란, 어떠한 규칙에 따라 변수의 실제적인 성질 혹은 특성에 값을 매기거나 숫자를 부여하는 과정이다. 간단히 말하면, 측정은 주어진 대상에 숫자를 배정하는 과정이다. 숫자(numeral)라는 것은 수(number)라는 형식으로 나타난 상징 혹은 기호이고 이것은 항상 양적인 의미를 갖지는 않는다. 축구선수의 등번호와 설문지의 질문에서 '0'은 '아니오', '1'은 '예' 등을 예로 들 수 있다.

변수는 연속변수(continuous variable)와 비연속변수(discrete variable)로 나눌 수 있으며, 연속변수는 주어진 범위 내에서 이론적으로 무한히 세분된 값을 가질 수 있는 것이다. 실제로 연속변수들은 정확하게 측정될 수는 없지만 측정하는 도구들의 정밀도에 의해 제한된다. 예를 들면, 관절가동범위의 측정이나 힘, 무게 등이 이에 해당된다. 비연속변수는 이산변수라고도 하는데, 특정한 값 이외의 다른 값을 취하지 못하거나 세분할 수 없는 변수이다. 예를 들면 심박동수나 운동과제를 학습하는 데 필요한 횟수, 가족 중 어린이의 수 등이다.

정밀도(precision)는 측정의 정확도를 뜻한다. 통계목적을 위하여 주어진 값의 소수점의 수까지 표기한다. 측정의 정밀도의 정도는 그 변수 자체의 민감도(sensitivity)뿐만 아니라 측정하는 도구, 자료분석 체계의 민감도(sensitivity)에 의해서도 결정된다. 예를 들면 1.473826은 1.47보다 정밀하다. 정밀도가 유용하지 않을 때도 있는데, 예를 들면 혈압은 소수보다는 정수로 기록하는 것이 좋다.

측정이란, 주어진 대상의 어떤 특성(성질)의 양적 표현인 측정된 값이다. 대부분 측정은 추상적 또는 개념화(conceptualization)의 한 형태이다. 즉, 매우 적은 변수들만이 직접적으로 측정된다. 예를 들면 관절가동범위와 길이 등이다.

대부분의 인간 특성은 직접 관찰하여 측정하기가 어렵다. 그래서 대부분의 변수들을 임상에서 측정할 때는 직접 측정하기 어려우므로 이들 특성을 간접적으로 측정한다. 온도계의 눈금을 통하여 온도를 간접적으로 측정하거나 심박동이나 근육의 수축정도를 측정하는 것도 근전도나 심전도계를 이용한 간접측정의 예이다.

변수를 측정하는 능력은 직접적이든 간접적이든 그것을 정의하는 누군가의 능력에 의존한다. 온도나 몸무게, 심박동과 같은 물리적, 생리적 변수들은 측정하는 것이 어렵지 않다. 이보다 더 추상적인 개념의 용어는 측정하기가 어려운데, 예를 들면 지능이나 힘을 나타내는 측정방법은 매우 많다. 하나의 측정값이 한 사람의 근력을 절대적으로 나타내 주는 측정값이라고 해석할 수는 없다.

측정은 주어진 대상들에 대하여 숫자를 부여하는 것이고 정확한 규칙들이 적용된다. 이러한 규칙들에는 측정의 양과 측정단위가 반영되며 길이, 무게, 각도, 악력처럼 명확하고 쉽게 측정할 수 있는 변수들도 있지만 임상에서는 감각, 근긴장도, 도수저항, 보행, 기능, 발달 연령처럼 측정하기 복잡하면서 조작적 정의가 필요한 것들도 있다. 조작적 정의(operational definition)란, 변수를 측정조건에 맞게 정의함으로써 구체적인 의미를 부여하는 것이다.

숫자는 변수들 간의 상대적인 순서(relative order)를 나타내는 데 사용된다. 이러한 구조 내에서 적합하지 않은 측정척도도 있다. 예를 들면 A라는 환자의 근력이 G+이고 B라는 환자의 근력이 G−라 하여 A 환자가 B 환자보다 더 큰 힘을 가졌다고 할 수 없다. 그 이유는 순위로 정의되는 도수근력검사(manual muscle testing, MMT)를 위한 규칙은 피검사자 내에서는 타당하지만, 피검사자간에는 타당하지 않기 때문이다. 모든 측정자료가 곱하기, 나누기가 가능한 것은 아니다. 어떤 측정값들은 빈도 또는 비율을 사용하는 것이 더 적절한 분석일 수도 있다.

측정되는 변수의 성질에 따라 적용되는 규칙이 달라진다. 이 과정을 명확하게 하기 위하여 명목척도, 서열척도, 등간척도, 비척도와 같이 네 가지 측정척도 또는 수준으로 구분되며 측정수준에 따라 통계방법이 달라진다.

1. 측정수준(Level of measurement)

측정은 물리치료사나 작업치료사가 평가 혹은 치료계획을 세울 때, 그리고 연구를 시행할 때도 항상 염두에 두어야 하는 사항이다. 대부분의 자료는 측정을 통하여 얻어진다. 측정은 관찰내용을 자료로 전환시키는 행위라고 정의할 수 있다(Michel, 1982). 측정하고자 하는 대상의 특성이나 속성을 변수(variable)라고 한다. 변수는 계량화(quantification)할 수 있는지 여부에 따라 질적(qualitative) 변수와 양적(quantitative) 변수로 나뉜다. 질적 변수는 성, 출신지, 직업종류와 같이 계량화할 수 없는 변수를 말하고, 양적 변수는 지능지수, 키, 몸무게 등과 같이 양화할 수 있는 변수를 말한다. 학자에 따라서는 질적 변수를 비연속(discrete) 변수, 양적 변수를 연속(continuous) 변수라고 구분하기도 한다.

어떤 한 변수가 다른 변수의 변화에 영향을 주는지 혹은 받는지 여부에 따라 독립(independent)변수와 종속(dependent)변수로 나누기도 한다. 실험군에서 연구자가 임의로 통제하는 변수를 독립변수라 하고, 이 독립변수에 의해서 영향을 받는 변수가 종속변수가 된다. 독립변수와 종속변수의 특성을 [표 8-1]에 제시하였다.

[표 8-1] 독립변수와 종속변수의 특성

독립변수	종속변수
원인	결과(효과)
처치(treatment)	생리적 반응(physiological response)
x축(abscissa, X)	y축(ordinate, Y)
통제요인(controlled factors)	결과(outcome)
조작변수(manipulated variable)	측정된 변수(measured variable)

예를 들어, 회전욕을 하면 관절가동범위가 증가된다고 할 때 회전욕은 독립변수가 되고 관절가동범위는 종속변수가 된다. 엉덩관절의 굽힘각도가 변하면 넙다리네갈래근의 근력이 증가된다고 할 때 엉덩관절의 각도는 독립변수가 되고 넙다리네갈래근의 근력은 종속변수가 된다.

측정을 시작하기 전에 변수를 선정하여야 하고 반드시 그 변수에 대한 정의가 필요하다. 물리치료학이나 작업치료학에서 사용하는 대부분의 변수는 전세계적으로 정의가 되어 있다. 예를 들면, 관절가동범위(range of motion), 다리 길이의 측정, 도수근력검사 등이다. 각 변수를 조작적으로(operationally) 정의한 후에는 두 개 이상의 범주(category)로 분류를 한다. 가장 간단한 형태는 어떤 특성이나 반응의 유무, 예를 들면, 환자가 강직(spasticity)이 있느냐 혹은 없느냐, 일상생활 독립정도를 측정하는 항목 중에서 특정 영역에서 독립적이냐 혹은 의존적이냐로 나눈 경우이다. 연구대상이 되는 환자는 모두 두 가지 상호배타적인 범주 중에서 하나의 범주에 속한다. 이러한 과정을 거친 후에는 측정하려고 하는 변수의 측정 수준을 고려하여야 한다. 변수의 측정 수준은 다음과 같이 네 가지로 분류된다.

1) 명목척도(Nominal scale)

네 가지 척도 중에서 가장 낮은 수준의 척도인데, 부여된 수치는 단지 식별 목적으로만 사용된다. 절단위치를 부위별로 구분할 때, 첫 번째 범주에는 상지 절단자를 포함시키고 두 번째 범주에는 하지 절단자를 포함시킨 후 각각에 1과 0이라는 수치를 부여했다면 이것은 명목척도로 측정된 것이라고 할 수 있다. 이 두 가지 범주는 서로 배타적이어서 연구대상은 모두 둘 중의 한 범주에만 반드시 포함되어야 한다. 만약 상지와 하지가 동시에 절단된 사람이 연구대상에 포함되어 있다면 이때는 제3의 범주를 만들어야 하고, 첫 번째와 두 번째의 범주에 부여되었던 수치와는 다른 제3의 수치가 부여되어야 한다.

명목척도에 사용되는 범주의 수에 대하여는 제한이 없다. 명목척도로 측정된 수치들을 통계적인 목적으로 사용할 때는 수치끼리 서로 더하거나 뺄 수 없고 나누거나 곱할 수도 없다. 명목척도로 측정된 경우에 각 범주에서 빈도수, 백분율, χ^2–검정, 파이(φ) 계수 등을 구할 수 있다.

명목척도의 예를 든다면, 관절염의 종류(류마티스성 관절염, 퇴행성관절염, 감염성관절염, 골관절염, 외상성관절염, 통풍성관절염), 입체인지(stereognosis) 검사에서 반응의 여부, 편마비 환자의 마비 형태(spastic, flaccid)와 마비된 쪽(좌, 우), 보조기의 착용 유무, 환자의 성(남, 여), 오른손잡이와 왼손잡이, 환자의 보행 가능 여부 등을 들 수 있다.

2) 서열척도(Ordinal scale)

순서척도라고도 불리는데, 명목척도와 다른 점은 각 범주들 사이에 서열이 있다는 점이다. 서열척도에서 각 범주에 부여된 수치들은 서로 상대적인 순위(relative rank order)만을 나타낼 뿐이다. 예를 들면, 환자의 운동성 위치감각(kinesthetic position sense)이 온전한 정도에 따라 전혀 손상이 없으면 3을, 약간 손상이 있으면 2를, 심하게 손상된 경우에는 1을, 전혀 감각이 없으면 0이라는 수치를 부여했을 때, 이것이 바로 서열척도의 예가 된다.

내 체형은 어디에 속할까?

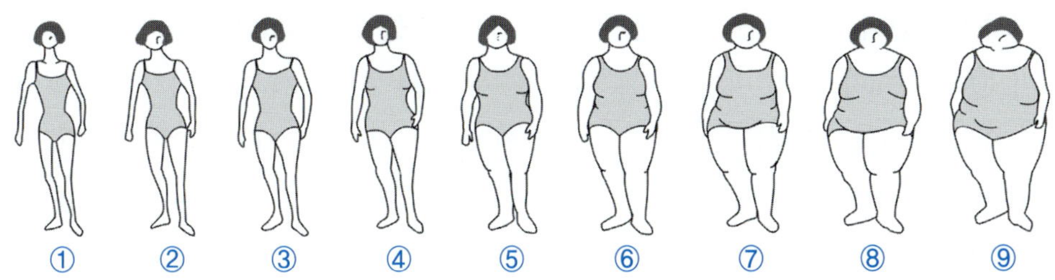

체형 불만족도 검사: 위 그림 중 현재 자신의 체형과 가장 비슷한 그림의 번호를 선택한 다음 자신이 가장 이상적이라고 생각하는 그림의 번호를 표시한다. 두 번호 사이의 차이가 클수록 자신의 체형에 대한 불만족도가 높다.

서열척도에서 사용된 수치는 명목척도에서 사용된 수치와 의미가 다르다. 명목척도에서는 수치들 간에 상대적인 크기를 나타내지 못하지만 서열척도에서는 4 > 3 > 2 > 1 > 0의 의미가 가능하다. 그러나 4 − 3 = 2 − 1이라는 의미가 성립하지 않는다. 따라서 운동성 위치감각이 3인 환자가 2인 환자보다도 양호한 편이라고 설명할 수는 있지만, 2에 해당하는 환자와 1에 해당하는 환자와의 차이만큼 더 좋은 편이라는 설명은 옳지 않다.

서열척도로 측정된 경우 중위수(median), 백분위(percentile), 사분위(quartile), 순위 상관계수 등을 사용할 수 있다. 서열척도의 예를 살펴보면, 경련성(spasticity)의 정도(none인 경우 0, 약간 있는 경우 1, 중간인 경우 2, 심한 경우 3), 일상생활 동작에서 환자의 독립성 정도를 감독(supervision)과 도움이 필요한지 여부에 따라 분류한 경우(zero 0, 불량 1, 양호 2, 우수 3), 도수근력검사(zero 0, trace 1, poor 2, fair 3, good 4, normal 5), 그 외에도 사회과학에서 많이 사용하는 리커트형태(Likert type)의 태도나 신념을 측정하는 척도가 서열척도에 해당한다. 근육의 강직성(spasticity)을 평가하는 애쉬월스척도(Ashworth scale), 뇌성마비 대운동 기능분류 시스템(Gross Motor Function Classification System)도 여기에 해당한다.

3) 등간척도(Interval scale)

간격척도 혹은 등간척도라는 용어로도 사용되는데, 앞에서 논의되었던 명목척도나 서열척도보다도 높은 수준의 척도로서 부여된 수치들 간의 간격이 같다는 것을 전제로 하고 있다. 등간척도에서 사용되는 0은 임의로 정해지는 수치이지 절대적 수치는 아니라는 점에 유의하여야 한다. 등간척도의 전형적인 예로서 온도를 들 수 있다. 섭씨 10°는 섭씨 20°와 섭씨 10°의 차이가 있다. 마찬가지로 섭씨 30°는 섭씨 20°와 10°의 차이가 있다. 이때 두 온도의 차 섭씨 10°의 간격은 같다. 그러나 섭씨 20°가 섭씨 10°보다 두 배 뜨겁다고 말할 수는 없다. 왜냐하면, 섭씨온도에서 0°는 온도가 전혀 없다는 뜻이 아니라 단지 얼음이 녹고 물이 얼음이 되는 온도를 임의로 0이라고 정한 것뿐이다. 그리고 온도 0°는 섭씨, 화씨(물의 어는점을 32°F, 물의 끓는점을 212°F로 하여 그 사이를 180등분한 온도체계), 절대온도(물의 어는점을 273K, 물의 끓는점을 373K)에 따라 다르다. 등간척도의 예로는 습도, 지능지수, 체온 등을 들 수 있다.

4) 비척도(Ratio scale)

비율척도라고도 하며 척도 중에서 가장 높은 수준의 척도이다. 등간척도에서와 마찬가지로 측정 단위(unit) 간에 동일한 거리를 유지하고 있으며, 절대 0점(absolute zero point)을 갖고 있다. 다시 말하면, 비척도에서의 0은 어떤 능력(ability)이나 속성(property)이 완전히 없다는 것을 뜻한다. 관절가동영역을 측정한 경우 40°는 20°보다 2배 움직인다는 설명이 가능하다. 비척도로 측정된 수치들은 덧셈과 뺄셈, 곱셈과 나눗셈을 할 수 있다. 비척도로 측정되는 변수의 예는 신경전도속도, 보조기의 길이, 치료시간, 치료횟수 등이다.

2. 측정수준과 분석

연구자는 가능하면 높은 수준의 척도로 측정하여야 한다. 높은 수준의 척도는 등간척도와 비척도를, 낮은 수준의 척도는 명목척도를 의미한다. 높은 수준의 척도는 낮은 수준의 척도보다도 많은 정보를 갖고 있어서 좀 더 강력하고 예민한 분석절차를 따른다. 높은 수준의 척도에서 낮은 수준의 척도로 자료를 전환시키면 정보의 손실이 뒤따른다.

10명의 연구대상자로부터 측정된 몸무게를 정리한 자료를 예를 들어 설명하겠다. 비척도로 측정된 값들은 측정값에 대한 완전한 정보를 포함하고 있다. 등간척도로 측정된 값들은 비척도에서 측정된 값들 중 가장 작은 값(B)에 임의로 0을 부여하고, 그 연구대상자보다 5kg이 무거울 때마다 5점씩을 가산해 준 것이다. 따라서 등간척도에서 몸무게의 차이 20 − 15 = 40 − 35라는 개념이 가능하다.

[표 8-2] 레슬링 선수 몸무게에 대한 가상의 자료

연구대상자	비척도	등간척도	서열척도	명목척도
A	180kg	70	10	1
B	110kg	0	1	2
C	165kg	55	8	1
D	130kg	20	5	2
E	175kg	65	9	1
F	115kg	5	2	2
G	125kg	15	4	2
H	150kg	40	7	1
I	145kg	35	6	2
J	120kg	10	3	2

그러나 등간척도에서와 같이 각 개인에 대한 실제의 몸무게는 알 수가 없다. B는 가장 가벼운 사람이지만 등간척도로 보았을 때, 몸무게가 10kg인 유아인지, 110kg인 성인인지를 알 수가 없다.

서열척도로 측정된 경우는 몸무게가 가장 가벼운 순서에서 무거운 순서로 서열을 정한 것이다. 가장 가벼운 경우는 1을, 가장 무거운 경우는 10을 부여하였다. 이런 경우 비척도와 비교할 때, 훨씬 많은 양의 정보가 손실되었다. 즉, A가 B보다 얼마나 무거운지 알 수가 없다. A와 B의 차이는 5kg일 수도 있고 150kg일 수도 있다.

마지막으로 명목척도로 측정된 경우, 연구대상자는 모두 경량급과 중량급으로 나뉘었다. 그 기준은 임의로 설정되었다. 몸무게가 150kg 이상인 경우 중량급 범주에 포함하여 1을 부여하고, 150kg 미만인 경우에는 2를 부여하였다. 이렇게 측정된 경우 연구자가 이용할 수 있는 정보의 양은 극히 제한되어 있다. 즉, 한 범주 안에서 누가 누구보다 무거운지, 또는 얼마나 무거운지 알 수가 없다.

이와 같이 낮은 수준에서 측정될수록 이용할 수 있는 정보의 양이 제한되므로 연구자는 가능하면 높은 수준의 척도로 측정하려고 노력하여야 한다. 또한, 일단 높은 수준의 척도로 측정된 경우 낮은 수준의 척도로 전환시킬 때는 정보의 손실이 따른다는 것을 알아야 한다. 따라서 각 척도별 측정치들은 보기에는 다 같은 수치이지만 그 수를 의미 있게 수리적으로 처리할 수 있는 통계방법은 차이가 있다.

네 가지 척도 중에서 가장 이상적인 척도는 비척도이다. 연구자는 연구를 계획하는 과정이나, 연구자료를 분석하는 단계에서 자신이 사용하려는 측정치가 어떤 척도에 해당하는가를 미리 확인할 필요가 있다. 왜냐하면 측정치가 어느 척도에 해당하는가에 따라 동일한 특성을 알아보는 통계방법도 사용이 가능한 것과 불가능한 것이 있기 때문이다. 사전에 이러한 확인을 안 하면 중대한 오류를 범하게 된다.

네 가지 척도 중에서 높은 수준의 척도는 비척도이고 낮은 수준의 척도는 명목척도이다. 모든 변수들은 한 측정 수준에서 최적으로 측정될지라도 하위수준에서는 변수를 조작적으로 정의한다. 그러므로 연구자는 가능하면 높은 수준의 척도로 측정하여야만 한다. 높은 수준의 척도는 낮은 수준의 척도보다 많은 정보를 가지고 있어서 좀 더 강력한 분석절차를 적용할 수 있다.

연구자가 자료나 연구결과에 대해 논의할 때는 반드시 수집된 자료의 측정 수준에 맞게 진술하여야 한다. 예를 들면, 수집된 자료가 서열척도로 측정되었음에도 불구하고 비척도의 수준에서 분석하거나 진술을 한다면 큰 오류가 아닐 수 없다. 측정 수준에 대한 명확한 이해를 하는 것이 수집된 자료에 알맞은 결론을 유도하는 데 도움이 된다.

* Svensson E. Comparison of assessment in using continuous and discrete ordinal rating scales. *Biometrical J.* 2000;42:417–434.

* Merbitz C, Morris J, Grip JC. Ordinal scales and foundations of misinference. *Arch Phys Med Rehabil*. 1989;70:308–312.

* Claesson L, Svensson E. Measures of order consistency between paired ordinal data:Application to the Functional Independence Measure and Sunnaas Index of ADL. *J Rehab Med*. 2001;33:137–144.

[표 8-3] 측정의 수준별 특성

명목척도

- 네 가지 척도 중 가장 하위수준의 척도이며, 분류척도(classificatory scale)라고도 한다.
- 측정 대상인 사물과 현상에 일부 기준에 따라 범주를 배정한다.
- 명목자료에 있어서 분류된 범주는 다른 범주와의 관계에서 상호 배타적(mutually exclusive)이어야 한다. 모든 대상은 한 범주에 정확하게 배정되어야만 한다.
- 명목척도에서 사용된 숫자는 수리적으로 계산할 수 없고, 다만 각 집단에 포함된 대상자 수를 확인할 수 있기 때문에 집단별 상대빈도 혹은 최빈치를 계산할 수 있다.

서열척도

- 조작적으로 정의된 특성 또는 성질에 기초하여 집단을 분류할 수 있을 뿐만 아니라 크고 작은 순위를 표시할 수 있다.
- 순위는 나타낼 수 있지만 순위간 간격은 동일하지 않으므로 얼마만큼 크거나 작다고 말할 수 없다.
- 예: Modified Ashworth Scale 점수, 도수근력 점수 등
- 서열척도로 측정된 변수들 간에 가감승제와 같은 일상적인 계산을 적용하는 것은 의미가 없으며, 가능하지 않다.
- 순위들은 불연속적으로 배정되기 때문에 서열점수는 명목점수와 근본적으로 비슷한 부호이다. 서열값은 양적으로 표시하는 것이 아니고 단지 분포 내에서 상대적인 위치를 나타낸다. 중위수, 사분위, 백분위, 순위상관계수를 구할 수 있다.

등간척도

- 등간척도는 서열척도와 같이 순위서열을 알 수 있을 뿐만 아니라, 각 측정치 사이의 정확한 거리와 간격을 알 수 있으며, 간격도 동일하다.
- 등간척도에서 사용하는 0은 임의로 정해진 수치이지 절대적 수치는 아니다.
- 온도에서 섭씨 0도는 열이 없다는 뜻이 아니라 +와 −의 온도기준을 나타내는 것이다.
- 어느 두 등간척도들 내에 실제로 수치가 같지 않다면, 하나의 등간척도는 다른 형태로 직접적으로 바꿀 수 없다. 예를 들면, 화씨 100도와 섭씨 100도는 비교할 수 없다. 그러므로 비교할 수 있는 가능한 형태로 바꾸기 위해서는 같은 비율로 바꾸어야 한다.
- 산술평균을 구할 수 있으며 더하기와 빼기는 가능하지만 곱하기 혹은 나누기는 불가능하다.

비척도

- 척도 중에 수준이 가장 높은 척도이다. 가감승제가 모두 가능하다.
- 등간척도와 마찬가지로 측정치 간에 동일한 거리를 유지하고 있으며, 절대 0점이 있다.
- 예: 관절가동범위, 몸무게, 키, 힘 등
- 이 척도에서의 수치는 실제적으로 측정된 변수의 양을 의미한다.
- 데이터는 한 척도에서 다른 척도로 직접적으로 변형시킬 수 있다.
  예) 1인치=2.54cm, 1파운드=0.45kg

제 9 장

조사연구

1. 면접과 설문지
2. 조사연구의 설계
3. 문항의 작성

RESEARCH
METHODOLOGY

제 9 장

조사연구(Surveys)

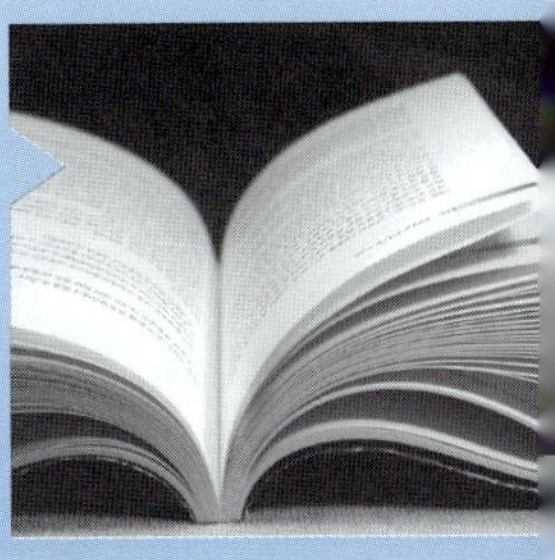

조사연구는 기술적 자료(descriptive data)를 수집할 때 사용되는 가장 일반적인 방법이다. 표본의 응답(sample responses)으로 모집단의 특성을 설명하려는 의도로 수행된다. 조사연구에서 표본을 취하는 방법은 가능하면 확률적인 방법을 이용하여야 한다. 그리고 대상집단이 명확하게 정의되어야 한다.

조사연구는 태도와 가치, 지식 혹은 경험의 수준(level) 등을 알아보는 데 사용된다. 예를 들어, 죽음과 말기질환(terminal illness)에 대한 물리치료사의 태도를 조사하는 것이다. 그 외에도 임상에서 전기자극을 할 때 자극의 강도를 어떻게 결정하는지, 편마비 환자를 치료할 때 작업치료사들이 손 보조기(hand splint)를 얼마나 자주 사용하는지, 임상 현장에서 물리치료사가 직면하는 윤리적인 문제가 무엇인지를 알아보는 것 등이 조사연구를 통해서 알아볼 수 있는 것이다. 이 장의 목적은 조사연구에서 사용하는 도구(instruments)들에 대하여 알아보는 것이다.

전화면접의 장점과 단점은 다음과 같다.

장점: ① 대표성을 갖기가 쉽다.
② 현지조사가 불필요하다.
③ 면접비용이 적게 든다.
④ 자료수집이 신속하다.
⑤ 면접이 쉽고 경제적이다.

단점: ① 면접시간이 짧다.
② 질문이 짧아야 하고 탐색 질문이 어렵다.

③ 응답자의 상황을 알기가 어렵다.

④ 전화가입자에게만 시행할 수 있다.

상담원이 직접 전화로 면접하는 전화면접조사 외에 응답률은 떨어지지만 익명성이 보장되어 솔직한 답변을 얻을 수 있는 자동응답조사(Automatic Response System, ARS)가 있다. 그런데 ARS는 전화번호부에 등재된 번호만 연결하기 때문에 대표성이 떨어지는 단점이 있다. 그래서 임의번호걸기(random digit dialing, RDD) 방식이 사용되는데 지역번호와 국번을 제외한 마지막 4자리를 컴퓨터로 생성해 전화를 거는 여론조사 방식이다. 이 방법은 전화번호부에 등재되지 않은 번호까지 조사가 가능하다는 장점이 있다. 그러나 임의번호걸기 방식 역시 인터넷전화나 휴대전화만 쓰는 사람은 조사대상에서 제외된다. 따라서 유·무선 병행조사(mixed mode survey, MMS) 방식이 사용되기도 한다.

우편질문법의 장점과 단점은 다음과 같다.

장점: ① 큰 모집단에도 적용이 가능하다.

② 비용이 비교적 적게 든다.

③ 현지 조사연구원이 필요 없다.

④ 문제에 따라서는 보다 솔직한 응답을 구할 수 있다.

⑤ 직접면접을 할 때 생길 수 있는 면접자의 편견을 제거할 수 있다.

⑥ 응답자는 충분한 응답시간을 가지므로 신중한 응답을 얻을 수 있다.

단점: ① 설문지에 무응답이 있을 경우 처리가 곤란하다.

② 응답을 안 한 부분의 보충이 어렵다.

③ 회신율이 낮으므로 일반화가 어렵다.

④ 설문지에 대한 통제가 어렵다.

인터넷 조사(회원조사, 포탈사이트 방문자조사, 전자우편조사)의 장점과 단점은 다음과 같다.

장점: ① 전화조사, 우편조사에 비하여 신속하다.

② 대인 면접방식에 필요한 면접원 및 자료분석 면에서 경제적이다.

③ 일반조사에서 접근하기 어려운 전문가 집단이나 해외거주자도 조사할 수 있다.

④ 설문지 순서나 구조를 쉽게 바꿀 수 있다.

⑤ 24시간 조사가 가능하므로 시간적 제약이 없다.

⑥ 멀티미디어(동영상, 음성, 이미지 파일 등)를 이용할 수 있다.

⑦ 응답하지 않은 문항을 자동으로 지적할 수 있다.

단점 : ① 표본의 대표성이 없다.

② 대체로 중복응답을 제한하기 어렵다.

③ 전자우편 이용을 할 때 응답자가 스팸처리를 할 경우 응답률이 현저히 떨어진다.

1. 면접과 설문지(Interview and questionnaire)

조사연구는 주로 면접(oral interview) 혹은 설문지(written questionnaire)를 이용하여 자료를 수집한다. 두 방법 모두 일종의 피면접자가 기입(self-report)하는 형태를 이룬다. 즉, 연구자는 직접 응답자(respondent)의 행동 혹은 태도를 관찰하지 않고, 단지 응답자의 보고만을 기록한다. 피면접자가 스스로 기입하는 방식을 택하면 질문이 사생활을 침해하는 것이거나 논란의 여지가 많은 사항일 때 항상 응답자의 편견이나 부정확함이 존재할 가능성이 있다. 그러나 심리적 변수들 예를 들어 지각(perception), 두려움(fears), 동기(motivations), 태도(attitudes)에 관한 정보를 얻으려 할 때 면접이나 설문지 사용방법보다 직접적인 방법으로 측정하기는 어렵다.

면접을 할 때 연구자는 특정 질문을 응답자에게 하고 그들의 대답을 나중에 분석하기 위해서 기록한다. 질문은 직접 대면해서 하거나 전화로 할 수 있다. 개인적인 질문인 경우 연구자와 응답자 사이의 친밀감(rapport)을 형성하는 것이 솔직한 응답을 이끌어내는 데 중요하다.

면접을 할 때 사용하는 대부분의 질문은 구조화(structured)되어 모든 응답자들에게 동일하게 적용된다. 이런 방식으로, 모든 응답자는 동일한 질문에 동일한 순서로 노출되고 동일한 선택이 주어진다. 비구조화된 질문(unstructured interview)에서는, 질문자들은 고정된 안건(agenda)을 가지고 있지 않으므로 자유롭게 질문을 할 수 있고, 관심이 가는 이슈를 토론할 수도 있다. 이런 형식은 전형적인 대화식이다. 질적인 연구(qualitative studies)에서 주로 자료를 수집할 때 비구조화된 질문을 이용한다.

면접질문의 가장 큰 단점은 연구자들이 응답자의 집 혹은 직장으로 찾아가야 하므로 많은 시간이 걸리고 비용이 많이 드는 경향이 있다. 이는 조사대상자가 넓은 지역에 분포를 하는 연구에 있어서 특히 그렇다. 그러나 면접질문은 응답자의 행동과 의견을 심층분석(in-depth analysis)할 수 있는 좋은 기회를 제공한다. 왜냐하면, 연구자는 응답자의 반응을 탐색할 수 있고, 직접 응답자의 반응을 관찰할 수 있다.

설문지를 사용하는 방법에서는 필기구와 종이를 이용한 자기 적용식(self-administerd), 구조화된(structured)의 특성을 띠고 있다. 이런 방식은 일반적으로 면접질문보다 효율적이다. 왜냐하면, 응답자들은 그들이 원하는 때에 설문지를 응답할 수 있고, 쓰기 형식(written form)도 표준화되어 있다. 따라서 모든 사람들은 동일한 질문에 동일한 방식으로 노출된다. 또한 질문자와 면접자 상호관계에서 올 수 있는 잠재적인 편견(편향, bias)을 감소시킬 수 있다.

설문지는 정직한 응답을 하도록 유도할 수 있으며 익명성을 제공한다. 설문지는 특히, 예를 들어 태도, 가치, 신념 등 스스로 관찰을 통하여 평가될 수 있는 현상을 검사하는 연구방법으로서 특히 유용하다. 그러나 이런 설문지는 객관적인 관찰을 요구하는 행동, 예를 들어 치료 기술(skill)을 연구할 때는 유용하지는 않다. 작성된 설문지(written questionnaires)의 가장 주요 단점은 잘못 이해된 질문으로 잘못된 응답을 선택할 가능성이 있다는 것이다. 면접질문에서는 이해가 잘 안 될 경우 면접대상자에게 재차 질문하여 그런 오해를 없앨 수 있다.

설문지를 배포하는 가장 일반적인 방식은 편지를 보내는 것이다. 우편질문은 경제적이고 비교적 짧은 기간에 넓은 집단에 전달할 수 있다. 그러나 이런 접근방법의 주요 단점은 회신율이 보통 꽤 낮다는 것이다. 회신율이 표본의 60~80% 정도면 보통 훌륭하다고 간주된다. 현실적으로, 연구자는 대부분 연구에서 30~60% 사이의 회신율을 보인다. 그리고 이정도 회신이 되었더라도 불완전하게 혹은 부적절하게 채워진 응답 때문에 분석에서 제외되는 설문지가 많아지면 회신율은 더 낮아진다. 낮은 회신율은 연구결과의 외적 타당도(external validity)를 더욱 심각하게 훼손시킬 수 있다. 따라서 조사연구를 할 때 충분한 회신율을 얻어내려는 노력이 필요하다.

2. 조사연구의 설계

조사연구 도구(instrument)를 개발하는 것이 훨씬 어렵고 시간이 많이 소요된다. 수차례의 교정이 필요하며 측정도구 개발을 위한 전문적인 지식도 필요하다.

1) 설문문항의 형성

설문지를 개발하는 데 있어서, 첫 번째 고려할 점은 타당도(validity)다. 즉, 설문지는 반드시 설문지가 측정하려고 의도한 것을 측정해야 한다는 것이다. 예를 들어 물리치료사의 소진(burn out, 지속적으로 스트레스와 피로에 노출되어 무감각, 무기력한 상태) 경험에 대한 연구를 하려 한다면 다음과 같은 질문이 있을 수 있다. 첫째, 물리치료사들에서 소진 경험이 얼마나 널리 퍼져 있는가? 둘째, 소진의 증상으로는 어떤 것이 있는가? 셋째, 소진을 유발하는 특별한 직업 스트레스가 존재하는가? 이런 형태의 커다란 질문 내용에 초점을 맞춘 다음 설문문항을 개발할 수 있다. 이것뿐만 아니라 응답자의 나이, 임상 경력, 현재 직업에 종사한 근무년수 등의 관련 요소에 대하여도 물어야 한다. 이러한 자료와 소진의 행동적 특성과의 관련성을 알아볼 수 있다.

2) 기존 설문지의 검토

설문지 개발의 두 번째 단계에서는 기존의 연구에서 사용한 설문지를 검토한다. 많은 연구자들이 이미 다양한 용도의 설문도구들을 개발하였고, 그 도구의 타당도를 입증하려고 연구를 하였다. 예를 들어 태도(attitude), 건강행동(health behavior), 그리고 기능상태(functional status)를 측정하는 도구들은 이미 개발된 것들이 많다. 이렇게 미리 개발된 도구들을 참고하면 많은 시간을 절약하면서 자신의 연구 상황에 적합하게 변형된 설문지를 개발할 수 있다. 이미 개발된 설문도구의 특정 목적과 연구된 대상의 차이점을 고려하지 않고 무조건 이전에 사용된 설문지들을 무분별하게 인용하여 자신의 연구에 그대로 적용하는 것은 현명하지 않다.

3) 설문지 초안(Preliminary drafts)

연구자는 각각의 행동, 지식, 기술 혹은 태도를 알아낼 수 있는 일련의 질문들을 기술하면서 설문지 설계를 시작한다. 설문문항들은 각 범주별로 연구주제를 반영하기 위해서 묶어진다. 설문 내용은 자연스럽게 이어져서, 응답자의 사고 과정이 한 생각에서 다른 생각으로 건너뛰지 말고 논리적 순서를 따를 수 있어야 한다.

조사연구는 보통, 예를 들어 나이, 성, 교육정도, 직업, 고용년수와 같이 연구대상자의 일반적인 특성에 관한 자료를 먼저 물으면서 시작한다. 이런 정보는 조사에서 얻은 결과를 일반화할 수 있는 대상집단들의 표본 특성을 비교하려는 목적으로 사용된다. 그리고 개인적 특성들이 응답내용과 관련되어 있는지 해석하는 데 필요하다. 일반적인 특성 부분은 조사연구 내용을 이용하는 데 필요한 자료를 수집하도록 설계되어야 한다. 그리고 가능하면 많은 정보를 얻으려고 연구목적과 관련이 없는 무의미한 특성들에 관한 질문을 포함해서는 안 된다.

설문지의 초안은 반드시 주변의 동료나 전문가들에게 배포하여 조언을 받고 내용상, 단어, 구조상의 문제를 수정해야 한다. 추상적인 개념 혹은 부족하게 표현된 질문들을 찾아내고 다른 사람들의 의견을 반영하여 연구자가, 도구가 명확하고 의도된 목적을 반영한다고 만족할 때까지 계속해서 수정작업을 해야 한다. 이런 과정을 거치는 동안 실제로 시간이 많이 소요되지만 반드시 필요한 과정이며, 설문지의 내용타당도를 높이는데 도움이 된다.

4) 예비조사(Pilot testing)

교정된 설문지를 이용하여 대표성이 있는 대상자들에게 예비조사를 해야 한다. 대략 대상집단 5~10명 정도의 응답자들에게 적용해 본다. 질문이 불명확하거나 그릇된 오해를 불러일으키는지 파악해야 한다. 설문지를 끝내기 위해서 응답자가 걸리는 시간을 측정해 두는 것도 또한 유용하다.

5) 추가교정

예비조사의 결과에 기초하여 설문지는 재교정되고 재검사될 수 있다. 타당도가 받아들여질 수준에 도달할 때까지 설문지 내에서 발견되는 모든 모순점과 막연한 점을 제거하여야 한다. 이 과정의 주요 관심은 설문지의 길이일 것이다. 대개의 경우, 초기에 만든 설문지는 너무 길 것이다. 긴 설문지는 응답자가 응답할 동기를 떨어뜨린다. 그리고 우편조사연구의 경우에서 더 많은 무응답을 유발하고 신뢰할 수 없는 반응들을 이끌어 낼 것이다. 연구목적과 관련 없는 문항들은 과감하게 삭제하여야 한다.

6) 최종본의 준비

시간을 절약하기 위해서 설문지를 대충 훑어보아서는 안 된다. 최종판 또는 다른 대표 대상집단에서 미리 검사되었을지라도, 타당도는 검증이 되어야 한다. 최종본은 응답자에게 친근한 형식으로 만들어져야 한다. 각 페이지는 조잡해서는 안 되고, 글자는 선명하게 인쇄되어야 한다. 그리고 다음 질문과의 간격도 눈이 피로하지 않게 배열되어야 한다.

설문지의 표지에는 연구의 목적, 답변방법, 어떻게 선택되었는지, 왜 선택되었는지, 익명성은 어떻게 보장할 것인지, 설문을 완성하려면 얼마나 시간이 걸리는지, 연구자의 연락처 등이 제시되어야 한다. 응답자는 어떻게, 그리고 언제까지 설문지를 제출하여야 하는지 알아야 한다. 우편조사 연구에서는 반송주소가 기입된 반송용 봉투를 반드시 포함해야 하고, 언제까지 반송해야 하는지를 명시해야 한다.

7) 설문조사

우편조사 연구에서 낮은 응답률 때문에, 연구자는 엽서, 편지, 혹은 전화 연락 등으로 추후 독촉방법(follow-up reminders)을 계획해야 한다. 첫 편지의 답장이 온 후 약 2주쯤에 많은 사람들은 설문지를 딴 곳에 놓거나, 응답해야 한다는 사실을 잊어버릴 수 있다. 응답자들은 설문지를 잘못 놓아두었거나 버릴 수 있으므로, 독촉우편(follow-up mailing)에서는 다시 한 번 복사본을 보내는 것이 도움이 된다.

3. 문항의 작성

조사연구에서 질문의 형태는 두 가지가 있다. 첫째는, 개방형(open-ended) 질문, 둘째는, 폐쇄형(closed-ended) 질문이다. 개방형 질문은 응답자에게 주관식으로 답하도록 요구한다. 폐쇄형 질문에서는 다양한 선택을 미리 제시한다.

1) 개방형 질문(Open-ended questions)

개방형 질문은 응답내용에 대하여 보기를 제시해 주지 않고 응답자가 자유롭게 기술하도록 하는 유형이다. 주로 응답자의 관심과 호응이 높을 때 사용할 수 있는 기법이다. 특히 예비조사를 통하여 응답의 형태를 몇 개의 범주로 압축해야 할 필요가 있을 때 유용하다. 그리고 개방형 질문은 응답자의 느낌과 의견을 조사하는 데 유용하다.

예를 들어, 당신의 직업 중 어떤 면이 당신을 가장 만족시킵니까? 라는 질문을 하면 다양한 답변이 나올 수 있다. 이런 경우에 부호화해서 분석하기가 어렵다. 너무 많은 다양한 반응들이 얻어질 수 있기 때문이다. 그리고 개방형 질문은 응답에 대한 부담이 커서 무응답이나 거절할 가능성이 높다.

응답자들은 완전한 답변을 쓰는 데 혹은 시간이 많이 걸리는 것을 원하지 않는다. 주관식으로 답변을 원할 경우 연구자가 읽어 보았을 때 이해할 수 없고 모호하고 불완전한 응답일 수도 있다. 그러나 응답자는 자신이 읽어 보았을 때 그 답변이 명확한 응답이라고 생각할 것이다. 예를 들어, 어떤 종류의 운동을 규칙적으로 하십니까? 와 같이 질문하면 응답자는 특별한 운동들 혹은 일상적인 운동 방법을 쭉 나열할 것이다. 질문의 목적이 응답자가 어떤 운동 활동에 참여하는지 알아내려는 것이라면, 미리 운동 종류를 나열해 주고 선택하도록 하는 것이 더 나을 것이다.

개방형 질문은 인터뷰에서 효과적일 것이다. 왜냐하면 인터뷰하는 사람은 응답자의 답변이 이해가 안 될 경우에는 캐어묻기(probing)를 통하여 명확히 할 수 있기 때문이다. 생각해서 답변하는 일을 싫어하는 응답자들이나 시간이 많이 걸리는 것을 꺼려하는 경우에는 개방형 질문이 바람직하지 않다.

개방형 질문의 장점은 첫째, 보다 진지한 조사결과를 얻을 수 있다. 둘째, 응답자의 의견, 태도, 동기 등에 대해 보다 정확한 파악이 가능하다. 셋째, 새로운 사실을 발견하는 경우도 있다. 단점은 응답을 해석할 때 주관적이기 쉽고, 응답자가 응답을 할 때 생각을 하여야 하는 심리적인 부담이 있다.

2) 폐쇄형 질문(Closed-ended questions)

폐쇄형 질문은 응답내용을 범주화하여 제시해 주고 응답자는 제시된 보기들 중에서 답변을 선택하도록 설계되어 있다.

다음 중 당신의 물리치료사로서 어떤 면이 당신이 가장 만족하게 여기는 것입니까?
___ 환자와의 만남

___ 지적으로 어려운 문제를 해결

___ 다른 의료인력과의 상호관계

___ 교육적으로 발전할 수 있는 기회

이런 형태의 질문은 응답자의 부담을 줄일 수 있고, 쉽게 부호화되므로 처리가 용이하고 응답의 해석이 쉽다. 폐쇄형 질문의 단점은 응답자가 자발적으로 자신의 의견을 표현할 수 있는 기회를 제한하므로 진정한 의견을 반영하기 어렵다.

폐쇄형 질문을 만드는 데 두 가지 기본적인 방법이 있다. 첫 번째는, 응답항목들에 가능한 것이 모두 포함되어야 한다는 것이다. 즉, 기대할 수 있는 모든 가능한 응답을 포함해야 한다. 선행 예를 들어보면, 응답자들은 항목에 포함되지 않은 직업 만족의 다른 이유들을 가질 수 있다. 두 번째로, 응답 범주는 반드시 서로 배타적이어야 한다. 즉, 각 선택은 명확히 유일한 답변을 나타내야 한다. 선행 예에서 보면, '지적으로 어려운 문제를 해결'과 '교육적으로 발전할 수 있는 기회'는 같은 내용의 요소로서 볼 수 있다. 단순히 한 가지 반응을 바란다면, 가장 중요한 답변 혹은 가장 최상의 답변을 선택하도록 응답자에게 요구하는 내용을 지시문(instruction)에 추가하는 것이 유용할 것이다.

폐쇄형 질문의 가장 단순한 형태는 한 질문을 하되 두 가지 중의 하나를 선택하게 하는 것이다. 예를 들어,

현재 학위과정에 등록되어 있습니까?

___ 예 ___ 아니오

질문에 태도나 의견을 포함할 때 찬성/반대와 같이 이분화된 선택보다는 반응의 정도를 제공하는 것이 종종 유용하다. 이는 응답자들은 반응의 적절한 강도를 나타내고, 선택을 할 수 있기 때문이다. 보통 3~5가지의 다양한 선택 기회가 제공된다.

당신의 전공영역에 연구방법 강좌를 포함하는 것은 얼마나 중요하다고 생각하십니까?

___ 매우 중요

___ 중요

___ 다소 중요

___ 중요하지 않음

___ 잘 모르겠음

위와 같은 질문형식을 조금 변형한 것이 순위형 질문이다. 조사자는 응답자에게 선택지를 보고 순위를 매기도록 요구한다.

다음은 응답자가 특정 학교에 들어간다고 선택한 이유 중의 일부이다. 중요도를 생각하여 순위를 1부터 5까지 매겨 주시오(1이 가장 중요함이고, 5가 가장 적게 중요함을 의미).

___ 학교 위치

___ 교수 명성

___ 학제

___ 부속병원

___ 연구기회

어떤 질문에서는 더 자세한 질문을 위해 가지치기(branching)라는 기법을 사용한다. 해당 질문의 초기 응답을 보고 응답자는 추가적인 질문에 답변하도록 유도되거나 자신에게 해당하지 않는 질문에는 응답하지 않고 건너뛰도록 한다. 이런 과정은 특정 질문에서 자신과 관련이 없는 질문들을 건너뛰게 되므로 시간을 절약하게 된다.

1. 귀하는 임상의 치료사를 위해 자문활동을 하고 있습니까?

    ____ 아니오 → 3번 문항으로 가시오

    ____예

2. 주당 몇 시간 자문활동을 하고 있습니까?

    ____ 시간/주

3) 응답의 부호화(Coding of response)

폐쇄형 질문들의 응답은 부호화된다. 즉, 응답들에 숫자부호가 주어지는 것이다. 예를 들면, 성별에서 남성은 0으로, 여성은 1로 부호화할 수 있다. 병원 크기를 50병상 미만은 1, 50~100병상은 2, 101병상 이상은 3으로 부호화할 수 있다. 연구자는 부호를 사용하여 쉽게 몇 명의 대상자가 각각의 응답에 체크했는지를 알게 되고 각 응답의 퍼센트와 빈도수를 구할 수 있다. 일부 연구에서는 변수 간에 상관성이 존재하는지를 알아보기 위하여 교차표(cross tabulation)를 만들기도 한다. 예를 들어, 남성 혹은 여성이 소형의료기관 혹은 대형의료기관에서 더 많이 일하고 있는지를 알려면 성과 병원규모를 교차표로 만들고 알아볼 수 있다.

4) 질문 문구의 수정(Wording)

문장은 간결하고 문법상 정확해야 한다. 응답자는 길고 다양한 해석이 가능한 질문이 나오면 의미를 깊이 생각하지 않으려는 경향이 있다. 설문지의 작성자는 응답자가 빨리 읽고 답할 수 있게 해야 하고, 한눈에 이해할 수 있도록 해야 한다. 질문을 할 때는 가장 낮은 교육 수준의 사람도 이해할 수 있도록 쉬운 표현을 써야 한다. 일반적으로 짧은 질문일수록 응답자가 더 잘 이해할 수 있고, 응답자의 주의를 끌 수 있다. 그러나 질문의 길이를 너무 줄이려고 하다가 불명확해져서는 안 된다. 때로는 적절한 반응을 이끌어내기 위하여 더 긴 질문이 필요한 경우도 있다.

한 질문 안에 두 가지 사실을 평가하기 위해서 '또는', '그리고'를 사용하는 질문은 피해야 한다. 예를 들면, "1주일에 몇 번 정도 자전거를 타거나 느린 걸음으로 걷습니까? 이런 질문을 사용하는 것보다는 차라리 두 개의 질문으로 나누는 것이 낫다.

연구자는 특정 행동에 대한 시간과 빈도를 알아보기도 한다. 예를 들면, "당신은 일주일에 술을 몇 번 정도 마십니까?" "당신은 하루에 환자를 몇 명 치료하는가?" 식으로 질문을 한다. 응답자의 입장에서는 이런 형태의 질문들이 대답하기가 매우 어렵다. 행동의 빈도는 매일, 매달, 혹은 계절마다 크게 차이가 날 수 있기 때문이다. 따라서 질문을 해석할 수 있도록 구체적인 시간 시점을 알려줘야 한다. 예를 들어, 지난 주에 치료한 환자의 최대 수는 몇 명인지? 로 물을 수 있다.

설문지는 가끔 응답자에게 불편함을 야기할 수 있는 민감한 혹은 개인적인 일들을 묻기도 한다. 어떤 사람들은 익명성이 보장된다는 것을 알 때까지 답변하기를 주저한다. 흡연, 성생활, 음주, 약물중독, 동성애 등과 같이 사회적으로 민감한 내용에 대하여 질문할 때는 특히 익명성이 보장되어야 한다. 그리고 응답자에게는 언제든지 답변을 중지할 수 있는 권리가 있다는 것을 알려주어야 한다.

5) 척도

척도는 응답자의 특정한 태도, 가치 혹은 특성을 측정할 때 각각의 반응에 할당된 수치를 말한다. 설문지에서 흔히 사용되는 척도는 다음과 같다.

(1) 리커트 척도(Likert scales)

리커트(Rensis Likert)에 의해 개발되었으며 '매우 찬성', '찬성', '보통', '반대', '매우 반대'의 질문 형식으로 만들었다. 이 척도는 응답 범주에 명확한 서열이 있다. 리커트가 개발한 문항 구성은 대개 5점 척도를 사용하며 현재 설문지 설계에서 가장 일반적으로 사용되는 것 가운데 하나이다.

(2) 거트만 척도(Guttman scales)

거트만 척도는 루이 거트만(Louis Guttman)에 의하여 고안된 척도로 많이 사용되고 있다. 한 가지 강한 태도에 긍정적인 견해를 표명한 사람은 약한 태도를 나타내는 문항에 대해서도 긍정적일 것이라는 가정 하에 문항을 만든다. 거트만 척도의 예는 부록을 참고하기 바란다.

참고문헌

Bork CE, Francis JB. Developing effective questionnaire. Phys Ther. 1985;907–911.

Collen FM, Wade DT, Robb GF, et al. The Rivermead Mobility Index:A further development of the Rivermead Motor Assessment. Int Disabil Stud. 1991:13:50–54.

Wang CH, Hsieh CL, Dai MH, et al. Inter–rater reliability and validity of the stroke rehabilitation assessment of movement (STREAM) instrument. J Rehabil Med. 2002;34:20–24.

제 10 장

표본추출

1. 모집단과 표본
2. 표본추출 기법
3. 확률추출
4. 비확률적인 표본추출(표집)

RESEARCH
METHODOLOGY

제 10 장

표본추출(Sampling)

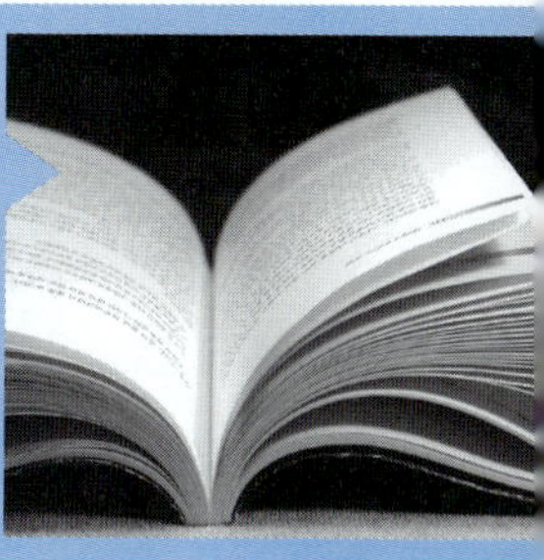

임상연구를 하는 중요한 목적 중의 하나는 연구자가 연구를 통해 얻은 결론을 동일한 상황에 일반화시키는 것이다. 이 장에서는 소수의 대표성이 있는 집단(표본)에서 얻어진 반응을 일반적인 상황(모집단)에 적용하는 방법에 대해서 알아본다.

1. 모집단과 표본(Population and sampling)

특정한 연구결과가 일반화되는 큰 집단을 모집단(population)이라고 부른다. 모집단은 세분화된 종류의 준거에 부합되는 대상, 사람, 사건으로 정의된 집합체이다. 예를 들면, 골관절염에 대한 여러 치료의 효과를 연구하고자 한다면 관심이 되는 모집단은 골관절염을 앓고 있는 모든 사람들이 될 것이다. 그러나 골관절염을 앓고 있는 모든 사람을 검사하는 것은 합리적이지 못하다. 표본을 가지고 연구하는 것이 모집단을 가지고 연구하는 것보다 훨씬 경제적이고 시간적인 면에서도 효율성이 높을 뿐만 아니라 더 정확하다고 말할 수 있다. 왜냐하면, 소수의 집단을 측정할 때 연구과정에 대한 통제를 더 잘할 수 있고 측정도 더 잘할 수 있기 때문이다. 표본추출과정을 통해서 연구자들은 표본(sample)이라고 불리는 모집단의 하위집단(subgroup)을 선택하게 된다. 이러한 표본은 모집단에 관한 결론을 이끌어 내기 위한 준거집단(reference group)으로 사용된다.

모집단은 인간만을 대상으로 한정이 되지 않는다. 신뢰도 연구에서 모집단이라 함은 무한적인 일련의 측정값을 의미할 수 있다. 표본에서는 실제 측정이 이루어진다. 산업체에서 품질관리 연구를 할 때는 특정한 공장지역에서 출하된 물품재고로부터 표본을 택할 수 있다. 조사연구(survey)에서는 주거단위 모집단으로부터 가구를 표본으로 뽑을 수 있다. 즉, 모집단은 관심이 되는 사람, 장소, 조직, 대상, 동물, 날짜 등을 포함한다.

1) 모집단 정의

연구결과를 일반화하려면 모집단의 범위가 정의되어야 한다. 예를 들어 편마비 환자들이 연구대상이라면 이러한 환자에 대한 정의를 분명히 해야 한다. 연구자들은 모집단의 특성을 정의할 수 있는 명확한 내적·외적인 준거를 명시화해야 한다. 그렇게 함으로써 대상자들이 연구대상으로서 포함될 것인지 배제될 것인지 명확하게 된다.

2) 표본추출 오차(Sampling bias or error)

표본으로부터 구한 모수의 추정치에는 반드시 오차(error)가 있기 마련인데 오차의 발생 요인을 보면 모집단으로부터 모집단을 대표하지 못하는 표본을 뽑음으로써 발생할 수 있는 오차와 조사과정에서 발생할 수 있는 오차로 구분할 수 있다. 표본을 추출하는데 있어 모집단과 똑같은 특성을 가진 표본을 추출하지 못함으로써 발생할 수 있는 오차를 표본오차(sampling error)라 하고, 조사 작업과정에서 발생하는 오차를 비표본오차라고 한다. 전수조사를 하는 경우에는 표본오차는 발생하지 않으며 비표본오차만 발생한다.

연구자는 표본에서 얻은 결과를 일반화하기 위해서는 모집단 구성원들이 유사한 상황에서 동일하게 반응할 것이라는 가정을 할 수 있어야만 한다. 인간 모집단은 본질적으로 표본에서 나타날 수 있는 행동적, 심리적, 신체적인 속성이 다양하게 존재하므로 상당히 이질적이라고 말할 수 있다. 표본이 완전히 모집단을 대표한다고 단언할 수는 없다. 그러나 표본선택에 있어서 표본추출 오차(error) 정도를 최소화할 수 있는 표본추출 절차가 있다. 표본크기만이 중요한 것은 아니다. 오히려 50개로 구성된 작은 표본 크기이지만, 대표성을 갖는 표본이 1,000개로 구성된 비대표적인 표본보다 더 낫다.

표본추출 오차(bias, 偏向)[1]는 표본에서 선택된 대상들이 연구 내용이 되는 현상과 관련된 모집단 특성을 과잉으로 대표하거나 최소로 대표할 때 생기게 된다. 그러한 표본추출 오차는 의식적이거나 무의식적으로 발생할 수 있다. 예를 들어, 치료자가 치료 효과가 있

1) 편향은 표본조사를 통하여 모수를 추정하고자 할 때 사용되는 추정량인 표본통계량의 기대값과 모수 참값의 차이를 말한다.

다는 것을 보여주기 위해 효과가 나타나지 않을 대상을 연구대상에서 제외할 때 의도적인 오차가 발생하는 것이다. 무의식적인 표본추출 오차가 발생하는 예는 장애인에 대한 대중의 태도를 연구할 때 시내에 있는 사람들이 많이 다니는 길거리에 서서 무작위나 우연적으로 인터뷰를 할 때 생길 수 있다. 면접(interview)을 하는 사람이 무의식적으로 외모, 성별이나 다른 특성에 기초하여 조사에 협조적일 것처럼 보이는 사람들에게만 접근할 것이다. 이렇게 조사된 표본은 조사대상자의 대표성 면에서 심각한 오류를 갖게 된다. 따라서 그러한 표본으로부터 나오게 되는 결론은 '일반대중'의 태도를 기술하기에는 부적절하다.

2. 표본추출(Sampling) 기법

표본추출 기법에는 확률적인 방법과 비확률적인 방법이 있다. 확률표본 추출은 모집단의 모든 기본단위에 선택될 수 있는 동등한 기회를 의미하는 무작위 추출과정을 통해서 이루어진다. 연구자들이 무작위로 표본을 선택했을 때 그 표본은 그것을 추출한 모집단의 대표로서 인정된다. 표본추출 과정에는 우연의 가능성이 포함되기 때문에 항상 표본의 특성이 모집단의 특성과는 다를 가능성이 있다.

표본에서 얻어진 평균값은 실제로 우연이 개입되어 있기 때문에 전체 모집단의 평균과는 거의 다를 것이다. 표본평균(통계치, statistics)과 모집단평균(모수치, parameters)의 차이를 표본추출 오차(sampling error)나 표본추출 변이라고 한다. 무작위 추출에서 중요한 점은 이러한 추출 차이가 우연적인 것일 뿐 사람들의 편견, 의식이나 무의식적인 개입에서 생긴 것이 아니라는 것이다. 무작위 추출은 완벽하지는 않지만 결국에는 모집단의 특성을 가장 적절하게 반영하는 표본을 만든다.

비확률적인 표본을 사용하면 특정한 표본을 통해서 나온 결과를 일반화하기에 제한점이 된다. 부득이 비확률적인 표본추출 기법을 사용해야 하는 경우에는 특별히 주의해서 연구결과를 해석해야 한다.

3. 확률추출(Probability sampling)

확률적인 표본추출의 가장 기본적인 방법은 모든 모집단의 구성원에게 선택될 가능성이 같은 기회를 제공하는 단순 무작위 선택(simple random selection)을 하는 것이다.

1) 단순 무작위 추출(Simple random sampling)

무작위 표본은 각각의 선택이 독립적이어서 편향(bias)되지 않는다. 무작위 표본은 접근 가능한 모집단에서 추출되고 회원 등록부와 같은 개인정보 목록과 『대한병원협회목록』과 같은 기관명부에서 추출되기도 한다. 종종 접근가능 모집단(accessible population)은 실제로 이용 가능한 목록에 따라서 정의된다. 예를 들면 우리가 물리치료사의 표본을 만들기 위해서 물리치료사협회 회원명부를 사용한다면 모집단은 회원으로 되어 있는 물리치료사로서 정의된다. 모든 물리치료사들이 협회에 소속되어 있지 않으므로 그러한 표본의 응답을 활동하고 있는 물리치료사 모두에게 일반화하는 것은 타당하지 않다. 임상연구에서는 사용가능한 환자의 목록으로부터 무작위 표본을 얻을 수도 있다. 목록이 이용 가능하다면 무작위 표본선정 절차도 가능하다.

단순 무작위 추출방법을 예를 들어 설명해 보자. 1,000명으로 구성된 캠퍼스 학생들로부터 의견을 알아볼 때 전체 학생들 중 일부 표본(100명)을 구하는 가장 간단한 접근방법은 각각의 학생들 이름을 각각 작은 쪽지 위에 기재하고 상자 안에 이 표를 넣고 잘 섞은 다음 100개의 쪽지를 뽑는다. 각각의 쪽지는 모양과 크기가 동일해야 하며, 잘 섞인 상태이어서, 뽑는 사람들은 쪽지들을 볼 수 없게 해야 한다. 이것이 무작위 절차이다.

SPSS에서 자료를 입력하고 일부케이스만 랜덤으로 선택하여 분석하려면 데이터 → 케이스 선택 → 케이스의 무작위 표본추출 → 표본을 클릭 → 표본크기 → 퍼센트 수치를 입력하거나 케이스 수를 입력 → 계속 클릭 → 확인을 클릭하면 된다.

	id	pulse1	pulse2	pulse3	ran	smokes	sex	heigh	weight
1	1	64.00	88.00	76.00	1.00	2.00	1.00	66.00	140.00
2	2	58.00	70.00	64.00	1.00	2.00	1.00	72.00	145.00
3	3	62.00	76.00	69.00	1.00	1.00	1.00	73.50	160.00
4	4	66.00	78.00	72.00	1.00	1.00	1.00	73.00	190.00
5	5	64.00	80.00	72.00	1.00	2.00	1.00	69.00	155.00
6	6	74.00	84.00	79.00	1.00	2.00	1.00	73.00	165.00
7	7	84.00	84.00	84.00	1.00	2.00	1.00	72.00	150.00
8	8	68.00	72.00	70.00	1.00	2.00	1.00	74.00	190.00
9	9	62.00	75.00	68.50	1.00	2.00	1.00	72.00	195.00
10	10	76.00	118.00	97.00	1.00	2.00	1.00	71.00	138.00
11	11	90.00	94.00	92.00	1.00	1.00	1.00	74.00	160.00
12	12	80.00	96.00	88.00	1.00	2.00	1.00	72.00	155.00
13	13	92.00	84.00	88.00	1.00	1.00	1.00	70.00	153.00
14	14	68.00	76.00	72.00	1.00	2.00	1.00	37.00	145.00
15	15	60.00	76.00	68.00	1.00	2.00	1.00	71.00	170.00
16	16	62.00	58.00	60.00	1.00	2.00	1.00	72.00	175.00
17	17	66.00	82.00	74.00	1.00	1.00	1.00	69.00	175.00
18	18	70.00	72.00	71.00	1.00	1.00	1.00	73.00	170.00
19	19	68.00	76.00	72.00	1.00	1.00	1.00	74.00	180.00
20	20	72.00	80.00	76.00	1.00	2.00	1.00	66.00	135.00
21	21	70.00	106.00	88.00	1.00	2.00	1.00	71.00	170.00
22	22	74.00	76.00	75.00	1.00	2.00	1.00	70.00	157.00
23	23	66.00	102.00	84.00	1.00	2.00	1.00	70.00	130.00
24	24	70.00	94.00	82.00	1.00	1.00	1.00	75.00	185.00
25	25	96.00	140.00	118.00	1.00	2.00	2.00	61.00	140.00
26	26	62.00	100.00	81.00	1.00	2.00	2.00	66.00	120.00
27	27	78.00	104.00	91.00	1.00	1.00	2.00	68.00	130.00
28	28	82.00	100.00	91.00	1.00	2.00	2.00	68.00	138.00
29	29	100.00	115.00	107.50	1.00	1.00	2.00	63.00	121.00
30	30	68.00	112.00	90.00	1.00	2.00	2.00	70.00	125.00
31	31	96.00	116.00	106.00	1.00	2.00	2.00	68.00	116.00
32	32	78.00	118.00	98.00	1.00	2.00	2.00	69.00	145.00
33	33	88.00	110.00	99.00	1.00	1.00	2.00	69.00	150.00
34	34	62.00	98.00	80.00	1.00	1.00	2.00	62.75	112.00
35	35	80.00	128.00	104.00	1.00	2.00	2.00	68.00	125.00

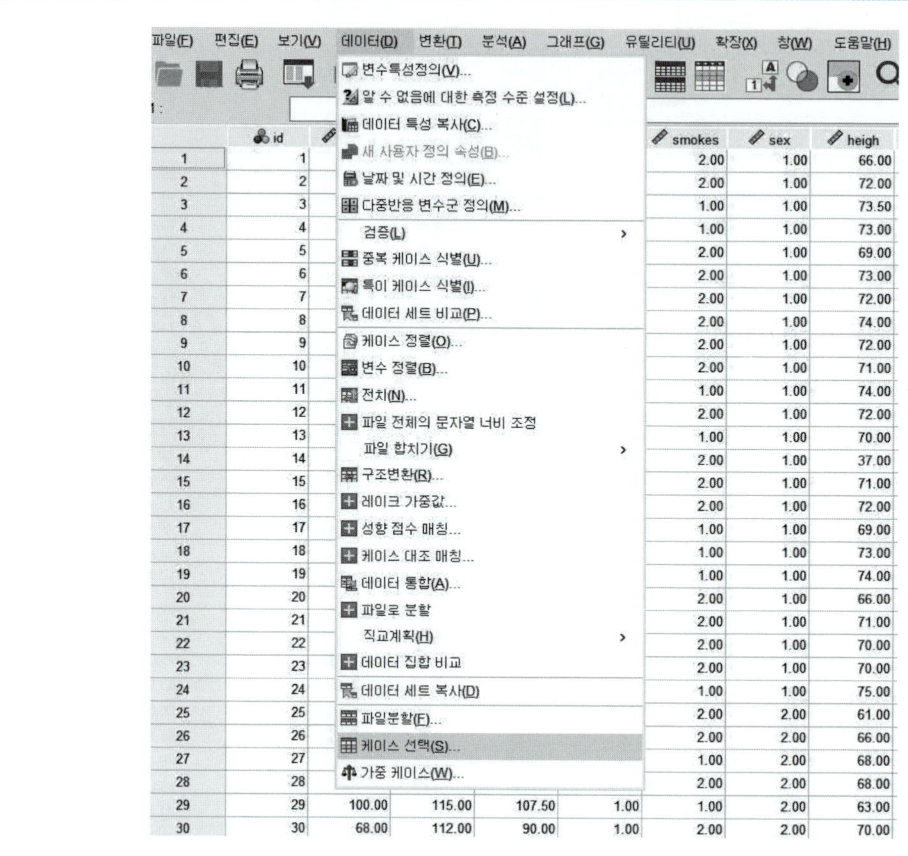
파일(F) 편집(E) 보기(V) 데이터(D) 변환(T) 분석(A) 그래프(G) 유틸리티(U) 확장(X) 창(W) 도움말(H)
변수특성정의(V)...
알 수 없음에 대한 측정 수준 설정(L)...
데이터 특성 복사(C)...
새 사용자 정의 속성(B)...
날짜 및 시간 정의(E)...
다중반응 변수군 정의(M)...
검증(L)
중복 케이스 식별(U)...
특이 케이스 식별(I)...
데이터 세트 비교(P)...
케이스 정렬(O)...
변수 정렬(B)...
전치(N)...
파일 전체의 문자열 너비 조정
파일 합치기(G)
구조변환(R)...
레이크 가중값...
성향 점수 매칭...
케이스 대조 매칭...
데이터 통합(A)...
파일로 분할
직교계획(H)
데이터 집합 비교
데이터 세트 복사(D)
파일분할(F)...
케이스 선택(S)...
가중 케이스(W)...
id
smokes
sex
heigh

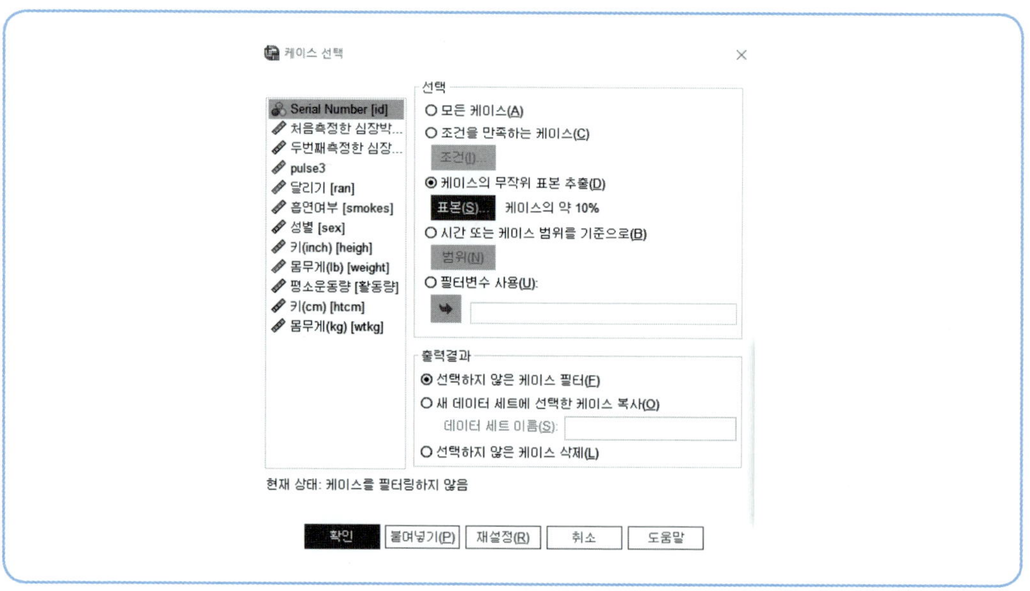
케이스 선택
Serial Number [id]
처음측정한 심장박...
두번째측정한 심장...
pulse3
달리기 [ran]
흡연여부 [smokes]
성별 [sex]
키(inch) [heigh]
몸무게(lb) [weight]
평소운동량 [활동량]
키(cm) [htcm]
몸무게(kg) [wtkg]
선택
모든 케이스(A)
조건을 만족하는 케이스(C)
조건(I)...
케이스의 무작위 표본 추출(D)
표본(S)...
케이스의 약 10%
시간 또는 케이스 범위를 기준으로(B)
범위(N)...
필터변수 사용(U):
출력결과
선택하지 않은 케이스 필터(F)
새 데이터 세트에 선택한 케이스 복사(O)
데이터 세트 이름(S):
선택하지 않은 케이스 삭제(L)
현재 상태: 케이스를 필터링하지 않음
확인
붙여넣기(P)
재설정(R)
취소
도움말

대상자의 10%만 표본으로 설정하겠다는 의미로 10을 입력한다. 계속을 클릭한다. 확인을 클릭하면 선택된 사례들을 보여준다. 여기서는 74개 사례 중 약 10%인 8명이 무작위로 선택되었고 일련번호 9번, 24번, 29번, 34번, 42번, 53번, 65번, 66번 사례가 표본으로 선택되었다.

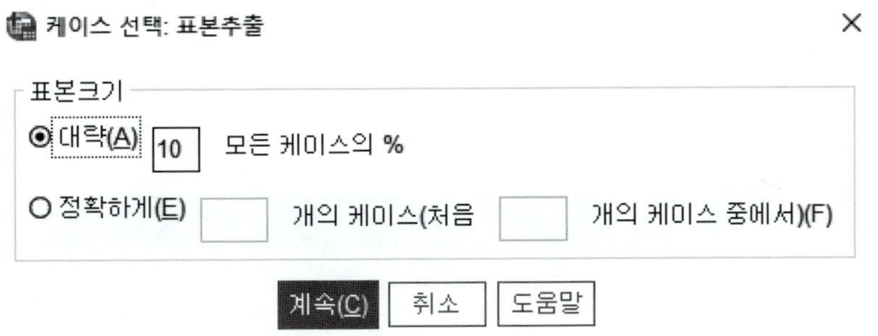

케이스 선택: 표본추출

표본크기

◉ 대략(A) 10 모든 케이스의 %

○ 정확하게(E) 개의 케이스(처음 개의 케이스 중에서)(F)

계속(C) 취소 도움말

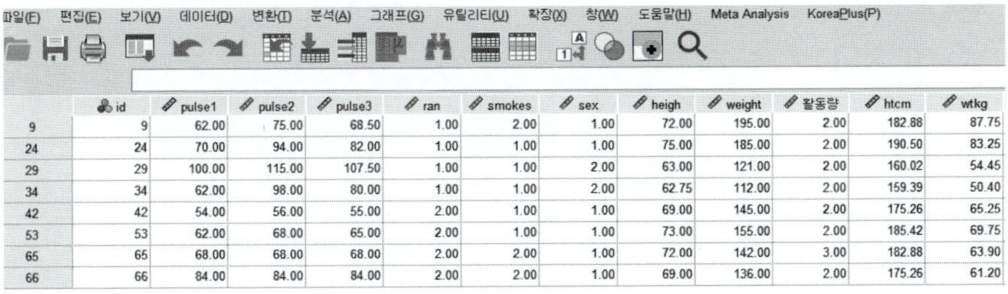

파일(F) 편집(E) 보기(V) 데이터(D) 변환(T) 분석(A) 그래프(G) 유틸리티(U) 확장(X) 창(W) 도움말(H) Meta Analysis KoreaPlus(P)

	id	pulse1	pulse2	pulse3	ran	smokes	sex	heigh	weight	활동량	htcm	wtkg
9	9	62.00	75.00	68.50	1.00	2.00	1.00	72.00	195.00	2.00	182.88	87.75
24	24	70.00	94.00	82.00	1.00	1.00	1.00	75.00	185.00	2.00	190.50	83.25
29	29	100.00	115.00	107.50	1.00	1.00	2.00	63.00	121.00	2.00	160.02	54.45
34	34	62.00	98.00	80.00	1.00	1.00	2.00	62.75	112.00	2.00	159.39	50.40
42	42	54.00	56.00	55.00	2.00	1.00	1.00	69.00	145.00	2.00	175.26	65.25
53	53	62.00	68.00	65.00	2.00	1.00	1.00	73.00	155.00	2.00	185.42	69.75
65	65	68.00	68.00	68.00	2.00	2.00	1.00	72.00	142.00	3.00	182.88	63.90
66	66	84.00	84.00	84.00	2.00	2.00	1.00	69.00	136.00	2.00	175.26	61.20

엑셀프로그램을 이용해서 무작위 추출을 하는 방법을 알아보자. 엑셀프로그램을 실행시키고 엑셀의 RANDBETWEEN함수를 이용하면 된다. 예를 들어 100명 중에서 10명의 대상자를 추출하고 싶으면 100명의 대상자에게 일련번호를 부여하고 엑셀프로그램을 실행한 후 아무 셀에 커서를 위치한 후 =RANDBETWEEN(1,100)을 입력하고 엔터키를 치면 1부터 100사이에서 무작위로 숫자가 하나 선택된다. 이 셀의 오른쪽 아래 모서리에 커서를 옮겨 놓으면 십자모양이 생기는데 그것을 아래방향으로 혹은 오른쪽으로 9칸을 드래그하면 연이어서 9개의 무작위 숫자를 보여준다. 이 숫자에 해당하는 대상자가 표본으로 추출된 것이다.

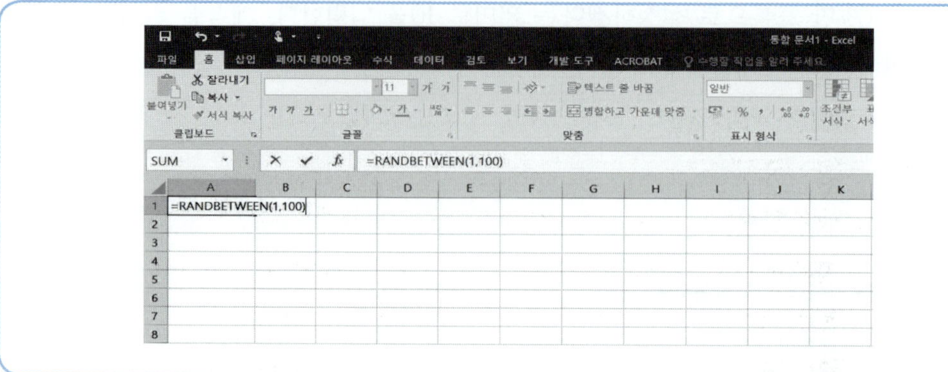
SUM
=RANDBETWEEN(1,100)
=RANDBETWEEN(1,100)

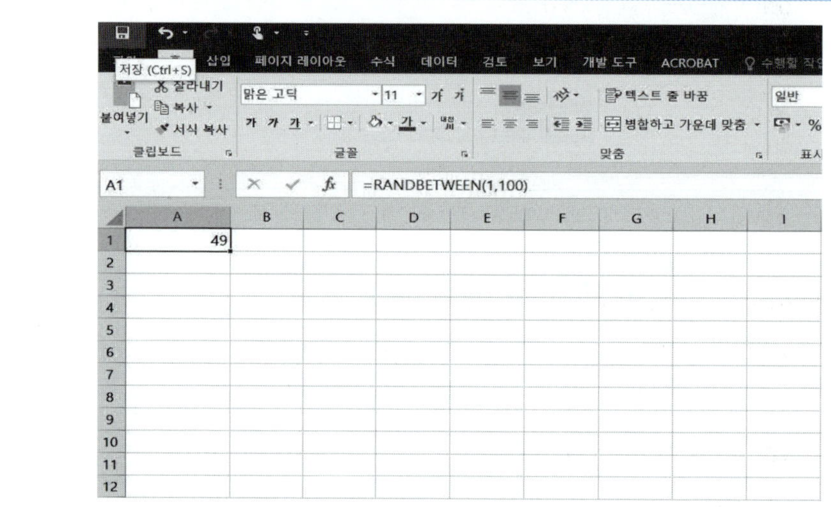
저장 (Ctrl+S)
A1
=RANDBETWEEN(1,100)
49

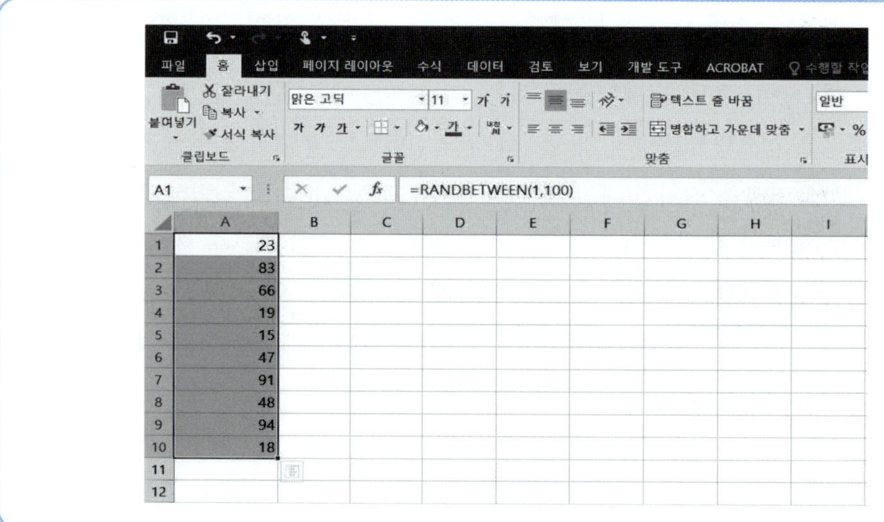
A1
=RANDBETWEEN(1,100)
23
83
66
19
15
47
91
48
94
18

2) 체계적인 표본추출(Systematic sampling)

체계적인 추출법을 사용하기 위해서는 접근가능 모집단 안에 있는 전체 대상자의 수를 뽑고자 하는 대상자의 수로 나눈다. 그러므로 1,000명 학생 목록에서 100명 표본을 선택하려면 목록에서 10번째마다 1명씩을 선택하는 것이다. 목록의 출발점을 무작위로 정하되 종종 난수표를 사용하기도 한다. 이러한 접근은 대개 시간이 절약된다. 체계적인 표본추출은 일반적으로 목록 내에서 특별한 순서가 정해져 있지 않거나 순환 패턴이 없는 한 무작위 추출법과 동등하게 여겨진다.

3) 층화추출법(Stratified random sampling)

무작위 추출법과 체계적인 추출법으로 선정된 표본의 특성이 모집단의 특성과 다른 경우도 있다. 이런 경우에는 층화과정(stratification)을 통해서 표본의 대표성을 향상시킬 수 있다. 층화추출법은 모집단의 구성원들을 동질적으로 분류하고 계층(strata)으로 나눈다. 예를 들어, 모집단이 300명의 1학년생, 300명의 2학년생, 200명의 3학년생, 200명의 4학년생으로 구성된다고 가정해 보자. 1,000명의 학생 목록에서 추출한 무작위 추출법에서는 모집단 내에 이러한 학년의 비율이 반영되지 않을 것이다.

이러한 것을 통제하기 위해서 우리는 모집단을 4개의 항목으로 분류하고 각 항목을 표본으로 추출하여 모집단이 존재하는 비율에 따라 무작위나 체계적인 비율층화방법(systematic proportional stratified sample)을 적용할 수 있다. 그리하여 100명의 표본을 얻기 위해서 연구자는 30명 1학년생, 30명 2학년생, 20명 3학년생, 20명 4학년생을 선택하였다.

최종 표본은 단순 무작위 추출법보다 모집단의 추정치를 잘 반영할 수 있다. 층화추출법은 다른 추출법에 비하여 시간이 더 걸리지만 단순 무작위 추출법보다 훨씬 더 대표적인 표본을 제공할 수 있다.

4) 군집추출법(Cluster sampling)

모집단의 구성요소들이 지역적으로 널리 퍼져 있는 경우에는 모집단의 완벽한 목록을 얻는 것이 불가능하거나 비실용적이다. 예를 들어, 연구자가 전국에 분포한 재활병원에 치료사들을 대상으로 표본을 얻기 원한다면 그러한 목록을 쉽게 얻기란 어렵다. 이러한 경우에 가능한 접근이 군집추출이나 다단계추출법(multistage sampling)[2]이다. 군집추출은 모집단 내에서 일련의 군집단위를 연속적으로 추출하는 것이다.

예를 들면 우리가 500명의 치료사를 무작위 추출하여 모으고자 하는 것을 가정해 보자. 첫 번째 단계에서 전국 시·도 중에서 5개 시 혹은 도를 무작위 추출한다. 두 번째 단계에서 5개 시·도로부터 50개의 병원을 무작위 추출하여 선택한다. 세 번째 단계에서는 50개의 각 병원에서 근무하는 물리치료사를 전부 선택하여 조사한다. 군집추출의 장점은 대규모 모집단을 다룰 때 가장 편리하고 효과적이지만, 이것은 많은 표본추출 오차(sampling error)를 감수해야 한다. 연구자들은 종종 가구를 무작위로 추출하기 위해서 다단계추출법(multistage sampling)을 사용하기도 한다.

4. 비확률적인 표본추출(표집)

비확률적인 표본추출방법은 표본을 추출하기 위하여 틀(frame)을 만든다거나 목록(list)을 작성하기가 복잡하거나 어려울 경우, 그리고 추정하고자 하는 모수가 꼭 확률표본이 아니라 해도 결과에 큰 영향이 없을 경우에 쉽게 사용할 수 있는 표본추출방법이다. 즉, 확률추출이 실제적으로 불가능하거나 모집단을 정확하게 규정할 수 없는 경우, 또는 표본추출 오차가 큰 문제가 되지 않거나 반드시 확률추출을 써야 할 필요가 없는 경우에는 비확률추출 방법을 사용한다. 비확률추출은 확률추출에 비해서 간편하고, 경제적이라는 장점을 갖는다. 그러나 통계적 검정의 근거로는 부적합하다.

1) 편의추출법(Convenience sampling: availability)

비확률적인 추출의 가장 일반적인 형태는 편의추출이나 우연추출(accidental or incidental sampling)이다. 즉 손쉽게 접근이 가능한 대상만을 선택하는 방법이다. 만일 임상연구자가 관절염환자의 걷는 모양(gait pattern)에 대한 연구를 하려 할 때 자기 병원에 온 환자들만 포함시킨다든지 혹은 재가환자들로부터 연구대상자를 선택하려고 할 때

2) 첫 번째 단계에서는 군집추출로 하고 두 번째 단계에서는 단순 무작위 추출이나 비례추출로 대상자를 선택하는 방법이다.

자기가 방문하기 편한 집만 골라서 선택을 하면 이런 표본들은 연구자의 편의에 의해 선정되었다고 볼 수 있다. 잡지에서 하는 여론조사나 길거리에서 하는 설문조사, 강의실에 들어온 학생만을 대상으로 조사하는 것도 편의추출이나 우연추출에 해당한다. 이 방법의 큰 단점은, 조사대상자로 참여하지 않은 사람들과 조사에 참여한 사람들의 특성이 매우 다를 수 있다는 점에서 일반화의 어려움이 있다. 조사에 응한 지원자들은 나이, 동기, 활동수준, 건강의식 등에 있어서 응답을 하지 않은 대상자들과 특성이 전혀 다를 수 있다는 점에서 응답자들로부터 얻어진 결과를 표적집단에 일반화하기가 어렵다는 것이다. 엄밀하게 이야기 하면 상당수의 표본추출방법에는 어느 정도의 편의성이 개입되어 있다고 볼 수 있다.

2) 눈덩이추출법 또는 연쇄소개추출법(Snowball sampling: word of mouth)

눈덩이추출방법은 눈덩이가 굴러가면 점점 커지듯이 대상자의 입에서 입으로 소문을 듣고 찾아내어 수를 늘리는 방법이다. 최근 들어 그 사용빈도가 커져가고 있다. 편의추출과 비슷하지만, 다른 점은 연구에 참여한 대상자들에게 주변의 아는 사람들 중에 같은 질병을 갖고 있으면서 연구에 참여할 만한 사람이 있는지를 알려달라고 하는 것이다. 이 방법은 특수한 특성을 가지고 있는 대상자로서 거취를 파악하기 어려울 때 유용한 기법이다. 사회과학에서는 모집단을 잘 모르는 경우나 일상적인 표본추출방법을 사용할 경우 조사를 쉽게 수행해 나가기 어려운 경우 예를 들면, 매춘, 마약, 성소수자 등을 조사할 때가 해당된다.

눈덩이추출법을 시행하는 단계는 다음과 같다.

첫 번째 단계에서는, 선정기준에 맞는 대상자를 정하고 검사를 하거나 면접을 한다. 두 번째 단계에서는, 이러한 대상자들이 동일한 특성을 갖고 있는 다른 대상자를 연구자에게 알려주도록 하는 것이다. 이러한 '응답자들의 연속적인 추천(의뢰)'이나 'snowballing'의 과정은 적절한 표본크기가 이루어질 때까지 계속된다.

예를 들어, 연구자가 임신 말기의 임산부를 찾아내기 위해서 육아교실이나 출산교실에서 다른 임산부를 만날 수 있는 임산부를 선택할 수 있다. 특정연령 집단의 아동을 찾기 위해서는 학교, 육아센터를 통해서 부모를 찾는 것이 효과적이다. 진행성 근위축증 환우 모임에 찾아가서 대상자들을 면접하고 주변에 다른 진행성 근위축증 환우를 알고 있는지 계속 추천을 받아서 일정한 표본 크기가 얻어지면 표본추출을 중단한다. 눈덩이추출법은 연쇄소개추출(chain referral sampling)이라고도 불린다.

3) 할당추출법(Quota sampling, 비율, proportions)

할당추출법은 모집단의 알려진 비율(예를 들면, 성별, 교육수준별 모집단 구성비율)에 근거하여 표본을 구성하는 것이다. 예를 들어, 한국의 물리치료사협회에 소속된 물리치료사들의 남녀 성비가 4 : 6이라고 알려져 있고 남녀에 따라 응답이 달라질 것이라고 판단된다면 이 비율에 따라서 목표로 한 조사수가 정해진 비율로 채워질 때까지 남녀 물리치료사를 선택하여 조사를 하는 것이다. 이 방법의 문제점은, 모집단에 속한 모든 대상자가 선택 가능성에 있어서 동등하지 않다는 것이고, 선택된 표본들이 모집단의 의견을 정확하게 반영하지 못할 수 있다는 것이다.

4) 고의성 추출법(Purposeful sampling, Purposive sampling, Judgemental sampling, hand-picked)

고의성 추출법은 유의추출(purposive sampling), 판단추출(judgmental sampling)이라고도 하는데, 연구대상자의 일부분은 쉽게 식별할 수 있지만 모집단 전체를 모두 확인하는 일이 거의 불가능할 경우에 사용한다. 연구자나 전문가가 자신의 연구능력과 사전지식을 활용하여 응답자를 선택한다.

물리치료의 예를 들면, 운동프로그램의 효과를 알아보려는 연구에서 의무기록이나 면접을 통해서 자신의 연구에 적합한 환자를 찾는다. 그리고 연구자는 연구기간 동안에 지시사항을 잘 따를 것 같은 환자들을 선택한다. 고의성 추출법은 편의추출법과 비슷하지만 단순하게 편의성(availability)에 의해 대상자를 선택하는 것이 아니라 구체적인 선정기준을 만들어 놓고 대상자를 선택한다는 점이 다르다. 고의성 추출법은 편의추출과 마찬가지로 일반화하는 것에 제한점이 있다.

이 추출방법은 연구계획의 초기 단계에서 설문지의 적용 가능성이나 조사도구의 타당성 등을 검토하기 위하여 많이 사용하고 있다.

참고문헌

Portney LG, Watkins MP. Foundations of Clinical Research: Applications to practice. Upper Saddle River, NJ, Prentice Hall, 2000.

Roach KE. A clinician's guide to specification and sampling. J Orthop Sports Phys Ther. 2001;31(12):753–758.

제 11 장

기초통계학(1)

1. 기술통계학
2. SPSS를 이용한 기술통계 예
3. SPSS를 이용한 다중응답의 빈도분석
4. 정규분포

RESEARCH
METHODOLOGY

제 11 장

기초통계학(1)

우리가 무엇인가를 측정하였다면, 예를 들어 근긴장도, 회복률, 폐활량, 환자수 등을 측정하였다면 이런 측정값들을 자료(data)라고 부른다. 연구가 가치를 가지려면 이러한 자료가 갖고 있는 의미(meaning)를 다른 연구자가 이해할 수 있도록 제시하여야 한다. 예를 들어서 다발성근위축증(multiple sclerosis) 환자를 대상으로 두 가지 방광관리기법을 비교하였는데, 제시된 자료가 단지 수치를 나열한 것에 그친다면 연구로서의 아무런 의미가 없다. 연구자는 연구의 결과값들이 의미가 있도록 제시하여야 한다.

통계학이란 자료를 수집, 정리, 그리고 요약하는 것과 자료의 일부만 관찰하여 그 자료의 출처가 되는 모집단의 특성에 대하여 추측(inference)하는 것을 다루는 분야이다. 통계학은 크게 두 가지로 나누는데, 기술통계학(descriptive statistics)과 추론통계학(inferential statistics)으로 나눌 수 있다. 기술통계학은 다음과 같이 나눌 수 있다.

① 중심경향치(central tendency)
- ㉠ 평균(mean)(산술평균, 기하평균, 조화평균)
- ㉡ 중위수(median)
- ㉢ 최빈치(mode)

② 산포도(measure of variation)
- ㉠ 범위(range)
- ㉡ 표준편차(standard deviation, SD)
- ㉢ 변이(변동)계수(coefficient of variation, CV)

㉣ 백분위(percentile), 사분위(quartile)

기술통계학이란, 일련의 자료를 수집하고 정리하여 도표나 표를 만들거나, 기술통계량(descriptive statistics)을 이용해서 자료를 요약하여 대푯값이나 산포도 등을 구하는 분야이다. 대개는 조사연구(survey)에서 수집된 자료를 나타낼 때 쓴다. 기술통계학에서는 흔히 그래프, 중심경향치(measures of central tendency), 산포도(measures of dispersion)로 나타낸다. 기술통계량은 자신이 분석한 자료가 갖고 있는 특성만을 나타낼 뿐이며 다른 집단의 특성을 설명해 주지 못한다. 예를 들어서 근위축증(muscular dystrophy) 환자를 대상으로 근긴장도, 관절가동범위, 근수축 속도 등을 측정하였다면 그 결과는 연구대상으로 하였던 바로 그 집단만의 특성을 나타내 주는 것으로, 근위축증 환자 전체에 대하여 해석결과를 일반화할 수 없다. 만약 해석결과를 전체 근위축증 환자에게 적용하려면 추론(측)통계학을 사용하여야 한다.

추론(측)통계학이란, 자료에 내포되어 있는 정보를 분석하여 불확실한 사실에 대한 추론을 하는 분야로서 크게 점추정(point estimation) 및 구간추정(interval estimation)과 가설검정(hypothetical testing)으로 나눌 수 있다. 즉, 통계적 모형을 설정하고 또한 설정된 모형이 합리적인지의 여부를 평가하며, 자료로부터 얻어지는 정보를 근거로 미지의 특성에 대한 결론을 내리고 예측을 하는 분야이다. 요약하면,

- **기술통계학**: 데이터의 수집, 정리, 요약하는 과정을 다룬다.
- **추론(측)통계학**: 수집된 정보를 이용하여 분석, 판단, 예측을 다룬다.

일반적으로 추론(측)통계학은 통계적 추론이란 용어를 사용하며, 크게 추정(점추정, 구간추정)과 가설검정으로 분류된다.

1. 기술통계학

기술통계학은 모양(shape), 중심경향치(central tendency), 일련의 자료 내에서 변이(variability within a set of data)를 기술하는데 이용된다. 모집단(population) 특성을 기술하는 측정값(measure)을 모수(parameter)라고 부른다. 표본자료로부터 계산된 수치 즉, 표본의 특징을 나타내는 값을 표본통계량(statistic)이라고 부른다. 대표적인 표본

통계량에는 표본평균($\bar{x}$), 표본분산(s^2) 등이 있다. 연구자가 표본자료를 모집단으로 일반화할 때, 모집단의 모수를 추정하기 위해서 통계학을 이용한다.

1) 빈도분포

기술통계를 나타내는 방법에는 빈도를 도수분포(frequency distribution), 퍼센트(%), 누적 퍼센트(cumulative %)를 부가적으로 표시하기도 한다. 자료를 시각적으로 제시하기 위하여 막대그래프(bar chart), 히스토그램, 원그래프(pie chart), 꺾은선그래프(frequency polygon), 줄기-잎 그림(stem-and leaf plot) 등으로 제시한다. 히스토그램은 막대그래프와 비슷하지만 x-축이 연속변수이므로 막대기둥 사이에 빈 공간이 없다는 점에서 막대그래프와 다르다. 줄기-잎 그림은 연속적인 변수의 분포의 모양을 나타내는데 유용한 방법이다. 예를 들어 [표 11-1]과 같은 가상의 자료가 있다고 하자.

[표 11-1] 가상의 자료

60	80	90	94	100	112
68	82	91	95	102	115
72	84	92	95	105	125
77	85	93	96	108	130
77	86	94	98	110	132

이와 같은 자료를 위의 방법으로 나열해 두면 자료의 내용을 한눈에 알기가 어렵다. 이 자료를 다음과 같이 정리하여 보자.

[표 11-2] 줄기-잎 자료 배열

줄기(stem)	잎(leaf)
6	08
7	277
8	02456
9	0123445568
10	0258
11	025
12	5
13	02

위의 줄기-잎 그림에서 줄기는 성적의 첫째 자릿수 혹은 둘째 자릿수가 되며, 잎은 최종 자릿수가 됨을 알 수 있다. 따라서 첫 번째 열의 수치들은 60, 68을 나타내며, 4번째 열의 수치들은 90, 91, 92, 93, 94, 94, 95, 95, 96, 98의 수치를 나타낸다. 이 자료를 보면 대상자들이 90점대에 많이 분포함을 한눈에 알 수 있고 정규분포를 하고 있는 것도 알 수 있다. 이런 방법은 간결하게 자료를 요약해 주면서 원자료의 모습을 그대로 유지할 수 있는 장점이 있다.

2) 분포의 모양(Shape of distribution)

자료를 빈도별로 제시하였을 때 어떤 분포는 대칭적(symmetrical)이다. 즉, 자료의 반은 다른 쪽과 거울 속에 비친 이미지처럼 대칭이다. [그림 11-1]에서 A, B는 대칭분포를 한다고 말할 수 있다. 통계학적 용어로 '정규분포(normal distribution) 혹은 가우스분포(Gauss distribution)'는 대부분의 점수가 척도의 중앙에 몰리고 양극단으로 갈수록 점차적으로 감소하는 종모양 분포를 말한다.

반면에, 왜곡분포(skewed distribution)는 비대칭적이다. 분포가 대칭에서 얼마나 기울었는지 나타내는 정도를 그 분포의 왜도(skewness)라고 한다. [그림 11-1]에서 그림 C는 양(+)으로 치우침 혹은 오른쪽으로 치우침(positively skewed or skewed to the right)을 나타낸다. 그림 D는 왼쪽으로 치우침(skewed to the left)을 나타낸다.

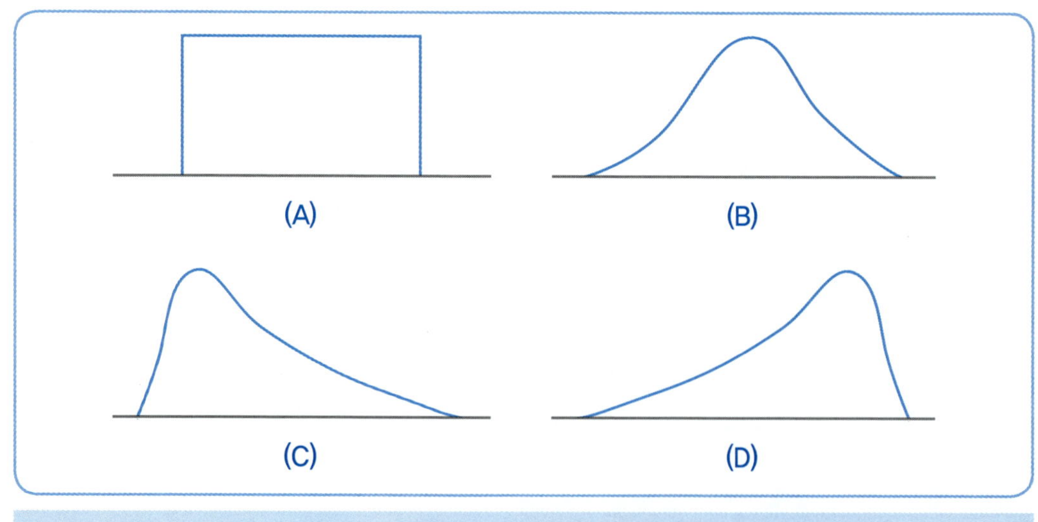

[그림 11-1] 분포의 유형

왜도와 첨도(skewness and kurtosis)

* **왜도**(skewness) : 분포의 모양이 대칭을 벗어나 어느 한쪽으로 기울어진 정도를 잰다. 분포가 대칭이면 S=0이고 [그림 11-1]의 C와 같이 오른쪽으로 기울어진 경우에는 S> 0이 된다.
* **첨도**(kurtosis) : 분포의 뾰족한 정도를 나타내는 척도로서 정규분포의 경우 K=0이고, K가 0보다 크면 정규분포보다 뾰족한 모양을 나타낸다.

왜도란, 값들의 분포가 중심으로부터 좌우대칭에서 얼마나 벗어나 있는지를 보여주는 지수이다.

빈도수가 skewed to the right이면 S> 0
skewed to the left이면 S <0이 된다.

첨도란, 분포가 얼마나 뾰족한가를 나타내 주는 지수이다. 정규분포일 때 0의 값을 갖는다. 0보다 클 때 정규분포보다 뾰족한 모양을 나타내 주고, 0보다 작을 때 평평한 모양을 나타낸다.

3) 대푯값

(1) 평균값(Mean, average)

한 집단의 어떤 특성을 나타내고자 할 때 하나의 숫자로 나타내는 경우가 많다. 그런 경우에 흔히 평균값을 사용하는데, 평균값에는 산술평균, 조화평균, 기하평균, 절삭평균 등이 있다. 그러나 흔히 쓰는 평균값으로는 산술평균(arithmetic mean)이 있다. 산술평균에서는 그 집단에 속한 모든 구성원의 측정값 혹은 한 집단의 점수들의 합계를 점수들의 수(n)로 전체 점수들의 합계를 나눈 것이다.

이때 평균(mean 또는 average)이란, 전체 분포가 대칭일 때에는 분포의 가운데에 있게 되고 따라서 절반은 평균 이상, 나머지 절반은 평균 이하가 된다. 모집단의 평균(mean)을 나타내는 데 사용되는 기호는 그리스 문자 'μ'이고, 표본의 평균(mean)은 $\bar{x}$으로 나타낸다. 평균을 이해할 때 주의해야 할 것은 평균이라는 것이 반드시 정상 수준을 의미하지는 않는다는 것이다. 평균값에 못 미치더라도 의학적으로는 정상범위에 들 수도 있기 때문이다.

평균[1]은 전체적인 모양을 나타내는 좋은 방법이다. 그러나 평균만으로는 전체를 나타낼 수 없는 경우가 많다. 집단의 평균은 집단 내의 구성원들이 어떻게 서로 다른지를 보여주지 못한다. 또 서로 어느 정도 흩어져 있는지를 말해 주지 못한다. 예컨대, A집단의 평균체중이 60kg, B집단의 평균체중이 60kg이라고 가정해 보자. 이때 평균체중이 같다고 해서 이 두 집단의 체중이 꼭 동일하다고 할 수 없다. 왜냐하면 자료의 분포도와 흩어진 정도(분산)를 비교하지 않은 상태에서는 두 집단의 체중이 같다고 말할 수 없다. 따라서 분산이나 표준편차가 중요한 역할을 하는 보조적인 통계가 된다.

(2) 중위수(Median)

중위수는 자료를 순위별로 나열하였을 때 두 부분으로 똑같이 나누어 주는 수이다. 예를 들어 4, 5, 6, 7, 8과 같이 분포가 홀수개의 점수들을 포함한 때, 중간 점수가 6이 중위수가 된다. 짝수개의 점수가 있을 때, 두 중간 점수들 사이의 중간지점이 중위수가 된다. 따라서 4, 5, 6, 7, 8, 9에서 6과 7의 중간에 놓인다. 이 경우 중위수는 6.5이다.

중심경향치로 중위수를 사용함으로써 얻는 이점은, 극단값에 의한 영향을 받지 않는다는 점이다. 중위수는 분포에서 수치가 가지고 있는 양을 나타내는 것이 아니라 위치를 나타낸다. 따라서 중위수는 치우친 분포를 나타내는, 즉 왜곡된(skewed) 분포를 기술하는데 유용한 중심경향치이다.

요약: n개의 자료를 크기순으로 배열했을 때
n개가 홀수이면 (n+1)/2번째의 값(중앙값)
n개가 짝수이면 n/2번째와 (n/2)+1 번째 값의 산술평균이다.

(3) 최빈치(Mode)

최빈치는 분포에 있어서 가장 빈도가 높은 수치를 말한다. 빈도분포표를 만들고 검사를 하면 쉽게 최빈치를 찾을 수 있다. 최빈치가 한 점수 이상 발생했을 때, 그 분포를 쌍봉분포(bimodal distribution, 최빈치가 2개), 혹은 다봉분포(multimodal distribution, 최빈치가 3개 이상)라고 부른다.

1) Yancy JM. It has been said that a fellow with one leg frozen in ice and the other leg in boiling water is comfortable-On average. Ten rules for reading clinical research reports [Editorial]. *Am J Surg*. 1990:159(6):553-559.

연속적인 자료(continuous data)에서 중심경향치를 알아볼 때 최빈치를 사용하는 경우는 드물다. 그러나 범주형 변수(categorical variable)로 측정되었을 경우에는 유용하다. 예를 들어, 특정한 기간 동안 재활병원을 방문한 뇌성마비 유형의 빈도를 알아보는 데 관심이 있다면 최빈치를 알아보는 것이 유용하다.

(4) 평균, 중위수, 최빈치의 비교

중심경향치를 나타내는 것 중에서 어느 것이 분포를 기술하는 데 가장 적절한지 알아보려면 몇 가지 요소들을 고려해야 한다. 변수의 측정 수준도 중요한 고려사항 중 하나이다. 평균이 가장 유용하기는 하지만, 중심경향을 측정하는 세 가지(평균, 중위수, 최빈치) 모두 등간(간격, interval)척도 혹은 비척도로 측정되었으면 적용이 가능하다. 명목척도로 측정된 자료는 오직 최빈치가 의미가 있다. 자료가 서열척도 수준에서 측정되었으면 중위수와 최빈치를 구할 수 있다.

결과를 제시할 때는 어떤 것을 제시하는 것이 통계학적으로 유용한지 고려해야 한다. 중심경향치를 나타내는 세 가지 중에서 평균이 가장 안정적인 수치로 고려된다. 즉, 우리

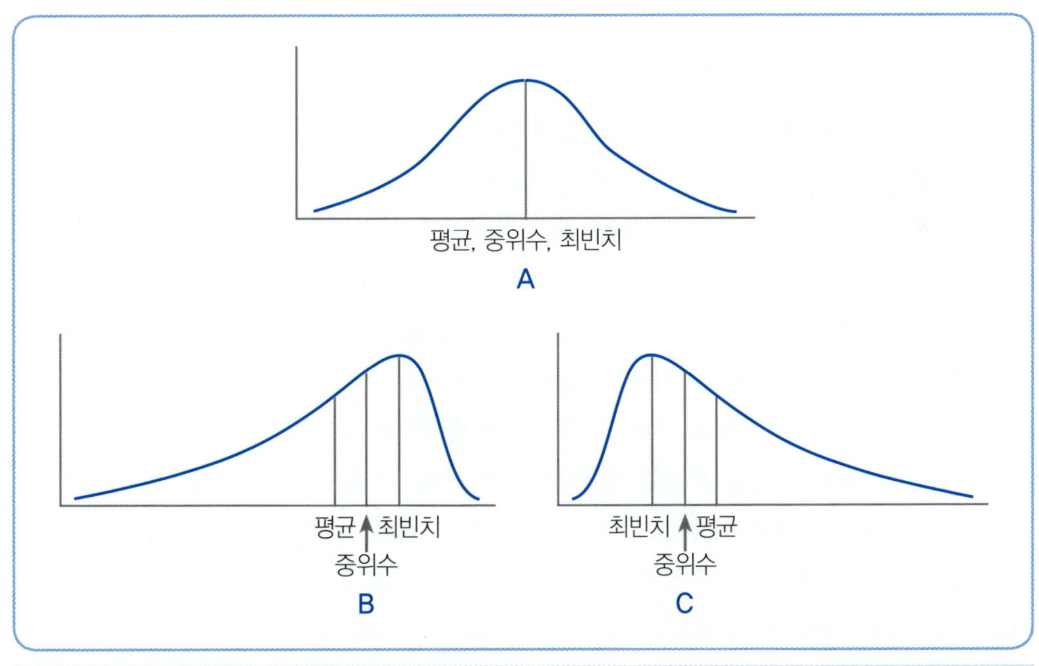

[그림 11-2] 분포 모양에 따른 평균, 중위수, 그리고 최빈치의 관계

가 반복적으로 모집단에서 무작위로 표본을 뽑는다면, 이런 표본의 평균값(mean)은 최빈치나 중위수보다 변동이 덜 심하다. 오직 평균만이 모집단의 특성을 합리적으로 추정가능하게 한다. 이런 이유로 평균은 비척도 혹은 등간(간격) 척도자료를 통계학적으로 분석할 때 중위수나 최빈치보다 더 자주 사용된다.

정규분포를 하는 자료에서는 평균, 중위수, 최빈치 모두 유용하게 사용된다. 그러나 치우친 분포를 하는 자료에서는 평균을 사용할 때 제한점이 있다. 왜냐하면, 중위수와 최빈치와는 달리 평균은 극단값들에 의해 영향을 쉽게 받기 때문이다. 예를 들어, 한 집단의 시험 점수 분포가 78, 80, 82, 85, 85, 85, 86, 88이라고 가정했을 때 첫 번째 대상자가 78 대신에 50점을 얻었다면 전체 평균값은 83.6에서 80.1로 감소할 것이다. 그러나 중위수와 최빈치는 이러한 변화에 별로 영향을 받지 않는다. 분포가 치우친 자료에서 자료의 특성을 제대로 제공하려면 평균, 중위수, 최빈치 모두를 보고하는 것이 합리적이다.

4) 산포도(성)

산포도란, 대푯값과 더불어 분포의 형태를 나타내는 중요한 척도로서, “측정값들이 대푯값 주변에 얼마나 흩어져 있는가?” 그 정도를 측정하는 값이다.

(1) 범위(Range)

산포도를 가장 간단하게 알아보는 방법이 바로 범위이다. 범위는 분포에서 가장 높은(큰) 값과 가장 낮은(작은) 값 사이의 차이이다. 예를 들어 집단 A에서의 시험 점수들의 분포가 78, 80, 82, 85, 85, 85, 86, 88이라고 가정했을 때 범위는 88 − 78 = 10이고, 집단 B의 점수분포가 65, 69, 78, 85, 85, 93, 96, 98이면 범위는 98 − 65 = 33이다. 이러한 결과를 보면 집단 A가 집단 B에 비하여 동질성(homogeneous)이 높음을 알 수 있다. 집단 B는 A에 비하여 변화가 심하다는 것을 알 수 있다.

범위는 비교적 단순하면서 두 개의 극단값만이 반영된다. 그리고 최댓값과 최솟값 사이에 있는 측정값들은 범위를 계산할 때 반영이 안 된다. 그리고 표본크기가 다른 2개의 집단을 비교할 때는 범위를 이용하여 비교하는 것이 어렵다. 따라서 쉽게 계산되기는 하지만, 범위는 보통 대략적인 기술통계량을 보고할 때 사용되고, 실제 연구에서는 주로 다른 산포도 지수와 병행하여 제시된다.

(2) 백분위와 사분위(Percentiles and quartiles)

백분위는 한 분포 내에서 특정한 점수의 상대적인 위치를 기술하는 데 이용된다. 예를 들면, 대학 수능성적표에 학생의 점수가 92번째 백분위라면, 시험을 치른 학생 중 92%는 이 학생의 점수보다 아래에 있는 것이다.

[표 11-3]은 20명을 대상으로 정중신경의 잠복시간을 측정한 것이다. 각각의 측정값들은 표시된 수치에서 −0.05와 +0.05의 한계를 가지고 있다. 예를 들어 3.3ms이면 실제로는 3.25부터 3.35 사이의 값들이 표시된 것이다. 30번째 백분위를 계산하려면 0.30×20 = 6번째 수치가 된다. [표 11-3]에서 6번째 수치는 3.3ms이므로 이 값의 상한값은 3.35ms가 된다. 따라서 관찰값들의 30%는 3.35ms 아래에 있다고 볼 수 있다. 그러므로 P30 = 3.35ms가 된다. 다른 백분위도 이러한 방법으로 계산한다.

[표 11-3] 정중신경의 잠복시간 (N=20)

대상자	잠복시간(msec)	대상자	잠복시간(msec)
1	2.8	11	3.5
2	3.2	12	3.5
3	3.2	13	3.5
4	3.2	14	3.8
5	3.3	15	3.8
6	3.3	16	3.8
7	3.4	17	4.0
8	3.4	18	4.0
9	3.4	19	4.0
10	3.5	20	4.2

자료의 분포형태를 요약하는 한 가지 방법은 사분위를 제시하는 것이다. 때로는 최댓값과 최솟값을 제시하기도 한다. 그리고 사분위범위(interquartile range=제3사분위−제1사분위)를 사용하여 자료의 퍼진 정도를 표현하기도 하는데 이는 곧 전체자료의 중간 50%부분이 가지는 범위를 뜻한다.

사분위(quartiles)는 백분위를 네 부분으로 나눈 것으로, 제1사분위는 25번째 백분위, 제2사분위는 50번째 백분위로 중위수가 되며, 제3사분위는 75번째 백분위가 된다.

바꿔 말하면 주어진 자료를 크기순으로 나열해 놓는데, 이 자료를 4등분하였을 때 각각에 해당하는 값을 사분위라고 한다. 따라서 제25백분위라 함은 자료를 크기 순서로 배열하였을 때 적어도 25%의 관측값이 그 값보다 작거나 같고, 또한 적어도 75%의 관측값이 그 값보다 크거나 같게 되는 값을 말한다.

제1사분위 = 제25백분위
제2사분위 = 제50백분위
제3사분위 = 제75백분위

[표 11-4] 사분위와 백분위와의 관계

용 어	증가순 정렬	감소순 정렬
제1사분위(25백분위)	(n+1)/4	3(n+1)/4
제2사분위(50백분위, 중위수)	(n+1)/2	(n+1)/2
제3사분위(75백분위)	3(n+1)/4	(n+1)/4

사분편차(quartile deviation)는 다음과 같은 공식으로 계산된다.

$$Q = \frac{Q^3 - Q^1}{2}$$

$Q^3 - Q^1$를 사분위범위(interquartile range)라 하며 [표 11-3]의 예에서는 25번째 관측치는 3.35ms(3.3+상한값 0.05)가 되며 75번째 수는 3.85ms(0.75×20+상한값 0.05)가 된다. 따라서 사분편차 Q값은,

$$Q = \frac{3.85 - 3.35}{2} = \frac{0.50}{2} = 0.25\text{ms}$$가 된다.

(3) 분산(Variance)

분산이란, 각 측정값과 산술평균의 편차를 제곱한 것의 평균을 말한다. 대상자들의 연령, 체중, 심박동수, 신경전도속도, 관절가동범위, 근력, 폐활량은 개개인마다 다르다. 분산은 평균으로부터 각 측정값들이 얼마나 퍼져 있는지를 보여준다. 분산이 작다는 것은 측정값들이 평균값 가까이에 분포한다는 것을 나타내며, 분산이 크다는 것은 측정값들이 평균을 중심으로 퍼져 있다는 것을 나타낸다. 분산은 다음과 같은 방법으로 계산한다.

[표 11-5] 분산의 계산

x	편차($x-\bar{x}$)	$(x-\bar{x})^2$
2	−2	4
3	−1	1
$4=\bar{x}$	0	0
5	+1	1
6	+2	4
$\Sigma=20 / 5=\bar{x}=4$	$\Sigma=0$	$\Sigma=10$

모집단 자료에서, 분산은 σ^2으로 표시한다. 모집단의 평균값을 알 때, 편차 점수들은 $x-\mu$로 얻어진다. 따라서 모집단 분산은,

$$\sigma^2 = \frac{\Sigma(x-\mu)^2}{N}$$ 으로 정의된다.

표본 자료에서 편차 점수들은 μ가 아닌 $\bar{x}$를 사용하여 얻어진다. 표본 자료는 모집단에서의 모든 관찰값들을 포함하지 않기 때문에, 실제 모집단 분산보다 다소 표본분산이 작게 된다. 이런 차이를 보상하기 위해서 표본분산을 계산할 때, n−1로 나눈다. 표본분산은 s^2으로 표시된다.

$$s^2 = \frac{\Sigma(x-\bar{x})^2}{n-1}$$

위의 예에서는 표본분산이 10/4=2.5가 된다.

표본크기가 클 때 위의 공식으로 분산을 구하려면 편차 점수들의 계산이 시간이 많이 걸리고 반올림하는 작업 때문에 번거롭다. 따라서 원점수들을 그대로 사용하는 분산 계산 공식을 더 선호한다.

$$s^2 = \frac{\Sigma x^2 - \frac{(\Sigma x)^2}{n}}{n-1}$$

Σx^2은 원점수들을 제곱하여 합한 것이다. 이 공식의 분자는 제곱합(sum of squares, SS)의 계산적 표현이다. [표 11-6]은 물리치료를 받기 전에 상처(wound size) 크기의 지름을 나타낸 자료이다.

$$\bar{x}=6\text{cm} \qquad n=10$$

$$s^2 = \frac{\Sigma x^2 - \frac{(\Sigma x)^2}{n}}{n-1}$$

$$= 404-((60)^2/10)/(10-1))=(404-360)/9=44/9=4.89\text{cm}^2$$

[표 11-6] 상처의 크기(wound size) 지름 (단위: cm^2)

x(cm)	x^2
5	25
2	4
10	100
7	49
6	36
5	25
4	16
8	64
7	49
6	36
$\Sigma x=60$	$\Sigma x^2=404$

분산은 측정단위에 제곱을 한 형태로 표기되므로 해석이 어렵다. 위의 예에서 분산 4.89는 cm^2의 형태로 표기되어 있다. 그러나 이것은 넓이를 나타내는 것은 아니다. 왜냐하면 원자료의 상처크기가 상처의 지름을 나타내는 cm로 측정되었기 때문이다. 연구자의 입장에서는 원자료의 측정단위와 동일한 측정단위로 산포도를 나타낼 수 있는 지수가 필요하다. 기술통계량으로서 분산은 잘 사용되지 않고 분산분석을 할 때 주로 이용된다.

(4) 표준편차(Standard deviation, SD)

분산은 측정단위로서 제곱의 형태를 취하기 때문에 표본의 측정값과 동일한 측정단위를 사용하는 지수로서는 적합하지 않다. 표준편차는 원자료와 동일한 측정단위를 사용하면서 산포도를 나타낼 수 있는 지수다. 표준편차란, 한마디로 말해서 분산의 제곱근 형태를 취한다.

$$s = \sqrt{s^2} = \sqrt{\sum \frac{(x-\overline{x})^2}{n-1}}$$

s는 표준편차를 나타내며 분산보다도 자주 연구논문에서 표기된다. 때로는 약어로 SD라고 표기하기도 한다. 표본자료의 표준편차는 중심경향치와 산포도를 보여주기 위해서 보통 평균과 함께 보고된다. 예를 들어 A집단의 평균은 $\overline{x}=65$, 표준편차 SD가 6.06으로 표현되고 B집단의 평균은 $\overline{x}=65$, 표준편차 SD는 3.10으로 표기되었다면 A집단에 비해 B집단의 측정치들이 평균주위에 많이 분포함을 알 수 있다. 표준편차가 크다는 것은 표본 안에서 변이의 정도가 크다는 것을 의미하고 표준편차가 작다는 것은 표본 안에서 측정값들의 변이정도가 작다는 것을 의미한다. 간혹 평균값에 비하여 표준편차 값이 상당히 크게 나오는 경우가 있는데 이때는 자료가 양극화되어 있거나 이상치가 너무 클 때이므로 자료를 살펴보고 그 원인을 찾아보거나 사례수를 더 늘릴 것을 권한다.

*표준편차와 표준오차

표준편차란, 측정값과 평균사이의 거리를 측정하는 것이다. 모집단에서는 그 명칭이 암시하는 것처럼 '표준편차(X−μ)'이다. 측정값들의 분포를 알아볼 때, 표준편차는 평균을 중심으로 모여 있는 정도, 즉 산포도를 나타내 주는 측정치이다. 반면에, 표준오차는 표본평균들의 표준편차를 의미하며 추정된 모평균의 정밀성(precision)을 나타내 주는 것이다. 표준편차와 달리 표준오차는 기술통계량이 아니다. 따라서 표준오차를 기술통계량의 목적으로 사용하는 것은 적절하지 않다. 많은 연구보고에서 평균을 제시하면서 표준편차 대신에 표준오차를 기술통계량으로 같이 제시하는데, 이것은 잘못 사용된 것이다. 연구자의 입장에서는 표준편차보다 표준오차가 수치가 적게 나오기 때문에 변이가 적다는 것을 보이기 위하여 평균 ± 표준오차를 제시하는데, 이런 표기는 틀린 표현이라고 할 수 있다. 표준오차가 표준편차보다 수치가 작게 나오는 이유는 표준오차를 구하는 공식을 보면 알 수 있다. 표준오차를 구하는 공식은 다음과 같다.

$$표준오차 = \sigma_{\chi} = \frac{\sigma}{\sqrt{n}}$$

여기서 대상자의 수(n)가 증가하면 표준오차가 줄어드는 것은 당연하다. 표준오차는 모집단의 평균을 추정할 때 추정된 평균의 정밀도를 나타낼 목적으로 사용하는 것이 적절하다. 그러나 이때도 표준오차를 제시하는 것보다는 95% 신뢰구간을 제시하는 것이 더 독자들의 이해를 돕는다.

(5) 변이(동)계수(Coefficient of variation, CV)

두 집단의 평균이 다른 경우에 표준편차를 이용하여 산포도를 비교하는 것은 적합하지 않다. 이런 경우에 변이계수를 이용할 수 있다. 변이계수는 표준편차를 평균으로 나눈 수치를 의미하는 것으로 곱하기 100을 하여 백분율로 나타낸다.

$$CV = \frac{s}{\bar{x}} \times 100$$

이렇게 함으로써 측정단위가 없어지게 된다. 변이계수는 측정단위가 틀리거나 대푯값의 차이가 큰 두 자료의 산포도를 비교하기 위하여 사용한다. 변이계수는 등간척도 이상에서 측정된 자료를 기술하는 데 사용될 수 있다. 변이계수의 수치가 크다는 것은 자료의 변이가 크다는 것을 의미하며, 변이계수의 수치가 작다는 것은 자료의 변이가 작다는 것을 의미한다.

2개의 아동발달 검사도구를 이용하여 검사 A에서는 평균 5.0, 표준편차 0.25를 얻고, 검사 B에서는 평균 50.0, 표준편차 5.0을 얻은 경우에 어느 검사도구가 변이가 큰가를 알고 싶을 때의 변이계수를 구하였다.

$$\text{검사 A} \qquad CV = \frac{0.25}{5.0} \times 100 = 5\%$$

$$\text{검사 B} \qquad CV = \frac{5.00}{50.0} \times 100 = 10\%$$

위의 결과를 보면 검사 B를 이용하였을 때 아동발달 점수가 변이가 큰 것을 알 수 있다. 이제 우리는 두 분포 내의 산포도를 실제로 비교할 수 있다.

표면근전도를 이용하여 넙다리네갈래근의 활동전위를 측정한 경우에 넙다리네갈래근의 어느 근육에서 변이가 큰가를 알아보려 할 때도 변이계수를 사용하면 유용하다. 또 다른 예로서는 허리척주의 관절가동범위를 Schober[2], Modified Schober[3], Modified-Modified Schober[4]로 측정하고 변이계수를 구하여 어느 방법으로 측정하였을 때 가장 변이가 큰지를 알아보는 것을 들 수 있다.

산포도

- 범위(range) : 최댓값-최솟값
- 분산(variance, S^2) : $\Sigma(X_i-\overline{X})^2/(n-1)$, n=표본크기
- 표준편차(standard deviation, SD) : 분산의 제곱근
- 사분위범위(interquartile range) : 데이터를 오름차순 또는 내림차순으로 정렬한 후 백등분하였을 때, 등분된 값을 백분위라고 하고 사등분하였을 때 25, 50, 75번 백분위에 해당하는 값들을 사분위수라고 하며, 75번째 백분위수에서 25번째 백분위수를 뺀 것이 사분위범위가 된다.
- 변이(동)계수(coefficient of variation, CV) : 두 개의 표본집단간의 상대적인 산포도를 비교할 때 사용

$$CV=(S/\overline{X})\times 100,\ (S=\text{표준편차},\ \overline{X}=\text{평균})$$

* **확률변수**(random variable) : 모집단을 구성하고 있는 모든 구성원이 표본에 뽑힐 확률이 얼마인지 알 수 있는 경우를 확률추출(probability sampling)이라고 하며, 확률추출을 통해서 뽑힌 표본을 확률표본이라고 하고 이와 관련된 변수를 확률변수라고 한다. 확률변수는 일반적으로 다음과 같은 기호로 표시한다.

[표 11-7] 확률변수의 표기 방법

	모수	통계량
평균	μ	$\overline{x}$
분산	σ^2	s^2
표준편차	σ	s
비율	π	p
상관계수	ρ	r

2) 허리엉치접합부로부터 10cm 위의 지점과 거리
3) 허리엉치접합부로부터 5cm 아래 지점과 10cm 위의 지점과 거리
4) 뒤엉덩뼈가시와 허리엉치접합부의 교차점에서 위로 15cm 위의 지점과 거리

2. SPSS를 이용한 기술통계 예

SPSS를 실행시키고 다음과 같이 자료를 입력한다. 다음의 자료는 엉덩관절 각도를 각각 70°와 80°로 하였을 때 넙다리곧은근에 생기는 활동전위에 대한 가상적인 자료다. 자료를 다음의 그림과 같이 입력시킨다. 집단 1은 엉덩관절이 70° 굽힘되었을 때를, 집단 2는 엉덩관절이 80° 굽힘되었을 때를 나타낸다. 연구자는 넙다리곧은근의 활동전위에 대하여 기술통계량을 알고자 한다.

*제목없음2 [데이터세트1] - IBM SPSS Statistics Data Editor

파일(F) 편집(E) 보기(V) 데이터(D) 변환(T) 분석(A) 그래프(G)

	force	group	변수	변수
1	42.00	1.00		
2	48.00	1.00		
3	55.00	1.00		
4	50.00	1.00		
5	48.00	1.00		
6	62.00	1.00		
7	55.00	1.00		
8	40.00	1.00		
9	30.00	2.00		
10	41.00	2.00		
11	52.00	2.00		
12	42.00	2.00		
13	35.00	2.00		
14	55.00	2.00		
15	43.00	2.00		
16	32.00	2.00		

다음과 같이 자료를 입력하고 분석 → 기술통계량 → 기술통계를 클릭한다.

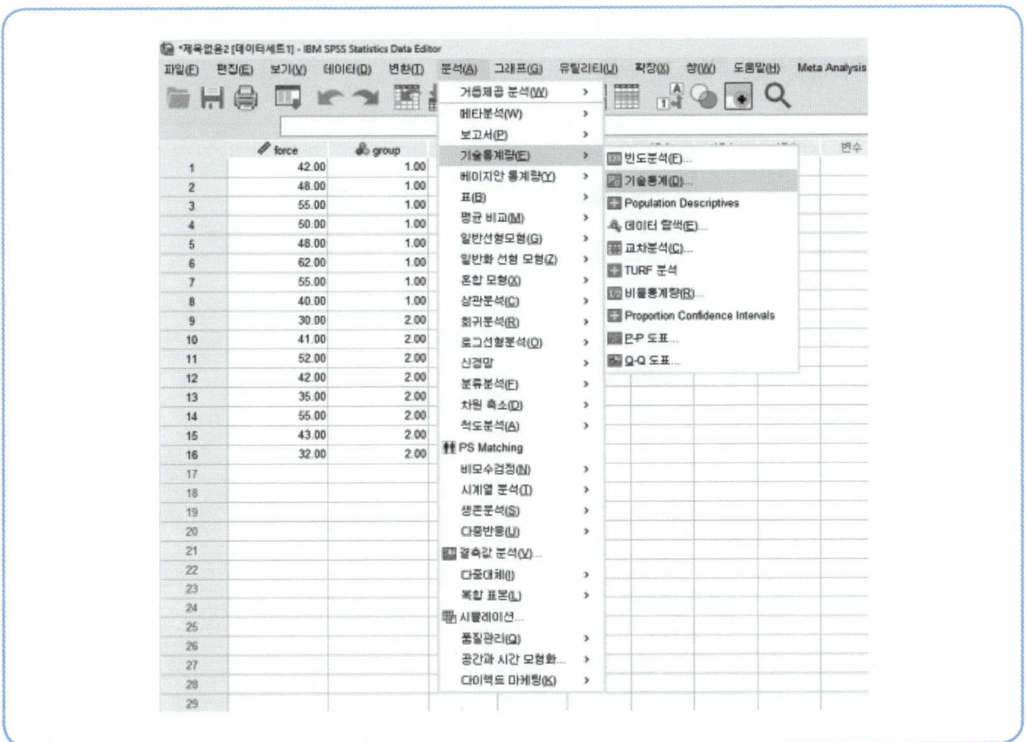

다음의 화면이 나타나면 왼쪽 창에 변수들이 나타난다. force를 클릭하고 가운데 있는 화살표를 클릭하여 변수를 오른쪽 창으로 옮겨 놓는다. 그리고 오른쪽에 있는 옵션을 클릭한다.

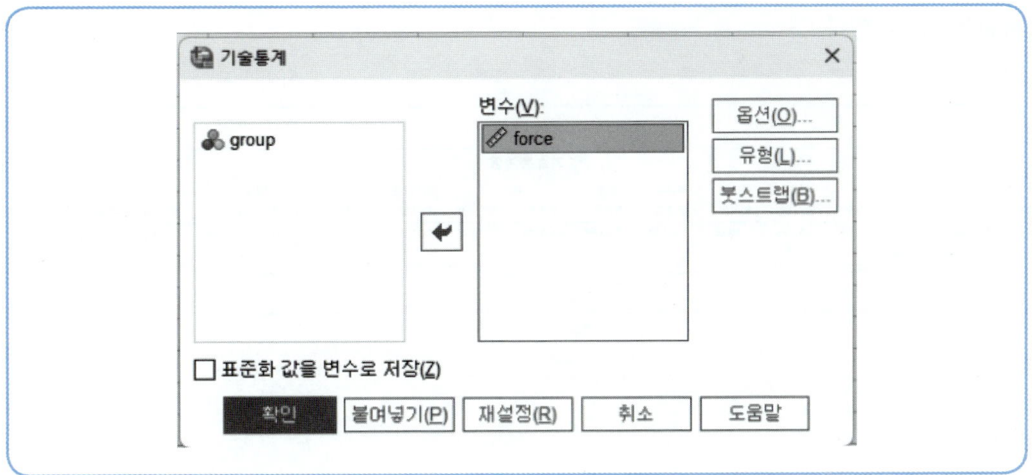

다음의 화면 같이 옵션 화면이 나타날 것이다. 여기서 보고자 하는 항목에 클릭하면 된다. 각 항목에 표시를 한 다음 계속을 클릭한다.

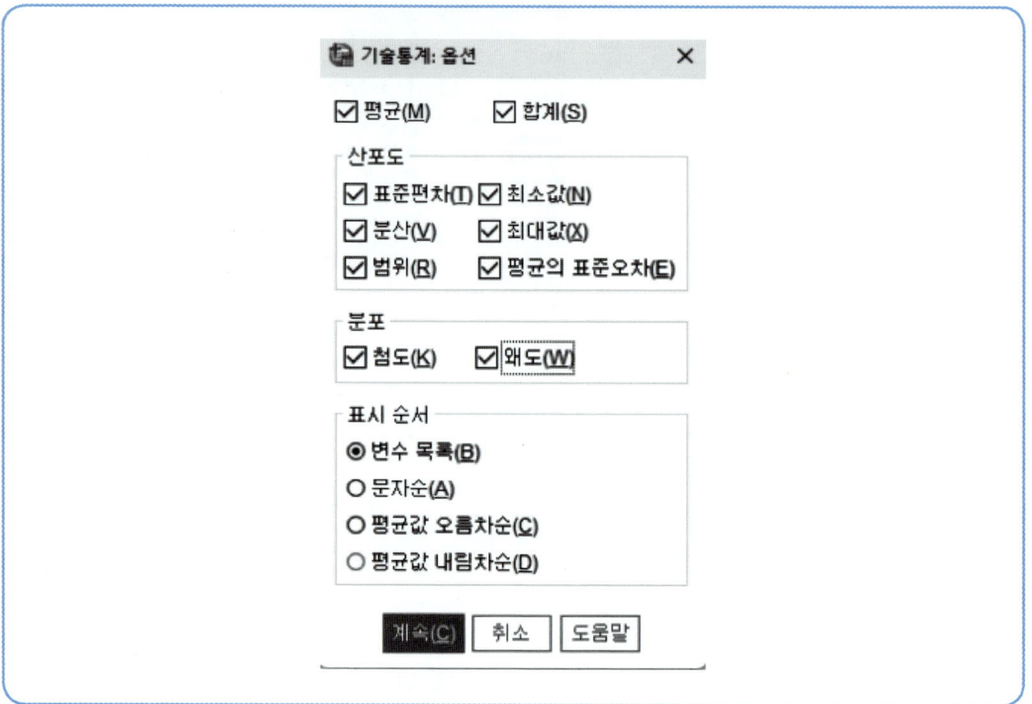

다음의 결과표가 나타난다. 대상자는 20명이고 범위는 32, 평균은 45.63, 표준편차는 9.06, 분산은 82.12임을 알 수 있다. 첨도(kurtosis)와 왜도(skewness)에 대한 자료도 제시됨을 알 수 있다.

기술통계량

	N	범위	최소값	최대값	합계	평균		표준편차	분산	왜도		첨도	
	통계량	통계량	통계량	통계량	통계량	통계량	표준오차	통계량	통계량	통계량	표준오차	통계량	표준오차
force	16	32.00	30.00	62.00	730.00	45.6250	2.26546	9.06182	82.117	-.072	.564	-.668	1.091
유효 N(목록별)	16												

이제 같은 데이터를 이용하여 자료를 탐색해보자. 자료가 입력된 후 분석 → 기술통계량 → 데이터 탐색을 클릭한다.

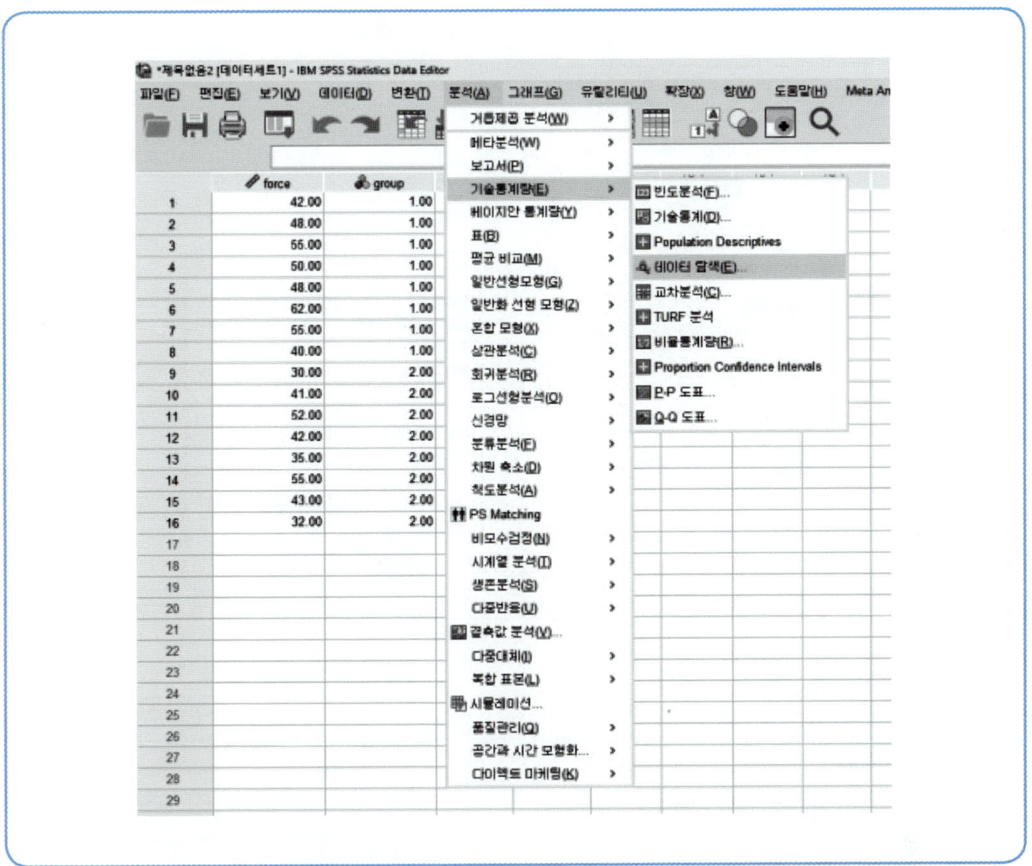

아래의 화면이 나오면 force를 클릭하고 가운데 위에 있는 화살표를 클릭하여 오른쪽 맨 위에 있는 창으로 변수를 옮긴다. 그 후 오른쪽에 있는 통계량을 클릭한다. 데이터 탐색 : 통계량 화면이 나타나면 기술통계와 백분위에 클릭한다. 그 후 화면을 닫고 계속을 클릭한다. 데이터 탐색 : 통계량 화면이 나타나면 도표에 클릭한다. 줄기와 잎 그림 그리고 히스토그램을 클릭한다. 계속을 클릭한다.

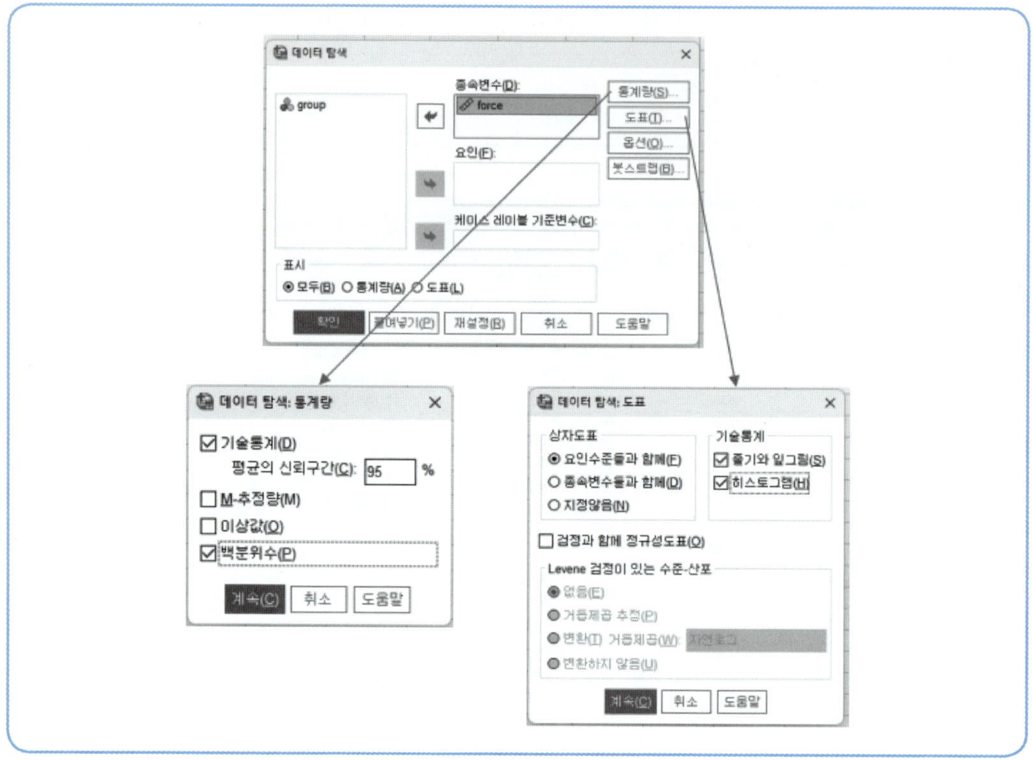

아래와 같이 기술통계량이 제시된다.

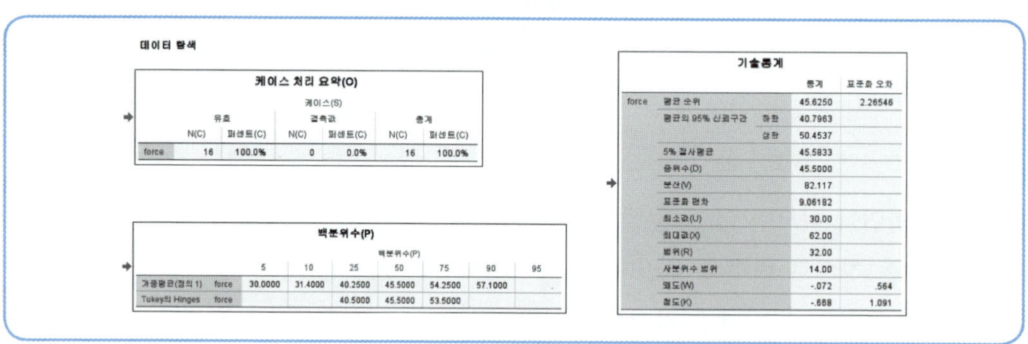

데이터 탐색

케이스 처리 요약(O)

	케이스(S)					
	유효		결측값		총계	
	N(C)	퍼센트(C)	N(C)	퍼센트(C)	N(C)	퍼센트(C)
force	16	100.0%	0	0.0%	16	100.0%

백분위수(P)

		백분위수(P)						
		5	10	25	50	75	90	95
가중평균(정의 1)	force	30.0000	31.4000	40.2500	45.5000	54.2500	57.1000	.
Tukey의 Hinges	force			40.5000	45.5000	53.5000		

기술통계

			통계	표준화 오차
force	평균 순위		45.6250	2.26546
	평균의 95% 신뢰구간	하한	40.7963	
		상한	50.4537	
	5% 절사평균		45.5833	
	중위수(D)		45.5000	
	분산(V)		82.117	
	표준화 편차		9.06182	
	최소값(U)		30.00	
	최대값(X)		62.00	
	범위(R)		32.00	
	사분위수 범위		14.00	
	왜도(W)		-.072	.564
	첨도(K)		-.668	1.091

평균의 95% 신뢰구간은 모평균의 값이 40.7963부터 50.4537 사이에 존재할 확률이 95%임을 나타내고, 일반적으로 정규분포를 가정하면 z-점수 1.96을 이용하여 45.6250 ±1.96×표준오차로 계산한다. 그 외에도 중위수, 절삭평균(5% trimmed mean; 데이터에서 하위극단값 5%, 상위극단값 5%를 제외한 상태에서의 평균), 사분위 등에 대한 자료가 제시되었다.

백분위에 대한 결과표가 별도로 제시되었는데, 제1사분위, 제3사분위를 쉽게 알아볼 수 있다.

데이터 탐색: 도표에서 검정과 함께 정규성 도표에 체크표시를 하고 계속을 클릭하면 다음과 같은 결과가 나온다.

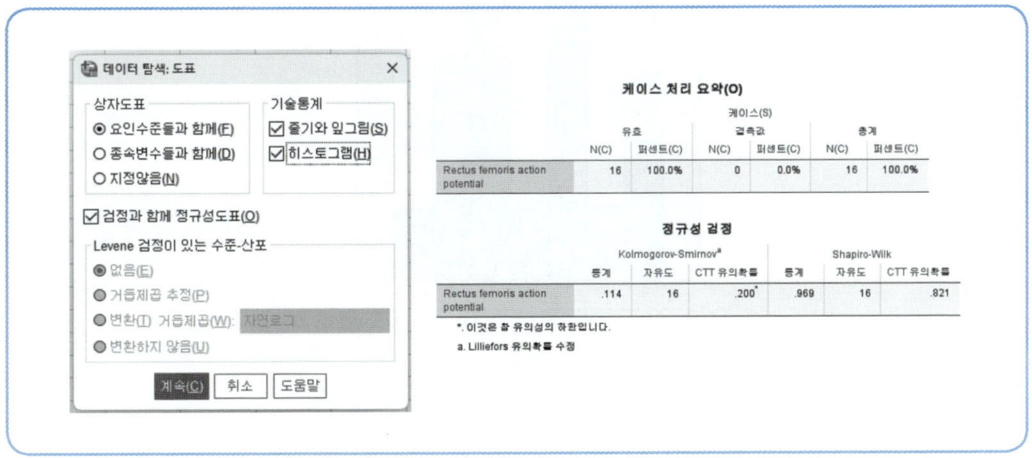

케이스 처리 요약(O)

	케이스(S)					
	유효		결측값		총계	
	N(C)	퍼센트(C)	N(C)	퍼센트(C)	N(C)	퍼센트(C)
Rectus femoris action potential	16	100.0%	0	0.0%	16	100.0%

정규성 검정

	Kolmogorov-Smirnov[a]			Shapiro-Wilk		
	통계	자유도	CTT 유의확률	통계	자유도	CTT 유의확률
Rectus femoris action potential	.114	16	.200*	.969	16	.821

*. 이것은 참 유의성의 하한입니다.

a. Lilliefors 유의확률 수정

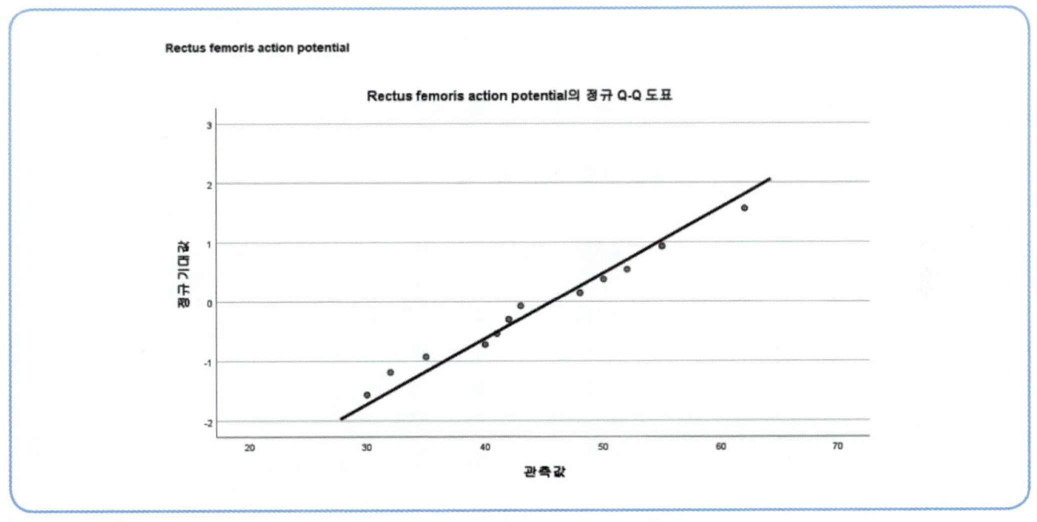

정규성 검정을 Kolmogorov-Smirnov검정과 Shapiro-Wilk검정으로 알아본 결과 p 값이 0.05보다 크게 나왔으므로 정규성가정을 충족시키는 것으로 볼 수 있다. Q-Q 도표로 정규성을 알아본 결과도 관측값과 정규기댓값이 대각선에 가깝게 분포하고 있으므로 정규성을 만족하는 것으로 볼 수 있다.

아래의 그림은 히스토그램으로 활동전위를 표시한 것이다.

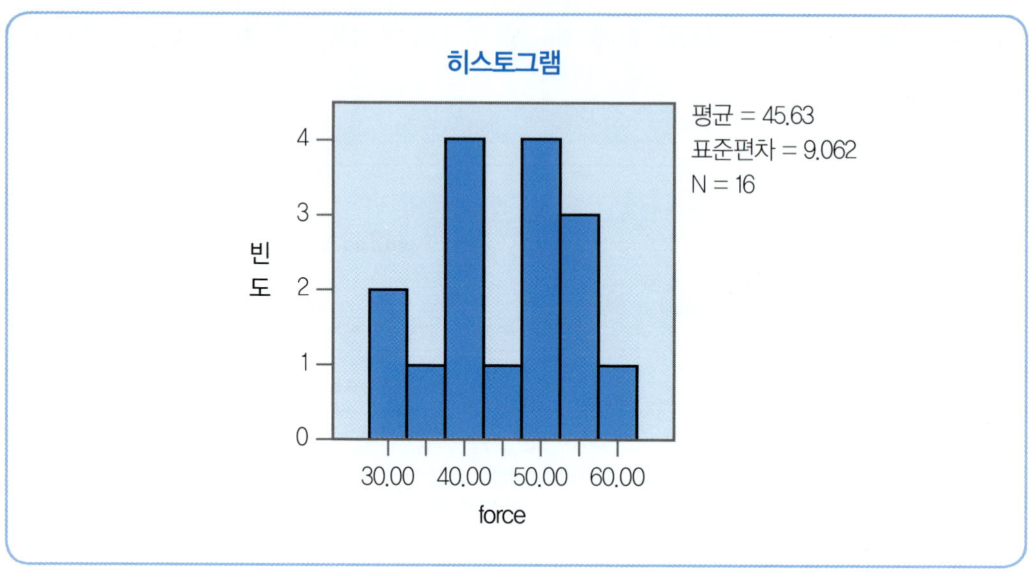

넙다리곧은근의 활동전위 자료를 줄기-잎 그림으로 나타낸 것이다.

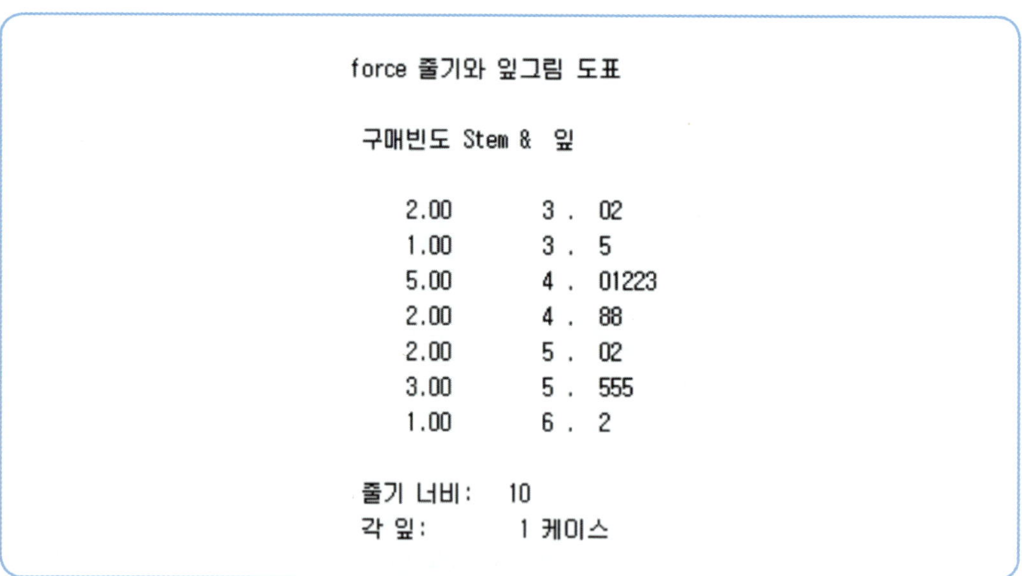

```
force 줄기와 잎그림 도표

구매빈도 Stem &  잎

    2.00        3 .  02
    1.00        3 .  5
    5.00        4 .  01223
    2.00        4 .  88
    2.00        5 .  02
    3.00        5 .  555
    1.00        6 .  2

줄기 너비:    10
각 잎:         1 케이스
```

박스-플롯(box plot, box-and-whisker plot)으로 자료를 표시한 것이다. 이것을 이용하면 중위수, 사분위범위, 95% 자료가 포함된 범위 등을 한눈에 알아볼 수 있다. 상자의 윗부분은 제3사분위, 상자의 아랫부분은 제1사분위, 상자의 중간의 가로지른 선은 중위수를 나타낸다. 중위수가 상자의 중심부분에 있으면 자료의 중심이 대칭에 가깝다는 것을 의미한다. 사분위로부터 극단값까지의 길이가 길면 이는 그 부분에 해당하는 자료의 밀도가 매우 낮다는 것을 의미한다. 상자를 관통하는 수직선의 양 끝은 흔히 최댓값과 최솟값을 나타내지만 특별한 경우에는 다섯째부터 95번째 수치를 나타내기도 한다.

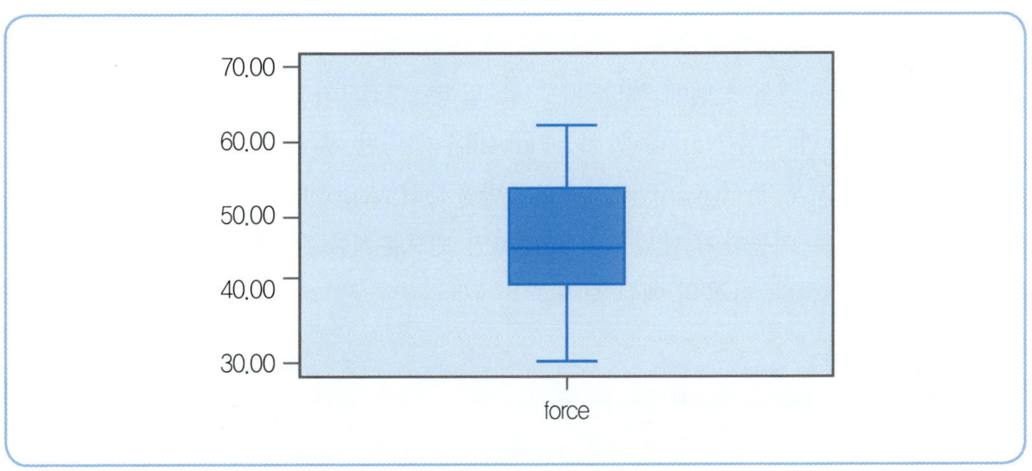

3. SPSS를 이용한 다중응답의 빈도분석

설문지에서 다음과 같이 다중응답을 한 경우 빈도분석을 하는 방법에 대하여 알아보자.

지난 1년 동안 현재까지의 통증을 예방 또는 치료하기 위하여 어떠한 방법을 사용하셨습니까?(해당되는 것에 모두 표시해 주십시오)
① 휴식 ② 개인운동(스트레칭, 수영 등) ③ 약물요법(진통제, 주사요법 등)
④ 재활치료(자세교정 등) ⑤ 대체요법(요가, 명상 등)

이 경우 ①번 예가 선택되었으면 1, 미선택이면 0으로 코딩하고, ②번 예가 선택되었으면 1, 미선택이면 0으로 코딩하는 작업을 ⑤번 예까지 진행한다. 예를 들어 첫 번째 응답자는 ①과 ③을 선택하였고 두 번째 응답자는 ①②⑤를 선택하였다면 데이터 입력은 다음과 같다.

첫 번째 응답자 10100
두 번째 응답자 11001

그 다음 변수의 정의로 간다. 변수의 정의로 가려면 변수보기(Variable View)로 이동한다. 변수 설명(Variable Label)이 휴식이 되며, 변수값 설명에서 0은 미선택이라고 하고 추가를 누르고, 1은 선택이라고 정해준 다음 추가를 누른다. 여기까지 끝나면 이제부터 다중반응의 변수군 정의(Define set)로 간다. 분석(Analyze) → 다중반응분석(Multiple Response) → 변수군 정의(Define set)로 이동한 후 다중반응으로 처리할 변수 휴식, 개인운동, 약물요법, 재활치료, 대체요법 변수들을 이동한다. 그리고 나서 변수들의 코딩 형식(Variables Are Coded As)에서 이분형(Dichotomies)을 선택한다. 그 다음에 빈도화값(Counted value)에서 선택에 해당하는 1을 입력한다. 그리고 다중반응으로 구하고자 하는 새로운 변수의 이름(Name)과 설명(Label)을 입력한 후 추가(Add)를 누르고 닫기(Close)를 한다. 그 후 분석(Analyze) → 다중반응분석(Multiple Response) → 빈도분석(Frequencies)으로 이동하여 대화창이 나타나면 빈도분석을 할 다중반응변수를 이동시킨 후 확인을 클릭한다. 다음의 예를 보자.

선생님께서 통증이 발생했던 부분에 모두 표시해주십시오.

_____ 목 _____ 어깨 _____ 등 _____ 가슴 _____ 팔꿈치 _____ 손목 _____ 손가락
_____ 허리 _____________ 엉덩관절 _____ 무릎 _____ 발목 _____ 발바닥/발가락

파일(F) 편집(E) 보기(V) 데이터(D) 변환(T) 분석(A) 다이렉트 마케팅(M) 그래프(G) 유틸리티(U)

	목	어깨	등	가슴	팔꿈치	손목	손가락	허리	고관절	무릎	발목	발바닥 발가락
1	1	1	0	0	0	1	1	1	0	0	0	0
2	0	0	0	0	0	1	1	1	0	1	0	0
3	0	1	0	0	0	1	0	1	0	1	0	0
4	1	1	1	0	0	1	0	1	1	1	0	0
5	1	1	0	0	0	1	1	1	1	1	0	0
6	1	1	0	0	0	1	1	1	0	0	0	0
7	1	1	0	0	0	1	1	1	0	1	1	0
8	0	0	0	0	0	0	0	1	0	1	0	0
9	0	0	0	0	0	1	0	1	0	1	0	0
10	1	1	1	0	0	1	0	1	0	1	0	0
11	0	1	0	0	1	1	1	1	1	1	1	0
12	0	1	0	0	0	1	0	1	0	0	0	0
13	0	0	0	0	0	1	1	1	0	1	0	0
14	0	1	0	0	1	1	1	1	0	1	0	0
15	1	1	0	0	0	0	0	1	1	0	0	0
16	0	0	0	0	0	0	0	1	0	1	0	0
17	1	0	0	0	0	1	1	1	0	1	0	0
18	1	1	0	0	0	1	1	1	0	1	0	0
19	0	1	0	0	0	1	0	1	0	0	0	0
20	0	1	0	0	0	1	0	1	0	0	0	0

데이터를 위와 같이 입력한다.

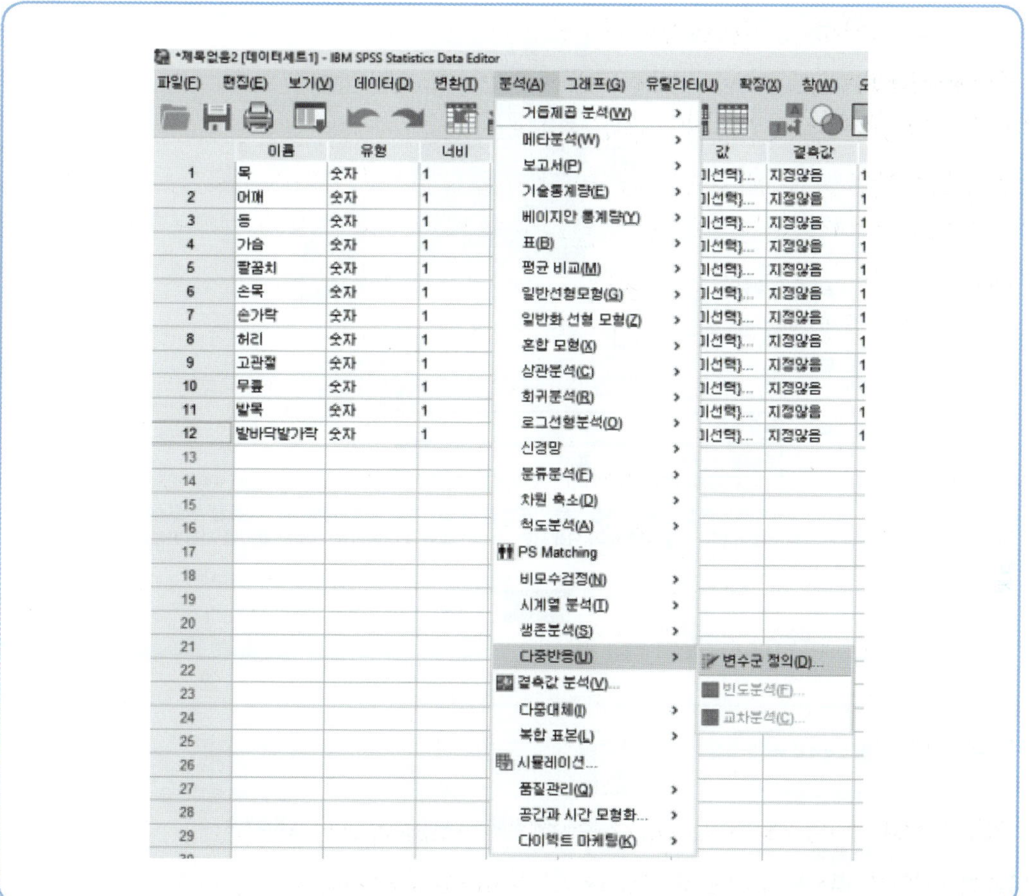

분석 → 다중반응 → 변수군 정의를 클릭한다.

왼쪽의 변수를 모두 변수군에 포함된 변수로 옮긴다. 변수들의 코딩형식에서 이분형에 클릭되어 있는지를 확인한다.

빈도화 값에 1을 입력하고 이름에는 통증부위, 설명에는 변수에 대한 설명을 입력한다. 추가를 클릭한다.

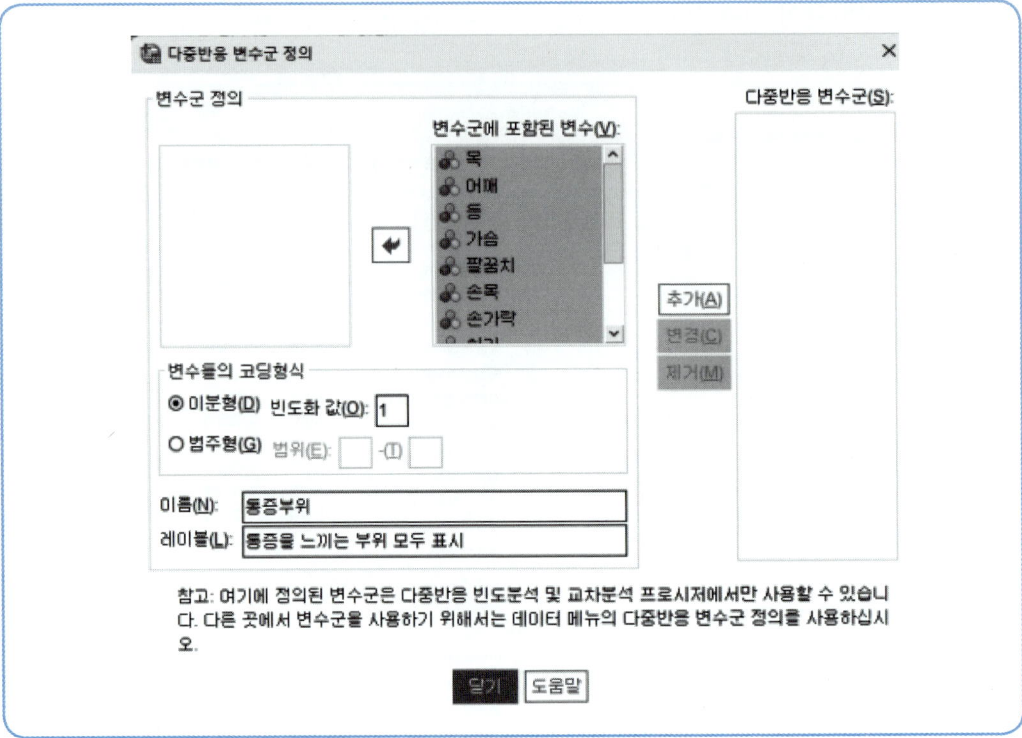
다중반응 변수군 정의
변수군 정의
변수군에 포함된 변수(V):
목
어깨
등
가슴
팔꿈치
손목
손가락
다중반응 변수군(S):
추가(A)
변경(C)
제거(M)
변수들의 코딩형식
이분형(D) 빈도화 값(O): 1
범주형(G) 범위(E): -(T)
이름(N): 통증부위
레이블(L): 통증을 느끼는 부위 모두 표시
참고: 여기에 정의된 변수군은 다중반응 빈도분석 및 교차분석 프로시저에서만 사용할 수 있습니다. 다른 곳에서 변수군을 사용하기 위해서는 데이터 메뉴의 다중반응 변수군 정의를 사용하십시오.
닫기
도움말

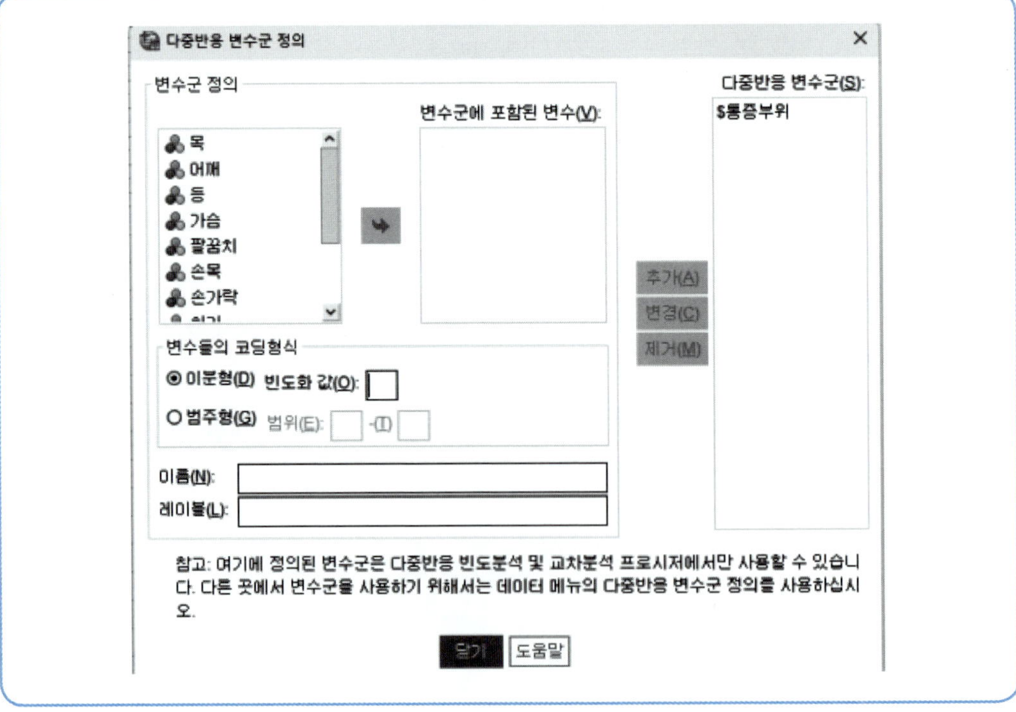
다중반응 변수군 정의
변수군 정의
목
어깨
등
가슴
팔꿈치
손목
손가락
변수군에 포함된 변수(V):
다중반응 변수군(S):
$통증부위
추가(A)
변경(C)
제거(M)
변수들의 코딩형식
이분형(D) 빈도화 값(O):
범주형(G) 범위(E): -(T)
이름(N):
레이블(L):
참고: 여기에 정의된 변수군은 다중반응 빈도분석 및 교차분석 프로시저에서만 사용할 수 있습니다. 다른 곳에서 변수군을 사용하기 위해서는 데이터 메뉴의 다중반응 변수군 정의를 사용하십시오.
닫기
도움말

다중반응변수군에 $통증부위 변수명이 생긴다. 닫기를 클릭한다.

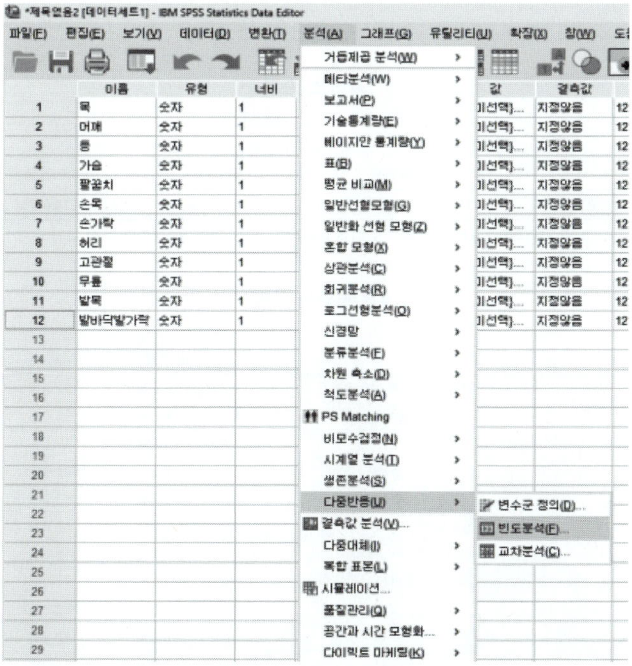

분석 → 다중반응 → 빈도분석을 클릭한다. 다중반응 변수군에 있는 $통증부위 변수를 표작성 응답군 칸으로 옮긴다.

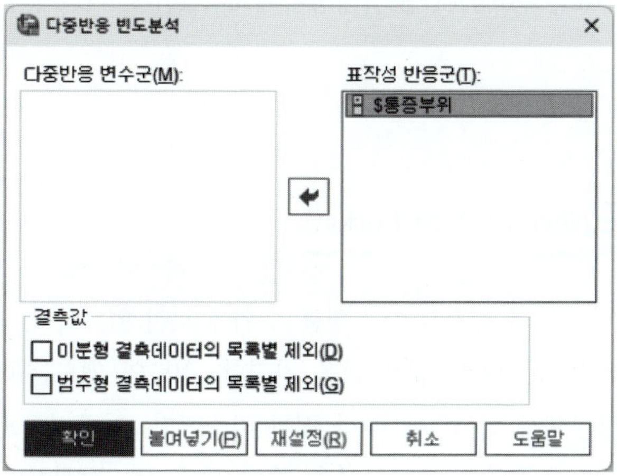

확인을 클릭한다.

다음의 결과가 나온다.

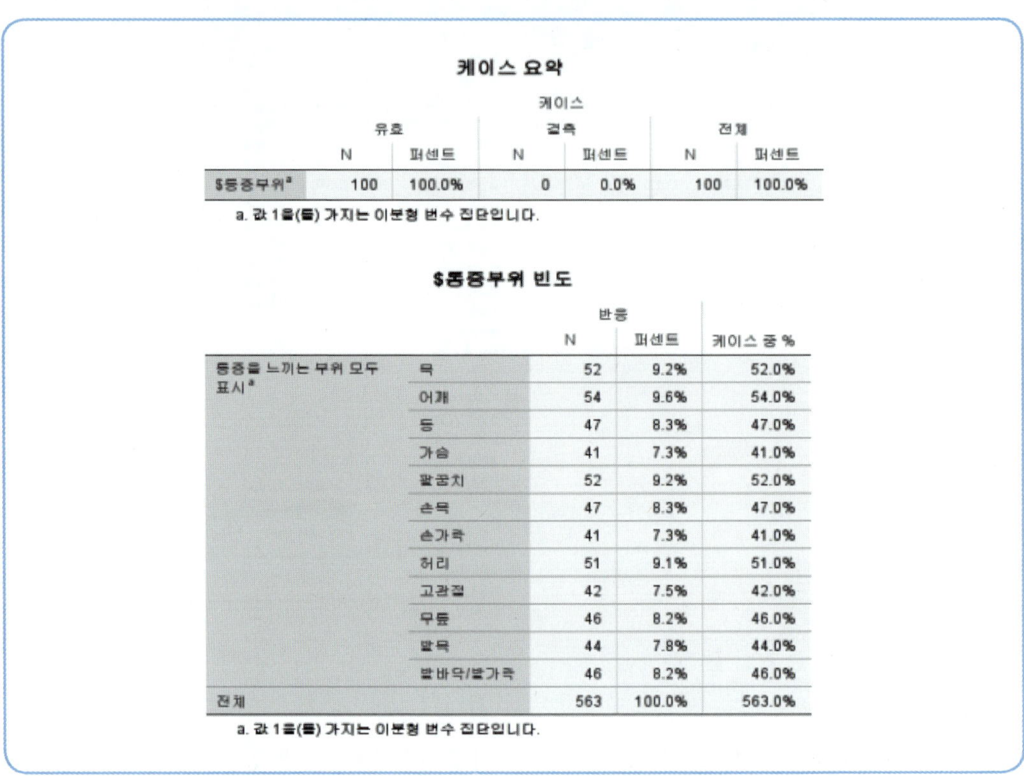

케이스 요약

	케이스					
	유효		결측		전체	
	N	퍼센트	N	퍼센트	N	퍼센트
$통증부위[a]	100	100.0%	0	0.0%	100	100.0%

a. 값 1을(를) 가지는 이분형 변수 집단입니다.

$통증부위 빈도

		반응		
		N	퍼센트	케이스 중 %
통증을 느끼는 부위 모두 표시[a]	목	52	9.2%	52.0%
	어깨	54	9.6%	54.0%
	등	47	8.3%	47.0%
	가슴	41	7.3%	41.0%
	팔꿈치	52	9.2%	52.0%
	손목	47	8.3%	47.0%
	손가락	41	7.3%	41.0%
	허리	51	9.1%	51.0%
	고관절	42	7.5%	42.0%
	무릎	46	8.2%	46.0%
	발목	44	7.8%	44.0%
	발바닥/발가락	46	8.2%	46.0%
전체		563	100.0%	563.0%

a. 값 1을(를) 가지는 이분형 변수 집단입니다.

다중응답을 허용한 자료이기 때문에 합계가 563이 되었고 각 응답에 대한 퍼센트가 표시되어 있다. 이 결과표를 통해 100명의 대상자에게서 1인당 5.63개의 통증부위가 있다는 사실을 알 수 있다.

4. 정규분포(Normal distribution)

정규분포 곡선은 대부분의 측정값들이 평균 주위에 모여 있으면서, 좌우가 대칭이고, 종 모양이다. 평균, 중위수, 최빈치는 같은 값을 가진다. 첨도와 왜도는 0이다. 점수가 음 혹은 양의 방향으로 평균에서 멀어짐에 따라 점차 감소한다. 이론적으로는 곡선의 끝이 없다. 즉, 점수들은 평균을 중심으로 양극단을 향해 무한대로 진행한다. 따라서 곡선 꼬리

부분은 x축에 접근하지만, x축과 절대로 만나지는 않는다. 정규분포 면적은 그 값이 발생할 확률을 나타내며 확률밀도를 의미한다. 따라서 전체 면적은 1이 된다.

이런 정규분포의 특성들 때문에, 우리는 정규분포곡선에서 곡선 아래의 면적들을 계산할 수 있다. 통계학자들에 의하면 정규분포 곡선 아래의 34.13% 면적은 평균 이상 혹은 이하의 1SD(표준편차) 사이에 있다고 한다. 따라서 전체 분포의 68.26%는 평균 ± 1SD(표준편차) 안에 있을 것이다. 마찬가지로 평균 ± 2SD(표준편차)는 95.44%의 면적을 포함할 것이고, 평균 ± 3SD(표준편차)는 곡선 이하의 전체 면적의 99.73%를 포함할 것이다. ± 3SD에서는 실제적으로 전체 분포를 거의 설명할 수 있다. 정규분포의 특성을 이용해서 표준편차를 설명할 수 있다. 예를 들어 $\overline{x}=65$, SD=6.06이면, 표본 내의 측정값들의 대략 68%가 58.94와 71.06 사이에 있을 것이라고 추정할 수 있다.

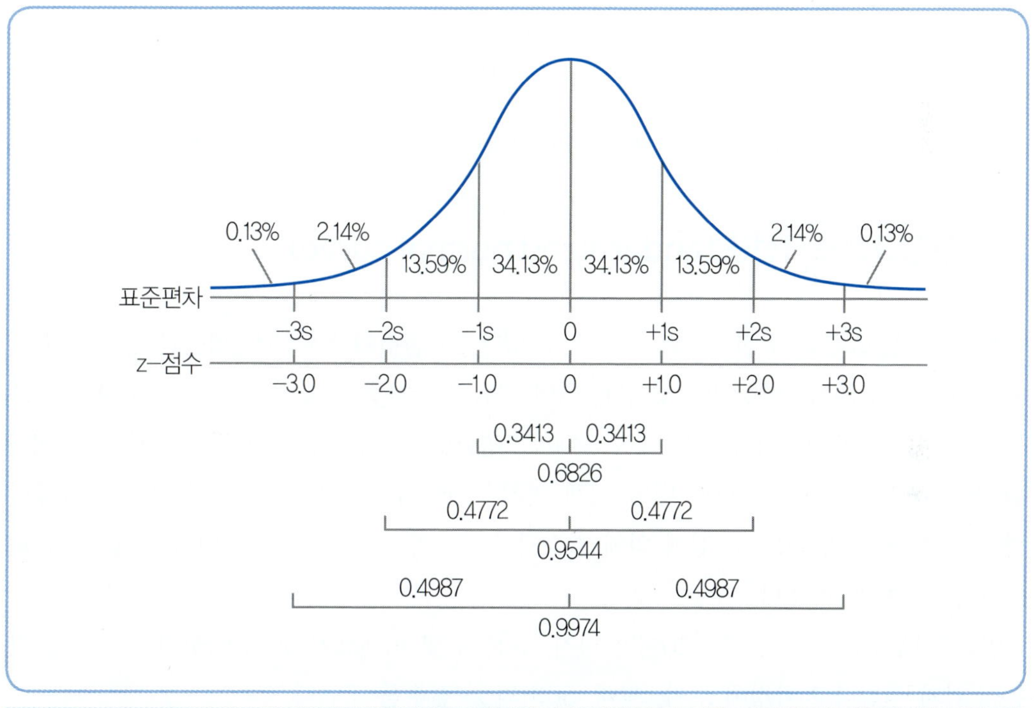

[그림 11-3] 정규분포 그림

1) 표준점수(Standardized scores)

예를 들어, 환자가 58회의 맥박수를 보인다면, 그 값이 가지는 의미는 정규 맥박수 분포와 관련시킬 때 더욱 명확해진다. 주어진 표본에서 $\bar{x}=68$, SD(표준편차)=10임을 안다면, 맥박수 58회는 평균 이하의 1SD(표준편차) 안에 있음을 알 수 있다. SD 단위를 용어로 사용하여 점수를 표현할 때 표준화된 점수를, 즉 z-점수라고 한다. 이 예에서 58점수는 z-점수에서 -1.0으로 표현된다. 음의 부호는 평균 이하의 1SD 단위에 존재하는 것을 의미한다. 맥박수 88회는 z-점수 +2.0이고, 평균 이상의 2SD로 표현된다.

z-점수는 원점수에서 평균을 뺀 편차점수를 표준편차 SD로 나누어 계산한다.

$$z = \frac{x-\bar{x}}{SD}$$

예를 들어 맥박수 80회, $\bar{x}=60$, SD=10이면,

$$z = \frac{80-60}{10}$$

따라서, 맥박수 80회는 z-점수 +2.0이고, 평균 이상의 2SD로 표현된다.

2) 표준정규분포곡선(Standardized normal curve)

정규분포는 표준화된 점수들로 표현할 수 있다. z-점수의 분포에서 평균은 항상 0일 것이고 표준편차 SD는 항상 1일 것이다. 위의 그림에서 보듯이, z=0과 z=+1.0 사이의 표준화된 정규곡선 이하의 면적은 대략 34%로, 평균(z=0)과 1SD 사이의 면적에 의해 정의된 것과 동일하다. z=±2.00 내의 전체 면적은 95.44%(±2SD)이다. 이 모형을 사용하면, 정규분포 내의 어느 두 점에 의해 결정되어지는 곡선 이하의 비율 면적(proportional area)을 알아낼 수 있다.

임의의 맥박수 $\bar{x}=68$, SD=10이라 하자. 표본의 몇 퍼센트가 50회 이상의 맥박수를 갖는지 알기 원한다고 가정해 보자. 첫째, 50회의 z-점수를 구한다.

$$z = \frac{50-68}{10} = \frac{-18}{10} = -1.8$$

따라서 맥박수 50회는 평균 이하의 2SD 범위 안에 있는 사실을 알 수 있다.

[그림 11-4]에서 회색으로 보이는 50 이상의 혹은 z=-1.8 이상의 모든 점수들을 나타

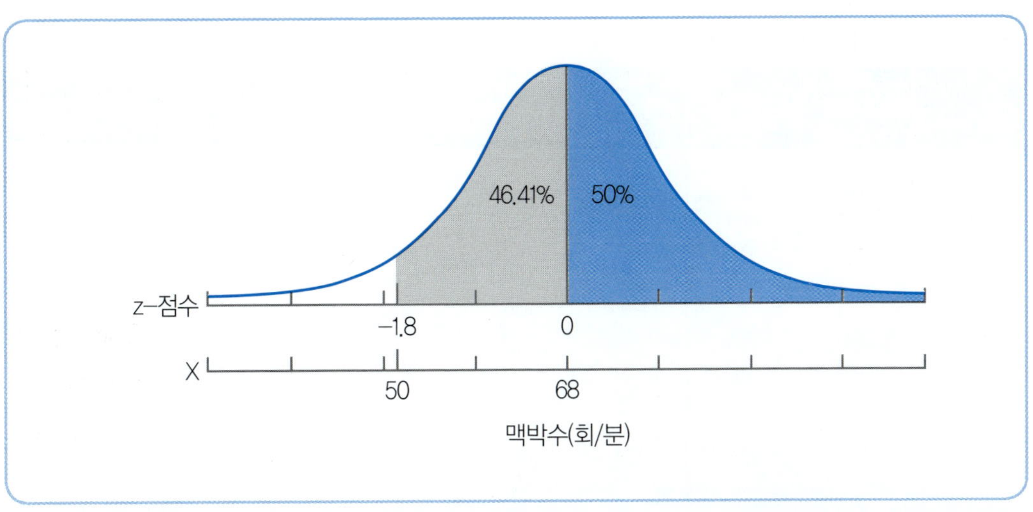

[그림 11-4] 평균 맥박수 68, 표준편차 10인 경우의 맥박수 50에 대한 z-점수

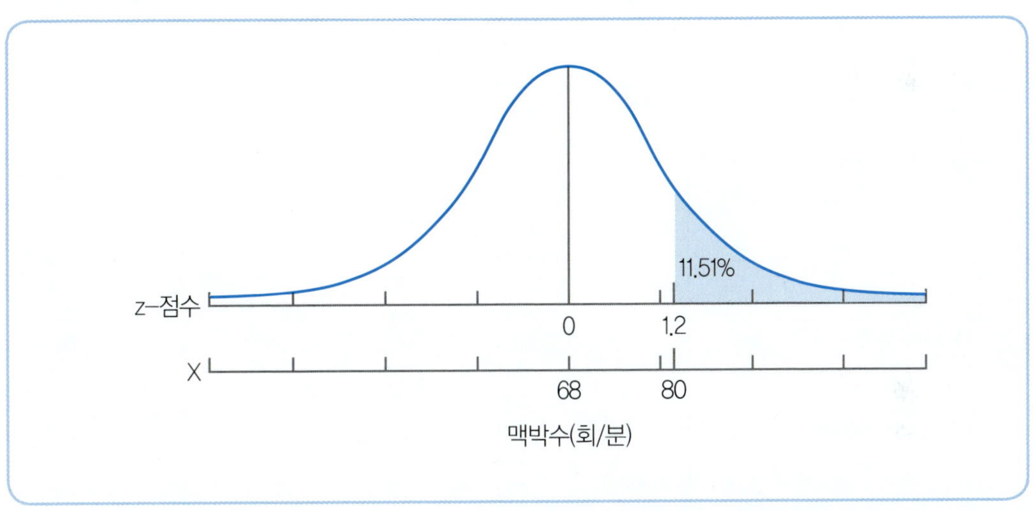

[그림 11-5] 평균 맥박수 68, 표준편차 10인 경우의 맥박수 80에 대한 z-점수

내는 전체 면적을 알기 원한다. 따라서 이제 50부터 68 사이의 면적을 알아보자. 이 면적은 $z = 0$부터 $z = 1.8$ 사이의 면적과 동일하다. 이 중심으로부터 오른쪽에 있는 면적은 50%의 면적임을 알 수 있다.

[표 11-8] 표준화 정규분포의 면적표를 참고하여 보자. 이 표는 3개의 열(column)로 정렬되어 있다. 첫 번째 열은 z-점수를 나타내고, 나머지 두 개는 0과 z 사이, z 이상의 면

[표 11-8] 표준화 정규분포의 면적표

z	Area between 0 and z	area above z	z	Area between 0 and z	area above z	z	Area between 0 and z	area above z
1.20	.3849	.1151	1.60	.4452	.0548	2.00	.4772	.0228
1.21	.3869	.1131	1.61	.4463	.0537	2.01	.4778	.0222
1.22	.3888	.1112	1.62	.4474	.0526	2.02	.4783	.0217
1.23	.3907	.1093	1.63	.4484	.0516	2.03	.4788	.0212
1.24	.3925	.1075	1.64	.4495	.0505	2.04	.4793	.0207
			1.645	.4500	.0500			
1.25	.3944	.1056	1.65	.4505	.0495	2.05	.4798	.0202
1.26	.3962	.1038	1.66	.4515	.0485	2.054	.4800	.0200
1.27	.3980	.1020	1.67	.4525	.0475	2.06	.4803	.0197
1.28	.3997	.1003	1.68	.4535	.0465	2.07	.4808	.0192
1.29	.4015	.0985	1.69	.4545	.0455	2.08	.4812	.0188
						2.09	.4817	.0183
1.30	.4032	.0968	1.70	.4554	.0446	2.10	.4821	.0179
1.31	.4049	.0951	1.71	.4564	.0436	2.11	.4826	.0174
1.32	.4066	.0934	1.72	.4573	.0427	2.12	.4830	.0170
1.33	.4082	.0918	1.73	.4582	.0418	2.13	.4834	.0166
1.34	.4099	.0901	1.74	.4591	.0409	2.14	.4838	.0162
1.35	.4115	.0885	1.75	.4559	.0401	2.15	.4842	.0158
1.36	.4131	.0869	1.751	.4600	.0400	2.16	.4846	.0154
1.37	.4147	.0853	1.76	.4608	.0392	2.17	.4850	.0150
1.38	.4162	.0838	1.77	.4606	.0384	2.18	.4854	.0146
1.39	.4177	.0823	1.78	.4625	.0375	2.19	.4857	.0143
			1.79	.4633	.0367			
1.40	.4192	.0808	1.80	.4641	.0359	2.20	.4861	.0139
1.41	.4207	.0793	1.81	.4649	.0351	2.21	.4864	.0136
1.42	.4222	.0778	1.82	.4656	.0344	2.22	.4868	.0132
1.43	.4236	.0764	1.83	.4664	.0336	2.23	.4871	.0129
1.44	.4251	.0749	1.84	.4671	.0329	2.24	.4875	.0125
1.45	.4265	.0735	1.85	.4678	.0322	2.25	.4878	.0122
1.46	.4279	.0721	1.86	04688	.0314	2.26	.4881	.0119
1.47	.4292	.0708	1.87	.4693	.0307	2.27	.4884	.0116
1.48	.4306	.0694	1.88	.4699	.0301	2.28	.4887	.01113
1.49	.4319	.0681	1.881	.4700	.0300	2.29	.4890	.0110
			1.89	.4706	.0294			
1.50	.4332	.0668	1.90	.4713	.0287	2.30	.4893	.0107
1.51	.4345	.0655	1.91	.4719	.0281	2.31	.4896	.0104
1.52	.4357	.0643	1.92	.4726	.0274	2.32	.4898	.0102
1.53	.4370	.0630	1.93	.4732	.0268	2.328	.4900	.0100
1.54	.4382	.0618	1.94	.4738	.0333	2.33	.4901	.0099
						2.34	.4904	.0096
1.55	.4394	.0606	1.95	.4744	.0256	2.35	.4906	.0094
1.56	.4406	.0594	1.96	.4750	.0250	2.36	.4909	.0091
1.57	.4418	.0582	1.97	.4756	.0244	2.37	.4911	.0089
1.58	.4429	.0571	1.98	.4761	.0239	2.38	.4913	.0087
1.59	.4441	.0559	1.99	.4767	.0233	2.39	.4915	.0084

적을 나타낸다. 이 예의 경우, 연구자는 0부터 z까지의 면적에 관심을 갖는다. 더 정확히 말하면 0부터 1.8까지 사이의 면적을 알고자 한다. 이 표에서는 z의 절댓값을 사용한다. 대칭 곡선의 표준화된 단위들을 사용하기 때문에, 0부터 +1.8까지의 비율 면적은 0부터 −1.8까지의 면적과 같다.

[표 11−8]의 표준화 정규분포의 면적표에서 z = 1.80의 오른쪽을 보면, 0부터 z의 면적이 0.4641 혹은 곡선의 46.41%임을 알 수 있다. 따라서 맥박수 50회 이상의 모든 점수들에 대한 곡선 이하 전체 면적은 50% + 46.41% = 96.41%일 것이다.

또 다른 예로 맥박수 80회 이상의 면적을 알아보자. 맥박수 80회의 z점수를 찾는다. z점수는 (80−68)/10 = 12/10 = 1.20으로 비교적 평균 이상의 1SD보다 조금 크다. [표 11−8]의 표준화 정규분포의 면적표에서 z = 1.20임을 알고 있으므로, z점수의 이상의 면적(area above z)은 곡선의 0.1151 혹은 11.51%임을 알 수 있다.

제 12 장

기초통계학(2)

1. 표본추출과 표본분포
2. 가설검정
3. 영가설과 대립가설
4. 가설검정의 오류
5. 검정력과 표본크기
6. 가설검정의 절차
7. 추측통계학
8. SPSS를 이용한 분산분석의 예
9. SPSS를 이용한 반복측정에 의한 분산분석의 예
10. 상관분석
11. 회귀분석

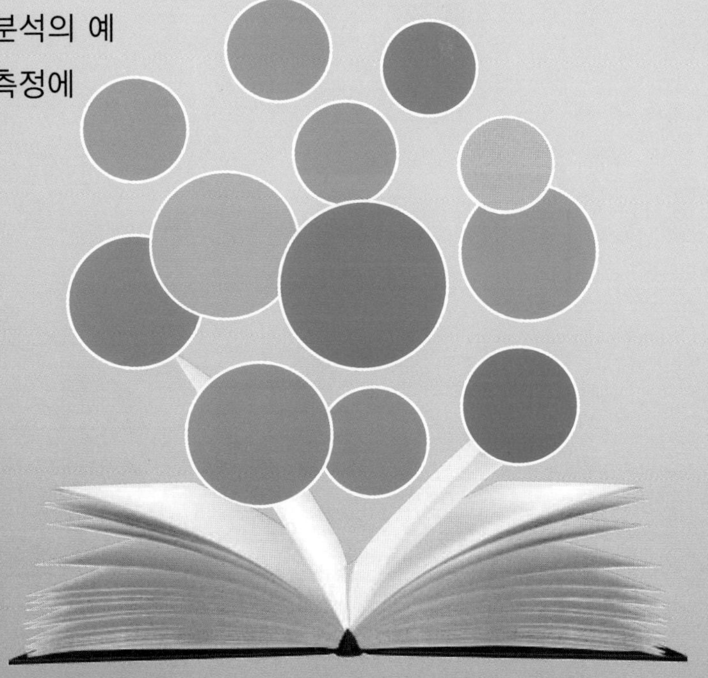

제 12 장
기초통계학(2)

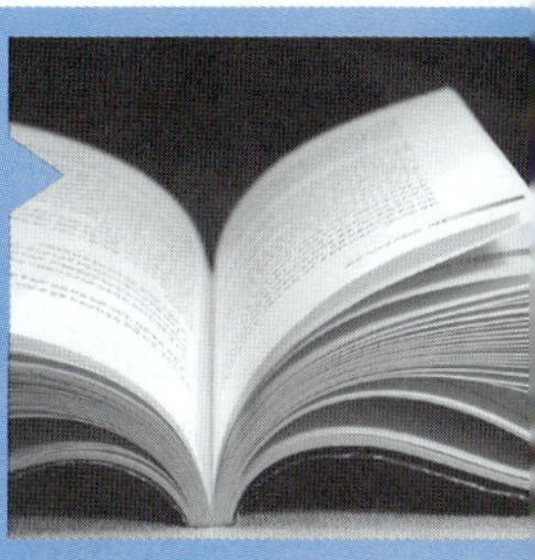

1. 표본추출과 표본분포(Sampling and sampling distributions)

1) 왜 표본추출을 하는가?

통계학에서 모집단은 우리가 관심이 있는 개개인 모두를 포함하는 전체집단을 의미한다. 일반적으로 이 전체집단에 속한 개개인을 모두 연구하기에는 경제적, 시간적, 그리고 인력의 한계가 있다. 때로는 '미래에 치료를 받을 가능성이 있는 사람'과 같이 가상으로 대상을 설정해야 할 경우 연구 자체가 불가능한 경우도 있다. 따라서 우리는 전체집단을 대표하는 표본을 통해서 자료를 수집하고 분석하여 그 전체집단에 대한 추론을 한다.

모집단으로부터 표본추출을 해서 자료를 수집한 경우 그것이 전체집단을 정확하게 반영한다고 볼 수 없으므로 모집단의 일부만 연구함으로써 생길 수 있는 오차를 표본추출 오차(sampling error)라 한다.

2) 대표성을 띄는 표본추출

가장 이상적인 방법은 무작위 표본추출법이다. 전체집단의 구성원 명단을 만들어(표본틀, sampling frame) 무작위로 선택을 하게 되면 개개의 구성원이 선택될 확률(equal chance to be selected)이 같게 된다. 때로는 경제적, 시간적 이유로 인하여 전체 명단을 확보하기 어려운 경우에는 편의적 표본추출법(convenience sample)을 선택한다. 예를 들어, 특이한 증상의 환자들을 연구할 경우, 특정 병원을 선택하여 그 병원의 일부 또는 전체 환자를 대상으로 연구한다. 때로는 할당 표본추출(quota sampling)이나 계통추출(systematic sampling)과 같은 추출방법이 사용되기도 한다.

3) 점추정과 구간추정(Point estimates and Interval estimate)

추정은 모집단에서 측정하여 계산한 값들인(평균 또는 비율 같은) 모수와 관련이 있다. 모수는 보통 그리스 철자로 표시된다. 예를 들어, 모집단의 평균값은 μ로, 그리고 표준편차는 σ로 표시된다. 연구자들은 표본으로부터 얻어진 자료를 통하여 이 모수들을 추정한다.

모수를 추정하기 위해서는 2가지 방법(점추정, 구간추정)을 사용하는데 이 때 표본분포(sampling distribution)에 대한 지식이 필요하다. 점추정이란 즉, 모수를 추정하기 위해 표본평균을 사용하는 것처럼 표본자료로부터 직접 계산된 값을 의미한다. 예를 들어, 여성의 평균 수명이 70세라든지, 여대생의 흡연 비율이 30%라든지와 같이 추정치가 한 값으로 표시되는 경우에 이를 점추정치라고 한다. 그러나 단일 표본에서 측정된 값을 점추정치 모수로 사용하기에는 어느 정도 오차(error)를 포함하고 있다. 그러므로 점추정치 보다는 모수가 있을 범위를 제시해 주는 구간추정을 사용하는 것이 훨씬 의미가 있다.

예를 들어 30세부터 39세 사이의 대상자로부터 허리를 신전시키는 각도를 쟀다고 하자. 42명을 무작위로 표본추출을 하여 허리 신전각도를 쟀을 때 평균 40.0도, 표준편차 8.8도가 나왔다고 하자. 이때 점추정 평균값은 40.0도가 된다. 그러나 이 값이 얼마나 모수에 근접한 지에 대하여는 자신 있게 말할 수 없다. 차라리 모평균이 있을 것이라고 어느 정도 확신할 수 있는 범위를 제시하는 것이 더 안심될 것이다.

신뢰구간(confidence interval, CI)은 신뢰한계(limit) 혹은 경계(boundary)의 범위를 나타내는 것이다. 이러한 경계는 표본평균과 표준오차로부터 계산된다. 모평균이 존재할 범위를 넓게 설정하면 할수록 더욱 신뢰할 가능성이 높아진다. 이러한 신뢰 가능성을 백분율로 표시한다. 흔히 사용하는 것은 95% 신뢰구간이다.

예를 들어 평균 40.0, 표준편차 8.8, n=42이면 표준오차(standard error, SE)는 $8.8/\sqrt{42}=1.36$이 된다. 이 경우

95% $CI=\bar{x}\pm(1.96)SE$로 표시할 수 있다.

95% $CI=40.0\pm(1.96)(1.36)=40.0\pm2.67$이 된다.

다른 표현으로 쓰면 95% CI = 37.33 ≤ μ ≤ 42.67이 된다. 즉, 30세부터 39세 사이의 대상자들에 있어서 허리 신전각도의 모평균이 위치할 범위는 37.33도부터 42.67도가 되며 95% 정도 신뢰할 만하다고 설명한다. 99% CI일 경우에는 다음과 같이 계산한다. 99% CI = $\bar{x}$ ±(2.58)SE, 99% CI = 40.0 ±(2.58)(1.36)= 40.0 ± 3.50, 99% CI = 36.5 ≤ μ ≤ 43.5가 된다. 즉, 30세부터 39세 사이의 대상자들에 있어서 허리 신전각도의 모평균이 위치할 범위는 36.5도부터 43.5도가 되며 99% 정도 신뢰할 만하다고 설명한다.

단일 표본에서 얻어진 값을 모수로 사용하기에는 어느 정도 오차를 포함하고 있다. 그러므로 신뢰구간을 사용하는 것이 훨씬 의미가 있다. 신뢰구간 95%란 동전을 무한히 계속 던지면 50% 앞면 확률을 가진다는 이야기와 마찬가지이다. 똑같은 방식으로 표본을 무한히 계속 뽑고 각각의 표본에 기초한 구간을 만들 때, 이들 신뢰구간 중 95%는 모수를 포함하고 있다는 뜻이다. 예를 들어 똑같은 방식으로 100번 표본조사를 하고 100개의 신뢰구간을 만들어 보았다고 하자. 이들 100개의 신뢰구간 중 95개 신뢰구간은 모수를 포함한다는 의미이다.

4) 표본평균분포(Sampling distribution of the mean)

만약 우리가 모집단으로부터 같은 크기의 표본을 반복해서 추출할 경우 그때마다 얻어진 각각 표본의 평균값들이 모집단의 평균값(모평균)과 같기를 기대하기는 어렵다. 연구자의 입장에서 모집단의 평균을 구하고자 한다면 모집단으로부터 많은 표본을 반복 추출하여 각 표본집단의 평균값을 구할 수 있다. 이론적으로 모든 표본평균들로 이루어진 분포에서 구한 평균(mean of all the sample means)은 모평균과 같다. 이때 표본평균들로 이루어진 분포를 표본평균분포(sampling distribution of means)라고 한다. 만약 표본크기(sample size, n으로 표기함)가 크면 클수록 원래 모집단의 분포 모습에 상관없이 표본평균들의 분포 모습은 정규분포(normal distribution)를 닮아 간다(중심극한정리, Central Limit Theorem 법칙).

표본평균분포에서 표준편차를 구하면 이를 표본평균의 표준오차(standard error of the mean, SEM)라 한다. 모집단의 표준편차(σ)를 알 경우 평균의 표준오차는 SEM = $\sigma/\sqrt{n}$으로 구한다. 그러나 현실적으로 모집단의 표준편차를 알 수 없기 때문에 한 표본에서 얻어진 표준편차를 이용하여 SEM = $s/\sqrt{n}$으로 구하게 된다. 이 식에서 s는 한 표본에서 얻은 표준편차이고, n은 표본크기를 의미한다. 따라서 이 식에서 얻어진 SEM은 추정치이고 공식에서 알 수 있듯이 표본크기가 크면 SEM은 작아진다는 사실을 알 수 있다.

요약하면 모집단으로부터 추출가능한 모든 표본집단을 추출한 후, 각 표본집단별로 평균값을 구한 다음 분포하는 모습을 보면 궁극적으로 정규분포를 한다는 것이다. 추출된 각 표본평균들의 평균값을 구하면 그 값은 모집단의 평균값과 동일하다. 표본평균들로부터 분산을 구할 수 있는데 이것을 표본평균들의 분산(variance of means)이라고 한다. 표본평균들의 분산은 모분산을 표본크기로 나눈 값과 같게 된다. 따라서 표본평균들의 분산에 제곱근(root)을 하면 표본평균들의 표준편차를 얻게 되는데 이것을 표본평균들의 표준오차 혹은 줄여서 그냥 표준오차(standard error)라고 한다.

5) 표준오차의 해석

표준오차가 크다는 것은 추정값이 정확하지 않다는 것을 의미한다. 작은 표준오차는 추정값이 비교적 정확함을 말해 준다.

만약, 표본크기(sample size)가 크고 자료의 변이정도가 작다면 표준오차가 감소하게 되고 연구자는 좀 더 정확한 추정값을 얻을 수 있을 것이다.

6) 표준편차를 쓸 것인가? 아니면, 표준오차를 쓸 것인가?

비록 표준편차와 표준오차가 비슷해 보이기는 하나 이들은 각기 다른 목적으로 사용된다. 표준편차는 자룟값의 변이정도를 말해 주고 어떤 자료의 변이정도를 나타낼 때 인용된다. 반면에 표준오차는 표본 평균값의 정확도를 말해 준다.

2. 가설검정(Hypothesis testing or significance testing)

가설이란, "두 개 이상의 변수들 사이의 관계를 추측한 진술"이다. 가설을 진술할 때 유의할 사항은,

첫째, 변수와 변수간의 관계를 진술해야 한다.

둘째, 검증이 가능하도록 해야 한다.

셋째, 간단하고 명료해야 한다.

넷째, 가설이 잠정적인 결론이라는 점에서 현재형으로 진술한다. 그러나 가설이 결과의 예측이라는 면에서 시제를 미래형으로 표현하는 경우도 있다.

다음은 물리치료와 작업치료 연구에서 사용된 연구가설을 예로 든 것이다.

예 1: 정상인구 집단에서 손의 쥐는 힘(grip strength)과 손 기능(hand function)과는 상관관계가 있다.

예 2: 정상인구 집단과 편마비 대상자 집단에서 사전지식(prior knowledge)은 자동적으로, 그리고 의도적 자세조절(automatic and voluntary postural adjustments)에 영향을 준다.

예 3: 넓적다리 절단자(above-knee amputee)에 있어 연령은 의지(prosthesis) 사용에 영향을 준다.

예 4: 6주 동안 하지의 근력강화 프로그램에 참여한 아동들의 넙다리네갈래근 근력 평균은 근력강화 프로그램에 참여하지 않은 아동들의 넙다리네갈래근 근력 평균과 유의한 차이가 있을 것이다.

예 5: 자존감이 낮은 환자는 자존감이 높은 환자보다 좌절감이 더 높을 것이다.

예 6: 글씨를 천천히 쓰는 아동은 같은 또래의 아동보다 시지각능력 검사에서 낮은 점수를 얻을 것이다.

예 7: 조기에 촉각자극(tactile stimulation)을 가하면 말초신경 손상의 민감도(sensibility)를 증가시킬 것이다.

예 8: 수치료는 호흡계에 도움을 준다. 또는 수치료는 호흡계에 해롭다.

예 9: 덤벨을 손에 쥐고 달리면 그냥 달릴 때보다 칼로리 소모가 더 많을 것이다.

예 10: 달리기보다 파워워킹이 지방연소에 효과적일 것이다.

3. 영가설(귀무가설, null hypothesis)과 대립가설(alternative hypothesis)

연구자는 영가설(null hypothesis, H_0)을 검정한다. 영가설은 치료 혹은 처치의 효과가 없다는 것을 가정한다. 즉, 각각의 모집단에서의 평균의 차이가 0이라는 것을 가정하는 것이다. 예를 들어서 남자와 여자 물리치료사 모집단에서 요통 유병률을 비교하는 것이 연구자의 관심이라면 가설은 다음과 같이 진술된다.

H_0: 남자 물리치료사와 여자 물리치료사에 있어서 요통 유병률은 같다.

이제 대립가설(alternative hypothesis, H_1)을 설정한다. 이때의 대립가설은 영가설이 진실이 아닐 경우를 기술한다. 대립가설은 연구자가 알아보려고 하는 이론과 직접적으로 관련이 있다. 따라서 위의 예로 대립가설을 표현하면 아래와 같다.

H_1: 남자 물리치료사와 여자 물리치료사에 있어서 요통 유병률은 다르다.

위에서 예로 든 대립가설에서 방향성(direction)은 제시되어 있지 않음을 유의해야 한다. 여기서 방향성이란 요통 유병률에 있어서 남자 물리치료사가 여자 물리치료사보다 높은지 혹은 낮은지가 구체적으로 기술되어 있지 않다는 점이다. 이렇게 방향성이 없는 경우에는 양측검정(two-tailed test)을 한다. 만약 대립가설에서 방향성이 미리 알려져 있는 경우, 즉 남자 물리치료사 혹은 여자 물리치료사에서 요통 유병률이 높은지를 알고자 한다면 단측검정(one-tailed test)을 해야 한다.

양측검정은 단측검정에 비해 좀 더 보수적(conservative)이다. 왜냐하면 같은 p값에서 양측검정과 단측검정의 통계량을 비교할 경우 양측검정이 훨씬 큰 통계량을 요구한다. 예를 들어 t-검정에서 자유도 10, 유의수준 0.05일 경우 양측검정의 통계량은 2.228이지만 단측검정의 통계량은 1.812이다.

자료를 수집한 후에는 통계검정방법의 공식에 자료를 대입하여 검정통계량(test statistic)을 구한다. 검정통계량은 영가설에 대한 자료의 증거를 제시하는 것으로, 대개의 경우 검정통계량 절대값이 클수록 영가설을 기각하는 강한 증거가 된다.

연구자는 영가설을 기각하고 대립가설을 받아들이려면 얼마 정도의 증거가 있어야 하는지 결정해야 한다. p값이 작으면 작을수록 영가설을 기각할 강한 증거가 된다. 전통적으로 p값이 0.05보다 작은 경우 영가설을 기각할 충분한 증거가 된다고 판정한다. 왜냐하면, 영가설이 진실일 때 이런 결과가 나올 확률은 20번에 1번 미만으로 작기 때문이다. 검정통계량에 대한 p값이 0.05보다 작은 경우 연구자는 영가설을 기각하고 5% 수준에서 연구결과가 유의하다고 판정한다.

이와는 대조적으로 검정통계량의 p값이 0.05보다 큰 경우에는 영가설을 기각할 충분한 증거가 없다고 결론을 내린다. 이 경우 주의해야 할 점은 영가설을 기각하지 않는다는 점이고, 연구결과는 5% 수준에서 유의하지 않다고 말한다. 이것은 영가설이 진실이라는 것을 의미하지 않는다는 점을 유의해야 한다. 단지 영가설을 기각할 만한 충분한 증거를 갖지 않는다는 것이다. 좀 더 엄밀하게 말하면 두 군 간의 평균값을 비교하였을 때 p값이 0.17이 나왔다면 유의수준 0.05보다 크게 나왔으므로 "두 군 간에 평균값의 차이가 없다" 또는 "두 군 간에 평균값은 같다"라고 진술하는 것이 아니라 "차이가 있다고 말할 수는 없다" 즉 "차이가 있는지 없는지 판단을 하기에는 증거가 부족하므로 결론을 유보해야 한다"는 뜻이다. "Not significant"라는 의미를 "두 군이 비슷하다"로 해석하면 안 된다.

5% 유의수준을 택한 것은 절대적인 기준이 있는 것이 아니고 연구자 임의로 정한 것이다. 예를 들어서, 5% 유의수준을 정했을 때 실제로는 영가설이 진실임에도 불구하고 잘못 기각할 수도 있다. 임상에서 이런 연구를 했을 때 만약에 5% 수준에서 영가설을 기각한 것이 생명을 위협할 만큼 안전성에서 심각한 문제를 일으킬 우려가 있을 때는 영가설을 기각하기 전에 좀 더 강한 증거를 요구할 수도 있다. 그런 경우에는 기준이 되는 p값을 0.01이나 0.001로 정한다. 이렇게 정한 기준점(cutoff) 0.05 또는 0.01을 그 검정방법의 유의수준(significance level) 혹은 α 수준(α level)이라고 한다.

결과를 제시할 때 0.05 수준에서 유의하였다고 하는 것은 오해의 소지가 있다. 왜냐하

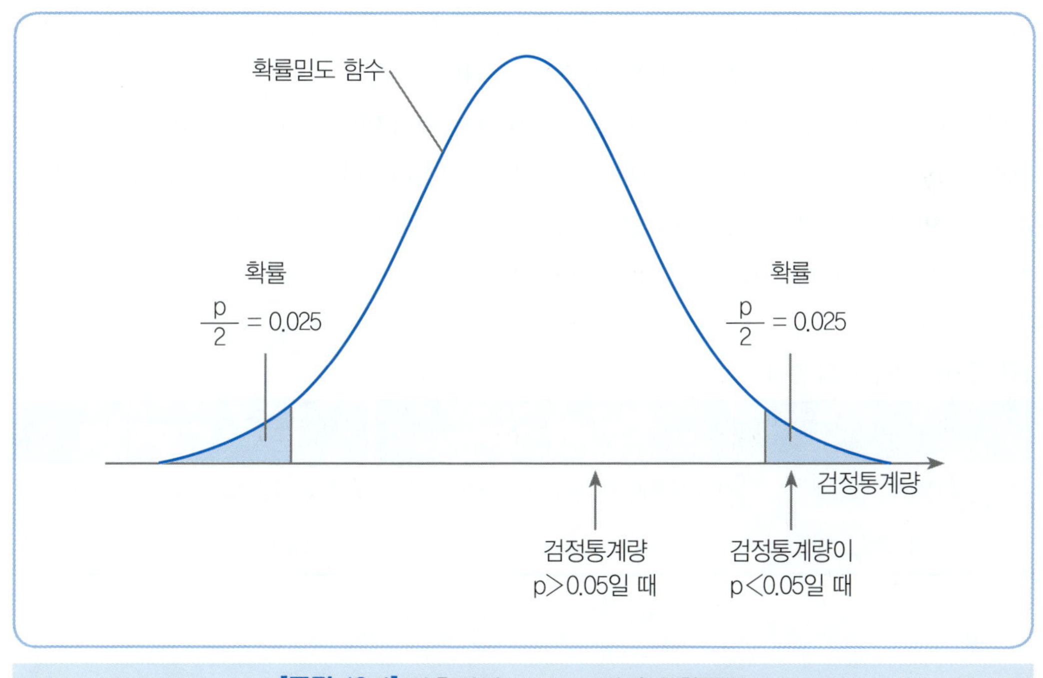

[그림 12-1] 양측검정, p=0.05에서의 확률분포

면 p값이 0.049이면 영가설을 기각할 것이다. 그리고 p값이 0.051이면 영가설을 기각하지 않을 것이다. 그러나 p값 0.049와 p값 0.051이 실제 큰 차이가 있을까? 최근에는 이런 문제점 때문에 독자로 하여금 스스로 판단하게 하기 위하여 컴퓨터에서 제시한 실제 p값을 제시할 것을 권장하고 있다.

그리고 통계학적 유의성(statistical significance)과 임상적 유의성(clinical significance, practical significance)은 반드시 일치하는 것이 아니다. 예를 들어 척추측만증 환자에게 운동을 해서 5도 정도 교정효과가 있다고 했을 때 통계학적으로 유의할 지라도 임상적으로 보았을 때 측정오류를 감안하면 별 의미가 없을 수도 있다. 가설검정은 결과의 해석에 유용한 도구일 뿐이지 진리(truth)로 간주되어서는 안 된다.

4. 가설검정의 오류(Errors in hypothesis testing)

치료군과 대조군의 치료효과를 검정할 때 양측검정의 경우 영가설은 "치료효과의 차이는 없다" 또는 "치료효과는 같다"고 진술된다. 그리고 대립가설에서는 "치료효과의 차이는 0이 아니다"라고 진술된다. 가설검정을 하는 이유는 영가설을 기각할 충분한 증거가 있는지를 결정하기 위해서다. 연구자는 두 가지 결정을 할 수 있는데, 하나는 영가설을 기각하는 것이고 또 하나는 영가설을 기각하지 않는 것이다.

연구자는 영가설에 대하여 정확한 결론을 내리기 원하지만, 연구자가 가지고 있는 것은 모집단이 아닌 표본의 정보이기 때문에 영가설을 기각하거나 또는 기각하지 않으므로 해서 잘못된 결정을 내릴 가능성이 있음을 알고 있어야 한다. 가설검정을 할 때 연구자가 범할 수 있는 오류에 대하여 [표 12-1]에 정리하였다.

[표 12-1] 가설검정의 결과

	영가설을 기각함	영가설을 기각하지 않음
영가설이 참(true)일 때	1종 오류(type I error), α 오류	올바른 결정(no error)
영가설이 거짓(false)일 때	올바른 결정(no error), 검정력(1−β)	2종 오류(type II error), β 오류

1종 오류: 영가설이 참인데 기각하는 것. 실제로는 효과가 없는데 효과가 있다고 판정하는 것. 1종 오류를 범하는 확률을 α(알파)로 표시한다. α를 검정방법의 유의수준이라고도 한다. 검정통계량에 대한 p값이 유의수준보다 작은 경우, 즉 $p<\alpha$인 경우 영가설을 기각한다. 연구자는 자료를 수집하기 전에 α값을 정해야 한다. 전통적으로 α값을 0.05로 정하고 있다. 때로는 좀 더 엄격하게 0.01을 적용하기도 한다. 1종 오류를 범할 가능성은 연구자가 정한 유의수준을 넘지 못한다. 왜냐하면, 예를 들어 $\alpha = 0.05$라 할 때 $p<0.05$이면 영가설을 기각하기 때문이다. 만약 $p>0.05$일 때는 영가설을 기각하지 않기 때문이다. 결과적으로 1종 오류를 범하지 않게 된다.

2종 오류: 영가설이 거짓인데 영가설을 기각하지 않는 것. 즉 실제로 치료효과가 있음에도 불구하고 효과가 없다고 결론을 내리는 것. 2종 오류는 β(베타)로 표시하며 1−β를 검정력(power)이라고 한다. 검정력은 영가설이 거짓일 때 영가설을 기각할 확률을 말한다. 검정력을 다시 말하면 주어진 표본크기에서 실제 치료효과(통계학적으로 유의미한)를 찾아낼 가능성(대개 백분율로 표시한다)을 말한다.

이상적으로 말하면 통계검정을 통해서 100% 검정력을 얻기 원하지만 이것은 불가능하다. 왜냐하면 모든 가설검정에서 아주 작지만 2종 오류를 범할 가능성이 늘 있기 때문이다. 연구를 기획하는 단계에서 사용하려고 하는 검정방법에 대한 검정력을 알아야 한다. 임상적으로 검정력이 70~80%는 되어야 연구를 할 의미가 있다. 치료효과가 있는지 알아낼 가능성(검정력)이 40% 정도이면 임상실험을 하는 시간과 자원의 낭비라고 할 수 있다.

검정력에 영향을 미치는 요소로는 표본크기(sample size, n), 관찰치들의 분산(variability of the observation, s^2), 치료 효과크기(effect size, ES), 유의수준(significance of level, α)이다. 표본크기가 크면 클수록 검정력이 커진다. 즉, 표본크기가 작을 때보다 표본크기가 커질 때 임상적으로 중요한 효과를 찾아내기가 쉬워진다. 표본크기가 매우 작으면 효과를 찾아내기가 부적절하다. 관찰치들의 분산이 작을수록 검정력은 커진다. 그리고 치료효과의 차이가 클수록 검정력이 커진다. 유의수준도 검정력에 영향을 미친다. 만약 유의수준이 커지면, 즉 1종 오류(α)가 증가하면 2종 오류(β)는 감소한다. 따라서 검정력 1 − β는 증가하게 된다. 따라서 실험에 들어가기 전에 유의수준을 0.01로 정했을 때보다 0.05로 정했을 때 유의미할 가능성이 높아진다.

5. 검정력과 표본크기(Power and sample size)

검정력 분석(power analysis)에서는 유의수준, 표본크기, 표본분산, 효과크기, 그리고 검정력이 고려된다. 효과크기(effect size)는 차이의 정도 또는 관련성의 정도를 측정하는 것이다. 특히, 피실험자의 수가 적을 경우나 많을 경우 통계결과의 왜곡이 일어날 수 있는데, 효과크기는 이를 보완해주는 역할을 한다. 예를 들어, 피실험자의 수가 많을 경우 매우 작은 차이도 통계적으로는 유의미할 수 있는데, 이때 효과크기를 보여주어 그 결과가 실제로 유의하다라고 말할 수 있는지를 알려준다. 이러한 효과크기는 나중에 메타분석(meta-analysis)에서도 이용될 수 있어, 서로 다른 표본크기(sample size)를 가진 서로 다른 연구들을 비교할 수 있다는 장점이 있다.

관찰된 효과 차이가 크면 클수록 같은 유의수준 하에서 통계학적으로 유의할 가능성이 커진다. 효과크기 지수(effect size index)란 t, F, r처럼 단위 없이 모든 종류의 데이터에 적용할 수 있도록 표준화된 값을 사용하여 효과크기를 나타내는 통계량이다. 연구가 끝난 후에는 표본크기, 분산, 평균, 상관계수 등을 알 수 있고 이러한 정보들을 이용해서 검정력의 정도를 구할 수 있다. 그러나 이러한 데이터가 사용이 가능하지 않을 때에는 기대되는 효과크기(effect size)를 연구자가 구해야 한다. 기존의 연구를 통해서, 또는 예비실험(pilot study)을 통해서 평균차이, 상관계수, 분산에 대한 합리적인 추정치들을 구해야 한다. 이러한 데이터마저도 사용할 수 없을 때는 효과크기를 연구자의 전문적인 의견에 근거하여 정할 수밖에 없다. 즉 연구자 개인이 임상적으로 어느 정도의 차이가 있을 때 의미가 있다고 생각하는지가 중요한 효과차이 추정치가 된다. 예를 들어 유착성 낭염(adhesive capsulitis)으로 어깨관절의 관절가동범위에 제한이 있을 경우 이것을 개선시키는 2가지 치료방법이 있다고 하자. 이 경우 적어도 두 치료방법 간에 20도 정도는 차이가 있어야 한다고 정한다면 이것을 효과차이라고 할 수 있다. 마찬가지로 상관관계 연구에서 적어도 $r = 0.6$ 정도면 의미가 있다고 정할 수 있다. 이러한 임상적인 판단이 표본크기를 추정하는데 지침이 되기도 한다.

연구자가 데이터 수집 전에 표본크기를 정하고자 하지만 기존의 자료가 없을 때는 Cohen이 사용한 수치를 사용할 수 있다. Cohen은 작은 효과크기(small effect size), 중간 효과크기(medium effect size), 큰 효과크기(large effect size)로 나누었다. 이러한 분류는 상대적인 것으로 연구 상황이 고려되어야 한다.

일반적으로 많이 사용되는 효과크기 계산법은 Cohen's d인데

.2이면 작은 효과(small effect)
.5이면 중간 효과(medium effect)
.8이면 큰 효과(large effect)를 가진다고 한다.

효과크기를 구하는 방법은 크게 5가지이며 구하는 공식도 달라진다.

1) 두 집단 간(독립)일 때
2) 두 집단(종속)일 때
3) 상관관계일 때
4) 분산분석일 때
5) 메타분석일 때

일반적으로 두 집단 간에 (실험, 통제) 효과크기를 구할 때는 Cohen's d를 쓴다. 공식은 평균 $\overline{X}_1-\overline{X}_2$를 표준편차(standard deviation, s)로 나눈값을 d라고 한다.

$$d=(\overline{X}_1-\overline{X}_2)/s$$

독립적 t-검정이면서 등분산일 경우의 검정력과 표본크기를 구하는 예를 들어 설명해 보자. 두 집단에서 핀치 쥐는 힘(pinch strength)의 변화를 측정한 결과 $\overline{X}_1=10.11$, $\overline{X}_2=5.45$, 그리고 통합분산(pooled variance) $s^2_p=14.695$이라고 하자. 방향성 있는 가설을 설정하였다면 공식은 $d=(\overline{X}_1-\overline{X}_2)/s$이 된다. $s=\sqrt{s^2}=\sqrt{14.695}=3.83$ $d=(10.11-5.45)/3.83=1.22$가 된다. 만약 $t=2.718$, 각 집단 당 $n=10$이라는 것을 알고 있다면 다음 공식을 이용해서 d를 구할 수 있다.

$$d=t\sqrt{\frac{n_1+n_2}{n_1n_2}}=2.718\sqrt{\frac{10+10}{(10)(10)}}=2.718\sqrt{0.20}=1.22 \text{ 가 된다.}$$

이것에 근거하여 검정력을 구하려면 Cohen의 표를 이용해야 하는데 $\alpha_1=0.05$, $n=10$에 대한 표를 찾아야 한다. 첫 번째 표에서 $d=1.2$이고 $n=10$일 경우 검정력은 83%가 된다. 80% 검정력에서 표본크기를 구하려면 두 번째 표를 읽어야 하는데 각 집단 당 9명(전체

18명)의 대상자가 필요함을 알 수 있다.

POWER OF THE t-TEST FOR α_1=.05

n	d										
	.10	.20	.30	.40	.50	.60	.70	.80	1.00	1.20	1.40
8	07	10	13	19	25	31	38	46	61	74	85
9	07	11	15	20	27	34	41	50	66	79	88
10	08	11	16	22	29	36	45	53	70	83	91
11	08	12	17	23	31	39	48	57	74	86	94
12	08	12	18	25	33	41	51	60	77	89	96
13	08	13	18	26	34	44	54	63	80	91	97
14	08	13	19	27	36	46	57	66	83	93	98
15	08	13	20	28	38	48	59	69	85	94	98
16	09	14	21	30	40	51	62	72	87	95	99
17	09	14	22	31	42	53	64	74	89	96	99
18	09	15	22	32	43	55	66	76	90	97	99
19	09	15	23	33	45	57	68	78	92	98	
20	09	15	24	34	46	59	70	80	93	98	
30	10	19	31	46	61	74	85	92	99		
40	11	22	38	55	72	84	93	97			
50	12	26	44	63	80	91	97	99			
100	17	41	68	88	97						
200	26	64	91	99							

SAMPLE SIZES NEEDED FOR THE t-TEST

Power	d										
	.10	.20	.30	.40	.50	.60	.70	.80	1.00	1.20	1.40
α_1=.05											
.70	942	236	105	60	38	27	20	15	10	7	6
.80	1237	310	138	78	50	35	26	20	13	9	7
.90	1713	429	191	108	69	48	36	27	18	13	10

만약 이러한 연구를 기획하는 단계에서, 양방향 가설을 검정하고 5kg 정도의 차이가 의미가 있다고 생각한다면 그리고 표준편차가 8.0이면 d=5/8=0.625가 된다. 두 번째 표를 보면 α_1=0.05, d=0.60일 때 80%의 검정력을 얻기 위해서는 각 집단 당 35명(전체 70명)의 대상자가 필요하게 된다.

위의 사항은 독립적 t-검정이면서 등분산일 경우의 검정력, 표본크기를 구하는 한 예로 실제로 짝비교 t-검정, 분산이 다른 경우, 분산분석, 2원분산분석, 상관계수, 회귀분석, 카이제곱 검정 등에서는 각각 다른 공식과 표를 사용하여야 한다.

표본크기를 소프트웨어 프로그램을 이용해서 구하려면 G*Power라는 프로그램을 이용하면 된다. 이 프로그램을 다운로드 받으려면 http://www.google.com에서 검색창에 g*power를 입력하고 찾아보거나 http://www.psycho.uni-duesseldorf.de/abteilungen/aap/gpower3/에서 직접 다운로드 받을 수 있다.

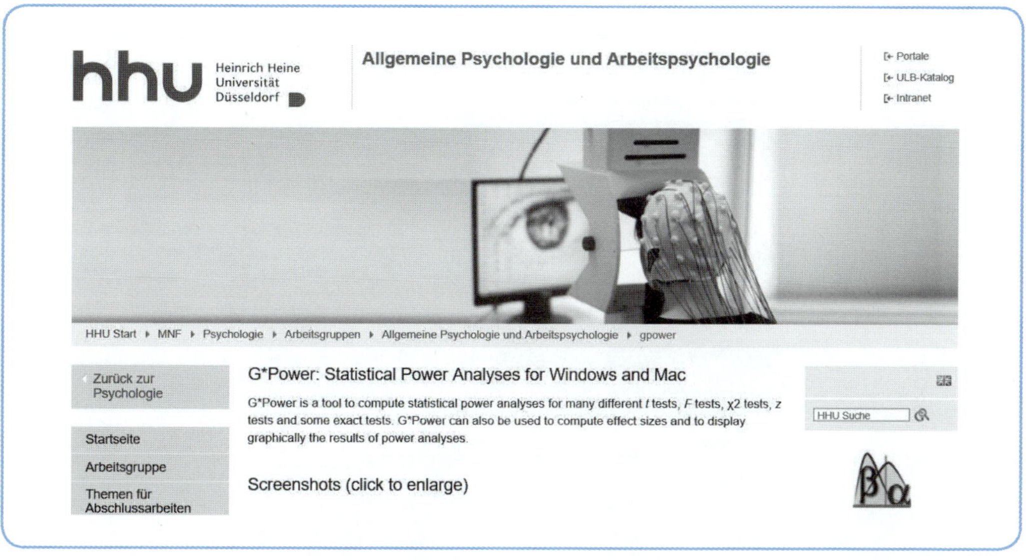

이 사이트에서 스크롤다운하여 Download에서 자신의 컴퓨터 운영체제에 맞는 프로그램을 다운로드한 후 설치하면 된다. 만약 자신의 컴퓨터가 마이크로소프트 윈도우 운영체제이면 Download G*Power 3.1.9.7 for Windows 부분을 클릭하고 다운로드 후에 설치하면 된다.

Download

By downloading G*Power you agree to these terms of use:

1. G*Power is free for everyone. This includes people working in commercial environments.
2. Commercial distribution is prohibited, that is, no-one is allowed to sell G*Power.
3. You may use screenshots of G*Power without asking for permission.
4. G*Power is distributed from this web page. If you wish to distribute G*Power in some other way, then you need to seek permission from the authors. Please send us an e-mail in which you specify how and for what purpose you intend to distribute G*Power.
5. We do not provide licence agreements, security documentations or other documents of that type. This is so because we are researchers who simply do not have the time to fill out forms.
6. The Windows version of G*Power needs runtime libraries belonging to the Microsoft Visual C++ compiler which it tries to download during installation if these libraries are not available on your Windows PC. Other than that, both the macOS and the Windows versions of G*Power run locally on your computer and do not communicate with any servers anywhere.
7. Considerable effort has been put into program development and evaluation, but there is no warranty whatsoever.

Download G*Power 3.1.9.7 for Windows XP, Vista, 7, 8, 10 and 11 (about 20 MB). Please make sure to choose "unpack with folders" in your unzip tool. If GPowerNT.exe does not start, run VC_redist.x86.exe. The .wav files may be removed.

Download G*Power 3.1.9.6 for Mac OS X 10.7 to 15 (about 2 MB).

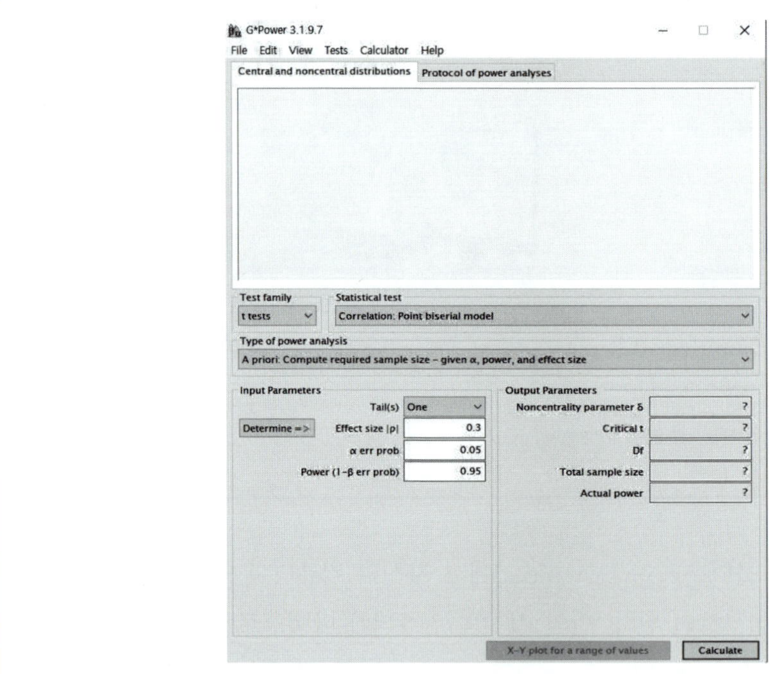

독립적 t-검정이면서 표본크기를 구하는 과정을 G*Power프로그램으로 실행해보자. 집단 1의 대상자수는 20, 평균은 10.1, 표준편차는 3.3, 집단 2의 대상자수는 18, 평균은 15.4, 표준편차는 5.5라는 결과를 얻었고, 이 실험의 검정력(power)을 알아보고자 한다.

	집단1(n=20)	집단2(n=18)
평균	10.1	15.4
표준편차	3.3	5.5

화면에서 Tests클릭, Means클릭, Two independent groups클릭, 화면 중간에 Type of power analysis에서 오른쪽 끝 아랫방향 화살표를 클릭, Post hoc: Compute achieved power-given α, sample size, and effect size선택, Determine선택, 오른쪽에 추가로 생긴 화면에서 n1 !=n2(n1≠n2의 의미임)를 선택, Mean group 1에 10.1을 입력, Mean group 2에 15.4를 입력한다. n1≠n2이므로 Pooled Standard Deviation을 구한다. 구하는 공식은 다음과 같다.

$$\begin{aligned}\text{SD pooled} &= \text{sqrt}((n1-1)s1^2+(n2-1)s2^2/n1+n2-2)) \\ &= \text{sqrt}((20-1)3.3^2+(18-1)5.5^2/20+18-2)) \\ &= \text{sqrt}(20.87) \\ &= \sqrt{20.87} = 4.57\end{aligned}$$

SDσ within each group에 4.57을 입력, 오른쪽 아래 Calculate클릭, Calculate and transfer to main window클릭, Close클릭, Input Parameters에서 Tail(s)를 Two로 바꿔줄 것, Sample size group1에 20입력, Sample size group2에 18을 입력, Calculate클릭한다.

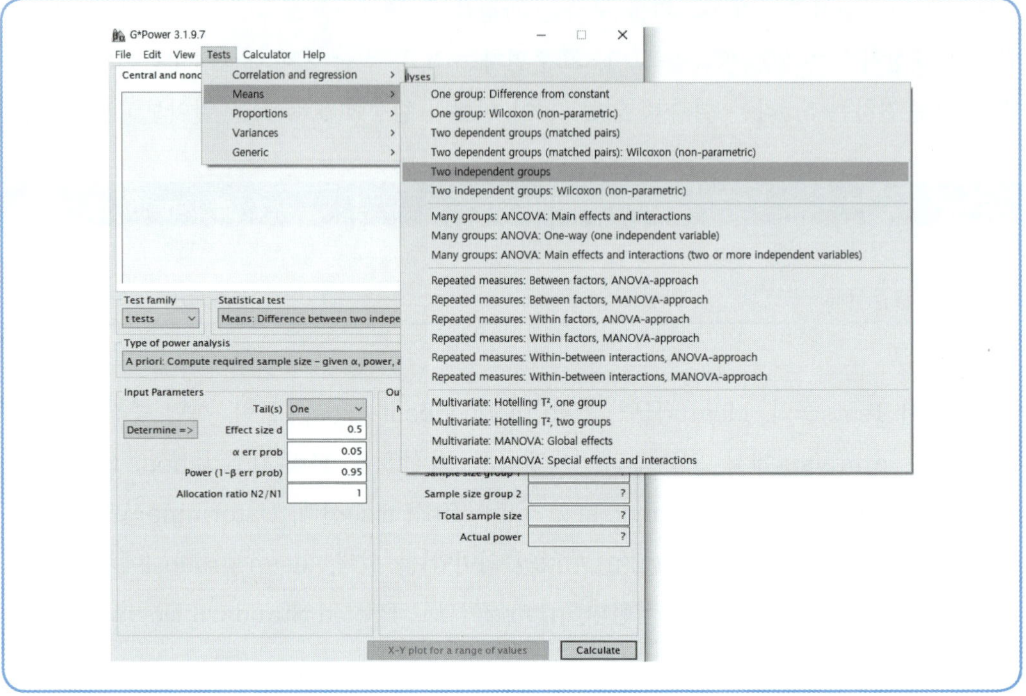
G*Power 3.1.9.7
File Edit View Tests Calculator Help
Correlation and regression
Means
Proportions
Variances
Generic
One group: Difference from constant
One group: Wilcoxon (non-parametric)
Two dependent groups (matched pairs)
Two dependent groups (matched pairs): Wilcoxon (non-parametric)
Two independent groups
Two independent groups: Wilcoxon (non-parametric)
Many groups: ANCOVA: Main effects and interactions
Many groups: ANOVA: One-way (one independent variable)
Many groups: ANOVA: Main effects and interactions (two or more independent variables)
Repeated measures: Between factors, ANOVA-approach
Repeated measures: Between factors, MANOVA-approach
Repeated measures: Within factors, ANOVA-approach
Repeated measures: Within factors, MANOVA-approach
Repeated measures: Within-between interactions, ANOVA-approach
Repeated measures: Within-between interactions, MANOVA-approach
Multivariate: Hotelling T², one group
Multivariate: Hotelling T², two groups
Multivariate: MANOVA: Global effects
Multivariate: MANOVA: Special effects and interactions
Test family
t tests
Statistical test
Type of power analysis
Input Parameters
Tail(s) One
Determine =>
Effect size d 0.5
α err prob 0.05
Power (1-β err prob) 0.95
Allocation ratio N2/N1 1
Sample size group 2 ?
Total sample size ?
Actual power ?
X-Y plot for a range of values
Calculate

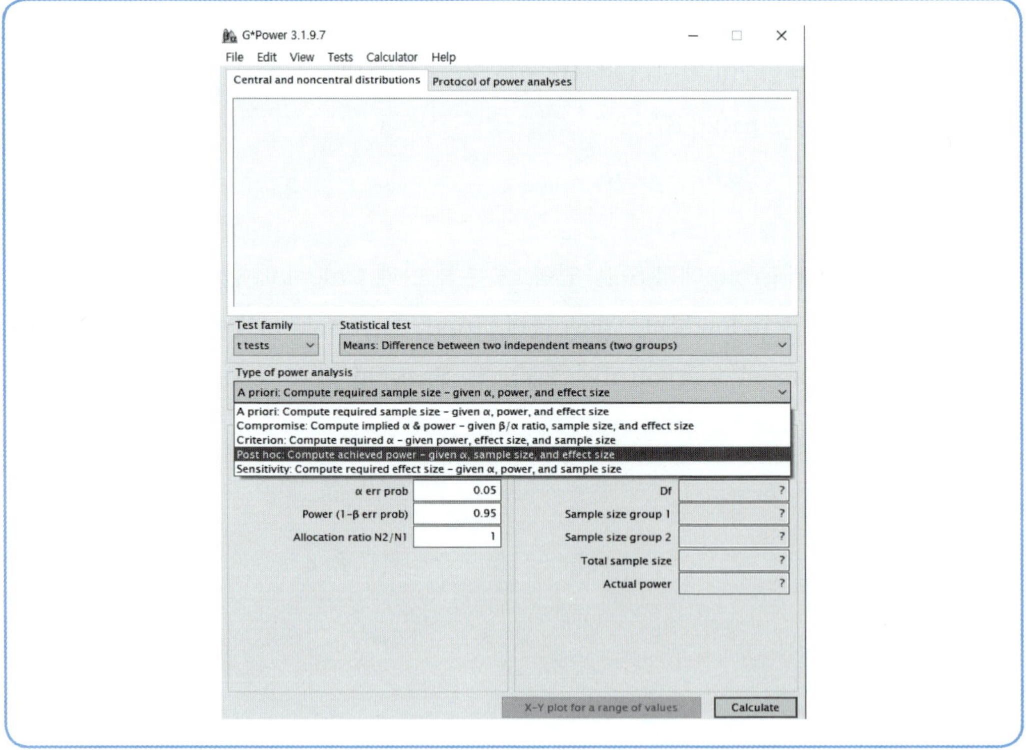
G*Power 3.1.9.7
File Edit View Tests Calculator Help
Central and noncentral distributions
Protocol of power analyses
Test family
t tests
Statistical test
Means: Difference between two independent means (two groups)
Type of power analysis
A priori: Compute required sample size – given α, power, and effect size
A priori: Compute required sample size – given α, power, and effect size
Compromise: Compute implied α & power – given β/α ratio, sample size, and effect size
Criterion: Compute required α – given power, effect size, and sample size
Post hoc: Compute achieved power – given α, sample size, and effect size
Sensitivity: Compute required effect size – given α, power, and sample size
α err prob 0.05
Power (1-β err prob) 0.95
Allocation ratio N2/N1 1
Df ?
Sample size group 1 ?
Sample size group 2 ?
Total sample size ?
Actual power ?
X-Y plot for a range of values
Calculate

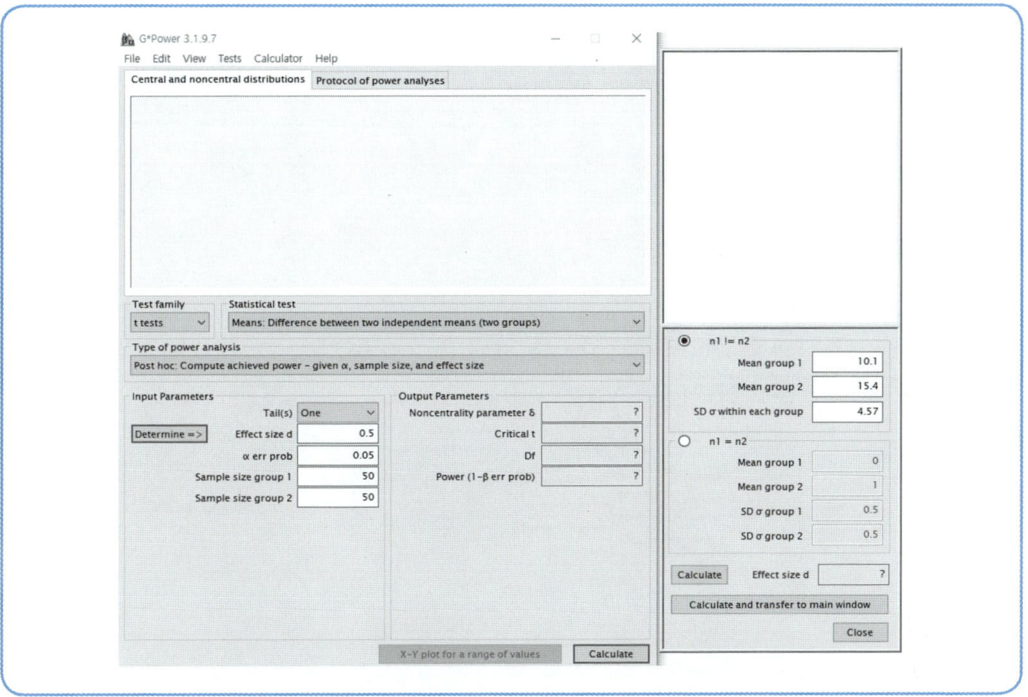
G*Power 3.1.9.7
File Edit View Tests Calculator Help
Central and noncentral distributions
Protocol of power analyses
Test family
t tests
Statistical test
Means: Difference between two independent means (two groups)
Type of power analysis
Post hoc: Compute achieved power – given α, sample size, and effect size
Input Parameters
Tail(s) One
Determine =>
Effect size d 0.5
α err prob 0.05
Sample size group 1 50
Sample size group 2 50
Output Parameters
Noncentrality parameter δ ?
Critical t ?
Df ?
Power (1-β err prob) ?
X-Y plot for a range of values
Calculate
n1 != n2
Mean group 1 10.1
Mean group 2 15.4
SD σ within each group 4.57
n1 = n2
Mean group 1 0
Mean group 2 1
SD σ group 1 0.5
SD σ group 2 0.5
Calculate
Effect size d ?
Calculate and transfer to main window
Close

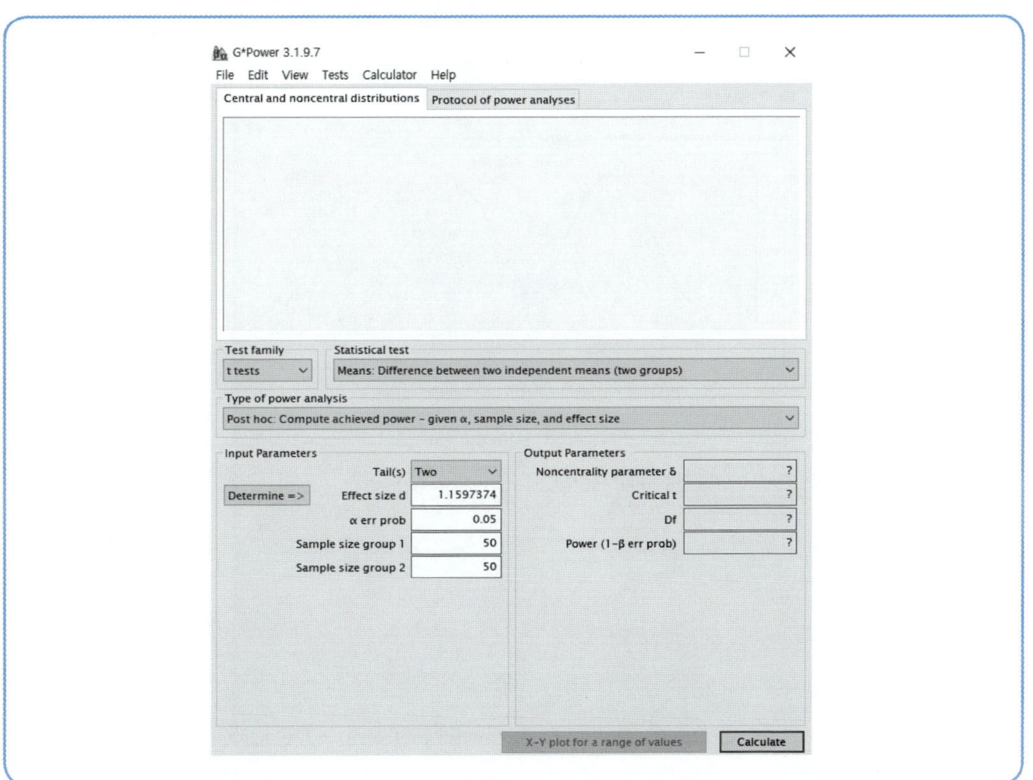
G*Power 3.1.9.7
File Edit View Tests Calculator Help
Central and noncentral distributions
Protocol of power analyses
Test family
t tests
Statistical test
Means: Difference between two independent means (two groups)
Type of power analysis
Post hoc: Compute achieved power – given α, sample size, and effect size
Input Parameters
Tail(s) Two
Determine =>
Effect size d 1.1597374
α err prob 0.05
Sample size group 1 50
Sample size group 2 50
Output Parameters
Noncentrality parameter δ ?
Critical t ?
Df ?
Power (1-β err prob) ?
X-Y plot for a range of values
Calculate

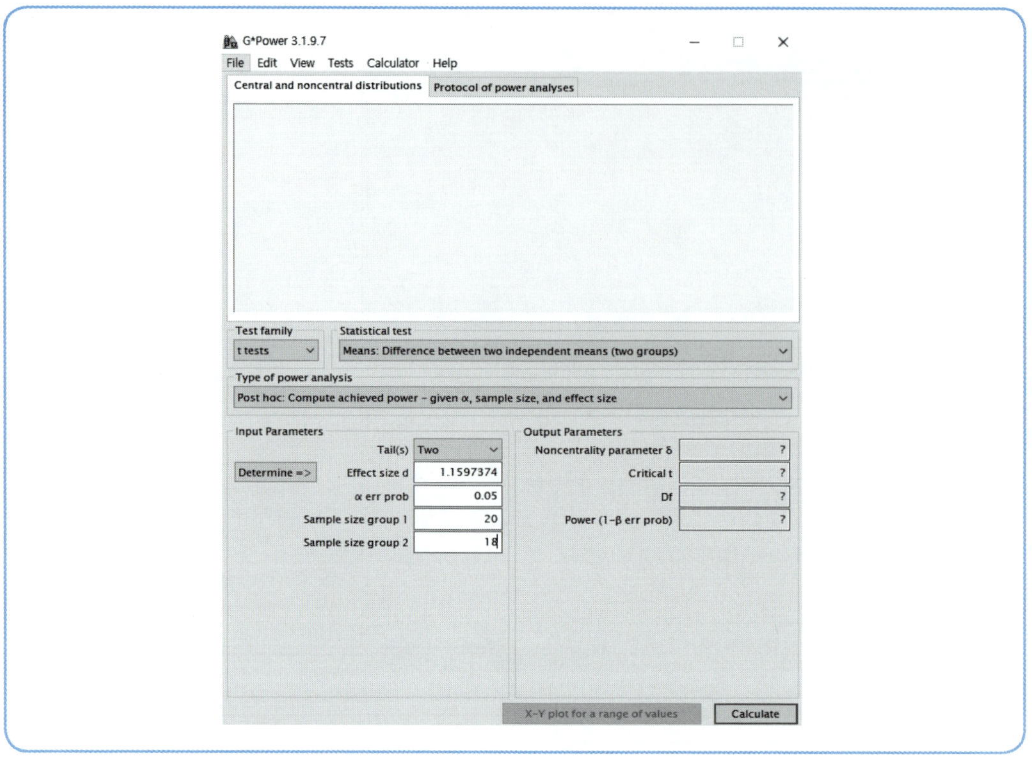

G*Power 3.1.9.7
File Edit View Tests Calculator Help
Central and noncentral distributions
Protocol of power analyses
Test family
t tests
Statistical test
Means: Difference between two independent means (two groups)
Type of power analysis
Post hoc: Compute achieved power – given α, sample size, and effect size
Input Parameters
Tail(s) Two
Determine =>
Effect size d 1.1597374
α err prob 0.05
Sample size group 1 20
Sample size group 2 18
Output Parameters
Noncentrality parameter δ ?
Critical t ?
Df ?
Power (1-β err prob) ?
X-Y plot for a range of values
Calculate

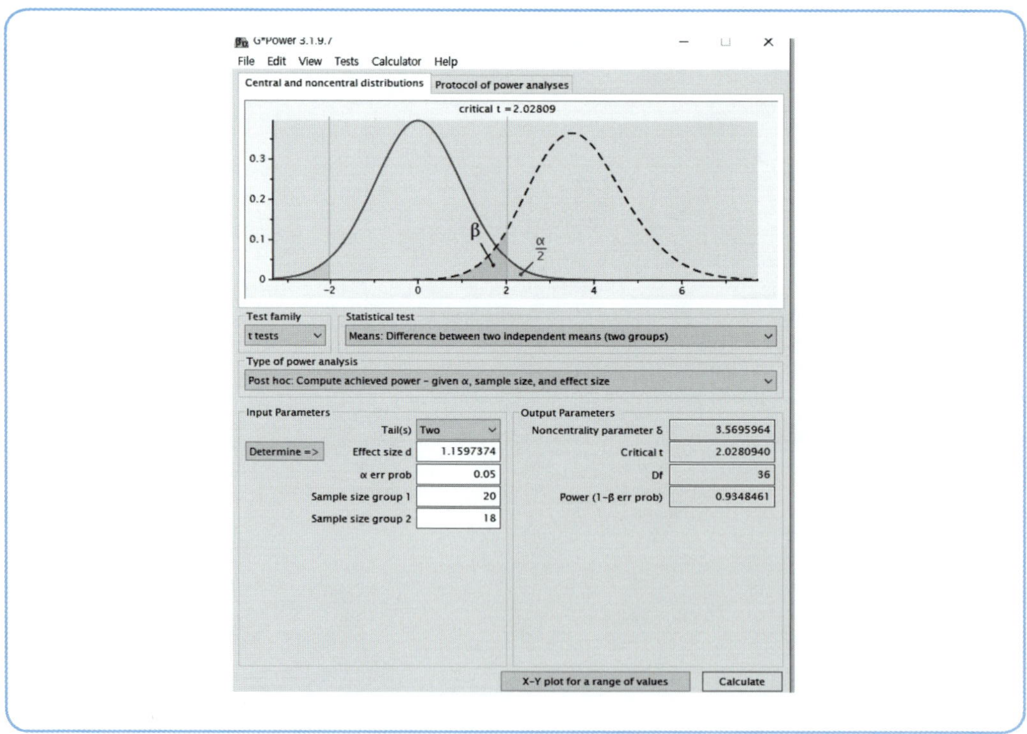

G*Power 3.1.9.7
File Edit View Tests Calculator Help
Central and noncentral distributions
Protocol of power analyses
critical t = 2.02809
β
α/2
Test family
t tests
Statistical test
Means: Difference between two independent means (two groups)
Type of power analysis
Post hoc: Compute achieved power – given α, sample size, and effect size
Input Parameters
Tail(s) Two
Determine =>
Effect size d 1.1597374
α err prob 0.05
Sample size group 1 20
Sample size group 2 18
Output Parameters
Noncentrality parameter δ 3.5695964
Critical t 2.0280940
Df 36
Power (1-β err prob) 0.9348461
X-Y plot for a range of values
Calculate

이때 화면에는 Power(1−β err prob)값이 0.93이 나온다. 검정력 0.93은 높은 수준이라고 말할 수 있다.

이 실험에서 적절한 표본크기는 어느 정도였는지 계산해 보자. 초기 화면에서 Tests를 눌러서 Means: Difference between two independent means (two groups)를 선택한다. 이때 메뉴를 거치지 않고 직접 Test family화면 밑에 있는 아래 방향 화살표를 눌러 t−tests를 선택하고, Statistical test화면 밑에 있는 창에서 아래 방향 화살표를 눌러 Means: Difference between two independent means (two groups)를 선택해도 된다. Type of power analysis창에서 A priori: Compute required sample size−given α, power, and effect size를 선택한다. Determine을 클릭한다. n1 !=n2(n1≠n2의 의미임)를 선택한다. Mean group 1에 10.1을 입력, Mean group 2에 15.4를 입력한다. SDσ within each group에 4.57을 입력한다. Calculate을 클릭, Calculate and transfer to main window클릭, Close클릭한다. Tails는 two로 선택한다. Power(1−β err prob)값은 0.80으로 입력한다. Calculate을 클릭한다.

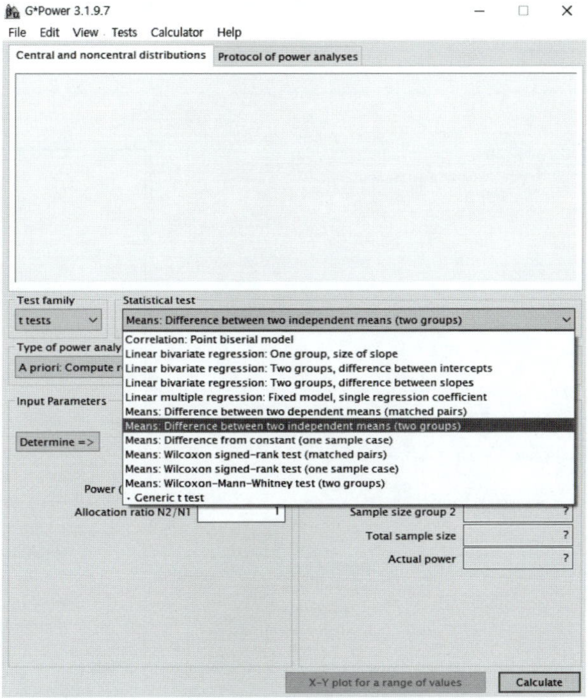

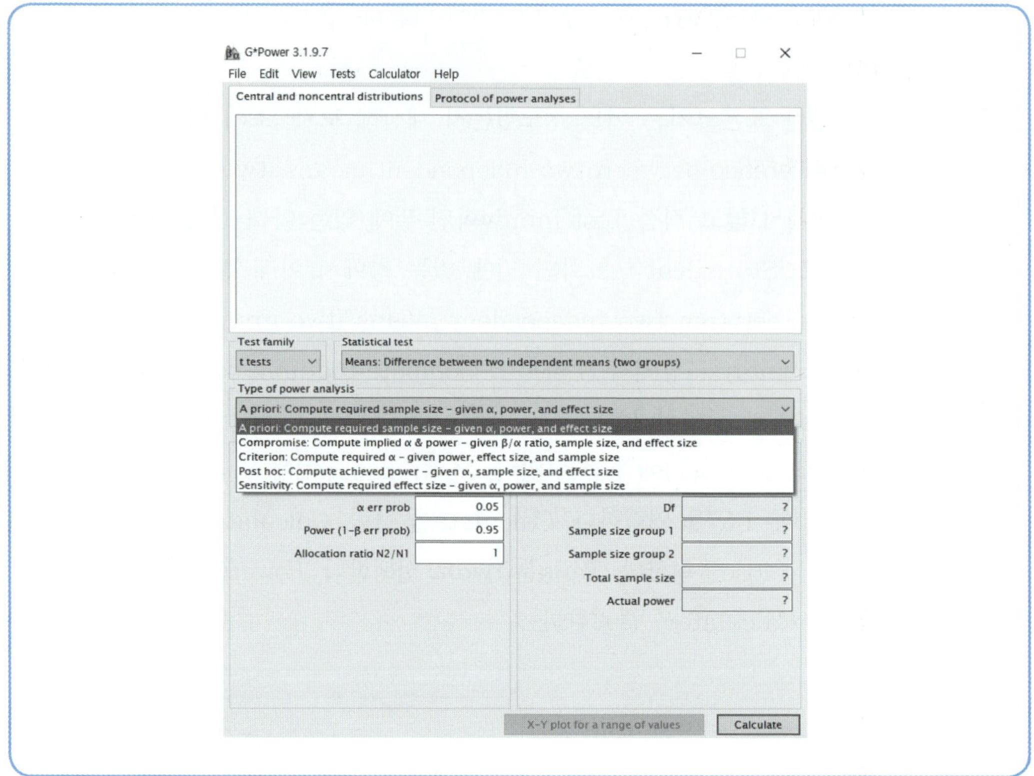
G*Power 3.1.9.7
File Edit View Tests Calculator Help
Central and noncentral distributions
Protocol of power analyses
Test family
t tests
Statistical test
Means: Difference between two independent means (two groups)
Type of power analysis
A priori: Compute required sample size – given α, power, and effect size
Compromise: Compute implied α & power – given β/α ratio, sample size, and effect size
Criterion: Compute required α – given power, effect size, and sample size
Post hoc: Compute achieved power – given α, sample size, and effect size
Sensitivity: Compute required effect size – given α, power, and sample size
α err prob 0.05
Power (1-β err prob) 0.95
Allocation ratio N2/N1 1
Df ?
Sample size group 1 ?
Sample size group 2 ?
Total sample size ?
Actual power ?
X-Y plot for a range of values
Calculate

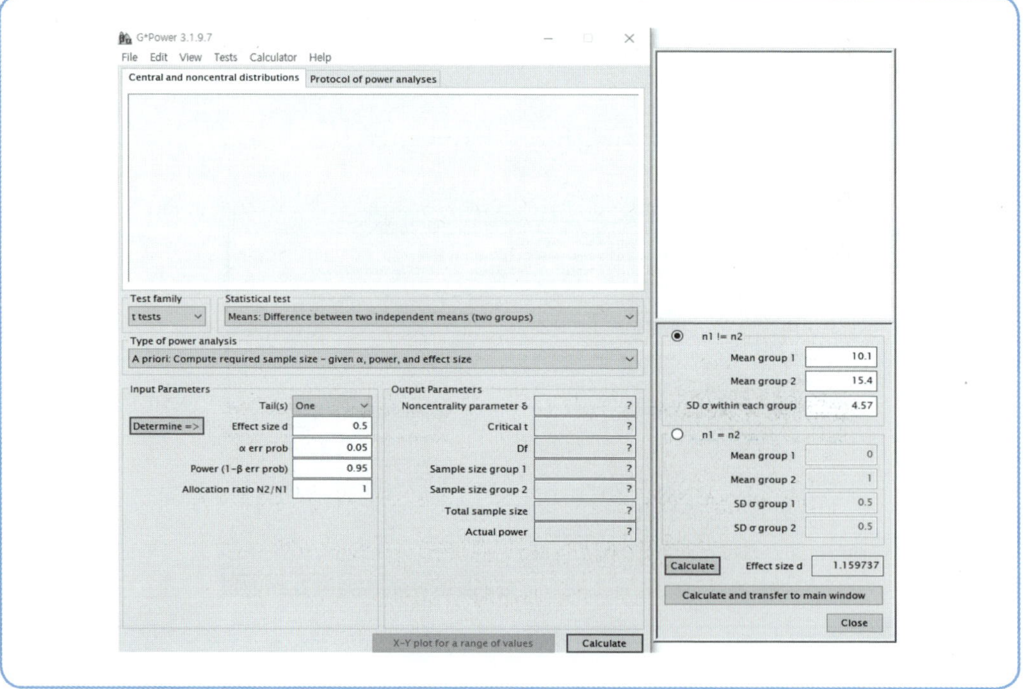
G*Power 3.1.9.7
File Edit View Tests Calculator Help
Central and noncentral distributions
Protocol of power analyses
Test family
t tests
Statistical test
Means: Difference between two independent means (two groups)
Type of power analysis
A priori: Compute required sample size – given α, power, and effect size
Input Parameters
Tail(s) One
Determine =>
Effect size d 0.5
α err prob 0.05
Power (1-β err prob) 0.95
Allocation ratio N2/N1 1
Output Parameters
Noncentrality parameter δ ?
Critical t ?
Df ?
Sample size group 1 ?
Sample size group 2 ?
Total sample size ?
Actual power ?
X-Y plot for a range of values
Calculate
n1 != n2
Mean group 1 10.1
Mean group 2 15.4
SD σ within each group 4.57
n1 = n2
Mean group 1 0
Mean group 2 1
SD σ group 1 0.5
SD σ group 2 0.5
Calculate
Effect size d 1.159737
Calculate and transfer to main window
Close

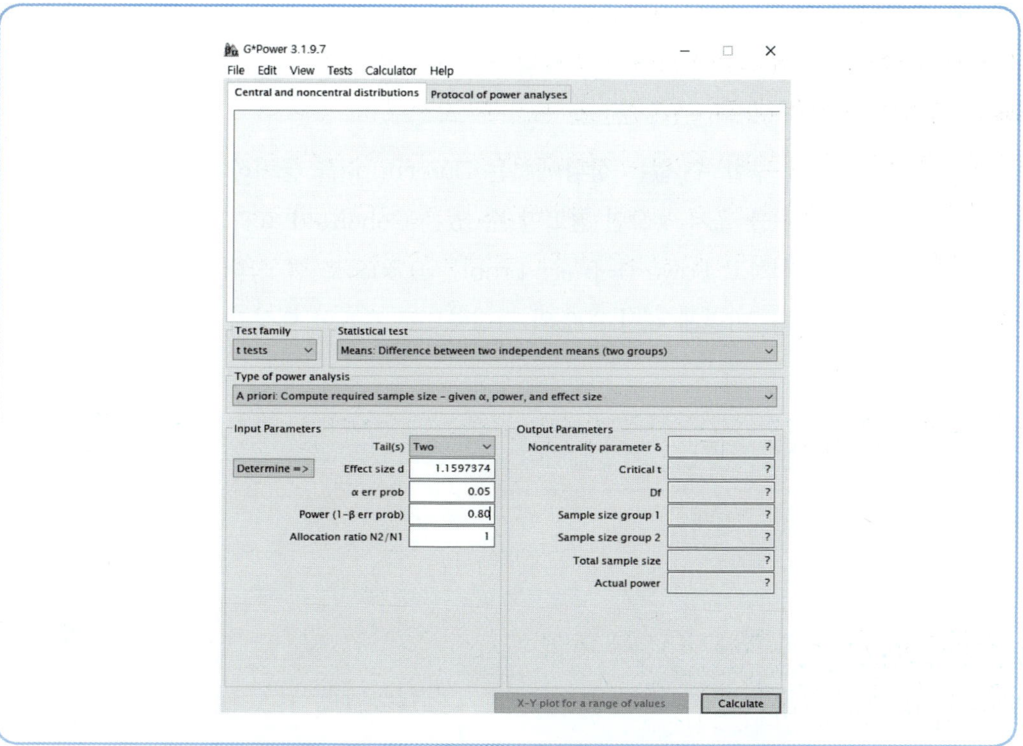

G*Power 3.1.9.7
File Edit View Tests Calculator Help
Central and noncentral distributions
Protocol of power analyses
Test family
t tests
Statistical test
Means: Difference between two independent means (two groups)
Type of power analysis
A priori: Compute required sample size – given α, power, and effect size
Input Parameters
Tail(s) Two
Determine =>
Effect size d 1.1597374
α err prob 0.05
Power (1-β err prob) 0.80
Allocation ratio N2/N1 1
Output Parameters
Noncentrality parameter δ ?
Critical t ?
Df ?
Sample size group 1 ?
Sample size group 2 ?
Total sample size ?
Actual power ?
X-Y plot for a range of values
Calculate

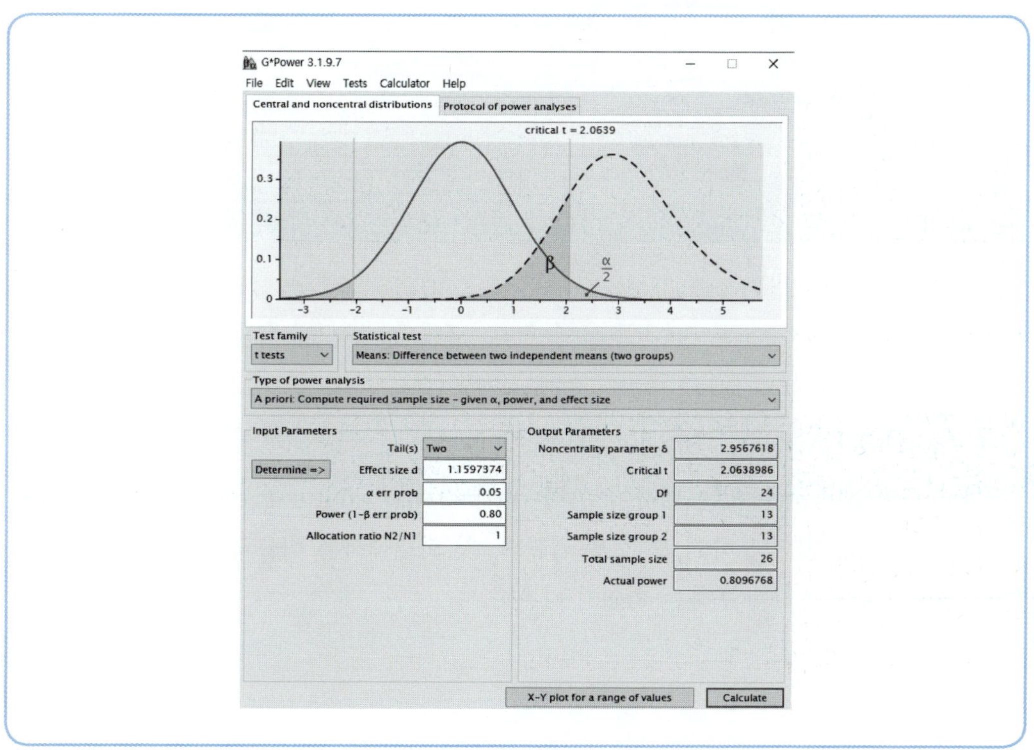

G*Power 3.1.9.7
File Edit View Tests Calculator Help
Central and noncentral distributions
Protocol of power analyses
critical t = 2.0639
0.3
0.2
0.1
0
-3 -2 -1 0 1 2 3 4 5
β
α/2
Test family
t tests
Statistical test
Means: Difference between two independent means (two groups)
Type of power analysis
A priori: Compute required sample size – given α, power, and effect size
Input Parameters
Tail(s) Two
Determine =>
Effect size d 1.1597374
α err prob 0.05
Power (1-β err prob) 0.80
Allocation ratio N2/N1 1
Output Parameters
Noncentrality parameter δ 2.9567618
Critical t 2.0638986
Df 24
Sample size group 1 13
Sample size group 2 13
Total sample size 26
Actual power 0.8096768
X-Y plot for a range of values
Calculate

결과를 보면 Sample size group1에 13, Sample size group2에 13이 각각 나온다. 80%의 검정력으로 필요한 표본크기를 계산했을 때, 각 군당 13명의 대상자가 필요함을 알 수 있다.

참고로 효과크기를 구할 수 없는 상황에서는 Determine을 클릭하지 않고 Effect size d의 창에 마우스 커서를 옮겨 놓으면 참고할 수 있는 Cohen's d 효과크기가 나타난다. 대부분 medium을 선택하고 Power(1−β err prob)는 0.80으로 한 상태에서 오른쪽 하단의 Calculate을 클릭한다. 이렇게 해서 80%의 검정력으로 필요한 대상자 수를 구할 수 있다.

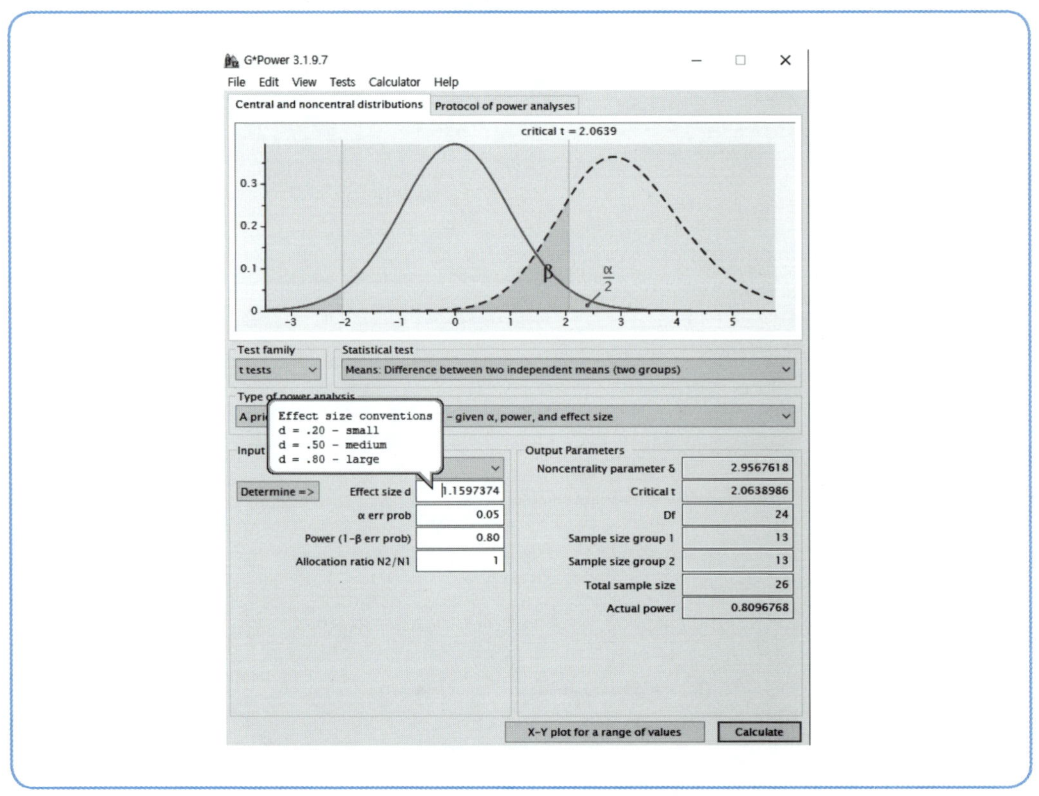

표본크기를 알아볼 수 있는 웹사이트로는 https://www.datarus.eu/en/applications/granmo/ 가 있는데 방문하여 볼 것을 권한다. 첫 화면에서는 비율과 관련된 통계분석을 할 때 필요한 표본크기를 구하는 화면이 나온다.

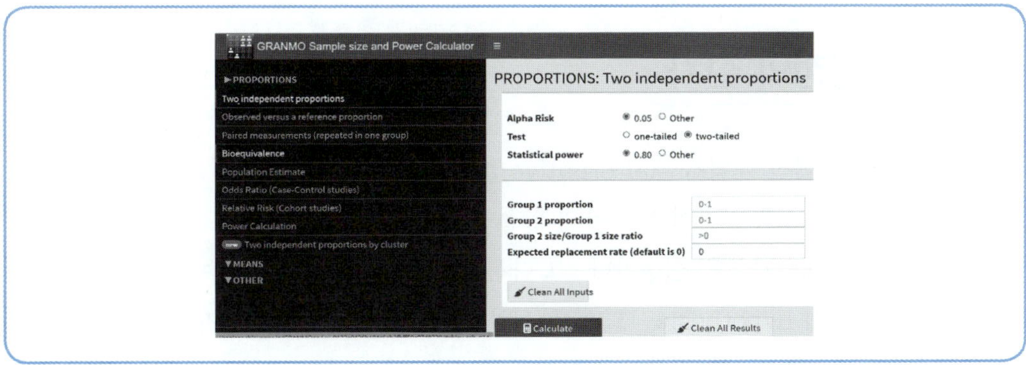

이 화면에서 Means를 클릭하면 다음의 화면이 나오고 t-검정, 대응표본 t-검정, 분산분석을 할 때 필요한 표본크기, 그리고 검정력을 구할 수 있다.

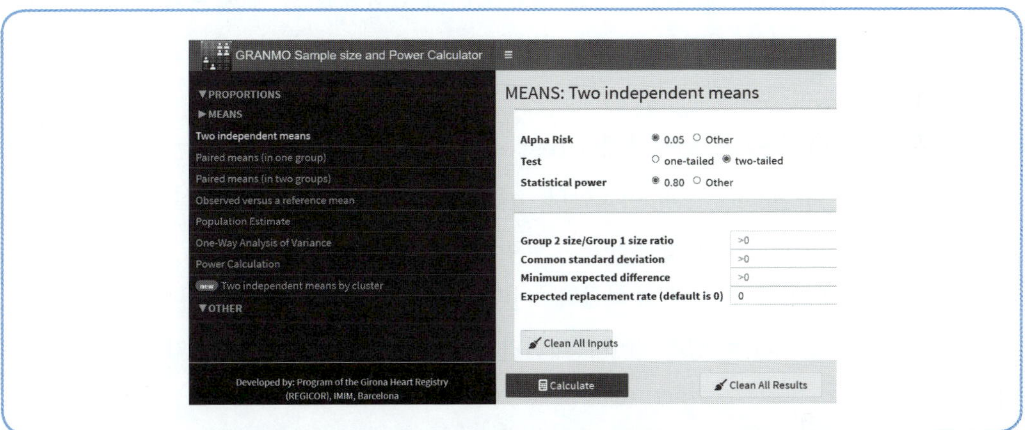

OTHER를 클릭하면 Kappa, 급간내상관계수를 구할 때 필요한 표본크기를 알아볼 수 있다.

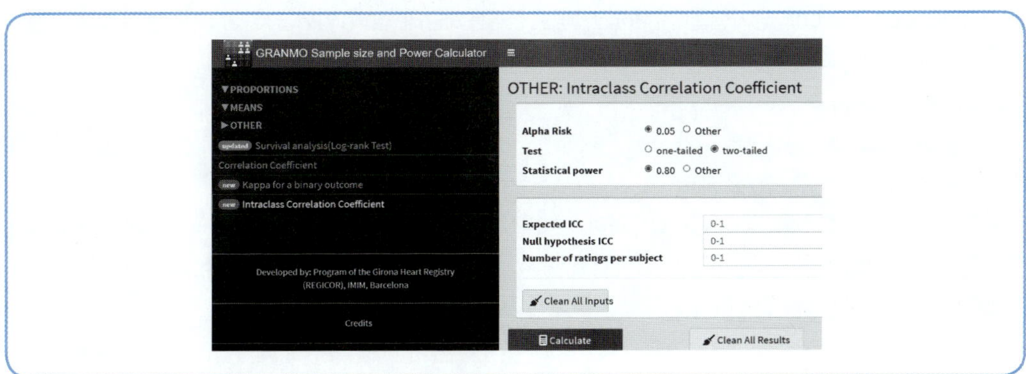

6. 가설검정의 절차

가설검정이란 주어진 대립가설(alternative hypothesis, H_1)에 대해 표본을 통해 채택 여부를 결정짓는 것으로 일반적으로 아래의 절차를 따른다.

첫째, 영가설과 대립가설을 설정한다. 그 다음 표본으로부터 자료를 수집한다.

둘째, 영가설(null hypothesis, H_0)이 사실일 때 이를 기각하고 대립가설을 받아들이는 1종 오류를 범하는 확률 α를 정한다. 1종 오류를 범할 때 어떠한 영향을 미치는 지를 판단하여 이에 맞게 유의수준 α를 정한다. 일반적으로 많은 경우에 유의수준 $\alpha = 0.05$ 또는 $\alpha = 0.01$ 등을 사용한다.

셋째, 자료의 특성에 맞게 모수검정법 혹은 비모수검정방법 중에서 적합한 통계방법을 정한다. 정규분포를 하는 자료는 비모수검정을 하는 것보다 모수검정을 할 때 통계학적으로 검정력이 높다.

넷째, 통계방법에서 구한 검정통계량(test statistics)에 따라 해당하는 확률분포표를 보고 p값을 구한 후 유의수준과 비교한다. p값이 기각역에 속하면 영가설을 기각한다. p값이 기각역에 속하지 않으면 영가설을 기각하지 않는다.

다섯째, p값의 의미와 결과를 해석한다. 이때 가능하면 통계학적으로 유의하다 혹은 유의하지 않다는 표현보다는 영가설이나 대립가설에 표현된 것처럼 이해하기 쉽게 쓰는 것이 좋다.

영가설(null hypothesis, H_0): 남녀 간 언어능력에 차이가 없다.

대립가설(alternative hypothesis, H_1): 남녀 간 언어능력에 차이가 있다.

기각역(critical region): 영가설을 기각하게 되는 검정통계량의 값의 범위를 말함. 기각역의 경계값을 임계치(critical value)라 한다.

유의확률(p-value)

p-값$<\alpha$일 때　영가설을 기각

p-값$>\alpha$일 때　영가설을 채택

유의수준을 크게 할수록 영가설을 잘못하여 기각할 확률이 커진다. 반대로, α값이 작을수록 영가설을 잘못하여 기각할 확률이 작아진다. 따라서 연구의 결과가 생명이나 복지에 큰 영향을 미칠 것으로 예상되는 경우 영가설을 잘못하여 기각할 확률을 줄이기 위해 작은 α값을 택한다.

단측검정(one-sided test): 기각역이 한쪽으로만 주어지는 경우

예) 근전도 바이오피드백을 적용한 군에서 근력이 더 증가할 것이다.

이것은 단순히 평균치가 다르다는 것이 아니고 증가할 것이라고 규정하고 있으므로 방향성 가설(directional hypothesis)이다.

양측검정(two-sided test): 기각역이 양측으로 주어지는 경우

컴퓨터에 의한 출력결과가 양측검정에 대한 p-값일 경우, 이를 단측검정에 이용하기 위하여는 2로 나누어 주어야 한다.

1종 오류: 설정된 영가설이 옳은 데도 불구하고 그것이 틀렸다고 판정하는 확률로서 α오류(α-error)라고도 한다.

2종 오류: 설정된 영가설이 틀렸는데도 불구하고 옳다고 판정하는 확률로서 β오류(β-error)라고도 한다.

검정력(power): 설정된 영가설이 틀렸을 때 이를 틀렸다고 옳게 판정하는 확률. (1-β)로 표시한다. 2종 오류를 0.2로 정했을 때 검정력은 $1-\beta=1-0.2=0.8$이 된다.

* Norton BJ, Strube MJ. Understanding statistical power. *J Orthop Sports Phys Ther*. 2001;31:307-315.

7. 추측통계학

다음은 모수검정 방법의 해당하는 것들이다.

1) t-검정

두 모집단 평균의 차이를 비교할 경우에 t-검정이 이용된다. t-검정에는 독립표본 t-검정(independent t-test)과 대응표본 t-검정(paired t-test, dependent t-test)이 있다. 간혹 스튜던트 t-검정이라고 하는 경우도 있는데, 이것은 1908년에 W. S. Gossett (1876~1937)가 t-분포를 개발하여 'Student'라는 가명으로 발표한데서 연유한다.

t-검정에서 종속변수는 연속형 변수이고, 독립변수는 이분값으로 주어진 범주형(명목형) 변수이다. 일반적으로 t-검정에서 두 모집단의 분포가 정규분포를 한다는 것을 가정한다. 그리고 두 집단이 독립적이어야 하며, 두 모집단의 분산이 같아야 한다. 정규분포성을 만족하지 않을 경우에는 비모수통계방법을 쓰거나 자료 변환(data transformation, 예 로그치환)을 한다. 정규분포성을 만족하는지는 왜도, 첨도, 혹은 적합도 검정을 하여

알 수 있다. 적합도 검정에는 1-표본 Kolmogorov-Smirnov검정이나 Shapiro-Wilk검정을 한다. 등분산성(equality of variance)을 만족시키는지 여부는 바틀렛검정(Bartlett test), 하틀리(Hartley)검정, 그리고 레빈검정(Levene's test)을 통하여 알 수 있다. 바틀렛검정과 하틀리검정은 모집단의 분포가 정규분포인 것을 가정하고 있으므로 자료가 이러한 가정을 따르지 않는 경우에는 검정력이 매우 민감한 반응을 나타낸다. 그러나 레빈검정은 모집단이 정규분포를 따르지 않는다 하더라도 민감한 반응을 보이지 않는다. 따라서 모집단이 정규분포를 따른다는 확신이 서지 않는 경우에는 레빈검정을 하는 것이 바람직하다. 만약 두 집단이 독립성을 만족시키지 않거나 짝짓기된 실험설계인 경우 대응표본 t-검정(paired t-test)을 한다.

지금까지 두 모집단의 분산이 같다는 가정 하에서 두 모집단 평균치 차이에 대한 검정 방법을 다루었으나, 분산의 동질성에 대한 충분한 증거가 없다면 이에 대한 검정을 실시해야 한다.

(1) t-검정의 단계

첫째, 영가설과 대립가설을 설정한다. 예를 들면 목을 다쳐서 등세모근에 근경축이 심한 환자들에게 바이오피드백 훈련을 하고 등세모근의 활동전위를 측정하였다고 하자. 대조군은 플라시보 치료를 받았다고 하자. 즉 바이오피드백 훈련을 받은 군에서 근경축으로 인한 활동전위가 낮을 것이라는 가설을 다음과 같이 옮길 수 있다.

H_0 : Mb ≥ Mp

여기서 Mb는 바이오피드백 훈련을 받은 군의 평균값,

Mp는 플라시보 치료를 받은 군의 평균값

H_1 : Mb < Mp

영가설을 진술하면 "바이오피드백 훈련을 받은 군의 등세모근 활동전위가 플라시보 치료를 받은 군보다 높거나 같다"이고, 대립가설은 "바이오피드백 훈련을 받은 군의 등세모근 활동이 플라시보 치료를 받은 군보다 낮다"가 된다.

둘째, 사용할 검정 통계법을 찾는다. 사용될 통계법은 변수의 종류, 변수의 분포, 연구설계 및 연구목적에 따라서 결정된다.

셋째, 유의수준을 정한다.

넷째, 검정통계량을 계산한다. t-검정에서는 t-값을 계산한다.

다섯째, 인터넷에서 찾은 t-분포표에서 유의수준과 자유도를 이용해서 t-값을 찾는다.

여섯째, 검정통계량 t-값과 t-분포표에서의 t-값을 비교하여 영가설을 기각할 것인가 아닌가를 판정한다.

[표 12-2]는 연구보고서에 t-검정을 한 결과를 보고하는 예로 제시한 것이다.

[표 12-2] t-검정 결과표

집단(N)	평균	표준편차	t-값	자유도	p
실험군(n=29)	37.55	10.02	3.40	56	.001
대조군(n=29)	42.92	10.56			

(2) SPSS를 이용한 독립표본 t-검정의 예

SPSS를 실행시키고 아래와 같이 자료를 입력한다. 아래의 자료는 엉덩관절 각도를 각각 70°와 80°로 하였을 때 넙다리곧은근에 생기는 활동전위에 대한 가상적인 자료다. 자료를 다음의 그림과 같이 입력시킨다. 집단 1은 엉덩관절이 70° 굽힘되었을 때를, 집단 2는 엉덩관절이 80° 굽힘되었을 때를 나타낸다.

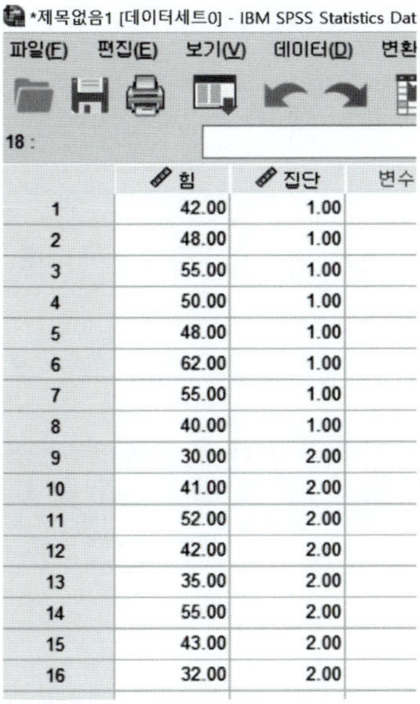

*제목없음1 [데이터세트0] - IBM SPSS Statistics Dat

파일(F) 편집(E) 보기(V) 데이터(D) 변환

18 :

	힘	집단	변수
1	42.00	1.00	
2	48.00	1.00	
3	55.00	1.00	
4	50.00	1.00	
5	48.00	1.00	
6	62.00	1.00	
7	55.00	1.00	
8	40.00	1.00	
9	30.00	2.00	
10	41.00	2.00	
11	52.00	2.00	
12	42.00	2.00	
13	35.00	2.00	
14	55.00	2.00	
15	43.00	2.00	
16	32.00	2.00	

우선 자료를 입력시키는 방법을 알아보자. 프로그램을 실행시키면 다음과 같이 빈 자료

화면이 나온다. 변수 명에 아무런 이름이 없는 상태이다.

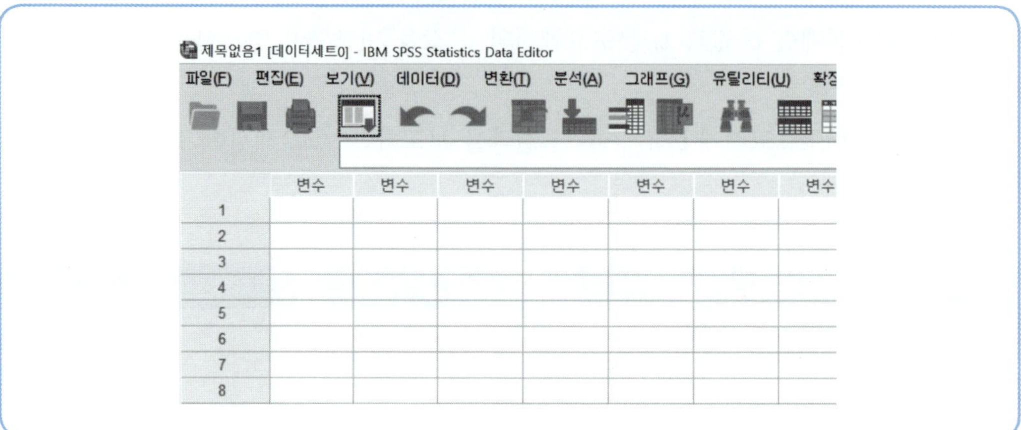

화면 하단에 있는 변수보기를 클릭하면 아래의 화면이 나온다.

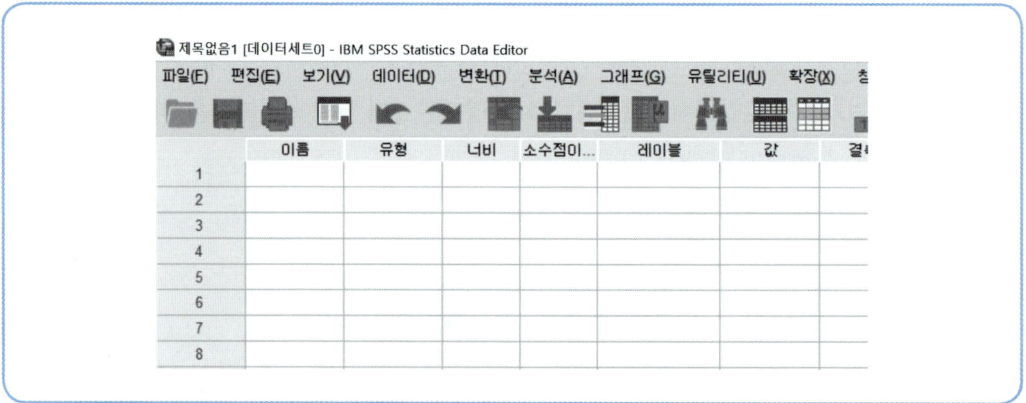

이름 첫 번째 칸과 둘째 칸에 각각 힘, 집단이라고 입력한다. 나머지 유형, 너비 등은 저절로 입력된다.

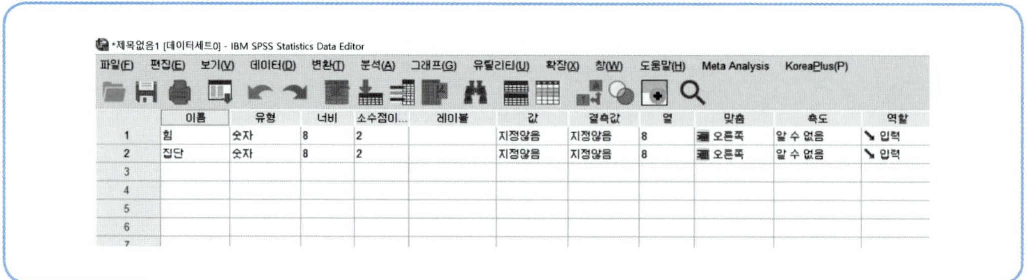

결과물에서 집단 변수에 대한 설명이 나오게 하기 위해서 값과 집단이 만나는 칸을 클릭하면 다음의 화면이 나온다.

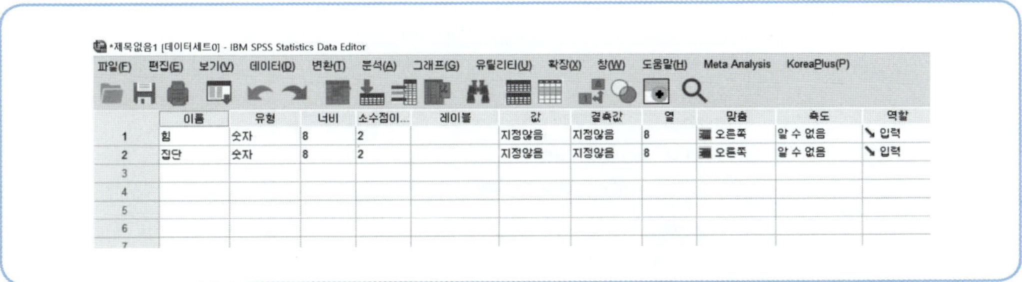

그곳을 클릭하면 값 레이블 화면이 나온다.

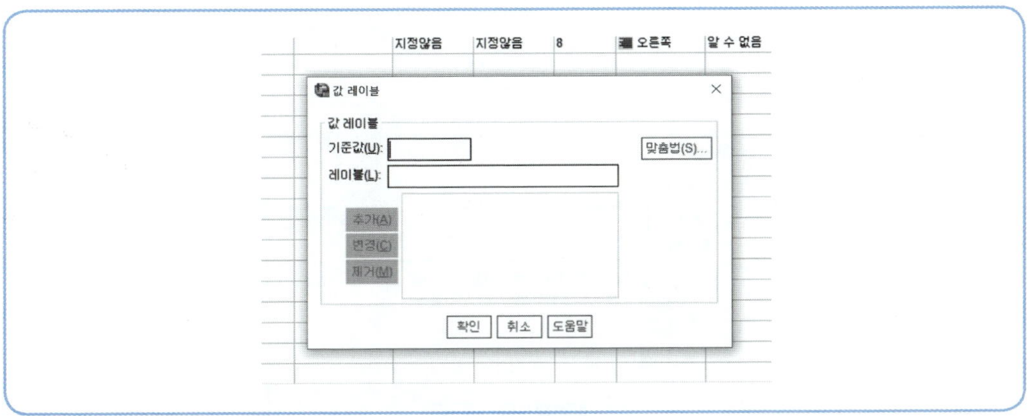

기준값에 1을 입력하고 설명에는 엉덩관절이 70도 굽힘되었을 때라고 입력한다.

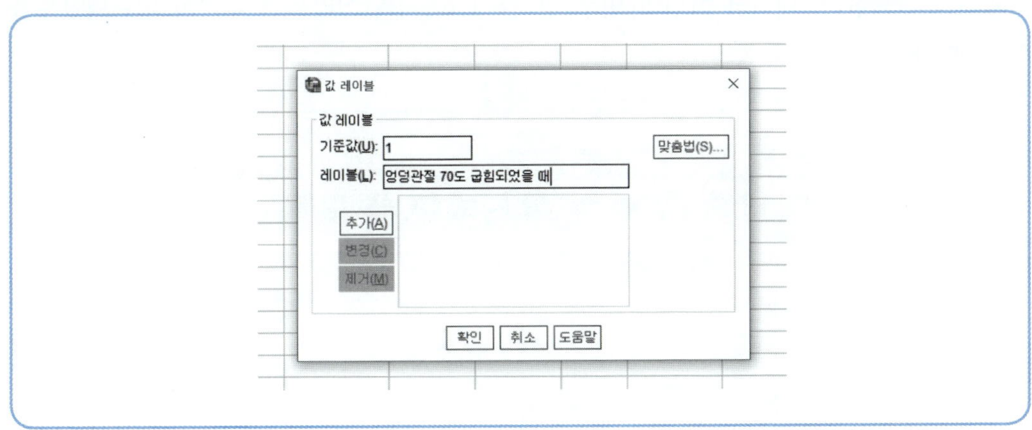

추가를 클릭한다. 기준값에 2를 입력하고 설명 칸에는 엉덩관절 80도 굽힘되었을 때라고 입력한다.

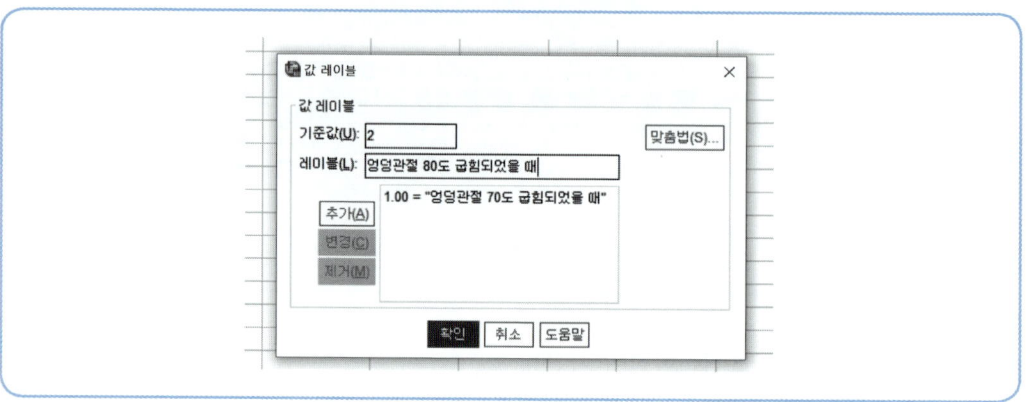

추가를 클릭한다.

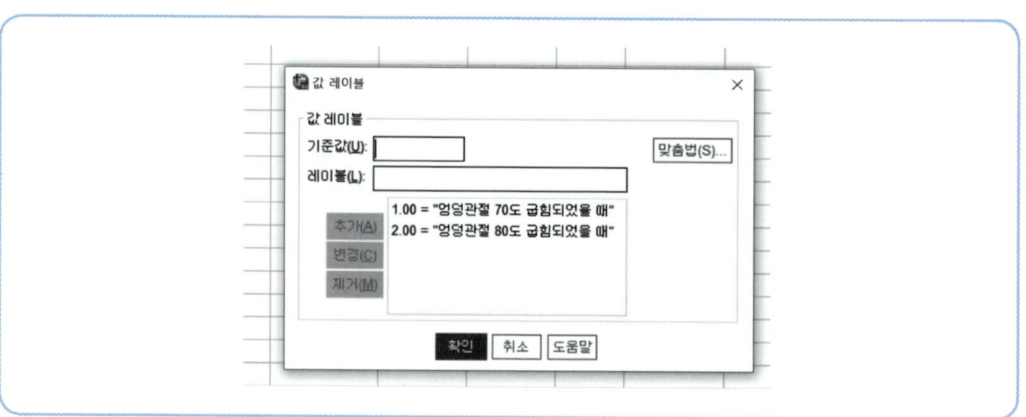

확인을 클릭한다. 데이터 화면의 변수 명 칸에 힘, 집단이라는 변수명이 입력되었음을 알 수 있다.

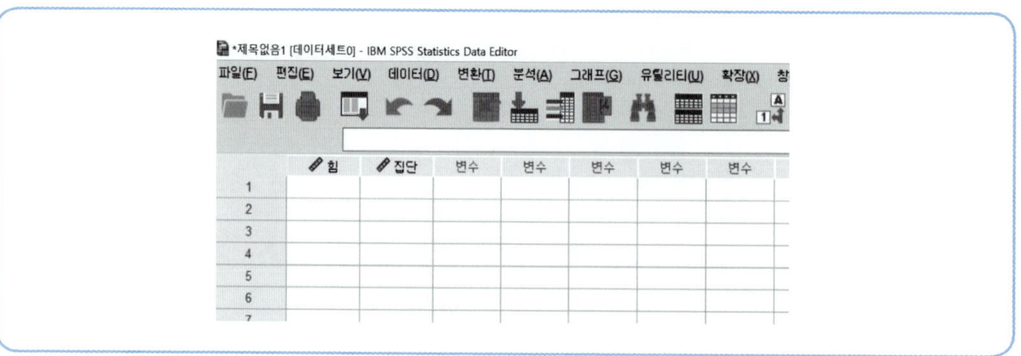

데이터를 입력한다.

*제목없음1 [데이터세트0] - IBM SPSS Statistics Dat

파일(F) 편집(E) 보기(V) 데이터(D) 변환

18 :

	힘	집단	변수
1	42.00	1.00	
2	48.00	1.00	
3	55.00	1.00	
4	50.00	1.00	
5	48.00	1.00	
6	62.00	1.00	
7	55.00	1.00	
8	40.00	1.00	
9	30.00	2.00	
10	41.00	2.00	
11	52.00	2.00	
12	42.00	2.00	
13	35.00	2.00	
14	55.00	2.00	
15	43.00	2.00	
16	32.00	2.00	
17			

자료를 입력시키고 메뉴에서 분석을 누르면 다음과 같은 부메뉴가 나타난다. 여기서 평균비교 → 독립표본 T 검정으로 간다.

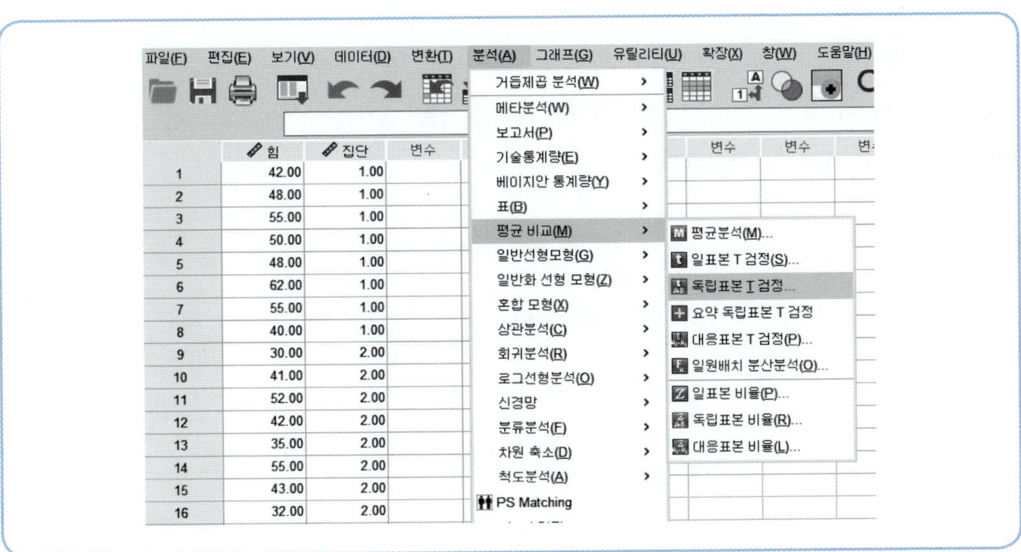

다음의 그림이 나타나면 왼쪽 창에 있는 종속변수 힘을 클릭한 후에 가운데 위에 있는 화살표를 이용하여 오른쪽 창으로 옮겨 놓는다. 마찬가지로, 독립변수인 집단을 클릭한 후 가운데 밑에 있는 화살표를 이용하여 오른쪽 창으로 옮겨 놓는다.

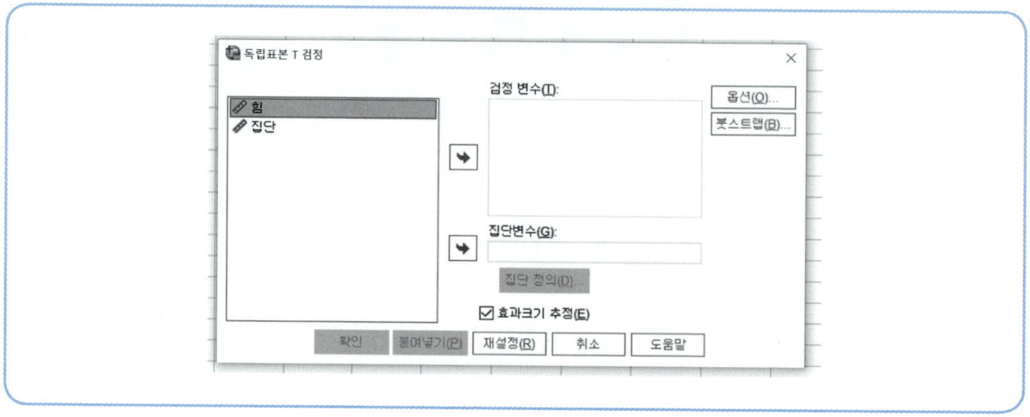

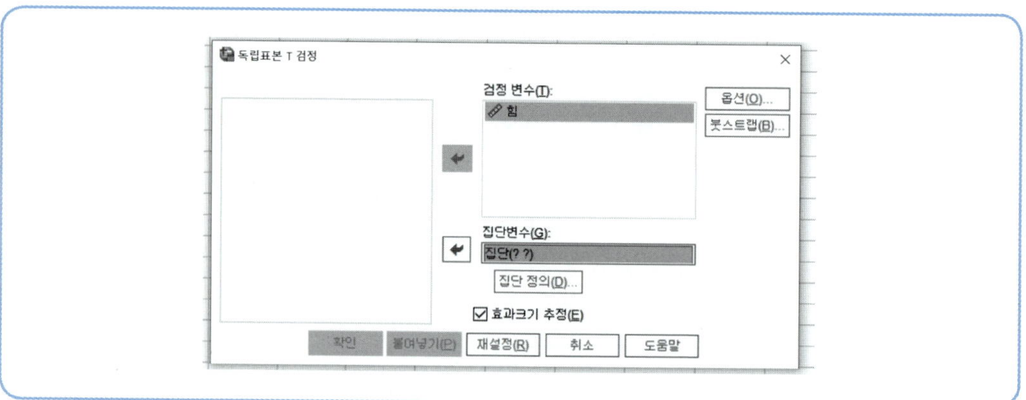

다음의 그림이 나타나면 집단정의를 클릭한 후 집단 1에 1을 입력하고 집단 2에 2를 입력한다. 그리고 계속을 클릭한다.

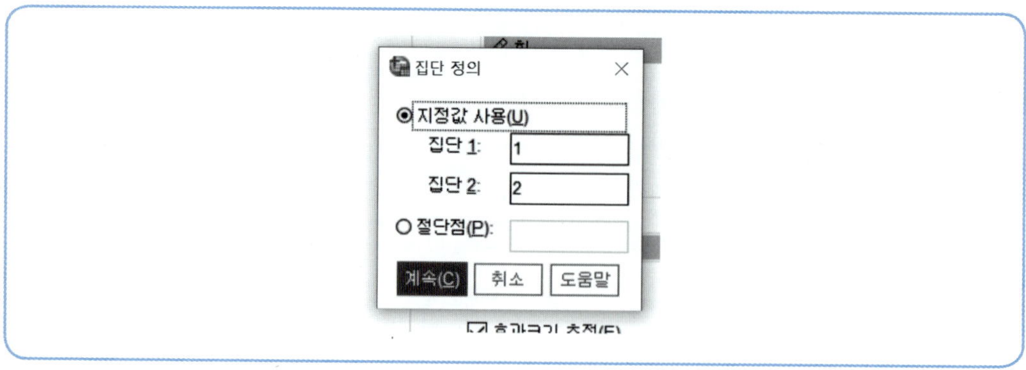

다음의 그림이 나타나면 확인을 클릭한다.

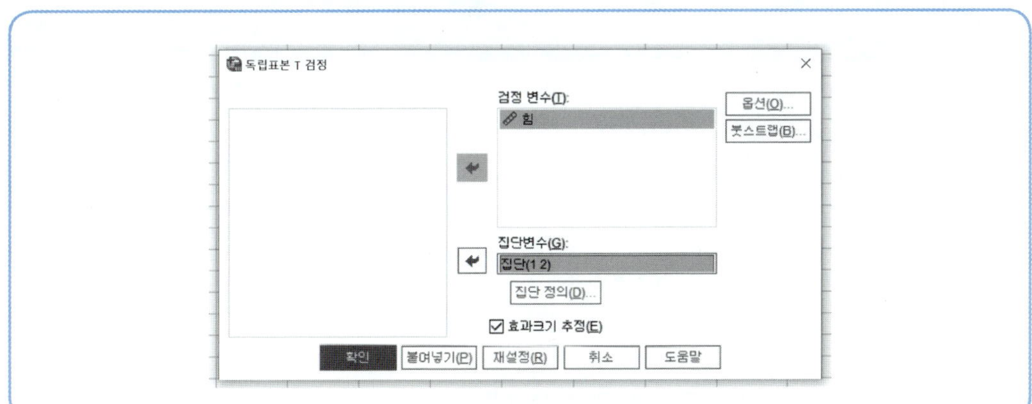

다음의 그림은 독립표본 t-검정의 결과표를 나타낸다. 첫 번째 표에서는 각 집단에 8명씩 사례가 있었고 각각의 평균, 표준편차, 표준오차를 보여준다. 등분산성을 알아보기 위하여 레빈검정을 한 결과 $p = 0.609$이므로 유의수준 0.05보다 크고 등분산성을 가정할 수 있다. 따라서 t-값은 2.15, 자유도는 14, 유의수준 $p = 0.049$를 읽는다. 이때 p값이 유의수준 0.05보다 작으므로 집단 1에서 측정된 활동전위가 집단 2에서 측정된 활동전위보다 유의하게 높다고 판정한다.

집단통계량

	집단	N	평균	표준편차	평균의 표준오차
힘	1.00	8	50.0000	7.23089	2.55650
	2.00	8	41.2500	8.94028	3.16087

독립표본검정

		Levene의 등분산검정		평균의 동일성에 대한 t-검정							
		F	유의확률	t	자유도	유의확률		평균차이	표준오차 차이	차이의 95% 신뢰구간	
						단측 확률	양측 확률			하한	상한
힘	등분산을 가정함	.274	.609	2.152	14	.025	.049	8.75000	4.06531	.03077	17.46923
	등분산을 가정하지 않음			2.152	13.414	.025	.050	8.75000	4.06531	-.00513	17.50513

독립표본 효과크기

		Standardizer[a]	포인트 추정값	95% 신뢰구간	
				하한	상한
힘	Cohen's d	8.13063	1.076	.003	2.116
	Hedges 수정	8.60122	1.017	.003	2.001
	Glass 델타	8.94028	.979	-.150	2.053

a. 효과크기를 추정하는 데 사용되는 분모입니다.
Cohen's d는 통합 표준편차를 사용합니다.
Hedges 수정은 통합 표준편차와 수정 요인을 사용합니다.
Glass 델타는 대조집단의 표본 표준편차를 사용합니다.

2) SPSS를 이용한 대응표본 t-검정의 예

SPSS를 실행시키고 다음과 같이 자료를 입력한다. 다음의 자료는 동일한 대상자 10명에게 초음파치료만을 했을 때와 초음파치료 외에 전기자극치료를 겸했을 때 넙다리신경의 잠복시간을 비교한 것이다. 측정된 자료를 다음의 그림과 같이 입력시킨다.

*제목없음2 [데이터세트1] - IBM SPSS Statistics

파일(F) 편집(E) 보기(V) 데이터(D)

12 : 초음파전기자극...

	초음파	초음파전기자극치료
1	2.30	2.70
2	2.50	2.20
3	2.40	2.60
4	2.00	2.50
5	2.60	2.50
6	2.50	2.40
7	2.60	2.50
8	2.40	2.60
9	2.50	2.30
10	2.40	2.70
11		

메뉴의 분석으로 가서 클릭한 후에 평균비교 → 대응표본 T검정을 클릭한다.

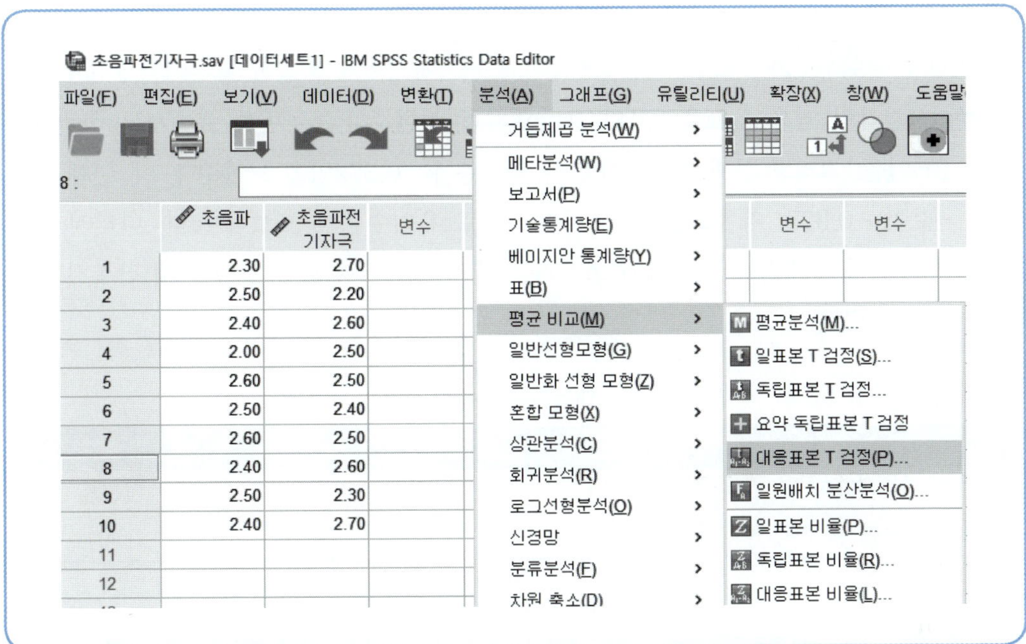

마우스를 이용하여 왼쪽 창에 있는 초음파, 초음파전기자극변수를 클릭한 후 가운데 있는 화살표를 클릭한다.

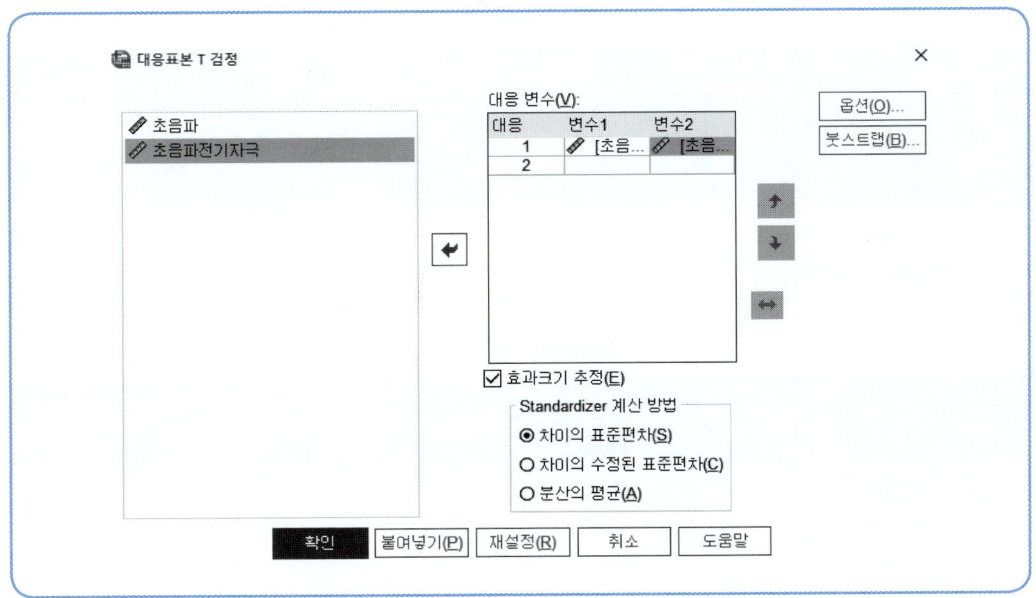

확인을 클릭한다.

다음의 그림과 같은 결과표가 나타난다. 첫 번째 표에서는 초음파만 적용하였을 때의 넙다리신경 전도속도가 2.42ms임을, 초음파와 전기자극치료를 겸한 경우에는 2.5ms임을 보여준다. 각각의 경우에 표준편차와 표준오차를 보여준다. 두 번째 표에서는 상관계수 r=−0.311임을, 그리고 상관계수에 대한 유의수준 p=0.382임을 보여준다. 세 번째 표에서는 t−값이 −0.923, 자유도는 9, p=0.380으로 유의수준 0.05보다 크다. 따라서 넙다리신경에 초음파를 적용하였을 때와 초음파 외에 전기자극 치료를 겸했을 때 잠복시간 차이는 없다고 판정한다.

대응표본통계량

		평균	N	표준편차	평균의 표준오차
대응1	초음파	2.4200	10	.17512	.05538
	초음파전기자가극	2.5000	10	.16330	.05164

대응표본상관계수

				유의확률	
		N	상관관계	단측 확률	양측 확률
대응1	초음파 & 초음파전기자가극	10	−.311	.191	.382

대응표본검정

		대응차					t	자유도	유의확률	
		평균	표준편차	평균의 표준오차	차이의 95% 신뢰구간 하한	차이의 95% 신뢰구간 상한			단측 확률	양측 확률
대응1	초음파−초음파전기자가극	−.08000	.27406	.08667	−.27605	.11605	−.923	9	.190	.380

대응표본 효과크기

			Standardizer[a]	포인트 추정값	95% 신뢰구간	
					하한	상한
대응1	초음파−초음파전기자가극	Cohen's d	.27406	−.292	−.918	.350
		Hedges 수정	.28619	−.280	−.879	.335

a. 효과크기를 추정하는 데 사용되는 분모입니다.
Cohen's d는 평균차이의 표준편차를 사용합니다.
Hedges 수정은 평균차이의 표본 표준편차와 수정 요인을 사용합니다.

3) 분산분석

세 개 이상의 집단에서 모집단의 모평균에 차이가 있는지를 검정하고자 하는 경우를 흔히 볼 수 있다. 예를 들면 세 가지 운동방법에 따른 근력강화의 효과를 비교하고자 하는 경우이다. 이때 두 집단씩 짝을 지어 t-검정을 여러 번(multiple pairwise comparison) 할 수도 있겠으나, 3개 이상의 집단을 대상으로 A와 B, B와 C, A와 C, 이와 같이 여러 번 t-검정을 하게 되면 실제로는 차이가 없는데도 영가설을 기각하게 되는 1종 오류를 범할 가능성이 높아진다. 가령 5% 유의수준 하에 t-검정을 20회 실시하였다면 실제로는 모두 차이가 없더라도 이 중 하나는 가설이 기각될 수 있다. 따라서 이런 오류를 범하지 않으려면 분산분석을 해야 한다. 만약에 2개 이상의 집단에서 분산분석 대신에 t-검정을 여러번 하였다면 본페로니 수정(Bonferroni's correction)을 하여 p값을 수정해 주어야 한다.

분산분석에는 1 요인 분산분석과 2 요인 분산분석 등 요인의 수에 따라 여러 형태가 있다. 분산분석에서 사용되는 변수의 형태는 t-검정과 동일하게 종속변수는 연속형 변수이고 독립변수는 범주형(명목형) 변수인 경우에 적용된다.

(1) 일방향 분산분석(One-way analysis of variance)

독립적인 집단들에 대한 일방향 분산분석 방법은 특정한 종속변수에 대한 군 평균값들이 단일 요인(single factor) 혹은 독립변수에 노출되었을 때 통계학적으로 유의하게 다른지를 알아내는 데 사용된다. 분산분석을 이해하려면 우선 용어에 대한 이해가 필요하다. 우선, 분산(variance)이란 무엇인가? 독립적인 집단(independent group)이란 무엇인가? 독립변수와 종속변수의 차이점은 무엇인가? 수준(level)이란 무엇이며, 요인(factor)이란 무엇인가? 이러한 용어를 이해하기 위해 다음의 예를 살펴보자.

예를 들어 한 연구자가 넙다리네갈래근의 근력을 증진시키는 세 가지 운동 프로그램에 대하여 관심을 갖고 있다고 가정하자. 세 가지 운동방법의 이름을 등속성(isokinetic), 등장성(isotonic), 그리고 등척성(isometric)이라고 하자. 그리고 넙다리네갈래근의 근력을 측정하는 방법은 등속성 운동방법으로 하되 각속도 200°/sec에서 측정된 피크 토크(peak torque)를 근력이라고 정의하자.

종속변수는 피험자의 측정되는 특성, 즉 어떤 중재(intervention)의 결과 변화하는 피험자의 특성을 말한다. 위의 예에서는 종속변수가 넙다리네갈래근의 근력이 된다. 독립변수는 종속변수의 변화를 연구하기 위해서 조작되는 속성(entity)을 말한다. 분산분석

(ANOVA)에서는 독립변수를 종종 요인(factor)이라고 부르기도 한다. 그리고 독립변수 중에서 합리적이고 일관성이 있게 구성원들을 분류해 놓은 것을 수준(level)이라고 한다.

본문의 예에서는 요인이 운동 프로그램의 형태가 될 것이고, 수준이라 함은 등속성, 등장성, 등척성 운동 프로그램과 같이 세 가지가 된다. 물론 독립변수의 속성이나 요인의 특성, 그리고 수준이 몇 개가 될 것인가 하는 내용은 연구자의 관심에 따라 달라진다. 본문의 연구 내용을 표로 표현하자면 [표 12-3]과 같다.

[표 12-3] 운동요인과 수준 예

운동요인 A(운동 프로그램의 형태)		
수준 A_1(등장성 운동집단) (n_1=10)	수준 A_2(등속성 운동집단) (n_2=10)	수준 A_3(등척성 운동집단) (n_3=10)

독립적인 집단(independent groups)이라는 용어는 연구설계의 형태를 나타내는 말로서 집단끼리 서로 별개라는 것을 의미하지만, 대상자 집단은 동질적(homogeneous)이며 요인을 구성하는 여러 수준 중에서 하나에 해당된다는 것을 나타낸다. 이상적으로 말하자면, 전혀 운동을 하지 않은 모집단에서 확률적(randomly)으로 선정된 각 대상자들이 확률적으로 여러 집단 중에 하나로 할당된 것을 의미한다. 여러 집단 중에서 하나에만 할당되었다는 것은 요인 중의 여러 수준에서 한 수준에만 노출되었다는 것을 의미한다. 그리고 종속변수에 대하여 한 번만 측정되었다는 것을 의미한다.

본문에서는 연구대상자 모두가 세 가지 운동 프로그램 중에서 단지 한 가지 운동 프로그램에만 속하였다는 것을 말한다. 운동 프로그램이 종료된 후에 세 가지 운동 프로그램에 속했던 모두에게 넙다리네갈래근의 근력을 측정하고, 세 가지 운동 프로그램의 효과를 평가하기 위해서 분산분석을 한다.

반면에 '반복측정(repeated measures)'이라는 용어는 대상자들이 독립변수의 한 가지 이상의 수준에 노출되고, 매번 노출될 때마다 반복해서 혹은 독립변수의 한 수준에 노출되기 전과 후를 오랜 시간에 걸쳐서 종속변수를 측정하는 것을 말한다. 비록 반복측정에 의한 실험설계가 연구대상자의 수를 고려할 때 경제적이긴 하지만 독립변수의 한 가지 수준에 의한 효과가 지속적일 경우 그 요인의 다른 수준에 대하여 반응을 일으켜 종속변수의 점수가 부적절하게 변하거나 오류가 일어날 수 있다. 반복측정에 의한 분산분석 방법은 약간 복잡하므로 여기서는 독립적인 집단 간 분산분석(between-groups)에 대하여 설명하겠다.

분산분석은 단지 종속변수의 평균값에 대하여 독립적인 집단들이 유의하게 다른지 아니면 같은지를 알려줄 뿐이다. 즉, 각 집단의 평균 자체가 분석의 주안점이 아니라 분산이 관심사이다. 따라서 먼저 분산의 개념을 이해해야 한다.

(2) 분산(Variance)

분산이란 무엇인가? 간단히 말해서, 분산이란 피험자들 사이에 나타나는 점수들의 변화(variations) 혹은 차이들(differences)을 말한다. 무엇을 측정하든지 모든 사람들이 똑같은 점수를 가질 가능성은 희박하다. 사람들은 모두 서로 다르다. 예를 들면, 키, 몸무게, 지능지수, 근력이 모두 같지는 않다. 분산이라는 것은 종속변수를 측정하였을 때, 개체(피험자) 사이에서 나타나는 변산도(variability)의 정도를 구체적인 숫자로 나타낸 것이다. 물론 숫자에서 차이가 나는 이유는 많다. 여러 가지 변화(variation)의 원인이 있다. 분산분석에서는 종속변수의 여러 가지 변화 원인 중에서 한 가지 변화(variation)의 원인, 즉 독립변수에 의하여 생성된 변화의 원인만을 분리하려는 데 있다. 일단 이것이 수행되면, 연구자는 종속변수의 변산도(variability) 중에서 독립변수가 유의하게 기여를 하여 집단 간 평균의 차이에 영향을 주었는지를 결정할 수 있다.

우선 [표 12-4]를 예로 들어서 분산을 설명하겠다. 30명을 대상으로 등장성 운동집단, 등속성 운동집단, 등척성 운동집단에 각각 10명씩 확률적으로 할당하고 근력을 측정하였다. 근력의 점수는 (X_{ij})로 나타내고 평균값은 ($\overline{X}_j$), 집단의 수는 k로 표시하였다. 각 집단의 평균 $\overline{X}_j$는 각 집단 내의 점수를 더하고 점수의 수로 나누면 구해진다. 분산은 다음과 같이 계산된다. 우선 각 집단 내의 점수 각각에서 각 집단의 평균을 빼고($X_{ij}-\overline{X}_j$), 평방합(sum of squares, SS)을 구하기 위해서는 이 값에 제곱을 하여 전체를 더하면 된다.

$$\sum_{i=1}^{k}(X_{ij}-\overline{X}_j)^2$$

평방합을 점수의 수에서 1을 뺀 값으로 나누어 주면 그 집단의 분산(s_j^2)이 된다. 분산에 제곱근을 씌우면 표준편차(s_j)가 된다. 각 집단의 평균과 각 집단의 분산은 그 자체로도 유용한 통계량이다. 그러나 더욱 중요한 것은 분산분석의 이론적 근거를 이해하는 데 도움이 된다는 것이다.

[표 12-4] 분산분석의 예

	등장성 운동집단			등속성 운동집단			등척성 운동집단		
	X_{j1}	$(X_{j1}-\bar{X}_1)$	$(X_{j1}-\bar{X}_1)^2$	X_{j2}	$(X_{j2}-\bar{X}_2)$	$(X_{j2}-\bar{X}_2)^2$	X_{j3}	$(X_{j3}-\bar{X}_3)$	$(X_{j3}-\bar{X}_3)^2$
	130	-0.10	0.01	135	-0.50	0.25	131	-3.50	12.25
	129	-1.10	1.21	136	0.50	0.25	135	0.50	0.25
	133	2.90	8.41	132	-3.50	12.25	134	-0.50	0.25
	132	1.90	3.61	134	-1.50	2.25	137	2.50	6.25
	130	-0.10	0.01	135	-0.50	0.25	135	0.50	0.25
	132	1.90	3.61	139	3.50	12.25	137	2.50	6.25
	127	-3.10	9.61	135	-0.50	0.25	133	-1.50	2.25
	128	-2.10	4.41	134	-1.50	2.25	136	1.50	2.25
	129	-1.10	1.21	137	1.50	2.25	133	-1.50	2.25
	131	0.90	0.81	138	2.50	6.25	134	0.50	0.25
합계	$\sum_{i=1}^{n}$ 1301	0	32.90	1355		38.5	1345	0	32.5
평균	X_j 130.1			135.5			134.5		
분산	s_j^2 3.66			4.28			3.61		
전체 평균	$\bar{X}_{..}$ 133.37								

$$SSB = n\sum_{j=1}^{k}(\bar{X}_J-\bar{X})^2 = 10(130.10-133.37)^2+10(135.50-133.37)^2+10(134.50-133.37)^2$$

$$= 10(10.69+4.54+1.28) = 165.10$$

$$df_B = k-1 = 3-1 = 2$$

$$MSB = SSB/df_B = 165.10/2 = 82.55$$

$$SSW = \sum_{j=1}^{k}\sum_{i=1}^{k}(X_{ij}-\bar{X}_j)^2 = (130.00-130.10)^2+(129.00-130.10)^2+\cdots+(134.00-134.50)^2$$

$$= 103.90$$

$$dfw = k(n-1) = 3(9) = 27$$

$$MSW = SSW/dfw = 103.90/27 = 3.85$$

$$F = MSB/MSW = 82.55/3.85 = 21.44$$

(3) 분산의 분할

분산분석에서는 종속변수의 모든 변화 요인들 중에서 독립변수의 영향을 분리시키려 한다. 다시 말하면, 종속변수의 총변동(total variation)을 두 가지로 나누려고 하는 것이다. 하나는 군간 요소(between-groups component)이고, 나머지 하나는 군내 요소(within-groups component)이다. 군내 요소는 무엇을 나타내는가? 이것은 어떤 처리(intervention)가 주어지지 않았을 때, 즉 독립변수의 영향이 없을 때 군내에서 나타나는 정상적인, 그리고 확률적인 종속변수의 변화 정도를 나타낸다. 다시 말하면, 독립변수가 종속변수에 하나도 영향을 주지 않았을 때 우리가 기대할 수 있는 변동성(variability)을 나타낸다.

각 집단 내에서는 모든 대상자가 같은 수준의 독립변수에 노출되었다는 것을 기억해야 한다. 따라서 이론상으로는 독립변수의 영향이 동일하다. 즉, 독립변수가 집단 내에서는 점수의 변화에 영향을 미치지 않았다. 왜냐하면 모든 점수가 똑같이 영향을 받았기 때문이다. 즉, 집단의 점수에 일정한 수를 더하는 것은 분산의 변화에 영향을 주지 않는다. 그렇다면 어떻게 군내 요소를 계산할 것인가? 각각의 집단에 대한 분산을 계산함으로써 군내 분산에 대한 추정이 가능하다. 확률적인 변동(random fluctuation) 때문에 각 집단 내의 분산은 동일하지 않다.

그러므로 좀 더 좋은 추정을 위해서는 각 집단의 분산을 다음과 같이 더한다. 각 집단에서 계산된 평방합(sum of square, SS)을 더한다. 이렇게 하면 군내 평방합(SSW)이 계산된다. 다음에 각 집단의 표본 크기에서 1을 빼고 나머지들을 더한다. 이것을 집단 내 자유도(dfw)라고 한다. 집단 내 평방합을 집단 내 자유도로 나누면 이것을 집단 내 평균평방(groups mean square, MSW)이라고 한다. 집단 내 평균평방을 오차평방(error mean square), 잔차평방(residual mean square), 혹은 오차변동(error variance)이라고도 한다. 개념적으로 이 용어를 설명하면 독립변수가 전혀 영향을 미치지 않았을 때 피험자들의 성적에서 기대할 수 있는 변화 가능성을 나타내 준다.

그러나 독립변수가 영향을 미쳤다면 어떻게 될까? 또 독립변수가 영향을 미쳤다는 사실을 어떻게 알 수 있을까? 앞에서 보았듯이 독립변수에서 한 수준의 영향은 집단 내에서는 일정하다. 비록 일정한 효과가 해당 집단의 분산에는 영향을 미치지 않을지라도 일정한 정도만큼 그 집단 평균값을 증가시키거나 감소시킬 것이다. 그러므로 독립변수 모든 수준에 대하여 각 집단 내의 평균값 사이의 변동성(variability)을 검사하여 독립변수의 영향을 알 수 있다.

군간 요소(between-groups component)는 단순히 집단분산(group variance)을 계산하는 것과 비슷한 방법으로 계산된다. 집단 간 분산(between-groups variance)은 단

지 자신이 속한 집단의 평균으로부터 일탈된 정도를 보는 함수일 뿐만 아니라 집단 전체 평균($\bar{X}$, 점수들 전체의 평균)으로부터 각 집단의 평균이 일탈된 정도를 나타낸다. 여기서는 군간 요소를 어떻게 계산하는지 간단하게 소개하겠다. 군간 요소를 계산하는 방법은 군내분산을 계산하는 방법과 비슷하다. 특히 평방합(sum of squares), 평방평균(mean square), 그리고 자유도(degrees of freedom)를 계산하는 방법이 흡사하다. 군간 자유도(between-groups degree)는 집단의 수-1을 하면 된다.

(4) F비(F ratio)

분산분석을 할 때 마지막 단계는 F비를 계산하는 것이다. F비의 분모에는 집단 내 평방합을, 분자에는 집단 간 평방합이 사용된다. F비에서 나타나듯이 분산분석에서는 집단 내 분산에 대하여 집단 간 분산을 비교하는 것이다. 이때의 영가설은 모든 평균이 동일하다는 것이며, 평균들의 분산과 집단 내 점수들의 분산이 '총변동(total variance)'의 추정치를 제공한다. 독립변수의 효과는 집단 평균값에 대한 변동원인을 말하는 것으로 집단 내 점수들에 대한 변동원인을 말하는 것은 아니다. 그러므로 만약 집단 간 분산이 집단 내 분산에 근거를 둔 것보다도 크다면 F값은 상대적으로 클 것이다. 집단 간 평균이 동일하다는 영가설 하에서는 F비가 1.0에 가까울 것이다. F비가 크면 클수록 세 집단 내에 속한 대상자들의 점수가 우연이나, 정상적인 변동(normal, random fluctuations)을 넘어선 차이라고 볼 수 있다. 본문의 예에 따르면, F비는 21.44이다.

(5) 결과의 해석

F비 21.44가 갖는 의미는 무엇인가? 집단 간 평균들이 보여주는 차이가 우연히 일어난 차이인가?에 대한 대답을 나타낸다. 이 대답을 구하려면 영가설 하에서 F비를 나타내는 이론적인 분포와 F비 값 21.44를 비교함으로써 알 수 있다. 인터넷에서 검색을 하여 찾은 F분포표에서 유의수준과 자유도에 맞는 정확한 F비 값을 찾고 F비 값 21.44와 비교를 하였을 때, 계산된 F비 값이 F분포표에서 찾은 F비 값보다 클 때 통계학적으로 집단 간의 평균들 중에서 유의한 차이가 있다고 말한다. 즉, 평균들 간의 차이가 우연히 일어난 것이 아니다. 다른 표현으로 하면, 세 가지 운동 방법이 근력 증강에 있어서 동일한 효과를 나타내지 않는다고 말할 수 있다.

본문의 예에서 자유도 df = 2, 27이고 유의수준 $\alpha = 0.05$이고 임계치(critical value)는 3.35이다. 그러므로 결론은, 세 가지 운동 프로그램이 넙다리네갈래근의 근력에 미치는 효과는 같지 않다는 것이다. 좀 더 다르게 표현하면, 이러한 결과가 우연에 의하여 일어날 가능성은 1백 번 실험하였을 때, 다섯 번 미만일 것이라고 예상한다. 이와 같은 결과에서 어떤 운동 프로그램이 가장 효과가 있었는지 혹은 가장 효과가 적은지를 알려고 한다면 분산분석에서는 그러한 구체적인 정보를 제공해 주지 못한다. 그러므로 그런 경우에는 사후검정(post-hoc test)을 해야 한다.

(6) 분산분석 후의 비교

사후검정을 하면 여러 평균들 간에 통계학적으로 유의한 차이가 있는지를 알게 해 준다. 일단 F비가 유의하다고 나와야 사후검정을 할 수 있다. 통상적으로 많이 사용되는 사후검정 방법에는 Tukey법, Newman-Keuls법, Bonferroni법, Scheffé법, Duncan법 등이 있다. 어떤 사후검정 방법을 사용할 것인가는 pairwise 혹은 nonpairwise 비교를 할 것인가? 1종 오류에 대하여 어느 정도를 보호받고 싶으냐에 따라 달라진다. 본문의 예에서는 Newman-Keuls를 적용하였다. 집단 1과 집단 2, 집단 1과 집단 3에서는 평균 간에 차이가 있었으나, 집단 2와 집단 3의 평균 간에는 차이가 없었다. 따라서 해석을 하면, 등척성 운동과 등속성 운동의 효과는 같지만, 등장성 운동은 등속성이나 등척성 운동보다 넙다리네갈래근의 근력 증강에 효과적이지 못하다고 결론을 내릴 수 있다.

(7) 분산분석의 가정

분산분석의 가정에는 흔히 세 가지가 언급된다. 첫째는, 종속변수가 정규분포를 한다는 것이다(정규성). 둘째는, 각 집단의 종속변수들은 동일한 분산(homogeneity of variance)을 가져야 한다는 것이다(등분산성). 이러한 가정에 어느 정도 위반되더라도 데이터를 변환(transformation)시키거나 표본크기를 늘리는 방법으로 보완할 수도 있다. 셋째 가정은 분석에 포함되는 사례들이 서로에 대하여 독립적이어야 한다는 것이다(독립성). 동일한 대상자를 반복측정을 한 경우는 이 가정에 위반된다. 이 가정이 위반됨에도 불구하고 일반적인 분산분석을 하면 심각한 오류를 낳는다. 종속변수의 측정값들이 서로 독립적이지 않다면 다른 분산분석 방법이 적용되어야 한다. 예를 들면 반복측정에 의한 분산분석(repeated measures ANOVA) 방법이다.

SPSS에서 일원배치 분산분석을 할 경우 종속변수에 대한 등분산성 검정은 옵션에서 통계량의 분산 동질성 검정을 클릭하여 알아볼 수 있다. 만약 등분산성을 만족하지 못하는 경우에는 사후분석 다중비교 방법으로 Tamhane의 T2, Dunnett의 T3, Games-

Howell, Dunnett의 C를 사용한다. 그 중에서 Games-Howell을 많이 사용한다.

분산분석은 논리적으로 볼 때 양방향 t-검정(two-tailed t-test)이 확장된 형태이며 두 집단을 비교할 때도 분산분석(F-검정) 혹은 t-검정이 사용될 수 있다. 분산분석이 t-검정보다 유리한 점은 세 가지 이상인 집단의 비교를 할 때도 사용할 수 있다는 것이다. 그리고 분산분석은 t-검정과 마찬가지로 등간척도(interval scale) 혹은 비척도(ratio scale)인 경우에만 사용할 수 있다. 기술적으로는 적어도 서열척도인 경우에도 등간격이 틀림없다면 분산분석이 가능하다. 그러나 이 문제에 대하여는 전문가들 사이에서도 논란이 되고 있다.

(8) 보고서의 결과란에 포함되어야 할 내용

분산분석 후에 보고서의 결과란에 무엇을 제시하여야 하나? 우선 서론에는 연구가설을 제시하고 연구방법에는 표본의 특성, 표본추출방법, 표본할당방법, 각 집단에 포함된 대상자 수, 종속변수에 대한 조작적 정의, 요인에 대한 기술, 요인의 수준에 대한 기술, 유의수준, 사후검정에서 사용한 검정법을 소개한다. 결과에서는 각 집단의 평균, 분산(혹은 표준편차), 군간과 군내의 평방합, 평균평방, F비, 자유도, 사후검정의 결과 등을 제시한다. 결과표의 제시는 [표 12-5]와 같이 한다.

[표 12-5] 일원분산분석 결과표

변동원인	자유도	평방합	평균평방	F값	p
군간	2	165.07	82.53	21.44	<0.05
군내	27	103.90	3.85		
총변동	29	268.97			

(9) 분산

분산은 일반적으로 체계분산과 오차분산으로 나뉜다. 체계분산(systematic variance)은 알고 있거나 혹은 모르는 어떤 요인(factor)으로 인해 측정값이 일정한 방향으로 영향을 받는 것을 말한다. 이러한 영향은 인위적일 수도 있고 자연적일 수도 있다. 잘 만들어진 주사위를 여러 번 던지면 1부터 6까지의 숫자가 같은 빈도로 나올 것이다. 그러나 잘못 만들어진 주사위를 여러 번 던지면 어떤 특정한 숫자가 다른 숫자보다 더 많이 나올 것이다. 이는 무게 중심이 어떤 한쪽 방향으로 치우쳐 있는 체계의 영향을 받았기 때문이다. 체계분산은 집단 간의 분산과 편의(bias)로 인한 분산으로 나눌 수 있다.

① 집단 간 분산(Between groups variance)

집단 간 분산과 비슷한 용어로는 실험분산이란 용어가 있다. 실험분산이란 실험을 할 때 나타나는 집단 간의 분산을 의미한다. 조작(실험)이란, 집단 간의 분산을 증가시키기 위한 행위이다. 실험분산의 크기가 커질수록 조작(독립변수)이 그 결과에 영향을 미쳤을 가능성이 커진다.

② 편의(Bias, 오차라고도 함)

편의란, 참값(true value)과의 차이 혹은 이러한 차이를 얻게 되는 과정(process)을 뜻하는 말이다. 편의는 대상자 선정, 자료수집, 자료분석 등 연구의 전 과정에서 생길 수 있는데, 이는 잘못되거나 충분치 못한 방법을 사용한 체계(system)로 인해 발생한다. 편의의 종류는 선택편의(selection bias), 측정편의(정보편의, measurement bias, information bias), 혼란작용(confounding)으로 나눌 수 있다.

선택편의란, 대상자를 선정하는 과정에서 발생하는 편의로서, 예를 들면 목표 모집단과 연구 모집단이 다름으로 인해 발생하는 편의이다. 측정편의란, 자료를 수집하는 과정에서 발생하는 편의로서 측정기준이 표준화되어 있지 않을 때 흔히 발생하며, 예로는 측정기구로 인한 편의(bias due to instrumental errors), 조사자의 편의(interviewer bias) 등이 있다. 일반적으로 어떤 결과가 생기려면 한 가지 요인만 관여하는 것이 아니고 여러 요인이 복합적으로 작용한다. 즉, 어떤 결과에는 여러 요인으로 인한 집단 간의 분산이 작용한다. 예를 들어, 혈압에 영향을 주는 요인은 성·연령·인종·생활수준·소금 섭취량 등 여러 가지가 있다. 따라서 소금 섭취량의 차이에 의한 집단 간의 분산(즉, 소금의 혈압에 대한 영향)은 성·연령 등 혈압에 영향을 주는 다른 요인의 영향을 통제(control)한 후에 측정하여야 한다. 즉, 다른 요인의 영향(혼란 작용)을 제거한 후에 남는 분산만이 순수하게 소금 섭취량의 차이에 의한 분산이라고 할 수 있다. 이처럼 연구하려는 변수 외에 결과에 영향을 주는 변수를 혼란변수(confounder)라 한다.

③ 오차분산(Error variance) 또는 확률 분산(Random variance)

오차분산이란 우연에 의하여 확률적으로 발생하는 측정값의 차이이다.

(10) 분산분석을 안 하고 t-검정 적용 시의 문제점

예를 들어서, 6개 집단의 모평균에 차이가 있는가를 검정하려 한다고 하자. 이 경우 두 집단의 모평균을 비교하는 t-검정을 적용한다고 가정하면 모든 가능한 짝은 ${}_6C_2 = 6\times(6-1)/2 = 15$개이고, 따라서 번거롭지만 15번의 t-검정을 반복적으로 시행할 것이다. 그러나 이렇게 분석하여 결론을 얻는다면 그 결론은 잘못된 것이다. 이렇게 분석하면 다음과 같은 문제가 생긴다. 예를 들어서, 6개의 모평균에 차이가 있는 경우 유의수준을 0.05로 정하였다면, 영가설을 기각하지 못할 확률은 $1-0.05=0.95$임을 알 수 있다. 15개의 각 검정들이 독립적이 아니지만 독립적이라고 가정하면, 15개의 t-검정을 통하여 모든 평균들에 차이가 없다는 가설을 기각하지 않을 확률은 $(0.95)^{15}$ 즉, 0.46 정도가 됨을 알 수 있다. 따라서 6개 집단의 모평균에 차이가 없다는 영가설을 기각할 확률은 0.54임을 알 수 있다. 따라서 이 값은 0.05보다도 훨씬 큰 유의수준으로 주어짐을 알 수 있다. 따라서 유의수준 0.05인 t-검정을 반복적으로 시행하여 통계적 결론을 도출할 때, 실제로는 유의수준 0.05가 아니라 이보다 훨씬 더 큰 유의수준을 가지고 검정하는 잘못을 범하게 되는 것이다.

다른 예를 들어보자. 예를 들어 $\alpha = 0.05$일 때, 3개의 집단 간 차이를 비교한다고 하자. 이때 비교할 수 있는 쌍의 갯수는 $k(k-1)/2$이 된다. k는 집단의 갯수를 의미한다. 위의 예에서는 집단의 갯수가 3개이므로 $3(3-1)/2$로 3개의 비교를 하게 된다. 이 경우 familywise error rate ($\alpha_{FW} = 1-(1-0.05)^3 = 1-(0.95)^3 = 0.143$이 된다. 이때 0.143의 의미는 연구자가 만약 3번의 t-검정을 수행하여 3번의 유의한 차이를 발견했다면 이러한 차이 중의 한 번 차이는 적어도 14% 이상이 우연에 의해서 생겼다는 뜻이다. 이것은 일반적으로 정하고 있는 5%의 1종 오류(type I error)를 넘어서는 것이다. 비교하는 갯수가 늘면 늘수록 적어도 한 번의 차이가 우연에 의해 일어날 가능성도 증가하는 것이다. 예를 들어 연구자가 유의수준 $\alpha = 0.05$로 정했어도비교가 6번일 때, 10번일 때, 15번일 때의 1종 오류의 familywise 확률은 다음과 같이 변한다.

(4개의 평균 비교 : 6번 비교가능) $\alpha_{FW} = 1-(1-0.05)^6 = 0.26$
(5개의 평균 비교 : 10번 비교가능) $\alpha_{FW} = 1-(1-0.05)^{10} = 0.40$
(해석: 10번 비교한 것 중의 4개는 1종 오류를 범할 가능성이 있음)
(6개의 평균 비교 : 15번 비교가능) $\alpha_{FW} = 1-(1-0.05)^{15} = 0.54$

이런 경우 원래 정했던 유의수준 α를 비교의 수로 나눈 값 $\alpha' = 0.05/6$을 유의수준으로 하여 비교하거나 계산을 t-검정을 통하여 얻어진 p값에 비교의 수를 곱하는 방법이 사용되는데 이것을 Bonferroni방법이라고 한다.

Bonferroni 검정이 너무 보수적이어서 검정력을 상당히 낮추는 점을 보완하여 1종 오류는 0.05를 넘지 않게 하면서 검정력을 높이려는 취지로 수정된 본페로니 검정(Modified Bonferroni test)이 사용된다. 수정된 Bonferroni 검정을 수작업으로 계산하는 방법은 다음과 같다.

동일한 데이터를 가지고 비교한 쌍의 개수가 15개이었고 각각의 p값이 다음과 같이 나왔다고 하자.

p = 0.20

p = 0.30

p = 0.0035

p = 0.57

p = 0.16

p = 0.09

p = 0.002

p = 0.10

p = 0.10

p = 0.36

p = 0.04

p = 0.58

p = 0.04

p = 0.16

p = 0.40

이 예에서 p값이 0.05보다 작아서 통계학적으로 유의하다고 할 수 있는 것이 4개가 있다. 문제는 같은 가설을 15번 검정할 경우 1종 오류를 범할 가능성이 증가하여 모집단에서는 실제로는 관련이 없는데도 관련이 있게 나올 가능성이 있다는 것이다. 따라서 유의수준을 0.05로 정했어도 실제로는 0.05×15=0.75로 본 것이 된다.

이 문제를 해결하는 방법으로 Bonferroni는 유의수준을 0.05 / 15 = 0.003으로 하여 이 수치보다 p값이 적게 나올 경우에 통계학적으로 유의한 것으로 간주하는 방법을 제안하였다. 유의수준 0.003을 기준으로 볼 때 위의 예에서 유의한 것은 일곱 번째의

p = 0.002 하나만 해당된다. 이 방법을 적용할 경우 통계학적으로 검정력은 감소하게 된다. 즉 모집단에서 실제로 차이가 있거나 관련성이 있음에도 불구하고 차이나 관련성이 없다고 판정하게 될 가능성이 높아진다.

이러한 점을 보완하기 위하여 수정된 Bonferroni 검정이 있는데 그 중의 하나가 홈(Holm) 방법이다. 이 방법을 쓰면 검정력이 증가하게 된다.

홈 방법에서는

첫째, p값이 낮은 것을 맨 위에, 높은 것은 맨 밑으로 순서대로 정리를 한다.

둘째, 수정된 유의수준을 구하기 위하여 유의수준 0.05를 (비교의 쌍 개수 15−순위+1)로 나눈다.

셋째, p값 열의 위부터 밑으로 내려오면서 살펴보되 수정된 유의수준 열의 값과 비교하여 p값이 수정된 유의수준 값보다 크게 나오면 거기서 멈춘다.

[표 12-6] 홈 방법 계산의 예

순위	p값	수정된 유의수준(0.05/15−순위+1)	판정
1	0.002	0.05/(15 − 1 + 1) = 0.0033	유의함
2	0.0035	0.05/(15 − 2 + 1) = 0.0036	유의함
3	0.04	0.05/(15 − 3 + 1) = 0.0038	유의하지 않음
4	0.04	0.05/(15 − 4 + 1) = 0.0042	유의하지 않음
5	0.09	0.05/(15 − 5 + 1) = 0.0045	유의하지 않음
6	0.10	0.05/(15 − 6 + 1) = 0.0050	유의하지 않음
7	0.10	0.05/(15 − 7 + 1) = 0.0056	유의하지 않음
8	0.16	0.05/(15 − 8 + 1) = 0.0063	유의하지 않음
9	0.16	0.05/(15 − 9 + 1) = 0.0071	유의하지 않음
10	0.20	0.05(15 − 10 + 1) = 0.0083	유의하지 않음
11	0.30	0.05/(15 − 11 + 1) = 0.0100	유의하지 않음
12	0.36	0.05/(15 − 12 + 1) = 0.0125	유의하지 않음
13	0.40	0.05/(15 − 13 + 1) = 0.0167	유의하지 않음
14	0.57	0.05/(15 − 14 + 1) = 0.0250	유의하지 않음
15	0.58	0.05/(15 − 15 + 1) = 0.0500	유의하지 않음

넷째, 수정된 유의수준과 p값을 비교하여 수정된 유의수준보다 작은 것은 유의하다고

판정한다. 이 예에서 세 번째 행의 값은 0.04>0.0038(수정된 유의수준)이므로 이것 이하의 행에서 나온 값들은 유의하지 않다고 판정한다. 간혹 유의함과 유의하지 않음이 섞여 나와서 어디를 경계로 해야 할지 애매한 경우에는 위에서 밑으로 내려가면서 맨 처음 유의함에서 유의하지 않음으로 바뀌는 곳을 기준으로 하고 그 이하는 모두 유의하지 않음으로 판정한다.

호치버그 방법(Hochberg procedure)은 홈 방법과 계산방법이 같으나 맨 밑의 행에서부터 위의 행까지 살펴보다가 수정된 유의수준 방법보다 낮은 p값이 나오면 거기서 멈추고 그 이상의 행은 모두 유의한 것으로 간주하는 방법이다.

(11) 적절한 다중비교법의 선정

분산분석은 세 집단 이상의 평균을 비교하는 방법으로, 이때의 가설은 모든 집단의 평균이 같은가 아니면 적어도 하나라도 평균이 다른 집단이 있는가 하는 것이다. 따라서 연구자는 분산분석을 한 결과 유의한 차이가 있을 때, 구체적으로 어느 집단 간에 차이가 있는가를 추가로 검정해야 할 필요가 있다.

구체적으로 어느 집단 간의 평균의 차이가 통계적으로 유의한지는 분산분석만으로는 알 수가 없다. 이 경우 두 집단 간의 평균을 반복해서 비교하면, 전체 검정의 유의수준이 커져 잘못된 검정이 된다. 따라서 어느 집단 간의 차이가 유의한지를 검증하기 위해서는 사전비교(a priori contrasts), 사후비교(post hoc contrasts) 혹은 다중비교(multiple comparison)를 하여야 한다.

분산분석을 통하여 처리간의 효과 차이가 유의하게 인정되면 여러 개의 처리 중에서 2개씩의 처리조합을 생각하여 처리조합별 효과 차이의 유무를 검토하여야 한다. 이때 사용되는 검정방법을 다중비교(multiple comparison)방법이라고 한다. 다중비교방법에는 최소 유의차 검정, 투키(Tukey)검정, 쉐페(Scheffé)검정, 피셔(Fisher)검정 등이 있다.

다중비교방법을 제시하면 [표 12-7]과 같다.

다중비교방법 간에 어떤 것이 우수하다는 기준은 없다. 연구자들은 임의로 혹은 통계 소프트웨어가 제공하는 옵션에 따라 다중비교방법을 선택한다. 각 다중비교법들 중에서 어떤 방법을 사용하는 것이 적합한지 각각의 연구설계를 고려하여 정해야 한다. 그러나 두 가지 고려해야 할 사항이 있다. 첫째는, 미리 계획된 비교(planned comparison)인지 아닌지(unplanned contrast)를 정해야 한다. 둘째는, 1종 오류 혹은 2종 오류에 대한 고려를 해야 한다.

여러 집단 중 한 집단이 대조군일 경우에는, 모든 가능한 쌍끼리 다중비교를 하는 것 보다는 대조군과 나머지 처치군들 간의 평균을 비교할 필요가 생긴다. 이때 사용되는 다중비교방법이 Dunnett의 다중비교방법이다.

[표 12-7] 다중비교방법

검정방법 종류	비교시기	비교집단	표본크기
Fisher's least-significant-difference(LSD) method	사후비교	모든 짝**	다른 표본크기
Duncan's multiple-range procedure	사후비교	모든 짝	같은 표본크기
Newman-Keuls(NK) 또는 Student Newman Keuls(SNK) procedure	사후비교	모든 짝	같은 표본크기
Tukey's honestly significant difference(HSD) procedure	사후비교	모든 짝	같은 표본크기
Scheffé method	사후비교	모든 조합	다른 표본크기
Bonferroni test	사후비교	모든 조합	다른 표본크기
Dunnett	사전비교*	대조군과의 비교	다른 표본크기

*사전비교(a priori contrasts)는 분석결과를 얻기 전에 미리 각 집단 간의 비교를 계획한 경우이며, 사후비교는 분산분석을 한 후 유의한 결과를 얻었을 때, 추가로 각 집단을 비교하는 것이다.

**모든 짝(pairwise)은 k개의 집단이 있을 때 ${}_{k}C_{2}$개의 비교이며, 모든 조합(combination)은 선형결합으로 표현되는 모든 형태의 비교, 대조군과의 비교는 대조군과 k-1개의 나머지 집단 간의 비교를 말한다.

${}_{7}C_{3} = (7\times6\times5)/3! = 35$, 7개 중 3개를 뽑기만 하는 경우, ${}_{10}C_{4} = (10\times9\times8\times7)/4! = 210$

(12) 분산분석에서 주의할 점

분산분석에서 F검정의 결과가 유의하지 않았다면 그 자료에 대한 분석은 실제로 끝나는 셈이다. 그러나 검정결과가 유의하였다면 어느 평균치 간에 유의한 차이가 있는지를 발견하기 위하여 사후분석을 함으로써 필요한 추가정보를 수집할 수 있다. 전체적인 F검정(overall F test)이 유의하였을 때 개별평균들에 대한 추후분석과정을 사후비교(posterior comparison or post-hoc comparison)라고 한다.

연구자가 처치효과에 관하여 사전정보를 갖고 있거나 전체적인 비교에 관심이 없다면 전체적인 F검정을 할 필요가 없다. 그 대신에 관심 있는 처치효과를 비교할 수 있는 실험설계를 하여 자료를 분석한다. 전체적인 F검정 대신에 사전에 설계된 실험집단의 평균을 비교분석하는 과정을 사전비교(a priori comparison) 또는 계획비교(planned comparison)라고 한다.

사전·사후비교검정을 다중비교검정(multiple comparison test)이라고 한다. 다중비교분석은 고정효과모형과 혼합효과모형에만 적용할 수 있다. 특별히 고정효과 요인을 나타내는 처치집단에 적용하였을 때 의미를 갖는다.

(13) 분산의 동질성 검정

분산분석의 가정 중에서 정규분포의 가정을 충족시키는지 알아보기 위해서는 정규확률지(normal probability paper)를 이용하거나 1-표본 콜모고로프-스미노프(Kolmogorov-Smirnov)검정법을 이용한다. 등분산성을 검정하는 방법으로는 바틀렛(Bartlett)검정, 하틀리(Hartley)검정, 레빈(Levene)검정 등이 있다.

(14) 분산분석에서 가설검정 단계

첫째: 통계학적 가설을 수립한다.

영가설 H_0: $\mu_1 = \mu_2 = \mu_3$

대립가설 H_1: 세 모평균이 모두 같지는 않다.

둘째: 검정통계량을 선정한다.

분산분석은 F분포표를 이용하므로 F값을 검정통계량으로 한다.

셋째: 유의수준을 설정한다.

$\alpha = 0.01$

넷째: 검정통계량을 계산한다.

$$F = \frac{\text{집단 간 분산}}{\text{집단 내 분산}} = \frac{\frac{SSB}{K-1}}{\frac{SSW}{N-K}} = \frac{MSB}{MSW \text{ 또는 } error}$$

다섯째: 판정을 내린다.

p 값이 α(유의수준)보다 작으면 → 영가설을 기각 → 다중비교

p 값이 α(유의수준)보다 크면 → 영가설을 받아들인다.

분산분석과 관련하여 여러 가지 용어가 혼용되고 있기 때문에 [표 12-8]과 같이 정리하였다.

(15) 분산분석의 특수모형

위의 [표 12-4]의 예에서는 세 가지 운동방법에 30명 각각의 대상자를 무작위로 할당하여 3개의 집단에 10명씩 배분하였다. 즉, 각 대상자들은 한 가지 운동방법에만 노출되었다. 이렇게 되면 대상자가 많이 필요하게 된다. 따라서 일반적인 분산분석의 변형방법으로 동일한 대상자 10명에게 세 가지 운동방법을 무작위로 적용하는 방법이 있는데, 이것을 반복측정에 의한 분산분석(repeated measurement design)이라고 한다. 이 경우에 몇 가지 가정을 충족시켜야 한다. 동일한 사례에 대한 한 실험처치가 다른 실험처치에 영향을 주거나 중복된 결과를 가져오지 말아야 한다. 또한, 실험효과를 측정하는 과정에 있어서도 먼저의 검사효과가 다음 번 검사에 영향을 주지 않아야 한다. 즉, 학습효과가 있어서도 안 된다.

반복측정에 의한 분산분석 모형은 동일한 사례를 이용하므로 다른 변수들이 관여할 수 있는 기회를 줄인다는 점, 적은 수의 대상자를 가지고 활용할 수 있다는 점에서 일반적인 분산분석 설계에 비하여 유리한 점이 있다.

분산분석에서 고정모형(fixed model)은 고정효과모형이라고도 하는데, 이것은 유의한 결과를 얻을 때 주어진 실험에 독립변수로 사용된 몇 가지 실험조건(또는 수준)에만 일반화하는 데 관심이 있을 때 이를 고정모형이라고 한다. 예를 들어 A, B, C라는 세 가지 운동방법이 근력증강에 있어서 유의한 차를 얻었을 때 그 결과의 일반화는 주어진 운동방법에만 국한되는 경우를 말한다.

분산분석에서 무작위 모형(random model)이라 함은, 한 독립변수를 대표하는 무한한 실험조건 중에서 일부를 무작위로 추출하여 실험하고, 유의한 결과를 얻었을 때 실제 실험에 포함된 실험조건이 아니라 이를 대표하는 독립변수 전체에 일반화하는 것에 목적이 있는 분산분석모형을 말한다. 예를 들어, 물리치료사에 따른 욕창 예방교육 효과를 검정하는 것에 단순히 연구에 포함된 몇 명의 물리치료사의 효과만이 아니라 이들을 대표하는 한 커다란 모집단에 일반화하고자 하는 경우이다.

고정모형과 무작위 모형의 계산에 있어서 일원(one-way)분산분석에서는 아무런 차이가 없다. 다만, 이원(two-way) 이상의 분산분석에 있어서도 계산상의 차이는 없으나 단지 F검정을 할 때 어느 것을 오차분산(또는 집단 내 평균제곱)으로 사용하느냐에 차이와 유의한 결과의 해석상의 차이가 있다. 이원 이상의 다원분산분석에서 몇 개의 독립변수

중 일부만이 무작위 모형이 적용되는 경우에 이를 혼합모형(mixed model)이라고 한다.

[표 12-8] 분산분석에서 사용하는 약어와 동의어

용어	약어	의미
Sum of Squares	SS	Variation
Between	SSB	Between group variation
Within	SSW	Within group variation
TOTAL	SST	Total variation = Between + Within
Mean Square	MS	Variance
Between	MSB	Between group or systematic variance
Within	MSW	Within group or error variance
Factor	A	Independent variable
Level	a	Subcategory of independent variable
Subjects	Ss	
Degrees of freedom	df	Number of elements free to vary
n		Number of subjects in a group
N		Total number of subjects in study
k		Number of groups in study (levels of Factor A for one-way ANOVA)
Group mean	X_j	Average of scores in a group
Grand mean	X	Average of all scores in study
Group variance	S_j^2	$(\sum_{j=1}^{n}(X_{ij}-X_j)^2(n-1))$
Group standard deviation		Square root of variance
Sigma	Σ	Instruction to sum scores $\sum_{j=1}^{n}X_{ij}$ within a group $\sum_{j=1}^{k}X_{ij}$ across groups

8. SPSS를 이용한 분산분석의 예

이 자료는 핫팩, 적외선, 심부투열치료기, 초음파를 이용하여 심부온도변화를 측정한 가상의 것이다. SPSS를 실행시키고 다음과 같이 자료를 입력시킨다. 치료방법 중에서 1은 핫팩을, 2는 적외선을, 3은 심부투열기를, 4는 초음파치료기를 나타낸다.

	temp	modality	변수
1	2.0	1	
2	1.5	1	
3	1.8	1	
4	3.1	1	
5	2.2	1	
6	2.3	1	
7	2.4	1	
8	1.6	2	
9	1.6	2	
10	1.5	2	
11	1.9	2	
12	1.2	2	
13	1.0	2	
14	1.8	2	
15	2.3	3	
16	2.1	3	
17	2.3	3	
18	2.2	3	
19	2.1	3	
20	2.3	3	
21	2.4	3	
22	2.3	4	
23	2.3	4	
24	2.1	4	
25	2.3	4	
26	2.5	4	

데이터 보기 | 변수 보기

자료의 입력이 끝난 후에 분석 → 평균비교 → 일원배치 분산분석으로 간다.

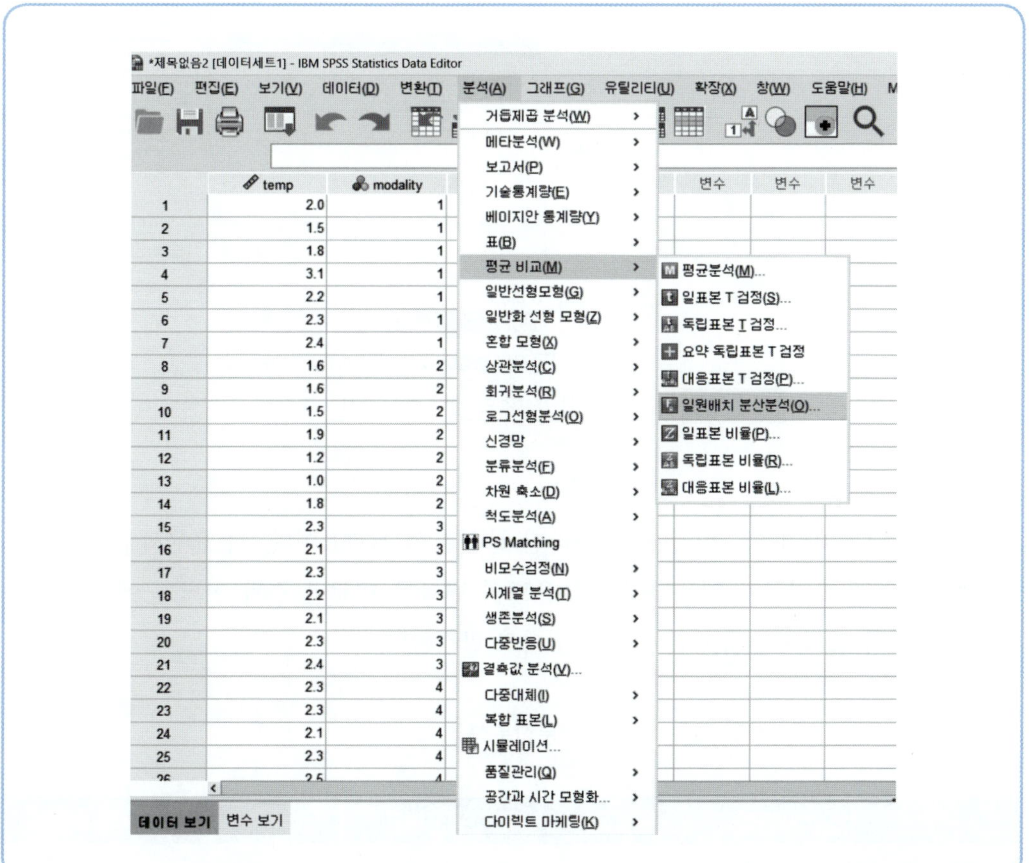

아래의 그림이 나오고, 왼쪽 칸에 있는 변수명 중에서 종속변수에 해당하는 것을 클릭한 후 가운데 있는 화살표를 누르면 변수가 오른쪽 칸으로 옮겨진다. 마찬가지로 독립변수에 해당하는 변수를 클릭하고 가운데 밑에 있는 화살표를 클릭하면 오른쪽 요인 빈칸으로 옮겨진다. 그 후에 확인을 클릭하면 된다.

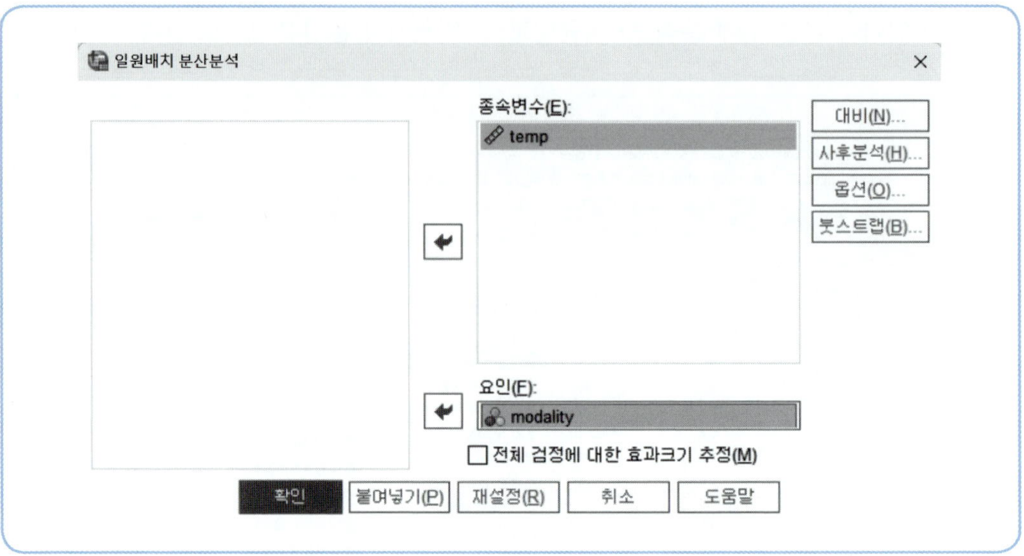

아래의 그림은 확인을 클릭한 후에 나타난 분산분석 결과표이다. 이 표에서 p=0.000으로 네 개의 열치료기구를 이용하여 심부온도의 변화를 비교한 결과 어느 군에서 차이가 있는지는 아직 모르지만 유의한 차이가 있다고 판정한다.

분산분석

temp

	제곱합	df	평균제곱	F	유의확률
집단-간	3.220	3	1.073	9.854	<.001
집단-내	2.614	24	.109		
합계	5.834	27			

p값이 0.05보다 작으므로 어디에서 차이가 있는지 알아보기 위해 위의 그림에서 사후분석 부분을 클릭하면 아래의 그림이 나온다.

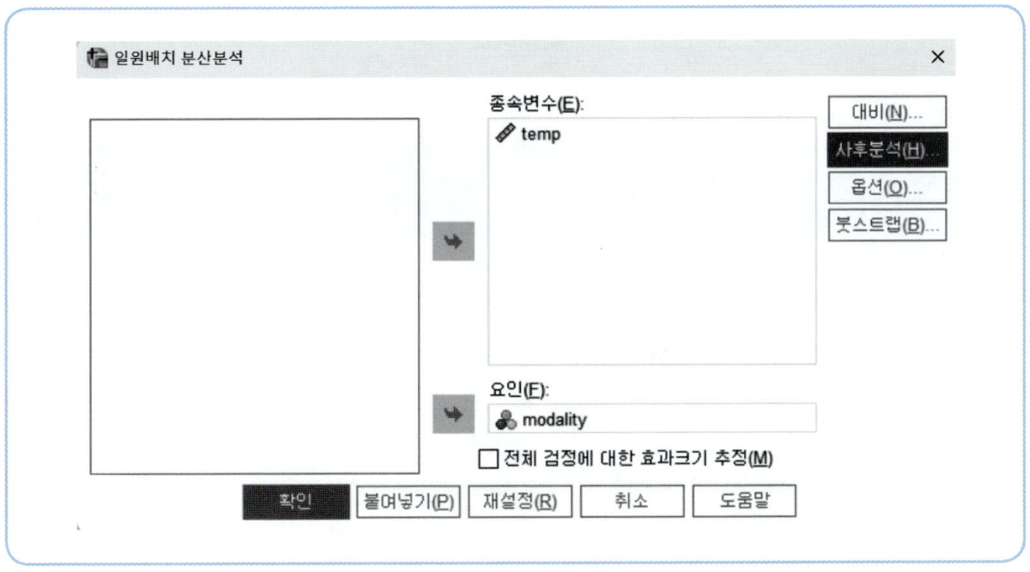

일원배치 분산분석: 사후분석 - 다중비교

등분산을 가정함

LSD　S-N-K　Waller-Duncan

Bonferroni　Tukey 방법　제1종/제2종 오류 비율: 100

Sidak　Tukey의 b　Dunnett

☑ Scheffe　Duncan　대조 범주(Y): 마지막

R-E-G-W의 F　Hochberg의 GT2　검정

R-E-G-W의 Q　Gabriel　◉ 양측검정(2) ○ < 대조(O) ○ > 대조(N)

등분산을 가정하지 않음

Tamhane의 T2　Dunnett의 T3　Games-Howell　Dunnett의 C

영가설 검정

◉ 동일한 유의수준[알파]을 옵션 설정으로 사용(P)

○ 사후분석 검정에 대한 유의수준[알파] 지정

수준(V): 0.05

계속(C)　취소　도움말

여기서 다중비교방법 중의 하나인 Scheffe부분을 클릭한 후 계속을 클릭한다.

그 후 확인을 클릭하면 다중비교한 결과표가 나온다. Scheffe검정을 한 결과 적외선 치료가 다른 핫팩, 심부투열치료기, 초음파치료기와 유의수준 0.05에서 유의한 온도 차이가 있음을 확인할 수 있다.

다중비교

temp
Scheffe

(I) modalities	(J) modalities	평균차이 (I–J)	표준 오차	CTT유의확률	95% 신뢰구간	
					하한값	상한값
핫팩	적외선	.6714*	.1764	.009	.141	1.201
	심부투열기	–.0571	.1764	.991	–.587	.473
	초음파치료기	–.2143	.1764	.691	–.744	.316
적외선	핫팩	–.6714*	.1764	.009	–1.201	–.141
	심부투열기	–.7286*	.1764	.004	–1.259	–.199
	초음파치료기	–.8857*	.1764	<.001	–1.416	–.356
심부투열기	핫팩	.0571	.1764	.991	–.473	.587
	적외선	.7286*	.1764	.004	.199	1.259
	초음파치료기	–.1571	.1764	.850	–.687	.373
초음파치료기	핫팩	.2143	.1764	.691	–.316	.744
	적외선	.8857*	.1764	<.001	.356	1.416
	심부투열기	.1571	.1764	.850	–.373	.687

* 평균차이는 0.05 수준에서 유의합니다.

이제 등분산성 가정에 위배되는 데이터를 분산분석을 한다고 가정해보자. 다음과 같이 자료를 입력하고 순서대로 진행해 보자.

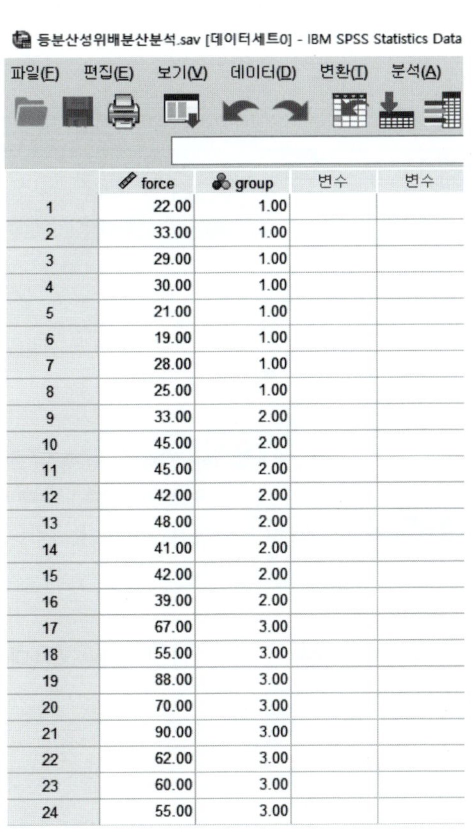
등분산성위배분산분석.sav [데이터세트0] - IBM SPSS Statistics Data

	force	group	변수	변수
1	22.00	1.00		
2	33.00	1.00		
3	29.00	1.00		
4	30.00	1.00		
5	21.00	1.00		
6	19.00	1.00		
7	28.00	1.00		
8	25.00	1.00		
9	33.00	2.00		
10	45.00	2.00		
11	45.00	2.00		
12	42.00	2.00		
13	48.00	2.00		
14	41.00	2.00		
15	42.00	2.00		
16	39.00	2.00		
17	67.00	3.00		
18	55.00	3.00		
19	88.00	3.00		
20	70.00	3.00		
21	90.00	3.00		
22	62.00	3.00		
23	60.00	3.00		
24	55.00	3.00		

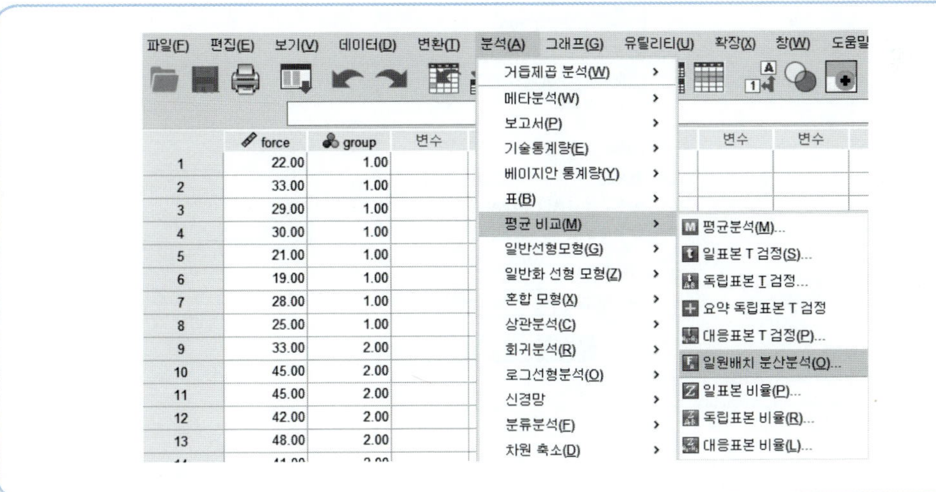

대화(dialogue)화면에서 종속변수에 force를 옮기고, 요인에 독립변수인 group을 옮긴다. 옵션을 클릭한다.

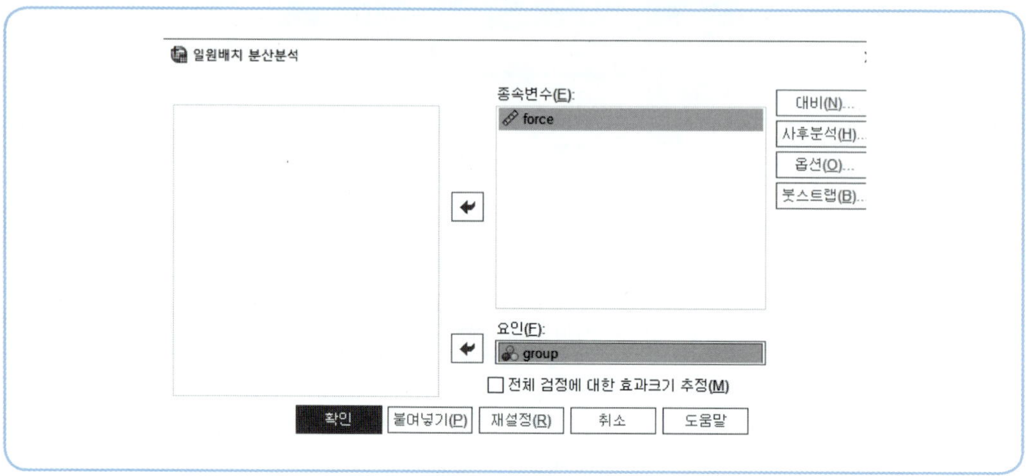

옵션에서 기술통계를 체크하고, 분산 동질성 검정도 체크한다. 계속을 클릭한다. 확인을 클릭하면 다음의 결과가 나온다.

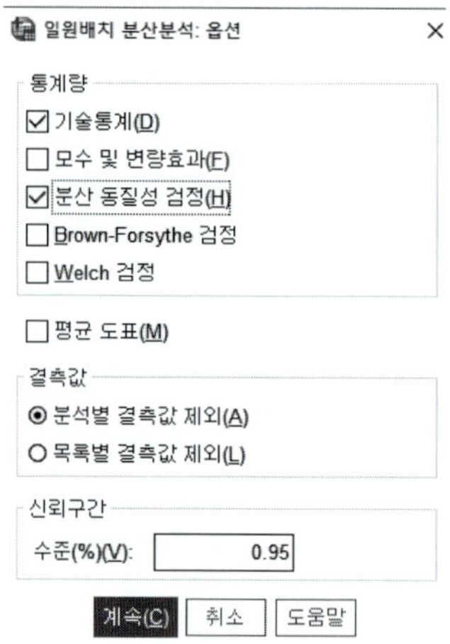

일원배치 분산분석: 옵션

통계량

☑ 기술통계(D)

☐ 모수 및 변량효과(F)

☑ 분산 동질성 검정(H)

☐ Brown-Forsythe 검정

☐ Welch 검정

☐ 평균 도표(M)

결측값

◉ 분석별 결측값 제외(A)

○ 목록별 결측값 제외(L)

신뢰구간

수준(%)(V): 0.95

계속(C) 취소 도움말

기술통계

force

	N	평균	표준화 편차	표준화 오류	평균에 대한 95% 신뢰구간		최소값	최대값
					하한	상한		
1.00	8	25.8750	4.91172	1.73656	21.7687	29.9813	19.00	33.00
2.00	8	41.8750	4.54933	1.608343	38.0717	45.6783	33.00	48.00
3.00	9	66.5556	13.98312	4.66104	55.8072	77.3039	52.00	90.00
전체	25	45.6400	19.42267	3.88453	37.6277	53.6573	19.00	90.00

분산의 동질성 검정

		Levene 통계량	자유도 1	자유도 2	유의확률
force	평균을 기준으로 합니다.	5.498	2	22	.012
	중위수를 기준으로 합니다.	3.243	2	22	.058
	자유도를 수정한 상태에서 중위수를 기준으로 합니다.	3.243	2	10.110	.082
	절삭평균을 기준으로 합니다.	5.312	2	22	.013

ANOVA

force

	제곱합	자유도	평균제곱	F	CTT 유의확률
집단-간	7175.788	2	3587.894	42.031	<.001
집단-내	1877.972	22	85.362		
전체	9053.760	24			

분산의 동질성 검정 "평균을 기준으로 합니다." 유의확률이 0.012로 0.05보다 작으므로 등분산 가정에 위배된다고 판정한다. 따라서 그 밑에 보이는 분산분석의 결과는 해석할 의미가 없다. 다시 데이터 보기로 돌아가서 분석 → 평균비교 → 일원배치 분산분석으로 간다. 옵션을 클릭하고 아래의 그림과 같이 Brown-Forsythe, Welch를 선택한다.

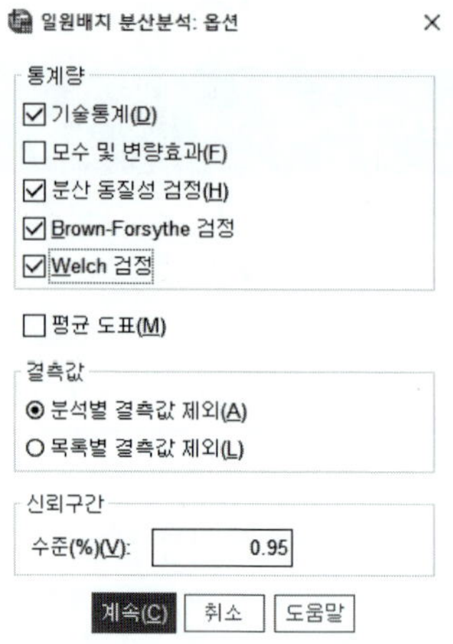

일원배치 분산분석: 옵션

통계량
- [x] 기술통계(D)
- [ ] 모수 및 변량효과(F)
- [x] 분산 동질성 검정(H)
- [x] Brown-Forsythe 검정
- [x] Welch 검정

- [ ] 평균 도표(M)

결측값
- ◉ 분석별 결측값 제외(A)
- ○ 목록별 결측값 제외(L)

신뢰구간
수준(%)(V): 0.95

계속(C) 취소 도움말

계속을 클릭한다. 확인을 클릭한다.

ANOVA

force

	제곱합	자유도	평균제곱	F	유의확률
집단-간	7175.788	2	3587.894	42.031	.000
집단-내	1877.972	22	85.362		
전체	9053.760	24			

평균의 동질성 로버스트 검정

force

	통계량[a]	자유도1	자유도2	유의확률
Welch	43.033	2	13.957	<.001
Brown-Forsythe	46.112	2	11.964	<.001

a. 자동으로 F 분배합니다.

Welch검정의 값이 <.001이므로 군 간 차이가 한 곳 이상에서 있다는 것을 확인하였다. 이제 어느 군 간에 차이가 있는 지 알아보려면 사후검정을 하면 된다. 만약 Brown-Forsythe의 결과와 Welch의 결과가 다르면 Welch의 결과로 해석한다. 그 이유는 Welch가 더 검정력이 우수하기 때문이다. 그러나 각 군간 사례수가 같은 경우에는 Brown-Forsythe의 결과를 선호하는 연구자도 있다.

사후분석을 클릭하여 “등분산을 가정하지 않음”에서 Games-Howell을 선택한다. 계속을 클릭한다. 확인을 클릭한다.

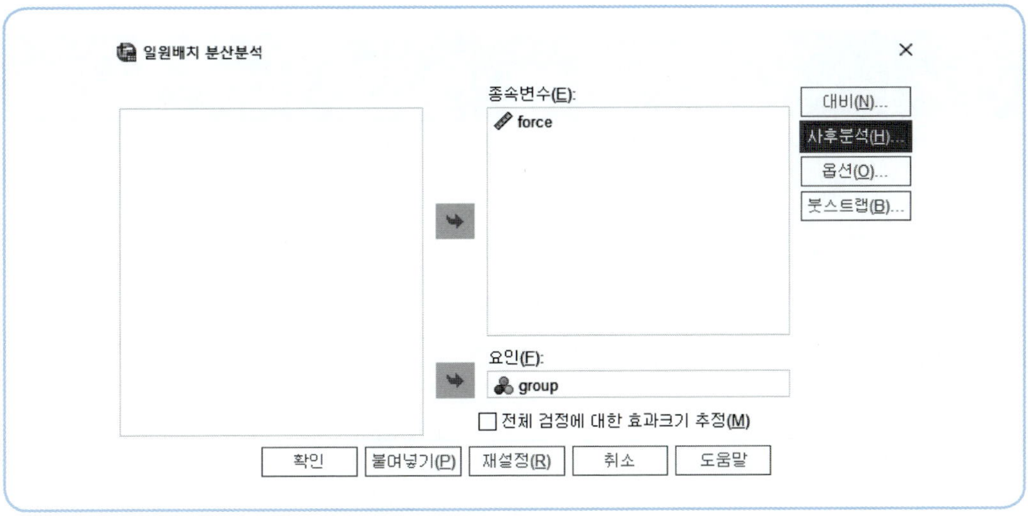

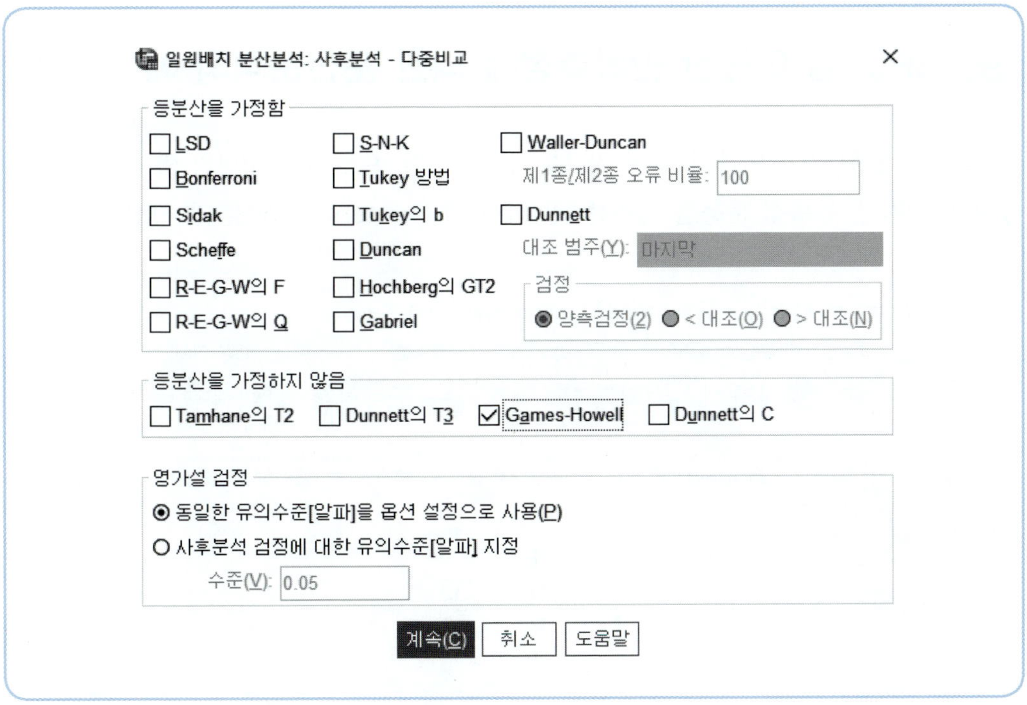

계속을 클릭한다. 확인을 클릭한다. 사후검정 결과표를 통해, 1번 집단과 2번 집단, 1번 집단과 3번 집단, 2번 집단과 3번 집단의 평균 간에 유의한 차이가 있음을 알 수 있다.

사후검정

다중비교

종속변수 : force
Games-Howell

(I) group	(J) group	평균차이(I-J)	표준화 오류	유의확률	95% 신뢰구간	
					하한	상한
1.00	2.00	−16.00000*	2.36700	.000	−22.1992	−9.8008
	3.00	−40.68056*	4.97403	.000	−54.2825	−27.0786
2.00	1.00	16.00000*	2.36700	.000	9.8008	22.1992
	3.00	−24.68056*	4.93076	.001	−38.2290	−11.1321
3.00	1.00	40.68056*	4.97403	.000	27.0786	54.2825
	2.00	24.68056*	4.93076	.001	11.1321	38.2290

*. 평균차이는 0.05 수준에서 유의합니다.

9. SPSS를 이용한 반복측정에 의한 분산분석의 예

SPSS를 실행시키고 아래와 같이 자료를 입력시킨다. 이 자료는 6명의 연구대상자에게 등장성, 등척성, 등속성 운동을 적용하였을 때 토크(Newton meter)를 잰 가상의 자료다.

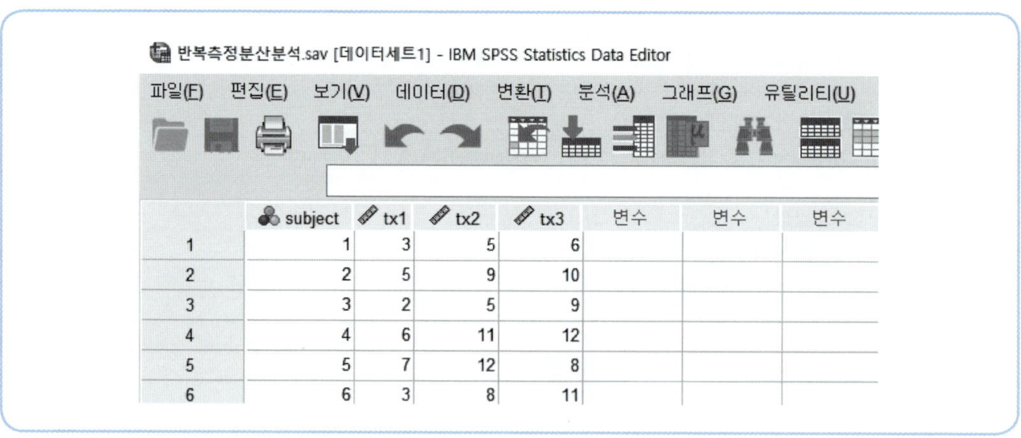

	subject	tx1	tx2	tx3	변수	변수	변수
1	1	3	5	6			
2	2	5	9	10			
3	3	2	5	9			
4	4	6	11	12			
5	5	7	12	8			
6	6	3	8	11			

자료를 입력한 후 분석 → 일반선형모형 → 반복측도를 클릭한다.

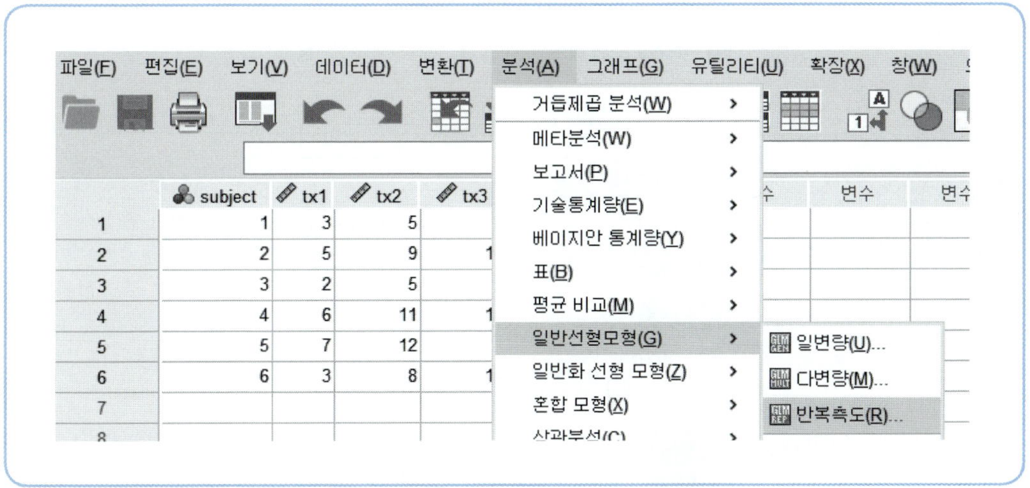

아래의 그림이 나타나면 요인 1에는 이해하기 쉽게 treatment type의 약자인 txtype을 입력하고 수준의 수 칸에 치료방법이 3개이므로 3이라고 입력한다.

반복측도 요인 정의

개체-내 요인이름(W): 요인1

수준 수(L):

추가(A) 변경(C) 제거(M)

측도 이름(N):

추가(D) 변경(H) 제거(V)

정의(F) 재설정(R) 취소 도움말

아래의 그림이 나타나면 추가를 클릭한다.

반복측도 요인 정의

개체-내 요인이름(W):

txtype

수준 수(L): 3

추가(A)

변경(C)

제거(M)

측도 이름(N):

추가(D)

변경(H)

제거(V)

정의(F) 재설정(R) 취소 도움말

아래의 그림이 나타나면 정의를 클릭한다.

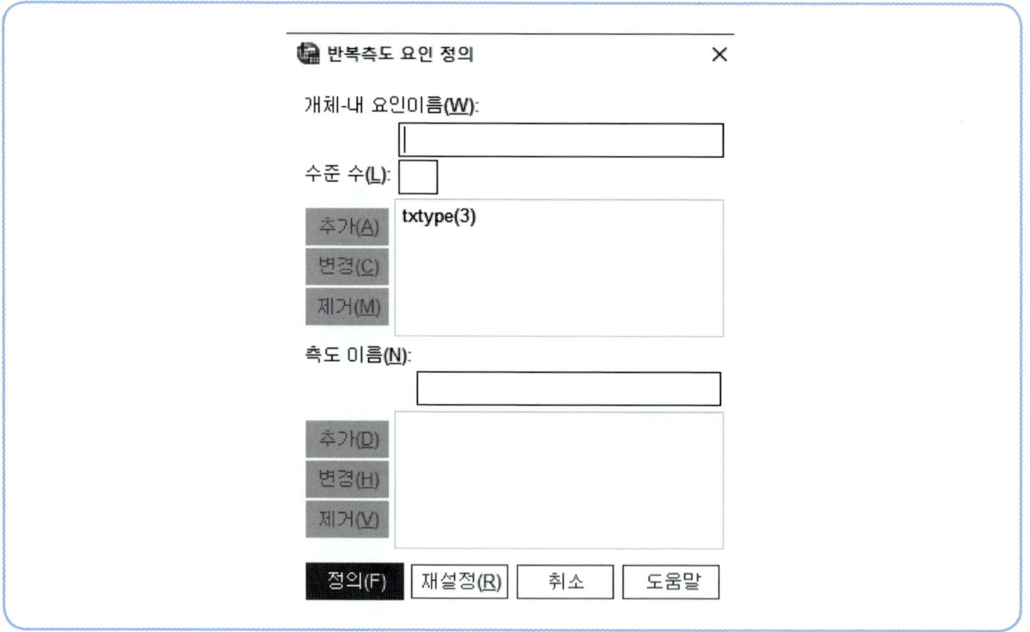

아래의 그림에서 마우스를 이용하여 tx1부터 tx3까지 블록을 씌운 다음 가운데 화살표

를 클릭하여 오른쪽 위의 창으로 변수들을 옮긴다.

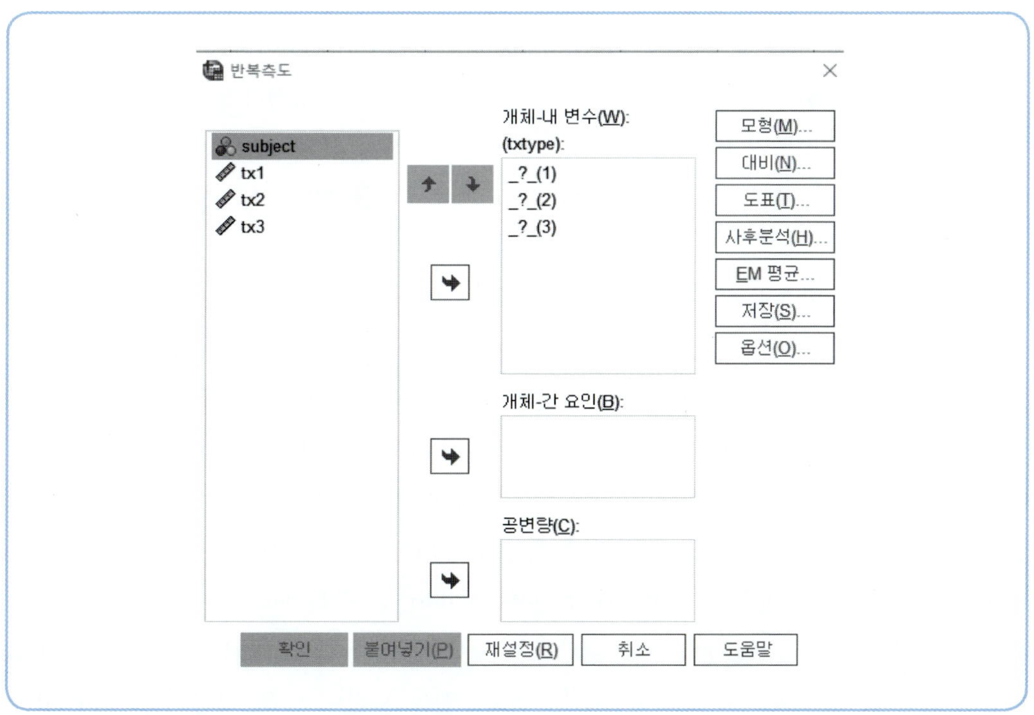

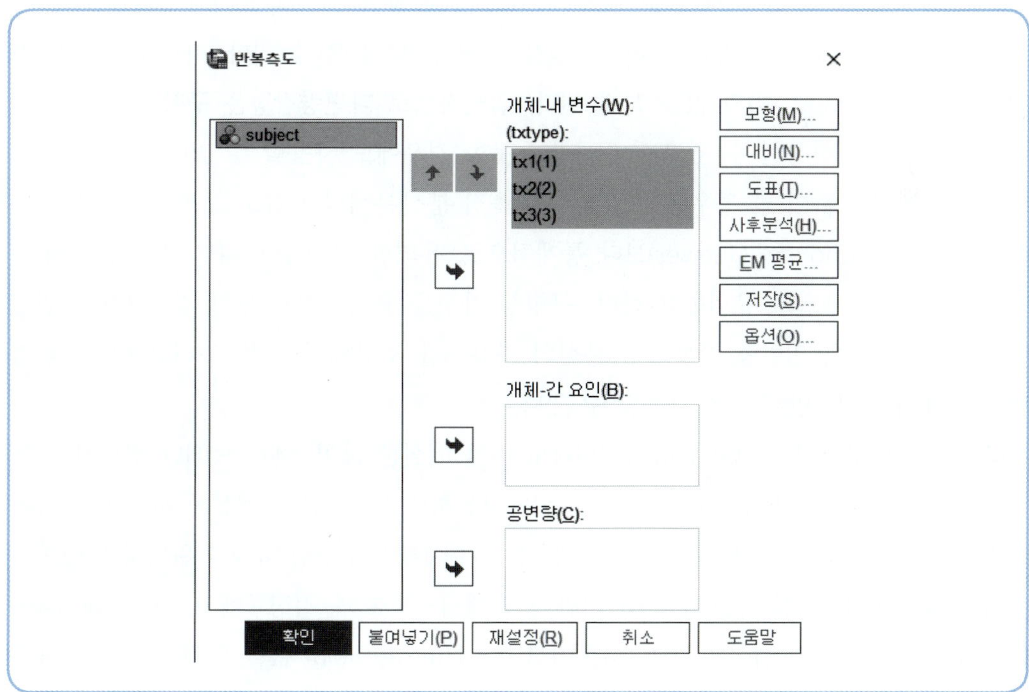

확인을 클릭하여 반복측정에 의한 분산분석 결과표를 얻는다. 반복측정에 의한 분산분석표는 여러 가지 가정을 검정한 표가 제시되므로 통계전문가의 도움을 받아 해석하는 것이 바람직하다. 일반적으로 구형성 가정(sphericity assumption)이 만족되면 일변량검정을 하며 구형성 가정이 만족되지 않으면 다변량검정을 한다. 구형성가정이란 집단 혹은 조건간 차이의 분산 정도가 비슷한지를 보는 것이다. 만약 A, B, C 3개의 조건이 있다면 A에서 B를 뺀 분산, B에서 C를 뺀 분산, 그리고 A에서 C를 뺀 분산 정도가 비슷한 가를 검정하는 것이다.

아래의 그림은 반복측정을 한 경우에 나오는 결과표이다. 이 결과표에서는 구형성(sphericity) 가정에 대한 검정을 하고 있다. 마치 독립 t-검정에서 Levene 검정으로 분산의 동질성을 먼저 검정하듯이 반복측정 분산분석에서는 구형성 가정을 충족시키는지를 먼저 검토한다. 구형성 가정을 충족시킬 경우 즉 Mauchly 통계량이 유의하지 않은 경우($p>0.05$ 또는 $p>0.01$)는 구형성 가정이 충족된 결과값을 보면 된다. 그러나 구형성 가정을 충족시키지 않을 경우 즉 Mauchly 통계량이 유의한 경우($p<0.05$ 또는 $p<0.01$)에는 다변량검정표를 보고 판정하는 방법과 엡실론(epsilon, ε) 값을 보고 자유도를 보정한 값(예, Greenhouse-Geisser)에 의해 결과표를 보는 방법이 있다. 만약 엡실론 값이 0.75 미만이면 Greenhouse-Geisser값을 사용하고, 엡실론 값이 0.75 이상이면 Huynh-Feldt값으로 보면 된다. 아래의 Mauchly's 구형성 가정 검정 결과표에서 $p=0.253$이므로 유의수준 0.05보다 크므로 구형성 가정을 충족시킨다고 볼 수 있다. 따라서 구형성 가정(sphericity assumed)의 값을 보면 된다. 일반적으로 다변량검정은 구형성 가정을 충족시킬 경우에도 사용할 수 있고 충족시키지 못할 경우에도 사용할 수 있다. 그러나 다변량검정은 엡실론 값이 클 경우에 일변량 반복측정 분산분석의 자유도를 조정하여 사용하는 것(예, Greenhouse-Geisser)보다 통계적으로 유의한 차이를 나타낼 가능성(검정력)이 떨어질 수 있으므로 유의해야 한다. 구형성 가정을 충족시키지 못할 경우 다변량검정을 사용하는 방법, 일변량 반복측정 분석의 자유도를 조정하는 방법, 그리고 비모수검정 방법 중에서 프리드만 검정을 사용할 수 있다.

Mauchly의 구형성 가정이 미충족되더라도 이들 엡실론 값이 1에서 벗어난 정도가 작을 경우에는 개체-내 효과검정에서 수정된 값을 사용하면 된다. 만약 엡실론 값이 0에 가까우면 다변량검정 결과를 제시하면 된다. 엡실론 값이 1이면 구형성 가정을 완벽하게 충족시킨다는 의미이며, 엡실론 값이 0.75 미만이면 개체-내 효과 검정표에서 Greenhouse-Geisser의 값을 보고, 엡실론 값이 0.75 이상이면 Huynh-Feldt 값을 수정된 값으로 사용한다. 이 예제의 경우에는 Greenhouse-Geisser의 값이 0.668로 0.75보다 작으므로 개체-내 효과 검정표에서 Greenhouse-Geisser의 값을 보고 판정한다. 따라서 $p=0.004$이고 $p < 0.05$이므로 영가설을 기각한다. 결국 3가지 운동방법 간에는 차이가 있음을 알 수 있다. 구체적으로 어느 운동방법 간에 차이가 있는지 알아보려면 사후분석을 하면 된다.

다변량검정표에서 네 가지 방법 모두 같은 결과를 보여주고 있다. 이는 종속변수가 한 개이므로 동일한 검정통계량을 보여준다. 일반적으로 Wilks의 람다(Lambda, λ)를 보고 하므로 이 표에서의 Wilks 람다(Lambda, λ) 값은 0.063이고 $p=0.004$이므로 유의수준 0.05보다 작다. 따라서 세 가지 운동방법 간에 통계학적으로 유의한 차이가 있다고 판정한다. 그러나 어느 운동방법 간에 유의한 차이가 있는지는 아직 알 수 없다.

구형성 가정의 자유도가 $F(2,10)$인데 Greenhouse-Geisser의 자유도는 $F(1.336, 6.678)$이 나온 이유는 Greenhouse-Geisser의 엡실론(ε) 값 0.668을 구형성 가정의 자유도 2와 10에 각각 곱했기 때문이다.

다변량검정[b]

효과		값	F	가설자유도	오차자유도	유의확률
txtype	Pillai의 트레이스	.937	29.731a	2.000	4.000	.004
	Wilks의 람다	.063	29.731a	2.000	4.000	.004
	Hotelling의 트레이스	14.866	29.731a	2.000	4.000	.004
	Roy의 최대근	14.866	29.731a	2.000	4.000	.004

a. 정확한 통계량

b. Design: 절편

개체-내계획: txtype

Mauchly의 구형성 검정[b]

측도: MEASURE_1

개체-내 효과	Mauchly의 W	근사 카이제곱	자유도	유의확률	엡실론[a]		
					Greenhouse-Geisser	Huynh-Feldt	하한값
txtype	.503	2.753	2	.253	.668	.821	.500

정규화된 변형종속변수의 오차공분산행렬이 단위행렬에 비례하는 영가설을 검정합니다.

a. 유의성 평균검정의 자유도를 조절할 때 사용할 수 있습니다. 수정된 검정은 개체내 효과검정표에 나타납니다.

b. Design: 절편

개체-내계획: txtype

개체-내 효과검정

측도: MEASURE_1

소스		제III 유형제곱합	자유도	평균제곱	F	유의확률
txtype	구형성가정	84.000	2	42.000	15.750	<.001
	Greenhouse-Geisser	84.000	1.336	62.895	15.750	.004
	Huynh-Feldt	84.000	1.641	51.188	15.750	.002
	하한값	84.000	1.000	84.000	15.750	.011
오차(txtype)	구형성가정	26.667	10	2.667		
	Greenhouse-Geisser	26.667	6.678	3.993		
	Huynh-Feldt	26.667	8.205	3.250		
	하한값	26.667	5.000	5.333		

개체-내 대비검정

측도: MEASURE_1

소스	txtype	제III 유형제곱합	자유도	평균제곱	F	유의확률
txtype	선형	75.000	1	75.000	22.059	.005
	이차	9.000	1	9.000	4.655	.083
오차(txtype)	선형	17.000	5	3.400		
	이차	9.667	5	1.933		

개체-내 대비검정은 사용된 자료가 몇 차식의 다항식 회귀가 적합한가를 알아보는 것이다. 출력결과를 보면 선형과 2차형 두 가지가 출력되어 있고 선형은 유의확률 p=0.005로 되어 있고 2차형은 유의확률 p=0.083으로 되어 있어서 사용된 데이터가 선형의 관계가 있음을 알 수 있다. 즉 선형 다항식회귀에 적합하다고 할 수 있으며 출력된 도표를 보아도 알 수 있다.

개체-간 효과검정

측도: MEASURE_1
변환된변수: 평균

소스	제III 유형제곱합	자유도	평균제곱	F	유의확률
절편	968.000	1	968.000	81.573	<.001
오차	59.333	5	11.867		

개체-간 효과검정은 이 자료를 이용한 반복측정 분산분석에서는 군간 요인이 없었기 때문에 분석할 의미가 없는 것이어서 결과를 해석하지 않는다.

세 가지 운동방법 간에 차이가 있는 지를 비교하는 것이 아니라 첫 번째 혹은 마지막 수준과 나머지 수준간의 차이가 있는지를 알고 싶다면 대비(contrast)검정을 할 수 있다. 대비검정을 하기 전에 도표(plots)로 미리 설정을 해 놓으면 결과표에서 그래프로 평균값의 변화를 나타내주기 때문에 편리하다.

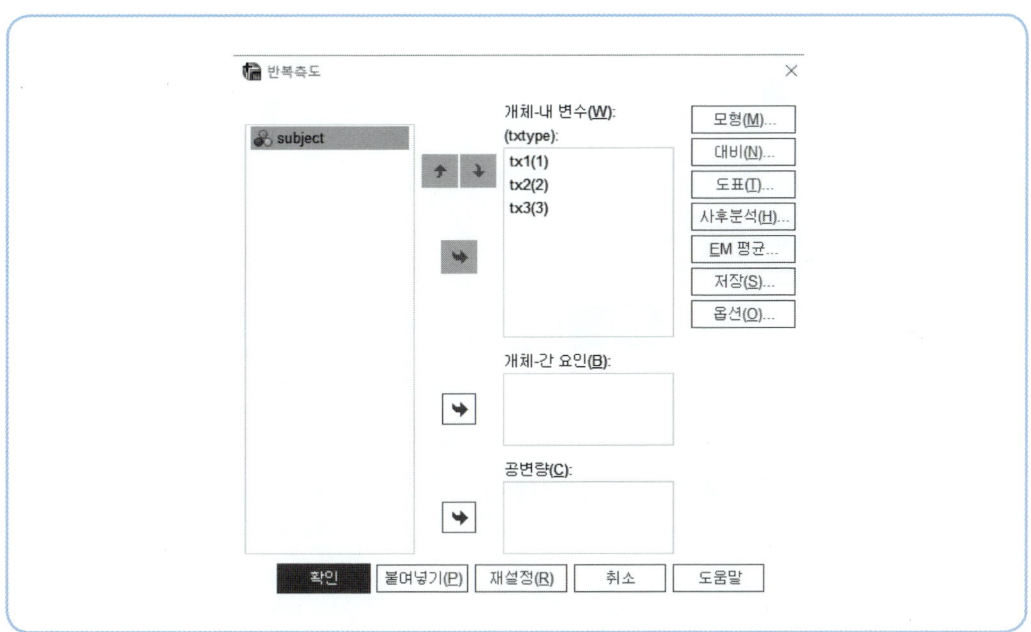

위의 그림에서 도표를 클릭한다.

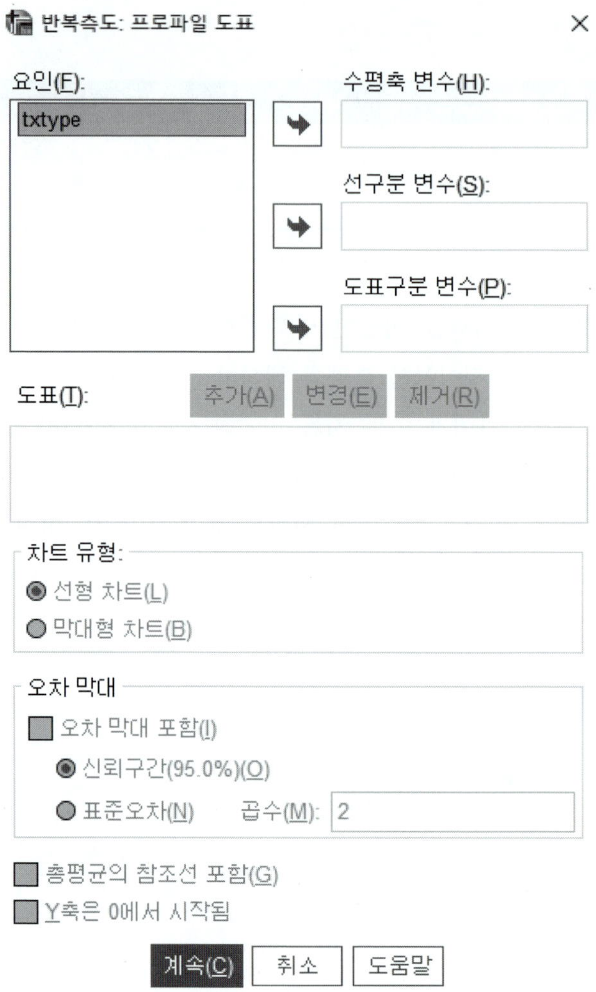

반복측도: 프로파일 도표

요인(F):
txtype

수평축 변수(H):

선구분 변수(S):

도표구분 변수(P):

도표(T): 추가(A) 변경(E) 제거(R)

차트 유형:
선형 차트(L)
막대형 차트(B)

오차 막대
오차 막대 포함(I)
신뢰구간(95.0%)(O)
표준오차(N) 곱수(M): 2

총평균의 참조선 포함(G)
Y축은 0에서 시작됨

계속(C) 취소 도움말

txtype을 클릭하여 수평축 변수로 이동시킨다.

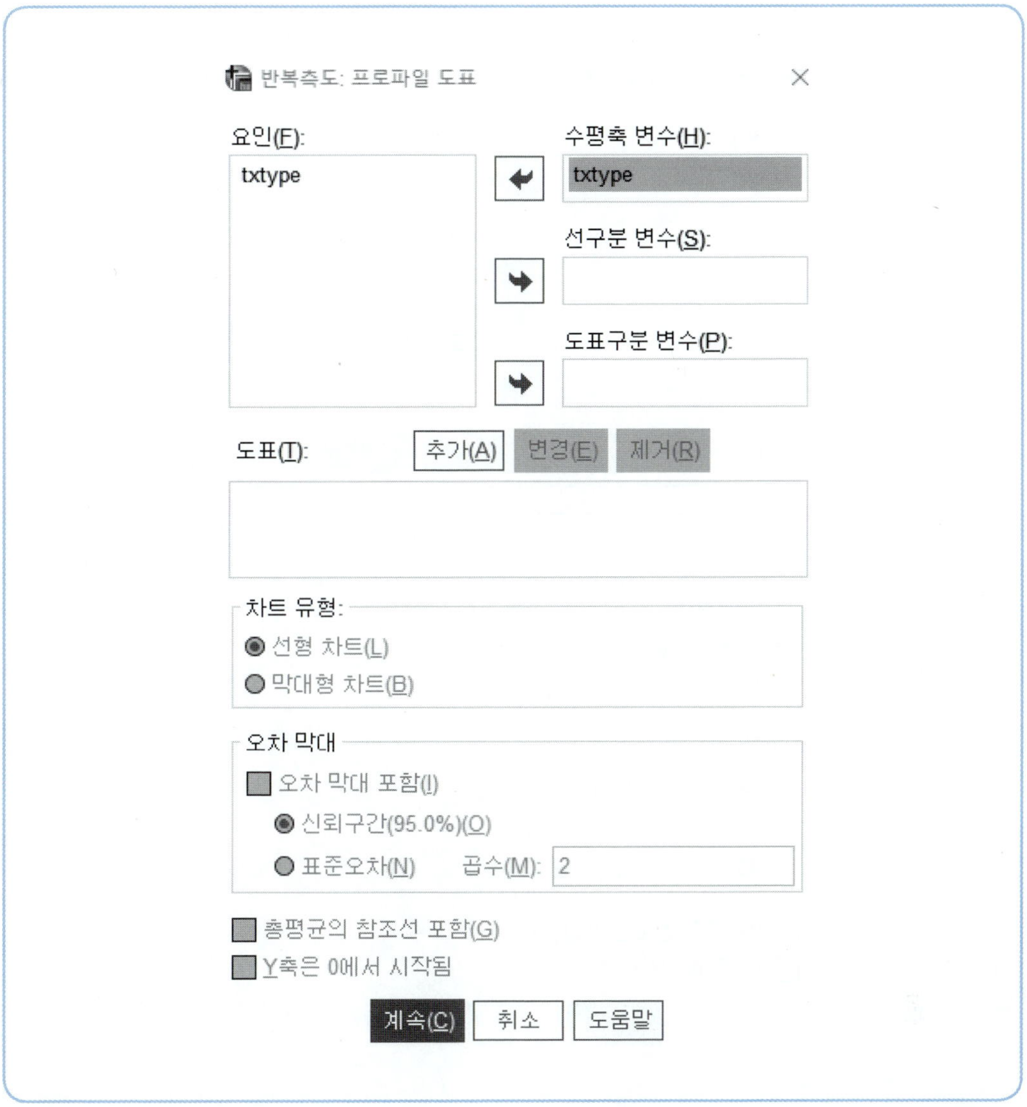

반복측도: 프로파일 도표

요인(F):
txtype

수평축 변수(H):
txtype

선구분 변수(S):

도표구분 변수(P):

도표(T): 추가(A) 변경(E) 제거(R)

차트 유형:
선형 차트(L)
막대형 차트(B)

오차 막대
오차 막대 포함(I)
신뢰구간(95.0%)(O)
표준오차(N) 곱수(M): 2

총평균의 참조선 포함(G)
Y축은 0에서 시작됨

계속(C) 취소 도움말

추가를 클릭한다.

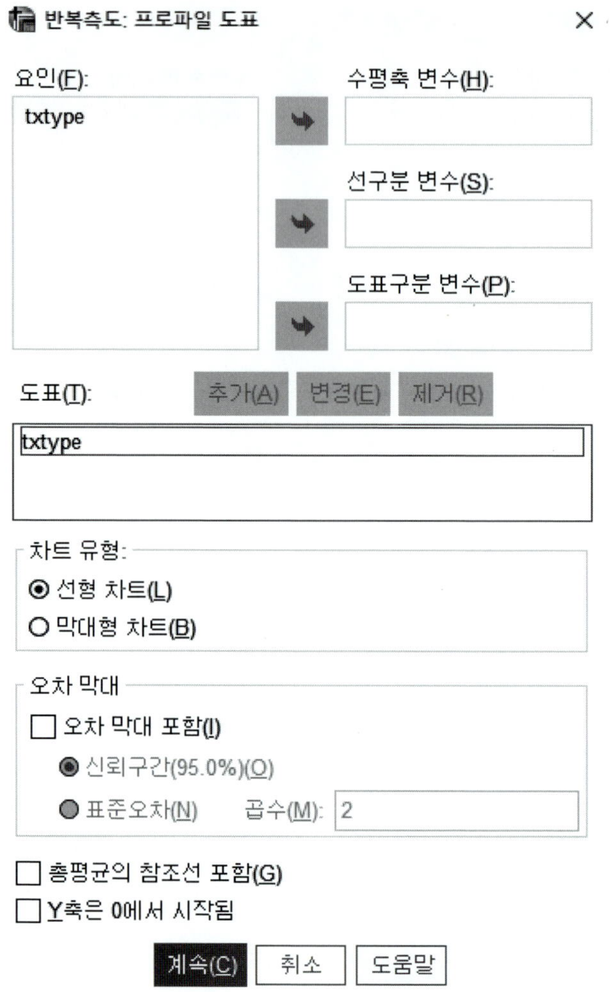

반복측도: 프로파일 도표

요인(F):

txtype

수평축 변수(H):

선구분 변수(S):

도표구분 변수(P):

도표(T): 추가(A) 변경(E) 제거(R)

txtype

차트 유형:

◉ 선형 차트(L)

○ 막대형 차트(B)

오차 막대

☐ 오차 막대 포함(I)

◉ 신뢰구간(95.0%)(O)

○ 표준오차(N) 곱수(M): 2

☐ 총평균의 참조선 포함(G)

☐ Y축은 0에서 시작됨

계속(C) 취소 도움말

계속을 클릭한다.

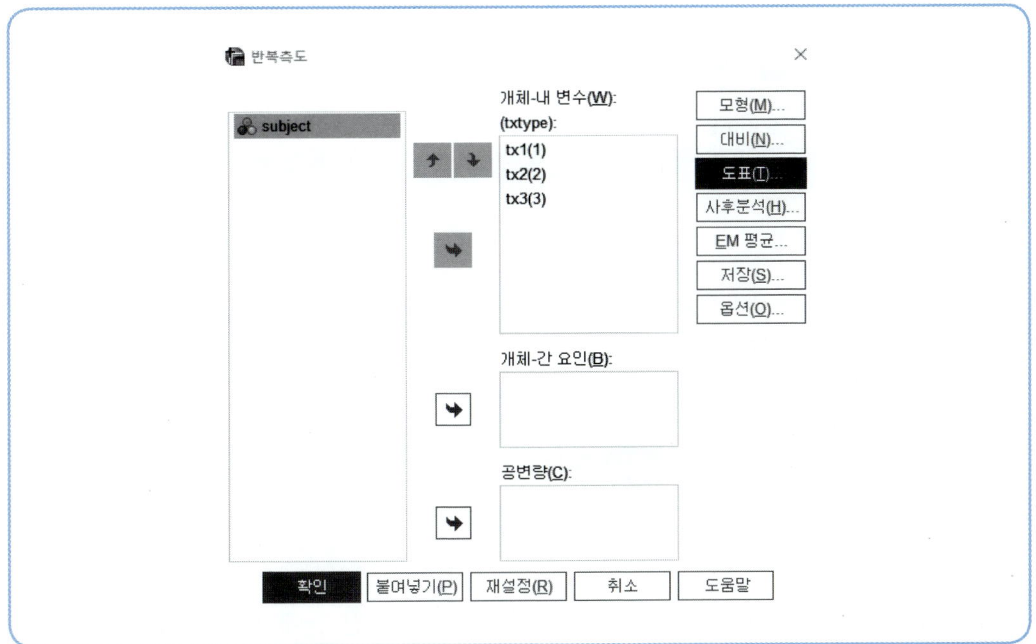

어떤 처리 수준끼리 비교할 목적이 있으면 대비를 클릭한다.

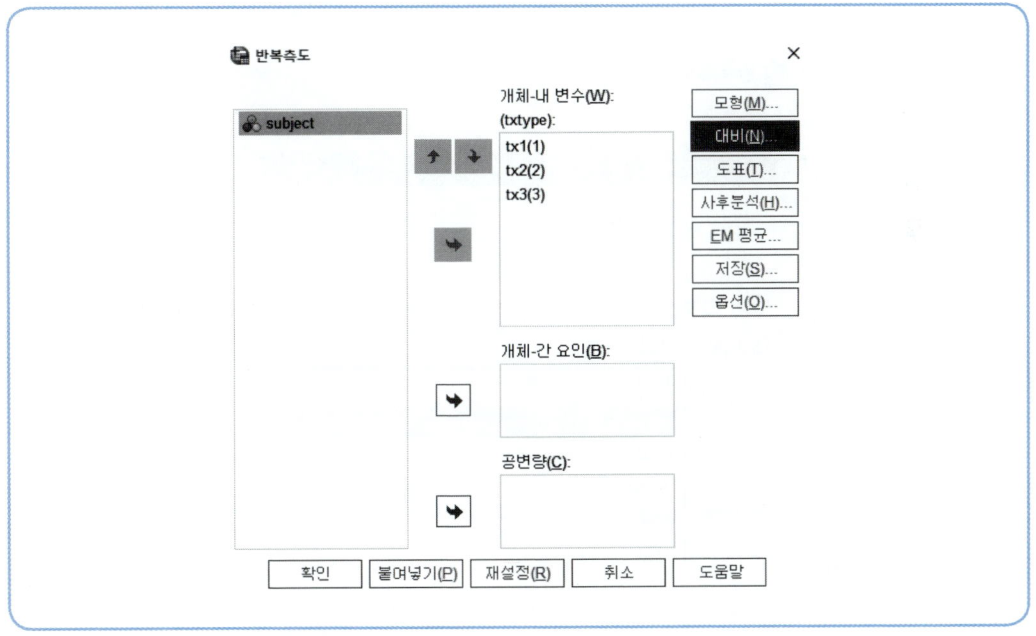

화면 오른쪽의 대비를 클릭한다.

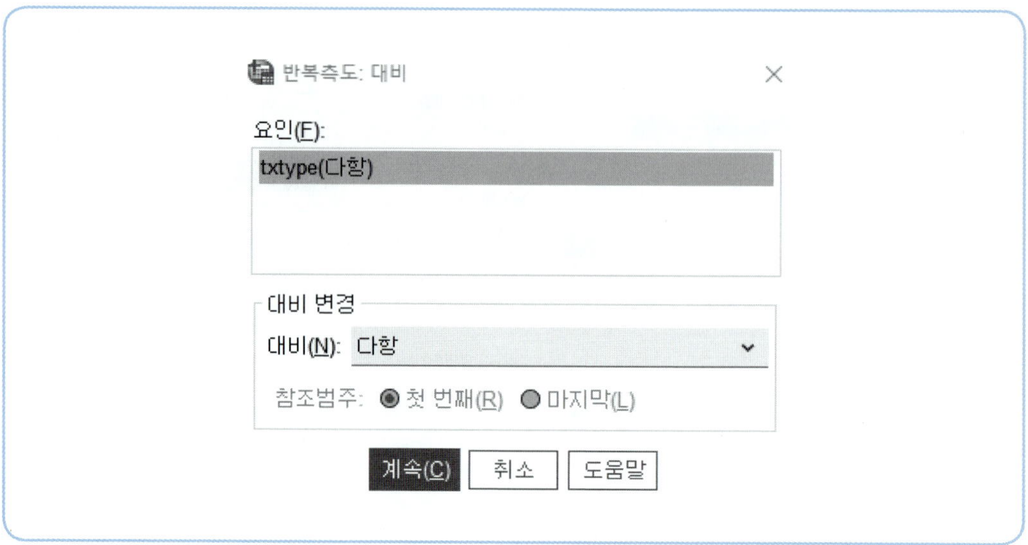

다항 대비(polynomial contrast)는 운동방법 3가지 조건 간에 서열이 있을 때 선택하는데 이 예에서는 운동방법 간에 서열이 없으므로 대비 옆에 있는 ▼를 클릭하여 단순을 선택한다.

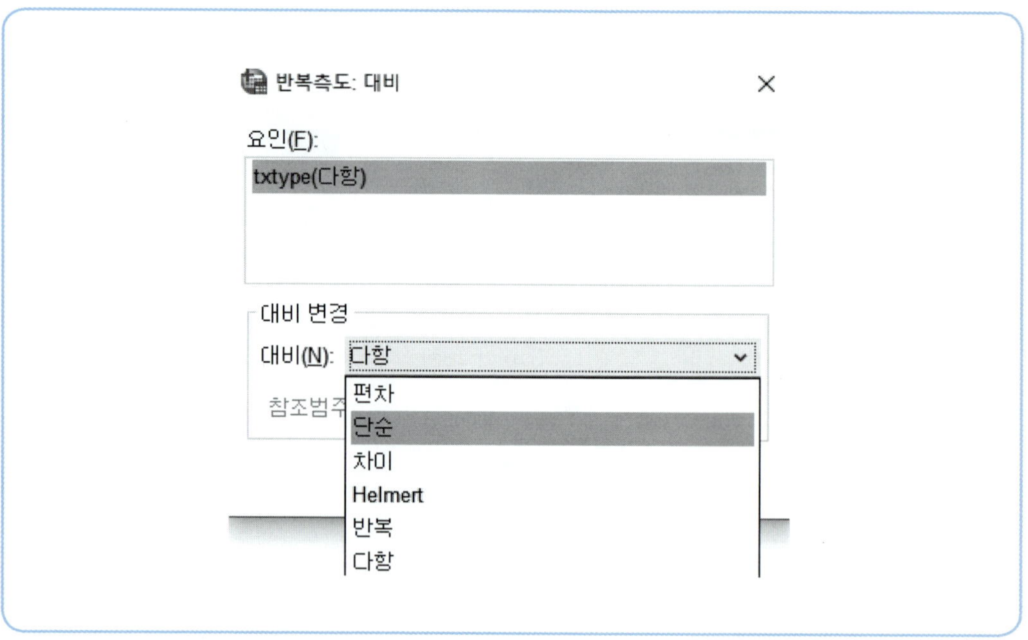

비교하려는 기준이 첫 번째 수준이므로 처음(first)을 선택한다. 계속을 클릭한다.

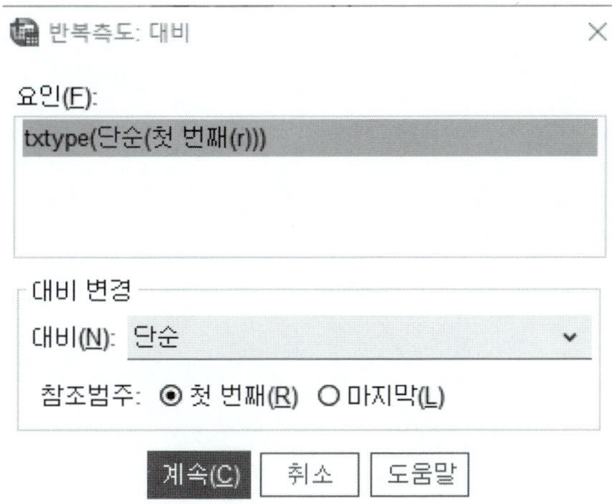

반복측도: 대비

요인(F):

txtype(단순(첫 번째(r)))

대비 변경

대비(N): 단순

참조범주: ◉ 첫 번째(R) ○ 마지막(L)

계속(C) 취소 도움말

결과표에 다음의 내용이 나온다. 수준 1과 수준 3 사이에는 유의수준 $\alpha = 0.05$로 정하였을 때 유의한 차이가 있음을 알 수 있다. 수준 2와 수준 3 사이에는 유의수준 0.05에서 유의한 차이가 없다. 그래프로 수준(level) 별 차이가 있음을 보여주는 결과표가 나온다.

개체-내 대비검정

측도: MEASURE_1

소스	txtype	제III 유형제곱합	자유도	평균제곱	F	유의확률
txtype	수준1 및 수준3	150.000	1	150.000	22.059	.005
	수준2 및 수준3	6.000	1	6.000	.789	.415
오차(txtype)	수준1 및 수준3	34.000	5	1.600		
	수준2 및 수준3	38.00	5	6.800		

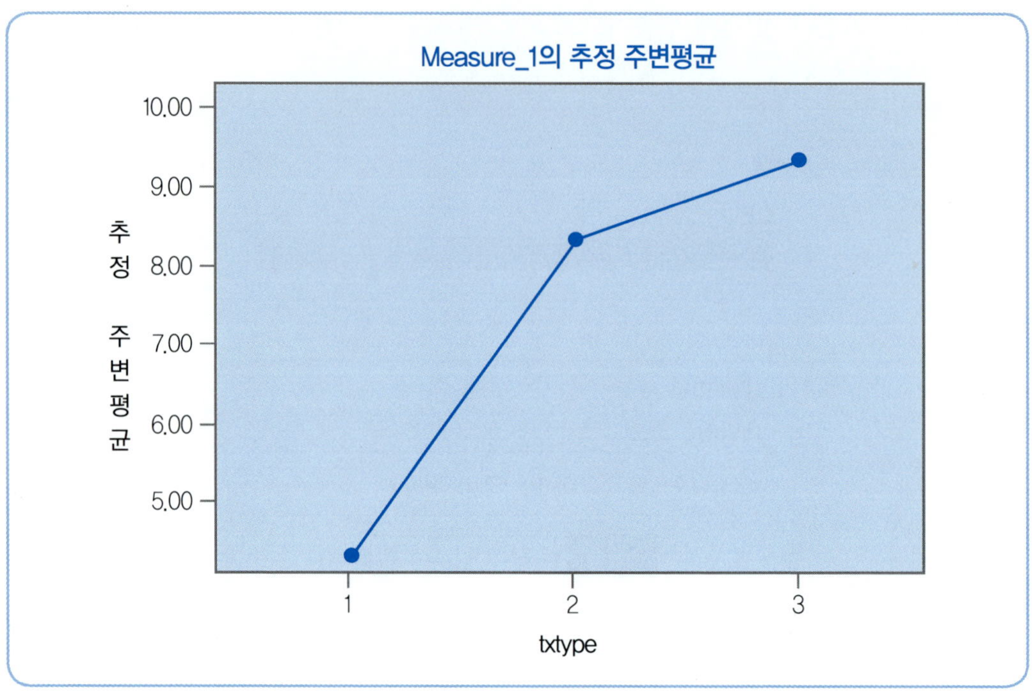

만약 사후검정 방법으로 세 가지 운동방법 간에 차이가 있는지를 알기 원하면 EM평균을 클릭하고, txtype을 평균 표시 기준으로 옮기고 → 주효과 비교를 클릭 → Bonferroni를 선택하고 계속 → 확인을 클릭한다.

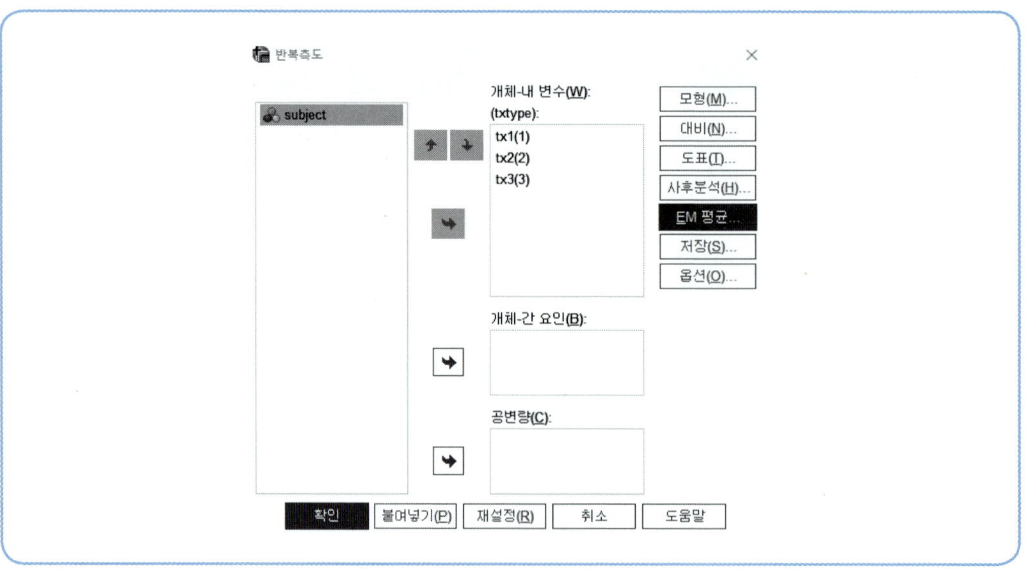

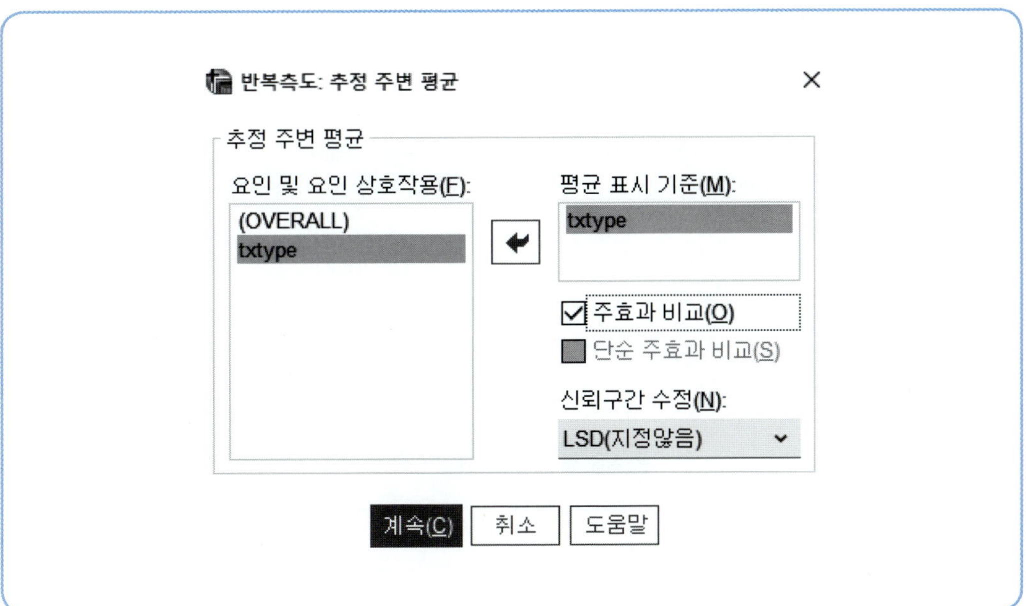
반복측도: 추정 주변 평균
추정 주변 평균
요인 및 요인 상호작용(F):
(OVERALL)
txtype
평균 표시 기준(M):
txtype
주효과 비교(O)
단순 주효과 비교(S)
신뢰구간 수정(N):
LSD(지정않음)
계속(C)
취소
도움말

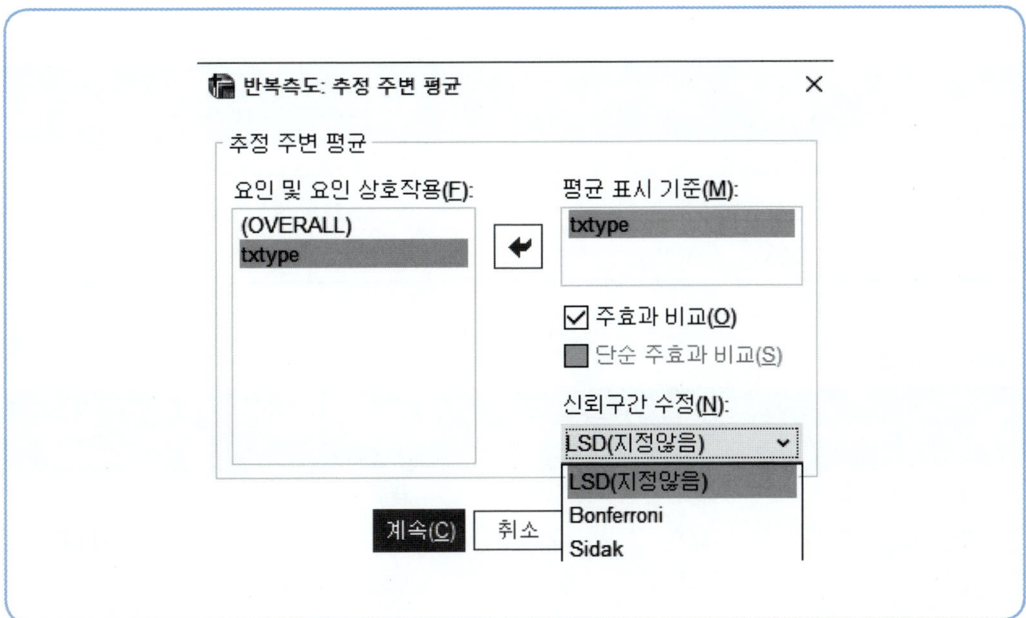
반복측도: 추정 주변 평균
추정 주변 평균
요인 및 요인 상호작용(F):
(OVERALL)
txtype
평균 표시 기준(M):
txtype
주효과 비교(O)
단순 주효과 비교(S)
신뢰구간 수정(N):
LSD(지정않음)
LSD(지정않음)
Bonferroni
Sidak
계속(C)
취소

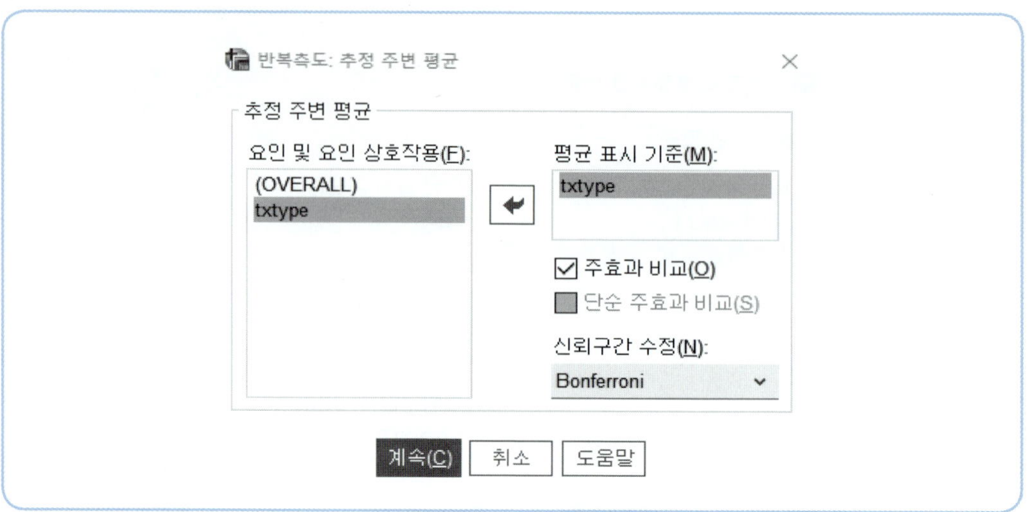

결과물은 다음과 같다.

추정값

측도: MEASURE_1

txtype	평균	표준오차	95% 신뢰구간	
			하한값	상한값
1	4.333	.803	2.270	6.397
2	8.333	1.202	5.244	11.423
3	9.333	.882	7.066	11.600

대응별 비교

측도: MEASURE_1

(I) txtype	(J) txtype	평균차 (I–J)	표준오차	유의확률[a]	차이에 대한 95% 신뢰구간[a]	
					하한값	상한값
1	2	–4.000*	.516	.002	–5.825	–2.175
	3	–5.000*	1.065	.016	–8.762	–1.238
2	1	4.000*	.516	.002	2.175	5.825
	3	–1.000	1.125	1.000	–4.978	2.978
3	1	5.000*	1.065	.016	1.238	8.762
	2	1.000	1.125	1.000	–2.978	4.978

추정된 주변평균을 기준으로

*. 평균차는 .05 수준에서 유의합니다.

a. 다중비교에 대한 조정: Bonferroni

결과물을 해석하면 유의수준 0.05에서 운동방법 1과 운동방법 2, 운동방법 1과 운동방법 3 사이에는 통계학적으로 유의한 차이가 있으나 운동방법 2와 운동방법 3사이에는 통계학적으로 유의한 차이가 없음을 알 수 있다.

10. 상관분석

상관분석은 두 변수 x, y간의 관련성을 알아보는 것이다. 두 변수 x, y는 키, 체중처럼 연속변수여야 한다. x와 y라는 2개 변수에 대하여 평면에 산포도(scatter diagram)를 그린다고 가정하자. 전통적으로 x변수를 수평선에 표기하고 y변수는 수직으로 표기한다.

1) 피어슨 상관계수(Pearson correlation coefficient)

산포도에 찍힌 점들을 지나는 최적의 선이 그어질 경우 선형관계가 있다고 한다. 이 직선에 가까운 정도를 피어슨적률 상관계수(Pearson product moment correlation

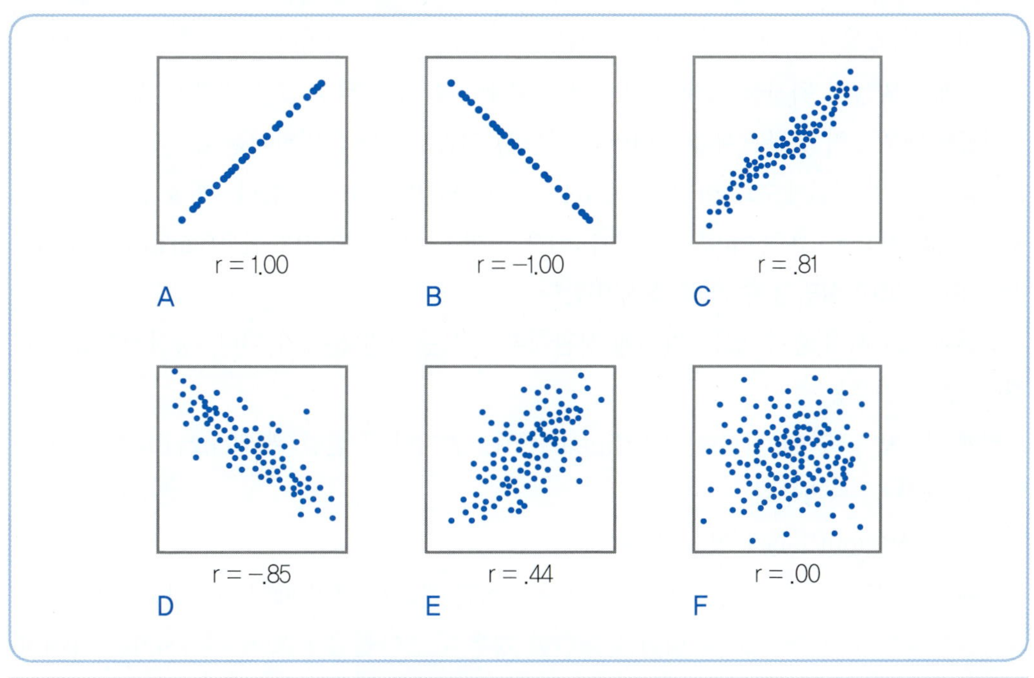

[그림 12-2] 산포도와 상관계수

coefficient)로 계산한다. 피어슨 상관계수는 간단히 상관계수라 부른다. 모집단에서의 상관계수를 로(rho, ρ)라고 하고 표본에서의 상관계수는 r이라고 한다. 상관계수 r에 대한 계산 공식은 다음과 같다.

$$r = \frac{\sum(x-\bar{x})(y-\bar{y})}{\sqrt{\sum(x-\bar{x})^2\sum(y-\bar{y})^2}} \text{ 또는 } \frac{n\sum XY - (\sum X)(\sum Y)}{\sqrt{\left[n\sum X^2 - (\sum X)^2\right]\left[n\sum Y^2 - (\sum Y)^2\right]}}$$

상관계수 r은

첫째, −1부터 +1 사이의 값을 갖는다.

둘째, 상관계수 앞에 있는 부호 +는 한 변수가 증가할 때 나머지 한 변수도 같이 증가함을 나타낸다. −부호는 한 변수가 증가할 때 나머지 한 변수는 감소함을 나타낸다.

셋째, 상관계수의 크기는 산포도에서 최적의 직선에 얼마나 밀접한 지 그 정도를 나타낸다. 상관계수 r = +1이나 r = −1은 산포도의 모든 점들이 일직선상에 놓여 있음을 의미한다. 상관계수 r = 0이라면 선형적인 상관관계가 전혀 없음을 의미한다. 상관계수의 절대값이 1에 가까울수록 선형관계가 큼을 나타낸다.

넷째, 상관계수의 측정단위(unit of measurement)는 없다.

다섯째, 상관계수는 표본의 x와 y값의 범위 내에서만 의미를 갖는다. 즉, x와 y의 값이 표본에서 갖는 값보다 극단에 있을 때도 같은 상관계수를 가질 것이라고 추정할 수는 없다.

여섯째, x와 y의 위치를 일제히 바꾸어도 이때 구한 상관계수 값은 바뀌지 않는다.

일곱째, x와 y의 상관관계가 있더라도 반드시 인과관계를 의미하지는 않는다.

여덟째, r^2은 상관계수로 설명될 수 있는 총변동의 비율을 의미한다. 예를 들어, 상관계수 $r = 0.40$이고 $p < 0.05$이라면 한 변수(x)가 나머지 한 변수(y)의 변동(variance)을 16% ($= 0.40^2 \times 100$) 설명할 수 있음을 의미한다.

상관계수를 사용할 수 없는 경우에 상관계수를 사용하면 문제가 된다. 상관계수를 사용할 수 없는 경우는,

첫째, 두 변수 간에 직선형 관계(linearity)는 없지만 곡선형 관계(curvilinear relationship)가 있는 경우다.

둘째, 이상치(outlier)가 있는 경우,

셋째, 산포도를 그려 보았을 때 여러 개의 소집단 분포를 보일 때이다(그림 12-3 참조).

상관계수를 구할 때 자료의 범위를 제한할 경우와 집단들을 어떻게 결합시키는 가에 따라 상관계수 값이 매우 다르게 얻어질 수 있음을 유의해야 한다. 즉, 물리치료사 국가고시

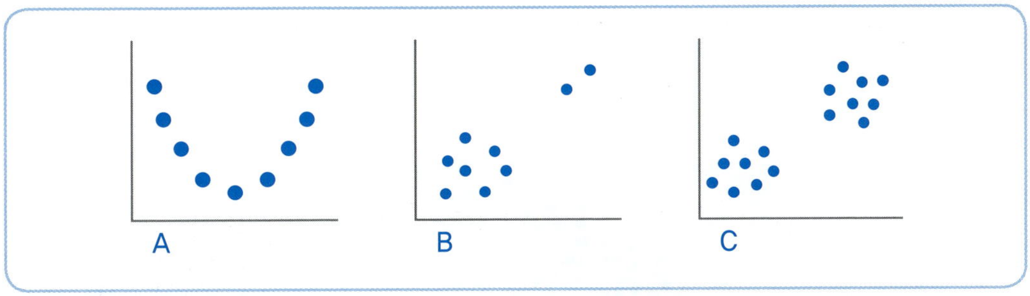

[그림 12-3] 피어슨 상관계수를 보기에 부적절한 산포도

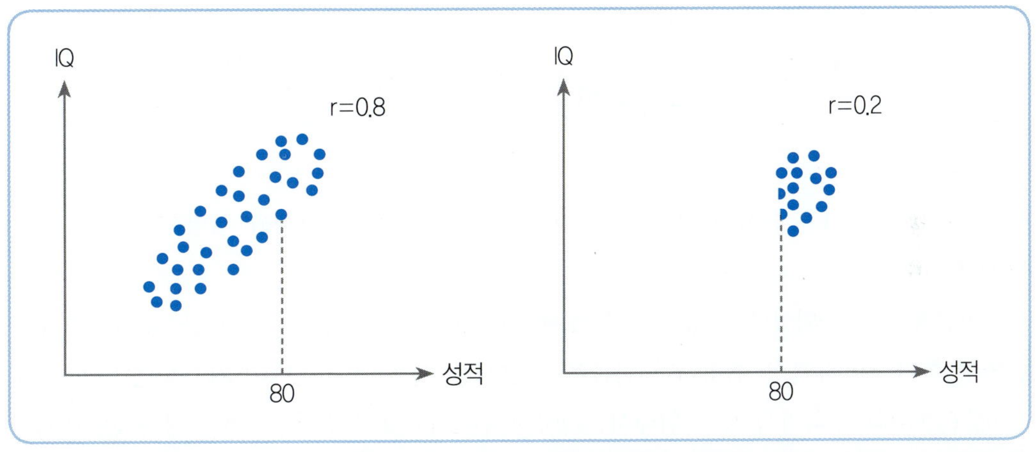

[그림 12-4] 부적절한 상관계수 예

시험성적과 IQ에 대한 상관계수를 구했을 때 그 값이 r = 0.8로 나왔다고 하자. 그런데 만약 국가고시 시험성적이 80점 이상인 학생들만을 대상으로 국가고시 시험성적과 IQ에 대한 상관계수를 얻으면 그 값이 r = 0.2가 나올 것이다. 즉 자료의 범위를 제한하였을 경우에 일반적으로 상관계수가 낮게 나온다.

또한 변수 간의 상관관계는 어떤 집단을 대상으로 얻느냐에 따라 큰 차이를 보일 수 있다. 전체표본을 젊은 환자와 노인 환자로 나눌 경우 젊은 환자들은 일반적으로 회복이 빠르므로 운동시간과 회복정도가 비교적 높은 양의 상관관계를 보이지만, 노인 환자의 경우는 운동시간이 많을수록 쉽게 피로가 누적되어 높은 음의 상관계수를 얻을 경우가 있다. 이때 젊은 환자와 노인 환자를 모두 합하여 상관계수를 계산한다면 상관계수는 거의 0에 가깝게 나타날 수 있다. 즉 전체 환자들을 대상으로 얻어진 낮은 상관계수를 근거로 운동시간과 회복정도 간에는 상관이 없다고 결론을 내리면 매우 위험하다는 것을 보여준다.

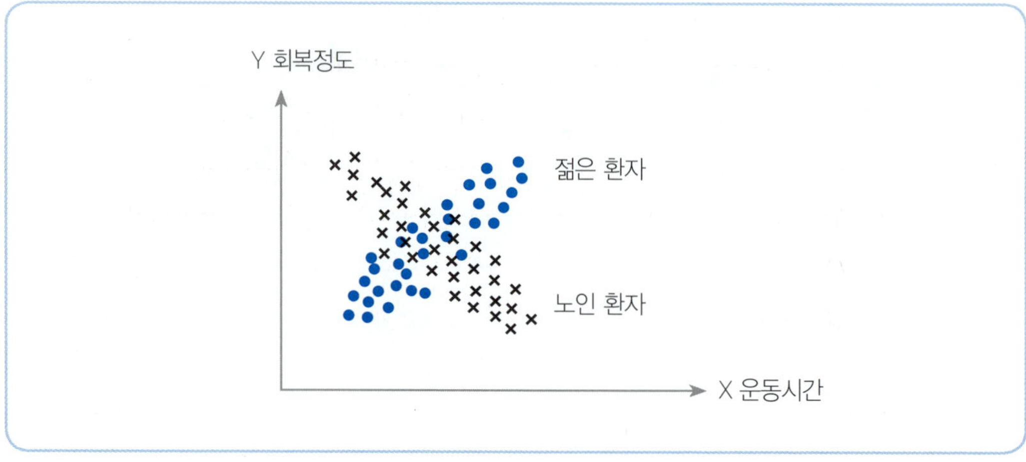

[그림 12-5] 부적절한 상관분석 예

따라서 이 경우 젊은 환자와 노인 환자 각각으로 나누어 상관관계를 설명하는 것이 바람직할 것이다.

상관관계가 계산되었다면 영가설 하에서 이러한 상관계수를 얻을 확률은 얼마인가를 알아야 한다. 이 확률을 추정하기 위하여 t-분포를 이용한다. 이때의 자유도는 n-2가 된다. 상관계수의 유의성 검정을 위해서는 표본상관계수 r을 기초로 하여 모상관계수가 0과 유의한 차이를 보이는지 일정한 수준 하에서 검정을 하여야 한다. 즉, H_0: $\rho = 0$을 검정해야 한다. 이때 검정통계량을 다음의 공식으로 구한다.

$$t = \frac{r-0}{\sqrt{\frac{1-r^2}{n-2}}} = \frac{r\sqrt{n-2}}{1-r^2}$$

$r = 0.65$이면서 $p < 0.05$라는 것의 의미는 $r = 0$이라는 영가설을 갖고서 이러한 연구를 100번 반복했을 때 표본추출 오차로 인해 $r = 0.65$를 얻을 경우는 다섯 번 이하라는 것을 의미한다. 어떤 상관계수가 통계적으로 의미가 있게 나왔다고 하더라도 상관정도와 방향에 대하여 같이 고려를 해야 한다. 그리고 영가설이 기각되고 대립가설이 채택되어도 그것이 의미하는 것은 단순히 선형관계가 있다는 것을 보여줄 뿐이지, 두 변수간의 인과관계가 있다는 것을 의미하지는 않는다.

일반적으로 가설검정에서 영가설이 사실일 때 이를 기각할 확률인 type I error가 0.05를 넘지 않도록 하고 있다. 가설검정을 한 번 할 때는 p-value를 0.05와 비교하면 되는데, 동일한 연구 혹은 실험에서 가설검정을 여러 개 동시에 수행하여 그 중 유의한 것을 찾을 경우 그 중 하나가 0.05보다 작을 확률은 커진다. 마치 동일한 실험에서 t-검정을 여러 번 수행하면 실제보다 p값이 작아져서 유의할 가능성이 커지는 것과 마찬가지이다. 이 때 유의수준 0.05를 비교하려는 수로 나누어 보정해주는 본페로니방법을 흔히 사용한다.

상관계수를 구할 때 영가설은 "상관성이 없다" 즉 모집단의 상관계수를 의미하는 모상관계수는 0이라는 것을 검정하게 되는데 동일한 연구에서 상관계수를 구하는 영가설 검정을 여러 번 하게 되면 역시 유의수준을 0.05로 보았더라도 상관계수가 유의해질 가능성이 높아진다. 즉 type I error가 실질적으로 0.05 이상이 된다. 이것을 보정해주려면 상관분석을 할 때도 상관계수를 구하려는 비교의 수로 유의수준 0.05를 나눠주는 방법을 사용한다. 예를 들어 평가도구 3개간의 상관계수를 구한다고 할 때 비교가능한 수가 3개이므로 이 때는 유의수준을 0.05/3=0.017로 정하여 유의성을 검정한다.

* Huang Y-J, Chen K-L, Chou Y-T, et al. Comparison of the Responsiveness of the Long-Form and Simplified Stroke Rehabilitation Assessment of Movement: Group- and Individual-Level Analysis. *Phys Ther*. 2015;95(8):1172-1183.

상관계수가 갖는 특성 중의 하나는 r값이 서열척도의 특성을 갖는다는 것이다. 즉 r = 0.40은 r = 0.20에 비해서 두 배의 높은 상관관계를 갖는다고 말할 수 없다. 그리고 r = 0.50과 r = 0.60의 차이가 r = 0.80과 r = 0.90의 차이와 같다고 말할 수 없다. 각각의 상관계수는 상대적인 순위로 해석되어야 한다. 상관계수 자체는 실제 측정값이 아니라 단지 편의상 사용되는 지수일 뿐이다. 상관관계의 정도를 해석하는데 있어서는 학자마다 다른 견해를 갖고 있다. Blesh(1974)는 다음과 같이 상관계수에 따른 상관정도를 설명하였다.

0.90부터 0.99　높은 상관관계(high reliability)
0.80부터 0.89　양호한 상관관계(good reliability)
0.70부터 0.79　보통 상관관계(fair reliability)
0.69 이하　낮은 상관관계(poor reliability)

* Blesh TE. Measurement in Physical Education. New York. The Ronald Press Co., 1974.

2) SPSS를 이용한 피어슨 상관분석의 예

다음은 손에 부종이 있는 환자 19명에 대하여 부종정도를 두 번 측정한 가상의 자료다. 측정값들은 부종측정기(volumeter)에 손을 넣었을 때 물의 높이가 보여주는 눈금(mm)을 읽은 것이다. 이 자료를 수작업으로 계산하면 [표 12-9]와 같다.

[표 12-9] 검사 전후의 물의 부피 변화

검사 전(물 변화량 단위: mm)	검사 후(물 변화량 단위: mm)
36.0	36.0
18.0	17.0
22.0	22.0
17.0	16.0
24.0	24.0
20.0	23.0
20.0	18.0
8.0	10.4
12.0	16.6
14.0	15.6
13.0	12.8
22.0	24.0
16.5	15.0
17.2	16.4
10.4	10.0
22.8	19.6
15.0	16.0
10.4	10.4
9.8	10.0

$\Sigma X = 328.10$ $\Sigma Y = 332.80$

$\Sigma X^2 = 6{,}451.29$ $\Sigma XY = 6{,}475.82$ $\Sigma Y^2 = 6{,}563.20$

$(\Sigma X)^2 = 107{,}649.61$ $(\Sigma Y)^2 = 110{,}755.84$

$$r = \frac{n\sum XY - (\sum X)(\sum Y)}{\sqrt{[n\sum X^2 - (\sum X)^2][n\sum Y^2 - (\sum Y)^2]}}$$

$$= \frac{19 \times 6{,}475.82 - 328.10 \times 332.80}{\sqrt{[19 \times 6{,}451.29 - 328.10^2][19 \times 6{,}563.20 - 332.80^2]}}$$

$$= \frac{13848.90}{\sqrt{14924.90 \times 13944.96}}$$

$$= \frac{13848.90}{14426.61} = 0.95995 = 0.96$$

이 자료를 이용하여 SPSS로 분석해 보자. SPSS를 실행시키고 자료를 다음과 같이 입력한다.

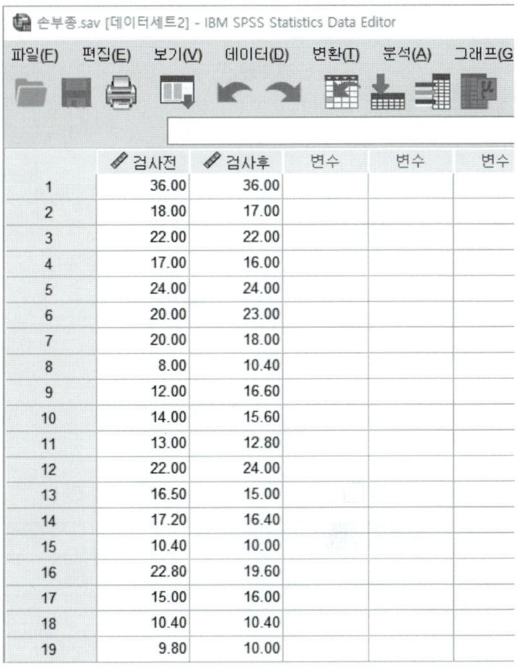

손부종.sav [데이터세트2] - IBM SPSS Statistics Data Editor

파일(F) 편집(E) 보기(V) 데이터(D) 변환(T) 분석(A) 그래프(G

	검사전	검사후	변수	변수	변수
1	36.00	36.00			
2	18.00	17.00			
3	22.00	22.00			
4	17.00	16.00			
5	24.00	24.00			
6	20.00	23.00			
7	20.00	18.00			
8	8.00	10.40			
9	12.00	16.60			
10	14.00	15.60			
11	13.00	12.80			
12	22.00	24.00			
13	16.50	15.00			
14	17.20	16.40			
15	10.40	10.00			
16	22.80	19.60			
17	15.00	16.00			
18	10.40	10.40			
19	9.80	10.00			

분석 → 상관분석 → 이변량 상관을 클릭한다.

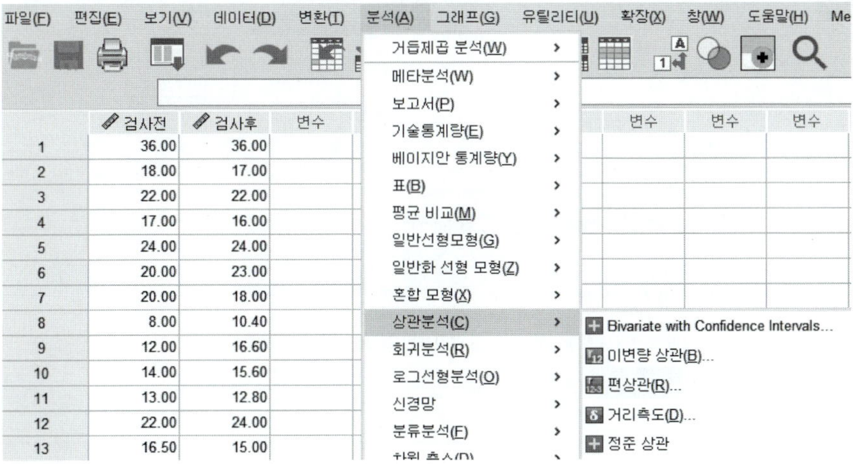

파일(F) 편집(E) 보기(V) 데이터(D) 변환(T) 분석(A) 그래프(G) 유틸리티(U) 확장(X) 창(W) 도움말(H) Me

- 거듭제곱 분석(W)
- 메타분석(W)
- 보고서(P)
- 기술통계량(E)
- 베이지안 통계량(Y)
- 표(B)
- 평균 비교(M)
- 일반선형모형(G)
- 일반화 선형 모형(Z)
- 혼합 모형(X)
- 상관분석(C)
  - Bivariate with Confidence Intervals...
  - 이변량 상관(B)...
  - 편상관(R)...
  - 거리측도(D)...
  - 정준 상관
- 회귀분석(R)
- 로그선형분석(O)
- 신경망
- 분류분석(F)

	검사전	검사후	변수
1	36.00	36.00	
2	18.00	17.00	
3	22.00	22.00	
4	17.00	16.00	
5	24.00	24.00	
6	20.00	23.00	
7	20.00	18.00	
8	8.00	10.40	
9	12.00	16.60	
10	14.00	15.60	
11	13.00	12.80	
12	22.00	24.00	
13	16.50	15.00	

검사전과 검사후 변수를 마우스로 블록을 만든 다음 가운데에 있는 화살표를 클릭한다. 측정값이 비척도로 측정되었으므로 Pearson에 표시가 되었는지 확인한다.

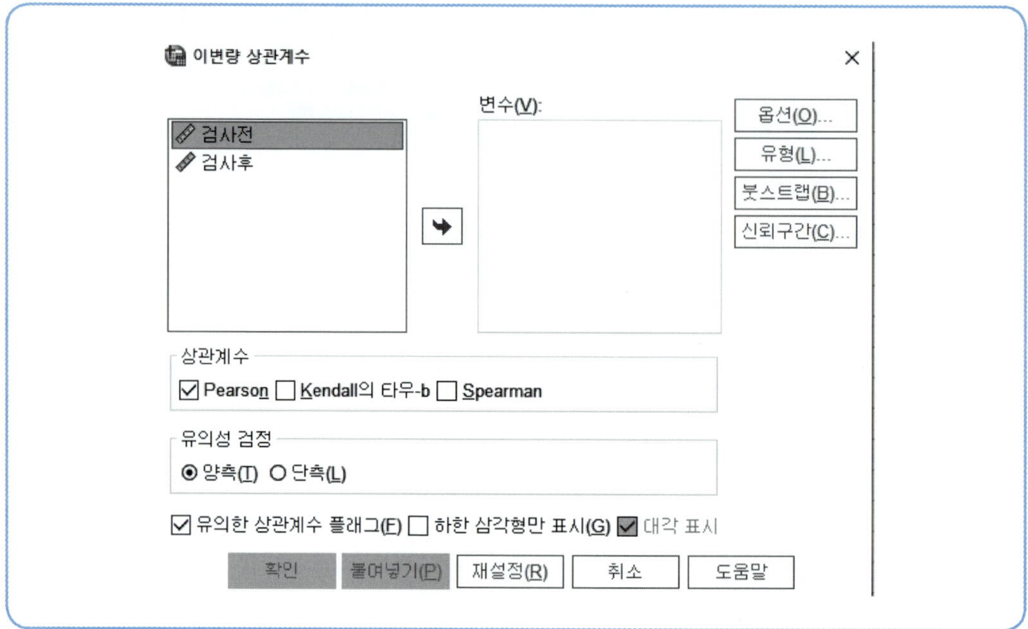

다음의 그림이 나오면 확인을 클릭한다.

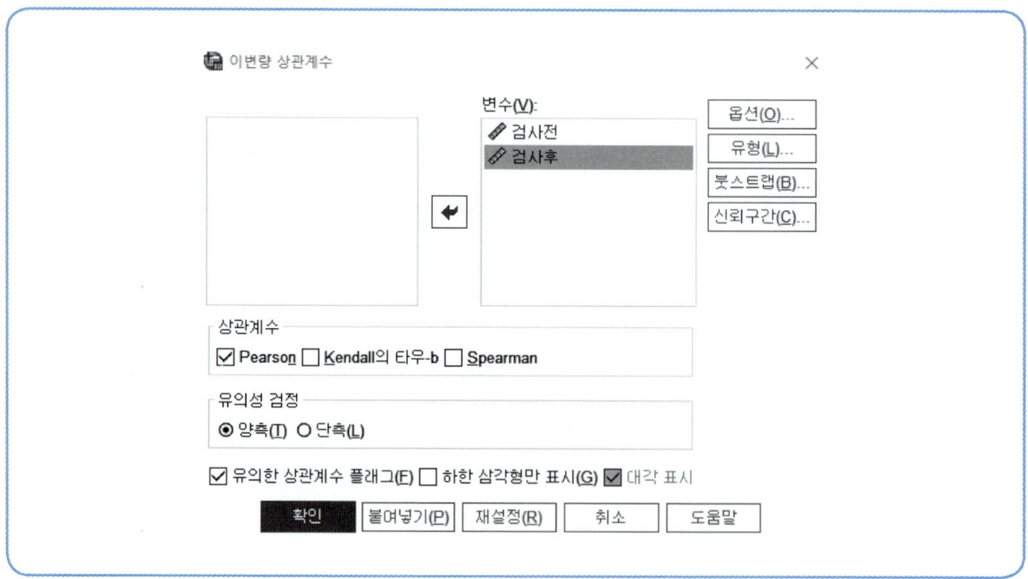

다음과 같은 결과표를 얻을 것이다. 이 결과에 의하면 검사 전과 검사 후 측정값간의 피어슨 상관계수 $r = 0.960(p = 0.000)$으로 양의 상관관계가 있음을 알 수 있다. 이 경우는 두 변수간의 관련성이 높을 가능성도 높고 실제 관련성도 높지만, 예를 들어 혈중 콜레스테롤과 피부두께의 단순상관계수가 $r = 0.08$, $p<0.01$이었다면 두 변수간의 관련성이 있을 가능성은 높으나($p<0.01$), 상관계수 $r = 0.08$이므로 그 관련성은 높지 않다고 해석한다.

상관계수

		검사전	검사후
검사전	Pearson 상관계수	1	.960**
	유의확률(양쪽)		<.00
	N	19	19
검사후	Pearson 상관계수	.960**	1
	유의확률(양쪽)	<.001	
	N	19	19

**. 상관계수는 0.01 수준(양쪽)에서 유의합니다.

3) 스피어맨 상관계수

피어슨 상관계수와 대응되는 비모수통계 방법은 스피어맨 순위상관계수(흔히 스피어맨 상관계수라고 함)가 있다. 스피어맨 상관계수를 사용하려면 변수 x나 y 중의 하나가 측정수준에 있어서 서열척도이거나 x나 y가 정규분포를 하지 않거나, 표본크기가 작은 경우, 그리고 선형관계를 가정할 수 없는 경우다. 모집단에서의 스피어맨 상관계수는 ρ_s로 표기하고 표본의 스피어맨 상관계수는 r_s로 표기한다. 표본에서 스피어맨 상관계수를 구하는 공식은 다음과 같다.

$$r_s = 1 - \frac{6\Sigma d^2}{n(n^2-1)}$$

스피어맨 상관계수에서는 r_s^2를 사용하지 않는다. 스피어맨 상관계수를 수작업으로 계산하는 예를 [표 12-10]에 제시하였다. 10명의 물리치료 전공 학생을 대상으로 학교성적과 임상실습성적과의 관련성을 비교한 것이다.

[표 12-10] 학교성적과 임상실습성적과의 순위상관

X(임상실습성적)	순위	Y(학교성적)	순위	(X−Y)	d^2
9.0	4	3.0	6.5	−2.5	6.25
8.0	6	2.9	8.0	−2.0	4.00
10.0	1	3.5	2.0	−1.0	1.00
6.0	9	3.0	6.5	2.5	6.25
8.3	5	3.1	5.0	0	0
7.0	8	2.7	9.0	−1.0	1.00
9.2	3	3.6	1.0	2.0	4.00
5.0	10	2.5	10.0	0	0
7.2	7	3.2	3.5	3.5	12.25
9.3	2	3.2	3.5	−1.5	2.25
					37.00

$$\rho = 1 - \frac{6(37.00)}{10(100-1)} = 1 - \frac{220.00}{990.00} = 1 - .22 = .78$$

SPSS에서 비모수검정방법에 의한 Spearman상관분석을 하고 싶으면 피어슨 상관계수를 구할 때와 같은 절차를 거치되 상관계수 항목에서 Spearman에 표시를 하고 확인을 클릭하면 된다.

자료를 다음과 같이 입력한다.

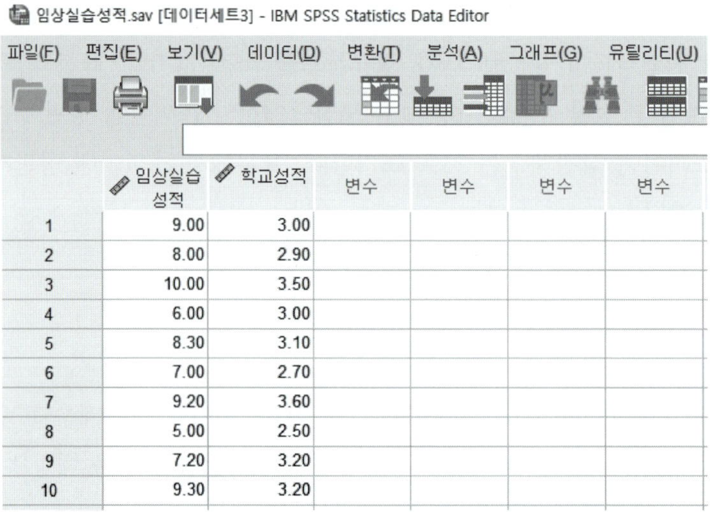

임상실습성적.sav [데이터세트3] - IBM SPSS Statistics Data Editor

파일(F) 편집(E) 보기(V) 데이터(D) 변환(T) 분석(A) 그래프(G) 유틸리티(U)

	임상실습성적	학교성적	변수	변수	변수	변수
1	9.00	3.00				
2	8.00	2.90				
3	10.00	3.50				
4	6.00	3.00				
5	8.30	3.10				
6	7.00	2.70				
7	9.20	3.60				
8	5.00	2.50				
9	7.20	3.20				
10	9.30	3.20				

분석 → 상관분석 → 이변량 상관을 클릭한다.

파일(F) 편집(E) 보기(V) 데이터(D) 변환(T) 분석(A) 그래프(G) 유틸리티(U) 확장(X) 창(W) 도움말(H) Meta

거듭제곱 분석(W)
메타분석(W)
보고서(P)
기술통계량(E)
베이지안 통계량(Y)
표(B)
평균 비교(M)
일반선형모형(G)
일반화 선형 모형(Z)
혼합 모형(X)
상관분석(C)
회귀분석(R)
로그선형분석(O)
신경망
분류분석(F)

Bivariate with Confidence Intervals...
이변량 상관(B)...
편상관(R)...
거리측도(D)...
정준 상관

	임상실습 성적	학교성적	변수
1	9.00	3.00	
2	8.00	2.90	
3	10.00	3.50	
4	6.00	3.00	
5	8.30	3.10	
6	7.00	2.70	
7	9.20	3.60	
8	5.00	2.50	
9	7.20	3.20	
10	9.30	3.20	
11			
12			

상관관계를 보고자 하는 변수를 오른쪽으로 옮긴다.

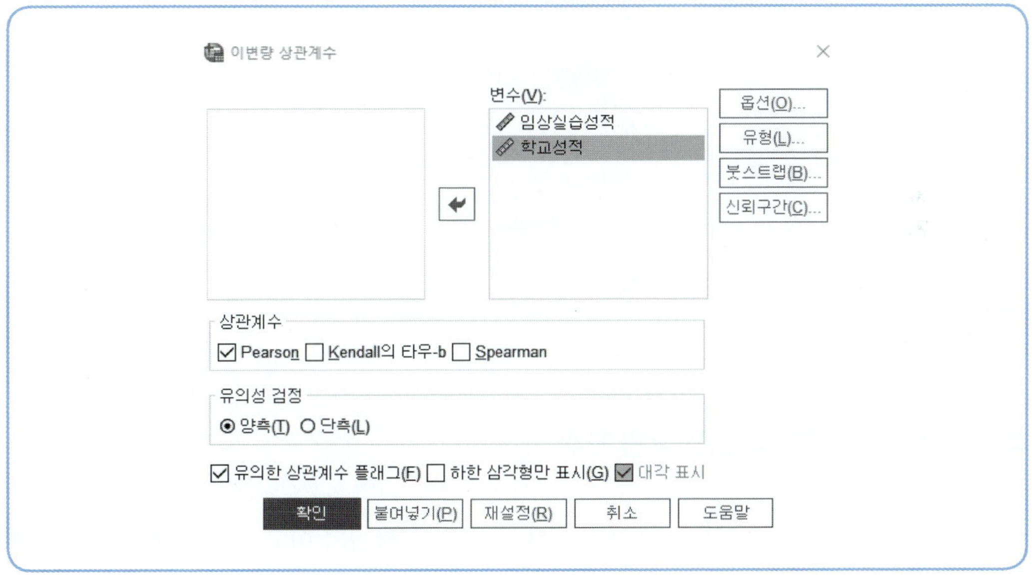

Pearson의 체크 표시를 해제하고 Spearman에 체크 표시를 하고 확인을 클릭한다.

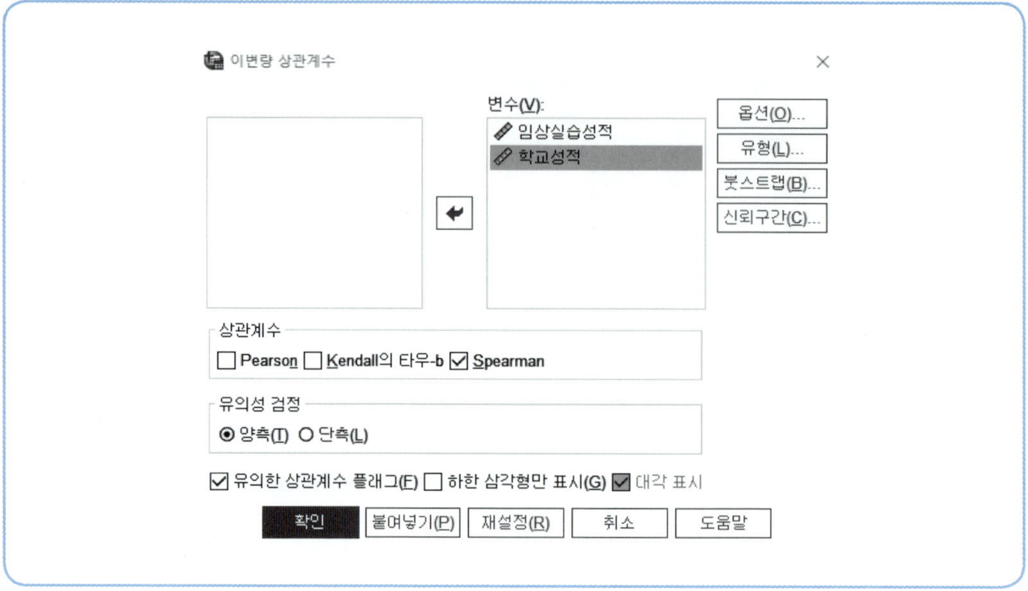

결과표는 다음과 같다.

상관계수

			임상실습성적	학교성적
Spearman의 rho	임상실습성적	상관계수	1.000	.774**
		유의확률(양측)	.	.009
		N	10	10
	학교성적	상관계수	.774**	1.000
		유의확률(양측)	.009	.
		N	10	10

**. 상관유의수준이 0.01입니다(양측).

4) 양류(Point-Biserial) 상관계수

만약 X라는 변수가 예, 아니오 같이 2개로 나뉜 이분형 변수이고 Y라는 변수는 연속형 변수일 때 두 변수 사이에 관련성을 알아보려면 양류 상관계수를 구하면 된다. 구하는 방법은 피어슨 상관계수의 공식과 같으므로 컴퓨터 프로그램을 이용하면 된다.

예를 들어 마비측과 강직정도의 관련성을 알아보려고 하면 마비측을 왼쪽과 오른쪽으로 나눌 수 있으므로 다음의 그림과 같이 자료를 입력시킨다.

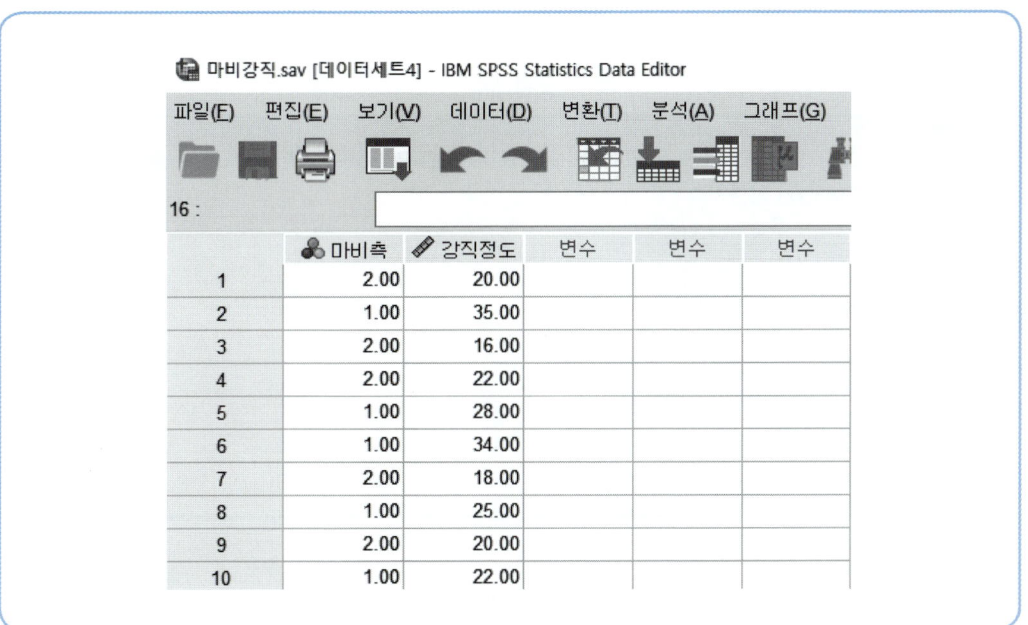

	마비측	강직정도	변수	변수	변수
1	2.00	20.00			
2	1.00	35.00			
3	2.00	16.00			
4	2.00	22.00			
5	1.00	28.00			
6	1.00	34.00			
7	2.00	18.00			
8	1.00	25.00			
9	2.00	20.00			
10	1.00	22.00			

분석 → 상관분석 → 이변량 상관계수를 클릭하고 아래의 화면에서 변수를 오른쪽 칸으로 옮긴다.

이변량 상관계수

변수(V):
마비측
강직정도

옵션(O)...
유형(L)...
붓스트랩(B)...
신뢰구간(C)...

상관계수
☑ Pearson ☐ Kendall의 타우-b ☐ Spearman

유의성 검정
◉ 양측(T) ○ 단측(L)

☑ 유의한 상관계수 플래그(F) ☐ 하한 삼각형만 표시(G) ☑ 대각 표시

확인 붙여넣기(P) 재설정(R) 취소 도움말

상관계수에서 피어슨 항목에 표시되어 있는지를 확인하고 확인을 클릭한다.
다음의 결과가 나온다.

상관계수

		마비측	강직정도
마비측	Pearson 상관계수	1	-.781**
	유의확률(양쪽)		.008
	N	10	10
강직정도	Pearson 상관계수	-.781**	1
	유의확률(양쪽)	.008	
	N	10	10

**. 상관계수는 0.01 수준(양쪽)에서 유의합니다.

11. 회귀분석

때로는 한 변수를 통해서 다른 변수를 예측하고자 할 때가 있다. 이런 경우에 회귀분석을 한다. 회귀란, 주어진 변수들 간의 관계를 이용하여 두 변수가 어떠한 규칙적인 관계를 가지고 있느냐에 따라서 한 변수로부터 다른 한 변수의 값을 예측하는 통계적 방법이다. 상관계수에서는 두 변수가 같은 지위를 갖지만, 회귀분석에서는 예측하는 X변수를 독립변수라고 하고 예측되는 Y변수를 종속변수라 한다. 따라서 적정한 회귀식이 제공되고 임의의 X의 값이 제공된다면 이를 회귀식(예; Y = bX+a)에 대입하여 종속변수 Y의 값을 예측할 수 있다. 회귀식에서 a와 b를 구하는 공식은 다음과 같다.

$$a = (\overline{Y} - b\overline{X})$$

$$b = \frac{\Sigma XY - \frac{(\Sigma X)(\Sigma Y)}{n}}{\Sigma X^2 - \frac{(\Sigma X)^2}{n}}$$

[표 12-11]은 세모근 수축시간에 따른 근활동전위를 측정한 값이다. 이 자료로부터 예측식을 구하면 Y′= 5.380 + 0.023X가 된다. 예를 들어, 세모근 수축시간이 45초라면 예측되는 근활동전위량은 Y′= 5.380 + 0.023×45 = 6.420 RMS(root mean square)가 된다. Y′값은 실제값이 아니고 예측값이므로 45초 근수축을 하였을 경우 반드시 6.420 RMS가 나오는 것은 아니다. 예를 들어, 40초 수축하였을 경우에는 예측식에서는 6.30 RMS가 나오지만 실제로는 6.06 RMS가 나온 것을 [표 12-11]에서 알 수 있다. 실제 관측치와 0.24 RMS의 차이가 있지만 6.30 RMS는 우리가 실제로 40초 동안 근수축을 하여 측정하지 않고도 예측을 통해 얻을 수 있는 최선의 값이다. 이러한 예측값은 사례수를 많이 하여 예측식을 구할수록 더욱 좋은 예측식을 얻을 수 있고 그 예측식을 통하여 얻은 값은 실제 관측값에 가까워진다. 10개 혹은 100개의 데이터로부터 얻어진 예측식보다는 1,000개의 데이터로부터 얻어진 예측식이 더욱 정확하다.

[표 12-11] 세모근 수축시간으로부터 근활동전위의 예측

X 근수축지속시간(seconds)	Y 근활동전위(RMS)
10	5.96
20	5.98
30	6.02
40	6.06
50	6.27
60	6.58
70	6.91
80	7.20
90	7.52
100	8.03

$\Sigma X = 550$ $\Sigma Y = 66.53$

$(\Sigma X)^2 = 302{,}500$ $(\Sigma Y)^2 = 4{,}426.24$

$\Sigma X^2 = 38{,}500$ $\Sigma Y^2 = 447.47$

$\Sigma XY = 3{,}850$

$\overline{X} = 55.0$ $\overline{Y} = 6.65$ $r = .95$

$$b = \frac{\Sigma XY - \frac{(\Sigma X)(\Sigma Y)}{n}}{\Sigma X^2 - \frac{(\Sigma X)^2}{n}} = \frac{3{,}850 - \frac{(550)(66.53)}{10}}{38{,}500 - \frac{302{,}500}{10}}$$

$$= \frac{3{,}850 - 3{,}65915}{38{,}500 - 30{,}250} - \frac{190.85}{8{,}250} = 0.023$$

$$a = (\overline{Y} - b\overline{X}) = 6.65 - (0.023)55 = 6.65 - 1.27$$

$$= 5.38$$

$$Y' = 5.380 + .023X$$

Y′=Y의 예측치(the predicted of Y value)

a=Y의 상수(intercept of Y)

b=직선의 기울기(slope of the line)

X=X변수(X variable on which prediction is based)

상관계수는 회귀분석을 하기 전에 유용한 정보를 제공한다. 왜냐하면, 상관계수가 높지 않으면 회귀식은 예측력이 높지 않다. 회귀식을 사용할 때는 주의가 필요하다. 두 변수 간에는 선형상관관계가 있어야 한다. 즉, 수축시간이 길면 근활동전위의 양도 증가하여야 한다. 실제로 자료를 산포도 형태로 제시하였을 때 직선관계를 나타내는 경우는 드물다. 또 상관관계가 높다고 하여 반드시 인과관계가 있는 것은 아니다. 1차방정식을 통하여 한 대상자의 근활동전위량을 예측하고 싶겠지만 근활동전위량은 근수축시간 한 요소로만 예측할 수 있는 것이 아니다. 근활동전위량에 영향을 미치는 요소에는 연령, 성, 피부저항, 근육둘레 등 다양한 요소들이 영향을 미칠 수 있다. 이러한 요소들을 전부 포함하여 회귀식을 구할 경우 다중회귀분석(multiple regression)이라고 한다.

위의 예제 자료를 SPSS로 분석해 보자. SPSS를 실행시키고 자료를 다음과 같이 입력한다.

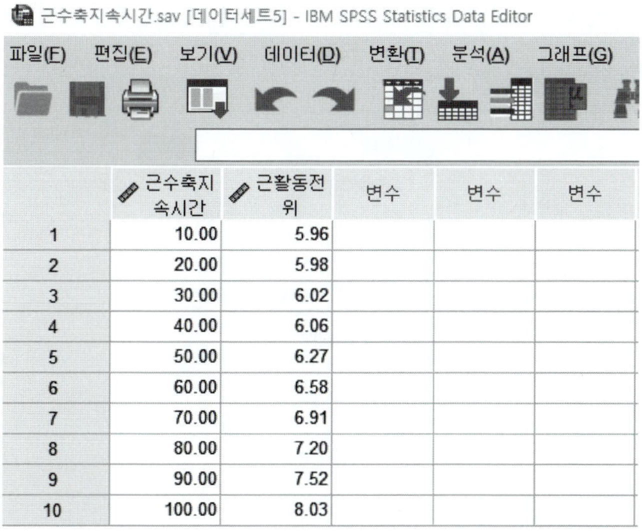

근수축지속시간.sav [데이터세트5] - IBM SPSS Statistics Data Editor

파일(F) 편집(E) 보기(V) 데이터(D) 변환(T) 분석(A) 그래프(G)

	근수축지속시간	근활동전위	변수	변수	변수
1	10.00	5.96			
2	20.00	5.98			
3	30.00	6.02			
4	40.00	6.06			
5	50.00	6.27			
6	60.00	6.58			
7	70.00	6.91			
8	80.00	7.20			
9	90.00	7.52			
10	100.00	8.03			

분석 → 회귀분석 → 선형을 클릭한다.

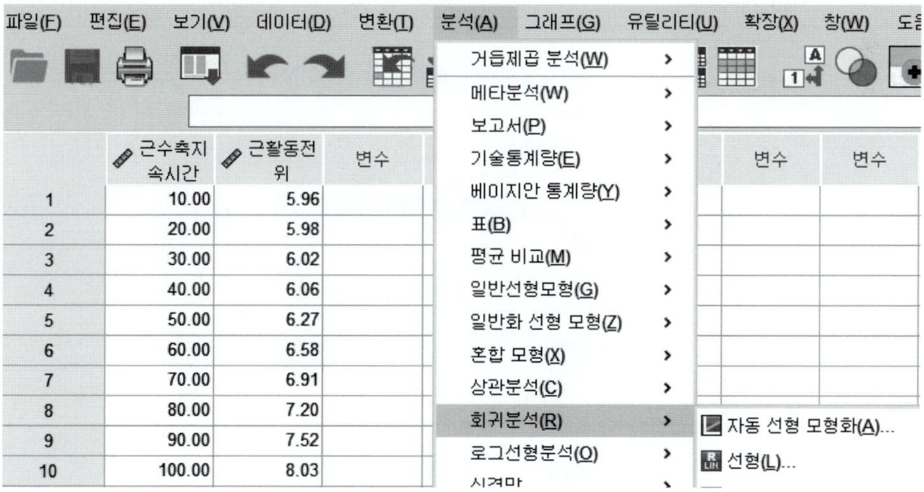

파일(F) 편집(E) 보기(V) 데이터(D) 변환(T) 분석(A) 그래프(G) 유틸리티(U) 확장(X) 창(W) 도움

거듭제곱 분석(W)
메타분석(W)
보고서(P)
기술통계량(E)
베이지안 통계량(Y)
표(B)
평균 비교(M)
일반선형모형(G)
일반화 선형 모형(Z)
혼합 모형(X)
상관분석(C)
회귀분석(R)
로그선형분석(O)

자동 선형 모형화(A)...
선형(L)...

종속변수가 근활동전위이므로 마우스를 이용하여 우측 빈칸으로 옮긴다. 근수축시간이 독립변수이므로 두 번째 빈칸으로 근수축지속시간 변수를 옮긴다.

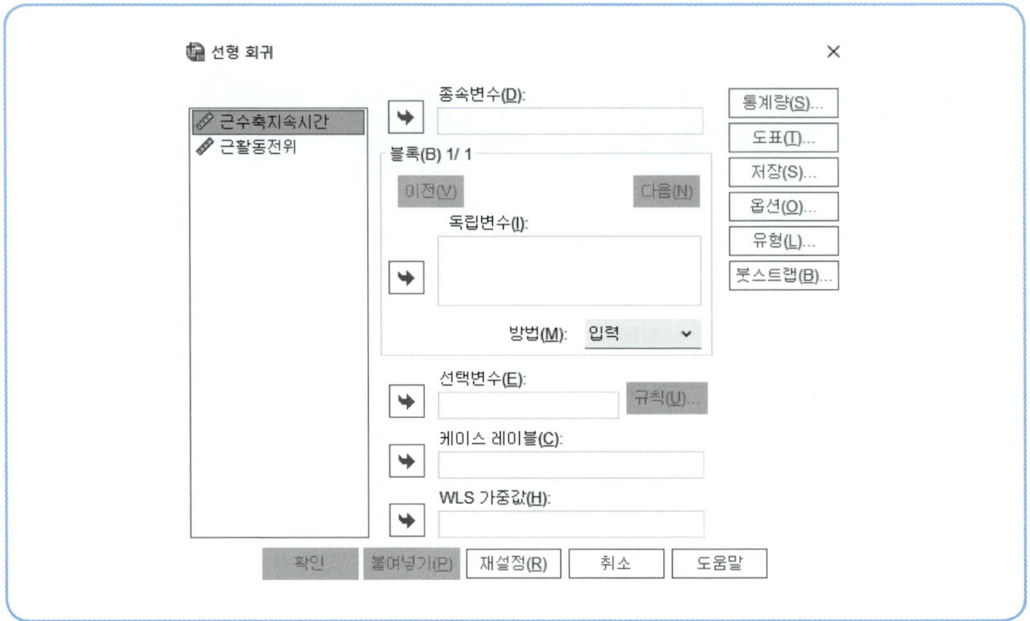

확인을 클릭한다.

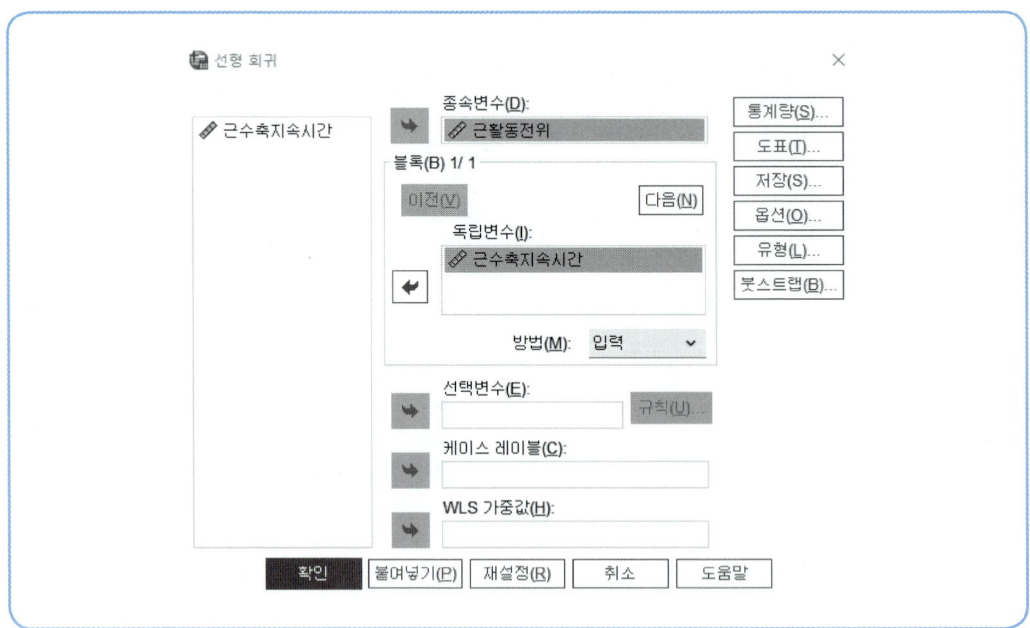

다음의 그림과 같은 결과표가 나온다. 상관계수 r = .954이고 결정계수는 R^2 = .910이다. 그리고 추정된 회귀식 Y′= 5.38+0.023X에 대한 모형은 F검정결과 유의한 모형임을 알 수 있다.

모형요약

모형	R	R 제곱	수정된 R 제곱	추정값의 표준오차
1	.954[a]	.910	.899	.23335

a. 예측값: (상수), 근수축지속시간

ANOVA[b]

모형		제곱합	자유도	평균제곱	F	유의확률
1	회귀모형	4.415	1	4.415	81.081	<.001[a]
	잔 차	.436	8	.054		
	합 계	4.851	9			

a. 예측값: (상수), 근수축지속시간

b. 종속변수: 근활동전위

계수[a]

모형		비표준화계수		표준화계수	t	유의확률
		B	표준오차	베타		
1	(상수)	5.381	.159		33.754	<.001
	근수축지속시간	.023	.003	.954	9.004	<.001

a. 종속변수: 근활동전위

제 13 장

비모수 통계

1. 카이제곱검정
2. 중위수 분석
3. 만-휘트니 검정
4. 윌콕슨 쌍대비교
5. 크루스칼-월리스 일방향 분산분석
6. 스피어맨의 상관계수
7. 코크란 검정
8. 프리드만 이원분산분석
9. 콜모고로프-스미르노프 적합도 검정
10. 켄달의 일치계수
11. 맥네마 검정
12. 주변동질성 검정

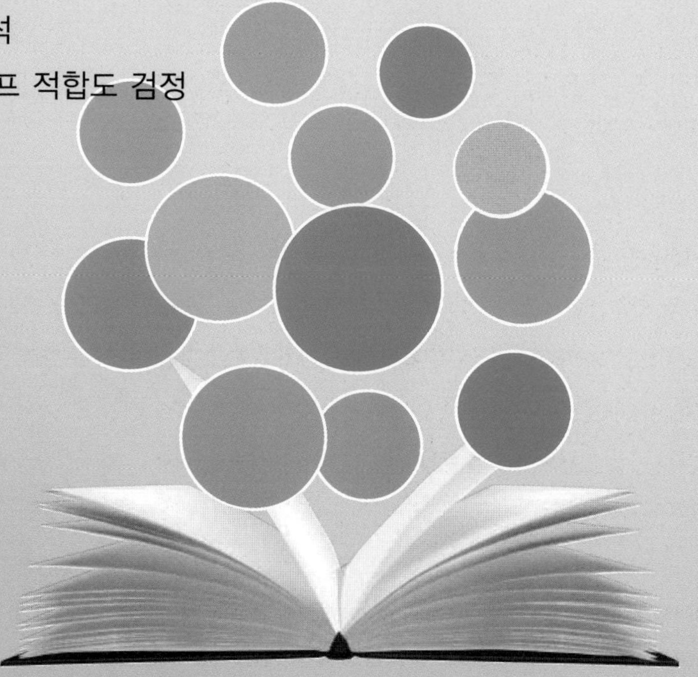

RESEARCH METHODOLOGY

제 13 장
비모수 통계

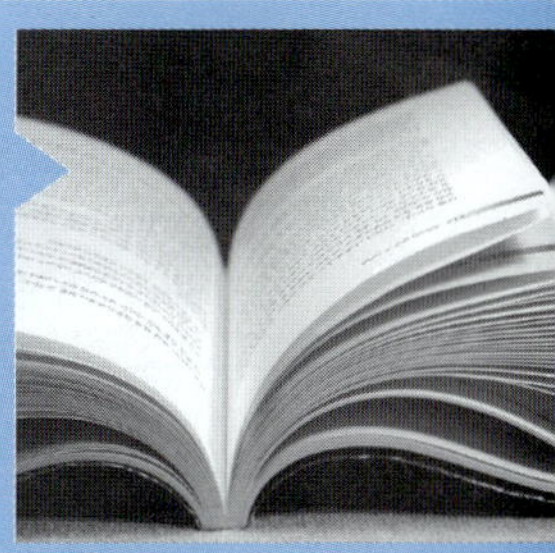

일반적으로 통계학을 크게 모수통계(parametric statistics)와 비모수통계(nonpara-metric statistics)로 구분하고 있다. Metric은 측정절차를 의미하고 para는 자료가 얻어진 모집단에 관한 가정(assumption)을 의미한다. 모수검정에서 가정은,

첫째, 표본들이 무작위로 선정될 것
둘째, 점수들은 서로 독립적일 것
셋째, 자료는 정규분포를 할 것
넷째, 표본들은 분산이 같아야 한다.

모수통계의 계산을 수작업으로 하려면 시간이 많이 걸리고 수학을 잘 못하는 사람들은 이해하기 어려운 단점이 있다. 모든 모수통계검정방법은 가정을 충족시켜야 한다. 그러나 비모수검정방법은 모수검정방법에서와 같은 가정을 엄격하게 요구하지 않는다. 그러므로 비모수검정방법은 때로는 분포무관법(distribution-free method)이라고 불리기도 한다. 비모수검정은 2종 오류를 범할 가능성이 높다. 모수검정은 등간척도와 비척도로 측정된 자료를 분석하기에 적합하다. 반면에 비모수검정은 명목척도와 서열척도로 측정된 경우에 적합하다. 모수검정이 계산하기 어렵고 복잡한 데 비하여 비모수검정은 계산이 쉽다. 비모수검정은 모수검정의 가정을 충족시키기 어렵고 수집된 자료의 수가 적을 때, 그리고 자료의 분포형태를 가정할 수 없을 때 적용된다. 모수검정이 더 적합할 때는 비모수검정보다는 모수검정을 해야 한다. 그 이유는 모수검정이 더 검정력이 높기 때문이다.

비모수검정법은 [표 13-1]과 같이 정리할 수 있다.

[표 13-1] 비모수검정방법 요약

표본특성	명목척도	서열척도
1표본(단일변수)	카이제곱검정	콜모고로프-스미르노프
2표본(두 변수)	맥네마	부호검정, 윌콕슨검정
K-관련표본	코크란검정	프리드만검정
2개 독립표본	크로스탭	중위수검정(median test), 만-휘트니검정
K-독립표본		크루스칼-월리스검정 중위수검정(extension of the median test)

1. 카이제곱검정

χ^2 단일표본분석은 명목척도나 서열척도 등에 포함되는 관찰치와 기대치 간에 차이가 나는가를 검정하는 것으로 적합도 검정(goodness-of-fit)[1)]을 할 때, 명목척도와 서열척도로 이루어진 변수간의 독립성을 검정[2)]할 때 사용한다.

1) χ^2 단일표본검정

범주의 기대치와 관찰치의 빈도수가 차이가 있는지를 검정하는 것이다. 영(귀무)가설은 "H_0: 예상치와 관찰치는 차이가 없다"가 된다. 여기서 χ^2의 통계량은 다음과 같이 계산된다.

$$\chi^2 = \sum_{i=1}^{k} \frac{(O_i - E_i)^2}{E_i}$$

여기서 Oi=i 범주에서 관찰된 수

Ei=i 범주에서 기대된 수

1) 적합도 검정 : 이것은 관찰된 분포(표본분포)가 모집단에 대해 기대하는 분포(이론분포)와 어느 정도 일치하는가를 검정하는 것이다.

2) 분할표에 있어서의 독립성 검정 : 분할표 행과 열의 합계에 의한 기대치와 각 칸 안의 실제 관찰값을 비교하여 검정하는 것이다.

일반적으로 $E_i = \sum_{i=1}^{k} O_i / k$

k = 범주의 수

이 때 계산상에서 구한 χ^2은 자유도 k−1인 χ^2 분포를 따르므로 예상치와 관찰치의 빈도수 차이가 있는지를 검정할 때에는 계산에서 구한 χ^2 통계량과 χ^2 분포표를 보고 미리 정한 유의수준과 자유도에 따라 표에서 찾은 값과 비교하여 같거나 크면 차이가 있다고 판정한다. 카이제곱검정은 기본적으로 표본의 크기가 클수록 바람직하다.

예를 들어 범주의 수가 2일 때 기대빈도수(각 cell 내의 빈도수)는 5 이상이 되어야 한다. 또 범주의 수가 2 이상일 때 기대빈도수의 20% 이상이 5보다 적거나 혹은 기대빈도수의 하나라도 1보다 적으면 이 기법을 적용하는 것은 의미가 없다. 이를 해결하는 방법은 범주의 수를 줄이거나 조사를 더하여 사례의 수를 늘리는 다른 방법을 찾아야 할 것이다. 이런 경우에는 χ^2 검정을 하는 것보다 피셔의 정확확률검정(Fisher's exact test)을 하는 것이 바람직하다. 피셔의 정확확률검정을 하려면 첫째, 총표본 크기가 20 미만일 때, 둘째, 총표본 크기가 20에서 40 사이일 때 각 칸의 기대도수 중 하나라도 5 미만인 것이 있을 때이다.

카이제곱검정의 예를 들어보자. 물리치료실에서 4개의 경피신경 전기자극기(TENS)에 대한 환자의 선호도를 알아보려 한다고 하자. 자료는 [표 13-2]와 같다.

[표 13-2]에서 보듯이 카이제곱 통계량은 18.88이고 유의수준 0.05일 때 임계치는 7.82(0.05, 자유도 3)이므로 영가설을 버린다. 기대치(22.5)와 관측치가 같은지를 알아보려고 90명의 대상자에게 4개의 경피신경 전기자극기에 대한 선호도를 물어본 결과 기대치는 90/4를 하면 22.5가 된다. 얻어진 카이제곱 통계량이 임계치를 넘으므로 관찰치는 기대치

[표 13-2] TENS의 선호도를 알아보려는 카이제곱검정 자료

TENS	O	E	O−E	$(O-E)^2$	$(O-E)^2/E$
A	10	22.5	−12.5	156.25	6.94
B	15	22.5	− 7.5	56.25	2.50
C	30	22.5	7.5	56.25	2.50
D	35	22.5	12.5	156.25	6.94
					Σ=18.88

와 같지 않다고 판정한다. 따라서 네 종류의 경피신경 전기자극기에 대한 환자들의 선호도는 같지 않다고 판정한다.

2) χ^2 두 표본검정

두 개의 집단으로 나뉜 경우를 생각해 보자. 이것을 흔히 2×2 표라고 하는데, 2개의 독립적인 표본 간에 유의한 차이가 있는지를 알아보는 것이다. 이 경우 자유도는 (2−1) (2−1) = 1이 된다. 왼손잡이와 오른손잡이 물리치료사 중에 누가 기술 습득이 빠른지 알아보는 자료가 있다고 하자. 영가설은 H_0 = "왼손잡이와 오른손잡이 간에 기술습득에 있어서 차이가 없다."가 된다. 대립가설 H_1 = "오른손잡이가 왼손잡이보다 기술습득에 있어서 우수하다."가 된다. 이때 과제는 멀리 놓여진 바구니에 공을 넣는 것이었다. 50명의 오른손잡이와 50명의 왼손잡이가 공 던지기 시도를 하여 성공과 실패를 한 횟수를 기입하였다. 유의수준은 0.05이었고 표는 다음과 같이 정리되었다.

	왼손잡이(Lt)	오른손잡이(Rt)	합 계
성공	A=20	B=18	38=(A+B)
실패	C=30	D=32	62=(C+D)
	50=(A+C)	50=(B+D)	N=100

χ^2검정량을 계산하는 공식은 다음과 같다.

$$\chi^2 = N(AD-BC)^2 / (A+B)(C+D)(A+C)(B+D)$$
$$= 100(20\times32-18\times30)^2 / (38)(62)(50)(50) = 1{,}000{,}000/5{,}890{,}000 = 0.17$$

카이제곱 검정표에서 보면 유의수준 0.05, 자유도 1일 때 임계치는 3.84이므로 영가설을 지지하고, 왼손잡이와 오른손잡이에서 기술습득 면에서는 차이가 없다고 판정을 한다. 원래 χ^2 검정에서 자유도가 1일 때는 Yates의 연속성 수정[3]을 해 준다.

McNemar의 χ^2 검정[4]은 짝을 이룬 두 표본에서 분포의 차이를 검정할 때 사용한다. χ^2

3) 예이츠 연속성 수정 공식

4) 맥네마계산 공식

검정에서는 관련성이 있다 혹은 없다는 것만을 알려 줄 뿐 관련성의 정도는 알려 주지 못한다. 관련성의 정도를 알아보려면 다른 분석방법을 더 해야 한다. 명목형 변수의 관련성을 측정할 때는 χ^2 통계량에 근거한 척도로 Phi coefficient, coefficient of contingency, Cramer's V 등이 사용된다. 순서형 변수의 연관성을 알아보는 척도로는 tau-b, tau-c, gamma, Somers' d가 이용된다.

위의 표를 SPSS를 이용하여 분석해 보자. SPSS를 실행시키고 자료를 다음과 같이 입력한다.

	검사	부세손	빈도
1	성공	왼쪽	20
2	성공	오른쪽	18
3	실패	왼쪽	30
4	실패	오른쪽	32

우선 데이터 → 가중 케이스를 클릭한다.

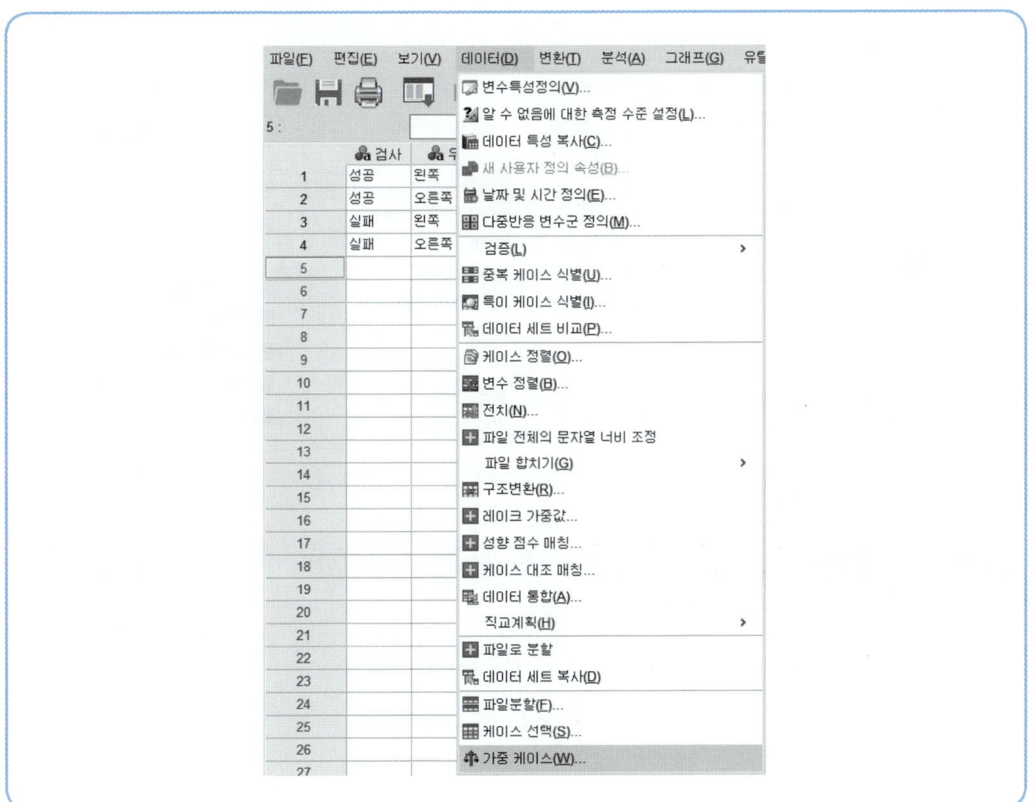

가중 케이스 지정에 클릭한다.

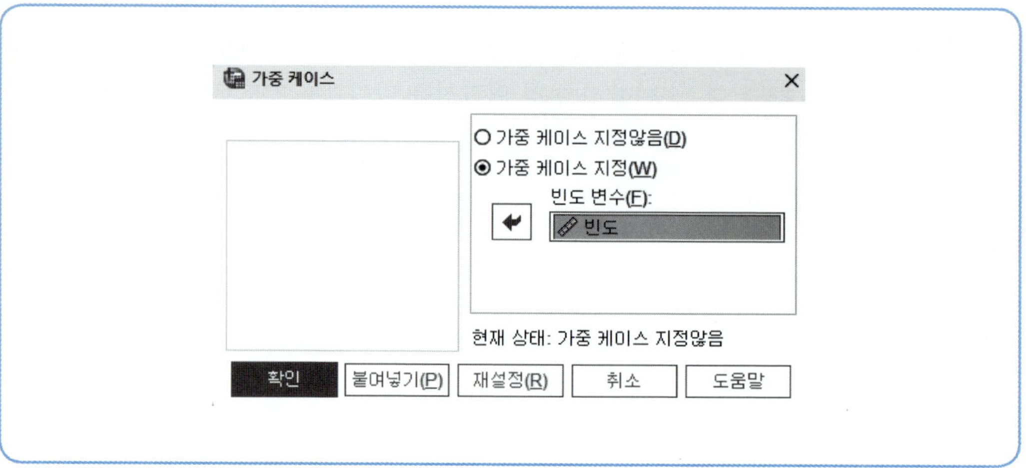

빈도변수를 오른쪽 빈칸으로 옮긴 다음 확인을 클릭한다.

분석 → 기술통계량 → 교차분석을 클릭한다.

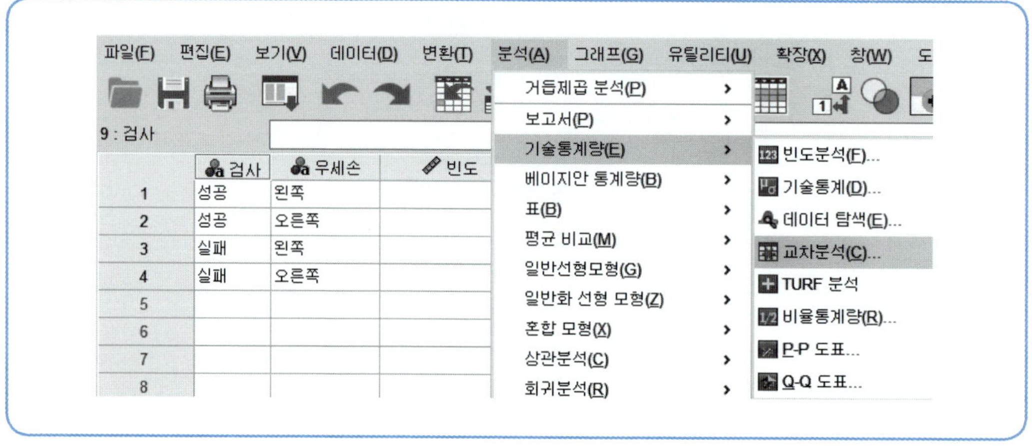

행과 열에 해당하는 변수를 옮겨 놓은 다음 통계량을 클릭한다.

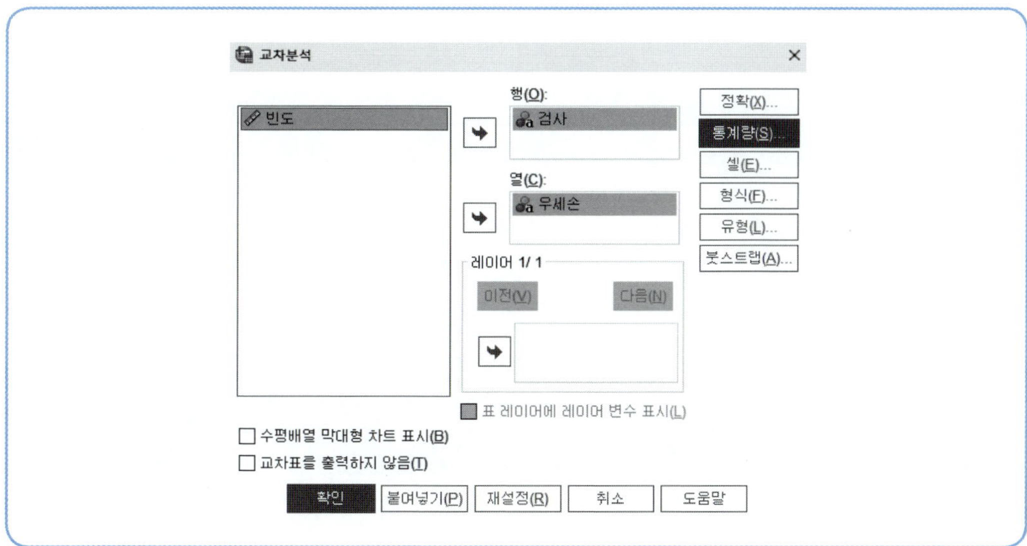

카이제곱에 체크하고 계속을 클릭한다. 확인을 클릭한다.

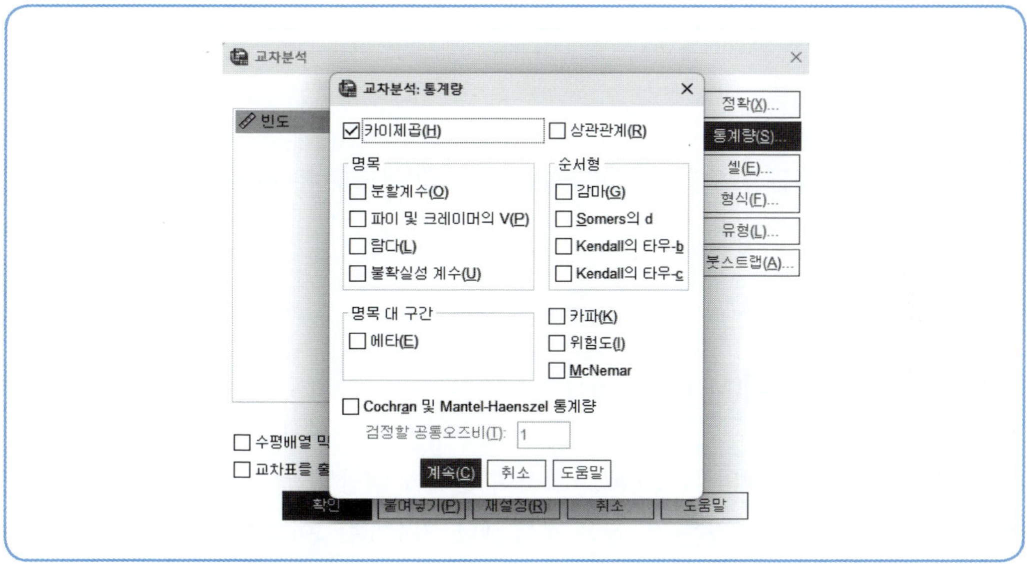

다음과 같은 결과표가 나온다.

검사 * 우세손 교차표

빈도

		우세손		전체
		오른쪽	왼쪽	
검사	성공	18	20	38
	실패	32	30	62
전체		50	50	100

카이제곱검정

	값	자유도	점근 유의확률 (양측검정)	정확한 유의확률 (양측검정)	정확한 유의확률 (단측검정)
Pearson 카이제곱	.170[a]	1	.680		
연속수정[b]	.042	1	.837		
우도비	.170	1	.680		
Fisher의 정확한 검정				.837	.418
유효케이스 수	100				

a. 0 셀(.0%)은(는) 5보다 작은 기대빈도를 가지는 셀입니다. 최소 기대빈도는 19.00입니다.

b. 2×2 표에 대해서만 계산됨

결과표에서 카이제곱 통계량은 0.170, 확률은 0.680이므로 두 변수간의 관련성은 없다고 판정한다.

2. 중위수 분석(Median test)

중위수 분석에서는 2개의 독립표본을 합하여 순위를 매긴 후 중위수를 구하고 각 집단에서 중위수보다 큰 개수, 같은 것, 작은 것을 센다. 자유도는 1이 되며 영가설은 $H_0 : Md_A = Md_B$가 된다. 대립가설은 $H_1 : Md_A \neq Md_B$가 된다. 해석하면 두 모집단은 같은 중위수 값을 갖지 않는다는 뜻이 된다. 이것을 표로 변환하여 나타내면,

	>	≤	
방법 A	A	B	A+B
방법 B	C	D	C+D
	A+C	B+D	N

으로 나타낼 수 있다. 이것을 χ^2공식으로 나타내면

$$\chi^2 = N(AD-BC)^2/(A+B)(C+D)(A+C)(B+D)$$

이 된다.

[표 13-3] 통증에 대한 두 가지 물리치료방법의 비교

방법 A(무통기간, 단위: 분)	방법 B(무통기간, 단위: 분)
1	2
4	1
6	8
10	6
8	12
7	5
6	9
7	10
17	15
13	5

예를 들어 [표 13-3]과 같이 두 가지 치료방법을 적용하여 무통기간을 분으로 나타내었다고 한다. 연구자는 두 가지 치료방법 간에 차이가 있는지를 알아보고자 한다. 영가설은 $H_0 : Md_A = Md_B$가 되고 대립가설은 $H_1 : Md_A \neq Md_B$가 된다. 유의수준은 0.05, χ^2통계량은 0.20이었다. χ^2분포표에서 유의수준 0.05, 자유도 1일 때 임계치는 3.84임을 확인하였다. 이에 근거하여 연구자는 영가설을 거부할 이유가 없다. 따라서 영가설은 참이라고 판정한다. 즉, 두 가지 치료방법 간에는 무통시간에 있어서 차이가 없다고 판정한다.

두 집단을 합친 경우 중위수=7

$\chi^2 = 20(20-30)^2/(10)(10)(9)(11) = 2000/9900 = .202$

	>	≤	
방법 A	4^A	6^B	10
방법 B	5^C	5^D	10
	9	11	20

SPSS를 이용하여 위의 자료를 분석해 보자. SPSS를 실행시키고 다음과 같이 자료를 입력한다.

	무통기간	방법
1	1	1
2	4	1
3	6	1
4	10	1
5	8	1
6	7	1
7	6	1
8	7	1
9	17	1
10	13	1
11	2	2
12	1	2
13	8	2
14	6	2
15	12	2
16	5	2
17	9	2
18	10	2
19	15	2
20	5	2

분석 → 비모수검정 → 레거시 대화상자 → K-독립표본을 클릭한다.

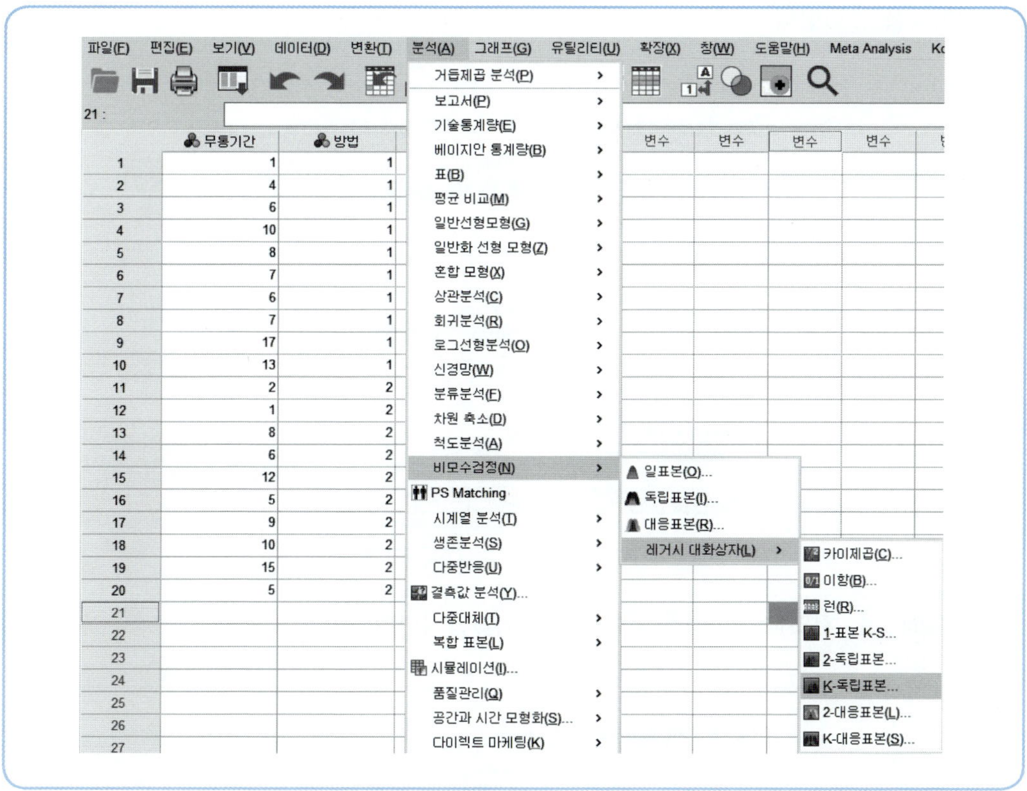

	무통기간	방법
1	1	1
2	4	1
3	6	1
4	10	1
5	8	1
6	7	1
7	6	1
8	7	1
9	17	1
10	13	1
11	2	2
12	1	2
13	8	2
14	6	2
15	12	2
16	5	2
17	9	2
18	10	2
19	15	2
20	5	2

검정변수 칸으로 무통기간을 옮기고 방법을 집단변수로 옮긴다. 검정유형에서 Kruskal-Wallis의 H의 체크표시를 해제하고 중위수에 체크를 한다.

범위지정을 클릭한다.

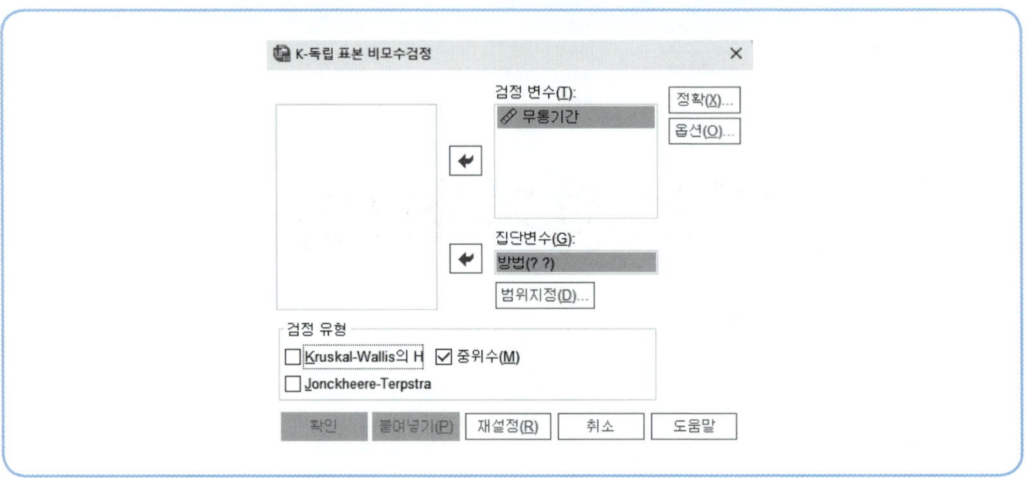

최솟값에 1을, 최댓값에 2를 입력한다. 계속을 클릭한다.

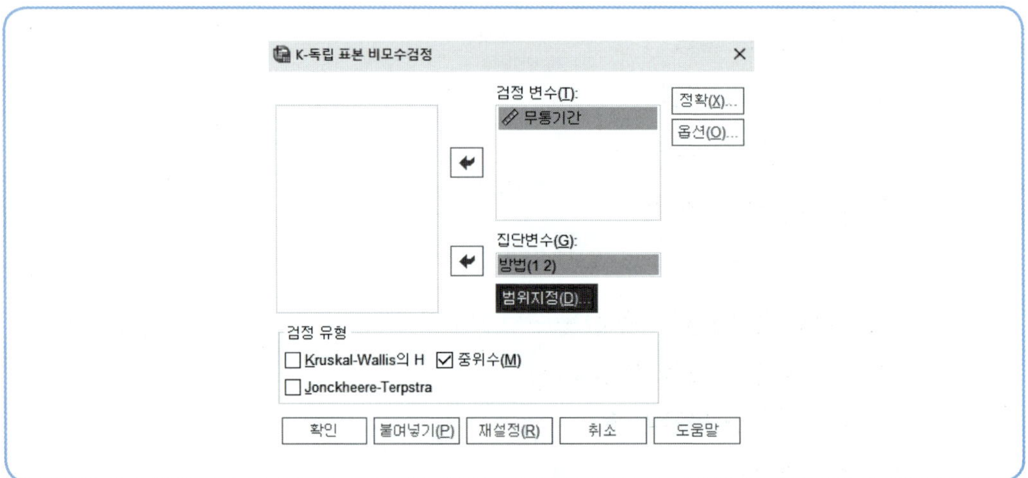

확인을 클릭한다. 다음과 같은 결과표가 나온다.

빈도분석

		방법	
		방법A	방법B
무통기간	> 중위수	4	5
	<= 중위수	6	5

검정통계량[a]

	무통기간
N	20
중위수	7.0000
정확한 유의확률	1.000

a. 집단변수: 방법

3. 만-휘트니 검정(Mann-Whitney U test)

만-휘트니 검정에서는 두 독립표본에 대한 검정을 하되 평균순위를 이용하여 두 집단의 동질성을 검정한다. 모수검정에서 사용하는 독립표본 t-검정에 대응하는 것으로 볼 수 있다.

예를 들어, 다섯 마리의 토끼에게 인위적으로 상처를 만들고 레이저 치료를 한 후에 상처 치유에 걸린 기간을 측정하였다고 하자. 대조군에는 7마리의 토끼가 있었으며 역시 인위적으로 상처를 만든 후 레이저 치료를 하지 않았다. 각 군에서 상처가 아물기까지 걸린 기간을 측정하였는데, 대상자의 수가 너무 적고 측정값들이 정규분포를 한다고 가정할 수 없으므로 비모수검정법을 사용하기로 하였다. 이때 영가설은 $H_0 : \mu_x = \mu_y$가 된다. 유의수준은 0.05이다.

[표 13-4] 레이저의 상처 치유효과를 비교한 자료

실험군 X	순위	대조군 Y	순위
27	2	30	3
51	11	35	5
33	4	25	1
37	6	53	12
43	9	50	10
		38	7
		40	8

두 군의 자료를 합쳐서 순위를 낮은 순서에서 높은 순서로 정렬한다. 그러면 다음과 같은 모양이 된다.

순위	1	2	3	4	5	6	7	8	9	10	11	12
집단	Y	X	Y	X	Y	X	Y	Y	X	Y	X	Y

U는 각각의 Y 앞에 X가 몇 개 있는가를 센 후 그 개수를 다 더한다. U = 1+2+3+3+4+5=18이 된다. 3Y 앞에는 2X가 1개 있으므로 +1, 5Y 앞에는 2X 하나, 4X 하나가 있으므로 +2, 7Y 앞에는 2X 하나, 4X 하나, 6X 하나가 있으므로 +3, 8Y 앞에도 X가 3개이므로 +3, 10Y 앞에는 X가 4개 있으므로 +4, 12Y 앞에는 X가 5개 있으므로 +5가 된다.

Alpha = .05 (two-tailed)

n1\n2	2	3	4	5	6	7	8	9	10	11	12	13	14	15	16	17	18	19	20
2							0	0	0	0	1	1	1	1	1	2	2	2	2
3				0	1	1	2	2	3	3	4	4	5	5	6	6	7	7	8
4			0	1	2	3	4	4	5	6	7	8	9	10	11	11	12	13	14
5		0	1	2	3	5	6	7	8	9	11	12	13	14	15	17	18	19	20
6		1	2	3	5	6	8	10	11	13	14	16	17	19	21	22	24	25	27
7		1	3	5	6	8	10	12	14	16	18	20	22	24	26	28	30	32	34
8	0	2	4	6	8	10	13	15	17	19	22	24	26	29	31	34	36	38	41
9	0	2	4	7	10	12	15	17	20	23	26	28	31	34	37	39	42	45	48
10	0	3	5	8	11	14	17	20	23	26	29	33	36	39	42	45	48	52	55
11	0	3	6	9	13	16	19	23	26	30	33	37	40	44	47	51	55	58	62
12	1	4	7	11	14	18	22	26	29	33	37	41	45	49	53	57	61	65	69
13	1	4	8	12	16	20	24	28	33	37	41	45	50	54	59	63	67	72	76
14	1	5	9	13	17	22	26	31	36	40	45	50	55	59	64	69	74	78	83
15	1	5	10	14	19	24	29	34	39	44	49	54	59	64	70	75	80	85	90
16	1	6	11	15	21	26	31	37	42	47	53	59	64	70	75	81	86	92	98
17	2	6	11	17	22	28	34	39	45	51	57	63	69	75	81	87	93	99	105
18	2	7	12	18	24	30	36	42	48	55	61	67	74	80	86	93	99	106	112
19	2	7	13	19	25	32	38	45	52	58	65	72	78	85	92	99	106	113	119
20	2	8	14	20	27	34	41	48	55	62	69	76	83	90	98	105	112	119	127

만-휘트니 유의수준 0.05인 U 표에서 $n_x = 5$, $n_y = 7$일 때, 행과 열이 만나는 곳에 U값이 5이므로 5보다 작게 나올 경우 $p<0.05$라고 할 수 있다. 여기서는 수작업으로 계산한 U값이 18로 5보다 크므로 이 경우 영가설은 참이라고 할 수 있으며, 두 군 간의 차이가 없다는 영가설을 기각할 이유가 없다고 판정한다.

위의 절차는 두 군 중 표본크기가 큰 것이 8 이하인 경우에 해당하는 방법이고 표본크기가 9에서 20 사이이거나 20 이상이면 각각 다른 절차(공식)를 이용해야 한다.

위의 자료를 SPSS를 이용하여 분석해 보자. SPSS를 실행시키고 자료를 다음과 같이 입력시킨다.

	집단	소요기간
1	1	27
2	1	51
3	1	33
4	1	37
5	1	43
6	2	30
7	2	35
8	2	25
9	2	53
10	2	50
11	2	38
12	2	40

분석 → 비모수검정 → 레거시 대화상자 → 2-독립표본을 클릭한다.

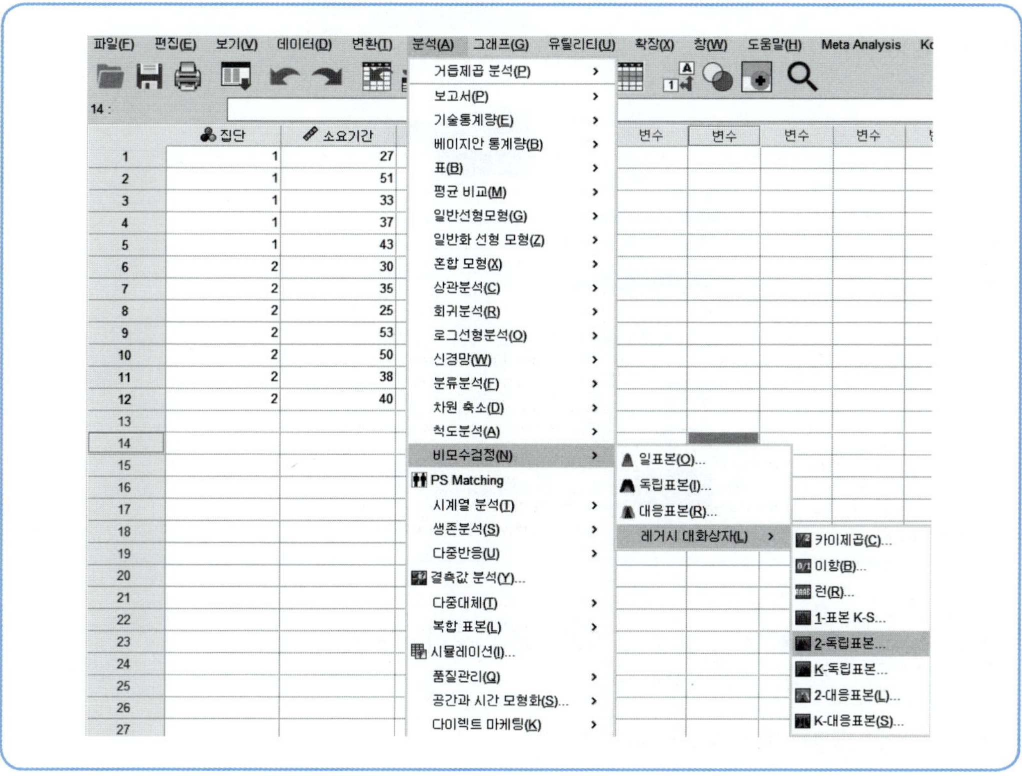

Mann–Whitney U에 체크된 것을 확인한다.

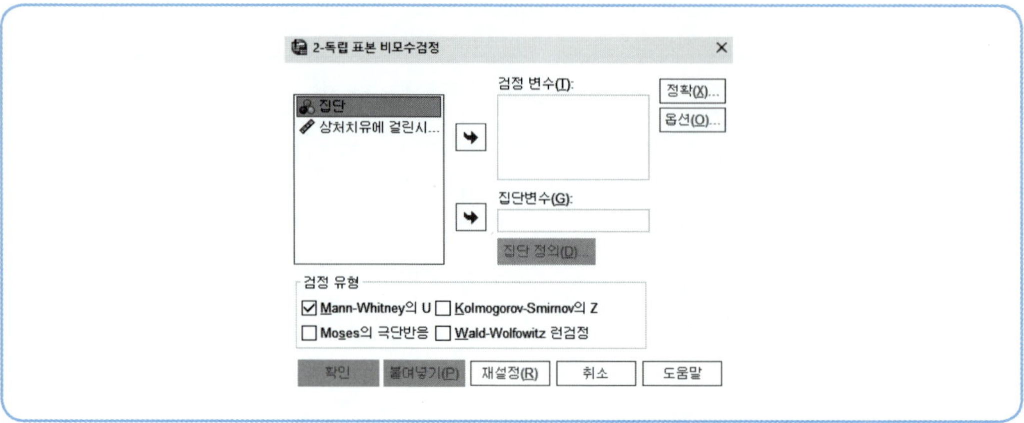

검정변수칸에 소요시간을 옮기고 집단정의를 클릭하고 집단을 정의해 준다.

2-독립 표본 비모수검정
검정 변수(T):
상처치유에 걸린시...
정확(X)...
옵션(O)...
집단변수(G):
집단(? ?)
집단 정의(D)...
검정 유형
Mann-Whitney의 U
Kolmogorov-Smirnov의 Z
Moses의 극단반응
Wald-Wolfowitz 런검정
확인
붙여넣기(P)
재설정(R)
취소
도움말

2-독립 표본 비모수검정:...
집단 1: 1
집단 2: 2
계속(C)
취소
도움말

계속 → 확인을 클릭한다. 다음의 결과표가 나온다.

순위

집 단		N	평균순위	순위합
상처치유에 걸린 시간	실험군	5	6.40	32.00
	대조군	7	6.57	46.00
	합 계	12		

검정통계량[b]

	상처치유에 걸린 시간
Mann-Whitney의 U	17.000
Wilcoxon의 W	32.000
Z	-.081
근사유의확률(양측)	.935
정확한 유의확률[2×(단측유의확률)]	1.000[a]

a. 동률에 대해 수정된 사항이 없습니다.

b. 집단변수: 집단

4. 윌콕슨 쌍대비교(Wilcoxon Matched-Pairs Signed-Ranks Test)

윌콕슨 쌍대비교는 쌍을 이루고 있는 두 측정치에 대하여 비교할 때 사용한다. 절차는 우선 쌍을 이루고 있는 차이의 절대값에 따라 순위를 매기고 그 순위 차이의 영향을 나타내는 부호(+, -)를 붙인다. 또한, 만약 차이가 없으면 분석에서 제외시키며, 차이가 동일하면 동일한 서열의 중간값을 택한다.

8명의 대상자에 대하여 성, 체중, 연령을 짝짓기 하여 자가인식 노력 평정척도(perceived exertion rating scale)로 측정한 자료가 다음과 같다고 가정하자. 한 집단은 자전거 에르고미터(ergometer)에서 운동을 하였고, 다른 집단은 트레드밀(treadmill)에서 달리기를 하였다. 다음은 실험결과를 표로 정리한 것이다.

X 자전거	15	19	16	14	17	18	16	17
Y 트레드밀	18	17	19	20	17	17	20	15
d 차이	−3	2	−3	−6	0	1	−4	2
순위	−4.5	2.5	−4.5	−7	0	1	−6	2.5

	alpha values						
n	0.001	0.005	0.01	0.025	0.05	0.10	0.20
5	--	--	--	--	--	0	2
6	--	--	--	--	0	2	3
7	--	--	--	0	2	3	5
8	--	--	0	2	3	5	8
9	--	0	1	3	5	8	10
10	--	1	3	5	8	10	14
11	0	3	5	8	10	13	17
12	1	5	7	10	13	17	21
13	2	7	9	13	17	21	26
14	4	9	12	17	21	25	31
15	6	12	15	20	25	30	36
16	8	15	19	25	29	35	42
17	11	19	23	29	34	41	48
18	14	23	27	34	40	47	55
19	18	27	32	39	46	53	62
20	21	32	37	45	52	60	69
21	25	37	42	51	58	67	77
22	30	42	48	57	65	75	86
23	35	48	54	64	73	83	94
24	40	54	61	72	81	91	104
25	45	60	68	79	89	100	113
26	51	67	75	87	98	110	124
27	57	74	83	96	107	119	134

음수로 이루어진 순위의 합은 22, 양수로 이루어진 순위의 합은 6이 된다. 윌콕슨 표에서 n=7(순위가 영인 것은 제외함)이고 유의수준 0.05인 곳을 보면 총합 중에서 낮은 수가 2 이하여야 영가설을 기각할 수 있다. 그런데 이 자료에서 낮은 수는 6이므로 영가설을 기각할 수 없다. 따라서 트레드밀이나 에르고미터를 적용하였을 때 힘든 정도는 같다고 판정한다. 만약 순위가 25 이상이 넘으면 윌콕슨 표를 사용할 수 없다. 만일 표본수가 커서 25개 이상이면 통계치 T는 정규분포를 이루게 된다. 따라서 Z-test를 이용할 수 있다. 이때,

$$Z = \frac{T - \frac{N(N+1)}{4}}{\sqrt{\frac{N(N+1)(2N+1)}{(24)}}}$$

이 된다.

위의 자료를 SPSS를 이용하여 분석해 보자. SPSS를 실행시키고 다음과 같이 자료를 입력한다.

	X	Y
1	15	18
2	19	17
3	16	19
4	14	20
5	17	17
6	18	17
7	16	20
8	17	15

분석 → 비모수검정 → 레거시 대화상자 → 2-대응표본을 클릭한다.

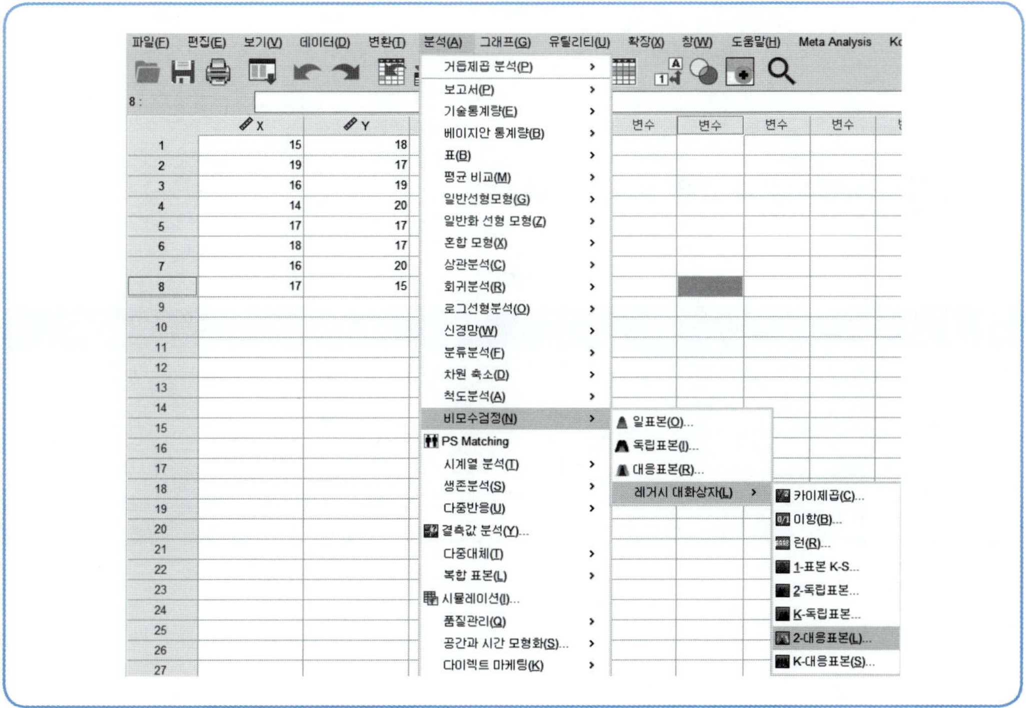

다음과 같이 변수를 옮기고 Wilcoxon에 체크되었는지 확인한다.

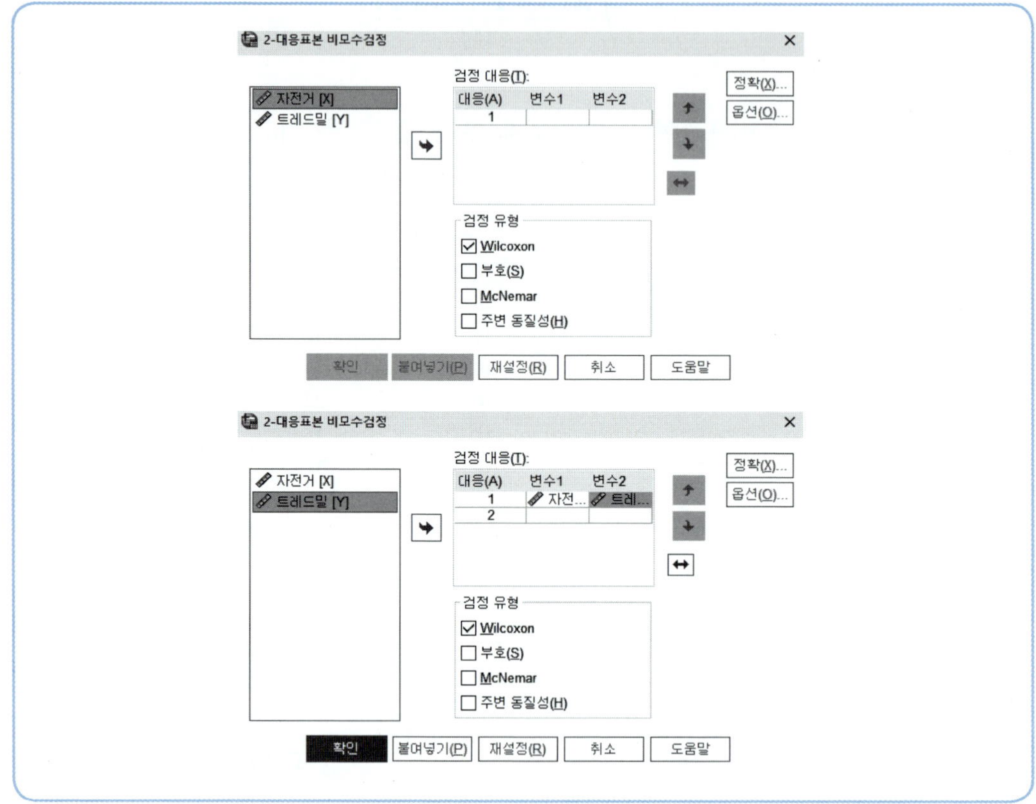

확인을 클릭하면 다음과 같은 결과표가 나온다.

순위

		N	평균순위	순위합
Y – X	음의 순위	3[a]	2.00	6.00
	양의 순위	4[b]	5.50	22.00
	동률	1[c]		
	합계	8		

a. Y < X
b. Y > X
c. Y = X

검정통계량[b]

	Y – X
Z	-1.357[a]
근사유의확률(양측)	.175

a. 음의 순위를 기준으로

b. Wilcoxon 부호순위검정

윌콕슨 검정은 여러 가지 통계방법을 언급하는데 사용되고 있다. 윌콕슨 쌍대비교 검정(Wilcoxon matched-pairs signed-rank test)은 비모수 검정방법으로 전-후 또는 짝짓기(matched) 대상자를 비교하는데 사용된다. 때로는 간단하게 줄여서 윌콕슨 짝짓기 검정(Wilcoxon matched-pairs test, Wilcoxon signed rank test)이라고 불린다.

그리고 윌콕슨 순위합 검정(Wilcoxon rank sum test)은 비모수 검정방법으로 2개의 독립집단을 비교할 때 사용되는데 만-휘트니 검정(Mann-Whitney test)과 동일한 결과를 얻는다.

5. 크루스칼-월리스 일방향 분산분석(Kruskal-Wallis Oneway ANOVA)

크루스칼-월리스 일방향 분산분석은 k개의 독립된 표본이 서로 다른 모집단에서 나왔는가를 추정하는 데 사용되는 방법이다. 통계량으로는 H 값이 사용되며 구하는 공식은 다음과 같다.

$$H = \frac{12}{N(N+1)} \left[\Sigma \frac{R^2}{n} \right] - 3(N+1)$$

이 분석이 사용되려면 측정척도가 서열척도 이상이어야 한다. 다음은 심호흡계 물리치료학을 세 군에 대하여 세 가지 방법으로 가르친 후에 방법 간에 차이가 있는지를 알아본 자료이다.

[표 13-5] 강의방법에 따른 심호흡계 물리치료학 성적 자료

교과서와 실습	순위	교과서	순위	실습	순위
95	17	94	16	88	6.5
92	13.5	88	6.5	92	13.5
86	3.5	90	9.5	97	18
91	11.5	84	1	97	5
93	15	86	3.5	91	11.5
89	8	90	9.5	85	2
	Σ=68.5		Σ=46.0		Σ=56.5

$T=t^3-t$ 동점

	3.5	6.5	9.5	11.5	13.5
t=동점 수	2	2	2	2	2
$T(t^3-t)$	6	6	6	6	6

$$H=\frac{\frac{12}{18(18+1)}\left[\frac{68.5^2}{6}+\frac{46.0^2}{6}+\frac{56.5^2}{6}\right]-3(18+1)}{1-\frac{30}{18^3-18}}$$

$$=\frac{\frac{12}{342}[1666.75]-57}{.995}=1.34$$

$\chi^2=1.34$이고 자유도는 2, 영가설 $H_0: R_1=R_2=R_3$이다. 얻어진 χ^2통계량은 임계치 $\chi^2=5.99$보다 작으므로 심호흡계 물리치료학을 가르치는데는 세 가지 방법에서 효과 차이가 없다고 결론을 내린다.

Table of chi-squared distribution

Significance level Alpha	0.995	0.975	0.2	0.1	0.05	0.025	0.02	0.01
Degrees of freedom								
1	0	0.001	1.642	2.706	3.841	5.024	5.412	6.635
2	0.01	0.051	3.219	4.605	5.991	7.378	7.824	9.21
3	0.072	0.216	4.642	6.251	7.815	9.348	9.837	11.345
4	0.207	0.484	5.989	7.779	9.488	11.143	11.668	13.277
5	0.412	0.831	7.289	9.236	11.07	12.833	13.388	15.086

위의 자료를 SPSS를 이용하여 분석해 보자. SPSS를 실행시키고 자료를 다음과 같이 입력시킨다.

	강의방법	성적
1	1	95
2	1	92
3	1	86
4	1	91
5	1	93
6	1	89
7	2	94
8	2	88
9	2	90
10	2	84
11	2	86
12	2	90
13	3	88
14	3	92
15	3	97
16	3	97
17	3	91
18	3	85

분석 → 비모수검정 → 레거시 대화상자 → K-독립표본을 클릭한다.

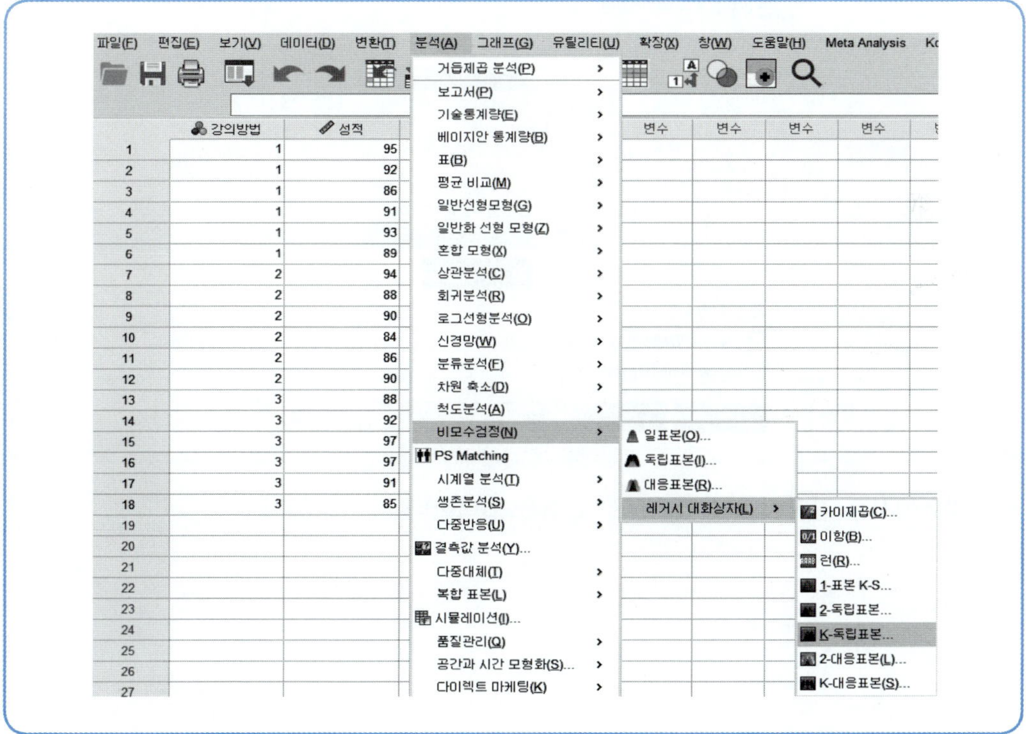

Kruskal-Wallis의 H에 체크되어 있는지 확인하고 성적을 검정변수 칸에 옮긴다. 강의방법을 집단변수 칸으로 옮긴다.

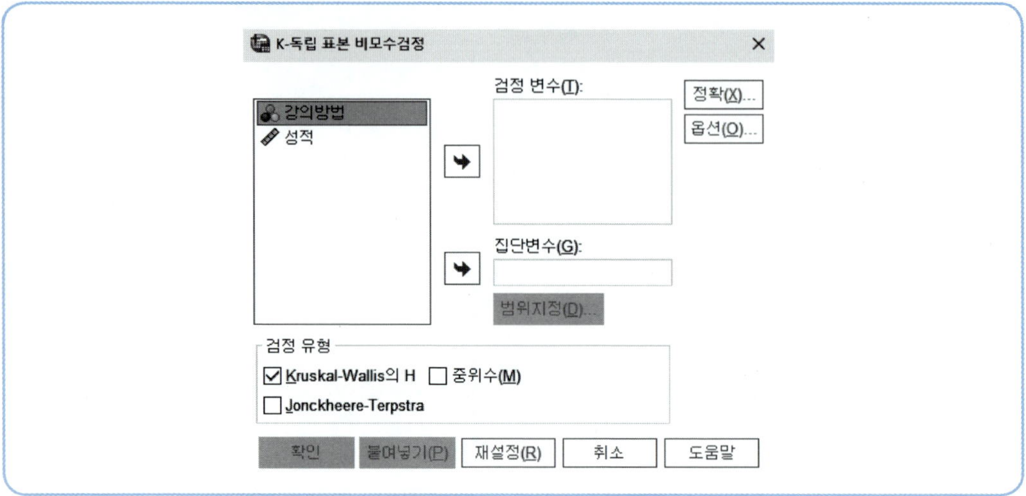

범위지정을 클릭하여 집단을 정의해 준다.

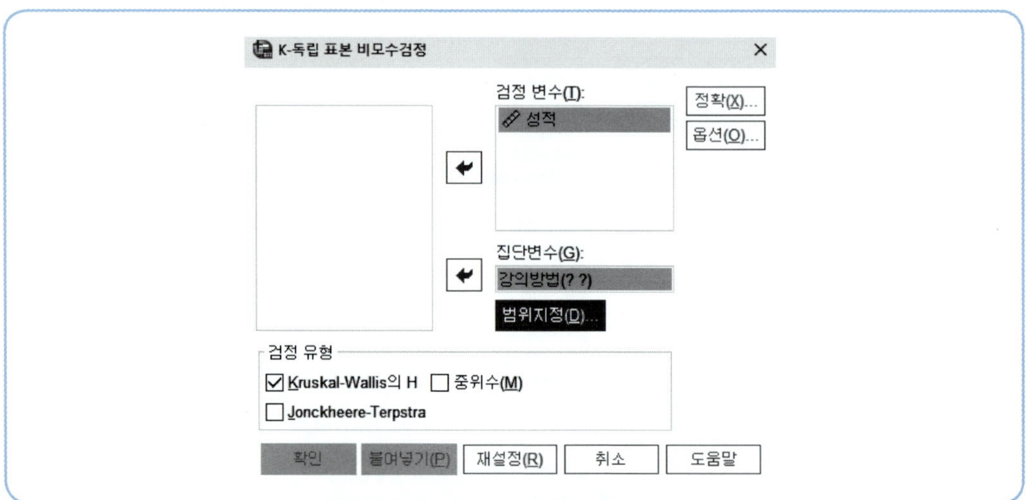

이 자료에서는 집단이 3개 있으므로 1, 3을 입력한다.

K-독립 표본 비모수검정:... ×

집단변수의 범위(R)

최소값(N): 1

최대값(X): 3

계속(C) 취소 도움말

계속을 클릭한다. 다음과 같은 결과표가 나온다.

순위

	강의방법	N	평균순위
성적	교과서+실습	6	10.58
	교과서	6	7.00
	실습	6	10.92
	합계	18	

검정통계량[a,b]

	성적
Kruskal Wallis 의 H	1.998
자유도	2
근사유의확률	.368

a. Kruskal Wallis 검정

b. 집단변수: 교육방법

유의확률이 0.368로 유의수준 0.05보다 크게 나왔으므로 세 군간에 차이가 있다고 말할 수 없다.

Kruskal-Wallis 검정방법과 비슷하지만 만약 세 군이면서 약물 농도 20cc, 40cc, 60cc인 군이면서 치료효과를 비교하려고 할 때처럼 서열, 경향(trend)이 있는 경우에는 Jonckheere-Terpstra test(때로는 Jonckheere trend test라고 하기도 함)를 할 수 있다. 경향이 있음에도 불구하고 단순하게 Kruskal-Wallis 검정을 하게 되면 통계적 검정력(power)이 감소하는 문제가 있다.

Kruskal-Wallis 검정을 하였을 때 세 군간에 차이가 있는 경우, 사후분석 방법을 알아보자. SPSS를 실행하고 다음과 같이 데이터를 입력시키거나 크루스칼-월리스 사후검정예.sav 파일을 불러온다.

파일(F) 편집(E) 보기(V) 데이터(D) 변환(T) 분석(A) 그래프(G)

	강의방법	성적	변수	변수	변수
1	1	95.00			
2	1	92.00			
3	1	86.00			
4	1	91.00			
5	1	93.00			
6	1	89.00			
7	2	55.00			
8	2	65.00			
9	2	50.00			
10	2	77.00			
11	2	50.00			
12	2	53.00			
13	3	88.00			
14	3	92.00			
15	3	97.00			
16	3	97.00			
17	3	91.00			
18	3	85.00			

분석 → 비모수검정 → 레거시 대화상자 → K-독립표본으로 이동한다. 다음과 같이 변수를 옮겨준다. 범위지정을 클릭하고 최소값, 최대값에 각가 1과 3을 입력한다. 계속을 클릭한다. 확인을 클릭한다.

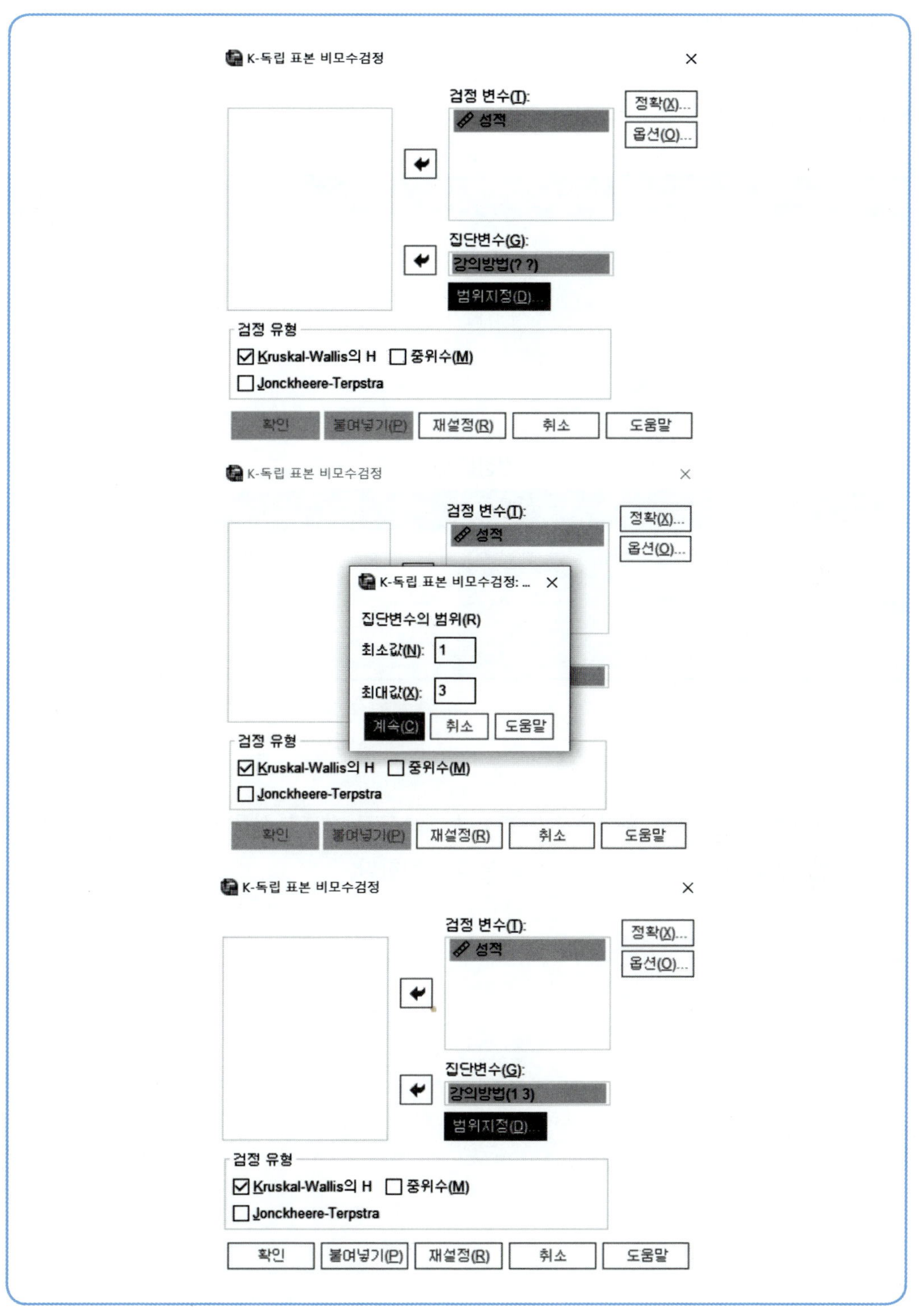
K-독립 표본 비모수검정
검정 변수(T):
성적
정확(X)...
옵션(O)...
집단변수(G):
강의방법(? ?)
범위지정(D)...
검정 유형
Kruskal-Wallis의 H
중위수(M)
Jonckheere-Terpstra
확인
붙여넣기(P)
재설정(R)
취소
도움말
K-독립 표본 비모수검정: ...
집단변수의 범위(R)
최소값(N): 1
최대값(X): 3
계속(C)
취소
도움말
강의방법(1 3)

다음과 같은 결과가 나온다.

Kruskal-Wallis 검정

순위

	강의방법	N	평균 순위
성적	1	6	12.33
	2	6	3.50
	3	6	12.67
	전체	18	

검정통계량[a,b]

	성적
Kruskal Wallis 의 H	11.427
자유도	2
근사유의확률	.003

a. Kruskal Wallis 검정

b. 집단변수: 강의방법

유의 확률이 0.003으로 유의수준 0.05보다 작으므로 사후분석을 할 수 있다. 사후분석을 하려면 분석 → 비모수검정 → 독립표본을 클릭한다.

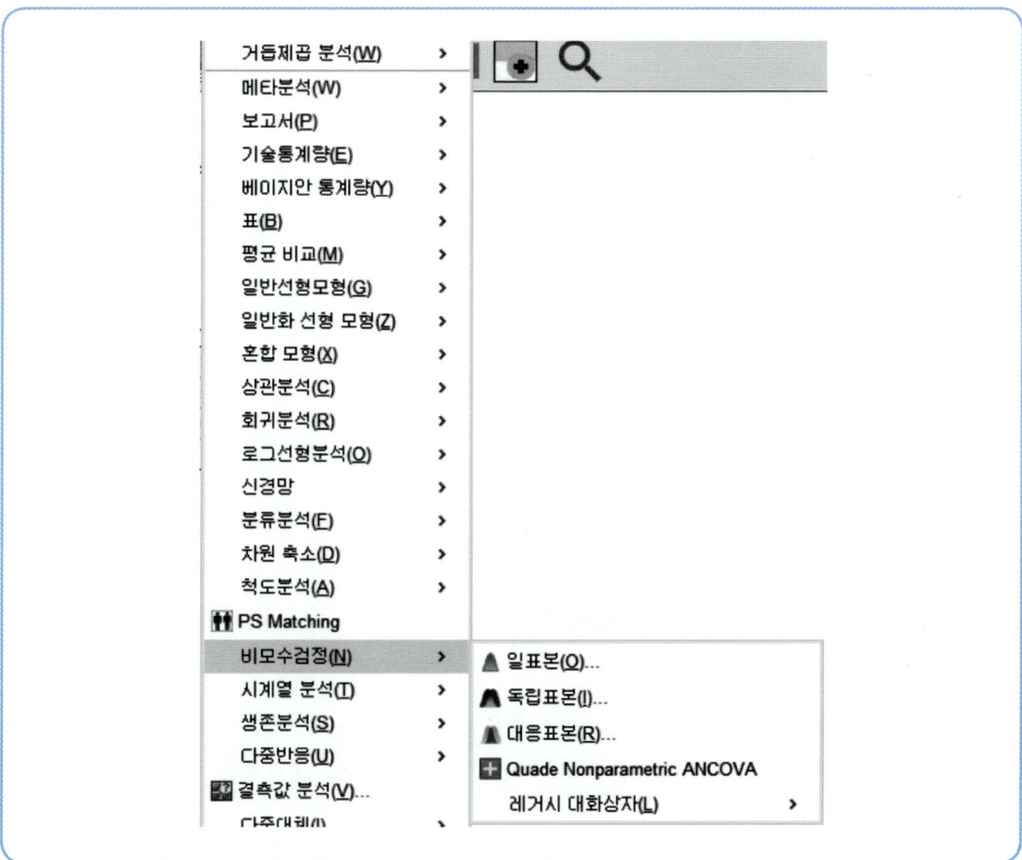

필드를 클릭한다.

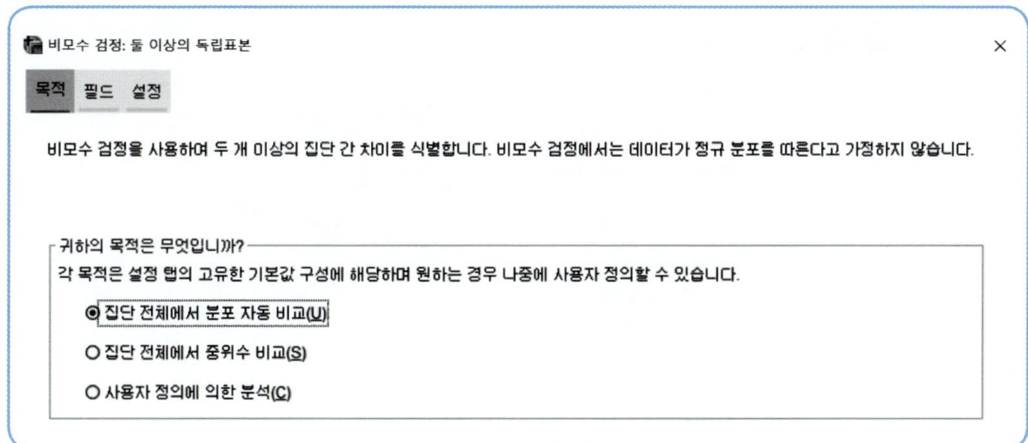

검정필드와 집단에 해당하는 변수를 옮겨 놓는다.

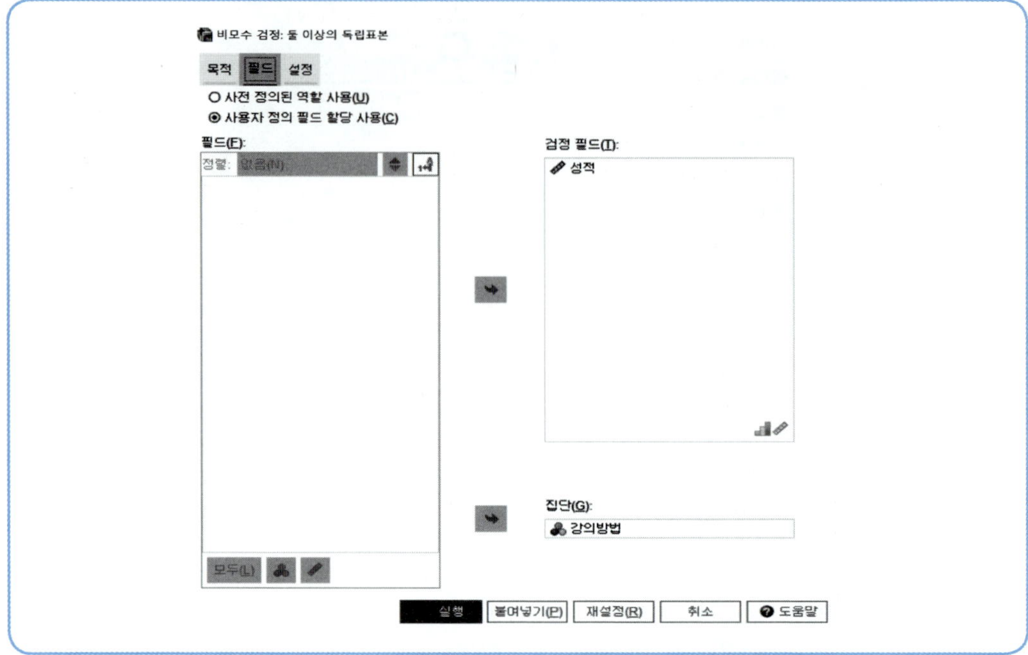

설정을 클릭한다. 사용자 정의에 의한 검정을 클릭한다. Kruskal-Wallis 일원배치 분산분석에 체크표시를 한다. 다중비교 선택 항목에서는 모든 대응별을 선택한다. 실행을 클릭한다.

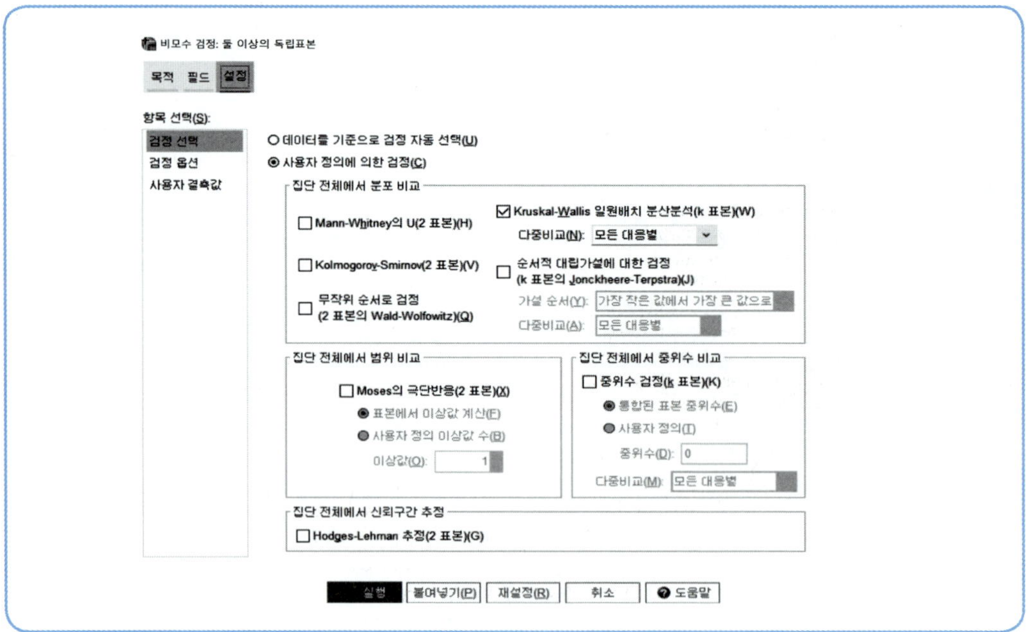

다음과 같이 결과가 나온다.

▶**비모수검정**

가설검정 요약

	영가설	검정	CTT 유의확률[a,b]	의사결정
1	성적의 분포는 강의방법의 범주 전체에서 동일합니다.	독립표본 Kruskal-Wallis 검정	.003	영가설을 기각합니다.

a. 유의수준은.050입니다.
b. 근사 유의확률이 표시됩니다.

독립표본 Kruskal-Wallis 검정
성적 across 강의방법

독립표본 Kruskal-Wallis 검정 요약

전체 N	18
검정통계량	11.427[a]
자유도	2
근사유의확률(양측검정)	.003

a. 검정통계량이 동순위로 수정됩니다.

유의확률이 0.003으로 유의수준 0.05에서 영가설이 기각되었음을 알 수 있다. 각군간 차이가 있는지 알아본 결과는 다음과 같다.

강의방법 대응별 비교

Sample 1-Sample 2	검정통계량	표준오차	표준화된 검정 통계량	CTT 유의확률	조정된 유의확률[a]
2-1	8.833	3.076	2.872	.004	.012
2-3	-9.167	3.076	-2.980	.003	.009
1-3	-.333	3.076	-.108	.914	1.000

각행이 표본1 및 표본2에서 분포가 같다는 영가설을 검정합니다.
근사유의확률(양측검정)이 표시됩니다. 유의수준은 .050입니다.
a. 여러 검정에 대해 Bonferroni 수정을 통해 유의성 값이 수정되었습니다.

2번군과 1번군간에는 유의확률이 0.12로 유의미한 차이가 있었고, 2번군과 3번군간에도 유의미한 차이가 있었지만 1번군과 3번군간에는 유의미한 차이가 없음을 알 수 있다.

6. 스피어맨의 상관계수(Spearman's rank order correlation coefficient)

스피어맨 상관계수는 서열척도로 표시되어 있는 두 변수의 상관관계를 구할 때 사용한다. 스피어맨의 상관계수를 구하는 공식은 다음과 같다.

$$r = 1 - \frac{6\sum_{i=1}^{n} {d_i}^2}{n(n^2-1)}$$

n : 표본의 수

d_i : 서열간의 차이

상관계수를 구한 다음에는 상관계수가 통계학적으로 의미가 있는가에 대한 검정을 한다. 이때 사용하는 통계량은 자유도 n−2의 t분포를 따르는 아래의 공식을 이용한다.

$$t = r_s \sqrt{\frac{n-2}{1-{r_s}^2}}$$

SPSS에서는 피어슨 상관분석을 할 때와 마찬가지로 자료를 입력시킨 후에 분석 → 상관분석 → 이변량 상관계수를 클릭한다. 이변량 상관계수에서 상관관계를 보기 원하는 변수들을 클릭하여 오른쪽 칸으로 2개 옮겨놓고 아래에 있는 Spearman 칸에 체크 표시를 한 후 확인을 클릭하면 결과표가 나온다.

7. 코크란 검정(Cochran Q test)

코크란 검정은 이분화(명목척도)된 값을 갖는 K개 변수들에 관해 검정을 한다. 맥네마 분석과 기본원리는 동일하며 이를 세 개 이상의 변수에도 적용되도록 한 것이다. 즉, 서로 다른 조건들 아래에서 동일한 응답자들을 분석하여 조건들이 서로 다름이 영향이 있는가를 분석하거나 응답자에게 특성이 다른 실험을 가하여 그 측정치가 다른가를 판단하는 것이다.

예를 들어 통증치료용 전기치료기구에 대한 물리치료사의 선호도 조사를 좋다, 나쁘다로 분류하여 다음과 같은 자료를 얻었다고 하자.

4가지 치료방법에 대한 물리치료사의 선호도(1=좋다, 0=나쁘다)

물리치료사	TENS	SSP	ICT	US
1	0	0	1	0
2	0	0	1	1
3	1	0	1	0
4	1	1	1	0
5	1	0	1	0
6	1	0	1	0
7	1	0	1	0
8	1	0	0	0
합계	6	1	7	1

이 경우 연구자는 4가지 치료방법에 대한 선호도의 차이를 알기 원한다. 따라서 SPSS를 실행시키고 다음과 같이 자료를 입력시킨다.

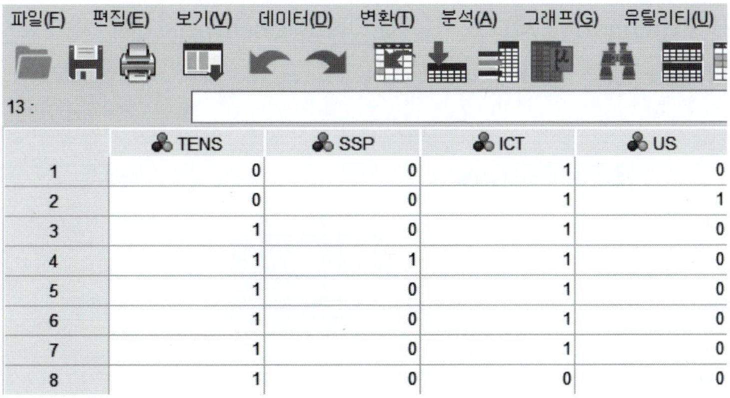

파일(F) 편집(E) 보기(V) 데이터(D) 변환(T) 분석(A) 그래프(G) 유틸리티(U)

13 :

	TENS	SSP	ICT	US
1	0	0	1	0
2	0	0	1	1
3	1	0	1	0
4	1	1	1	0
5	1	0	1	0
6	1	0	1	0
7	1	0	1	0
8	1	0	0	0

분석 → 비모수검정 → 레거시 대화상자 → K-대응표본을 클릭한다.

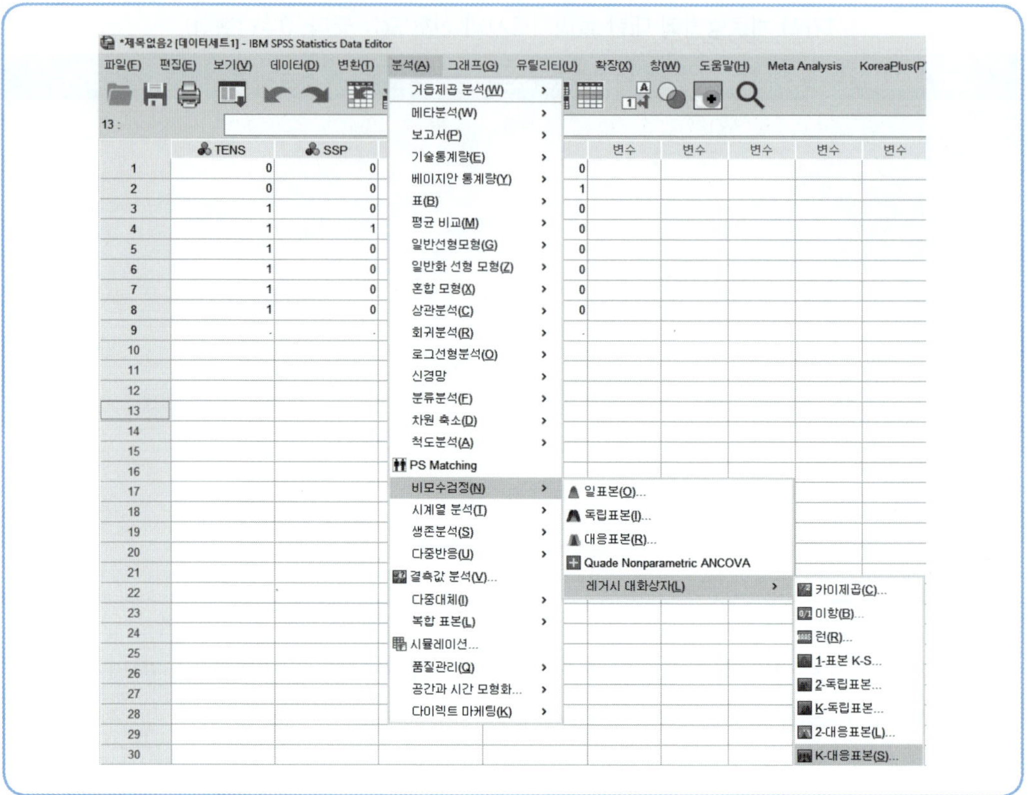

검정유형에서 Friedman의 체크표시를 해제하고 Cochran's Q에 체크표시를 한다. 종속변수들을 오른쪽 칸으로 옮긴다.

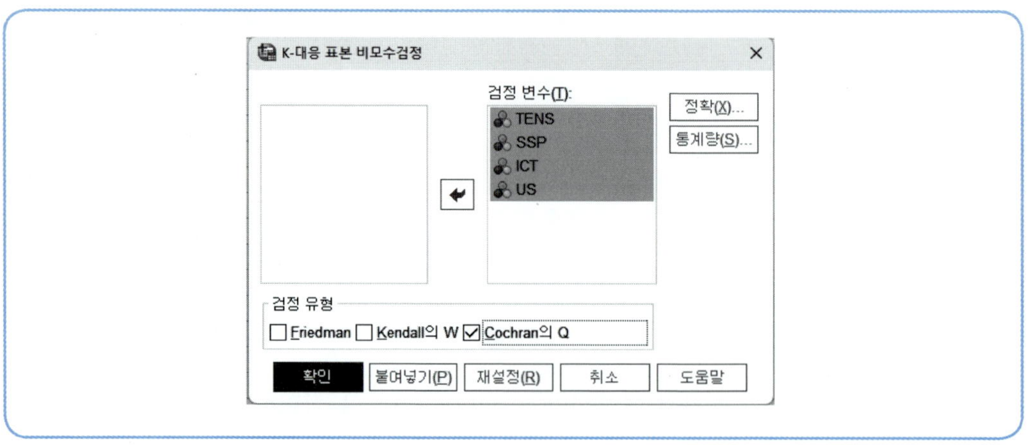

확인을 클릭한다. 다음과 같은 결과표가 나온다.

빈도분석

	값	
	0	1
TENS	2	6
SSP	7	1
ICT	1	7
US	7	1

검정통계량

N	8
Cochran의 Q	12.724[a]
자유도	3
근사유의확률	.005

a. 0은(는) 성공한 것으로 처리됩니다.

이상의 결과로 볼 때 유의수준 0.05보다 작으므로 4개의 치료방법 간에는 선호도의 차이가 있다고 판정한다.

8. 프리드만 이원분산분석(Friedman two-way ANOVA)

프리드만 이원분산분석은 K개의 관련된(related) 표본이 동일한 모집단에서 추출되었는지를 알아보는 것이다. 측정수준은 서열척도 이상이어야 한다. 예를 들어 8명의 환자들을 대상으로 4가지 치료방법에 대한 선호도를 조사하였는데 결과가 우수, 양호, 보통, 불량으로 나왔다고 하자. 그 결과를 다음의 표와 같이 정리하였다.

4가지 치료방법에 대한 선호도 조사(1=우수, 2=양호, 3=보통, 4=불량)

환자	방법1	방법2	방법3	방법4
1	3	2	1	4
2	4	3	1	2
3	2	4	1	3
4	1	3	2	4
5	2	3	1	4

6	1	4	2	3
7	2	3	1	4
8	1	4	2	3
순위합계	16	26	11	27

연구자가 치료방법 간에 선호도 차이가 있는지를 알아보고자 한다면 SPSS에 다음과 같이 자료를 입력시킨다.

분석 → 비모수검정 → 레거시 대화상자 → K-대응표본을 클릭한다.

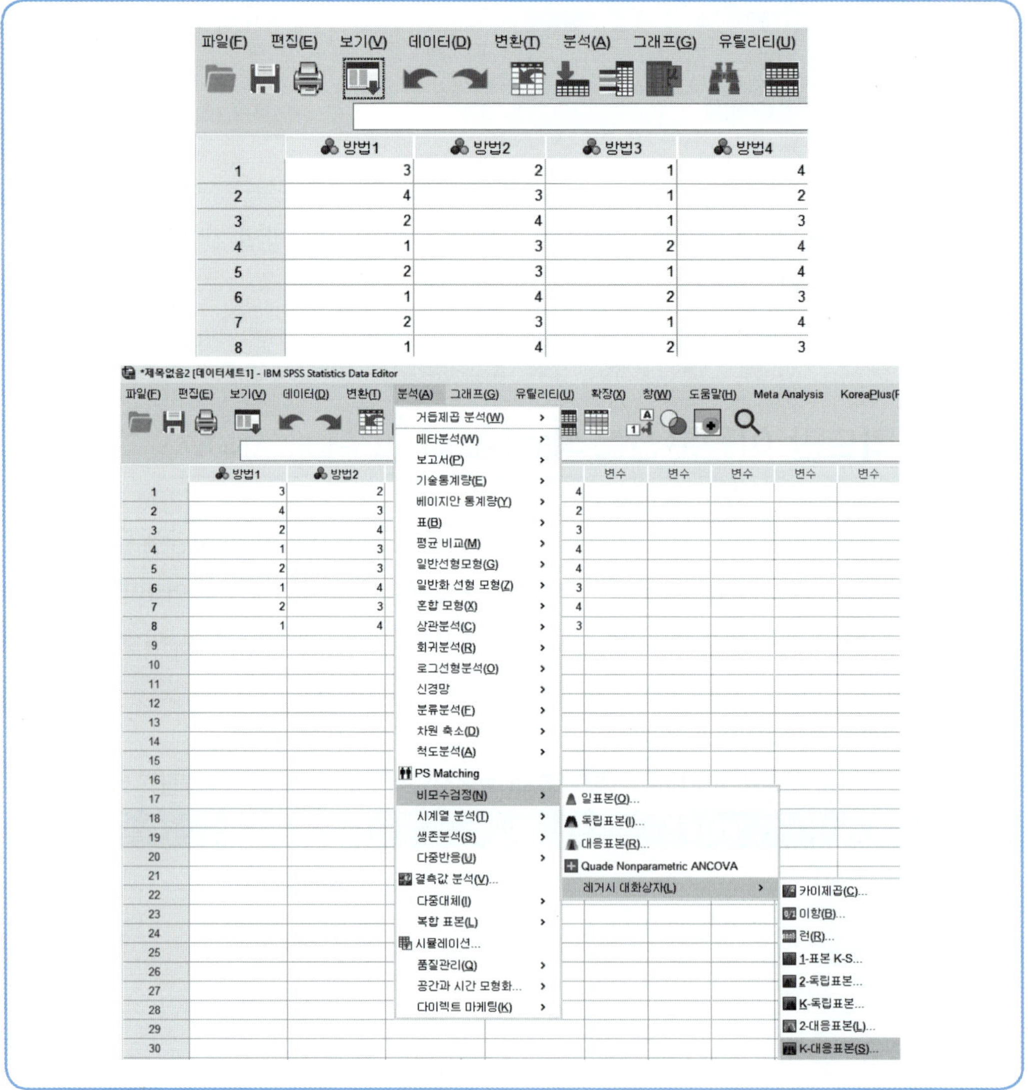

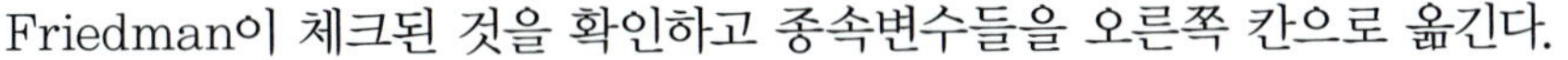

Friedman이 체크된 것을 확인하고 종속변수들을 오른쪽 칸으로 옮긴다.

K-대응 표본 비모수검정

방법1
방법2
방법3
방법4

검정 변수(T):

정확(X)...
통계량(S)...

검정 유형
Friedman Kendall의 W Cochran의 Q

확인 붙여넣기(P) 재설정(R) 취소 도움말

K-대응 표본 비모수검정

검정 변수(T):
방법1
방법2
방법3
방법4

정확(X)...
통계량(S)...

검정 유형
Friedman Kendall의 W Cochran의 Q

확인 붙여넣기(P) 재설정(R) 취소 도움말

확인을 클릭한다.

다음과 같은 결과표가 나온다.

순위

	평균순위
방법1	2.00
방법2	3.25
방법3	1.38
방법4	3.38

검정통계량[a]

N	8
카이제곱	13.650
자유도	3
근사유의확률	.003

a. Friedman 검정

이상의 결과로 볼 때 유의수준 0.05보다 작으므로 치료방법에 대한 선호도 차이가 있다고 판정한다. 그러나 어느 치료방법 간에 유의한 차이가 있는지는 알 수 없다. 이 경우 해당 치료방법 간에 Wilcoxon검정으로 post-hoc 검정을 하고 Bonferroni수정법으로 판정을 한다. 만약 비교의 쌍이 3개이었으면 0.05/3 약 0.017의 유의수준에서 판정을 한다. 사후검정을 SPSS에서 직접 하고 싶으면 분석 – 비모수검정 – 대응표본 – 필드 – 검정필드 – 설정 – 검정선택 – 사용자정의에 의한 검정 – Friedman의 순위 이원배치 분산분석 다중비교를 선택하고 실행을 누르면 된다.

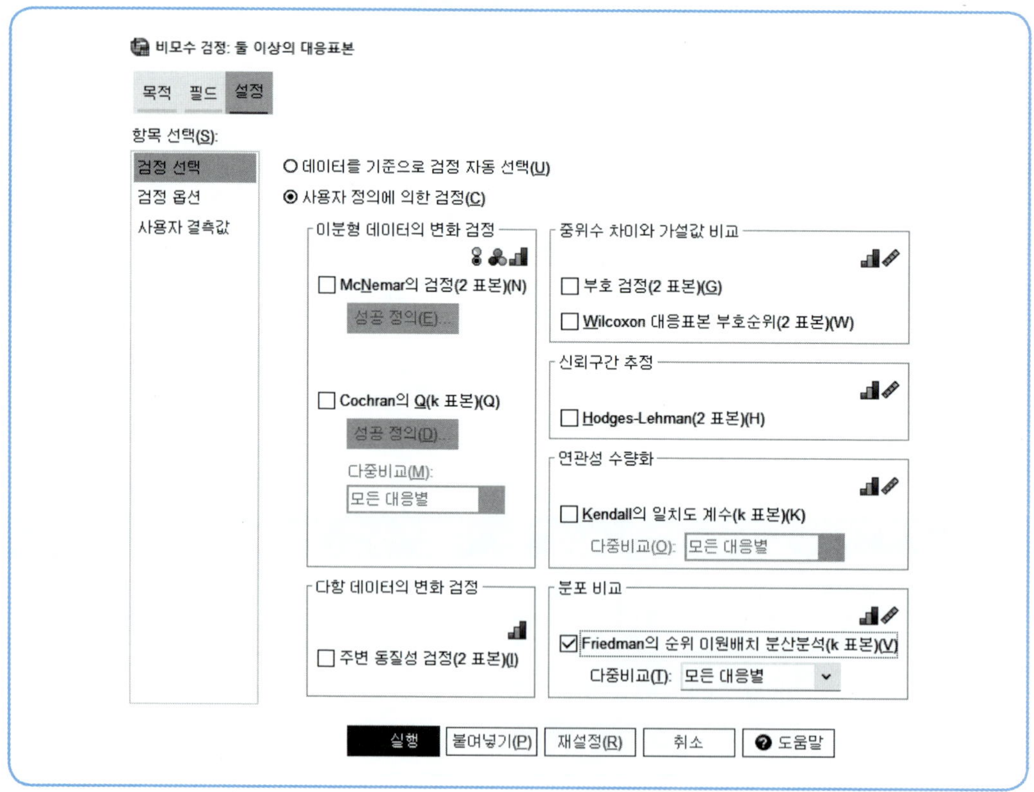

9. 콜모고로프-스미르노프 적합도 검정(Kolmogorov-Smirnov Goodness of fit test)

단일표본에서 특정 변수의 누적분포가 정규, 포아송분포를 하는지 알아볼 때 사용한다. SPSS를 사용하여 분석하는 방법을 15장 통계방법의 선정에서 소개하였다.

10. 켄달의 일치계수(Kendall's coefficient of concordance)

3개 이상의 서열척도로 이루어진 변수들의 일치성을 알아보려 할 때에 사용한다. 예를 들어 10명의 뇌졸중 환자에게 3명의 치료사가 Ashworth 척도로 spasticity를 측정한 경우 평가자간 일치도를 보기 원한다면 이 방법을 사용할 수 있다.

자료를 입력할 때 주의가 필요한데 열(row)에 평가자를 놓고 행(column)에 대상자를 입력시켜야 한다. SPSS에서는 분석 → 비모수검정 → 레거시 대화상자 → K-대응표본을 클릭한 다음 변수들을 선택한 후 Kendall's W를 클릭하고 확인을 클릭하면 된다. Kendall의 검정통계량 W는 0과 1사이의 값을 가지게 되는데, 0은 변수들 간의 일치성이 전혀 없음을 뜻하고, 1은 완전한 일치성이 있음을 뜻한다. 유의성을 보았을 때 예를 들어 0.0053의 유의성이 나온 경우 유의수준 0.05보다 작으므로 측정자들 간에 불일치할 것이라는 영가설을 기각하여 변수들 간(측정자 간)의 일치성이 있는 것으로 판정한다. 아래의 예는 4명의 평가자가 8명의 환자에게 기능수준을 평가하여 순위를 부여한 것으로 결과표에서 유의수준 0.05보다 작으므로 측정자들 간 일치성이 있는 것으로 판정한다.

H_0 = 불일치

H_1 = 일치

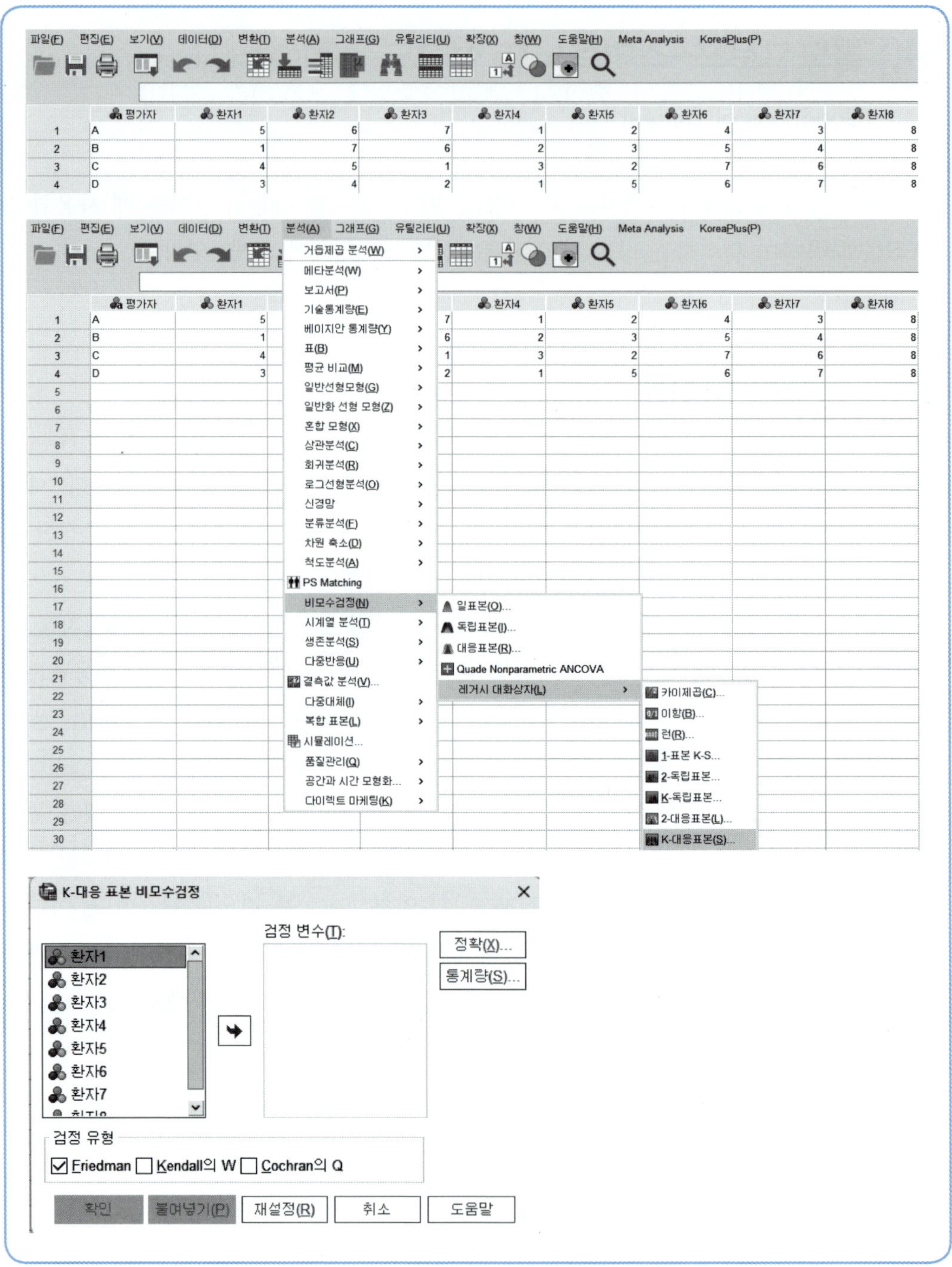

검정유형에서 Friedman의 체크표시를 해제하고 Kendall의 W에 체크표시를 한다. 검정변수 칸에 왼쪽의 변수들을 모두 옮겨 놓는다.

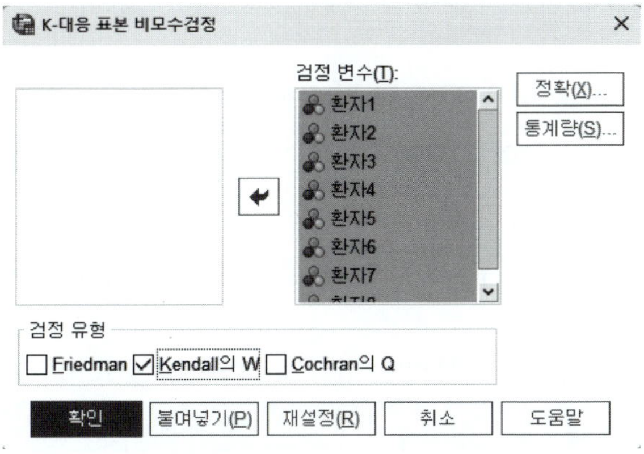

K-대응 표본 비모수검정

검정 변수(T): 환자1, 환자2, 환자3, 환자4, 환자5, 환자6, 환자7

검정 유형: Friedman / Kendall의 W / Cochran의 Q

확인 / 붙여넣기(P) / 재설정(R) / 취소 / 도움말

확인을 클릭하면 다음의 결과가 나온다.

순위

	평균순위
환자 1	3.25
환자 2	5.50
환자 3	4.00
환자 4	1.75
환자 5	3.00
환자 6	5.50
환자 7	5.00
환자 8	8.00

검정통계량

N	4
Kendall의 W[a]	.622
카이제곱	17.417
자유도	7
근사유의확률	.015

a. Kendall의 일치계수

11. 맥네마 검정(McNemar Test)

맥네마 검정은 짝을 이룬 이분형자료를 분석할 때 사용한다. 예를 들어 20명의 뇌졸중 환자들을 대상으로 치료전과 치료후에 가정방문작업치료의 필요성에 대한 태도를 알아보았다고 하자. 가상의 자료로서 다음과 같은 표를 만들어 보았다. 표에서 1은 가정방문작업치료가 필요하다고 응답한 경우, 0은 가정방문작업치료가 필요없다고 응답한 경우이다.

치료전과 치료후의 가정방문작업치료 요구도(1=필요, 0=불필요)

환자	치료전	치료후
1	1	1
2	0	1
3	1	1
4	0	0
5	1	0
6	0	0
7	1	1
8	0	0
9	1	0
10	0	1
11	1	1
12	0	0
13	1	0
14	0	1
15	1	1
16	0	1
17	0	1
18	0	0
19	1	0
20	1	1

치료 전후에 태도의 변화가 있는지를 알아보려면 맥네마 검정을 하면 된다. 이 자료에서 검정하고자 하는 영가설은 다음과 같다.

영가설(H_0): 치료전과 치료후에 환자들의 가정방문작업치료에 대한 태도는 변함이 없다.

우선 SPSS에 자료를 다음과 같이 입력한다.

SPSS에서는 분석 → 비모수검정 → 레거시 대화상자 → 2-대응표본을 클릭한다.

파일(F) 편집(E) 보기(V) 데이터(D) 변환(T)

	치료전	치료후
1	1	1
2	0	1
3	1	1
4	0	0
5	1	0
6	0	0
7	1	1
8	0	0
9	1	0
10	0	1
11	1	1
12	0	0
13	1	0
14	0	1
15	1	1
16	0	1
17	0	1
18	0	0
19	1	0
20	1	1

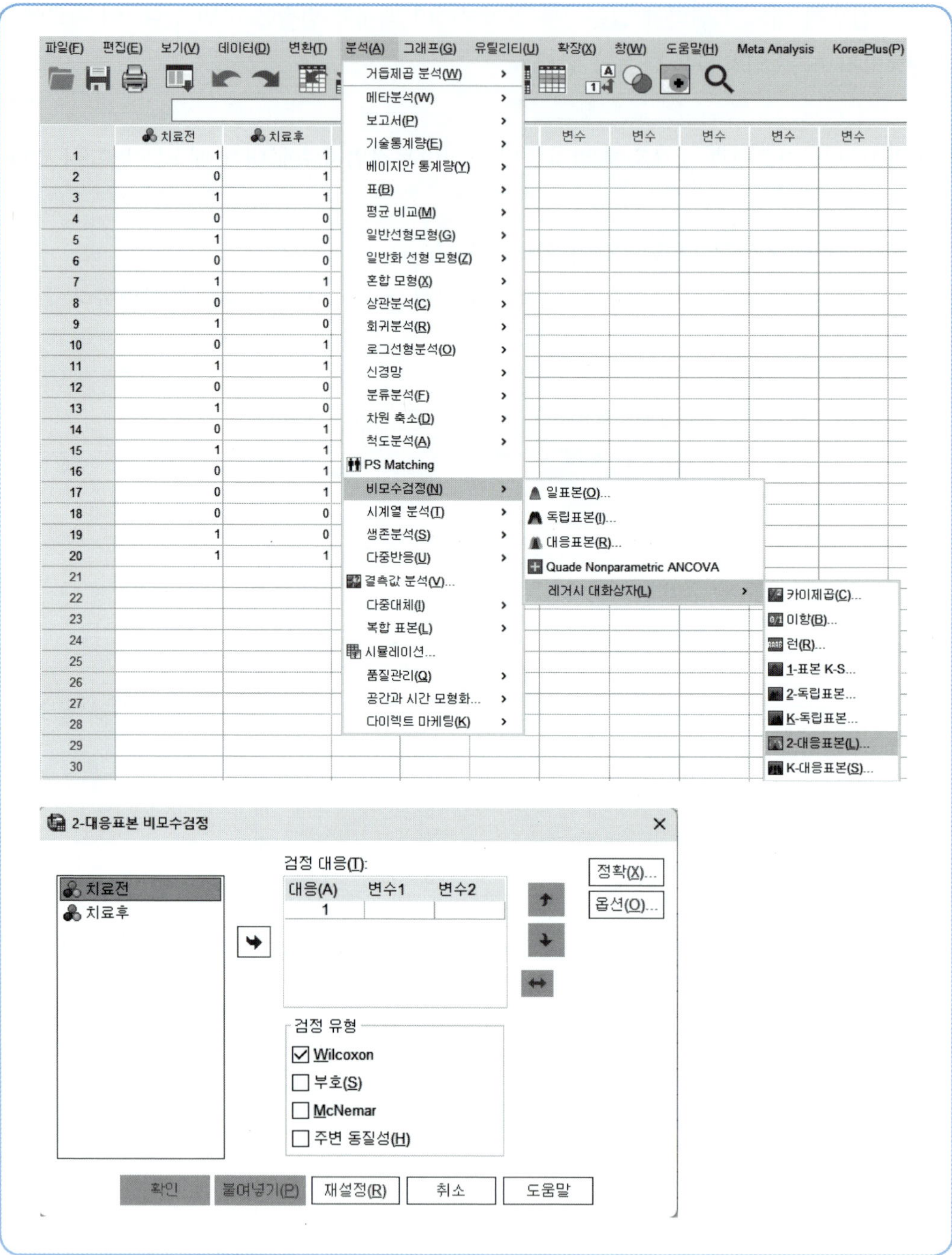

변수들을 오른쪽의 빈 칸으로 옮겨놓고 검정유형에서 Wilcoxon에 체크표시를 해제하고 McNemar의 빈 칸에 체크표시를 한다.

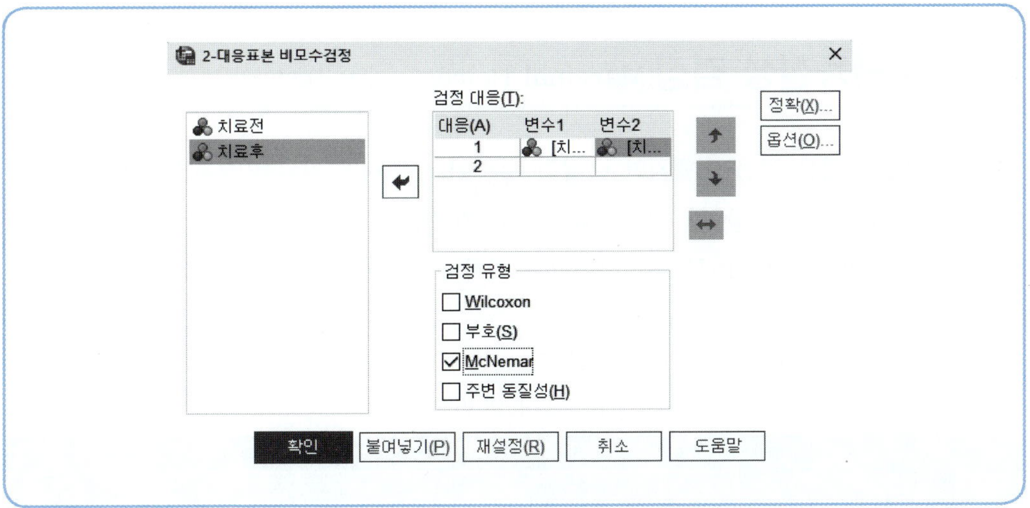

확인을 클릭한다.

다음과 같은 결과표가 나온다.

치료전 및 치료후

치료전	치료후	
	.00	1.00
불필요	5	5
필요	4	6

검정통계량[b]

	치료전 및 치료후
N	20
정확한 유의확률(양측)	1.000[a]

a. 이항분포를 사용함

b. McNemar 검정

유의수준 0.05보다 크므로 치료 전후에 가정방문작업치료에 대한 환자들의 태도에 변화가 없다고 판정한다.

12. 주변동질성 검정(Marginal Homogeneity Test)

주변동질성 검정은 짝을 이뤘지만 측정의 수준이 순위형인 자료를 분석할 때 사용한다. 예를 들어 178명의 뇌졸중 환자들을 대상으로 치료전과 치료후에 Modified Ashworth 척도를 이용하여 spasticity를 측정하였다고 하자. 가상의 자료로서 다음과 같은 표를 만들어 보았다.

Spasticity의 변화

		치료후				
		1	1+	2	3	4
치료전	1	8	12	10		
	1+	5	7	14		
	2		2	36	10	1
	3		1	3	13	7
	4			1	3	45

연구자는 치료전과 후에 spasticity의 변화가 있는지를 알고 싶어 한다. 따라서 다음과 같이 가설을 설정하였다.

영가설(H_0): 치료전과 치료후의 spasticity는 같다.
대립가설(H_1): 치료전과 치료후의 spasticity는 다르다.

SPSS를 실행시키고 다음과 같이 자료를 입력시킨다.

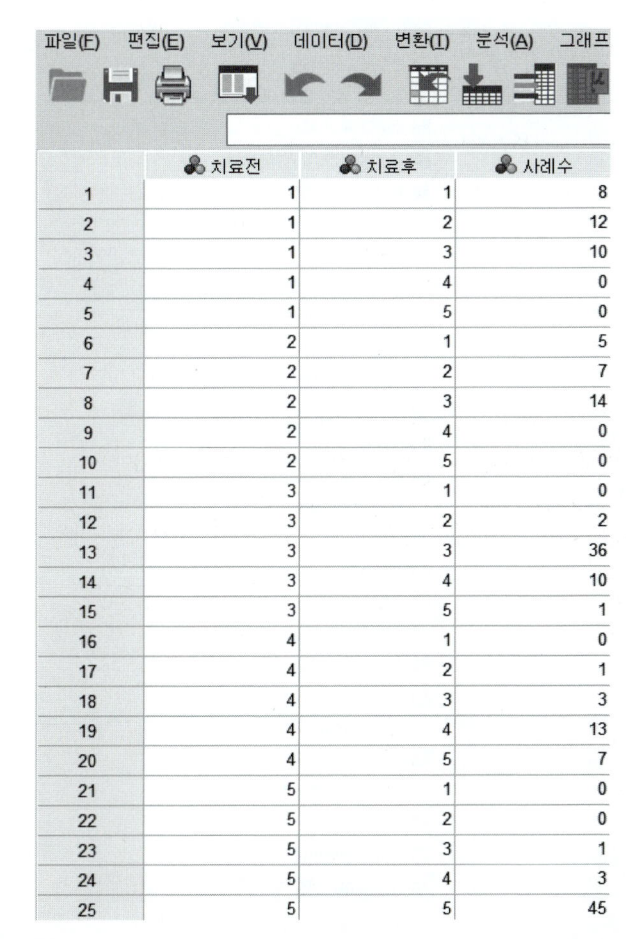

	치료전	치료후	사례수
1	1	1	8
2	1	2	12
3	1	3	10
4	1	4	0
5	1	5	0
6	2	1	5
7	2	2	7
8	2	3	14
9	2	4	0
10	2	5	0
11	3	1	0
12	3	2	2
13	3	3	36
14	3	4	10
15	3	5	1
16	4	1	0
17	4	2	1
18	4	3	3
19	4	4	13
20	4	5	7
21	5	1	0
22	5	2	0
23	5	3	1
24	5	4	3
25	5	5	45

가중 케이스를 지정하는 과정이 필요한데 방법은 데이터 → 가중 케이스를 클릭한다.

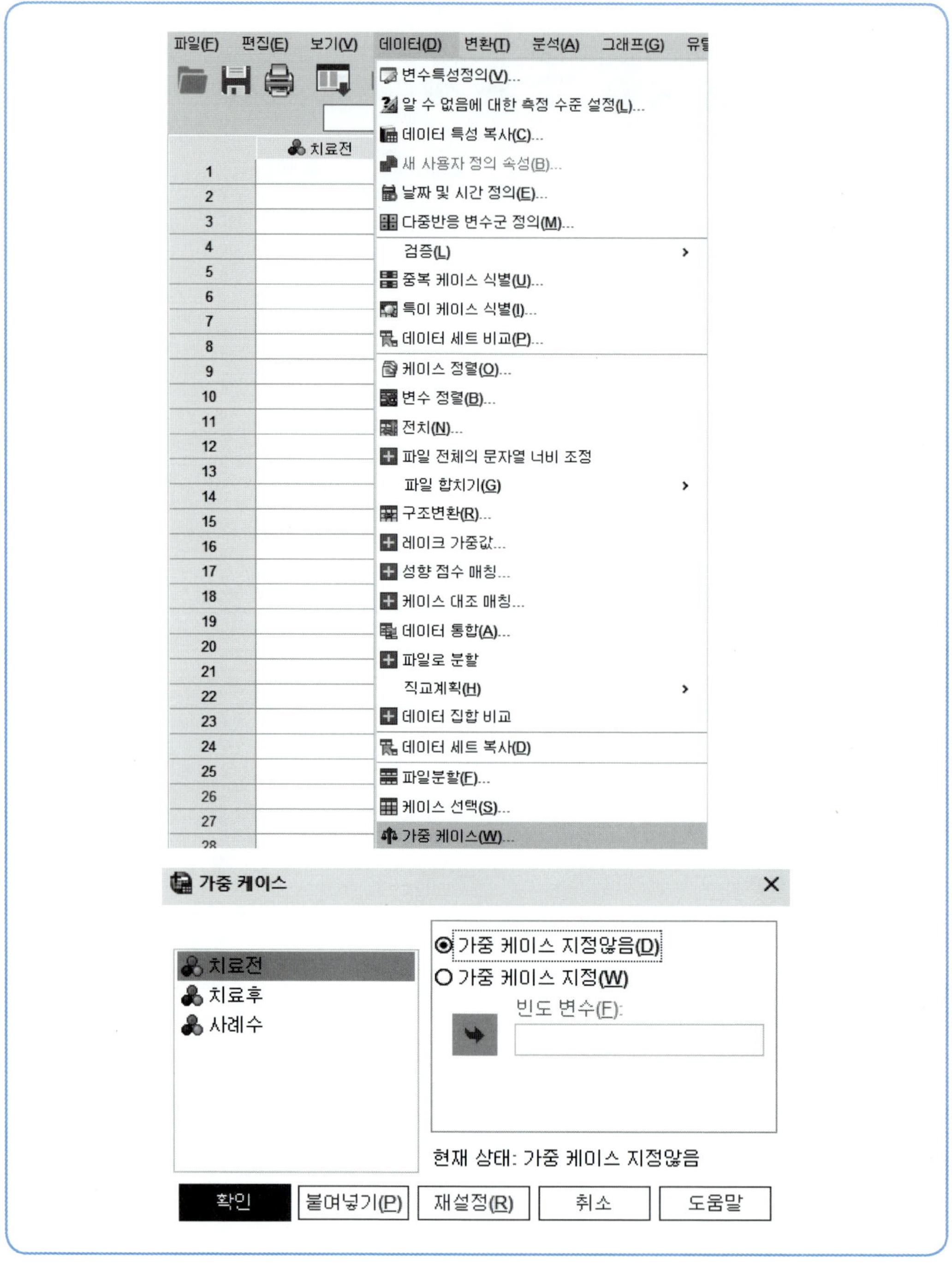

가중 케이스 지정을 클릭하고 사례수를 오른쪽 빈도변수 칸으로 옮긴 다음 확인을 클릭한다.

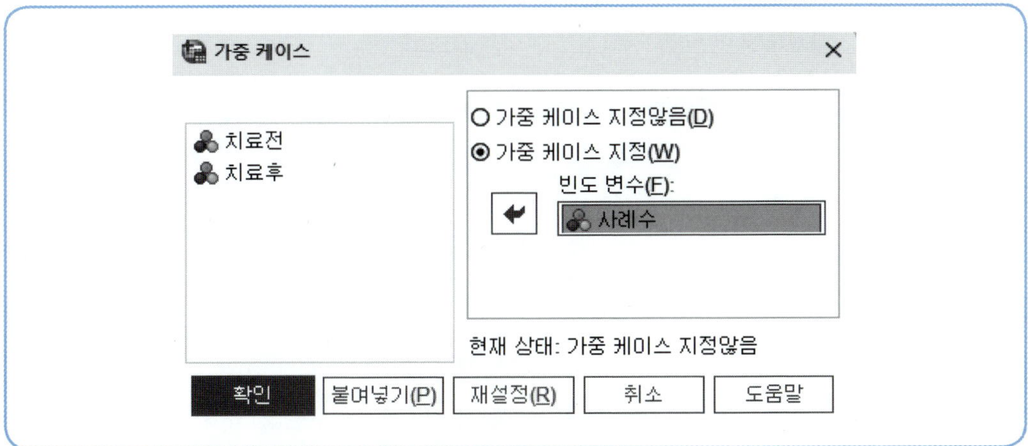

SPSS에서는 분석 → 비모수검정 → 레거시 대화상자 → 2-대응표본을 클릭한다.

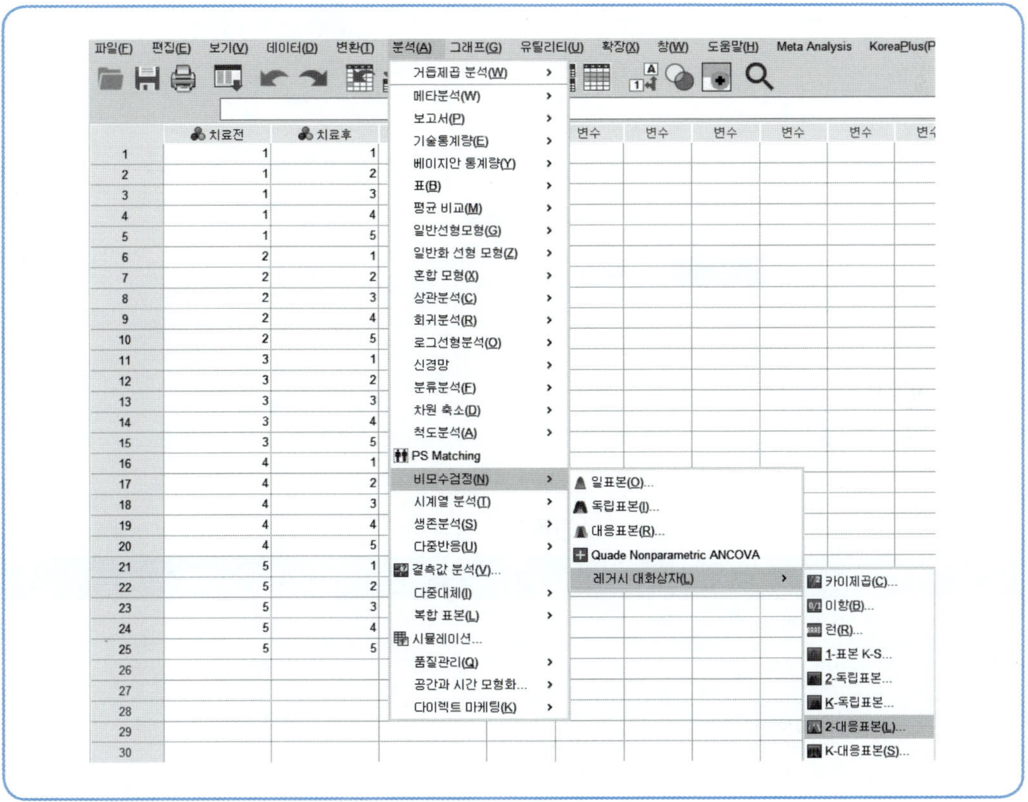

치료전과 치료후를 오른쪽 빈 칸으로 옮기고 검정유형에서 Wilcoxon을 체크 해제한 후 주변 동질성에 체크한다.

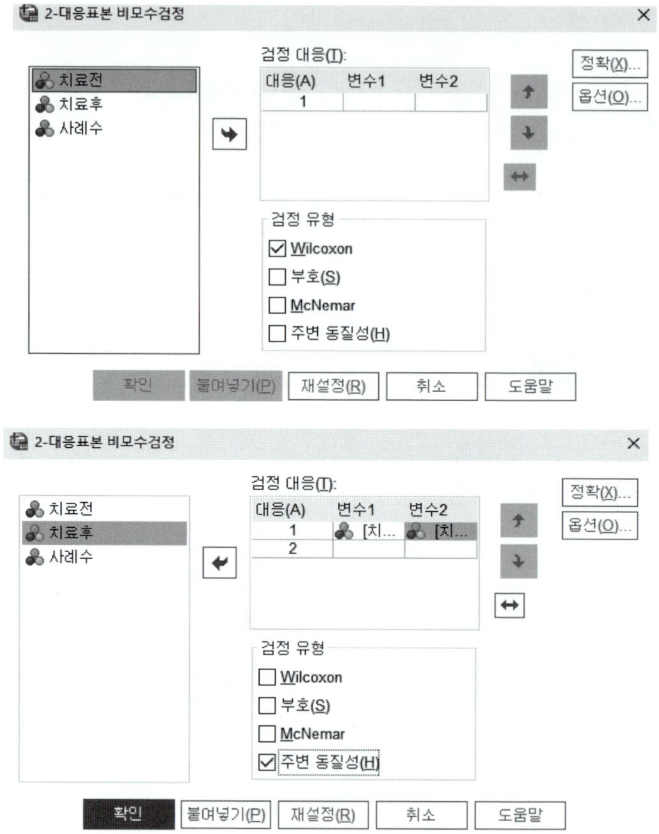

2-대응표본 비모수검정
치료전
치료후
사례수
검정 대응(T):
대응(A) 변수1 변수2
1
정확(X)...
옵션(O)...
검정 유형
Wilcoxon
부호(S)
McNemar
주변 동질성(H)
확인 붙여넣기(P) 재설정(R) 취소 도움말

2-대응표본 비모수검정
치료전
치료후
사례수
검정 대응(T):
대응(A) 변수1 변수2
1 [치... [치...
2
정확(X)...
옵션(O)...
검정 유형
Wilcoxon
부호(S)
McNemar
주변 동질성(H)
확인 붙여넣기(P) 재설정(R) 취소 도움말

확인을 누른다.

결과표는 다음과 같다.

주변동질성 검정

	치료전 및 치료후
개별값	5
비-대각케이스	69
관측된 MH 통계량	163.000
평균 MH 통계량	187.000
MH 통계량의 표준편차	5.196
표준화 MH 통계량	-4.619
근사유의확률(양측)	<.001

유의확률이 <.001으로 매우 작기 때문에 치료전과 치료후 spasticity는 변화가 없다는 영가설은 기각된다. 따라서 수치가 증가할수록 spasticity가 악화되는 결과표를 고려해 볼 때 치료전에 비해 치료후의 spasticity는 악화되었다고 판단한다.

제 14 장

다변량 분석

1. 다중회귀분석
2. 판별분석
3. 요인(인자)분석
4. 로지스틱 회귀분석
5. 다변량분산분석
6. 공분산분석
7. 군집분석

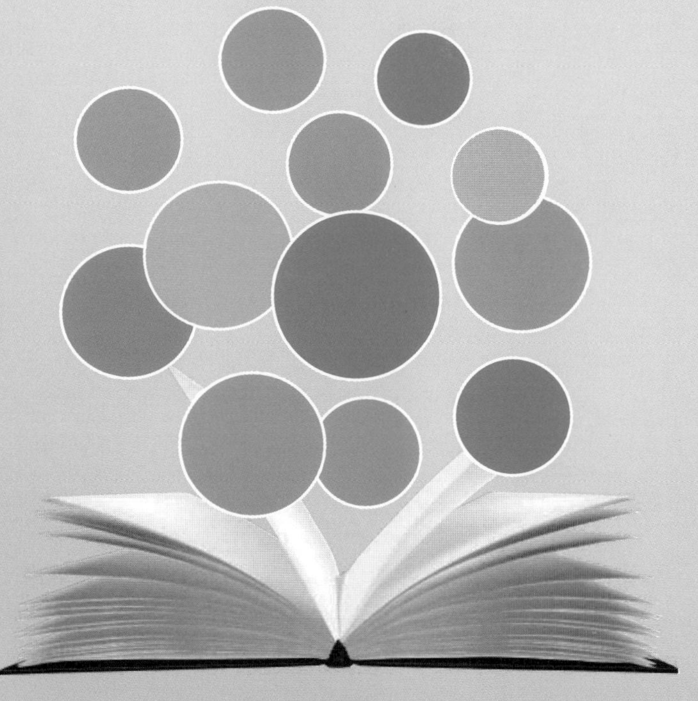

RESEARCH
METHODOLOGY

제 14 장

다변량 분석

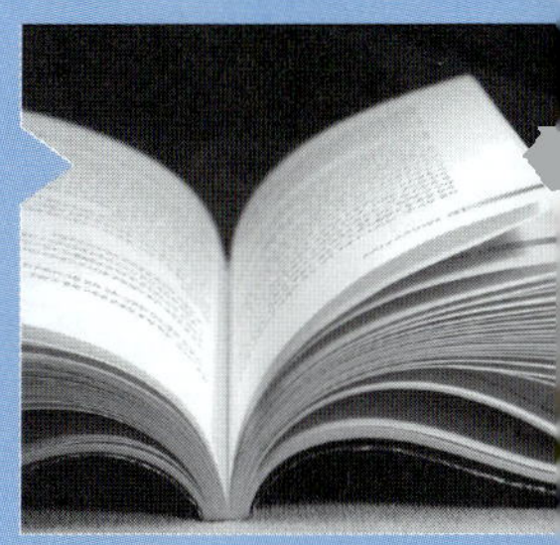

이 장에서는 다변량 분석(Multivariate Analysis)에 대한 수리적 접근보다는 개념적인 접근을 위주로 설명하겠다.

1. 다중회귀분석(Multiple regression)

회귀분석을 하는 목적은 여러 가지가 있다. 첫째는, 가지고 있는 자료에 대한 적합한 방정식을 구하기 위해 사용한다. 둘째, 현재 가지고 있는 자료로부터 이 자료를 포함하고 있는 모집단에 관한 정보를 얻기 위해서 사용된다. 그러한 경우 표본의 특성보다는 모집단의 특성에 대해 더 큰 관심을 가진다. 셋째, 자료가 신중히 설계되고 수행된 실험결과를 분석하는 데 사용된다. 일반적으로 이러한 특별한 실험에서는 얻은 값들보다는 변수들 사이의 관계에 더 큰 관심이 있다.

회귀분석의 추론을 위한 조건들은,

① 모집단에서 x와 y 사이의 관계는 직선이어야 한다. 각각의 x값에 대응하는 y값에 평균이 있다고 가정하면, 이들 평균은 반드시 직선상에 있어야 한다. 이 직선을 A + Bx라 하자. 여기서 A와 B는 어떤 고정된 값이다. 예를 들어 x = 1, 2, 3, …에 대응하는 모집단에서 y값들의 평균값이 있다면, 이 평균값들은 직선상에 있어야 한다. 이 직선을 모집단 회귀선(population regression line)이라고 한다.

② 각 x값에 대하여 y값들의 모집단에서 변동량은 같아야 한다. 이 변동량은 일반적으로 회귀선에 대한 y의 분산이라 하며 σ^2로 표기한다. 따라서 σ는 회귀선에 대한 y의

표준편차라 한다.

③ 각 x값에 대한 모집단에 있어서 y값들의 분포는 정규분포에 가깝다.

④ 실제 y값들은 서로 독립이다.

독립변수와 종속변수가 각각 하나일 때에는 상관관계 분석이나 회귀분석이나 같다고 할 수 있다. 다만, 회귀분석에서는 어느 것이 독립변수이고 어느 것이 종속변수인지를 미리 정한다는 점이 다르다. 상관관계와 인과관계는 다르다. 독립변수가 여러 개일 경우에는 한 변수가 새로 추가되거나 제거될 때마다 회귀계수의 값이 달라진다. 회귀모형에서는 모든 독립변수의 영향력을 다 고려하여 회귀계수를 계산하기 때문이다. 그래서 변수 투입방법에도 다양한 옵션들이 있다(forward, backward, stepwise, enter 등). 만약 순수하게 한 독립변수가 종속변수와 어떤 관계가 있는지 알아보려면 즉, 다른 변수의 영향력을 통제하고 보려면 부분상관계수를 보면 된다.

컴퓨터를 이용하여 다중회귀분석을 할 때 단순회귀분석에서 종속변수와 관련이 있었던 독립변수는 많이 있었으나 다중회귀분석을 하여 보면 이 중 일부만이 모형에 선정되는 경우가 많다. 많은 관련 독립변수 중에서 모형에 포함될 변수를 선정하는 방법은 여러 가지가 있으나, 이 중 흔히 쓰이는 방법은 전진선택(forward selection), 후진제거(backward elimination), 단계별 선택(stepwise selection) 등이 있다.

전진선택은 모든 독립변수들 중 설명력이 가장 큰 것부터 차례로 선정하여 설명력을 유의하게 증가시킬 때까지 선정하는 방법이다. 따라서 이 방법에서는 선정이 진행될수록 회귀식 내의 변수가 증가된다.

후진제거는 일단 모든 변수들을 다 포함한 다중회귀모형을 작성한 후 설명력이 가장 작은 것부터 차례로 제외하여 설명력이 유의하게 감소하지 않을 때까지 제외하는 방법이다. 따라서 이 방법에서는 제거가 진행될수록 회귀식 내의 변수의 수가 감소한다.

단계별 선택은 단계별로 전진선택과 후진제거를 반복하는 방법이다. 첫 단계에서는 전진선택법에 의해 변수 하나를 선정하고, 이 선정된 변수를 후진제거법에 의해 제거하였을 때 설명력이 유의하게 감소하면 변수를 제거하지 않고 다시 전진선택법에 따라 다른 변수를 선정한다.

이처럼 각 단계별로 전진선택과 후진제거를 반복하는 방법이다. 이 세 가지의 방법은 항상 같은 회귀식을 산출하지 않으며 이 중 단계별 선택이 가장 널리 사용된다.

* Bauer DM, Finch DC, McGough KP, et al. A comparative analysis of several crutch-length-estimation techniques. *Phys Ther*. 1991;17:294-300.
* Gowland C. Predicting sensorimotor recovery following stroke rehabilitation. *Physiother Can*. 1984;36:313-320.

다중회귀분석은 하나의 종속변수와 여러 개의 독립변수 사이의 관련성을 분석하는 통계기법이다. 단순선형회귀분석에서 발전된 것으로 종속변수의 추정값 $\hat{Y}$, 독립변수의 추정값은 X이다. 회귀방정식으로 나타내면 $\hat{Y}=a+bX$

다중회귀분석의 목적은 여러 독립변수에서 예측치 $\hat{Y}$를 계산하기 위한 방정식을 만드는 것이다.

1) 회귀방정식

$$\hat{Y}=a + b_1X_1 + b_2X_2 + b_3X_3 + \cdots b_kX_k$$

a는 회귀상수(Y절편)이고 b_1, b_2, b_3, ⋯ b_k는 독립변수들의 회귀계수이다. k는 방정식에서 독립변수의 수를 나타낸다. 다중회귀도 단순선형회귀분석처럼 최소제곱(least squares)의 개념에 기초를 두고 있다.

이 모형에 근거하여 나이(AGE) 30세, 체중(WT) 60kg, 수축기 혈압(SBP) 100mmHg, 1일 지방섭취량(DIET) 40g인 사람들의 평균 총콜레스테롤 수치는 172mg/dL이라고 예측할 수 있다.

예: $\hat{Y}=-80.0 + 1.64(AGE) + 0.6(WT) + 0.7(SBP) + 2.42(DIET)$

$\hat{Y}=-80.0 + 1.64(30) + 0.6(60) + 0.7(100) + 2.42(40) = 172$

산포도(scatter plots)는 잔차(residuals, 오차항이라고 부르기도 함)를 분석하기 위해 사용하는데, Y축과 X축에 표시된 점을 이용하여 추정치를 알아보는 것이다. 잔차의 산포도(scatter plot)는 극단적인 자룟값(outliers)을 쉽게 알아볼 수 있게 해 준다. 방정식이 선형에 들어맞을 때 잔차(residual)는 아주 작다. 더빈-왓슨(Durbin-Watson)의 통계량으로 잔차(오차항)에 대한 자기상관관계(autocorrelation)가 있는지를 알아볼 수 있다. 만약 더빈-왓슨 통계량이 2에 가까우면 잔차에 대한 상관관계가 없음을 의미하고 즉, 회귀식에서 잔차(오차항)끼리 상관관계가 없어야 한다는 가정을 만족시키고 있음을 의미한다. 그리고 더빈-왓슨 통계량이 0에 가까울수록, 또는 4에 가까울수록 잔차들간에 상관관계가 있어 회귀모형이 부적합함을 의미한다.

2) 표준화 회귀계수(Standardized regression coefficients)

연구자들은 종종 회귀방정식에 포함된 독립변수들의 상대적인 중요성을 알고자 한다. 각 변수의 측정단위가 다르기 때문에 비표준화 회귀계수(unstandardized coefficients) B로 직접 각 변수들의 상대적인 중요성을 비교하는 것은 의미가 없다. 따라서 표준화한 값(Z점수)으로 환산하여 표준화 회귀계수로 변환시킨 것이 베타(β)값이다. 회귀분석에서 베타(β)값이란, 회귀모형에서의 각 변수들이 표준편차 1을 갖도록 조정되었을 때의 회귀계수를 말하며, 이것을 표준화된 회귀계수라고 한다. 베타계수들은 각 독립변수들의 단위와 산포에 무관하므로 서로 간의 크기를 비교할 수 있다는 장점이 있다. 이렇게 표준화된 회귀계수값 베타(β)는 $\hat{Y}$(추정치)값에 각 독립변수가 얼마만큼의 영향을 주는가를 나타내는 상대적인 가중치로 해석한다.

회귀분석 결과표에서 t는 종속변수와 독립변수 사이에 상관관계가 없다는 영가설을 검정한 것이다. 이 영가설을 다른 표현으로 하면 회귀계수가 0이라는 것이다. 이때 유의수준이 0.05 또는 0.01보다 작게 나오면종속변수를 설명하는데 유의미한 변수라고 판정한다.

3) 다중공선성(Multicollinearity)

회귀분석의 기본 가정에는 독립변수 상호간에 상관관계가 없어야 한다는 조건이 있다. 그런데 회귀방정식에서 독립변수들끼리 상관관계가 발견된다면 이러한 상황을 다중공선성이라 한다. 만약 어떤 변수의 모수추정치에 대한 허용도(tolerance)가 0에 가까울수록 이미 회귀모형에 포함된 변수와 상관성이 높음을 의미하고 1에 가까울수록 상관성이 없음을 의미한다.

4) 다중상관계수(Multiple correlation)와 결정계수

다중상관계수 R값은 관찰치 Y와 추정치 $\hat{Y}$의 상관관계를 나타낸다. 다중상관계수 값은 $0 \leq R \leq 1$사이의 값을 갖는다. 단순회귀분석($Y = a+bX_1$)의 경우에는 다중상관계수 R값이 피어슨상관계수와 같다. R값의 의미는 여러 변수들의 누적된 상관성을 나타내기 때문에 해석하기가 모호한 면이 있다. 따라서 종속변수 Y와 여러 독립변수와의 관계를 설명하기 위해서는 R^2을 사용한다. R^2을 결정계수(coefficient of determination)라고 하는데 그 의미는 종속변수 Y의 총분산 중에서 일련의 독립변수에 의해 설명되는 분산 비율을 의미한다. R^2값이 크면 설명력이 강한 예측모형(높은 상관관계)이라고 판정한다. 예를 들어 결정계수가 0.454가 나왔다면 회귀식이 종속변수 Y의 분산을 45% 정도 설명한다고 해석한다. 반대로 $1-R^2$은 그 독립변수들이 포함된 회귀모형으로 설명되지 못하는 부분을 의미한다. 다중회귀분석에서는 설명력의 크기를 R^2값을 사용하는 것이 아니라 수정된 결정계수(adjusted R square) 값을 사용한다. 그 이유는 독립변수의 수가 많아지면 R^2의 값이 저절로 커지는 경향이 있기 때문이다. 수정된 결정계수는 자유도(모형에 투입된 독립변수의 수)를 감안하여 수정한 결정계수 값이다. 회귀분석의 결과를 표로 제시할 때는 R^2보다는 수정된 결정계수를 제시한다.

5) 분산분석(Analysis of variance)

회귀분석에서 회귀모형이 적절한지 여부는 분산분석으로 판단한다. 분산분석에서는 자료의 전체분산 중에서 회귀분석으로 설명되는 분산과 회귀분석으로 설명되지 못하는 부분(잔차오차, residual error)으로 나뉜다. 회귀식으로 설명되는 부분의 자유도는 회귀모형에 투입된 변수의 수가 되며 총분산의 자유도는 전체대상자수−1이 된다. 이 때 영가설은 '모집단 회귀선의 기울기가 0이다'라는 것이고 p값이 0.05 혹은 0.01보다 작은 경우에 회귀모형이 적합하다고 판정한다.

6) 추정값의 표준오차(Standard error of the estimate)

많은 회귀분석 프로그램에서 예측의 정확성을 나타내는 방법으로 결정계수(R^2) 외에도 추정값의 표준오차(standard error of the estimate, SEE, 잔차의 표준편차)를 산출해낸다. 즉 잔차는 표본의 실제 관찰치 y값이 회귀식에서 얻어진 예측치와의 차이를 나타낸다. 추정값의 표준오차(SEE)가 작다는 것은 모형의 정확도가 크다는 것을 의미한다.

7) 단계별다중회귀(Stepwise multiple regression)

다중회귀분석은 회귀방정식에서 독립변수들을 대입하여 수행된다. 콜레스테롤을 예로 들었을 때 4개의 독립변수가 종속변수인 콜레스테롤수치에 어떻게 영향을 미쳤는지 알아본 결과, 종속변수의 분산값이 56%였다면 4개의 독립변수의 영향력을 추정할 때 독립변수가 모두 같은 정도로 종속변수에 영향을 미쳤다고 볼 수 없다. 단계별다중회귀분석을 하면 독립변수(혹은 예측변수, predictor)의 수를 최소화하면서 예측의 정확성은 최대화할 수 있는 장점이 있다.

단계별다중회귀는 순서적으로 각 독립변수의 기여도를 평가하기 위해 단계를 밟으며 수행한다. 전진선택법(forward selection, 변수추가법)은 상관성이 가장 높은 독립변수(X_1)를 회귀방정식에 집어넣는다. $\hat{Y}=a+b_1X_1$ 그 다음 X_1이 제거된 상태에서 남아 있는 변수 중에서 부분상관분석(partial correlation)을 통해 가장 편상관관계가 높은 변수(X_2)를 회귀방정식에 추가시킨다.

$$\hat{Y}=a + b_1X_1 + b_2X_2$$

후진제거법(backward elimination)은 첫 단계에서 모든 변수를 포함시킨 후 부분상관분석을 하여 가장 적은 부분상관관계를 보이는 변수부터 차례로 제거시키는 방법이다. 전진선택법보다 자주 사용하지는 않지만 복잡한 모형을 단순화시키려는 목적으로 사용한다.

* Jones CA, Voaklander DC, Suarez-Almazor ME. Determinants of function after total knee arthroplasty. *Phys Ther*. 2003;83(8):696-706.
* Teseng MH, Chow SMK. Perceptual-motor function of school-age children with slow handwriting speed. *Am J Occup Ther*. 2000;54:83-89.

8) 가변수(Dummy variable)

일반적으로 회귀분석은 독립변수가 양을 나타내는 연속변수일 때 사용되지만 성, 직업, 교육정도, 인종, 행동특성, 흡연자대 비흡연자와 같은 명목변수가 회귀분석의 독립변수로 사용된다. 이런 질적인 명목변수를 부호화(coding)하는 것이 가변수(dummy variable)이다. 예를 들면 성이라는 변수를 남성 = 0, 여성 = 1로 부호화(coding)한다. 성별로 콜레스테롤 수준을 예측하고자 할 때 다음과 같은 회귀방정식이 가능하다.

$$\hat{Y}=220-27.5X$$

여성은 $\hat{Y}=220-27.5(1)=194.5$, 남성은 $\hat{Y}=220-27.5(0)=220$이 된다. 질적인 변수가 2개의 범주(category) 이상(n)일 때는 가변수의 개수는 n–1개가 된다. 아래의 예를 들면 학년이라는 범주가 4개 있으므로 $4-1=3$개의 가변수 X_1, X_2, X_3가 필요하다. 가변수들을 독립변수로 입력하여 다중회귀분석을 하면 $\hat{Y}=85-55X_1-25X_2-15X_3$이라는 추정식을 만들 수 있다. 이 식에 각 학년별로 아래의 해당되는 수치를 입력하면 학년별 추정값이 나온다. 1학년은 30, 2학년은 60, 3학년은 70, 4학년은 85라는 추정값을 구하였다.

	X_1	X_2	X_3	
1학년	1	0	0	$\hat{Y}=85-55(1)-25(0)-15(0)=30$
2학년	0	1	0	$\hat{Y}=85-55(0)-25(1)-15(0)=60$
3학년	0	0	1	$\hat{Y}=85-55(0)-25(0)-15(1)=70$
4학년	0	0	0	$\hat{Y}=85-55(0)-25(0)-15(0)=85$

임상에서 보고자 하는 많은 변수들이 명목변수로 측정되기 때문에 가변수를 이용하면 임상자료를 회귀분석방법을 이용하여 분석할 때 유용하다. 예를 들어 40cm 높이에서 한 발로 뛰어 내릴 때 독립변수로 나이, 키, 체중, 성을 놓고, 종속변수로는 무릎관절의 굽힘 각도를 측정한 이충휘 등(2002)의 연구를 보자. 독립변수 중 나이, 키, 체중은 연속변수이지만 성은 남, 여로 2종류인 명목변수이다. 이때 성에 대하여 가변수를 지정할 수 있다. 이충휘 등(2002)의 연구에서는 성에 대하여 가변수로 처리를 하고 단계적 다중회귀분석을 한 결과 성만 독립변수로 채택되어 다음과 같은 모형이 만들어졌다.

무릎관절 굽힘각도 = 43.6 − 6.24 × 성
(남성 = 0, 여성 = 1)

위의 결과를 볼 때 여성은 남성보다도 착지할 때 무릎관절을 덜 굽힌다는 사실을 알 수 있다.

dummylanding.sav 파일을 바탕화면에 저장하고 SPSS프로그램을 실행시켜 데이터를 불러온다.

*dummylanding.sav [데이터세트1] - IBM SPSS Statistics Data Editor

파일(F) 편집(E) 보기(V) 데이터(D) 변환(T) 분석(A) 그래프(G) 유틸리티(U) 확

	슬관절각도	키	체중	나이	성	변수
1	37.67	150.00	46.50	20.00	2	
2	28.63	163.80	60.00	20.00	2	
3	45.63	163.20	57.50	21.00	1	
4	39.53	166.70	70.00	21.00	2	
5	42.07	168.30	86.00	21.00	2	
6	37.10	159.70	50.00	21.00	2	
7	38.73	156.90	51.00	21.00	2	
8	30.63	166.70	72.00	21.00	2	
9	36.97	162.80	60.00	21.00	2	
10	35.93	160.50	50.00	21.00	2	
11	33.00	155.80	51.00	21.00	2	
12	34.67	167.90	78.00	21.00	2	
13	44.60	156.80	58.00	21.00	2	
14	47.57	181.50	83.00	22.00	1	
15	48.51	172.00	66.00	22.00	1	
16	42.50	179.00	73.00	22.00	1	
17	40.70	173.50	65.60	22.00	1	
18	43.60	177.80	65.00	22.00	1	
19	47.93	163.70	61.00	22.00	2	
20	45.23	159.10	51.00	22.00	2	

SPSS에서 가변수를 만들 때는 메뉴화면에서 변환 → 더미변수 작성을 클릭한다.

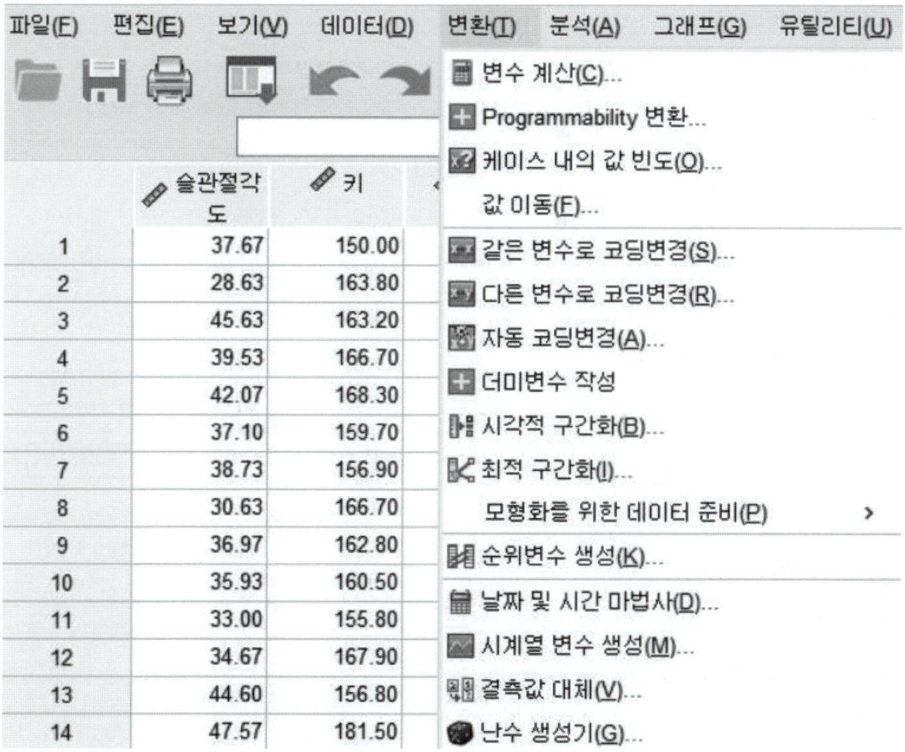

파일(F) 편집(E) 보기(V) 데이터(D) 변환(T) 분석(A) 그래프(G) 유틸리티(U)

- 변수 계산(C)...
- Programmability 변환...
- 케이스 내의 값 빈도(O)...
- 값 이동(F)...
- 같은 변수로 코딩변경(S)...
- 다른 변수로 코딩변경(R)...
- 자동 코딩변경(A)...
- 더미변수 작성
- 시각적 구간화(B)...
- 최적 구간화(I)...
- 모형화를 위한 데이터 준비(P) >
- 순위변수 생성(K)...
- 날짜 및 시간 마법사(D)...
- 시계열 변수 생성(M)...
- 결측값 대체(V)...
- 난수 생성기(G)...

	슬관절각도	키
1	37.67	150.00
2	28.63	163.80
3	45.63	163.20
4	39.53	166.70
5	42.07	168.30
6	37.10	159.70
7	38.73	156.90
8	30.63	166.70
9	36.97	162.80
10	35.93	160.50
11	33.00	155.80
12	34.67	167.90
13	44.60	156.80
14	47.57	181.50

더미변수 작성에서 성을 가변수로 만들어야 하므로 성을 더블클릭해서 우측으로 옮기고 가변수 이름을 만들어 준 후 확인을 클릭한다.

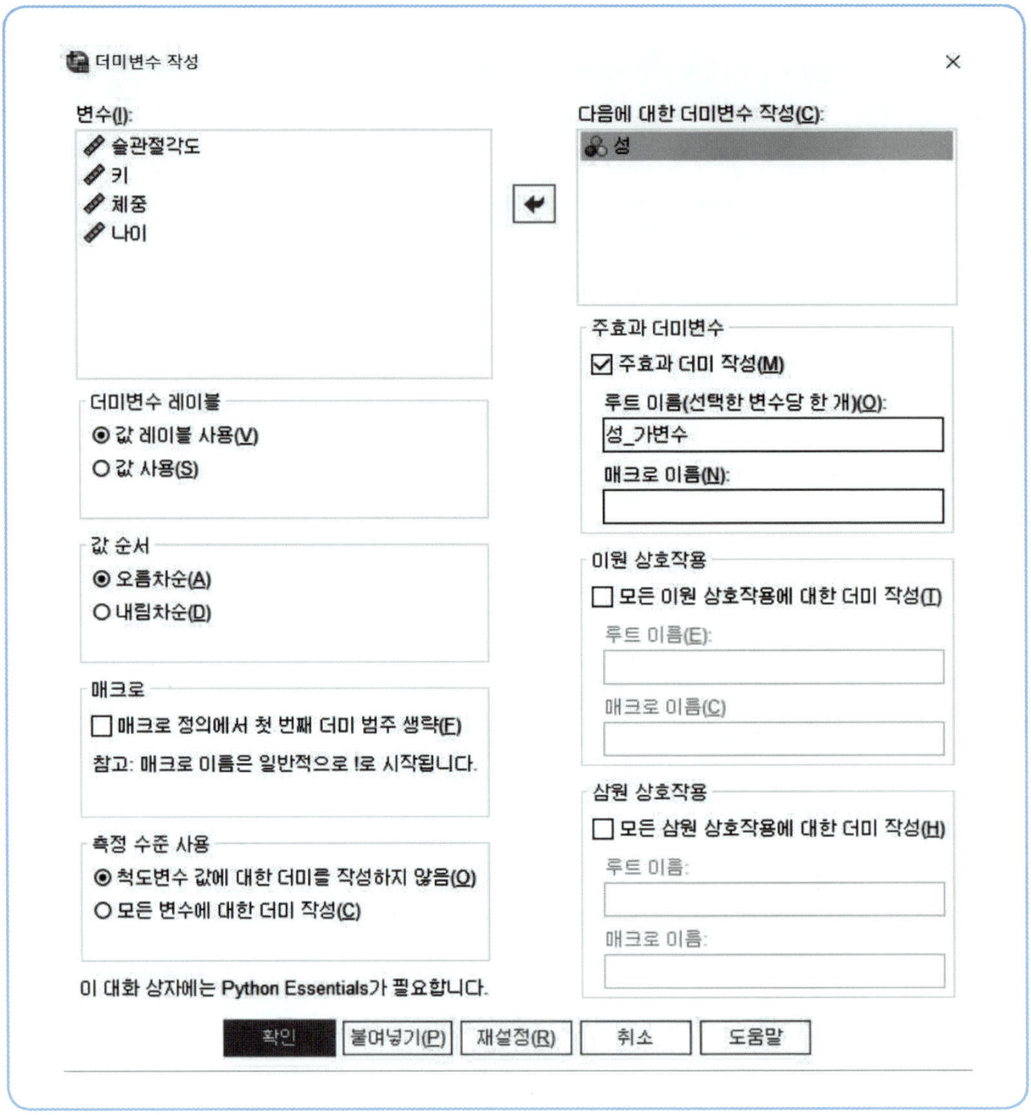

더미변수 작성

변수(I):
슬관절각도
키
체중
나이

다음에 대한 더미변수 작성(C):
성

주효과 더미변수
☑ 주효과 더미 작성(M)
루트 이름(선택한 변수당 한 개)(O):
성_가변수
매크로 이름(N):

더미변수 레이블
◉ 값 레이블 사용(V)
○ 값 사용(S)

값 순서
◉ 오름차순(A)
○ 내림차순(D)

매크로
☐ 매크로 정의에서 첫 번째 더미 범주 생략(F)
참고: 매크로 이름은 일반적으로 !로 시작됩니다.

측정 수준 사용
◉ 척도변수 값에 대한 더미를 작성하지 않음(O)
○ 모든 변수에 대한 더미 작성(C)

이원 상호작용
☐ 모든 이원 상호작용에 대한 더미 작성(T)
루트 이름(E):
매크로 이름(C):

삼원 상호작용
☐ 모든 삼원 상호작용에 대한 더미 작성(H)
루트 이름:
매크로 이름:

이 대화 상자에는 Python Essentials가 필요합니다.

확인 | 붙여넣기(P) | 재설정(R) | 취소 | 도움말

성_가변수_1과 성_가변수_2가 만들어져 있는 것을 볼 수 있다. 여기서는 남성을 0, 여성을 1로 바꾸기로 했으므로 성_가변수_1은 삭제하고 남성에 비해 여성의 슬관절 각도가 어떻게 변하는지를 알아본다.

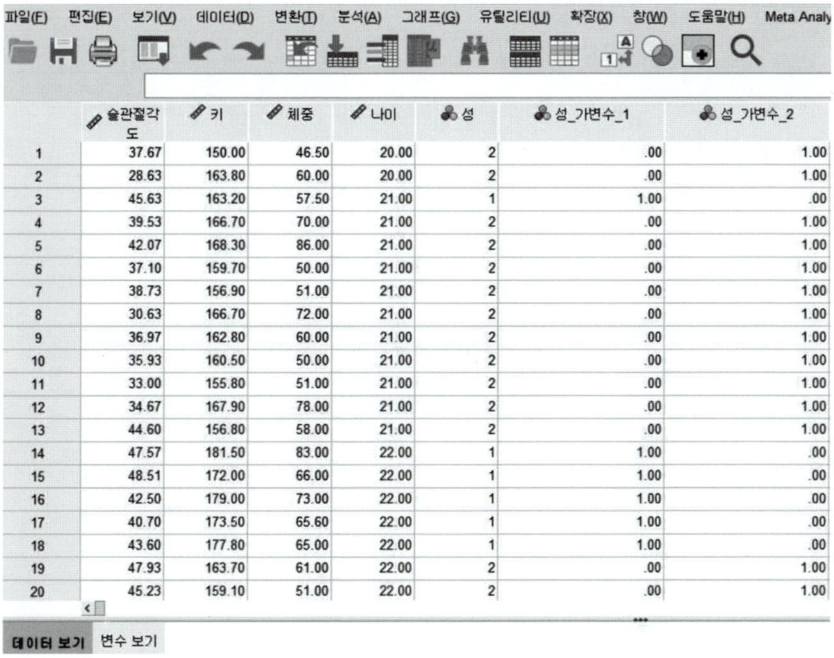

파일(F) 편집(E) 보기(V) 데이터(D) 변환(T) 분석(A) 그래프(G) 유틸리티(U) 확장(X) 창(W) 도움말(H) Meta Analy

	슬관절각도	키	체중	나이	성	성_가변수_1	성_가변수_2
1	37.67	150.00	46.50	20.00	2	.00	1.00
2	28.63	163.80	60.00	20.00	2	.00	1.00
3	45.63	163.20	57.50	21.00	1	1.00	.00
4	39.53	166.70	70.00	21.00	2	.00	1.00
5	42.07	168.30	86.00	21.00	2	.00	1.00
6	37.10	159.70	50.00	21.00	2	.00	1.00
7	38.73	156.90	51.00	21.00	2	.00	1.00
8	30.63	166.70	72.00	21.00	2	.00	1.00
9	36.97	162.80	60.00	21.00	2	.00	1.00
10	35.93	160.50	50.00	21.00	2	.00	1.00
11	33.00	155.80	51.00	21.00	2	.00	1.00
12	34.67	167.90	78.00	21.00	2	.00	1.00
13	44.60	156.80	58.00	21.00	2	.00	1.00
14	47.57	181.50	83.00	22.00	1	1.00	.00
15	48.51	172.00	66.00	22.00	1	1.00	.00
16	42.50	179.00	73.00	22.00	1	1.00	.00
17	40.70	173.50	65.60	22.00	1	1.00	.00
18	43.60	177.80	65.00	22.00	1	1.00	.00
19	47.93	163.70	61.00	22.00	2	.00	1.00
20	45.23	159.10	51.00	22.00	2	.00	1.00

데이터 보기 변수 보기

우선 변수보기를 클릭한다.

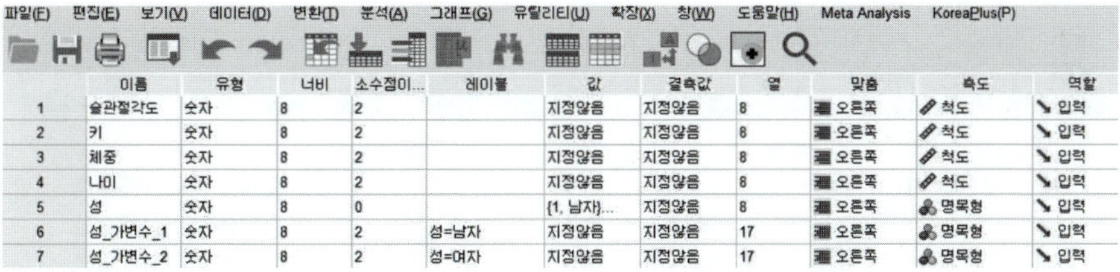

파일(F) 편집(E) 보기(V) 데이터(D) 변환(T) 분석(A) 그래프(G) 유틸리티(U) 확장(X) 창(W) 도움말(H) Meta Analysis KoreaPlus(P)

	이름	유형	너비	소수점이...	레이블	값	결측값	열	맞춤	측도	역할
1	슬관절각도	숫자	8	2		지정않음	지정않음	8	오른쪽	척도	입력
2	키	숫자	8	2		지정않음	지정않음	8	오른쪽	척도	입력
3	체중	숫자	8	2		지정않음	지정않음	8	오른쪽	척도	입력
4	나이	숫자	8	2		지정않음	지정않음	8	오른쪽	척도	입력
5	성	숫자	8	0		{1, 남자}...	지정않음	8	오른쪽	명목형	입력
6	성_가변수_1	숫자	8	2	성=남자	지정않음	지정않음	17	오른쪽	명목형	입력
7	성_가변수_2	숫자	8	2	성=여자	지정않음	지정않음	17	오른쪽	명목형	입력

여섯 번째에 있는 성_가변수_1에 마우스를 갖다 놓고 우측버튼을 클릭해서 삭제를 한다. 성_가변수_1의 의미는 남자를 1로 놓고 여자는 0으로 가변수를 만들었다는 의미이다. 성_가변수_2에서 성=여자로 표시된 것은 여자를 1로 놓고 남자는 0으로 가변수를 만들었다는 의미이다.

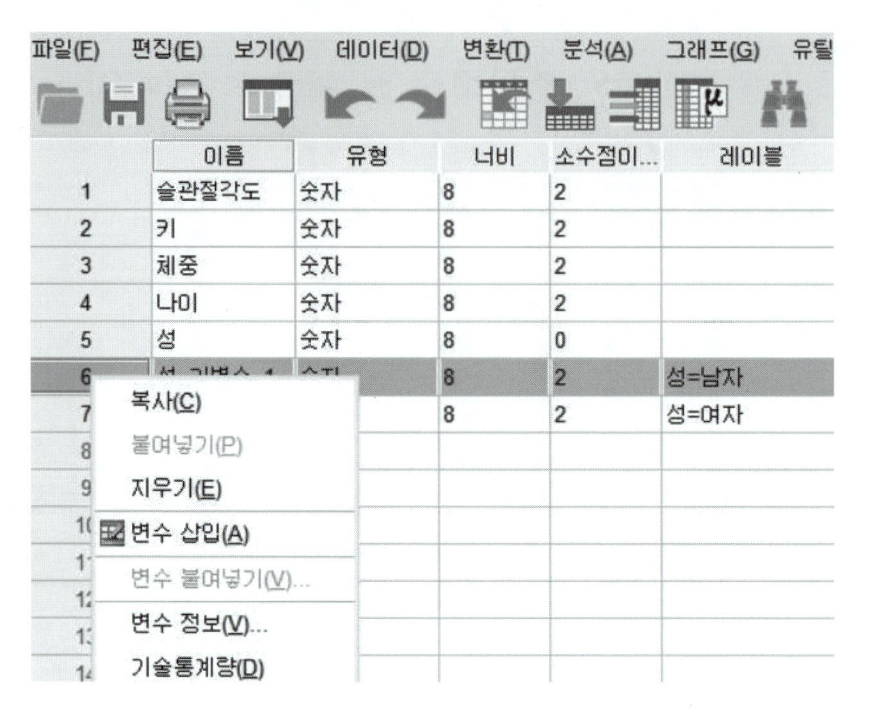

다음과 같이 변수가 보이게 된다.

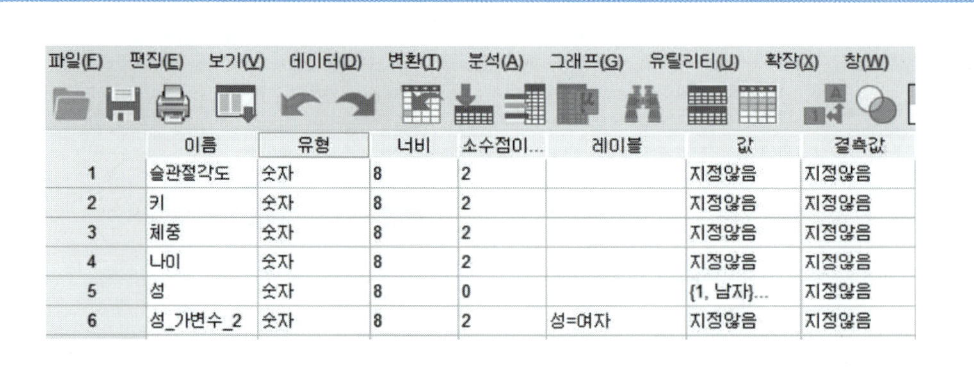

	이름	유형	너비	소수점이...	레이블	값	결측값
1	슬관절각도	숫자	8	2		지정않음	지정않음
2	키	숫자	8	2		지정않음	지정않음
3	체중	숫자	8	2		지정않음	지정않음
4	나이	숫자	8	2		지정않음	지정않음
5	성	숫자	8	0		{1, 남자}...	지정않음
6	성_가변수_2	숫자	8	2	성=여자	지정않음	지정않음

6번째 변수 성_가변수_2에 값을 지정해보자. 6번째 값의 칸에서 오른쪽 ...을 클릭하면 값레이블 화면이 뜬다. 기준값에 0을 입력하고 레이블에는 남자로 표시한 후, 추가를 누르고 기준값에 1을 입력하고 레이블에 여자를 입력한다. 확인을 누른다.

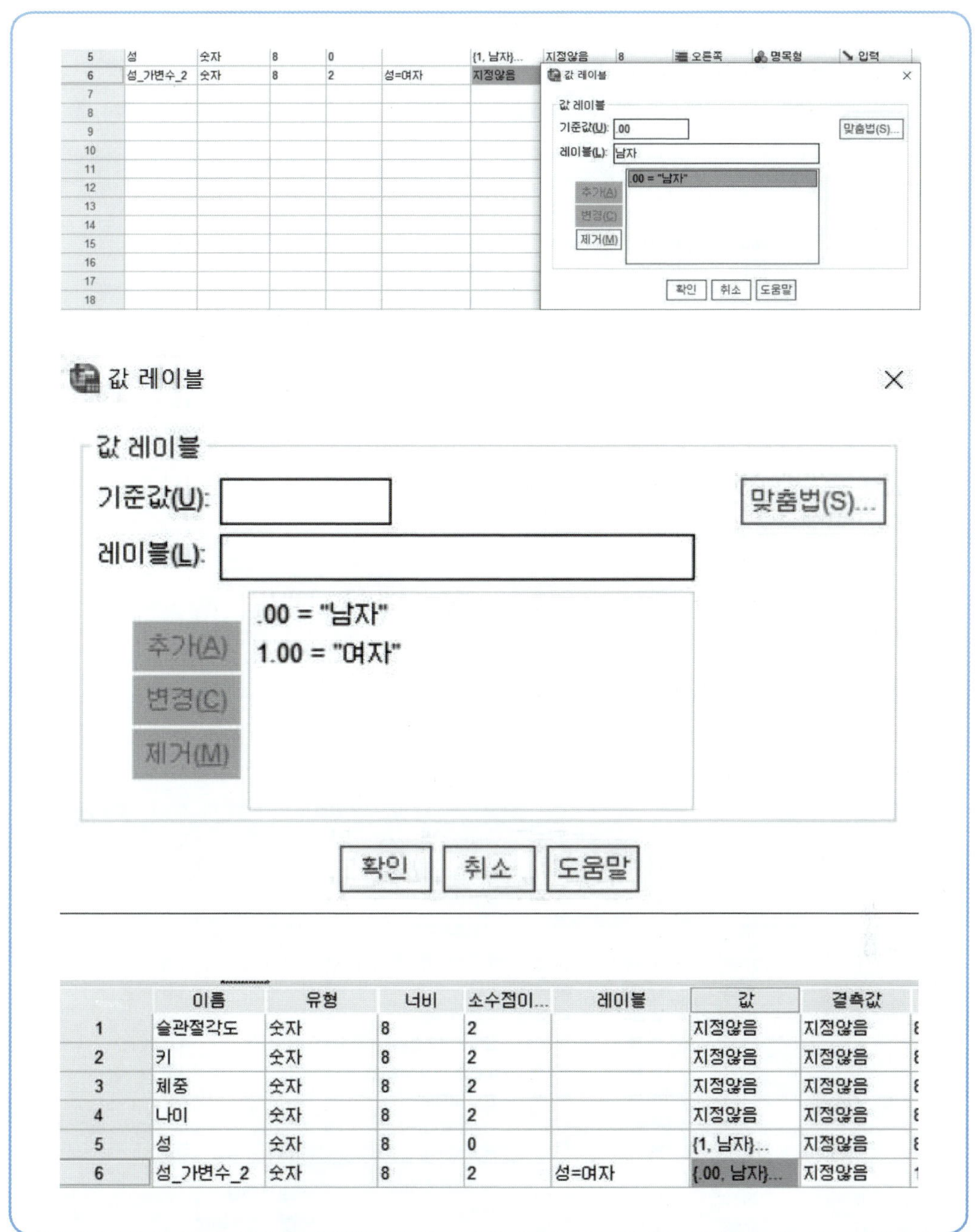

	이름	유형	너비	소수점이...	레이블	값	결측값
1	슬관절각도	숫자	8	2		지정않음	지정않음
2	키	숫자	8	2		지정않음	지정않음
3	체중	숫자	8	2		지정않음	지정않음
4	나이	숫자	8	2		지정않음	지정않음
5	성	숫자	8	0		{1, 남자}...	지정않음
6	성_가변수_2	숫자	8	2	성=여자	{.00, 남자}...	지정않음

이제 가변수와 값 지정이 완료되었다.

화면 하단의 데이터 보기를 클릭한다.

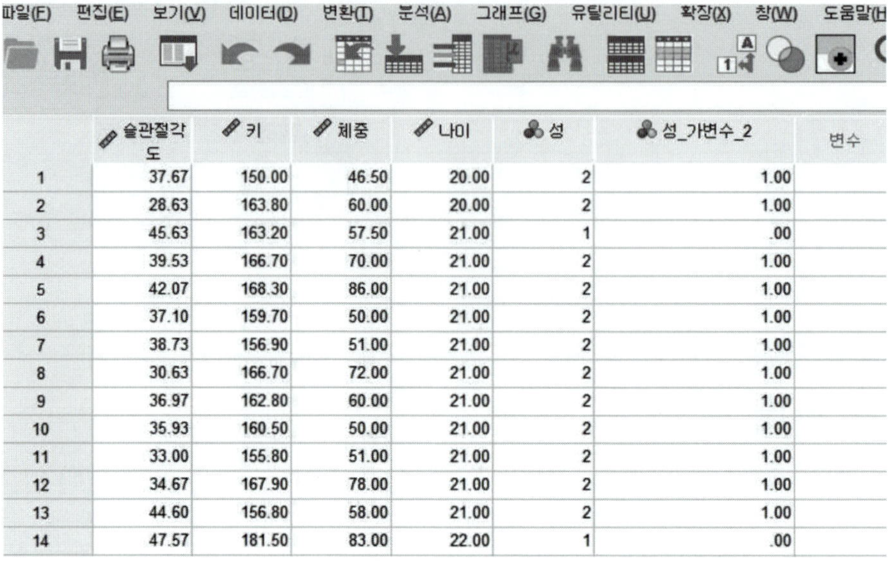

파일(F) 편집(E) 보기(V) 데이터(D) 변환(T) 분석(A) 그래프(G) 유틸리티(U) 확장(X) 창(W) 도움말(H)

	슬관절각도	키	체중	나이	성	성_가변수_2	변수
1	37.67	150.00	46.50	20.00	2	1.00	
2	28.63	163.80	60.00	20.00	2	1.00	
3	45.63	163.20	57.50	21.00	1	.00	
4	39.53	166.70	70.00	21.00	2	1.00	
5	42.07	168.30	86.00	21.00	2	1.00	
6	37.10	159.70	50.00	21.00	2	1.00	
7	38.73	156.90	51.00	21.00	2	1.00	
8	30.63	166.70	72.00	21.00	2	1.00	
9	36.97	162.80	60.00	21.00	2	1.00	
10	35.93	160.50	50.00	21.00	2	1.00	
11	33.00	155.80	51.00	21.00	2	1.00	
12	34.67	167.90	78.00	21.00	2	1.00	
13	44.60	156.80	58.00	21.00	2	1.00	
14	47.57	181.50	83.00	22.00	1	.00	

메뉴화면에서 분석 → 회귀분석 → 선형을 클릭한다.

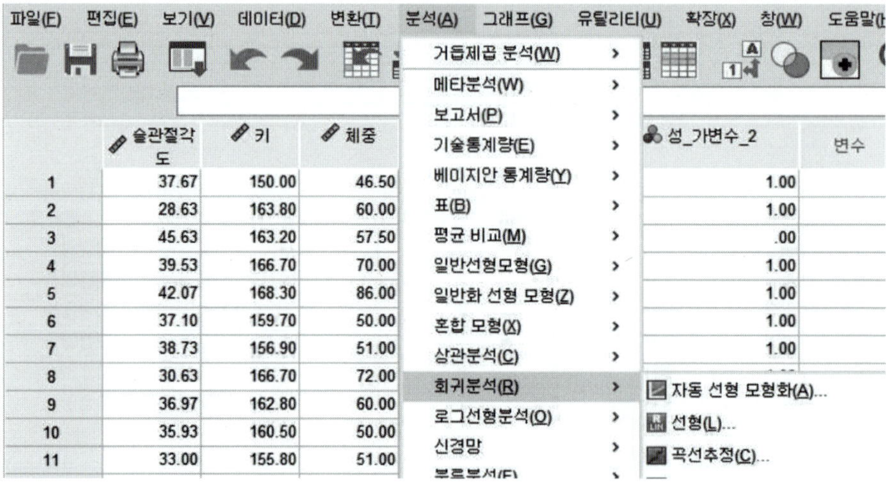

파일(F) 편집(E) 보기(V) 데이터(D) 변환(T) 분석(A) 그래프(G) 유틸리티(U) 확장(X) 창(W) 도움말(H)

분석(A) 메뉴:
- 거듭제곱 분석(W) >
- 메타분석(W) >
- 보고서(P) >
- 기술통계량(E) >
- 베이지안 통계량(Y) >
- 표(B) >
- 평균 비교(M) >
- 일반선형모형(G) >
- 일반화 선형 모형(Z) >
- 혼합 모형(X) >
- 상관분석(C) >
- 회귀분석(R) >
  - 자동 선형 모형화(A)...
  - 선형(L)...
  - 곡선추정(C)...
- 로그선형분석(O) >
- 신경망 >
- 분류분석(F) >

	슬관절각도	키	체중	성_가변수_2	변수
1	37.67	150.00	46.50	1.00	
2	28.63	163.80	60.00	1.00	
3	45.63	163.20	57.50	.00	
4	39.53	166.70	70.00	1.00	
5	42.07	168.30	86.00	1.00	
6	37.10	159.70	50.00	1.00	
7	38.73	156.90	51.00	1.00	
8	30.63	166.70	72.00		
9	36.97	162.80	60.00		
10	35.93	160.50	50.00		
11	33.00	155.80	51.00		

선형회귀 화면에서 종속변수를 지정해주고, 블록변수에 키, 체중, 나이, 성_가변수_2를 옮겨준 후, 방법에서는 단계선택을 클릭한다.

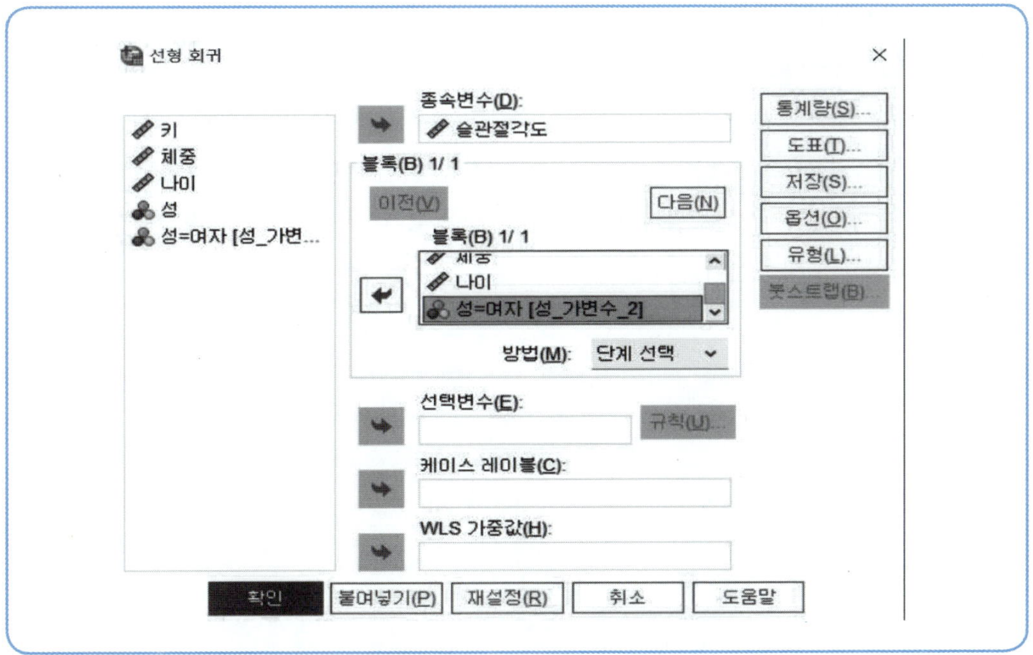

위의 화면에서 확인을 클릭하면 결과화면이 나온다. 결과에서 다음의 결과를 보면 회귀 모형을 만들 수 있다.

계수[a]

모형		비표준화계수		표준화계수	t	유의확률
		B	표준화 오류	베타		
1	(상수)	43.645	1.092		39.963	<.001
	성 = 여자	−6.243	1.578	−.504	−3.957	<.001

a. 종속변수: 슬관절각도

$$무릎관절\ 굽힘각도 = 43.6 - 6.24 \times 성$$
$$(남성 = 0,\ 여성 = 1)$$

이 식에 0과 1을 각각 대입하면 남성의 평균 무릎관절 굽힘각도와 여성의 평균 무릎관절 굽힘각도를 구할 수 있고 여성이 남성보다 덜 굽힌다는 것을 알 수 있다.

혹시 SPSS에서 버전이 낮아 자동으로 더미변수 작성 기능이 없는 경우에는 다음과 같이 진행하면 된다.

메뉴화면에서 변환 → 다른 변수로 코딩 변경을 클릭한다. 가변수로 만들고자 하는 변수를 변수 입력 칸으로 옮긴다. 출력변수 이름 칸에는 그 변수에 대한 새로운 변수명을 기억하기 쉽게 정해준다. 바꾸기를 클릭하면 숫자변수 칸에 변수 → 가변수 형태로 바뀐다. 다음에 기존값 및 새로운 값을 클릭하고 코딩변경을 하면 된다. 예를 들어 경우의 수가 두 개인 경우에는 여성(원래 2로 입력되어 있을 경우)은 1, 남성(원래 1로 입력되어 있을 경우)은 0으로 코딩하여 사용한다.

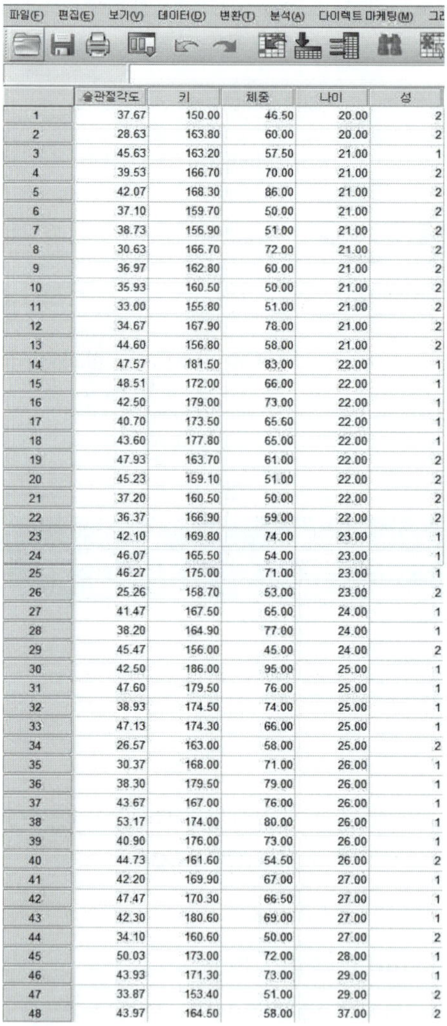

파일(F) 편집(E) 보기(V) 데이터(D) 변환(T) 분석(A) 다이렉트 마케팅(M) 그리

	슬관절각도	키	체중	나이	성
1	37.67	150.00	46.50	20.00	2
2	28.63	163.80	60.00	20.00	2
3	45.63	163.20	57.50	21.00	1
4	39.53	166.70	70.00	21.00	2
5	42.07	168.30	86.00	21.00	2
6	37.10	159.70	50.00	21.00	2
7	38.73	156.90	51.00	21.00	2
8	30.63	166.70	72.00	21.00	2
9	36.97	162.80	60.00	21.00	2
10	35.93	160.50	50.00	21.00	2
11	33.00	155.80	51.00	21.00	2
12	34.67	167.90	78.00	21.00	2
13	44.60	156.80	58.00	21.00	2
14	47.57	181.50	83.00	22.00	1
15	48.51	172.00	66.00	22.00	1
16	42.50	179.00	73.00	22.00	1
17	40.70	173.50	65.60	22.00	1
18	43.60	177.80	65.00	22.00	1
19	47.93	163.70	61.00	22.00	2
20	45.23	159.10	51.00	22.00	2
21	37.20	160.50	50.00	22.00	2
22	36.37	166.90	59.00	22.00	2
23	42.10	169.80	74.00	23.00	1
24	46.07	165.50	54.00	23.00	1
25	46.27	175.00	71.00	23.00	1
26	25.26	158.70	53.00	23.00	2
27	41.47	167.50	65.00	24.00	1
28	38.20	164.90	77.00	24.00	1
29	45.47	156.00	45.00	24.00	2
30	42.50	186.00	95.00	25.00	1
31	47.60	179.50	76.00	25.00	1
32	38.93	174.50	74.00	25.00	1
33	47.13	174.30	66.00	25.00	1
34	26.57	163.00	58.00	25.00	2
35	30.37	168.00	71.00	26.00	1
36	38.30	179.50	79.00	26.00	1
37	43.67	167.00	76.00	26.00	1
38	53.17	174.00	80.00	26.00	1
39	40.90	176.00	73.00	26.00	1
40	44.73	161.60	54.50	26.00	2
41	42.20	169.90	67.00	27.00	1
42	47.47	170.30	66.50	27.00	1
43	42.30	180.60	69.00	27.00	1
44	34.10	160.60	50.00	27.00	2
45	50.03	173.00	72.00	28.00	1
46	43.93	171.30	73.00	29.00	1
47	33.87	153.40	51.00	29.00	2
48	43.97	164.50	58.00	37.00	2

예를 들어 성 변수에 대한 가변수의 명칭을 성가변수로 만들고 싶으면, 다음과 같이 이

동을 하면 된다.

성이라는 변수를 클릭하여 오른쪽으로 옮기고 출력변수에 성가변수라고 입력한 후 바꾸기를 클릭한다.

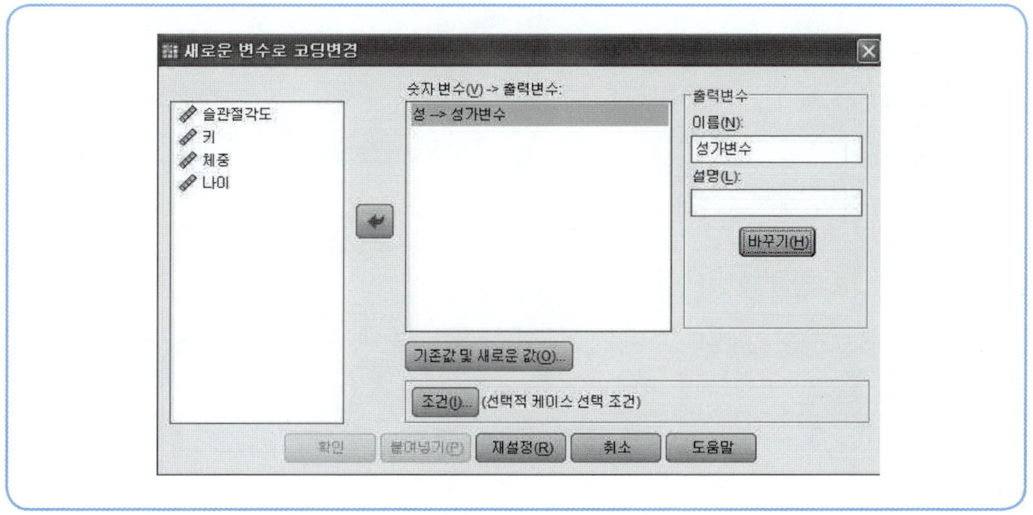

기존값 및 새로운 값을 클릭한 후 기존값에 성 변수에서 값이 2이었던 것을 1로 바꾸기 위해 값 칸에 2라고 입력하고, 기준값 칸에는 1이라고 입력한 후에 추가를 클릭한다.

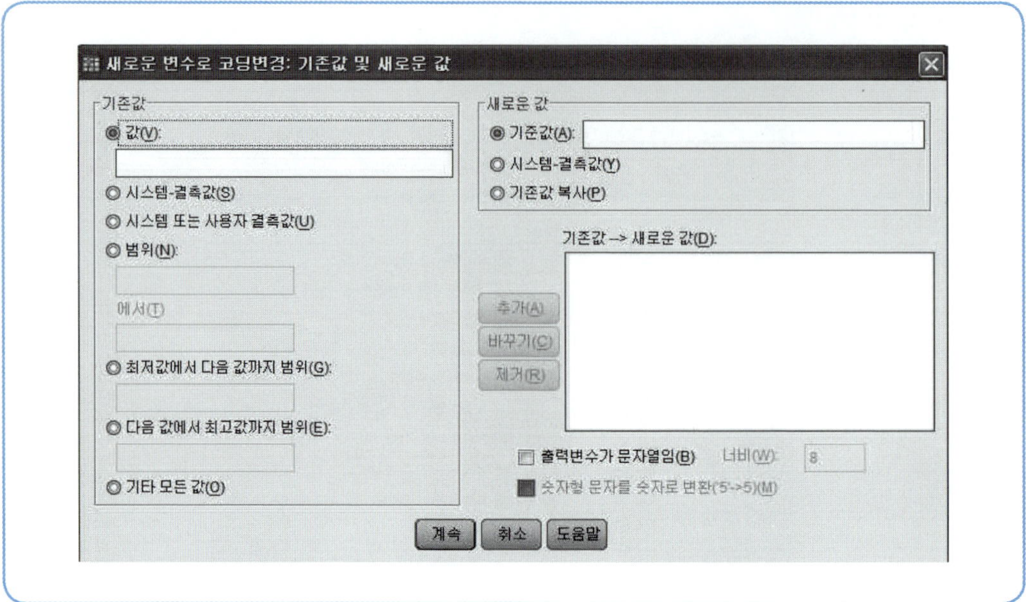

다음과 같은 화면이 나온다.

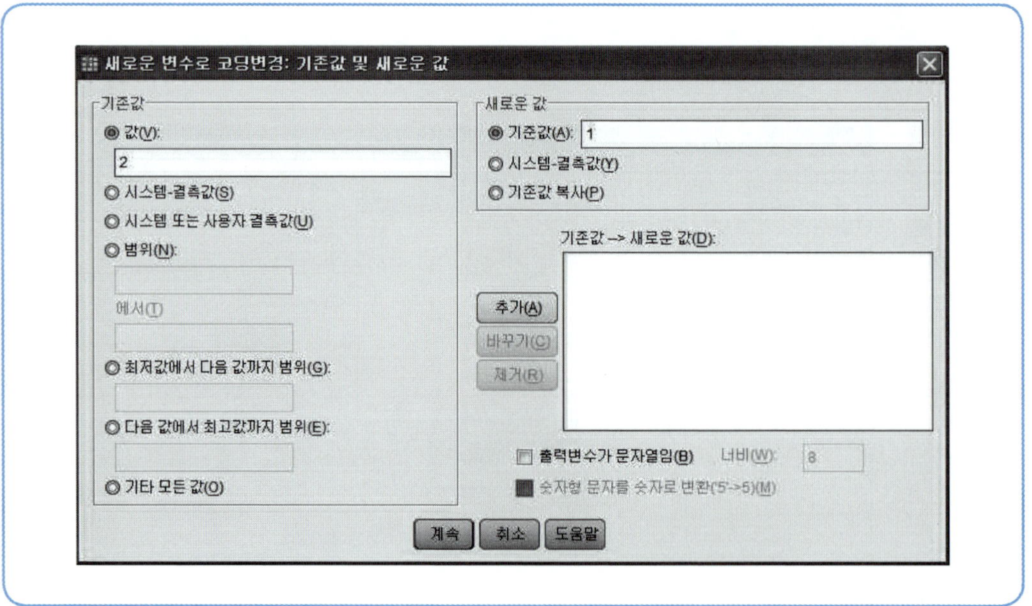

성 변수에서 1을 0으로 바꾸기 위해 값에 1을 입력하고 기준값에 0을 입력한 후 추가를 누른다.

새로운 변수로 코딩변경: 기존값 및 새로운 값
기존값
값(V):
1
시스템-결측값(S)
시스템 또는 사용자 결측값(U)
범위(N):
에서(T)
최저값에서 다음 값까지 범위(G):
다음 값에서 최고값까지 범위(E):
기타 모든 값(O)
새로운 값
기준값(A): 0
시스템-결측값(Y)
기존값 복사(P)
기존값 --> 새로운 값(D):
2 --> 1
추가(A)
바꾸기(C)
제거(R)
출력변수가 문자열임(B) 너비(W): 8
숫자형 문자를 숫자로 변환('5'->5)(M)
계속 취소 도움말

계속을 클릭한다.

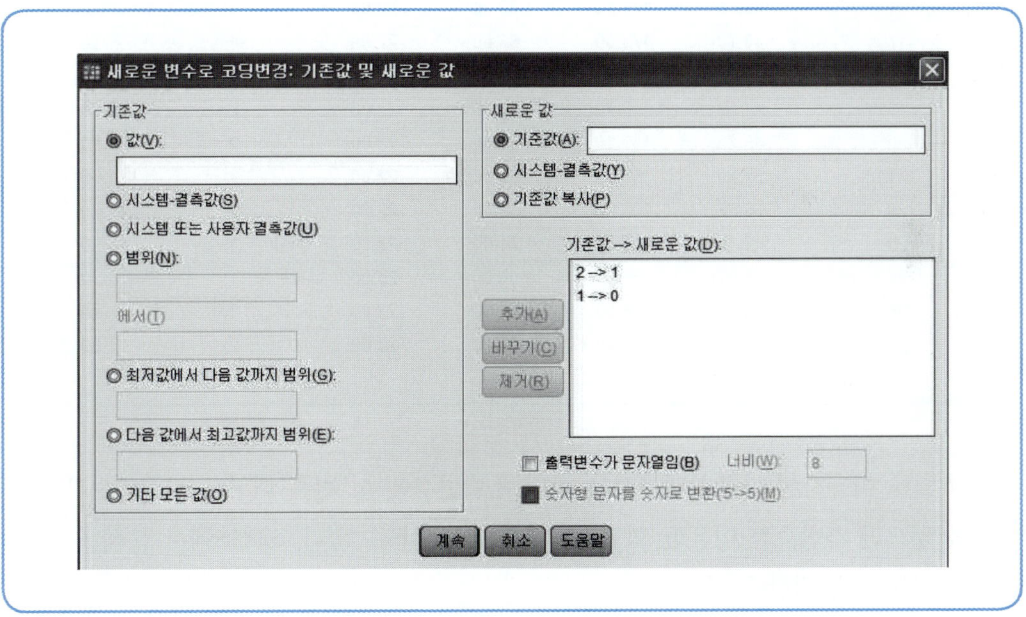

데이터 화면에 성가변수라는 새로운 변수명이 나타났고 성 변수 중에서 2는 1로, 1은 0으로 바뀐 것을 볼 수 있다.

파일(F) 편집(E) 보기(V) 데이터(D) 변환(T) 분석(A) 다이렉트 마케팅(M) 그래프(G) 유틸리티

	슬관절각도	키	체중	나이	성	성가변수
1	37.67	150.00	46.50	20.00	2	1.00
2	28.63	163.80	60.00	20.00	2	1.00
3	45.63	163.20	57.50	21.00	1	.0
4	39.53	166.70	70.00	21.00	2	1.00
5	42.07	168.30	86.00	21.00	2	1.00
6	37.10	159.70	50.00	21.00	2	1.00
7	38.73	156.90	51.00	21.00	2	1.00
8	30.63	166.70	72.00	21.00	2	1.00
9	36.97	162.80	60.00	21.00	2	1.00
10	35.93	160.50	50.00	21.00	2	1.00
11	33.00	155.80	51.00	21.00	2	1.00
12	34.67	167.90	78.00	21.00	2	1.00
13	44.60	156.80	58.00	21.00	2	1.00
14	47.57	181.50	83.00	22.00	1	.0
15	48.51	172.00	66.00	22.00	1	.0
16	42.50	179.00	73.00	22.00	1	.0
17	40.70	173.50	65.60	22.00	1	.0
18	43.60	177.80	65.00	22.00	1	.0
19	47.93	163.70	61.00	22.00	2	1.00
20	45.23	159.10	51.00	22.00	2	1.00
21	37.20	160.50	50.00	22.00	2	1.00
22	36.37	166.90	59.00	22.00	2	1.00
23	42.10	169.80	74.00	23.00	1	.0
24	46.07	165.50	54.00	23.00	1	.0
25	46.27	175.00	71.00	23.00	1	.0
26	25.26	158.70	53.00	23.00	2	1.00

이 파일을 이용하여 다중회귀분석을 하되 독립변수에 성 변수 대신에 성가변수라는 가변수를 넣으면 가변수를 이용한 회귀분석 모형을 구할 수 있다. SPSS에서 분석 → 회귀분석 → 선형을 클릭한다.

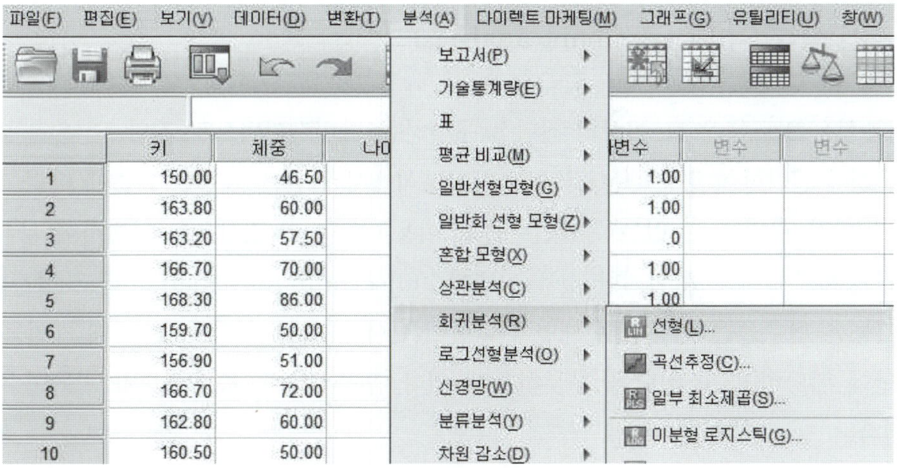

종속변수 칸에 무릎관절각도 변수를 옮기고 독립변수에는 키, 체중, 나이, 성가변수를 옮긴 다음 확인을 클릭한다.

그런데 만약 다음과 같이 흡연변수의 범주가 세 개(1, 2, 3)면 가변수를 두 개(X1, X2)만 만들면 된다. 그리고 흡연의 경우는 X1→0, X2→0으로 구분하고, 비흡연은 X1→1, X2→0으로 구분하며, 금연의 경우는 X1→0, X2→1로 구분하여 회귀모형에 포함시키면 된다.

예) 흡연=1 X1→0, X2→0
비흡연=2 X1→1, X2→0
금연=3 X1→0, X2→1

이 경우 해석을 할 때 흡연자에 비해 비흡연자는, 흡연자에 비해 금연자는 이렇다 하고 해석하면 된다.

* Yi CH, Park SY, Lee SH. Gender differences of knee angle in landing from a drop-jump:A kinematic analysis. *Journal of the Korean Academy of University Trained Physical Therapists*. 2002;9(4):45-59.

2. 판별분석(Discriminant analysis)

판별분석은 2개 혹은 그 이상의 집단을 구별하는 다변량기법으로 집단구성원을 예측요인의 특성에 근거하여 구분하는 것이다. 판별분석에서 집단은 특정한 기준에 따라 정의된다. 즉 집단을 구별할 수 있는 독립변수들을 이용하여 여러 집단으로 구별하여 분류하는 것이다. 통계적 모형으로 발전한 것을 판별함수(discriminant function)라고 하는데, 이것의 기능은 변수들을 이용하여 개인이 어떤 집단에 속하는지 알지 못할 때 개인들을 특정 집단에 할당하고 또 집단을 구분하는데 있다. 판별분석은 종속변수가 명목변수일 때 사용된다.

예를 들어 응급실 환자가 사망위험이 있는지의 여부를 병원에서 보관하고 있는 과거 환자들의 신체상태 자료를 이용하여 판별분석을 할 수 있다. 판별분석이란 둘 또는 그 이상의 이질 집단에 속해 있는 구성원들의 집단별 특성을 잘 나타낼 수 있는 판별변수를 정하고, 이들에 대한 자료를 집단별로 수집하여 구성원들이 어느 집단에 속하는지를 최소의 분류오차로 판별할 수 있는 기준을 얻어내는 방법이다.

또한 여기서 도출된 분류기준은 소속이 불분명한 어떤 개인이 어느 집단에 속할 것인지를 예측하는 데도 사용된다. 예를 들어, 응급환자를 사망환자와 생존환자의 두 개 집단으로 구분했을 때 환자의 혈압, 혈색소량 등의 신체상태 검사자료를 가지고 어떤 환자가 어느 집단에 속하는지를 판별해 보는 분석방법이 판별분석에 해당된다.

판별함수는 다음과 같이 나타낸다.

$$D = d_1X_1 + d_2X_2 + d_3X_3 + \cdots d_pX_p$$

D는 판별점수이고, d는 판별함수계수(beta weight와 비슷)이며, p는 독립변수(예측요인)의 수이다. 판별분석은 집단들에서 각 대상자를 분류하기 위해 사용된다. 독립된 표본을 t-검정, 분산분석을 통해 오차를 확인하여 대상자를 분류한다. 판별분석은 집단에 대한 사전정보가 있어야 하며 종속변수가 명목변수이고 독립변수가 등간척도 이상일 경우에 효과적으로 사용될 수 있는 방법이다.

예) Romani(2000) 등은 물리치료에서 사용하는 초음파를 이용하여 정강이뼈의 스트레스 골절을 알아내는 데 판별분석을 하였다. 그 결과 1MHz의 연속 초음파는 정강이뼈 스트레스 골절을 알아내는데 민감하지 않다고 보고하였다.

* Romani WA, Perrin DH, Dussault RG, Ball DW, Kahler DM. Identification of tibial stress fractures using therapeutic continuous ultrasound. *J Orthop Sports Phys Ther*. 2000;30:444-452.
* Ermer J, Dunn W. The sensory profile:A discriminant analysis of children with and without disabilities. *Am J Occup Ther*. 1997;283-290.
* 이현주. 노인에서 Berg 균형척도, 보행변수, 그리고 넘어짐과의 관계. 연세대학교 대학원. 2001.

3. 요인(인자)분석(Factor analysis)

변수들간의 상관관계를 이용하여 서로 유사한 변수들끼리 묶어 주는 방법이다. 상관관계가 높은 변수들끼리 묶어 준다는 점에서 다음과 같은 목적에 사용된다.

(1) 자료의 요약, (2) 변수 구조의 파악, (3) 불필요한 변수의 제거, (4) 측정도구의 타당도 검증, (5) 추가적인 분석방법에 요인점수의 이용(척도를 만들 때 사용)

요인분석은 비교하고 예측하기 위해 자료를 이용한다기보다는 자료분석을 통해 많은 수의 변수가 지니고 있는 특성을 탐색하고 확인하는 것이다. 요인분석의 목적은 수많은 변수 내에서 구조를 검사하는 방법으로 변수 간 상관성의 본질을 설명하려 하는 것이다. 판단이 주관적일 수 있기 때문에 다른 분석방법보다 논란의 여지가 많지만, 추상적이고 복잡한 현상의 본질을 파악하기에 적합한 분석방법이다.

요인분석을 이용하여 수많은 변수집단의 추상적인 구성요소를 다시 추출하여 변수집단을 줄이고, 유사한 개념으로 묶어 관리하기 쉽게 만드는 것이다. 새로 묶은 요인들의 개념과 요인 내 변수들이 어느 정도의 상대적 강도로 연관성을 갖는지가 관심대상이다.

- 요인(인자, factor): 서로 상관관계가 높은 변수들끼리 모아서 작은 수의 변수집단으로 모은 것
- 요인(인자)적재값, 요인부하값(factor loadings): 변수들과 요인 사이의 상관관계로서 요

인의 성격을 보여준다. 요인적재값의 제곱은 해당변수가 요인에 의하여 설명되는 분산을 나타낸다. 요인들이 서로 독립적인 경우, 요인과 변수들의 상관관계를 그 측정변수의 요인적재값이라고 한다. 요인적재값은 회귀분석에서 표준화 회귀계수라든가 경로분석의 경로계수와 동일한 내용의 것이다.

- **커뮤날리티, 공통분산비(communality)**: 어떤 변수에 대하여 추출된 요인이 그 변수에 담겨진 정보(분산)를 얼마나 설명할 수 있는가를 나타내는 비율로서 변수 j에 대한 커뮤날리티는 hj^2로 표기한다. 커뮤날리티는 개별변수의 분산 중 k개 요인들에 의해 설명되는 비율, 바꾸어 말하면, 공통요인에 의해 설명되는 R^2(결정계수)과 동일한 개념이라고 볼 수 있다.
- **고유값(eigenvalue)**: 자료 속에 담겨진 정보(분산)가 어떤 요인에 의하여 어느 정도 표현될 수 있는가를 말해 주는 비율
- **요인(인자)모형**
  ① 주성분 분석(principal component analysis): 가능한 한 많은 정보를 최소의 요인으로 집약시키려는 예측의 목적에 주로 사용함
  ② 주요인 분석(principal factor analysis or common factor analysis): 쉽게 발견되지 않는 숨어 있는 요인이나 차원을 찾아내려고 할 때 사용함
- **요인(인자) 회전(분리)방법**
  ① 직교회전(orthogonal rotation): 요인의 축들이 90°를 유지하면서 요인이 추출됨. 요인들이 서로 독립적일 때 사용. 요인들 간에 상관관계를 가정해야 하는 특별한 이유가 없을 때 사용함
  ② 경사회전(oblique rotation): 추출된 요인들끼리 상관관계가 있다고 가정할 경우 사용

1) 요인의 추출(Extraction of factors)

요인분석의 첫 단계는 모든 검사항목의 상관행렬을 만드는 것이다. 이러한 상관성을 기초로 하여 자료의 주요인(principal component)을 확인하는 작업으로, 각 요인들의 선형적 상관관계를 파악하여 변수들을 비슷한 요인끼리 묶는 것이다. 다차원공간에서 자료를 보는 방법으로 통계학적으로 강한 상관성이 있는 서로 비슷한 요인끼리 집단을 만들어(grouping) 변수들을 배열하는 것이다. 이렇게 묶인 변수들을 요인(components)으로 재구성하고 추출(extraction)하는 과정이 요인분석이다.

각 요인이 설명하는 총분산의 %

설명된 총분산

요인	Initial Eigenvalues			Extraction Sums of Squared Loadings			Rotation Sums of Squared Loadings		
	Total	% of Variance	Cumula-tive %	Total	% of Variance	Cumula-tive %	Total	% of Variance	Cumula-tive %
1	3.647	36.473	36.473	3.647	36.473	36.473	2.472	24.717	24.717
2	1.315	13.148	49.621	1.315	13.148	49.621	2.049	20.495	45.212
3	1.223	12.229	61.850	1.223	12.229	61.850	1.664	16.638	61.850
4	.800	7.999	69.849						
5	.728	7.283	77.133						
6	.633	6.326	83.459						
7	.530	5.297	88.756						
8	.427	4.270	93.027						
9	.353	3.527	96.553						
10	.345	3.447	100.000						

고유값　　추출된 요인(회전 전)　　추출된 요인(회전 후)

문항	요인(성분)		
	1	2	3
문항 3	.553	−.455	.213
문항 7	.502	−.483	.025
문항 9	.555	−.523	−.033
문항 12	.908	−.152	.258
문항 11	.596	.372	−.082
문항 5	.488	.265	−.662
문항 4	.489	.233	−.663
문항 6	.534	.259	.321
문항 18	.153	.432	.455

요인추출방법: 주성분분석　　추출된 요인수: 3개

요인적재값: 각 셀의 수치는 요인과 문항과의 상관관계를 나타낸다.

제1요인의 고유값=제 1요인의 열에 속한 요인적재값들을 제곱하여 더한 값

제2요인의 고유값=제 2요인의 열에 속한 요인적재값들을 제곱하여 더한 값

제3요인의 고유값=제 3요인의 열에 속한 요인적재값들을 제곱하여 더한 값

공통분산비: 예) 문항 3의 공통분산비 = $.553^2+(-.455)^2+.213^2$

주요인 분석은 자료의 총분산에서 큰 부분을 설명할 수 있는 강한 선형적 관계를 보이는 변수들로 조합하여 전체 자료행렬(data matrix)로부터 요인을 추출하는 것이다. 첫 번째 요인은 가능한 자료에서 총분산을 많이 설명하는 요인을 추출하는 것이고, 두 번째 요

인은 남아 있는 변수들 중에서, 그 다음으로 총분산의 남은 부분을 설명하는 요인을 추출하여 재배치한다.

요인의 수를 결정할 때 가장 흔히 사용되는 방법은 고유값(eigenvalue)이다. 고유값이 적어도 1 이상인 요인들로 재집합하는 것이다. 요인의 수를 결정할 때 사용하는 또 다른 방법은 스크리 도표(scree plot)를 이용하는 방법이다.

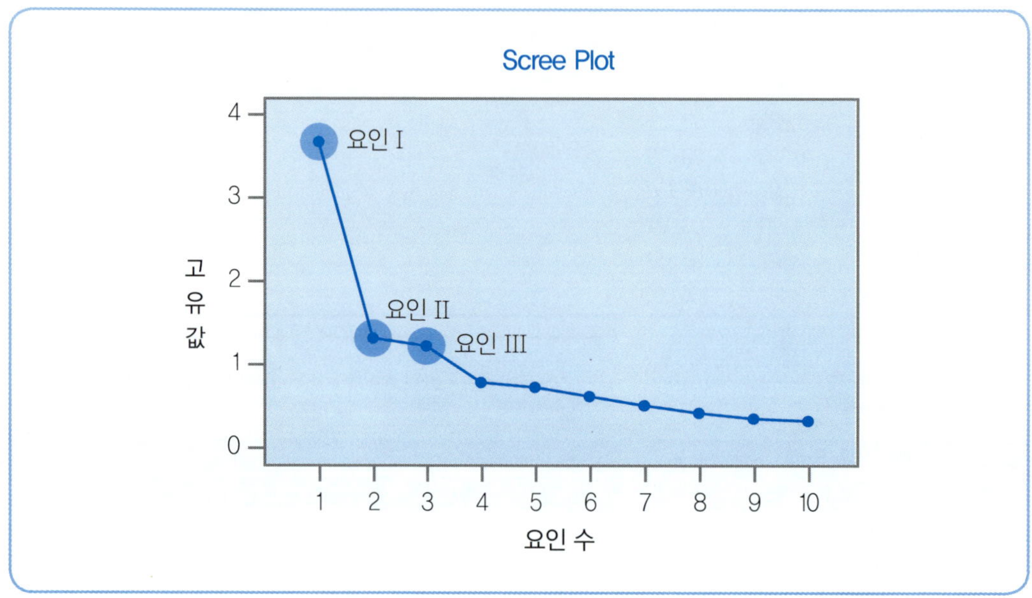

주요인 분석의 결과 각 요인에서 변수를 나타내는 요인적재값(factor loading)이 요인행렬(factor matrix)로 나온다. 요인적재값이 1.00에 가까우면 여기에 속한 변수가 첫 번째 요인에 해당되고, 0.00에 가까우면 나머지 요인에 해당된다고 볼 수 있다. 요인적재값은 상관계수와 비슷하게 해석할 수 있는데, 범위는 0.00에서 ±1.00의 범위이다. 요인적재값이 0.30이나 0.40보다 클 때 어느 정도 상관관계가 있음을 나타낸다. 해석할 때는 요인적재값의 절대치만을 고려한다.

자료가 요인분석에 적합한지 판단하기 위해서는 Kaiser–Meyer–Olkin(KMO) 방법을 이용한다. KMO값이 0.9 이상이면 매우 훌륭한 적합(marvelous), 0.8–0.9 미만이면 상당히 적합(meritorious), 0.7–0.8 미만이면 중간 정도 웬만한 적합(middling), 0.5–0.6 미만이면 초라한 적합(miserable), 0.5보다 작으면 부적합(unacceptable)으로 판단한다(Kaiser 1974). 일반적으로 적어도 0.6 이상일 것을 추천한다.

Bartlett의 구형성 검정(Bartlett's sphericity test)이란 요인분석에서 사용하는 변수들 사이에 상관이 존재하는지 여부를 알아보는 것이다. 요인분석에서 사용하는 변수들 사이에 상관이 존재하지 않는다면 각 요인을 구성하는 변수들이 모두 상관관계가 존재하지 않게 되어서 각 요인에 속하는 변수들로 요인을 구성하는 의미가 없게 된다. 여기서 영가설(H_0)은 변수들 사이에 "상관이 존재하지 않는다"이고 대립가설(H_1)은 "변수들 사이에 상관이 존재한다"라고 할 수 있다. 따라서 근사카이제곱 검정통계량이 충분히 커서 유의확률이 작으면 현재의 자료가 요인분석에 적합한 자료라고 판단하는 하나의 근거로 사용한다.

각 변수가 어느 요인에 해당하는지 명확하지 않아서 해석에 어려움이 있을 때 다음 단계로 요인회전(factor rotation)을 해 본다.

2) 요인회전(Factor rotation)

요인회전은 복잡하고 다차원적인 개념이다. 2개의 축을 회전시켜 양 축에 가깝게 변수들을 재배치하는 것이다. 가장 흔히 사용한 방법이 배리맥스회전(varimax rotation)이다.

직교회전(orthogonal rotation)은 두 축의 수직상태를 그대로 유지하고 회전시키는 방법으로, 두 요인 사이의 상관성이 없는 상태를 전제로 한다.

경사회전(oblique rotation)은 거의 사용하지 않으나, 두 요인의 위치가 가깝게 되어 상관성을 높이게 되는 단점이 있어 해석에 어려움이 있다.

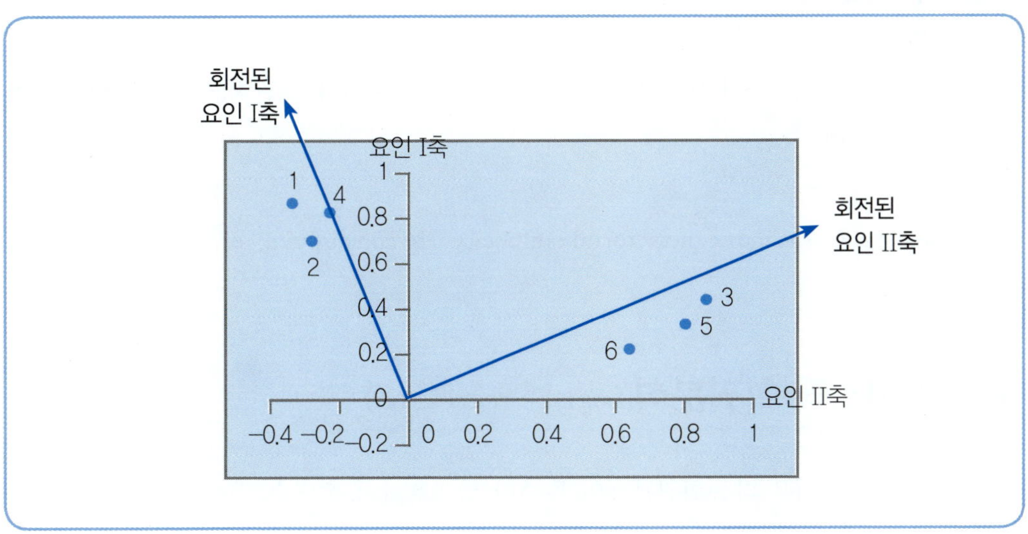

3) 요인에 이름붙이기(Naming factors)

요인분석의 마지막 과정은 요인 내에 있는 중요한 변수들의 특성을 고려하여 이론적인 구성, 공통 주제에 따라 이름을 붙이는 것이다. 이 과정은 주관적이어서 때로는 어려운 작업이 될 수 있다.

4) 요인분석의 적용

(1) 탐색적 자료분석(Exploratory analysis)

요인분석은 연구의 의문점에 대한 여러 유형의 답을 구하기 위해 이용된다. 탐색적 연구(exploratory approach) 방법에서는 이전에 명확하게 드러나지 않았던 숨은 개념을 찾기 위해 적용한다.

(2) 자료의 단순화(Reduction of data)

요인분석은 검사를 단순화시키기 위해 검사의 요소를 동일한 개념으로 묶어 평가하는 과정이다. 문항(items)의 수를 줄이기 위해 각 개념의 복합요약점수(composite summary score)를 구성한다. 주요인 분석에서는 복합점수(composite score)를 이용하여 요인 수를 줄일 수 있다.

5) 요인분석의 제한점

요인분석을 할 때 추출된 요인의 이름을 붙일 때는 연구자가 주관적으로 정하기 때문에 논란이 되기도 한다.

* Kaiser HF. An index of factorial simplicity. *Psychometrika*. 1974;39: 31–36.

4. 로지스틱 회귀분석(Logistic regression)

로지스틱 회귀분석은 다중회귀분석의 특수한 형태로서 종속변수(Y)를 생존–사망, 질병에 걸림–걸리지 않음과 같이 두 개의 변수로 나눈다. 역학(epidemiology)에서 질병에 노출된 집단 내에서 질병과 관련된 요인을 찾기 위해 사용된다. 독립변수가 범주형변수(categorical variable)이거나 연속변수(continuous variable)이고, 종속변수 Y가 범주형 변수의 특성을 가지며, 질병에 걸릴 가능성(승산, odds)을 알아보는 데 사용된다.

승산비(odds ratio)를 구하는 방법에 대하여 알아보자. 한 사건(event)의 승산이란 그 사건의 수를 사건이 아닌 수로 나눈 것을 의미한다. 예를 들어 100명 출생 당 남아가 51명 출생한다면 확률적(randomly)으로 출생한 남아의 승산은 남아의 수 51을 여아의 수 49로 나눈값 1.04가 된다. 0.51/0.49를 해도 같은 결과를 얻는다. 한 사건의 승산이 1보다 크다면 그 사건이 일어날 가능성이 높다는 것을 의미하고 1보다 작으면 그 사건이 일어날 가능성이 적다는 것을 의미한다. 승산비라는 것은 처치를 받은 군에서의 승산을 대조군에서의 승산으로 나눈 것을 의미한다. 사건이 드물게 일어날 경우에는 승산비와 상대위험도(relative risk) 값이 비슷하기 때문에 상대위험도로 해석하기도 한다. 왜냐하면 남아일 가능성이 51/100 또는 0.51이라는 표현보다는 위험도가 2배 또는 0.5라는 표현을 하는 것이 훨씬 이해하기 쉽기 때문이다. 로지스틱 회귀분석에서 승산비를 제시할 때는 95% 신뢰구간을 제시하는 것이 독자의 이해를 도울 수 있으며 신뢰구간에 1을 포함하고 있지 않을 때만 의미있는 변수로 간주한다.

종속변수가 명목형이라는 점에서 판별분석과 유사하나 독립변수의 정규분포성을 엄격하게 요구하지 않는다. 독립변수가 범주형(명목/서열척도)인 경우에도 적용이 가능하다. 종속변수의 범주가 2개이면 이항로지스틱회귀분석을, 3개 이상이면 다항로지스틱회귀분석을 한다. 또한 종속변수가 명목형이 아니고 서열척도인 경우에는 순서형로지스틱회귀분석(oridnal logistic regression)을 한다.

종속변수가 범주형인 자료를 선형회귀분석을 하게 되면 직선으로 파악하는 것은 불가능해진다. 예를 들어 뇌졸중 후 재가 로봇돌봄 서비스 이용여부라는 종속변수와 소득과의 관계를 살펴보면 소득이 증가할수록 재가 로봇돌봄 서비스를 이용한다고 응답한 경우는 많을 것이고 소득이 적을수록 재가 로봇돌봄 서비스를 이용 안 한다고 응답한 사람이 많을 것이다. 이것을 그림으로 표현하면 아래와 같다.

이런 관계를 선형관계로 표현하기는 어렵다. 자료를 조금 변형해서 소득 구간별(100만원 미만, 100~200만원 미만, 200만원~300만원 미만 등)로 로봇돌봄 서비스 이용비율(%)을 구해보면 S자모양 혹은 시그모이드 모양의 그림이 나올 것이다. 이 그래프를 함수로 표현하면 3차원 방정식이 나와서 복잡한 형태가 된다. 좀 더 간단한 선형함수 형태로 만들기 위해 x축을 구간별로 나누되 각 구간별 로봇돌봄 서비스 이용비율을 구해보자. 아래의 표에서 log(odds)=logit을 y축에 놓고, 소득구간을 x축에 놓으면 선형함수가 만들어지고 해석이 쉽게 된다.

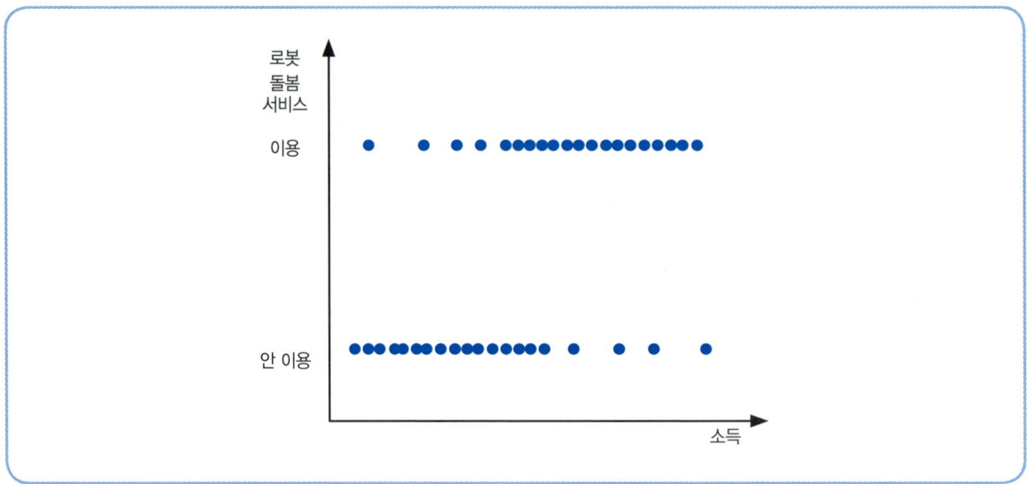

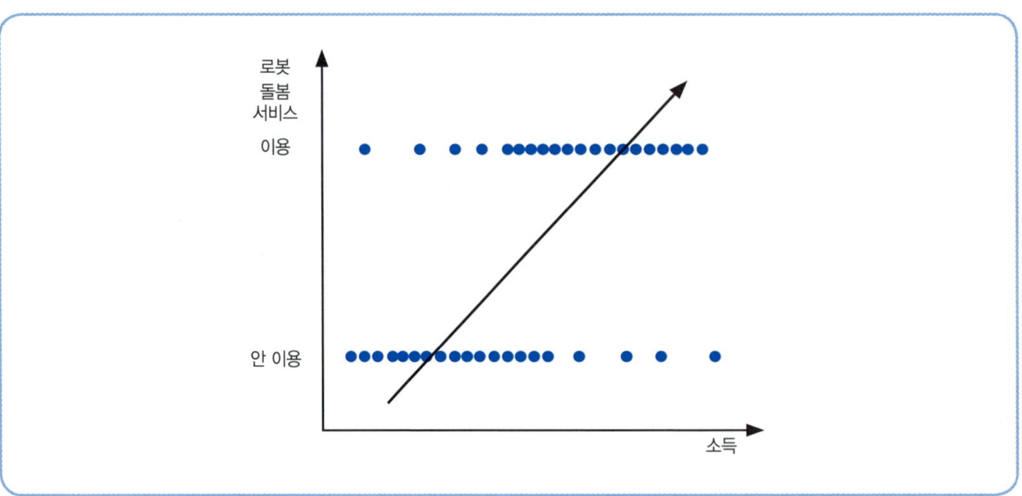

소득구간	명수	서비스 이용자수	미이용자	이용자 비율	승산비 (odds)	log (odds)=logit
100만원 미만	100	15	85	0.15	15/85=0.18	−1.71
100만원~200만원 미만	100	20	80	0.20	20/80=0.25	−1.39
... 중간 생략						
900만원~900만원 미만	100	85	15	0.85	85/15=5.67	1.72
1000만원 미만	100	88	12	0.88	88/12=7.33	1.99

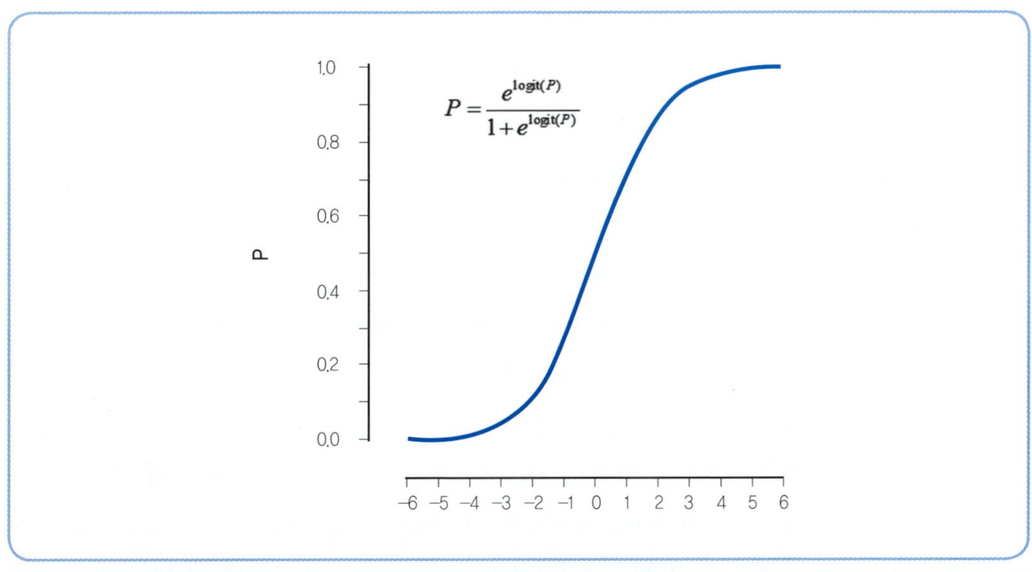

[그림 14-1] 로지스틱 함수 그래프

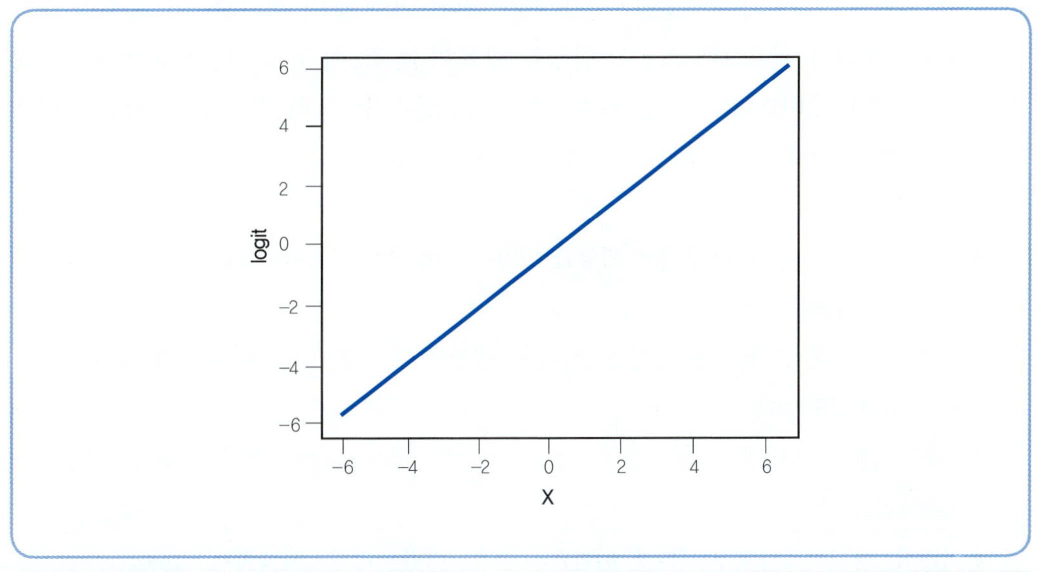

[그림 14-2] 로짓 변환 그래프

종속변수를 확률로 변환하여 사용하는 경우에도 문제가 발생할 수 있으며 이를 해결하기 위해 승산비(odds)를 구하는 과정을 거친다. 일반적인 비율은 어떤 사건이 발생할 확률을 의미하지만 승산비는 어떤 사건이 발생하지 않을 확률 대비 발생할 확률을 의미한다. 확률이 아닌 승산비로 계산하는 이유는 종속변수의 범위가 실수 전체 구간으로 확대됨으로써 회귀모형을 추정하는 것이 가능해지고 다른 집단과의 비교값이 승산비가 현실 세계에서는 더욱 타당한 의미를 갖게 된다. 그래서 소득이 백만원 미만인 사람에 비해서 100만원~2백만원 미만 소득인 사람이 로봇돌봄 서비스를 이용할 가능성은 0.25/0.18 = 1.39배가 된다.

승산비로 구한 종속변수 역시 회귀모델을 적용하기에는 완전하지 않기 때문에 승산비에 자연로그를 취하여 자료를 변환한다. 로그변환을 하면 자료가 선형적으로 안정화되며 음수와 양수 전체 구간에 무한대값이 존재하게 된다.

로지스틱 회귀분석에서 도출된 독립변수의 회귀계수는 승산비에 로그를 취한 로짓계수가 되며 해석을 위해서는 다시 승산비로 변환을 해야 한다. 예를 들어 로지스틱 회귀분석에서 독립변수의 회귀계수가 0.142가 나왔으면, Exp(0.142) 값은 약 1.153이 나온다. 이 값은 승산비이며, 해당 독립변수 1단위 증가 시 종속변수에서 사건이 발생할 확률의 승산비가 약 1.153배 증가한다는 의미이다. 만약 독립변수의 회귀계수가 −0.152이라면 $\mathrm{Exp}(-0.152)=e^{-0.152}$가 되며, 그 값은 0.859가 된다. 이와 같이 회귀계수가 음수인 경우에는 해석에 주의가 필요한데 사건이 발생할 확률이 0.859배 감소한다고 표현하면 이해가 어려우니, $(0.859-1)\times100=-0.141\%$이므로 독립변수가 1단위 증가할 때 사건이 발생할 확률은 14.1% 감소한다고 해석하는 것이 이해하기 쉽다.

* 김경미. 유형별 뇌성마비 발생에 영향을 미치는 위험요인. 가톨릭대학교 대학원 보건학과. 박사학위논문. 1999.
* 문우남, 김문영, 오한진 등. 임신중 골반통의 발병률 및 유발인자. 대한척추외과학회지. 2000;7(2):259–263.
* 문우남, 한정렬, 임경택 등. 임신중 요통의 유병률 및 위험인자. 대한정형외과학회지. 2000;35(4):623–627.
* 이충휘. 물리치료사의 요통발생 위험요인 분석. 대한물리치료사학회지. 1990;11(20):93–115.
* Akinwuntan AE, Feys H, DeWeerdt W, et al. Determinants of driving after stroke. *Arch Phys Med Rehabil*. 2002;83:334–341.
* Johannesen A, Petersen J, Avlund K. Satisfaction in everyday life for frail 85-year-old adults: A Danish population study. *Scand J Occup Ther*. 2004;11:

3-11.

* Wee JY, Wong H, Palepu A. Validation of the Berg Balance Scale as a predictor of length of stay and discharge destination in stroke rehabilitation. *Arch Phys Med Rehabil*. 2003;84:731-735.

5. 다변량분산분석(Mutivariate analysis of variance)

많은 임상 연구설계에서 한 개나 그 이상의 종속변수를 함께 검사하는 경우가 있다. 예를 들면 특정한 운동을 하는 동안 근 활동을 측정하기 위해 근전도를 상지와 하지에 동시에 적용하였다. 이러한 유형의 자료를 t-검정이나 분산분석을 이용한다면 각 종속변수를 분리하여 분석한다. 이럴 때 두 가지의 큰 문제가 발생한다.

첫째는, 한 실험 내에서 여러 번 검사한 것이 되어 1종 오류를 증가시킨다. 두 번째 문제는, t-검정이나 분산분석은 1요인에만 관련이 있다는 것이다. 즉, 이러한 분석의 가정은 각 검사가 독립적인 하나의 사건이라는 것이다. 그렇지만 위의 예에서 변수들은 서로 독립적인 사건이 아니고 한 변수가 다른 변수에 영향을 준다는 문제가 있다. 따라서 이런 경우에는 단순한 분산분석보다는 다변량분산분석을 하는 것이 훨씬 유용하다.

예를 들어 통증과 불안이 종속변수이고 독립변수로 치료방법(약물, 행동치료, 정신분석치료)이 있을 경우 통증을 종속변수로 놓고 일원분산분석을 한 번하고, 불안을 종속변수로 놓고 일원분석을 하게 되면 1종 오류가 증가된다. 이때 통증과 불안을 동시에 종속변수로 놓고 3가지 치료방법에 대하여 다변량분산분석을 할 수 있다.

[표 14-1] 분산분석 유형 정리

종류	독립변수 수	종속변수 수	외생변수 수
일방향 분산분석(one-way ANOVA)	1개	1개	없음
다원 분산분석(multi-way ANOVA)	2개 이상	1개	없음
다변량분산분석(multivariate ANOVA)	2개 이상	2개 이상	없음
공분산분석(ANCOVA)	1개	1개	1개 이상

6. 공분산분석(Analysis of covariance)

1) 공분산분석의 개념

분산분석에서 각 집단 간의 평균치 차가 유의하게 나타난 경우에 각 평균치에 영향을 미친 독립변수가 치료방법이었다고 가정하자. 그리고 이들 집단의 일상생활 수행능력 성취에 크게 영향을 줄 수 있는 손상정도(혹은 재활치료 시기) 자체가 차이가 있었다고 하자. 이들 집단에게 치료방법 A, B, C 등을 사용한 결과를 가지고 일상생활 수행능력 성취정도가 차이가 있다고 결론을 내리기에는 문제가 있다. 왜냐하면 각 집단에서 치료와 상관없이 손상정도의 차이가 있었고, 손상정도가 일상생활 수행능력에 영향을 줄 수 있기 때문이다.

이러한 결과는 치료방법에 의한 것인지 손상정도에 의한 영향인지, 또는 둘의 결합된 영향인지를 해석할 수 없게 한다. 실험의 순수한 결과를 얻으려면 독립변수만 종속변수에 작용하게 하고 그 외의 혼란변수를 통제하여야 한다.

즉, 실험설계의 주요 목적은 연구하고자 하는 독립변수 외에 다른 변수들이 종속변수에 영향을 주지 않도록 통제하여 독립변수만이 순수하게 종속변수에 영향을 주는지 알아보는 것이다.

그러나 연구자가 실험을 진행하는 과정에서 이와 같이 직접적으로 통제할 수 없을 때 간접적으로 이러한 혼란변수를 통제하는 방법이 공분산분석(Analysis of covariance, ANCOVA)이다. 이 방법은 분산분석과 회귀분석의 방법을 이용한 것으로, 혼란변수에 대한 실험적인 통제가 아니라 사후 통계적인 통제방법이다.

공분산분석에서 비통제요인을 공변수(covariate, 공변량)라 한다. 종속변수는 Y로 표시한다. 독립변수는 X로 표시한다. 공변수(공변량)의 영향은 선형회귀방법(linear regression method)을 사용함으로써 제거된다.

예: 다섯 가지 상이한 치료법의 효과를 실험하려고 뇌졸중 환자 20명을 임의로 선발하여 다시 5개의 실험집단에 각각 4명씩 임의로 배치하고, 주어진 치료방법에 따라 1년 동안 치료를 시행한 후 일상생활 수행정도를 측정하여 치료방법의 효과를 비교하였다. 그런데 환자의 인지능력은 일상생활 수행정도에 영향을 줄 가능성이 있으므로 실험 초기에 측정한 인지능력을 비교하였는데 집단 간에 차이가 있었다. 그래서 인지능력을 공변량으로 하여 공분산분석을 하였다.

* Ebersbach G, Ebersbach A, Edler D, et al. Comparing Exercise in Parkinson's Disease–The Berlin LSVT BIG Study. *Mov Disord*. 2010; 25(12):1902–1908.

7. 군집분석(Cluster analysis)

군집분석 방법이란, 관심대상이 되는 다수의 개체(individual)를 몇 가지 군집으로 분류하되, 같은 군집에 속하는 개체들 간에는 서로 유사하고 다른 군집에 속하는 개체들 간에는 서로 상이하도록 하고자 하는 통계적 방법이다. 여기서 말하는 개체는 경우에 따라 사람일 수도 있고, 동물일 수도 있다.

이러한 목적을 갖는 군집분석 방법은 통계적 방법인 판별분석과는 구별된다. 즉, 판별분석에서는 각 개체가 속하는 집단의 성격이나 집단의 수가 명확히 정의되어 있는 반면에 군집분석 방법에서는 그렇지 않다는 점이다. 예를 들어 발목염좌가 생긴 환자들을 1도 손상, 2도 손상, 3도 손상으로 분류하는데, 이는 일종의 판별분석이라고 할 수 있다.

그러나 군집분석 방법에서는 발목염좌 환자들을 몇 가지 유사한 집단들로 분류한다. 예를 들어 어느 가족이 여름휴가를 가서 필요한 모든 물품들을 어느 슈퍼마켓에서 구입한다고 가정해보자. 계산대에 있는 점원은 아마 이 물품들을 고기와 야채를 한 봉투에, 냉동식품을 한 봉투에, 일용품을 한 봉투에 담을 것이다. 이 점원이 구분한 것은 일종의 군집분석 분석 방법으로 이해될 수 있다.

관심대상이 되는 개체의 수를 n으로 표시하고, 각 개체의 특성을 나타내기 위하여 관측한 변수의 수는 p로 표시하며, 군집의 수는 c로 표시하기로 한다. 즉 군집분석 방법이란 n×p 행렬(matrix)로 주어진 자료를 적절히 이용하여 n개 개체를 c개 군집으로 분류하되, 같은 군집에 속하는 개체들 간에는 서로 유사하고 다른 군집에 속하는 개체들 간에는 서로 상이하도록 하는 것이다.

* Ayres AJ. Cluster analysis of measures of sensory integration. *Am J Occup Ther*. 1977;31:362–366.
* Winters JC, Groenier KH, Sobel JS, et al. Classification of shoulder complaints in general practice by means of cluster analysis. *Arch Phys Med Rehabil*. 1997;78:1369–1374.

제 15 장

통계방법의 선정

1. 정규분포를 확인하는 방법
2. 이상치가 존재하는 경우
3. 비모수적 통계방법의 특성
4. 통계방법 선정 시 고려할 사항
5. 컴퓨터를 이용한 통계분석

RESEARCH
METHODOLOGY

제 15 장

통계방법의 선정

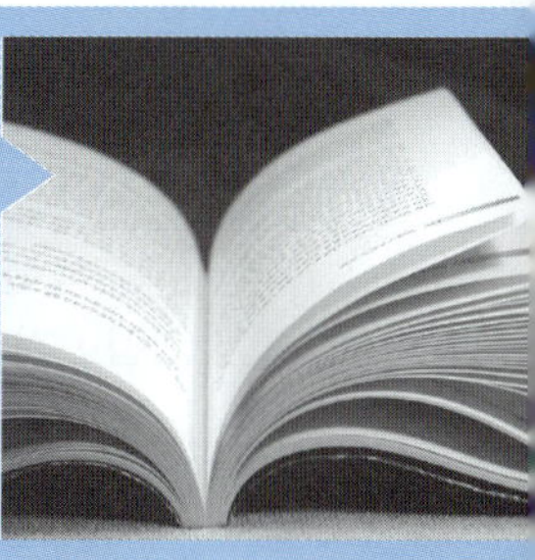

자료를 분석할 때, 통계방법을 선택하기 위해서는 우선 분석의 목적, 측정수준, 집단의 수, 변수의 수를 고려해야 한다. 자료분석의 목적은 세 가지로 구분되는데, 첫째는 비교(comparison)이고, 둘째는 상관성(association) 판단, 셋째는 예측(prediction)이다. 다시 말하면, 단순히 그 집단의 분포모양을 설명하고자 하는지? 변수들간의 관계 유무와 관련정도를 알아보려고 하는지? 실험의 효과를 분석하고자 하는지? 아니면, 어떤 현상을 예측하려고 하는지를 먼저 결정하여야 한다.

변수는 측정수준에 따라 명목척도, 서열척도, 등간척도, 비척도로 나뉜다. 모든 변수는 이것들 중의 한 가지로 표현된다. 측정된 변수가 어느 수준에 해당되는가에 따라 통계방법이 결정된다. 연구자가 수집한 자료가 명목척도이거나 서열척도라면 비모수검정(non-parametric test)을 하여야 하고, 등간척도나 비척도로 측정되었다면 모수검정(parametric test)을 하여야 한다.

전통적으로 사용해 온 통계적 추론방법은, 표본이 추출된 확률분포(또는 모집단)가 어떤 형태(정규분포, 이항분포 등)라고 알고 있는 경우에 이들 분포를 구체적으로 결정짓는 미지의 모수(parameter)에 관한 추정이나 검정이었다. 이렇게 분포의 형태에 관한 지식은 있으나 구체적인 모수를 모를 때 행하는 추론방법을 통계학에서는 모수적 방법(parametric method)이라 한다. 그러나 때로는 모집단의 분포가 정규분포를 따른다고 보기가 어려울 수도 있고, 또는 분포의 형태에 대한 가정이 전혀 불가능할 수도 있다. 그러면 이런 경우에는 어떻게 통계적 추론을 할 수 있을까? 이러한 경우에는 비모수적(nonparametric method) 또는 분포무관법(distribution-free method)이라 한다.

1. 정규분포를 확인하는 방법

일반적으로 정규분포 하는지 여부를 알아보는 방법은 3가지로 볼 수 있다. 첫째는 히스토그램을 그려서 정규분포에서 크게 벗어나는지 여부를 직관적으로 보는 방법이다. 둘째는 왜도와 첨도를 통한 기술통계량으로 보는 방법이다. 이 방법은 West 등이 1995년에 발표한 논문에 근거를 두고 있고 왜도(skewness)가 ±2 미만이고 첨도(kurtosis)가 ±7 미만이면 정규성을 만족한다고 보는 기준을 제시했다.

* West, S. G., Finch, J. F., & Curran, P. J. (1995). Structural equation models with nonnormal variables: Problems and remedies. In R. H. Hoyle (Ed.), Structural equation modeling: Concepts, issues, and applications (pp. 56–75). Sage Publications.

Kline(2011)은 좀 더 완화된 기준을 제시했다. 왜도는 절댓값이 3 미만, 첨도는 절댓값이 10 미만인 경우 정규분포를 한다고 소개했다.

* Kline, R.B.(2011). Principles and Practice of Structural Equation Modeling (3rd ed.). New York: Guilford Press.

그 외 Hong 등(2003)은 왜도의 절댓값 2 미만, 첨도의 절댓값 4 미만을 정규분포의 기준으로 소개하였다.

* Hong, S., Malik, M. L., & Lee, M. K. (2003). Testing configural, metric, and scalar invariance of a measure: An application of hierarchical confirmatory factor analysis. Structural Equation Modeling, 10(4), 539–562.

셋째는 정규성에 대한 가설검정으로 알아보는 방법이 있다. 여기서 주의해야 할 사항은 자료가 정규분포하는지 여부를 보는 것이기 때문에 영가설은 자료가 정규분포를 한다가 되고 대립가설은 정규분포를 하지 않는다라는 것이다. 그래서 $p<0.05$이면 정규분포를 하지 않는다고 판단하고, $p>0.05$이면 정규분포를 따른다고 판정한다.

모수적인 분석방법들을 사용하려면 임의표본이 정규분포를 이루는 모집단에서 추출되었다는 가정을 한다. 만약 표본이 정규분포를 이루는 모집단에서 추출되지 않았을 경우 이 방법들은 잘못된 결론을 유도할 수 있다. 예를 들면, 정규분포를 하지 않는 자료를 가지고 95% 신뢰구간을 세운다면 실제의 신뢰구간은 계획했던 95%가 아니고 단지 91%가 될 수도 있다. 일반적으로 좀 더 심각한 문제는 효율성(efficiency)이 떨어진다는 것이다. 여기서 효율적인 방법이란, 자료를 잘 사용하여 적은 수의 표본을 가지고도 좀 더 나은 추정값을 얻거나 검정할 수 있는 방법을 말한다. 여러 가지 비모수방법은 정규분포를 이루지 않는 모집단에서 표본을 추출했을 경우 정규분포 이론의 방법보다 더 효율적이다.

측정된 자료가 정규분포를 하는지 알아보려면 1-표본 Kolmogorov-Smirnov분석이나 Shapiro-Wilk검정을 하면 된다. 이 때 영가설은 '정규성을 따른다'이고 대립가설은 '정규성을 따르지 않는다'라고 정의된다.

우선 SPSS를 실행시키고 바탕화면에 있는 workout.xls라는 파일을 불러오자. 다음의 그림대로 실행해보자. 파일-데이터 가져오기-Excel을 클릭하고 데이터 열기에서 바탕화면에 저장해둔 workout.xls를 선택한 후 열기를 클릭한다.

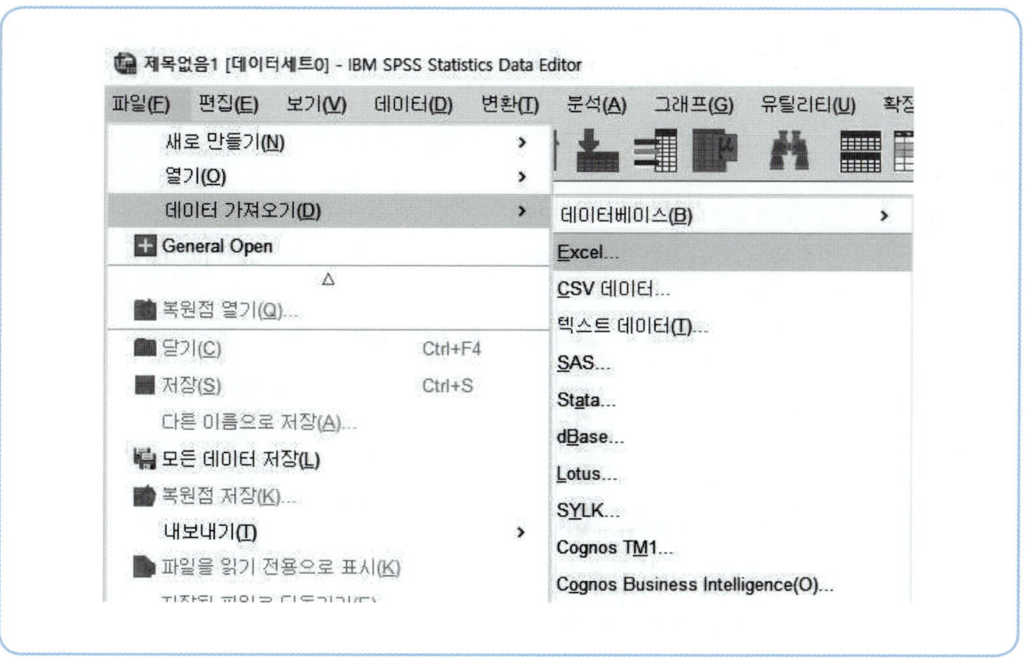

데이터 열기
찾아보기(I): 바탕 화면
i University)
20241118
music
대학원
심호흡계
연구방법7판준비
영상진단
전광치1
전광치2
코이카
2023-2
pain region.xlsx
workout.xls
파일 이름(N): workout.xls
파일 유형(T): Excel(*.xls, *.xlsx, *.xlsm)
인코딩(E):
열기(O)
붙여넣기(P)
취소
도움말(H)
리포지토리에서 파일 검색(R)...

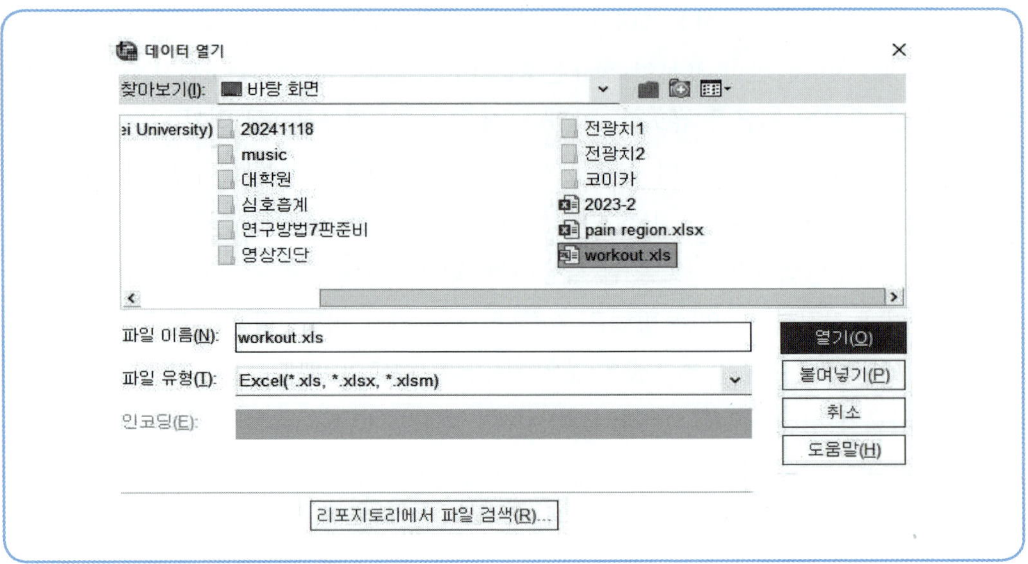

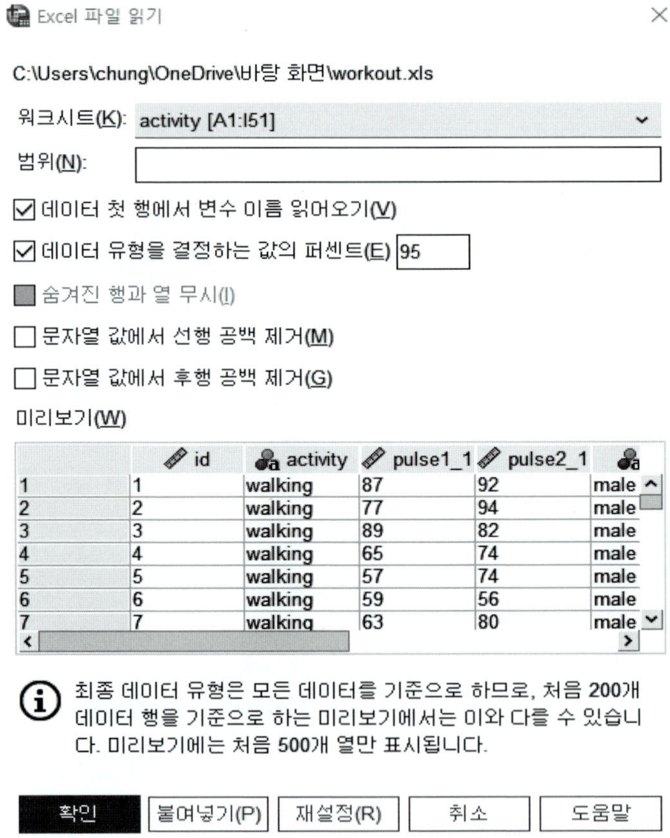

Excel 파일 읽기
C:\Users\chung\OneDrive\바탕 화면\workout.xls
워크시트(K): activity [A1:I51]
범위(N):
데이터 첫 행에서 변수 이름 읽어오기(V)
데이터 유형을 결정하는 값의 퍼센트(E) 95
숨겨진 행과 열 무시(I)
문자열 값에서 선행 공백 제거(M)
문자열 값에서 후행 공백 제거(G)
미리보기(W)
id activity pulse1_1 pulse2_1
1 1 walking 87 92 male
2 2 walking 77 94 male
3 3 walking 89 82 male
4 4 walking 65 74 male
5 5 walking 57 74 male
6 6 walking 59 56 male
7 7 walking 63 80 male
최종 데이터 유형은 모든 데이터를 기준으로 하므로, 처음 200개 데이터 행을 기준으로 하는 미리보기에서는 이와 다를 수 있습니다. 미리보기에는 처음 500개 열만 표시됩니다.
확인
붙여넣기(P)
재설정(R)
취소
도움말

확인을 클릭한다.

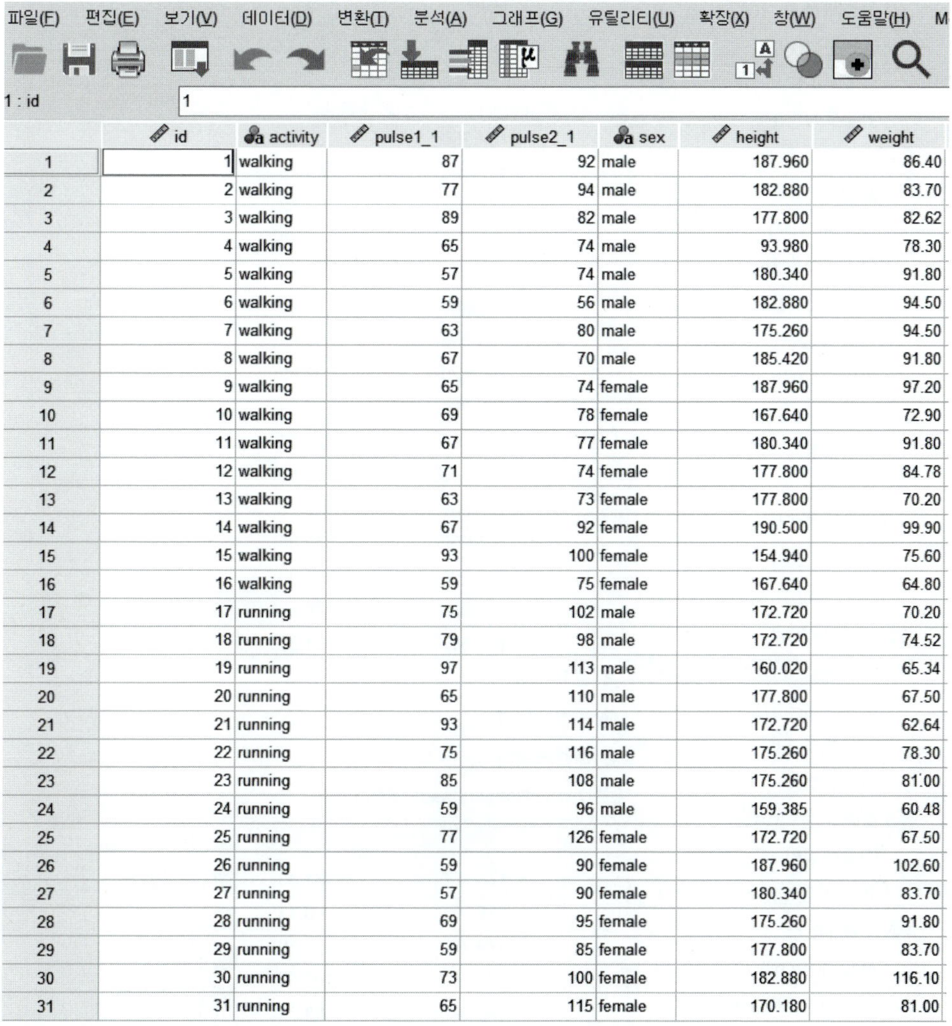

파일(F) 편집(E) 보기(V) 데이터(D) 변환(T) 분석(A) 그래프(G) 유틸리티(U) 확장(X) 창(W) 도움말(H) M

1 : id 1

	id	activity	pulse1_1	pulse2_1	sex	height	weight
1	1	walking	87	92	male	187.960	86.40
2	2	walking	77	94	male	182.880	83.70
3	3	walking	89	82	male	177.800	82.62
4	4	walking	65	74	male	93.980	78.30
5	5	walking	57	74	male	180.340	91.80
6	6	walking	59	56	male	182.880	94.50
7	7	walking	63	80	male	175.260	94.50
8	8	walking	67	70	male	185.420	91.80
9	9	walking	65	74	female	187.960	97.20
10	10	walking	69	78	female	167.640	72.90
11	11	walking	67	77	female	180.340	91.80
12	12	walking	71	74	female	177.800	84.78
13	13	walking	63	73	female	177.800	70.20
14	14	walking	67	92	female	190.500	99.90
15	15	walking	93	100	female	154.940	75.60
16	16	walking	59	75	female	167.640	64.80
17	17	running	75	102	male	172.720	70.20
18	18	running	79	98	male	172.720	74.52
19	19	running	97	113	male	160.020	65.34
20	20	running	65	110	male	177.800	67.50
21	21	running	93	114	male	172.720	62.64
22	22	running	75	116	male	175.260	78.30
23	23	running	85	108	male	175.260	81.00
24	24	running	59	96	male	159.385	60.48
25	25	running	77	126	female	172.720	67.50
26	26	running	59	90	female	187.960	102.60
27	27	running	57	90	female	180.340	83.70
28	28	running	69	95	female	175.260	91.80
29	29	running	59	85	female	177.800	83.70
30	30	running	73	100	female	182.880	116.10
31	31	running	65	115	female	170.180	81.00

위와 같이 불러오기가 완료된다. 여기서 pulse_1이라는 변수가 정규분포하는지를 알아보자.

SPSS에서 정규분포하는지를 알아보려면 분석 → 비모수검정 → 레거시 대화상자 → 일표본 K-S를 택한 후 해당 변수를 옮겨놓고 확인을 클릭하면 된다.

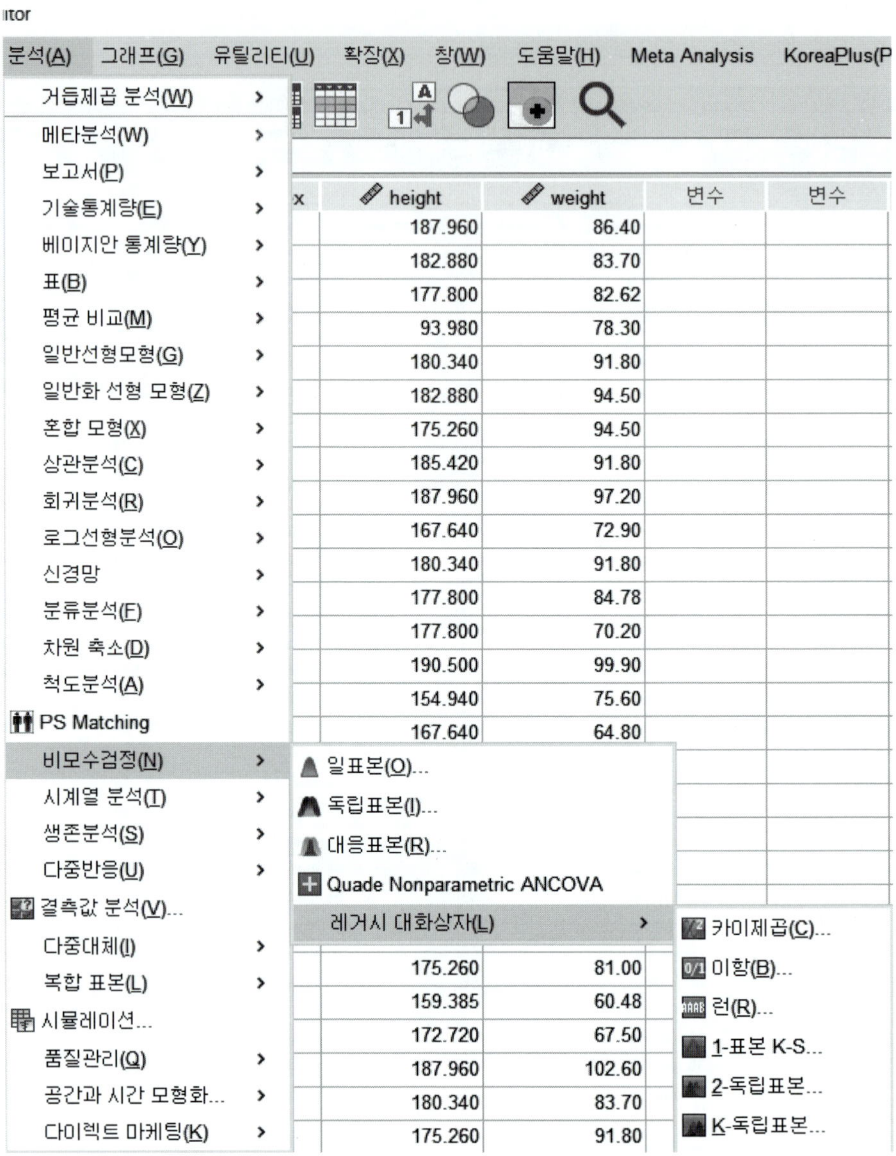

pulse_1이라는 변수를 선택하고 검정변수 창으로 옮겨 놓는다. 확인을 클릭한다.

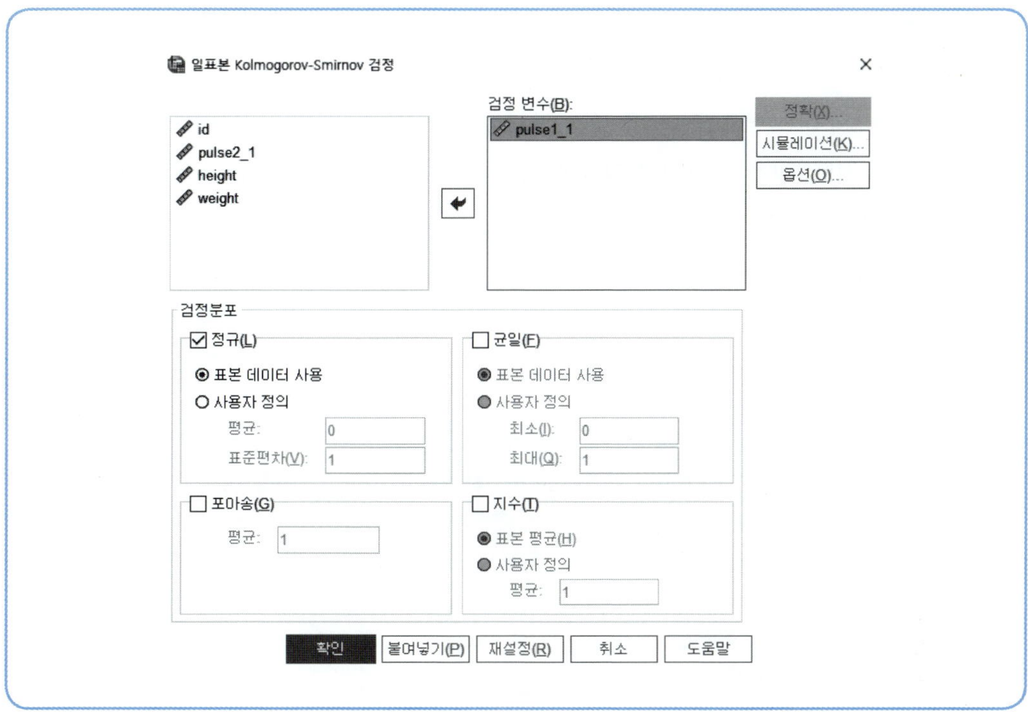

다음의 결과가 나온다.

일표본 Kolmogorov-Smirnov 검정

			pulse1_1
N			48
정규모수[a,b]	평균		68.17
	표준편차		11.417
최대극단차이	절대값		.117
	양수		.117
	음수		−.081
검정 통계량			.117
근사유의확률(양측)[c]			.100
Monte Carlo 유의확률(양측)[d]	유의확률		.097
	99% 신뢰구간	하한	.090
		상한	.105

a. 검정분포가 정규입니다.
b. 데이터로부터 계산
c. Lilliefors 유의확률 수정
d. 난수 시작값이 2000000인 Monte Carlo 표본 10000개를 기준으로 하는 Lilliefors 방법입니다.

유의확률이 0.097로 유의수준 0.05보다 크므로 정규분포의 가정을 충족시키는 것으로 판정한다.

1-표본 Kolmogorov-Smirnov검정은 자료의 수가 아주 많을 때 사용하는 검정방법이며 Shapiro-Wilk검정은 일반적인 자료에 사용하는 검정이다. Shapiro-Wilk의 값이 1에 가까울수록 정규성을 따른다.

SPSS에서 Shapiro-Wilk값을 보려면 분석 → 기술통계량 → 데이터 탐색 → 보고자 하는 변수를 종속변수로 옮기고 도표 → 검정과 함께 정규성 도표에 체크 → 계속 클릭 → 확인 클릭

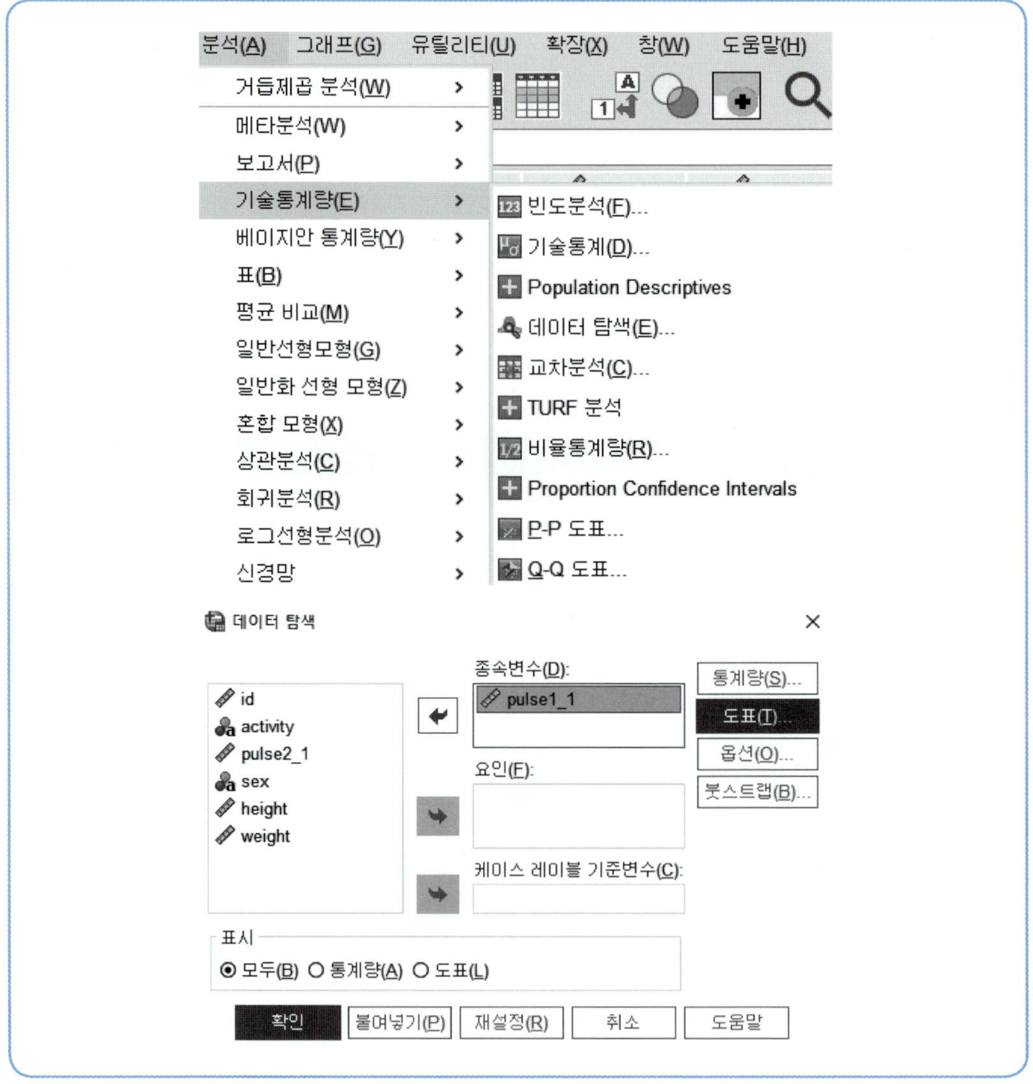

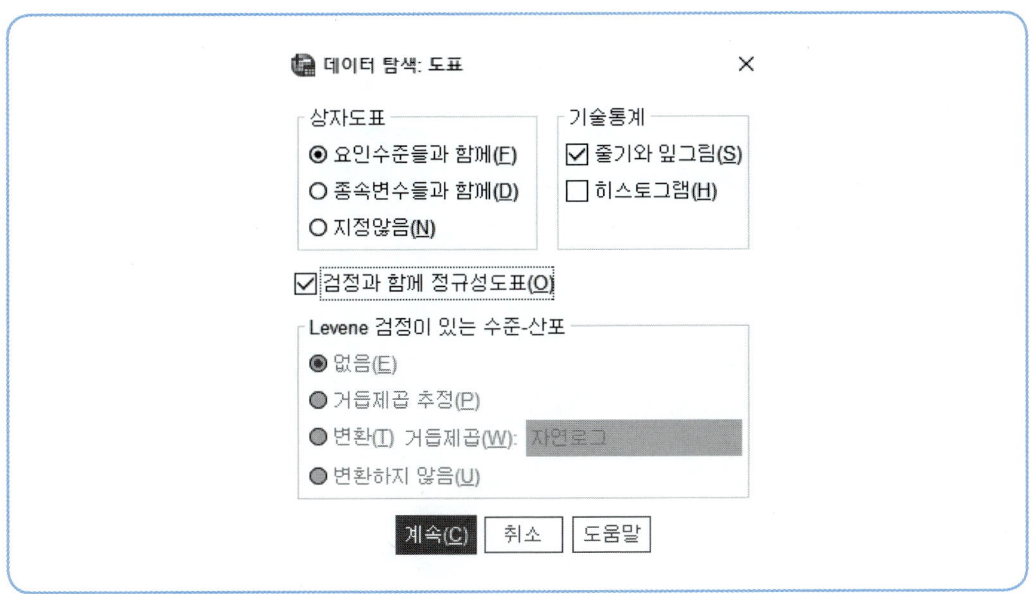

다음과 같은 결과가 나온다.

정규성 검정

	Kolmogorov-Smirnov[a]			Shapiro-Wilk		
	통계	자유도	CTT 유의확률	통계	자유도	CTT 유의확률
pulsel-1	.117	48	.100	.955	48	.064

a. Lilliefors 유의확률수정

정규성 검정결과를 해석해보면 영가설은 "H_0: pulsel_1 측정값은 정규분포를 따른다"인데 유의확률이 각각 p=0.100, p=0.064로 유의수준 0.05보다 크다. 따라서 영가설을 기각하지 않고 "정규분포를 따른다"라고 해석한다. pulsel_1 정규 Q-Q 도표에서는 측정값들이 일직선에 가까울수록 "정규분포한다"라고 해석한다.

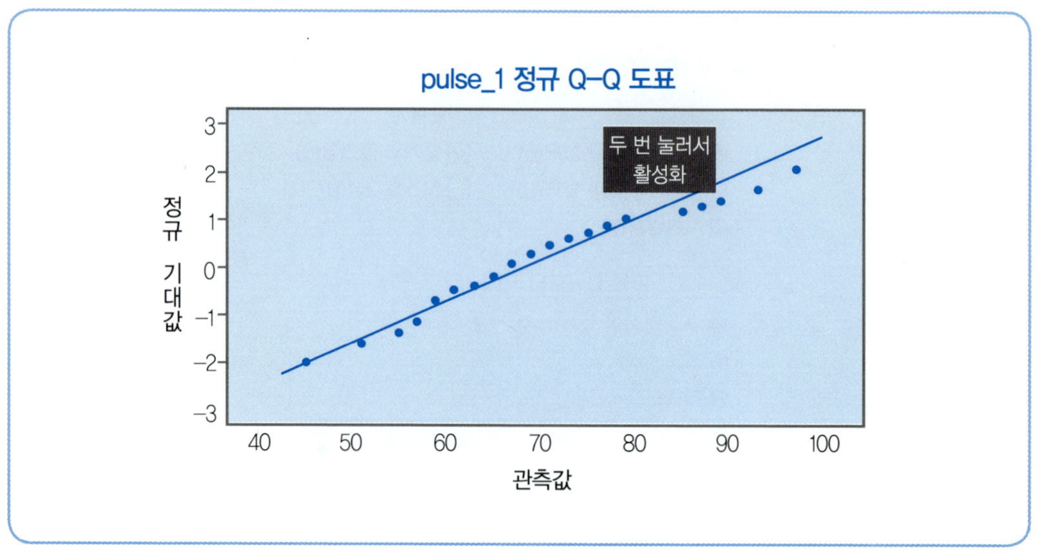

2. 이상치(outliers)가 존재하는 경우

정규분포이론의 방법은 적은 수의 이상치(outlier)에 대해서도 매우 민감하다. 간단한 예를 들어보자. 5개의 숫자 3, 7, 9, 10, 11을 고려할 경우 비모수검정방법에서는 중위수를 사용하는 데 비해 정규분포이론에서는 평균을 사용한다. 이들 다섯 숫자의 중위수는 9이고 평균은 8이다. 그러나 관찰값 중 하나의 값이 잘못 측정되거나 잘못 기록되었을 경우 무슨 일이 일어나겠는가? 숫자 11이 61로 기록되었는데 이 사실을 몰랐다고 하자. 이 경우 중위수는 변하지 않지만 평균은 18이 되어 2배 이상 크게 된다. 비모수검정방법에서 사용하는 기법은 정규분포이론에 기초한 방법들보다 위의 예와 같은 실수에 덜 영향을 받는다.

3. 비모수적 통계방법의 특성

비모수적 통계방법의 특성은 다음과 같다.

① 이들은 일반적으로 모수적 방법에 비해 분포의 가정이 완화되거나 또는 가정이 거의 없이 쓰인다.

② 대부분의 비모수적 방법은 실제의 양적 관측치에 의존하지 않고 이들의 상대적 평가

에 의존한다. 즉, 상대적인 평가나 순위로 된 자료만 있을 때도 사용이 가능하다.

③ 추론에서 계산이 모수적 방법보다는 훨씬 단순하다. 순위는 일반적으로 1, 2, 3 … 과 같은 정수로 표현되므로 이들의 계산은 실측치에 의한 것보다 쉽다.

④ 이해하기 쉽다.

비모수 검정을 사용해야 하는 경우는 다음과 같다.

① 종속변수가 정규분포, 등분산성의 가정을 충족시키지 못할 때

② 종속변수가 측정의 수준이 명목척도 또는 서열척도일 때

③ 표본의 크기가 너무 작아 분포를 알 수 없는 경우(6 이하)

4. 통계방법 선정 시 고려할 사항

흔히 통계학에서는 연구집단(group)이나 표본(sample)의 수에 따라 단일표본검정, 두 개의 표본검정, 세 개 또는 그 이상의 표본검정으로 나눌 수 있다. 따라서 표본의 수에 따라서도 적용하는 통계방법이 결정된다. 이때 주의해야 할 점은 반복측정한 집단의 자료인지 또 집단(표본)을 선정하는 데 있어 짝짓기(paired)를 한 것인지, 아니면 독립적(independent)인 관계인지를 확인하여야 한다.

연구자가 분석하려고 하는 변수의 수가 하나일 때는 단일변량(univariate), 두 개의 경우에는 이원변량(bivariate), 세 개 혹은 그 이상일 경우에는 다변량(multivariate) 분석을 하여야 한다. 이와 같이 특정한 통계방법을 선택하기 위해서는 앞에서 언급한 사항을 고려하여야 하며, 그 외에도 각각의 통계방법이 갖고 있는 가정(assumption)을 충족시키는가를 검토하여야 한다.

예를 들어, 독립 t-검정에서는 두 모집단의 분포가 정규분포를 해야 하고, 두 집단이 독립적일 것, 그리고 두 모집단의 분산이 같아야 한다는 조건이 있다. 모수검정방법에서 특정한 통계방법을 적용할 때 충족되어야 할 여러 가정이 있지만 그 중의 어떤 가정은 반드시 충족되어야 하지만 또 어떤 가정은 엄격성이 덜 요구되는 가정도 있으므로 그 통계방법을 적용하는 것이 가정에 위배되는지 여부를 일반인이 판단하기는 어렵다. 특히 고급통계방법을 사용할 때는 통계학 전문가의 도움이 필수적이다.

물리치료학 연구에서 빈번하게 사용되는 통계방법을 요약하여 [표 15-1]에 제시하였다.

[표 15-1] 통계방법의 요약

통계방법	검정방법	사용목적	측정수준	
			독립변수	종속변수
t-검정(independent)	P*	두 집단 간의 평균차이를 검정	명목척도	등간/비척도
t-검정(paired)	P	두 개의 짝지워진 집단이나 한 집단에서 실험 전후에 측정된 값의 평균비교	명목척도	등간/비척도
중위수검정(median test)	NP*	두 개 이상의 독립적인 집단에서 중위수의 차이 검정	명목척도	서열척도
만-휘트니 검정 (Mann-Whitney U test)†	NP	두 개의 독립적인 집단에서 서열 점수(ranks of scores) 차이 검정	명목척도	서열척도
윌콕슨부호순위검정 (Wilcoxon signed-rank test)	NP	두 개의 짝지워진 집단에서 서열 점수(ranks of scores) 차이 검정	명목척도	서열척도
분산분석** (ANOVA)	P	두 개 이상의 독립적인 집단끼리 평균차이 검정	명목척도	등간/비척도
크루스칼-월리스검정 (Kruskal-Wallis test)	NP	세 개 이상의 독립적인 집단에서 서열점수(ranks of scores)의 차이 검정	명목척도	서열척도
프리드만 검정 (Friedman test)	NP	세 개 이상의 관련된 집단에서의 서열점수(ranks of scores)의 차이 검정	명목척도	서열척도
카이제곱검정 (Chi-square test)	NP	변수간의 관련성, 분포의 적합도 검정	명목척도	명목척도
피어슨상관 (Pearson Correlation)	P	두 변수간의 상관성 검정	등간/비척도	등간/비척도
스피어맨의 로 (Spearman's Rho)	NP	두 변수간의 상관성 검정	서열척도	서열척도
다중회귀분석 (multiple regression analysis)	P	두 개 이상의 독립변수가 한 개의 종속변수를 예측	등간/비척도	등간/비척도

*P : parametric test　　NP: nonparametric test

** : 분산분석에서 독립변수가 하나인 경우를 one-way 분산분석, 두 개 이상인 경우를 다원분산분석이라고 한다. 특히 두 개의 독립변수가 관련된 경우를 이원분산분석(two-way ANOVA)이라고 한다. 반복측정(repeated measure)을 한 경우에는 반복측정 분산분석을 한다.

† : Wilcoxon rank sum test라고도 함

5. 컴퓨터를 이용한 통계분석

비록 위에서 언급된 통계방법들은 수작업으로 계산이 가능하다고는 하지만 그 과정이 매우 지루하고 시간이 많이 걸리는 것들이다. 따라서 요즘은 개인용 컴퓨터가 많이 보급되어 있기 때문에 개인용 컴퓨터에서 통계 소프트웨어들을 이용하여 짧은 시간 안에 분석을 할 수 있다. 통계전문가들의 도움을 약간만 받으면 원자료를 컴퓨터에 입력시키는 것은 쉬운 과정이라 할 수 있으며, 자료를 해석하는 과정에서는 전문가의 도움이 필수적이다.

컴퓨터를 이용하여 통계자료를 분석할 때 자주 사용되는 상용 소프트웨어는 다음과 같은 것들이 있다.

① SAS/STAT – https://www.sas.com/ko_kr/home.html

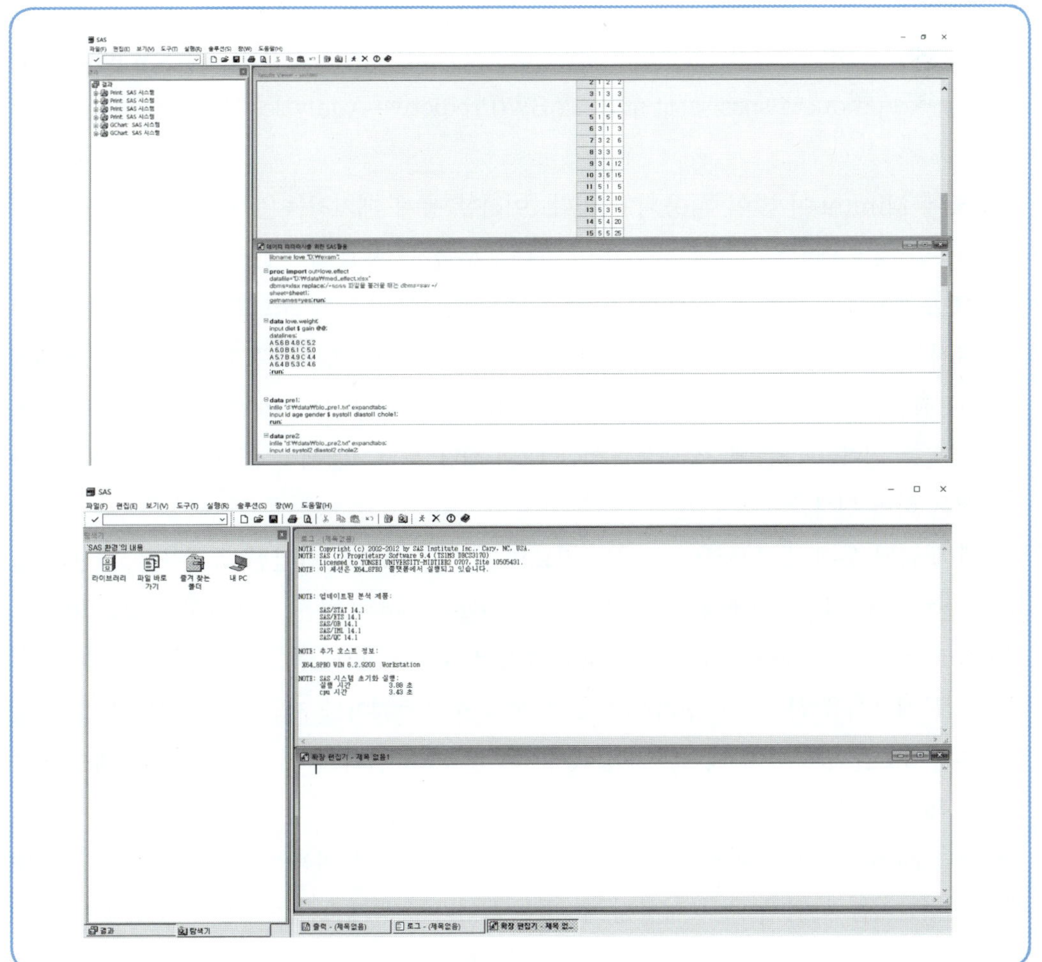

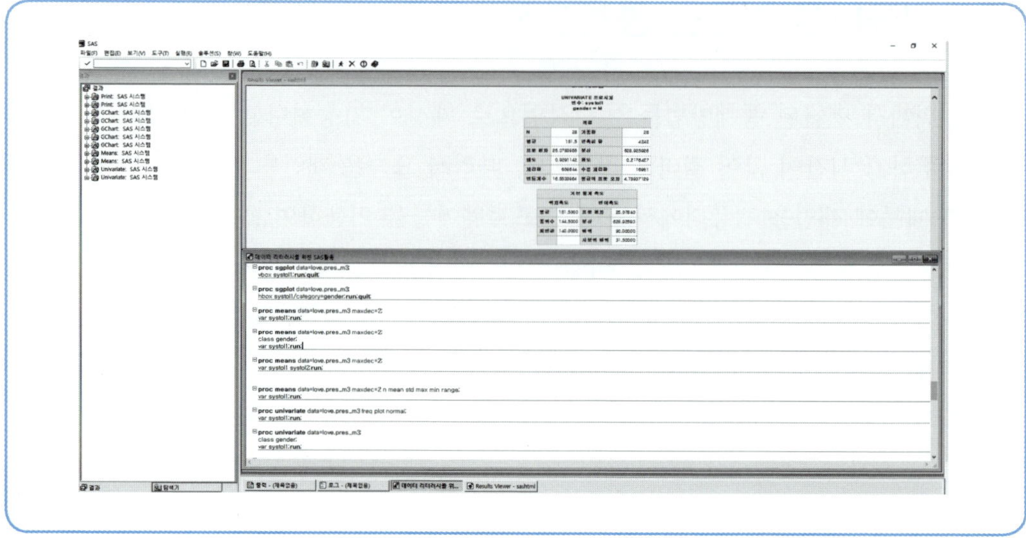

② SPSS – Statistical Package for the Social Sciences, https://www.ibm.com/kr-ko/products/spss-statistics PASW(Predictive Analytics Software)라고도 함

그 외에 Minitab이 많이 사용되고 있다. 이러한 통계 패키지들은 운영체계가 윈도우즈 컴퓨터용인 것과 매킨토시 컴퓨터용이 있고 대부분 한 소프트웨어에서 저장된 데이터를 다른 소프트웨어에서 서로 불러들이기가 가능하다. 대부분의 통계 소프트웨어들은 마이크로소프트사에서 만들어진 엑셀 프로그램과 호환성이 높아서 해당 프로그램에서 직접 엑셀에 입력된 데이터의 불러오기가 가능하므로 이용자가 엑셀 사용법에 익숙한 경우에는 직접 엑셀에 자료를 입력한 다음에 자료를 분석할 때는 해당 프로그램에서 불러들이기를 한 후 통계분석을 하면 된다.

위에 언급된 통계 소프트웨어가 없고 자료의 양이 적으면서 간단한 통계량을 계산할 필요가 있는 경우에는 인터넷에서 http://www.google.com과 같은 검색엔진을 방문하여 검색어에 statistical computation website 또는 free statistics를 입력하면 온라인상에서 무료로 통계분석을 하거나 일정기간 무료로 통계 소프트웨어를 제공하는 웹사이트를 찾을 수 있다. 이곳을 방문하여 데이터를 입력시키고 몇 가지 절차를 거치면 인터넷상에서 통계분석을 할 수 있다.

SAS나 SPSS 같은 통계패키지는 저작권과 관련이 있어서 비용문제가 발생한다. 인터넷에서 내려받기를 하여 무료로 사용할 수 있는 R이라는 통계소프트웨어가 있다. R은 무료

프로그램이고 사용이 용이하며 그래픽이 뛰어나다는 장점이 있어서 널리 사용되고 있다. 오픈소스(open source)이기 때문에 전 세계의 사용자들이 자신의 분야에서 패키지를 개발하여 공개하고 있으므로 적용 범위도 넓다. R에서 흔히 사용하는 데이터 입력방법은 csv(comma separated values) 포맷을 사용한다. 즉, 쉼표(,)로 변수를 분리하는 단순한 포맷으로 엑셀파일, SPSS파일, SAS파일 등 대부분이 통계패키지와 호환이 된다. 따라서 엑셀에 익숙한 사용자들은 엑셀에 입력한 후에 저장방법을 csv파일로 하면 R을 이용한 분석이 용이하다. R을 설치한 후에 RStudio를 설치하면 엑셀이나 SPSS에 입력된 자료를 명령어를 사용하지 않고 불러올 수 있고 R프로그램을 쉽게 쓸 수 있도록 지원한다. R을 설치하려면 http://www.r-project.org에 가서 Download, CRAN선택, CRAN Mirrors에서 한국을 선택하고 base를 선택, Download R x.x.x for Windows를 클릭한다. RStudio프로그램은 http://rstudio.com을 방문하여 데스크톱 버전을 무료로 내려받기하면 된다.

RStudio프로그램을 실행하면 소스창, 콘솔창, 환경창, 파일창이 나타난다. 소스창은 R 코드를 입력하는 공간이고, 콘솔창은 소스창에서 입력한 코드의 결과를 보여주는 공간이다. 환경창은 소스창에서 입력한 코드가 실행되었을 때 데이터 할당, 변수값, 벡터값, 속성을 확인할 수 있는 공간이다. 파일창에서는 분석되는 파일들의 경로를 확인하고, 그래프를 보여주고, 패키지들을 설치할 수 있다.

R프로그램을 이용하여 분석하는 예를 16장에 소개하였으니 연습파일을 다운로드 받고 실행해보길 바란다.

이미 널리 알려진 상용 통계분석 패키지를 [표 15-2]에 정리하였다.

[표 15-2] 통계 패키지 종류

GraphPad Prism https://www.graphpad.com/free-trial 통계분석과 그래프
Jamovi 오픈소스로 https://www.jamovi.org/dptj 에서 무료로 내려받기 가능
JMP https://www.jmp.com/ko/home 데이터분석 소프트웨어
Medcalc https://www.medcalc.org/
Minitab https://www.minitab.com/ko-kr/support/downloads/
Mplus 구조방정식, 요인분석(탐색, 확인), 다중회귀, 문항반응이론 등 분석가능
R 오픈소스로 http://www.r-project.org에서 무료로 내려받기 가능
SAS(Statistical Analysis System) https://www.sas.com/ko_kr/software/stat.html
SPSS(Statistical Package for the Social Sciences) https://www.ibm.com/kr-ko/products/spss
STATA https://download.stata.com/download/

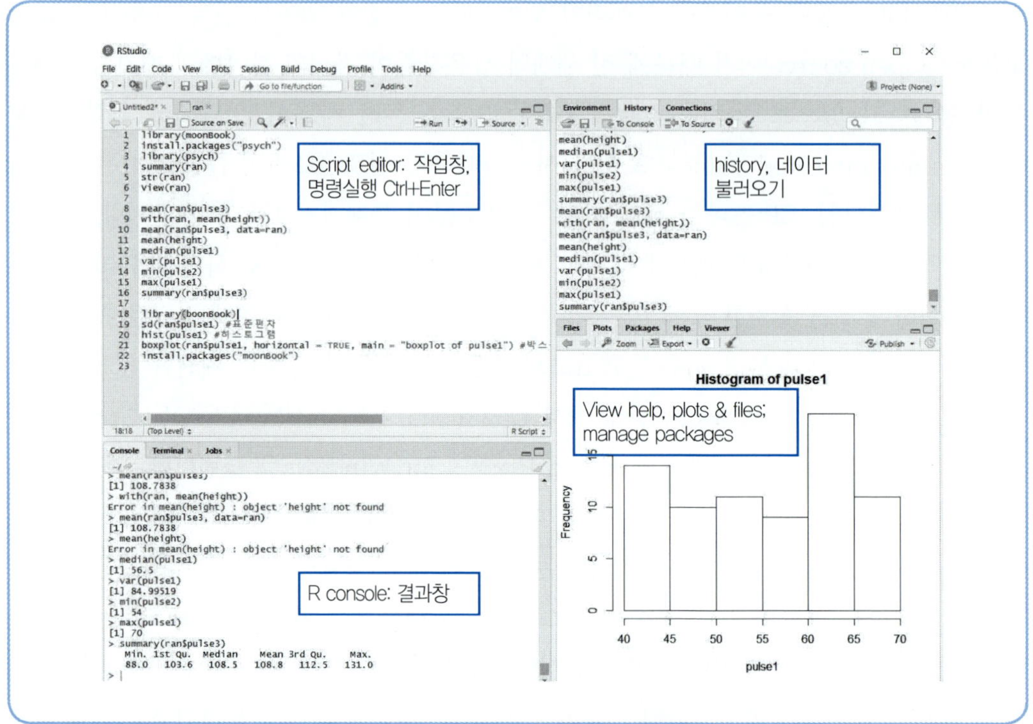

[그림 15-1] RStudio프로그램 화면

[그림 15-2]는 통계분석을 할 때 참고가 될 수 있는 흐름도이다. [표 15-3]은 통계방법을 선택할 때 참고할 수 있도록 요약을 한 것이다.

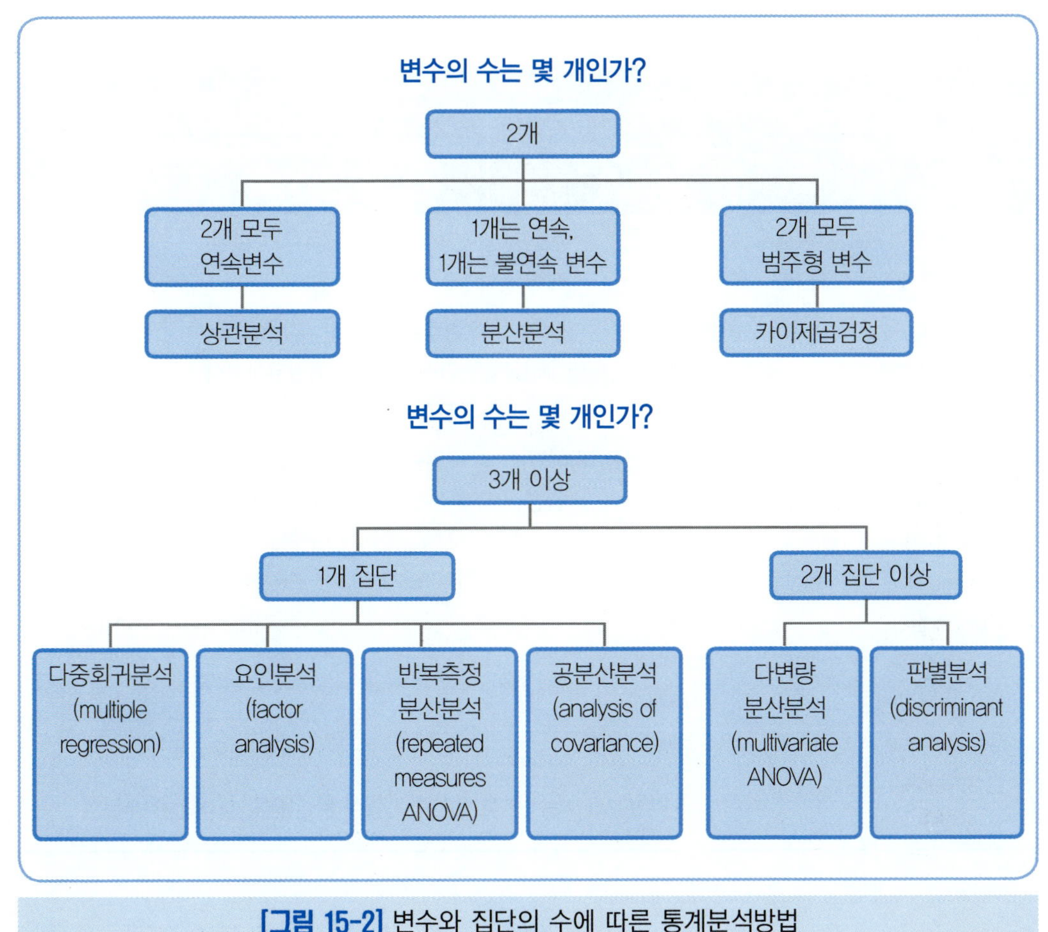

[그림 15-2] 변수와 집단의 수에 따른 통계분석방법

[표 15-3] 통계방법 요약표

<table>
<tr><th rowspan="3">측정수준</th><th colspan="5">표본수</th><th rowspan="3">상관관계</th></tr>
<tr><th rowspan="2">1개</th><th colspan="2">2개</th><th colspan="2">3개 이상</th></tr>
<tr><th>독립</th><th>종속
(연관)</th><th>독립</th><th>종속</th></tr>
<tr><td>명목척도
(비모수통계)</td><td>카이제곱
검정</td><td>카이제곱
검정</td><td>맥네마
검정</td><td>카이제곱 검정</td><td>코크란 검정</td><td></td></tr>
<tr><td>서열척도
(비모수통계)</td><td></td><td>만-휘트니
검정</td><td>윌콕슨
쌍대비교</td><td>크루스칼-
월리스 일방향
분산분석</td><td>프리드만
이원분산분석</td><td>스피어맨 상관</td></tr>
<tr><td rowspan="2">등간 또는 비척도
(모수 통계)-
정규성 (1-표본
Kolmogorov-
Smirnov 검정,
Shapiro-Wilk
검정), 등분산성
검정 (Levene
검정, Bartlett
검정)</td><td rowspan="2">짝비교
t- 검정
(전후 비교)</td><td>독립 t-검정
등분산
가정에
위배될 때는
Welch's
corrected
unpaired
t-test</td><td>짝비교 t-
검정</td><td>일방향
분산분석 →
사후검정
가능(표 12-7)</td><td>반복측정에
의한 분산분석
(구형성 가정)
→ 사후
검정가능</td><td>피어슨 상관
회귀분석
(독립변수가 있는
경우, 다중회귀,
로지스틱
회귀분석,
판별분석)</td></tr>
<tr><td colspan="5">이원(two-way) 분석, 이원반복측정 분산분석, multifactorial 분석</td></tr>
</table>

제 16장

R을 이용한 통계분석

RESEARCH METHODOLOGY

제 16 장

R을 이용한 통계분석

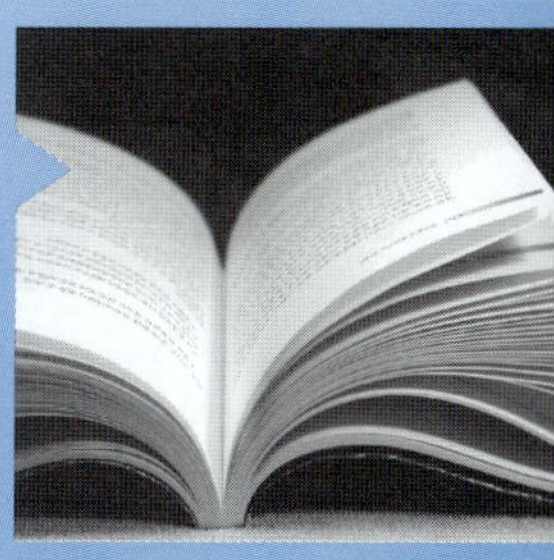

구글에서 R프로그램을 찾아 설치한다. 이어서 RStudio를 설치한다. 계축문화사 홈페이지(http://gyechuk.co.kr/xe/) 자료실에서 다운로드 받은 R프로그램과 RStudio를 설치해도 된다. 다운로드한 파일의 버전은 다운로드를 한 시점에 따라 달라질 수 있다. 다음의 사이트를 방문해서 다운로드하여도 된다. https://posit.co/download/rstudio-desktop/

1: Install R

RStudio requires R 3.6.0+. Choose a version of R that matches your computer's operating system.

R is not a Posit product. By clicking on the link below to download and install R, you are leaving the Posit website. Posit disclaims any obligations and all liability with respect to R and the R website.

DOWNLOAD AND INSTALL R

2: Install RStudio

DOWNLOAD RSTUDIO DESKTOP FOR WINDOWS

Size: 281.24 MB | SHA-256: 3A553330 | Version: 2025.05.1+513 | Released: 2025-06-05

부수적으로 Rtools를 다운로드하여 설치하는 것도 도움이 된다.

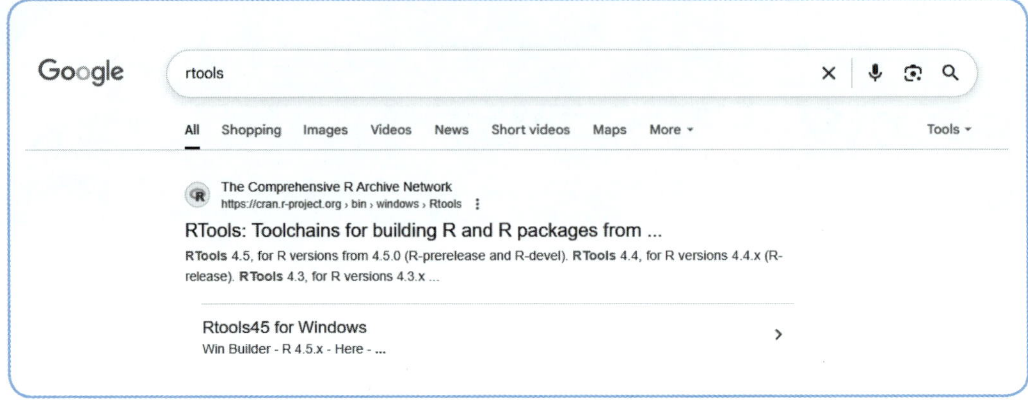

계축문화사 홈페이지(http://gyechuk.co.kr/xe/) 자료실에서 다운로드 받은 workout.xls 파일을 자신이 갖고 있는 컴퓨터의 바탕화면에 미리 저장해 둔다.

통계분석을 할 때는 반드시 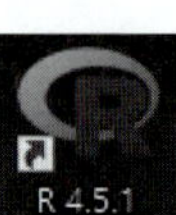

이 아닌 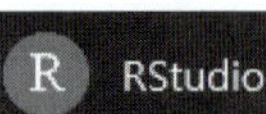

를 실행시켜야 한다. 다음과 같은 화면이 나온다.

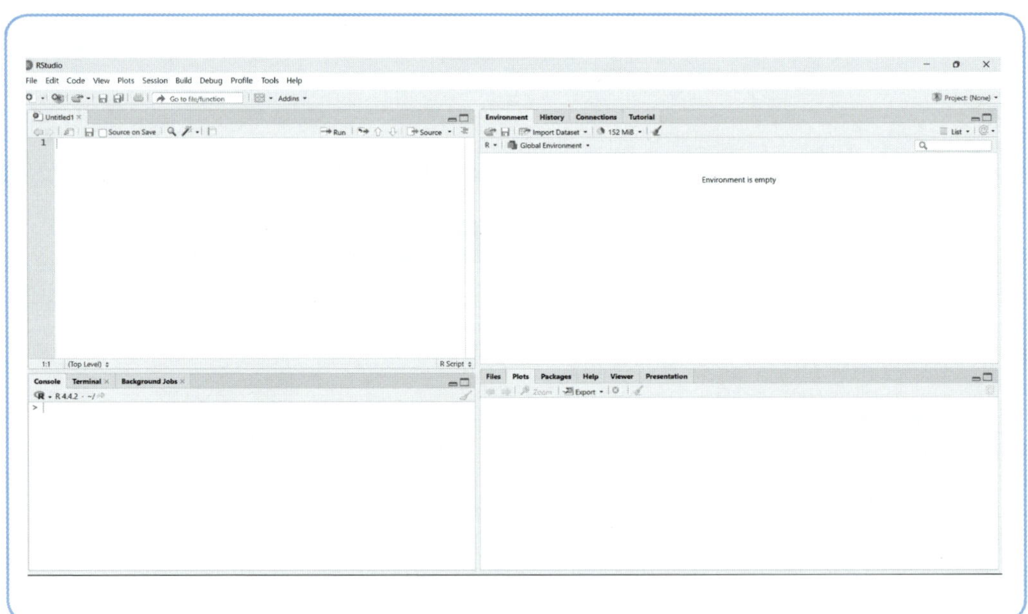

파일을 불러오려면 명령어를 다음과 같이 입력해야 한다.

library(readxl)

```
workout <- read_excel("workout.xls")
View(workout)
```

그러나 여기서는 메뉴를 이용해서 불러오기로 한다.

Environment 창에서 Import Dataset을 클릭한다.

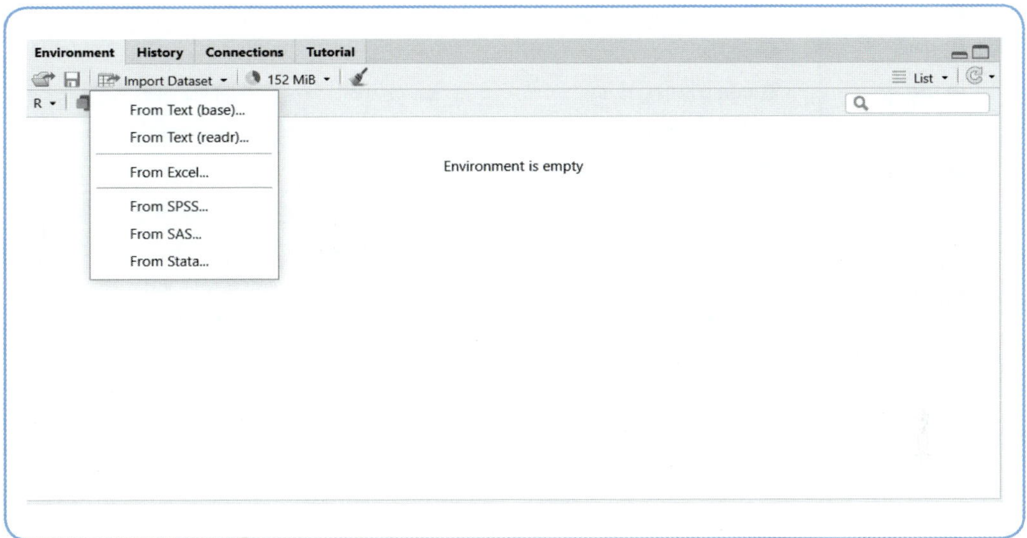

From Excel을 클릭한다. Browse를 클릭해서 실행하려고 하는 엑셀데이타 파일을 지정한다. 여기서는 바탕화면에 있는 workout.xls 엑셀 데이터 파일을 지정했다.

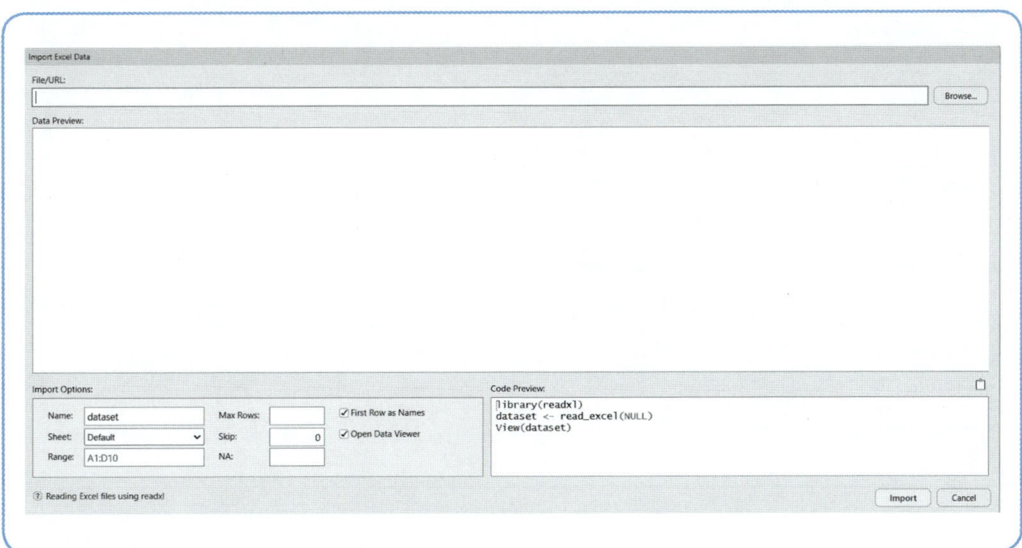

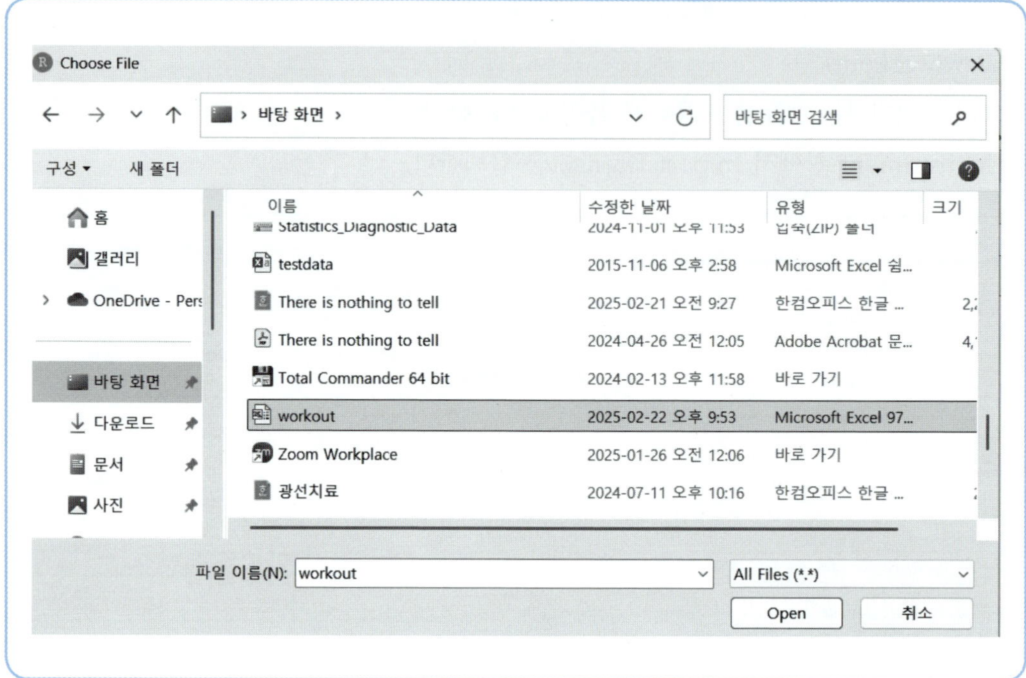

오른쪽 하단에 있는 Import 아이콘을 클릭한다. 다음과 같은 화면이 나온다.

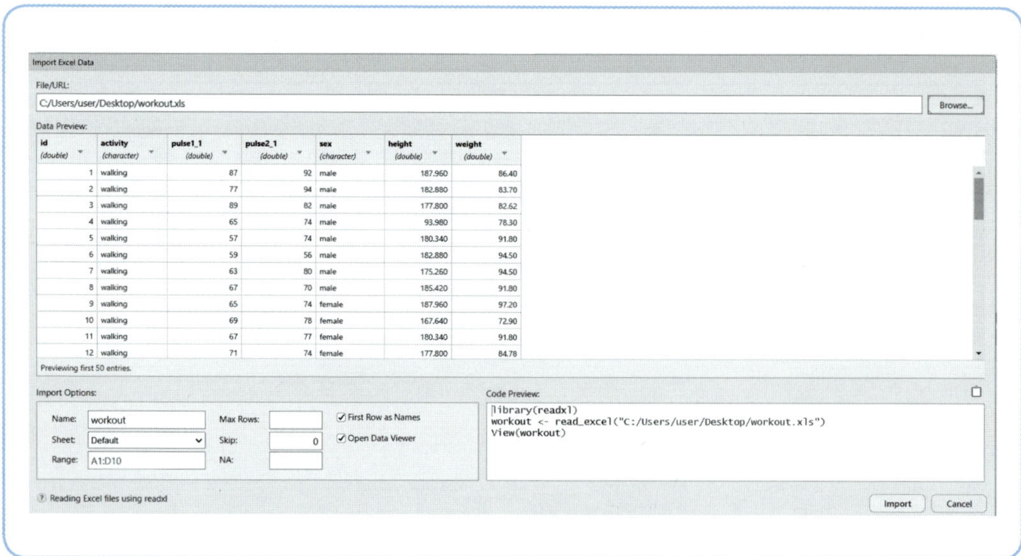

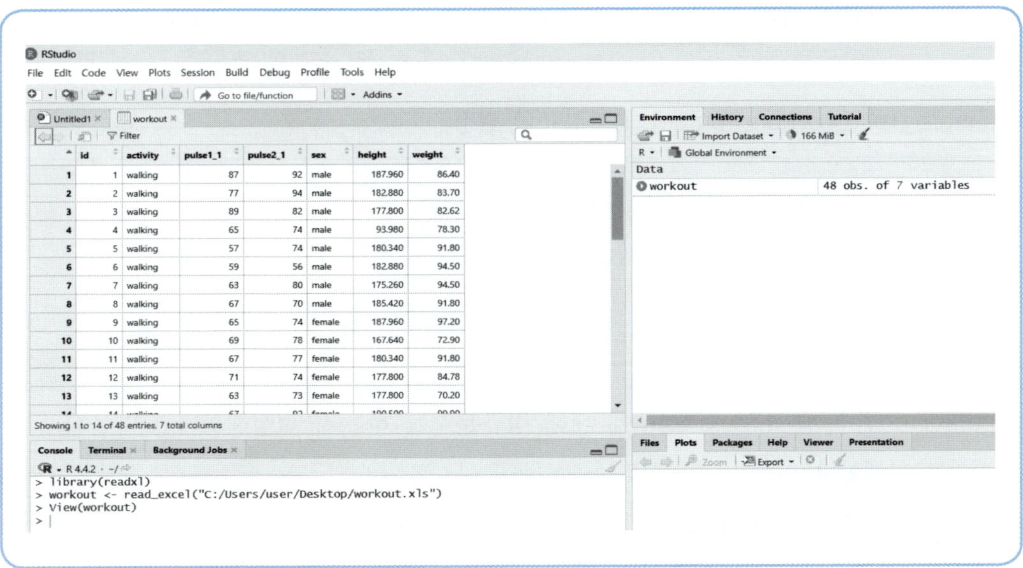

콘솔(Console)창에 summary(workout)치고 Ctrl+엔터키를 친다. 각 변수에 대한 통계 요약 값들이 나온다.

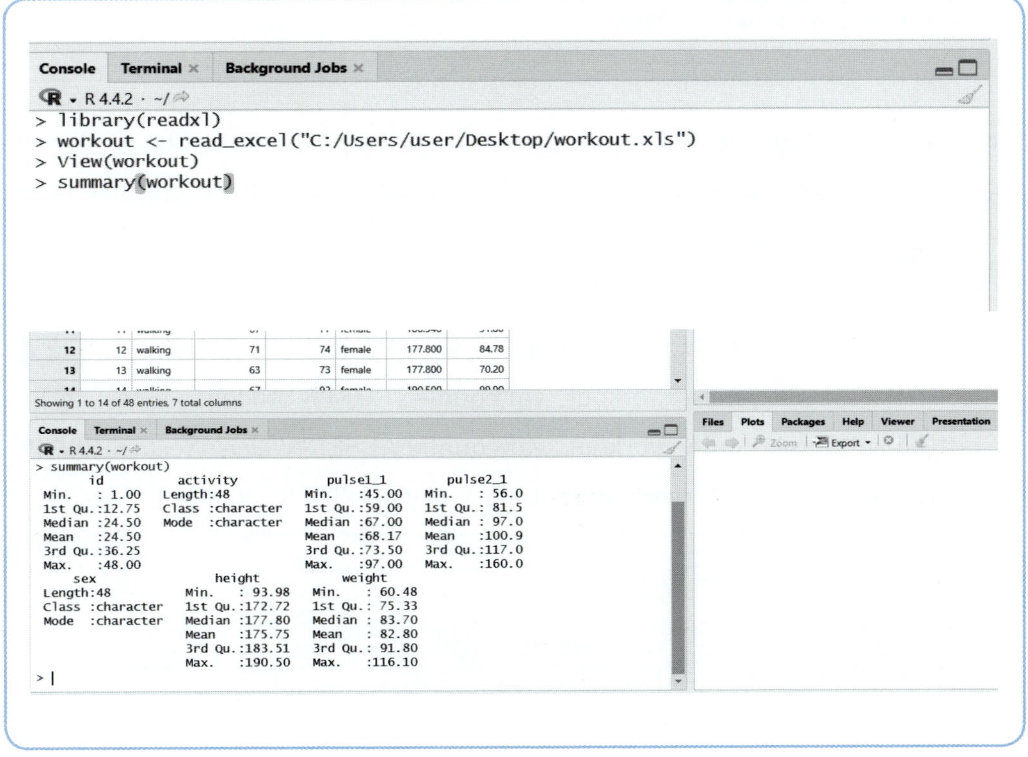

pulse1_1 변수에 대해 정규분포를 하는지 검정해보려면 다음과 같은 명령어를 실행한다.

shapiro.test(workout$pulse1_1) #정규성 검정

```
> shapiro.test(workout$pulse1_1) #정규성 검정

        Shapiro-Wilk normality test

data:  workout$pulse1_1
W = 0.95517, p-value = 0.06441
```

pulse1_1 변수 중 male인 경우에 대해 정규분포를 하는지 검정해보려면 다음과 같은 명령어를 실행한다.

shapiro.test(workout$pulse1_1[workout$sex=="male"])

```
> shapiro.test(workout$pulse1_1[workout$sex=="male"])

        Shapiro-Wilk normality test

data:  workout$pulse1_1[workout$sex == "male"]
W = 0.94763, p-value = 0.2406
```

다음과 같이 콘솔창에서 File-New File-R Script 선택하고 아래의 내용을 친 후 블록을 씌우고 Ctrl+엔터키를 쳐보자. 명령문에서 #다음에 쓰여진 내용은 실행되는 명령어가 아니라 명령문에 대한 설명을 써 놓은 것이다.

var.test(pulse1_1~sex, data=workout) #두 집단에서 등분산을 확인하기 위한 방법

t.test(pulse1_1~sex, data=workout, var.equal=TRUE) # Student's t-test in R

t.test(pulse1_1~sex, data=workout, var.equal=FALSE) #Welch's test in R입니다.

t.test(workout$pulse1_1, workout$pulse2_1, paired=TRUE) #paired t-test in R

```
workout ×   Untitled1* ×
Source on Save                                  Run   Source
var.test(pulse1_1~sex, data=workout) #두 집단에서 등분산을 확인하기 위한 방법
t.test(pulse1_1~sex, data=workout, var.equal=TRUE) # Student's t-test in R
t.test(pulse1_1~sex, data=workout, var.equal=FALSE) #Welch's test in R입니다.
t.test(workout$pulse1_1, workout$pulse2_1, paired=TRUE) #paired t-test in R
```

```
> var.test(pulse1_1~sex, data=workout) #두 집단에서 등분산을 확인하기 위한 방법

        F test to compare two variances

data:  pulse1_1 by sex
F = 0.70697, num df = 23, denom df = 23, p-value = 0.4119
alternative hypothesis: true ratio of variances is not equal to 1
95 percent confidence interval:
 0.305830 1.634258
sample estimates:
ratio of variances
         0.7069689

> t.test(pulse1_1~sex, data=workout, var.equal=TRUE) # Student's t-test in R

        Two Sample t-test

data:  pulse1_1 by sex
t = -2.4464, df = 46, p-value = 0.01831
alternative hypothesis: true difference in means between group female and group male is not equ
al to 0
95 percent confidence interval:
 -13.974857  -1.358477
sample estimates:
mean in group female   mean in group male
            64.33333             72.00000

> t.test(pulse1_1~sex, data=workout, var.equal=FALSE) #Welch's test in R입니다.

        Welch Two Sample t-test

data:  pulse1_1 by sex
t = -2.4464, df = 44.683, p-value = 0.01843
alternative hypothesis: true difference in means between group female and group male is not equ
al to 0
95 percent confidence interval:
 -13.979877  -1.353456
sample estimates:
mean in group female   mean in group male
            64.33333             72.00000

> t.test(workout$pulse1_1, workout$pulse2_1, paired=TRUE) #paired t-test in R

        Paired t-test

data:  workout$pulse1_1 and workout$pulse2_1
t = -9.563, df = 47, p-value = 1.328e-12
alternative hypothesis: true mean difference is not equal to 0
95 percent confidence interval:
 -39.58912 -25.82755
sample estimates:
mean difference
      -32.70833
```


```
> t.test(workout$pulse1_1, workout$pulse2_1, paired=TRUE) #paired t-test in R

        Paired t-test

data:  workout$pulse1_1 and workout$pulse2_1
t = -9.563, df = 47, p-value = 1.328e-12
alternative hypothesis: true mean difference is not equal to 0
95 percent confidence interval:
 -39.58912 -25.82755
sample estimates:
mean difference
      -32.70833
```

비모수 검정방법인 Mann-Whitney U Test를 연습해보자.

wilcox.test(pulse1_1~sex, data=workout) #비모수검정 Mann-Whitney U test

소스(Source)창에 위의 명령어를 입력하고 콘트롤키와 엔터키를 동시에 누른다. 다음과 같은 결과가 나온다.

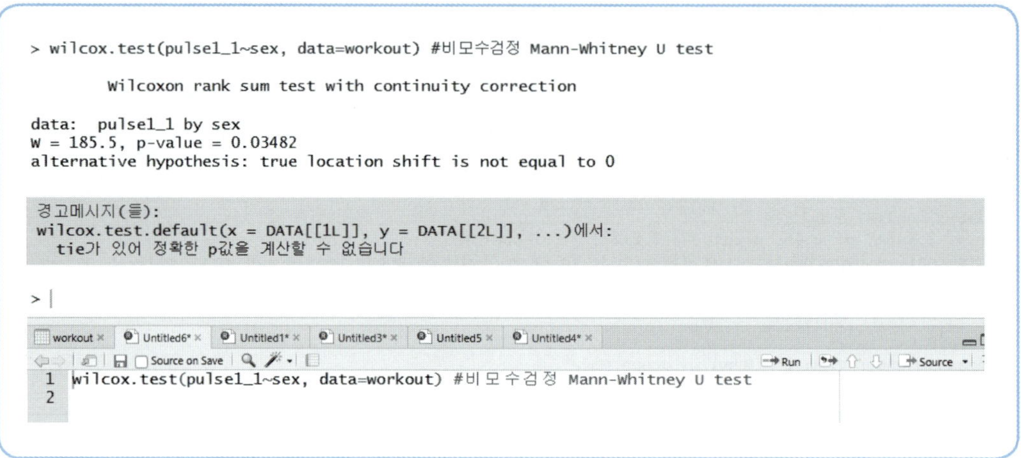

위의 경고메시지는 결과의 해석에 별 영향을 주지 않으므로 무시해도 된다. 경고메시지가 나오지 않게 하려면 다음과 같이 명령어를 입력하면 된다.

wilcox.test(pulse1_1~sex, data=workout, exact=FALSE) #비모수검정 Mann-Whitney U test, 경고메시지 감추기

```
> wilcox.test(pulse1_1~sex, data=workout, exact=FALSE) #비모수검정 Mann-Whitney U test, 경고메시지 감추
기

        Wilcoxon rank sum test with continuity correction

data:  pulse1_1 by sex
W = 185.5, p-value = 0.03482
alternative hypothesis: true location shift is not equal to 0

> |
```

모수검정 방법 중 대응표본 t-검정에 대응하는 비모수검정 방법인 윌콕슨 부호-순위 검정을 실행해보자.

아래의 명령을 소스창에 입력시킨다.

wilcox.test(workout$pulse1_1, workout$pulse2_1, exact = F, paired = T) #윌콕슨 부호-순위 검정

다음과 같은 결과가 나온다.

```
> wilcox.test(workout$pulse1_1, workout$pulse2_1, exact = F, paired = T) #윌콕슨 부호-순위 검정

	Wilcoxon signed rank test with continuity
	correction

data:  workout$pulse1_1 and workout$pulse2_1
V = 7.5, p-value = 2.687e-09
alternative hypothesis: true location shift is not equal to 0
```

이번에는 pulse1_1과 pulse2_1에 대하여 boxplot을 그려보자.

boxplot(workout$pulse1_1)

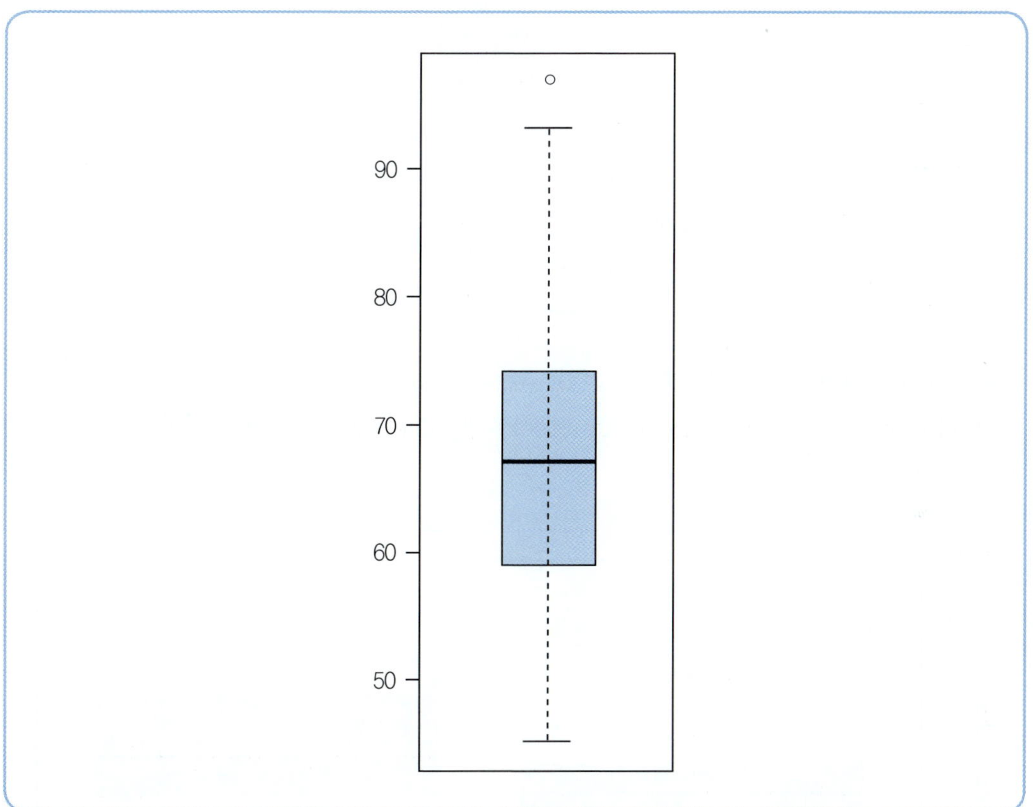

boxplot(workout$pulse2_1)

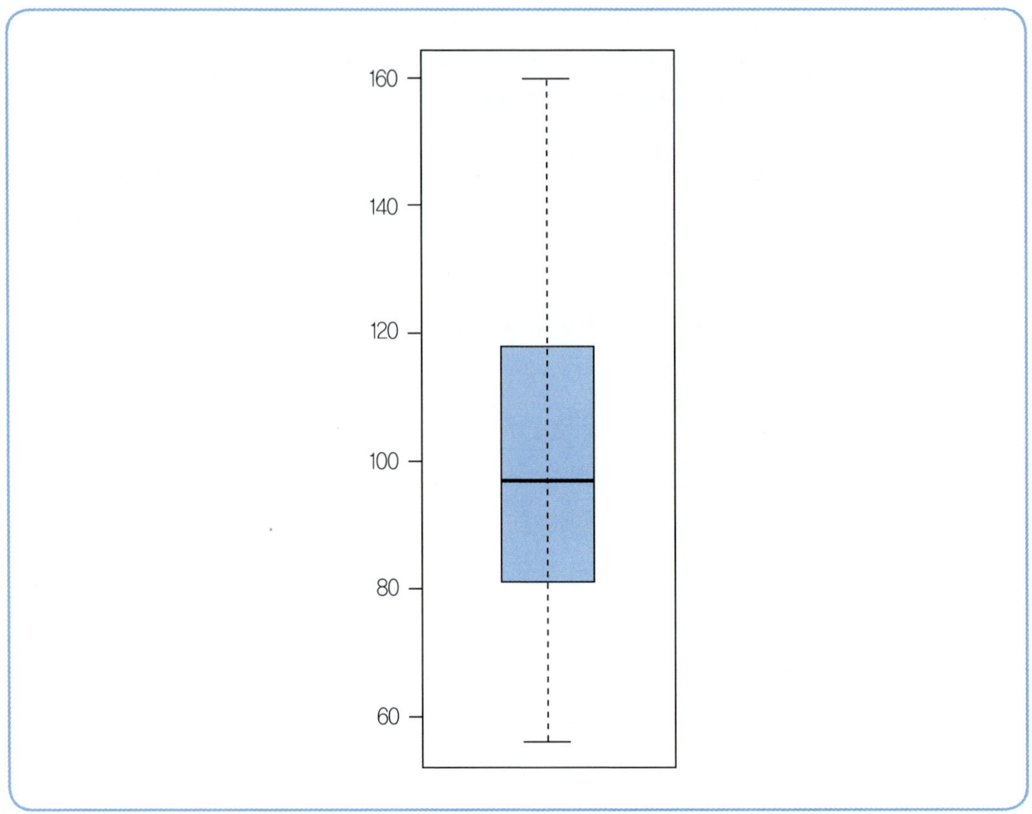

pulse1_1에 대하여 남녀별로 boxplot을 그리도록 명령을 내려보자.

boxplot(workout$pulse1_1~workout$sex) #pulse1_1에 대하여 남녀별로 boxplot그리기

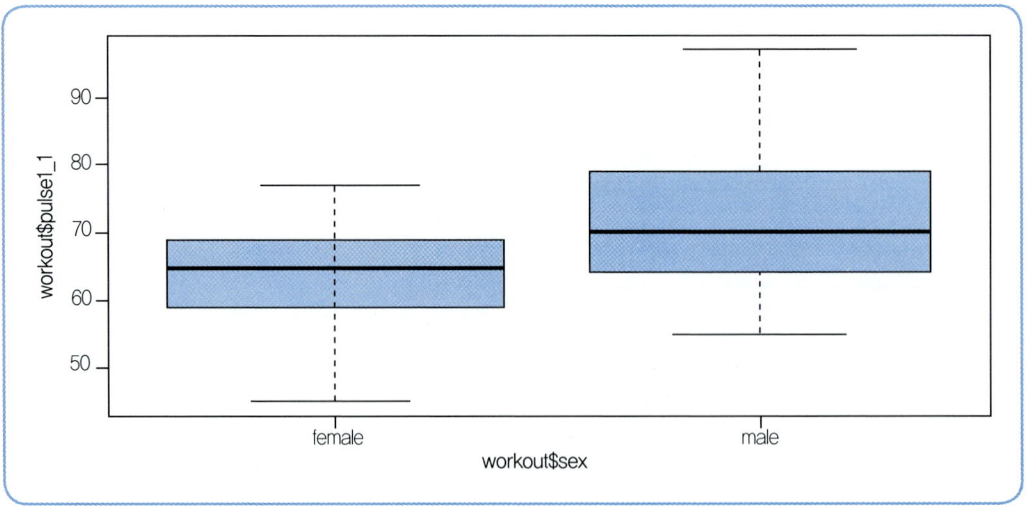

pulse2_1에 대하여 activity별로 정규분포하는지를 알아보자.

shapiro.test(workout$pulse2_1[workout$activity=="walking"]) #p>0.05 정규분포함!!!
shapiro.test(workout$pulse2_1[workout$activity=="running"]) #p>0.05 정규분포함!!!
shapiro.test(workout$pulse2_1[workout$activity=="cycling"]) #p>0.05 정규분포함!!!

```
> shapiro.test(workout$pulse2_1[workout$activity=="walking"]) #p>0.05 정규분포 함 !!!

        Shapiro-Wilk normality test

data:  workout$pulse2_1[workout$activity == "walking"]
W = 0.91916, p-value = 0.1635

> shapiro.test(workout$pulse2_1[workout$activity=="running"]) #p>0.05 정규분포 함!!!

        Shapiro-Wilk normality test

data:  workout$pulse2_1[workout$activity == "running"]
W = 0.97451, p-value = 0.9053

> shapiro.test(workout$pulse2_1[workout$activity=="cycling"]) #p>0.05 정규분포 함 !!!
모두 정규분포 하므로 모수검정

        Shapiro-Wilk normality test

data:  workout$pulse2_1[workout$activity == "cycling"]
W = 0.95152, p-value = 0.5141

> |
```

모두 p-value가 0.05보다 크게 나왔으므로 정규분포하는 것으로 판정하고 모수검정을 한다.

이번에는 pulse2_1변수에 대하여 등분산성을 검정해보자.

bartlett.test(pulse2_1~activity, data=workout) #3집단 이상에서 등분산을 확인하기 위함, P>0.05이면 등분산

```
> bartlett.test(pulse2_1~activity, data=workout) #3집단 이상에서 등분산을 확인하기 위함,
P>0.05이면 등분산

        Bartlett test of homogeneity of variances

data:  pulse2_1 by activity
Bartlett's K-squared = 7.5499, df = 2, p-value = 0.02294

> |
```

```
#분산분석하고 사후검정을 위해서는 lawstat패키지를 설치하고 workout 엑셀파일을 불러들인다음
library(lawstat)
#one-way ANOVA검정
onewayresult = aov(pulse2_1~activity, data=workout) #분산분석을 하는 명령어
summary(onewayresult) ##p>0.05면 세 그룹이 평균이 서로 다르지 않다.
TukeyHSD(onewayresult)#사후검정 Tukey 명령어
|
```

onewayresult = aov(pulse2_1~activity, data=workout) #분산분석을 하는 명령어

summary(onewayresult) ##p>0.05면 세 그룹이 평균이 서로 다르지 않다.

```
> #분산분석하고 사후검정을 위해서는 lawstat패키지를 설치하고 workout 엑셀파일을 불러들인다음
> library(lawstat)
> #one-way ANOVA검정
> onewayresult = aov(pulse2_1~activity, data=workout) #분산분석을 하는 명령어
> summary(onewayresult) ##p>0.05면 세 그룹이 평균이 서로 다르지 않다.
            Df Sum Sq Mean Sq F value   Pr(>F)    
activity     2  14250    7125   28.91 8.41e-09 ***
Residuals   45  11089     246                     
---
Signif. codes:  0 ‘***’ 0.001 ‘**’ 0.01 ‘*’ 0.05 ‘.’ 0.1 ‘ ’ 1
> TukeyHSD(onewayresult)#사후검정 Tukey 명령어
  Tukey multiple comparisons of means
    95% family-wise confidence level

Fit: aov(formula = pulse2_1 ~ activity, data = workout)

$activity
                   diff       lwr        upr     p adj
running-cycling -18.8125 -32.26369  -5.361308 0.0041065
walking-cycling -42.1250 -55.57619 -28.673808 0.0000000
walking-running -23.3125 -36.76369  -9.861308 0.0003599
```

pulse2_1 변수에 대하여 activity별로 비모수검정을 해보자. 다음의 명령어를 치고 실행해 보자.

kruskal.test(workout$pulse2_1~workout$activity, data=workout) #p<0.05 유의미한 차이 있음

kruskal.test(workout$pulse2_1~factor(workout$activity), data=workout) #같은 결과가 나오지만 다른 명령어. 이 해석은 p<0.05 세 그룹의 평균이 같지 않다.

Welch's ANOVA: 정규분포하지만 등분산 가정이 충족되지 않을 때

oneway.test(pulse2_1~activity, data=workout, var.equal = FALSE) # p<0.05 세 그룹의 평균이 같지 않다.

```
kruskal.test(workout$pulse2_1~workout$activity, data=workout) #p<0.05 유의미한 차이 있음
kruskal.test(workout$pulse2_1~factor(workout$activity), data=workout) #같은 결과가 나오지만 다른 명령
### Welch's ANOVA: 정규분포하지만 등분산 가정이 충족되지 않을 때 ###
oneway.test(pulse2_1~activity, data=workout, var.equal = FALSE) # p<0.05 세 그룹의 평균이 같지 않다.

> kruskal.test(workout$pulse2_1~workout$activity, data=workout) #p<0.05 유의미한 차이 있음

        Kruskal-Wallis rank sum test

data:  workout$pulse2_1 by workout$activity
Kruskal-Wallis chi-squared = 27.294, df = 2, p-value = 1.184e-06

> kruskal.test(workout$pulse2_1~factor(workout$activity), data=workout) #같은 결과가 나오지만 다른 명령어.
이 해석은 p<0.05 세 그룹의 평균이 같지 않다.

        Kruskal-Wallis rank sum test

data:  workout$pulse2_1 by factor(workout$activity)
Kruskal-Wallis chi-squared = 27.294, df = 2, p-value = 1.184e-06

> ### Welch's ANOVA: 정규분포하지만 등분산 가정이 충족되지 않을 때 ###
> oneway.test(pulse2_1~activity, data=workout, var.equal = FALSE) # p<0.05 세 그룹의 평균이 같지 않다.

        One-way analysis of means (not assuming equal variances)

data:  pulse2_1 and activity
F = 30.585, num df = 2.000, denom df = 28.482, p-value = 8.093e-08
```

pulse1_1을 독립변수로 pulse2_1을 종속변수로 놓고 회귀모형을 구해보자. 다음의 명령어를 치고 실행해보자.

```
workoutlinear<-lm(workout$pulse2_1~workout$pulse1_1)    #####linear Model
workoutlinear
summary(workoutlinear)
plot(workout$pulse1_1,workout$pulse2_1)
abline(workoutlinear)  ###직선 방정식을 그리는 명령
abline(workoutlinear, col="blue")
abline(workoutlinear, col="blue", lwd=4) ###line width 굵은선 만들기
anova(workoutlinear)    ###결과를 ANOVA 형식으로 보여 달라
```

```
workoutlinear<-lm(workout$pulse2_1~workout$pulse1_1)     #####linear Model
workoutlinear
summary(workoutlinear)
plot(workout$pulse1_1,workout$pulse2_1)
abline(workoutlinear)   ###직선 방정식을 그리는 명령
abline(workoutlinear, col="blue")
abline(workoutlinear, col="blue", lwd=4) ###line width 굵은선 만들기
anova(workoutlinear)     ###결과를 ANOVA 형식으로 보여 달라
```

```
> workoutlinear<-lm(workout$pulse2_1~workout$pulse1_1)     #####linear Model
> workoutlinear

Call:
lm(formula = workout$pulse2_1 ~ workout$pulse1_1)

Coefficients:
     (Intercept)  workout$pulse1_1
         72.6478            0.4141

> summary(workoutlinear)

Call:
lm(formula = workout$pulse2_1 ~ workout$pulse1_1)

Residuals:
    Min      1Q  Median      3Q     Max
-41.079 -17.189  -4.993  14.838  60.436

Coefficients:
                 Estimate Std. Error t value Pr(>|t|)
(Intercept)       72.6478    20.2846   3.581 0.000821 ***
workout$pulse1_1   0.4141     0.2936   1.411 0.165107
---
Signif. codes:  0 '***' 0.001 '**' 0.01 '*' 0.05 '.' 0.1 ' ' 1

Residual standard error: 22.98 on 46 degrees of freedom
Multiple R-squared:  0.04146,   Adjusted R-squared:  0.02062
F-statistic:  1.99 on 1 and 46 DF,  p-value: 0.1651

> plot(workout$pulse1_1,workout$pulse2_1)
> abline(workoutlinear)   ###직선 방정식을 그리는 명령
> abline(workoutlinear, col="blue")
> abline(workoutlinear, col="blue", lwd=4) ###line width 굵은선 만들기
> anova(workoutlinear)     ###결과를 ANOVA 형식으로 보여 달라
Analysis of Variance Table

Response: workout$pulse2_1
                 Df  Sum Sq Mean Sq F value Pr(>F)
workout$pulse1_1  1  1050.5 1050.55  1.9896 0.1651
Residuals        46 24288.7  528.02
```

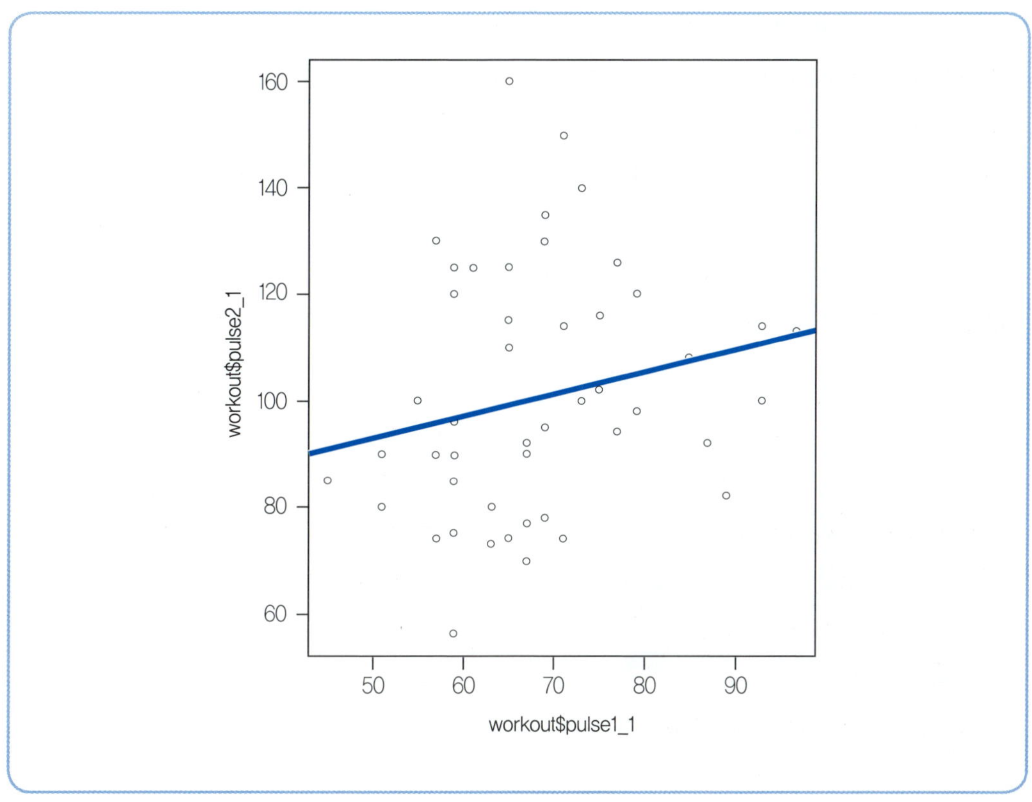

독립변수 pulse1_1, weight를 이용해서 종속변수 pulse2_1을 예측하는 다중회귀분석을 해보자. 다음과 같은 명령어를 입력하고 실행한다.

#종속변수를 y로, 독립변수들을 x1, x2로 만들어 보자.

x1 <-workout$pulse1_1

x2 <-workout$weight

y <-workout$pulse2_1

```
#종속변수를 y로, 독립변수들을 x1, x2로 만들어보자.
x1 <-workout$pulse1_1
x2 <-workout$weight
y <-workout$pulse2_1
```

```
workoutreg <-lm(y~x1+x2, workout)
summary(workoutreg)
anova(workoutreg)
plot(x1,y)
abline(lm(y~x1), col="blue", lwd=2)
x11( ) #새로운 창이 열리도록 명령어
plot(y,x2)
abline(lm(y~x2), col="red", lwd=2)
```

```
workoutreg <-lm(y~x1+x2, workout)
summary(workoutreg)
anova(workoutreg)
plot(x1,y)
abline(lm(y~x1), col="blue",lwd=2)
x11() #새로운 창이 열리도록 명령어
plot(y,x2)
abline(lm(y~x2), col="red",lwd=2)
```

```
> workoutreg <-lm(y~x1+x2, workout)
> summary(workoutreg)

Call:
lm(formula = y ~ x1 + x2, data = workout)

Residuals:
    Min      1Q  Median      3Q     Max
-40.214 -16.471  -4.584  15.440  60.223

Coefficients:
            Estimate Std. Error t value Pr(>|t|)
(Intercept) 81.10612   35.49578   2.285   0.0271 *
x1           0.39655    0.30256   1.311   0.1966
x2          -0.08771    0.30058  -0.292   0.7718
---
Signif. codes:  0 '***' 0.001 '**' 0.01 '*' 0.05 '.' 0.1 ' ' 1

Residual standard error: 23.21 on 45 degrees of freedom
Multiple R-squared:  0.04327,    Adjusted R-squared:  0.0007486
F-statistic: 1.018 on 2 and 45 DF,  p-value: 0.3696

> anova(workoutreg)
Analysis of Variance Table

Response: y
          Df  Sum Sq Mean Sq F value Pr(>F)
x1         1  1050.5 1050.55  1.9501 0.1694
x2         1    45.9   45.88  0.0852 0.7718
Residuals 45 24242.8  538.73
> plot(x1,y)
> abline(lm(y~x1), col="blue",lwd=2)
> x11() #새로운 창이 열리도록 명령어
> plot(y,x2)
> abline(lm(y~x2), col="red"",lwd=2)
```

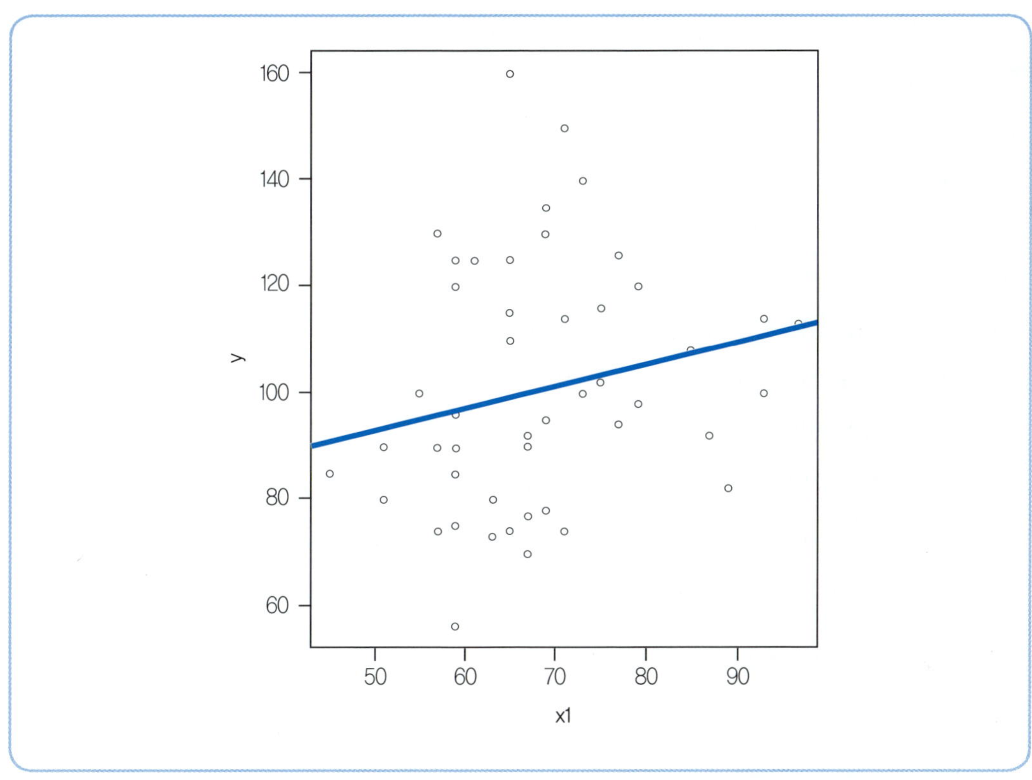
160
140
120
100
80
60
y
50
60
70
80
90
x1

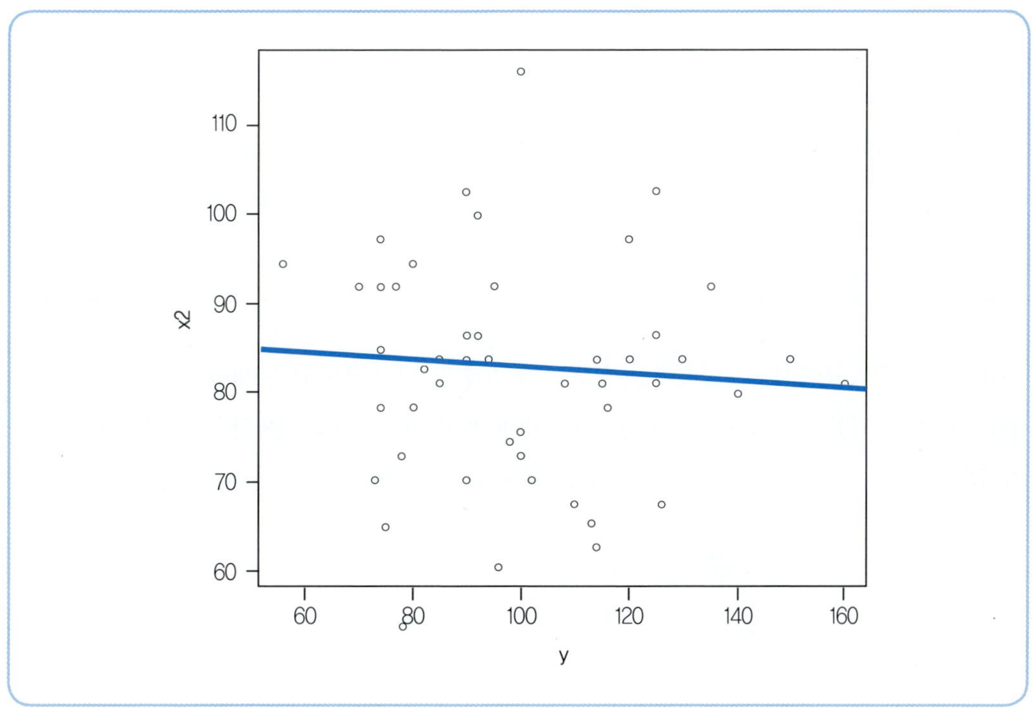
110
100
90
80
70
60
x2
60
80
100
120
140
160
y

모수검정으로 pulse1_1과 pulse2_1를 이용해서 상관관계 계수를 구해보자. 다음의 명령어를 실행한다.

```
#####상관관계  pulse1_1 pulse2_1 피어슨상관
cor(workout$pulse1_1, workout$pulse2_1)
cor.test(workout$pulse1_1, workout$pulse2_1)
plot(workout$pulse1_1, workout$pulse2_1)
plot(workout$pulse1_1, workout$pulse2_1, xlab="workout$pulse1_1 of subject", ylab="workout$pulse2_1")  #x label
abline(lm(workout$pulse2_1~workout$pulse1_1))
```

```
#####상관관계  pulse1_1 pulse2_1 피어슨상관
cor(workout$pulse1_1, workout$pulse2_1)
cor.test(workout$pulse1_1, workout$pulse2_1)
plot(workout$pulse1_1, workout$pulse2_1)
plot(workout$pulse1_1, workout$pulse2_1, xlab="workout$pulse1_1 of subject", ylab="workout$pulse2_1")   #x label
abline(lm(workout$pulse2_1~workout$pulse1_1))
```

```
> #####상관관계  pulse1_1 pulse2_1 피어슨상관
> cor(workout$pulse1_1, workout$pulse2_1)
[1] 0.2036158
> cor.test(workout$pulse1_1, workout$pulse2_1)

        Pearson's product-moment correlation

data:  workout$pulse1_1 and workout$pulse2_1
t = 1.4105, df = 46, p-value = 0.1651
alternative hypothesis: true correlation is not equal to 0
95 percent confidence interval:
 -0.08546333  0.46107530
sample estimates:
      cor
0.2036158

> plot(workout$pulse1_1, workout$pulse2_1)
> plot(workout$pulse1_1, workout$pulse2_1, xlab="workout$pulse1_1 of subject", ylab="workout$pulse2_1")   #x label
> abline(lm(workout$pulse2_1~workout$pulse1_1))
```

상관관계 결과표에서 cor명령어를 쓰면 상관계수만 나오고 p값은 제시되지 않는다. cor.test명령어를 이용하면 상관계수와 p값이 함께 제시된다. 산포도는 다음의 그림에 제시되어 있다.

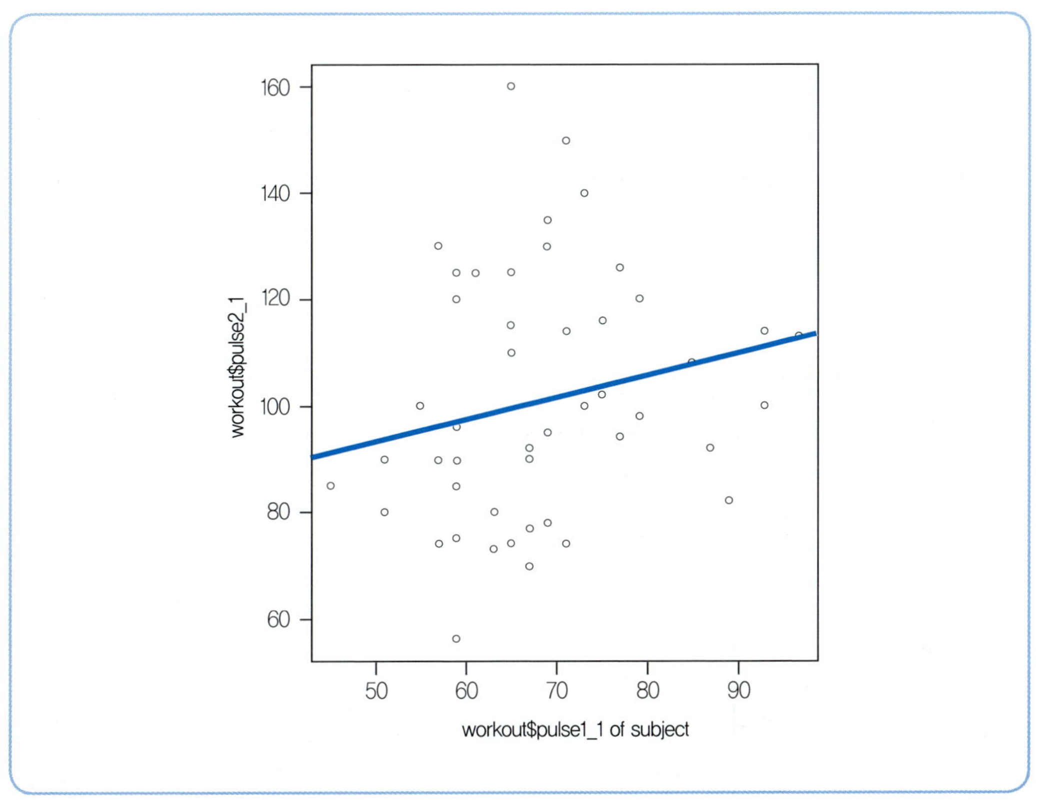

비모수검정으로 pulse1_1과 pulse2_1를 이용해서 상관관계 계수를 구해보자. 다음의 명령어를 실행한다.

```
#####상관관계  pulse1_1 pulse2_1 스피어맨상관
cor.test(workout$pulse1_1, workout$pulse2_1, method="spearman")
plot(workout$pulse1_1, workout$pulse2_1)
plot(workout$pulse1_1, workout$pulse2_1, xlab="workout$pulse1_1 of subject",
ylab="workout$pulse2_1")  #x label
abline(lm(workout$pulse2_1~workout$pulse1_1), col="red",lwd=2)
```

```
#####상관관계  pulse1_1 pulse2_1 스피어맨상관
cor.test(workout$pulse1_1, workout$pulse2_1, method="spearman")
plot(workout$pulse1_1, workout$pulse2_1)
plot(workout$pulse1_1, workout$pulse2_1, xlab="workouot$pulse1_1 of subject", ylab="workout$pulse2_1")   #x label
abline(lm(workout$pulse2_1~workout$pulse1_1), col="red",lwd=2)
```

```
> #####상관관계  pulse1_1 pulse2_1 스피어맨상관
> cor.test(workout$pulse1_1, workout$pulse2_1, method="spearman")

        Spearman's rank correlation rho

data:  workout$pulse1_1 and workout$pulse2_1
S = 13362, p-value = 0.05877
alternative hypothesis: true rho is not equal to 0
sample estimates:
      rho
0.2747501

경고메시지(들):
cor.test.default(workout$pulse1_1, workout$pulse2_1, method = "spearman")에서:
  tie때문에 정확한 p값을 계산할 수 없습니다
> plot(workout$pulse1_1, workout$pulse2_1)
> plot(workout$pulse1_1, workout$pulse2_1, xlab="workouot$pulse1_1 of subject", ylab="workout$pulse2_1")   #x label
> abline(lm(workout$pulse2_1~workout$pulse1_1), col="red",lwd=2)
> |
```

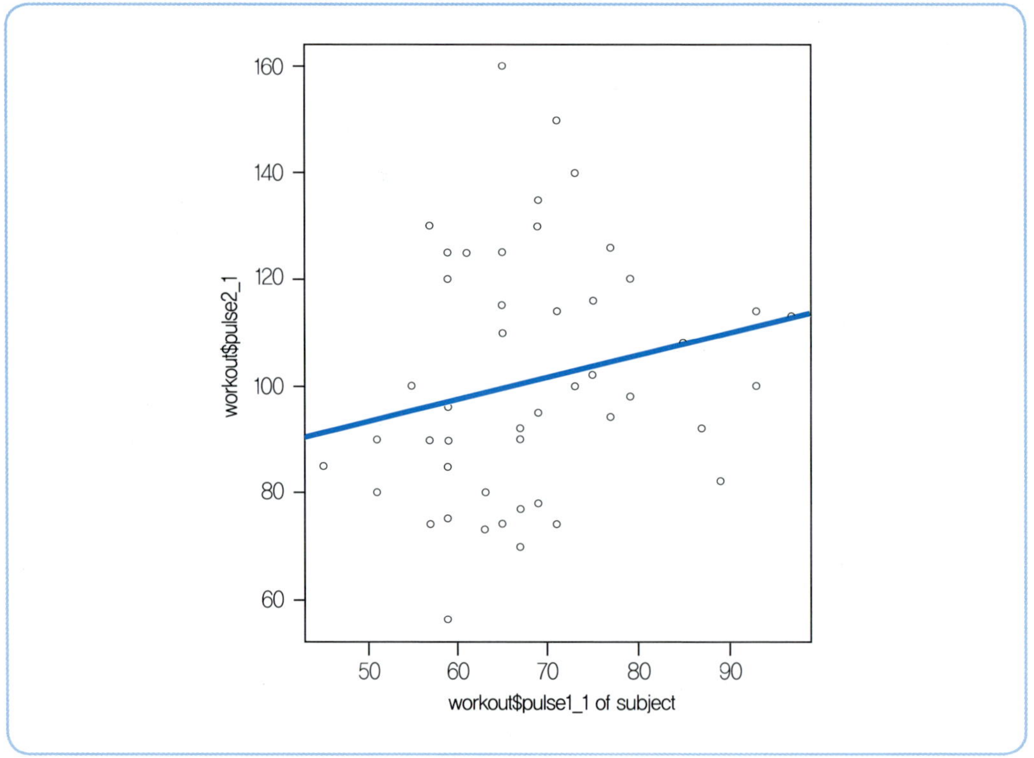

이와 같이 R프로그램(실행할 때는 RStudio)을 이용해서 통계분석을 맛보기로 실행해 보았다. 명령어를 한 번 입력해두면 다른 데이터 파일을 분석할 때, 데이터 파일명, 경로명, 변수명들을 바꿔서 입력한 후 실행시킬 수 있는 장점이 있다.

제 17 장

메타분석

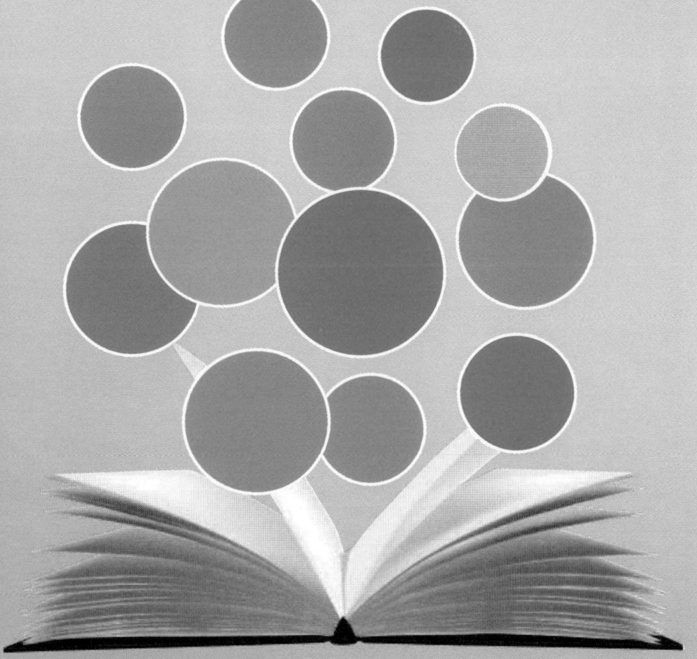

RESEARCH
METHODOLOGY

제 17 장

메타분석(Meta Analysis)

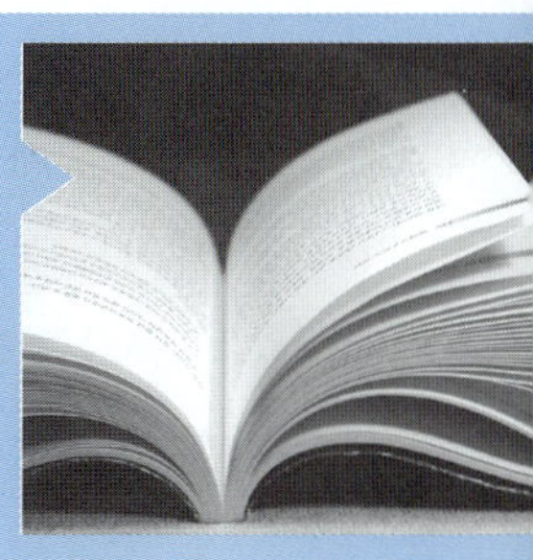

메타분석은 양적 연구들을 통합하여 분석하는데 사용되는 체계적인 고찰(systematic review) 방법으로, 연구자는 특정한 주제에 부합하는 모든 연구물(출판된 논문, 학위논문, 출판되지 않은 논문 등)과 데이터를 찾고, 통계적 절차를 거쳐 여러 연구결과를 종합하여 결과를 제시하는 연구방법이다. 체계적인 고찰이란 모든 관련 연구들을 종합하는 과정으로, 명백한 연구목적을 가지고 있고 과학적인 방법으로 수행된 연구들을 대상(일차 연구)으로 연구주제를 설정하고, 연구들의 선정 및 포함기준을 정하고, 자료수집 방법 등을 사전에 계획하여 객관적이며 재현 가능한 방법론을 사용한다. 그리고 연구결과에 대한 고찰 및 분석을 하고 결과를 도출해내는 방법이다. 체계적인 고찰 방법은 근거중심의학(evidence based medicine)에서 필수적인 요소라 할 수 있다. 근거중심의학에서는 이용이 가능한 최상의 증거들(연구결과, 외적 근거)과 임상가의 전문적인 지식(내적 근거)의 두 종류 근거를 종합하여 임상적인 의사결정을 하고 환자들을 치료할 때 적용한다. 따라서 근거중심의학에서 체계적인 고찰이 매우 중요하기 때문에 임상가, 연구방법전문가들이 국제적인 네트워크를 형성하였는데 이것이 코크란 연합(Cochrane Collaboration)이다. 코크란 연합에서는 계속해서 최신의 체계적인 고찰 결과물을 출판하고 있다. 특히 물리치료 분야에서는 PEDro(Physiotherapy Evidence Database, https://pedro.org.au/korean/)가 유명하다. PEDro는 무작위임상시험, 문헌고찰, 임상가이드라인을 무료로 제공한다. 특히 논문의 질을 평가하는 PEDro 등급 시스템을 사용해 치료에 유용한 정보를 빠르게 파악할 수 있다.

체계적인 고찰에서는 많은 의학정보를 다듬어서 축약하고 다른 연구자들이 불필요한 연구를 하지 않게 하며, 최신의 연구결과가 빨리 임상에서 적용될 수 있도록 한다. 그리고 많은 환자들에게 일반화할 수 있게 하며 단일 연구의 결과보다는 여러 연구의 결과를 체계적으로 고찰한 결과를 제공하여 특정 치료의 효과 여부를 알아낼 수 있다.

근거중심의학에서 결정을 내릴 때 사용하는 데이터베이스와 검색도구를 다음의 [표 17-1]에 정리하였다.

[표 17-1] 증거중심의학에서 사용하는 데이터베이스와 검색도구

특 징	Evidence Matters	Google Scholar	PubMed	Cochrane
증거중심	예	–	–	예
갱신빈도	매일	매일	매일	2년 이상, 새로운 review는 분기마다
질문형식사용 검색	예	–	–	–
실시간, 사용자 편의에 맞춰 종합	예	–	–	–
검색결과 분류형식	환자, 연령, 성, 나라, 질병 단계, 연구 설계, 연구의 질에 따라 분류 가능	검색 순위에 따라 분류가능	날짜 순으로 분류 가능	–
표준화된 논문요약	예	–	–	–
여러 언어로 가능 여부	예	–	–	–

http://www.evidencematters.com/emweb/

[표 17-2] 메타분석 자료 제공 사이트

데이타베이스	웹주소
MEDLINE	http://www.ncbi.nlm.nih.gov/entrez/query.fcgi?db-PubMed
Cochrane Library	http://www.thecochranelibrary.com/view/0/index.html
Evidence-Based Medicine Reviews	http://www.ovid.com/site/catalog/DataBase/904.jsp

메타분석은 체계적인 고찰 방법의 한 형태로 숫자로 결과를 제시해 준다. 메타분석의 목적은 개별연구의 결과들을 종합하여 전체적으로 보았을 때의 치료효과 여부를 알려주는 것이다. 연구자는 때때로 한 연구주제에 대하여 독립적으로 이루어진 다양한 선행연구의 결과들을 토대로 하여 이를 통계적으로 종합하고 요약하는 방법을 생각한다. 연구결과

의 통계적 종합에 관한 방법은 오랜 역사를 갖고 있지만 이에 대한 체계화된 이론 정립은 1970년대 이후 활발한 양상을 보이고 있다. 오늘날 통계적 종합에 관한 방법의 대명사처럼 쓰이고 있는 메타분석(Meta analysis)은 'meta'가 뜻하고 있듯이('meta'는 'after'의 뜻) 이는 특정분야 또는 주제에 관하여 누적된 연구결과들을 종합할 목적 하에 독립적으로 이루어진 개별연구의 결과들을 한데 모아 통계적 종합분석을 시도하는 '분석의 분석(analysis of analyses)'이라 할 수 있으며, 개별연구결과를 종합함으로써 일반적인 결론을 도출한다.

메타분석의 특징은 다음과 같다.

첫째, 메타분석에서는 수량적 접근을 한다.

둘째, 종합하고자 하는 연구 분야에서 이루어진 모든 연구를 메타분석의 대상으로 삼는다.

셋째, 한 연구 분야에서 이루어진 연구결과를 전체적으로 종합하여 해당 연구문제에 대한 일반적이고 체계적인 결론을 도출하고자 한다.

넷째, 메타분석은 체계적이고 반복이 가능하다. 즉, 메타분석방법으로 연구결과들을 종합하면 연구를 종합하여 분석하는 사람의 주관이나 편견을 줄일 수 있고 후속연구자가 다시 반복하여 검토·확인할 수 있게 해 준다.

메타분석은 최근 여러 학문분야에서 널리 활용되고 있으나, 메타분석에 대한 문제점도 제기되고 있다.

첫째, 연구대상, 실험설계, 측정척도 등에서 서로 다른 연구의 결과를 종합하는데서 야기되는 타당성의 문제가 있다.

둘째, 가치(value)의 문제이다. 즉, 소위 '우수한' 연구와 '수준이 낮은' 연구의 결과를 구분하지 않고 그대로 종합하려는 문제가 있다.

셋째, 출판되지 않고 책상 서랍 안에서 방치되어 분석에 포함되지 않는 연구물들의 문제(file drawer problem)이다. 즉, 종합할 연구를 수집할 때 대개 출판된 연구만을 선정하기 때문에 중요한 몇몇 연구를 누락할 수 있다는 것이다.

그 외에도 대표적으로는 연구에 포함된 연구가 한 주제에 대해 연구된 전체 연구(population of completed studies)를 대표하지 못하는 비대표성(unrepresentative)과

관련되어 있는 것으로 일반적으로 출판오류(publication bias)로 알려져 있다. 출판오류로는 알려져 있지만, 그 의미를 파악해 보면 영어로 출간된 연구결과만을 선별적으로 포함시킨 언어적 오류, 연구자가 접근하기 쉬운 연구결과를 선별적으로 포함시킨 접근성 오류(availability bias), 자신의 학문 분야의 연구결과만을 선별적으로 포함시키는 친숙도 오류(familiarity bias), 연구자가 통계적으로 유의미한 연구결과를 선별적으로 보고하는 결과 보고 오류(outcome-reporting bias), 무료나 저비용으로 이용 가능한 연구만을 선별적으로 포함시키는 비용오류(cost bias) 등 다양한 오류가 발생할 수 있기에 메타분석에서는 최종적으로 출판오류를 확인할 필요가 있다(박소연, 2015).

이와 같은 비판 또는 문제점이 있지만 메타분석은 그 나름대로 장점을 갖고 있다.

첫째, 메타분석을 통하여 선행연구의 개관 혹은 종합이 좀 더 체계적으로 이루어질 수 있다.

둘째, 동일한 주제에 대한 개별연구를 통합한다는 것은 다수의 임상실험 연구모집단(study population)이 포함됨으로써 표본크기가 커진다는 점에서 통계적 검정력(power)을 높일 수 있으며, 실제 치료효과를 추정하는데 있어서도 신뢰구간이 좁아져서 정밀성(precision)이 증가된다.

메타분석의 결과에는 흔히 효과크기(effect size, ES, d)를 제시한다. 이 효과크기는 두 집단(예를 들어, 실험군과 대조군)간 평균치의 차이를 대조군의 표준편차(또는, 두 집단의 통합표준편차)로 나눈 값을 말한다. 이것의 장점은 서로 다른 척도를 사용한 연구라 할지라도, 공통의 기준에 의거하여 나타낸 표준화된 기준 통계치이므로 비교 가능하다는 것이다. 효과크기를 계산하는 공식은 아래와 같다.

$$\text{효과크기(ES)} = \frac{\text{실험군의 평균} - \text{대조군의 평균}}{\text{대조군의 표준편차}}$$

효과크기를 통하여 두 군 간에 얼마만큼의 차이가 있는가 또는 실험(치료)의 효과가 어느 정도 되는지를 알 수 있다. 효과크기가 0이라는 것은 치료 효과가 없다는 것을 의미하며, Cohen(1988)이 제시한 기준에 의하여 0.8 이상일 경우에는 큰 효과크기, 0.5인 경우에는 중간 효과크기, 0.2 이하일 경우에는 작은 효과크기를 보인다고 해석할 수 있다. 연구결과의 통계적 유의수준은 그와 같은 결과가 일어날 수 있는 확률이 어느 정도인지 말해줄 뿐 효과크기에 대하여는 유용한 정보를 제공해주지 않는다. 그러므로 연구결과를 보고할 때 통계적 유의성뿐만 아니라 효과크기를 산출하여 제시하는 것이 필요하다. 흔히 사용하는 효과크기는 Cohen의 d, Hedge의 g(표본크기가 작은 연구에서 산출된 Cohen's d를 보정한 것), 승산비(odds ratio), 상대위험도(risk ratio), r, ω^2, η^2, Cohen의 kappa, Cohen의 f^2 등이 있다. 효과크기를 계산해 주는 유용한 웹사이트는 https://campbellcollaboration.org/calculator/ 이다.

Practical Meta Analysis Effect Size Calculator

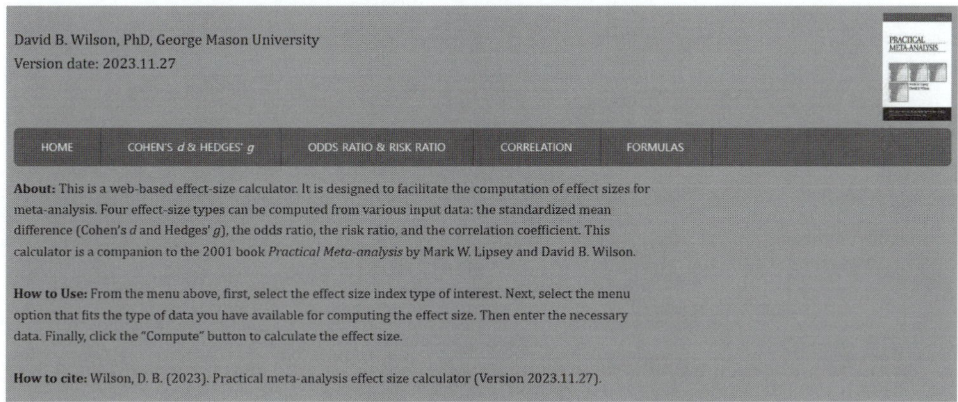

Practical Meta Analysis Effect Size Calculator

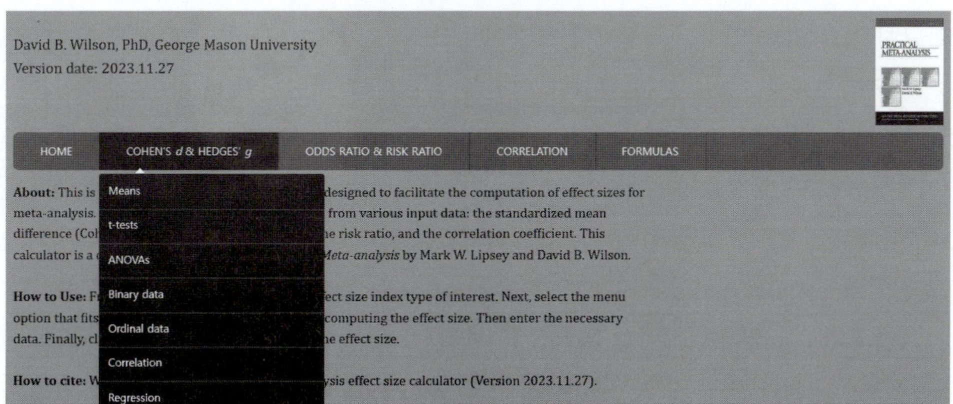

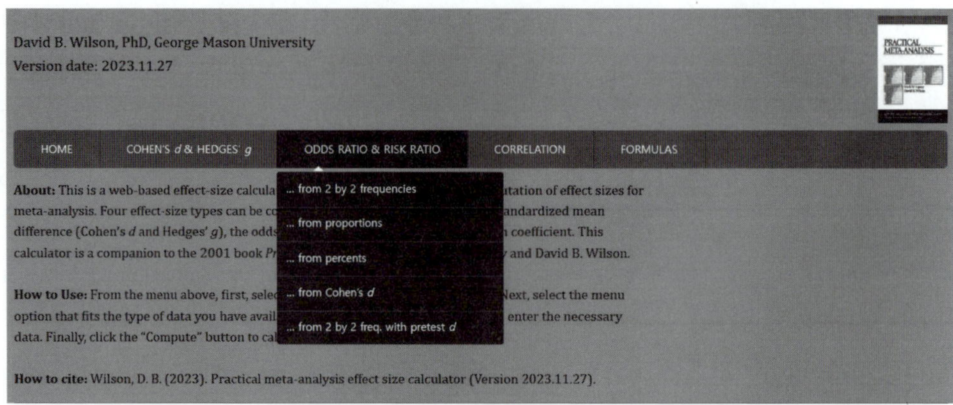

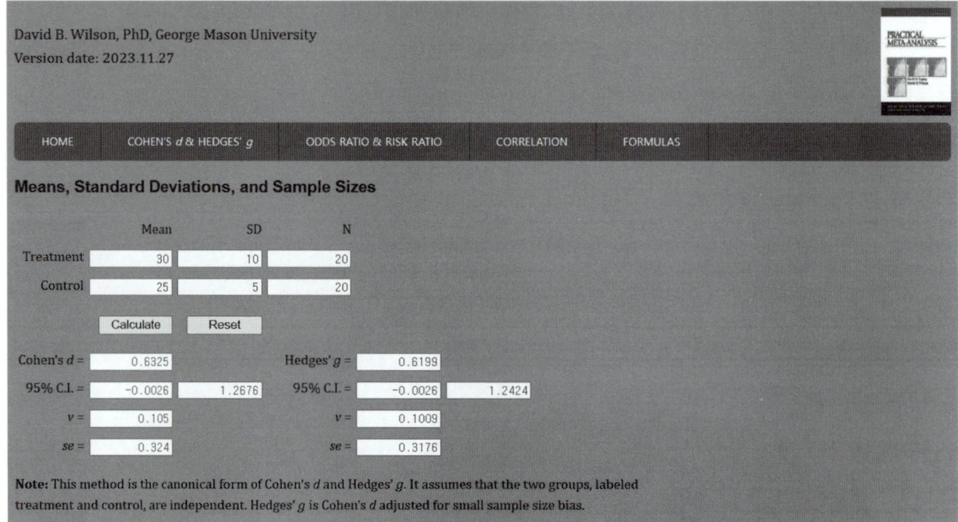

각각의 연구에서 얻어진 효과크기에 대하여 이질성(heterogeneity)을 알아보는 방법으로 숲그림(Forest plot, 신뢰구간이 많이 겹치면 이질성이 적은 것으로 판정)을 시각적으로 판단하는 방법도 있지만 Q통계량, I^2통계량으로 알아보기도 한다. Q값에 대한 p값이 0.10 또는 0.05보다 작은 경우 연구간 이질성이 있다고 판단한다. I^2값이 25% 이하이면 이질성이 작은 것으로, 25~75%이면 중간, 75% 초과~100%이면 매우 큰 것으로 해석한다. 이질성이 크면 무선효과모델(random-effect model, 연구결과가 서로 다른 모집단에서 추정되었다고 가정, 일반적으로 무선효과모델을 많이 사용)을 사용하며 이질성이 높으면 그 원인을 알아보기 위해 조절효과를 알아본다. 동질성이 크다고 판단되면 고정효과모델(fixed-effect model, 모든 연구결과가 동일한 모집단에서 추정되었다고 가정)을 사용한다. 하지만 이러한 접근은 잘못된 것이다. 왜냐하면 모형의 선택은 연구자가 연구의 특성, 즉 연구 대상, 치료방법, 연구 환경 등을 파악하나 후 개념적 이해에 기초해서 이루어지는 것이지 동질성에 따라 결정되는 것은 아니기 때문이다(조재훈, 2020). 이질성의 원인을 알아보는 방법으로는 하위그룹분석을 하거나 메타-분산분석, 메타-회귀분석, 민감도 분석(sensitivity analysis)을 한다. 하위그룹분석은 이질성이 나타나는 원인을 찾고, 새

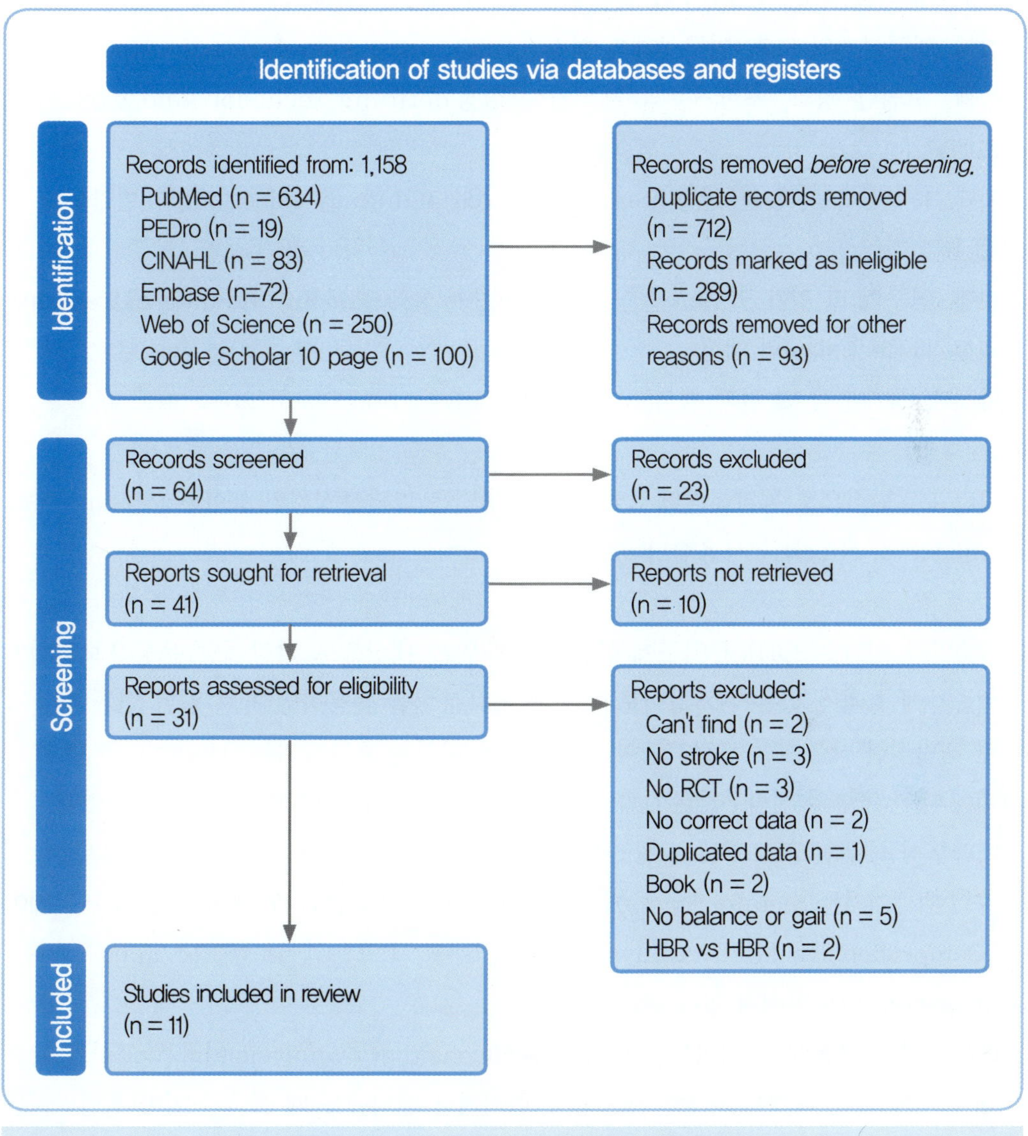

[그림 17-1] PRISMA flowchart. PRISMA,

Preferred Reporting Items for Systematic Reviews and Meta-Analyses; PEDro, Physiotherapy Evidence Database; CINAHL, Cumulative Index for Nursing and Allied Health Literature; RCT, randomized controlled trial; HBR, home-based rehabilitation.

로운 가설을 제시하기 위해 사용한다.

출판 편향이 있는지 알아보기 위해서는 숲그림, 깔때기 그림으로 알아보거나, 통계적으로 Egger검정, 자르기 및 채우기(Trim-and-Fill)검정으로 알아본다.

메타분석은 보통 다음의 다섯 단계의 절차로 수행된다. 조절변수가 범주형변수이면 메타-분산분석을 하고, 조절변수가 연속형변수이면 메타-회귀분석을 한다.

첫째, 연구문제의 도출, 연구주제의 설정(formulating research questions)

둘째, 모집단 정의, 포함기준과 제외기준 설정(defining inclusion and exclusion criteria)

셋째, 문헌검색 및 논문 선정(literature search and study selection), 개별연구의 특성 분류

넷째, 연구의 질 평가 및 자료추출(study quality assessment and data extraction), 효과크기(effect size)의 계산

다섯째, 통계분석 및 결과 제시(statistical analysis and result presentation)

그리고 일반적으로 메타분석에서 사용하는 방법은 효과추정치의 통합(combination of estimates of effect)을 사용한다.

박소연과 신인수(2011)의 연구에서는 국내 노인을 대상으로 낙상예방 운동프로그램이 근력증가에 효과가 있는지를 알아보기 위해 메타분석을 적용하였다. 수집된 연구에서 적용한 전반적인 낙상예방 프로그램이 근력증가에 미치는 효과크기는 0.8이었고 전체 효과크기에 대한 95%의 신뢰구간은 0.72~0.93이므로 큰 효과를 보인다고 결론을 내렸다.

메타분석을 위한 프로그램은 일반적으로 SPSS (version 28 이상), SAS, STATA, R 프로그램(패키지는 metafor, meta)을 사용한다. 메타분석만을 위한 상업용 소프트웨어는 Comprehensive Meta-Analysis가 있고, 무료 소프트웨어로는 Revman(Review Manager)이 많이 알려져 있다.

메타분석 연구논문을 읽어보면 민감도 분석(sensitivity analysis)이라는 표현이 나오는데 이것을 하는 목적은 특정한 연구를 포함하거나 제외했을 때 결과가 얼마나 달라지는지 알아보는 것이다. 결과가 크게 변하지 않으면 메타분석결과를 더 신뢰할 수 있게 된다. 또한 연구들 간의 차이나 잠재적 편향이 결과에 어떤 영향을 주는지 알아볼 수 있다. 예를 들어 특정 연령대만 포함했을 때 결과가 어떻게 달라지는지 확인하는 목적으로도 민감

도 분석을 한다. 그리고 이상치를 포함하거나 제거했을 때 결과가 어떻게 달라지는지 알아보기도 한다. 출판 편향을 줄이기 위해 미출판된 연구를 포함하거나 제외해보는 방법을 적용하기도 한다. 민감도 분석을 했을 때 결과가 특정 조건에 따라 크게 달라진다면 그 메타분석의 결론은 조심스럽게 해석해야 한다. 반대로 다양한 조건에서도 결과가 일관되게 나온다면 그 결과에 대한 확신을 가질 수 있게 된다.

메타분석 연구를 시작하기 전에 중복 연구를 방지하기 위해서는 PROSPERO(https://www.crd.york.ac.uk/prospero/)나 Open Science Framework에 미리 등록하는 것이 좋다.

SPSS를 이용한 메타분석 예를 보자.

1. 데이터 파일 불러오기

다음과 같이 엑셀화면에 데이터를 입력시키고 불러오기를 해보자. 이 엑셀파일에는 연속형 원자료(raw data)를 담고 있다. 바탕화면에 metaexample.xlsx파일(계축문화사 홈페이지 자료실에서 내려받기 가능)을 저장해 놓는다. 연구자는 최종 14개의 연구를 분석하려고 하고 실험디자인은 실험군과 대조군 설계를 적용한 연구만을 분석하려 한다. 효과크기는 계산되어 있지 않고 실험군의 대상자수, 평균, 표준편차, 대조군의 대상자수, 평균, 표준편차를 알고 있다.

Title	EGroupMean	EGroupSD	EgroupSamplesize	CGroupMean	CGroupSD	CGroupSamplesize	AgeGroup
study_1_2024	35	9	40	20	8	40	Young
study_2_2024	36	9	50	18	8	50	Young
study_3_2023	37	13	60	22	11	60	Young
study_4_2023	44	9	120	25	9	120	Young
study_5_2023	37	10	80	30	9	82	Young
study_6_2024	36	11	80	22	9	82	Young
study_7_2023	43	10	70	25	12	70	Young
study_8_2024	44	10	42	25	12	40	Older
study_9_2023	45	9	70	22	10	72	Older
study_10_2023	44	10	60	22	10	62	Older
study_11_2024	44	10	70	20	11	72	Older
study_12_2025	45	11	70	18	11	68	Older
study_13_2025	50	10	70	25	11	70	Older
study_14_2025	45	8	40	20	9	50	Older

SPSS 버전 28 이상의 최신 버전을 실행(https://www.ibm.com/products/spss-statistics에서 시험판(trial version)을 내려받으면 30일간 사용가능함)시키고, 위의 파일을 불러온다. 파일–열기–데이터에서 파일유형을 Excel로 선택한다. 찾아보기에서 연습용 파일이 있는 폴더를 지정한다. metaexample.xlsx를 선택하고 열기를 클릭한다.

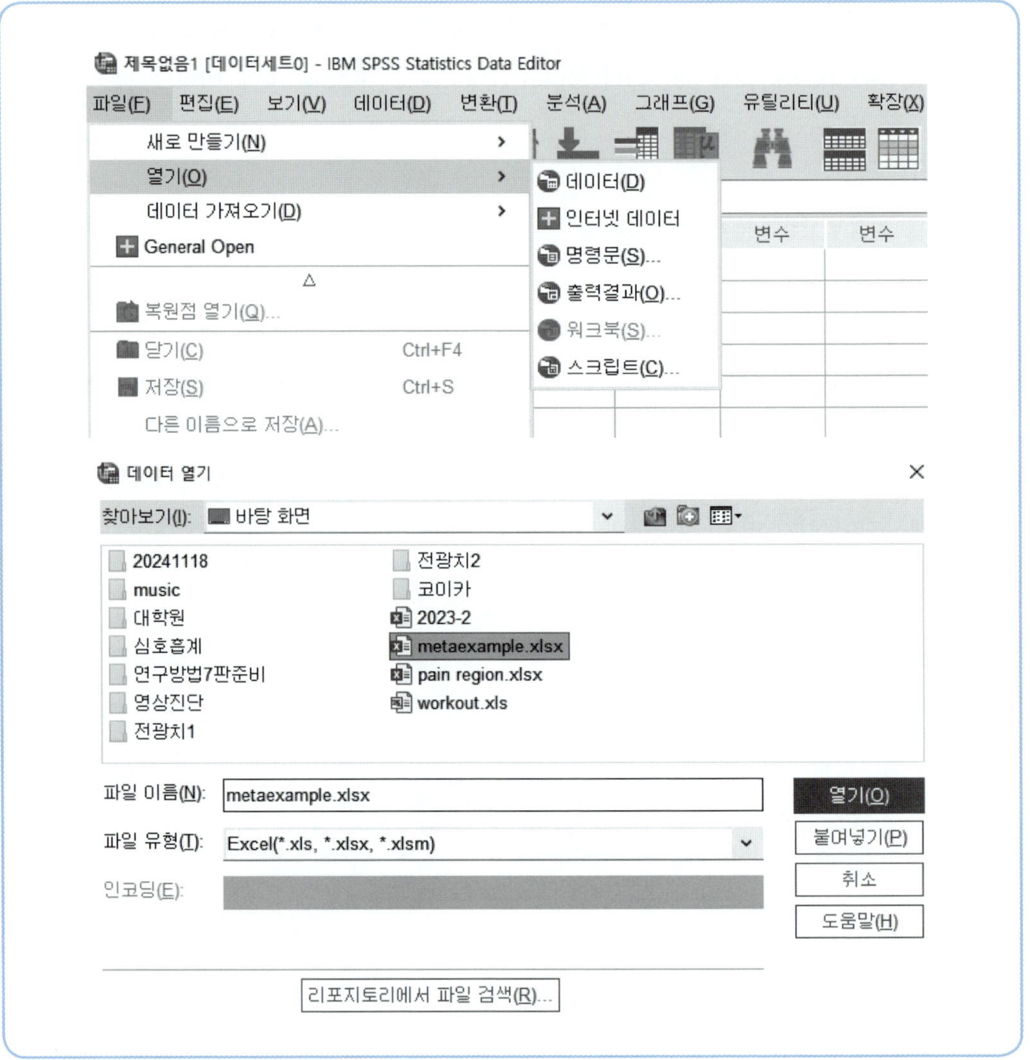

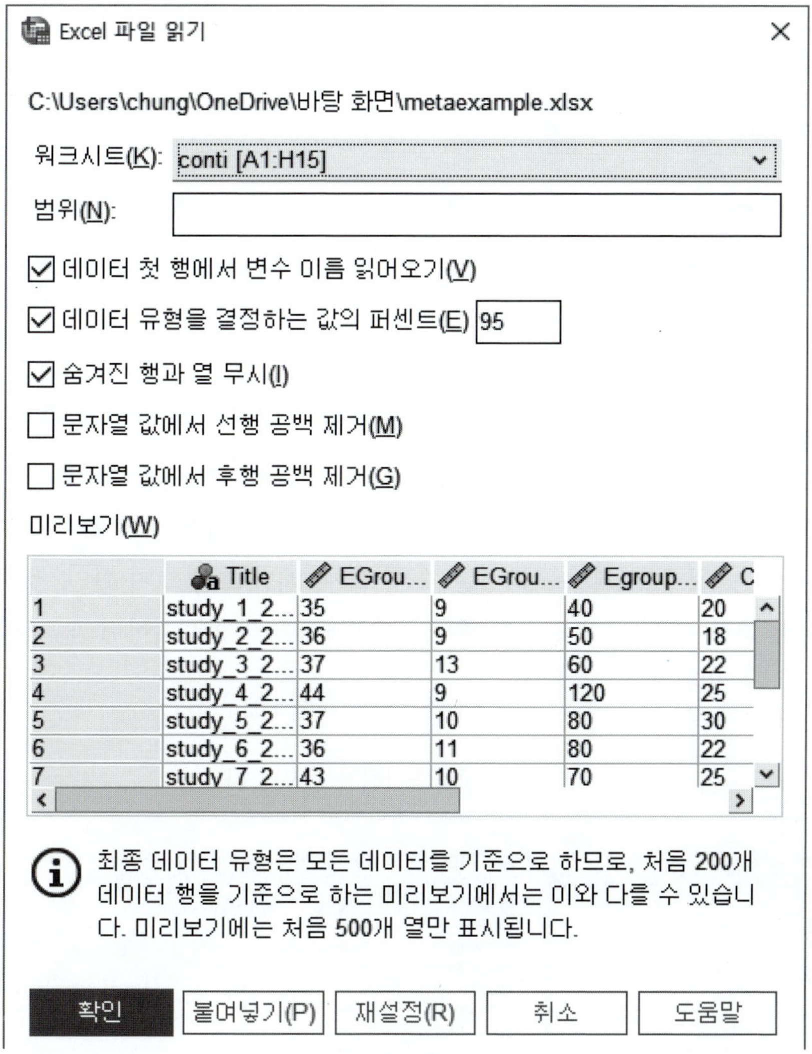

Excel 파일 읽기

C:\Users\chung\OneDrive\바탕 화면\metaexample.xlsx

워크시트(K): conti [A1:H15]

범위(N):

☑ 데이터 첫 행에서 변수 이름 읽어오기(V)

☑ 데이터 유형을 결정하는 값의 퍼센트(E) 95

☑ 숨겨진 행과 열 무시(I)

☐ 문자열 값에서 선행 공백 제거(M)

☐ 문자열 값에서 후행 공백 제거(G)

미리보기(W)

	Title	EGrou...	EGrou...	Egroup...	C
1	study_1_2...	35	9	40	20
2	study_2_2...	36	9	50	18
3	study_3_2...	37	13	60	22
4	study_4_2...	44	9	120	25
5	study_5_2...	37	10	80	30
6	study_6_2...	36	11	80	22
7	study_7_2...	43	10	70	25

최종 데이터 유형은 모든 데이터를 기준으로 하므로, 처음 200개 데이터 행을 기준으로 하는 미리보기에서는 이와 다를 수 있습니다. 미리보기에는 처음 500개 열만 표시됩니다.

확인 붙여넣기(P) 재설정(R) 취소 도움말

Excel 데이터 파일의 첫 행에 변수이름들이 지정되어 있으므로 Excel파일 읽기에서 데이터 첫 행에서 변수 이름 읽어오기를 체크해야 한다. 미리보기에서 데이터 파일에 변수이름이 생성되고 데이터가 잘 읽혀지고 있는지 확인하다. 확인을 클릭한다.

다음과 같이 파일이 SPSS화면에 나타난다.

파일(F) 편집(E) 보기(V) 데이터(D) 변환(T) 분석(A) 그래프(G) 유틸리티(U) 확장(X) 창(W) 도움말(H) Meta Analysis KoreaPlus(P)

	Title	EGroupMean	EGroupSD	EgroupSamplesize	CGroupMean	CGroupSD	CGroupSamplesize	AgeGroup
1	study_1_2024	35	9	40	20	8	40	Young
2	study_2_2024	36	9	50	18	8	50	Young
3	study_3_2023	37	13	60	22	11	60	Young
4	study_4_2023	44	9	120	25	9	120	Young
5	study_5_2023	37	10	80	30	9	82	Young
6	study_6_2024	36	11	80	22	9	82	Young
7	study_7_2023	43	10	70	25	12	70	Young
8	study_8_2024	44	10	42	25	12	40	Older
9	study_9_2023	45	9	70	22	10	72	Older
10	study_10_2023	44	10	60	22	10	62	Older
11	study_11_2024	44	10	70	20	11	72	Older
12	study_12_2025	45	11	70	18	11	68	Older
13	study_13_2025	50	10	70	25	11	70	Older
14	study_14_2025	45	8	40	20	9	50	Older

SPSS화면에서도 바로 데이터 입력이 가능하지만 일반적으로 엑셀에서 데이터를 입력하고 불러오는 방법이 더 편리하다. 엑셀 데이터 파일이 제대로 읽혔는지 확인을 한다.

분석의 단계는, 첫째, 전체 효과크기를 계산, 둘째, 개별 효과 크기 확인, 셋째, 이질성/동질성 검사, 넷째, 출판 편향 검사를 한다. 그 외에도 선택적으로 하위그룹분석, 메타 회귀분석을 할 수 있다.

분석 – 메타분석 – 연속형 결과 – 원시데이터를 클릭한다.

파일(F) 편집(E) 보기(V) 데이터(D) 변환(T) 분석(A) 그래프(G) 유틸리티(U) 확장(X) 창(W) 도움말(H) Meta Analysis KoreaPlus(P)

거듭제곱 분석(W) >
메타분석(W) > 연속형 결과(M) > 원시 데이터(M)... / 사전 계산된 효과 크기
이분형 결과 >
메타 회귀분석
보고서(P) >
기술통계량(E) >
베이지안 통계량(Y) >
표(B) >
평균 비교(M) >
일반선형모형(G) >
일반화 선형 모형(Z) >
혼합 모형(X) >
상관분석(C) >
회귀분석(R) >
로그선형분석(O) >
신경망 >
분류분석(F) >
차원 축소(D) >
척도분석(A) >

	Title	EGroupMean				ample size	Age Group
1	study_1_2024	35	40	20	8	40	Young
2	study_2_2024	36	50	18	8	50	Young
3	study_3_2023	37	60	22	11	60	Young
4	study_4_2023	44	120	25	9	120	Young
5	study_5_2023	37	80	30	9	82	Young
6	study_6_2024	36	80	22	9	82	Young
7	study_7_2023	43	70	25	12	70	Young
8	study_8_2024	44	42	25	12	40	Older
9	study_9_2023	45	70	22	10	72	Older
10	study_10_2023	44	60	22	10	62	Older
11	study_11_2024	44	70	20	11	72	Older
12	study_12_2025	45	70	18	11	68	Older
13	study_13_2025	50	70	25	11	70	Older

전체 효과크기를 계산하기 위해서 처리집단의 연구크기, 평균, 표준편차 변수를 옮겨 준다. 대조집단의 연구크기, 평균, 표준편차 변수를 옮겨준다. 연구 ID에는 Title변수를 옮겨준다. 효과크기에는 Hedges의 g를 클릭한다. 수정된 표준오차에 체크한다. 모형은 변

량효과를 클릭한다. 추론을 클릭한다. 제한최대우도 또는 최대우도를 클릭한다. 표준오차 조정은 수정없음을 선택한다. 계속을 클릭한다. 인쇄를 클릭한다. 동질성 검정, 이질성 측도를 체크한다. 효과크기에서 개별연구를 체크한다. 개별효과 크기를 확인하는 과정이다. 계속을 클릭한다. 계속을 클릭한다. 이질성, 동질성 검사를 위해 도표를 클릭한다. 포리스트 도표를 선택한다. 표시 열에 있는 모든 항목에 체크한다. 참조선에서 전체 효과 크기에 체크한다. 계속을 클릭한다. 출판 편향 검사를 지표로 알아보기 위해서 편향을 클릭하고 Egger의 회귀분석 기반 검정에 체크한다. 회귀분석에 절편 포함에도 체크한다. 계속을 클릭한다. 챠트를 이용하여 시각적으로 출판 편향 검사를 하려면 포리스트 그림, 깔때기 그림, 자르기 및 채우기(Trim-and-Fill)를 봐야 한다. 자르기 및 채우기를 클릭한다. 결측 연구 수 추정에 체크한다. Egger 검정의 기울기로 결정을 선택한다. 변량효과 모형을 선택한다. 계속을 클릭한다. 깔때기 그림을 활성화하기 위해서는 자르기 및 채우기에서 결측된 연구 수 추정에 체크가 되어 있어야 한다. 출판 편향으로 인해 누락된 연구가 몇 개나 되는지 추정하는 기준으로 Egger검사에서 추정된 계수를 사용한다는 의미이다. 도표를 클릭하고 깔때기 도표를 선택하고 깔때기 도표에 체크한다. 자르기 및 채우기가 있는 대체 연구 포함, 관측 연구의 전체 효과 크기 표시에 체크가 되어야 한다. 계속을 클릭한다.

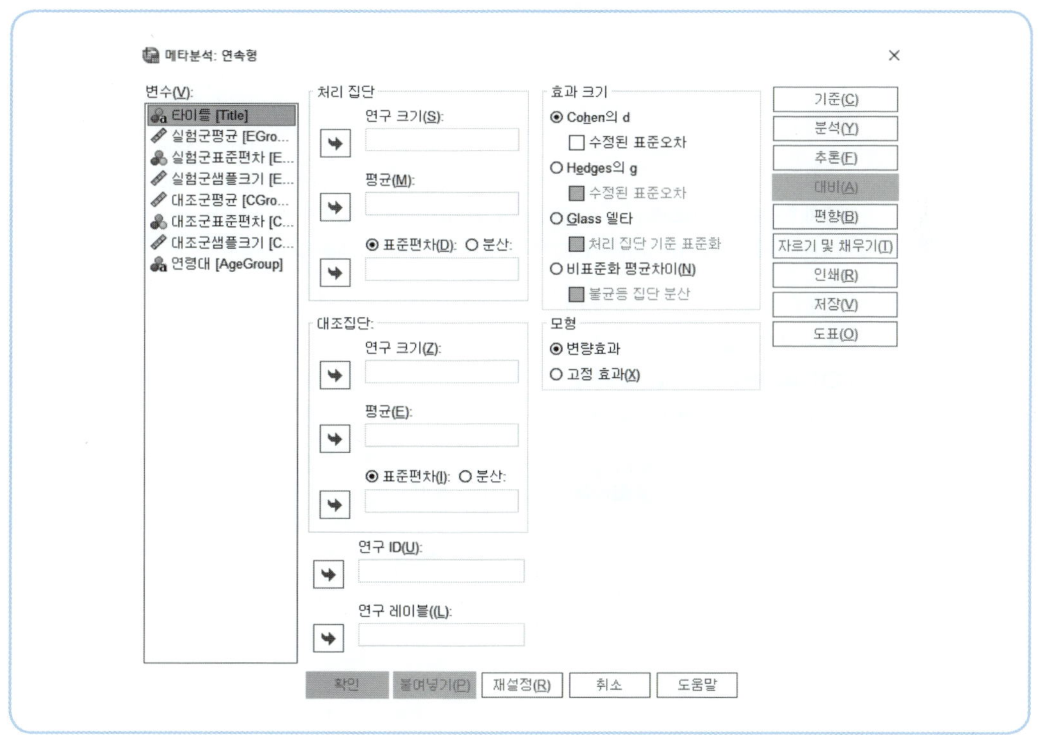

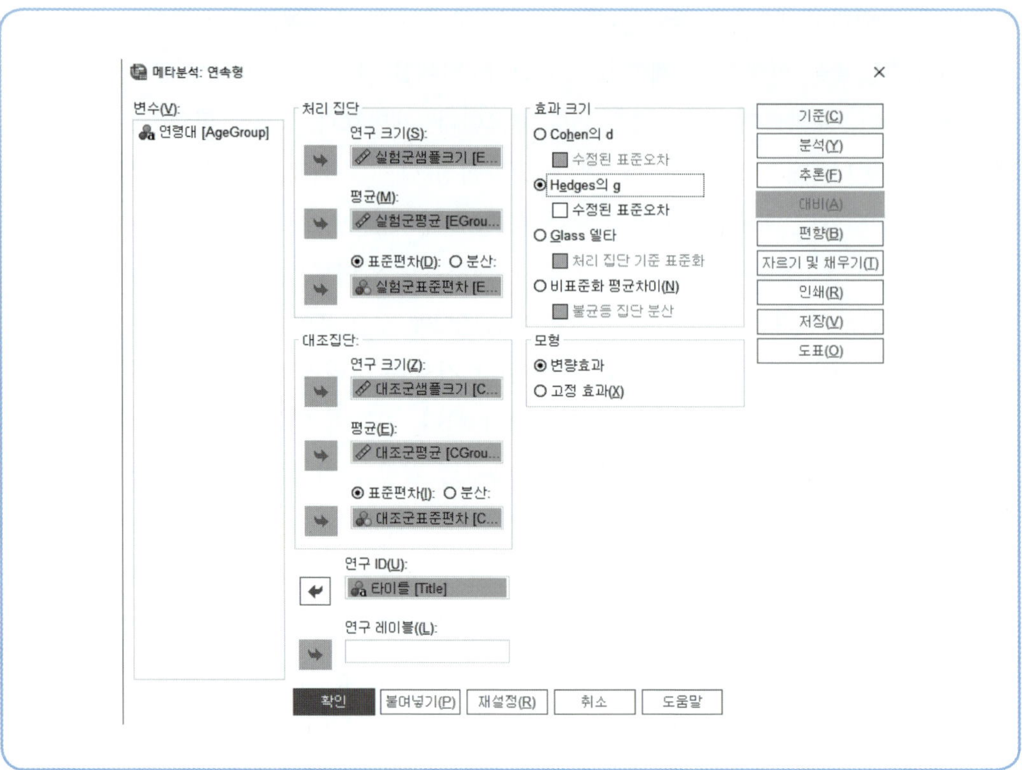
메타분석: 연속형
변수(V):
연령대 [AgeGroup]
처리 집단
연구 크기(S):
실험군샘플크기 [E...
평균(M):
실험군평균 [EGrou...
표준편차(D): 분산:
실험군표준편차 [E...
대조집단:
연구 크기(Z):
대조군샘플크기 [C...
평균(E):
대조군평균 [CGrou...
표준편차(I): 분산:
대조군표준편차 [C...
연구 ID(U):
타이틀 [Title]
연구 레이블(L):
효과 크기
Cohen의 d
수정된 표준오차
Hedges의 g
수정된 표준오차
Glass 델타
처리 집단 기준 표준화
비표준화 평균차이(N)
불균등 집단 분산
모형
변량효과
고정 효과(X)
기준(C)
분석(Y)
추론(F)
대비(A)
편향(B)
자르기 및 채우기(T)
인쇄(R)
저장(V)
도표(O)
확인
붙여넣기(P)
재설정(R)
취소
도움말

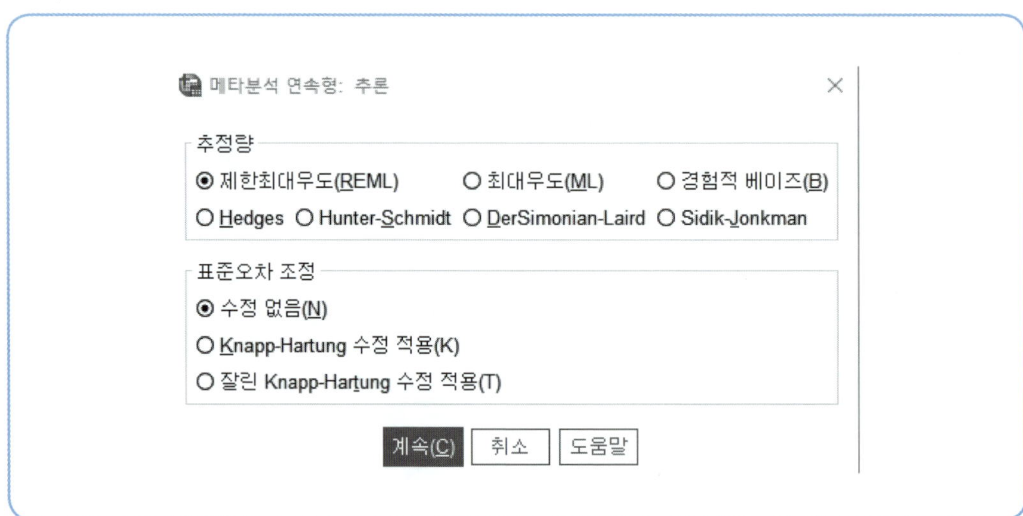
메타분석 연속형: 추론
추정량
제한최대우도(REML)
최대우도(ML)
경험적 베이즈(B)
Hedges
Hunter-Schmidt
DerSimonian-Laird
Sidik-Jonkman
표준오차 조정
수정 없음(N)
Knapp-Hartung 수정 적용(K)
잘린 Knapp-Hartung 수정 적용(T)
계속(C)
취소
도움말

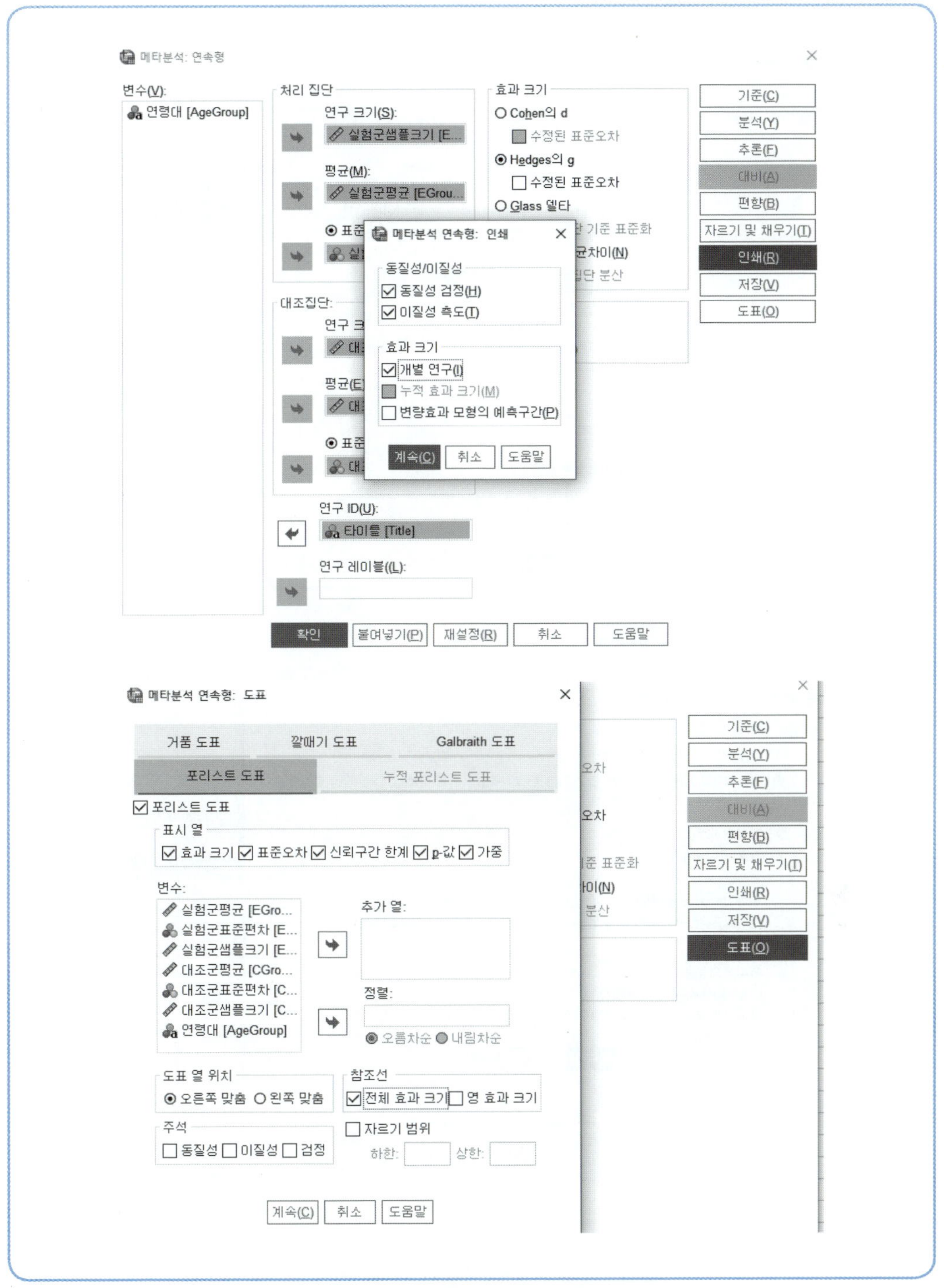

메타분석: 연속형
변수(V):
연령대 [AgeGroup]
처리 집단
연구 크기(S):
실험군샘플크기 [E...
평균(M):
실험군평균 [EGrou...
대조집단:
효과 크기
Cohen의 d
수정된 표준오차
Hedges의 g
수정된 표준오차
Glass 델타
기준(C)
분석(Y)
추론(F)
대비(A)
편향(B)
자르기 및 채우기(T)
인쇄(R)
저장(V)
도표(O)
메타분석 연속형: 인쇄
동질성/이질성
동질성 검정(H)
이질성 측도(T)
효과 크기
개별 연구(I)
누적 효과 크기(M)
변량효과 모형의 예측구간(P)
계속(C)
취소
도움말
연구 ID(U):
타이틀 [Title]
연구 레이블(L):
확인
붙여넣기(P)
재설정(R)
취소
도움말
메타분석 연속형: 도표
거품 도표
깔때기 도표
Galbraith 도표
포리스트 도표
누적 포리스트 도표
포리스트 도표
표시 열
효과 크기
표준오차
신뢰구간 한계
p-값
가중
변수:
실험군평균 [EGro...
실험군표준편차 [E...
실험군샘플크기 [E...
대조군평균 [CGro...
대조군표준편차 [C...
대조군샘플크기 [C...
연령대 [AgeGroup]
추가 열:
정렬:
오름차순
내림차순
도표 열 위치
오른쪽 맞춤
왼쪽 맞춤
참조선
전체 효과 크기
영 효과 크기
주석
동질성
이질성
검정
자르기 범위
하한:
상한:
계속(C)
취소
도움말

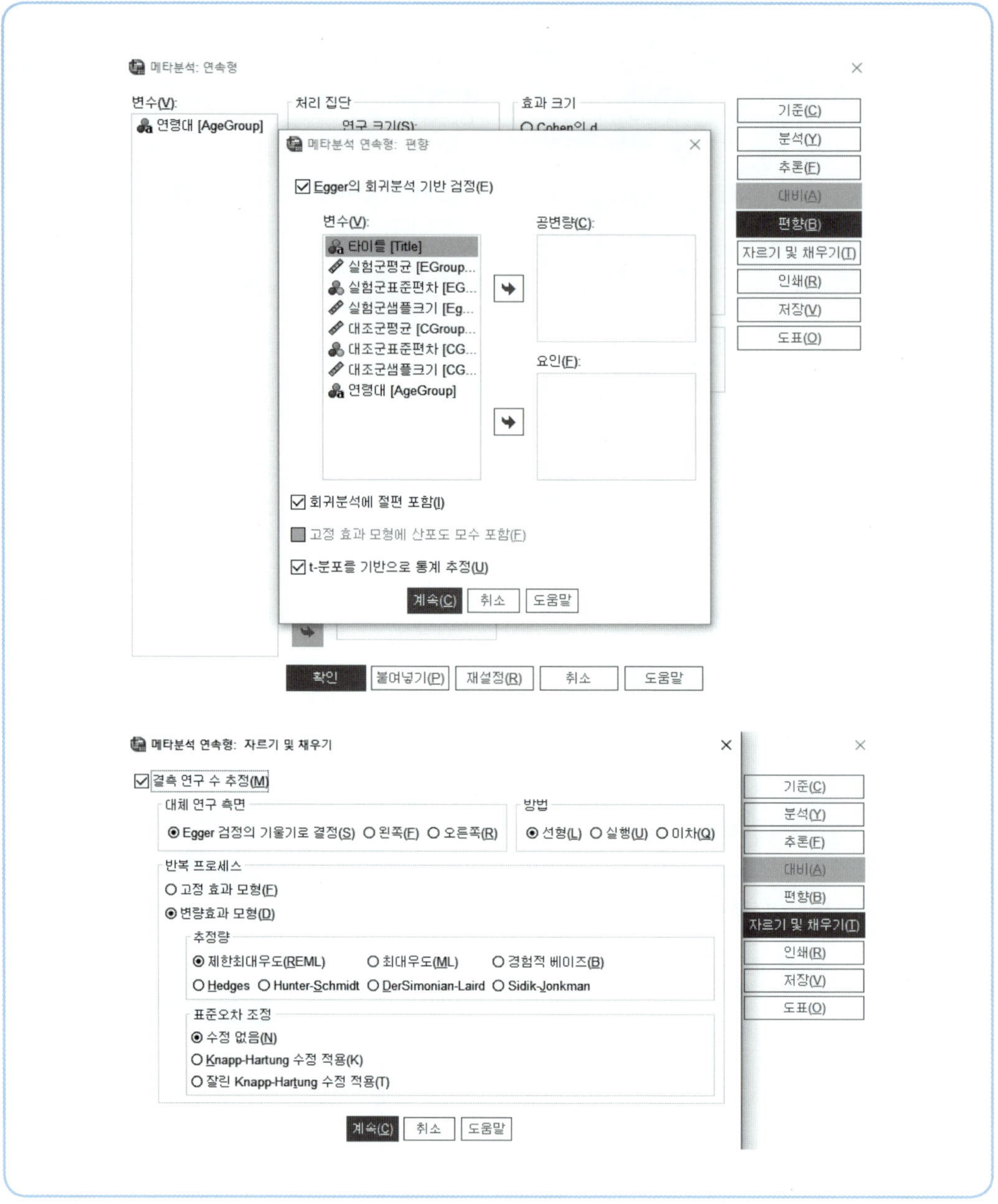
메타분석: 연속형
변수(V):
연령대 [AgeGroup]
처리 집단
효과 크기
기준(C)
분석(Y)
추론(F)
대비(A)
편향(B)
자르기 및 채우기(T)
인쇄(R)
저장(V)
도표(O)
메타분석 연속형: 편향
Egger의 회귀분석 기반 검정(E)
변수(V):
타이틀 [Title]
실험군평균 [EGroup...
실험군표준편차 [EG...
실험군샘플크기 [Eg...
대조군평균 [CGroup...
대조군표준편차 [CG...
대조군샘플크기 [CG...
연령대 [AgeGroup]
공변량(C):
요인(F):
회귀분석에 절편 포함(I)
고정 효과 모형에 산포도 모수 포함(F)
t-분포를 기반으로 통계 추정(U)
계속(C)
취소
도움말
확인
붙여넣기(P)
재설정(R)
취소
도움말
메타분석 연속형: 자르기 및 채우기
결측 연구 수 추정(M)
대체 연구 측면
Egger 검정의 기울기로 결정(S)
왼쪽(F)
오른쪽(R)
방법
선형(L)
실행(U)
이차(Q)
반복 프로세스
고정 효과 모형(F)
변량효과 모형(D)
추정량
제한최대우도(REML)
최대우도(ML)
경험적 베이즈(B)
Hedges
Hunter-Schmidt
DerSimonian-Laird
Sidik-Jonkman
표준오차 조정
수정 없음(N)
Knapp-Hartung 수정 적용(K)
잘린 Knapp-Hartung 수정 적용(T)
계속(C)
취소
도움말
기준(C)
분석(Y)
추론(F)
대비(A)
편향(B)
자르기 및 채우기(T)
인쇄(R)
저장(V)
도표(O)

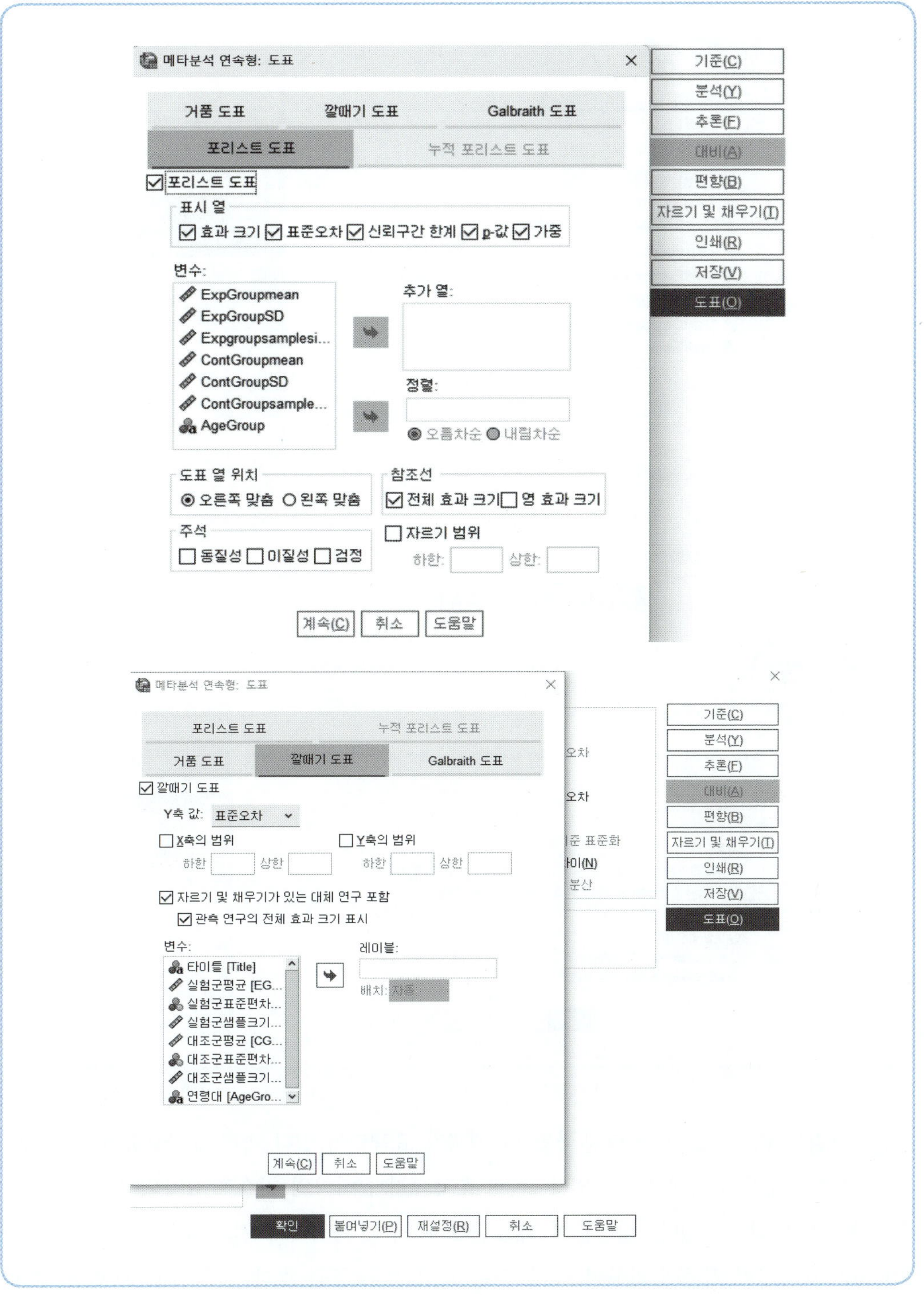
메타분석 연속형: 도표
거품 도표
깔때기 도표
Galbraith 도표
포리스트 도표
누적 포리스트 도표
포리스트 도표
표시 열
효과 크기 표준오차 신뢰구간 한계 p-값 가중
변수:
ExpGroupmean
ExpGroupSD
Expgroupsamplesi...
ContGroupmean
ContGroupSD
ContGroupsample...
AgeGroup
추가 열:
정렬:
오름차순 내림차순
도표 열 위치
오른쪽 맞춤 왼쪽 맞춤
참조선
전체 효과 크기 영 효과 크기
주석
동질성 이질성 검정
자르기 범위
하한: 상한:
계속(C) 취소 도움말
기준(C)
분석(Y)
추론(F)
대비(A)
편향(B)
자르기 및 채우기(T)
인쇄(R)
저장(V)
도표(O)
메타분석 연속형: 도표
포리스트 도표
누적 포리스트 도표
거품 도표
깔때기 도표
Galbraith 도표
깔때기 도표
Y축 값: 표준오차
X축의 범위
Y축의 범위
하한 상한
자르기 및 채우기가 있는 대체 연구 포함
관측 연구의 전체 효과 크기 표시
변수:
타이틀 [Title]
실험군평균 [EG...
실험군표준편차...
실험군샘플크기...
대조군평균 [CG...
대조군표준편차...
대조군샘플크기...
연령대 [AgeGro...
레이블:
배치: 자동
계속(C) 취소 도움말
확인 붙여넣기(P) 재설정(R) 취소 도움말

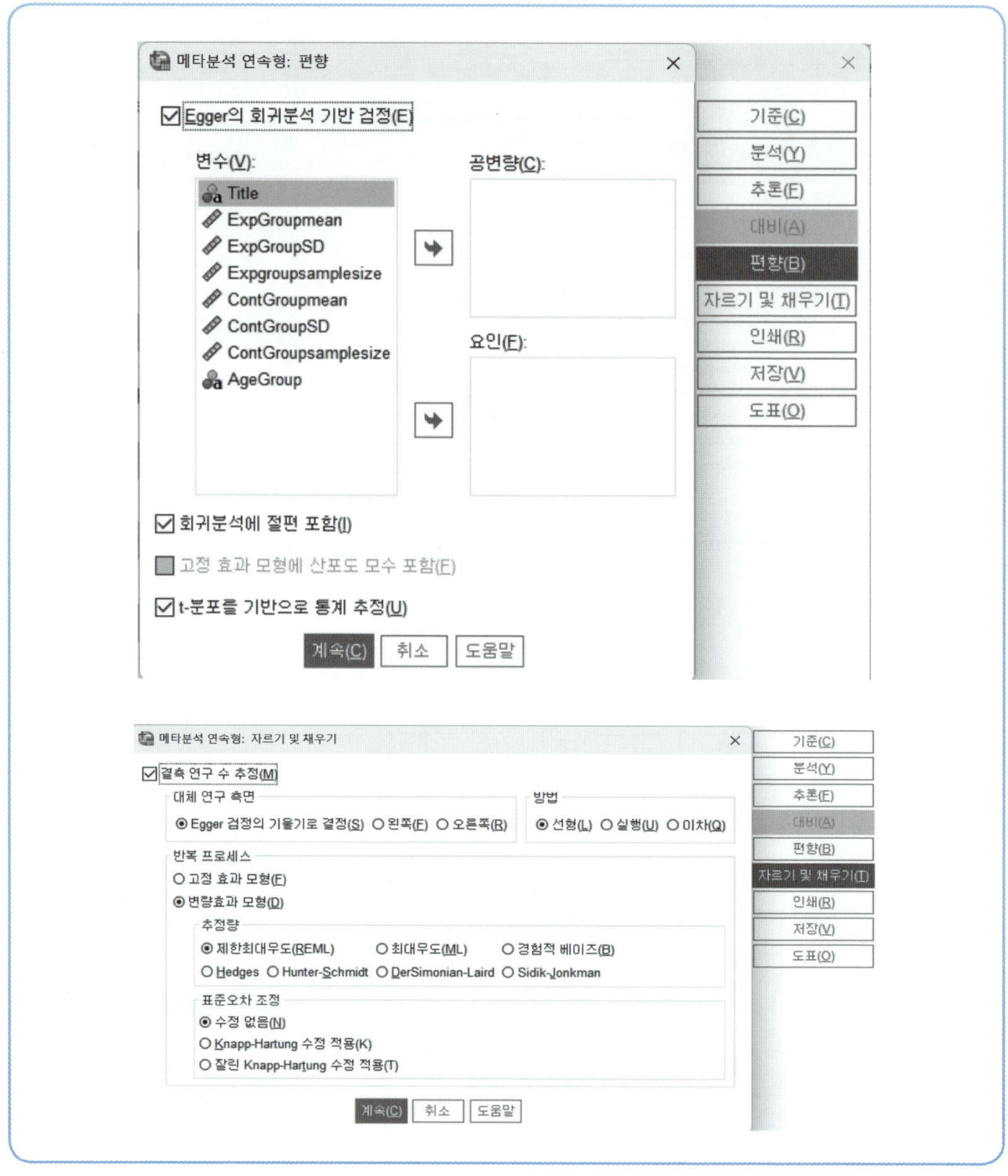

결과파일을 해석해보자. 메타분석을 한 결과가 요약되어 있다. 변량효과모형이 사용되었고 14개의 사례가 분석에 사용되었다. 전체 효과크기가 하나의 지수로 요약되어 있고 그 값은 1.926임을 알 수 있다. 실험군이 대조군보다 더 효과적이며 전체 효과크기는 Cohen (1988)의 효과크기 기준에 의하면 <0.2 작은 효과, 0.2<중간 효과<0.8, >0.8이면 큰 효과로 정하고 있는데 이 결과에서는 Hedges g=1.926, 표준오차 =0.1537, Z=12.531, p<0.001

로 실험군과 대조군 사이에 큰 효과크기가 있음을 알 수 있다.

메타분석 요약

데이터 유형	원래 값
결과 유형	연속형
효과 크기 척도	Hedges의 g
모형	변량효과
가중	역 분산[a]
추정 방법	REML
표준오차 조정	지정않음

a. 연구-내 및 연구-간 분산을 모두 포함하는 변량효과 가중치

케이스 처리 요약

	N	퍼센트
포함됨	14	100.0%
결측값	0	0.0%
유효하지 않음[a]	0	0.0%
전체	14	100.0%

a. 양수가 아닌 분산 또는 표준오차이거나 연구 크기가 충분하지 않습니다.

효과 크기 추정값

	효과 크기	표준오차	Z	유의확률 (양측)	95% 신뢰구간	
					하한	위쪽
전체	1.926	.1537	12.531	.000	1.625	2.227

개별 연구의 효과 크기를 계산한 결과가 제시되어 있다. 신뢰구간에 0을 포함하고 있으면 실험군과 대조군에 효과크기가 유의하지 않은 것으로 볼 수 있는데 이 자료에서는 14개 연구가 신뢰구간에서 0을 포함하고 있지 않으므로 모두 효과크기가 유의한 것을 알 수 있다.

동질성(homogeneity)과 이질성(heterogeneity)을 검정한 결과가 제시되어 있다. 동질성 검정결과 카이제곱값(Q-통계량)이 106.555, 자유도 13, 유의확률 <0.001이므로 동질적이지 않다고 즉, 이질적이라고 판단한다. 그러므로 조절변수를 이용해서 이질성이 어디서 기인했는지 조사해 볼 필요가 있다. 효과크기 간에 이질성 크기를 보여주고 있다. $\tau^2=0.283$, $H^2=7.447$, $I^2=86.6$을 보여주고 있다. 이질성이 증가함에 따라 I^2값은 증가한다. 판단하는 기

준은 I^2값이 0%~25%이면 이질성이 낮음, 25%~75%이면 중간 정도의 이질성이 있음, 75%~100%이면 상당한 이질성이 있다고 판정한다. 일반적으로 고정효과모형과 무선효과모형의 선택은 I^2=50%를 기준으로 한다. 이 자료에서는 무선효과모형을 선택한다. 이질성의 원인을 찾는 방법에는 하위그룹분석(subgroup analysis), 메타회귀분석(meta-regression), 민감도 분석(sensitivity analysis)이 있다.

개별 연구에 대한 효과 크기 추정값

ID	효과 크기	표준오차	Z	유의확률 (양측)	95% 신뢰구간		가중	가중치 (%)
					하한	위쪽		
study_1_2024	1.745	.2602	6.705	<.001	1.235	2.255	2.855	6.7
study_2_2024	2.098	2471	8.490	.000	1.613	2.582	2.911	6.9
study_3_2023	1.238	.1980	6.251	<.001	.850	1.626	3.108	7.3
study_4_2023	2.104	.1604	13.120	.000	1.790	2.419	3.244	7.7
study_5_2023	.733	.1616	4.536	<.001	.416	1.050	3.240	7.7
study_6_2024	1.388	.1742	7.968	<.001	1.047	1.730	3.196	7.5
study_7_2023	1.621	1938	8.365	.000	1.241	2.001	3.124	7.4
study_8_2024	1.708	.2556	6.681	<.001	1.207	2.209	2.875	6.8
study_9_2023	2.403	.2191	10.969	.000	1.974	2.832	3.026	7.1
study_10_2023	2.186	2274	9.612	.000	1.740	2.632	2.992	7.1
study_11_2023	2.269	2140	10.602	.000	1.850	2.689	3.046	7.2
study_12_2025	2.441	2237	10.914	.000	2.003	2.879	3.007	7.1
study_13_2025	2.365	.2191	10.793	.000	1.936	2.795	3.025	7.1
study_14_2025	2.892	.2998	9.645	.000	2.304	3.479	2.685	6.3

동질성 검정

	카이제곱(Q 통계)	자유도	유의확률
전체	106.555	13	<.001

이질성 측도

전체	타우 제곱	.283
	H 제곱	7.447
	I 제곱(%)	86.6

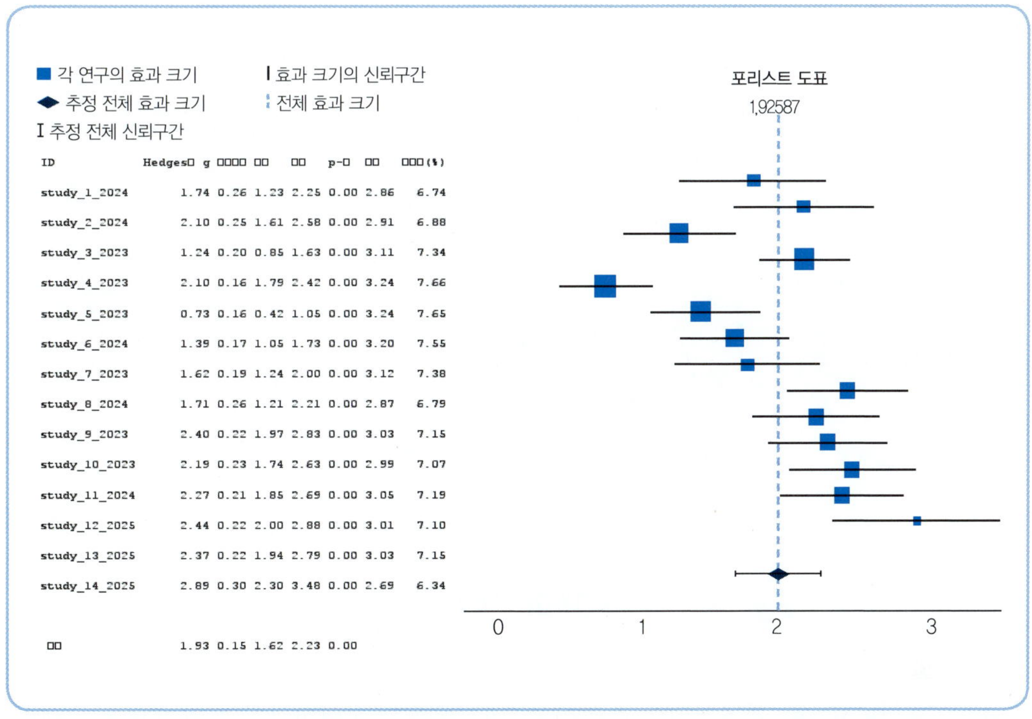

[그림 17-2] 변량효과 모형

포리스트 도표에서는 각 연구에 대한 효과크기와 95% 신뢰구간(confidence interval)을 보여주고 있다. 각 연구의 효과크기는 사각형으로 나타나고 사각형의 위치가 효과크기가 된다. 각 연구의 95% 신뢰구간은 사각형 양쪽의 선으로 나타난다. 95% 신뢰구간의 폭이 좁을수록 사각형의 크기도 커진다. 사각형의 크기는 전체의 효과크기를 추정할 때 적용하는 가중치(연구결과를 통합할 때 각 연구결과를 얼마나 중요하게 반영할지 고려함, 가장 많이 사용하는 것은 역분산 가중치) 크기를 나타낸다. 가중치 크기는 표본의 크기가 클수록, 정밀도가 높고 가중치도 크게 된다. 또한 전체에 대한 효과크기는 다이아몬드 형태로 그래프 맨 아래에 제시되어 있다. 위의 그림에서 개별 연구의 효과크기가 이질적으로 분포되어 있음(신뢰구간이 많이 겹치지 않음)을 알 수 있다. 이 그림에서 표본크기에 따라 특별히 효과크기가 커지거나 작아지는 경향이 보이지 않으므로 출판 편향은 없다고 판단한다.

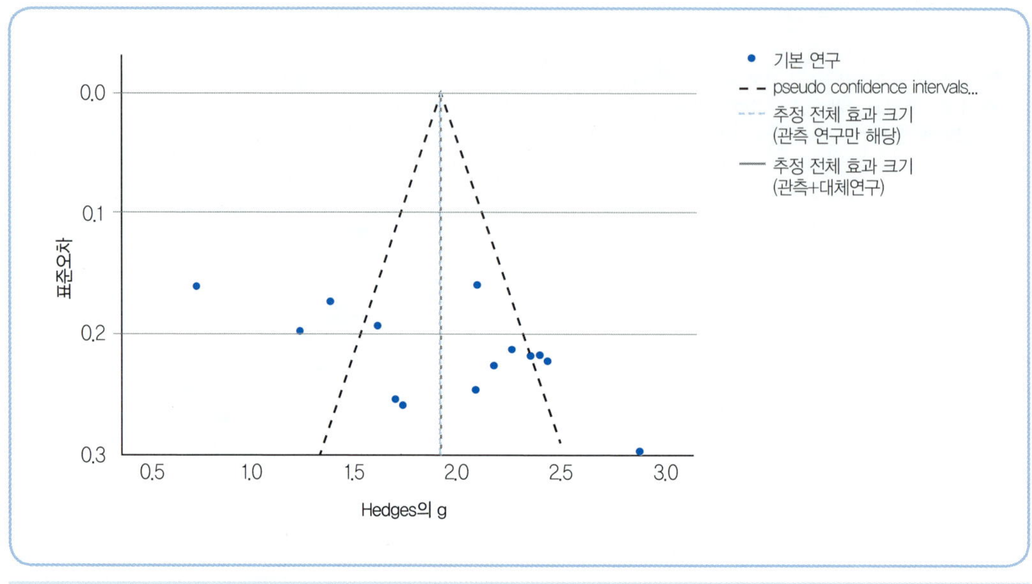

[그림 17-3] 깔때기 도표

가로축은 각 연구의 효과크기를 나타내며, 세로축은 효과크기의 표준오차를 나타낸다. 세로축 표준오차를 볼 때 위로 올라갈수록 값이 줄어들고 밑으로 갈수록 값이 증가함에 유의해야 한다. 즉 표준오차가 위로 올라갈수록 줄어든다는 것은 표본크기(sample size)가 크다는 것을 의미하고 표준오차가 커진다는 것은 표본크기가 작다는 것을 의미한다. 따라서 표본의 크기가 작은 연구는 그래프의 아래쪽에, 표본크기가 큰 연구는 그래프 위쪽에 위치한다는 것을 알 수 있다. 그리고 출판 편향(bias)이 적을수록 그래프는 대칭적이 되어 깔대기 모양을 뒤집어놓은 삼각형 형태가 된다. 즉, 표본크기가 작아(그 결과 효과가 좋지 않아) 논문을 출간하지 않은 결과가 많았다면, 왼쪽 아래 부분이 비어 있는 형태가 될 것이고 그래프 모양은 비대칭적이 된다. 또한 이 깔때기 도표(funnel plot)는 연구결과의 동질성을 알아볼 수 있는 그래프이기도 하다. 깔대기 도표로 출판 편향(publication bias)을 알아볼 수도 있다. 학술지들은 논문이 긍정적 결과를 보일 때 잘 실어주는 경향이 있으며 독자들에게는 유의하다는 결과가 노출될 가능성이 많아지게 된다. 한편 표본크기가 작은 연구의 경우에는 더욱 더 통계적 유의성이 떨어질 수도 있고 결과적으로 논문이 게재되는 가능성이 떨어지게 된다. 그러므로, 깔때기 도표를 보면 출판 편향 여부를 알 수 있다. 그래프의 하단에 연구들이 분포된 것으로 보아 표본크기가 작은 연구들이 대다수이며 효과크기가 다양하게 분포되어 있다. 또한 전체 효과크기를 기준으로 좌우 대칭에 가까우므로 출판 편향이 적은 것으로 판단한다.

Egger의 회귀분석 기반 검정[a]

모수2	계수	표준오차	t	유의확률 (양측)	95% 신뢰구간	
					하한	위쪽
(절편)	.043	.7564	.057	.956	−1.605	1.691
SE[b]	8.708	3.4577	2.518	.027	1.174	16.241

a. 변량효과 메타 회귀분석
b. 효과 크기의 표준오차

Egger의 회귀분석 기반 검정 결과를 보면 절편(intercept)이 통계적으로 유의하지 않으므로 깔때기 도표에 나타난 연구들이 좌우 대칭이라고 판정한다(t=0.057, p=0.956). 따라서 표본의 크기에 따른 출판 편향은 통계적으로 없다고 판정한다.

자르기 및 채우기 분석 요약

추정량		선형
대체 방향		왼쪽
반복	모형	변량효과
	가중	역 분산
	추정 방법	REML
	표준오차 조정	지정않음
통합	모형	변량효과
	가중	역 분산
	추정 방법	REML
	표준오차 조정	지정않음

자르기 및 채우기 분석에 대한 효과 크기 추정값

	숫자	효과 크기	표준오차	z	유의확률 (양측)	95% 신뢰구간	
						하한	위쪽
관측빈도	14	1.926	.1537	12.531	.000	1.625	2.227
관측+대체[a]	14	1.926	.1537	12.531	.000	1.625	2.227

a. 대체 연구 수 : 0

출판 편향을 줄이기 위해 대체된 연구의 개수와 추가된 연구를 포함하여 재추정한 전체 효과크기를 제공한다. 위의 연구에서 관측빈도가 14개이고 관측+대체 연구도 14개이므로 대체된 연구는 0개이며, 재추정한 전체 효과크기에는 변화가 없다. 그러므로 출판 편향이 통계적으로 없다고 판정한다.

하위그룹분석은 선택적으로 하는 것이다. 범주형 변수에 따라 하위그룹분석을 하는 것으로 해당 변수를 부집단분석으로 옮긴다. 계속을 클릭한다. 하위그룹분석은 조절변수가 범주형 변수인 경우만 가능하다. 예를 들어, 성, 지역, 연령대, 프로그램 종류 등이 해당된다. 만약 조절변수가 연속형 변수이면 메타 회귀분석을 사용한다. 여기서는 연령대별로 하위그룹분석을 해보자.

메타분석 연속형: 분석

변수(V):
연령대 [AgeGroup]

부집단 분석(S):

누적 분석(U):

오름차순(A) 내림차순(D)

누적 통계

저장		사용자 정의 변수 이름 또는 루트 이름
	누적 효과 크기	CumES
	표준오차	seCumES
	신뢰구간 하한	lowerCumES
	신뢰구간 상한	upperCumES
	p-값	CumPval

대상

데이터 세트(A)

이름(D): cumStatsDataset

데이터 파일(T)

찾아보기(B)...

계속(C) 취소 도움말

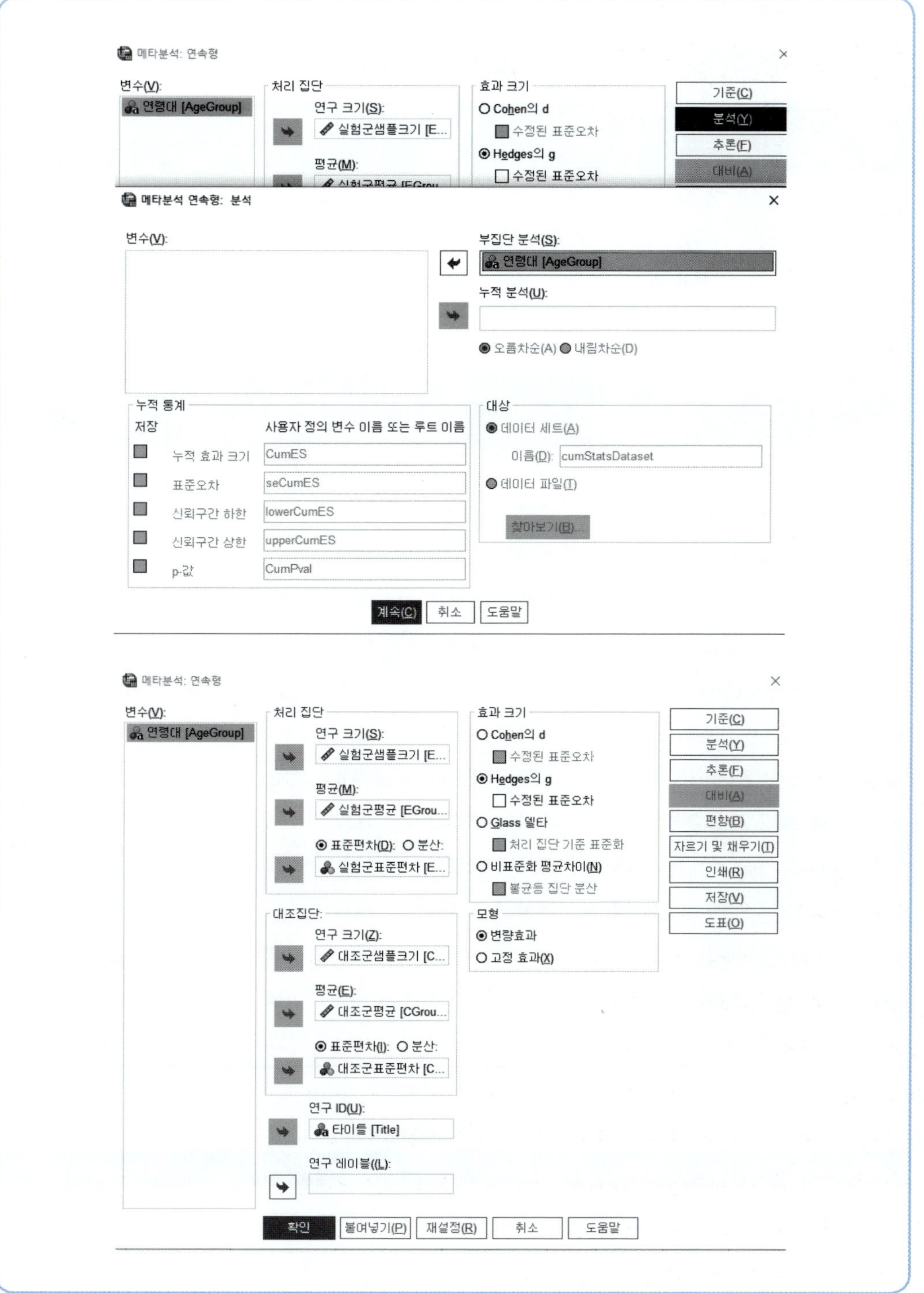
메타분석: 연속형
변수(V):
연령대 [AgeGroup]
처리 집단
연구 크기(S):
실험군샘플크기 [E...
평균(M):
효과 크기
Cohen의 d
수정된 표준오차
Hedges의 g
수정된 표준오차
기준(C)
분석(Y)
추론(F)
대비(A)
메타분석 연속형: 분석
변수(V):
부집단 분석(S):
연령대 [AgeGroup]
누적 분석(U):
오름차순(A)
내림차순(D)
누적 통계
저장
사용자 정의 변수 이름 또는 루트 이름
누적 효과 크기
CumES
표준오차
seCumES
신뢰구간 하한
lowerCumES
신뢰구간 상한
upperCumES
p-값
CumPval
대상
데이터 세트(A)
이름(D):
cumStatsDataset
데이터 파일(T)
찾아보기(B)...
계속(C)
취소
도움말
메타분석: 연속형
변수(V):
연령대 [AgeGroup]
처리 집단
연구 크기(S):
실험군샘플크기 [E...
평균(M):
실험군평균 [EGrou...
표준편차(D):
분산:
실험군표준편차 [E...
대조집단:
연구 크기(Z):
대조군샘플크기 [C...
평균(E):
대조군평균 [CGrou...
표준편차(I):
분산:
대조군표준편차 [C...
연구 ID(U):
타이틀 [Title]
연구 레이블(L):
효과 크기
Cohen의 d
수정된 표준오차
Hedges의 g
수정된 표준오차
Glass 델타
처리 집단 기준 표준화
비표준화 평균차이(N)
불균등 집단 분산
모형
변량효과
고정 효과(X)
기준(C)
분석(Y)
추론(F)
대비(A)
편향(B)
자르기 및 채우기(T)
인쇄(R)
저장(V)
도표(O)
확인
붙여넣기(P)
재설정(R)
취소
도움말

결과는 다음과 같다.

부집단 분석에 대한 효과 크기 추정값

	효과 크기	표준오차	z	유의확률 (양측)	95% 신뢰구간	
					하한	위쪽
노인층	2.310	.1104	20.922	.000	2.094	2.527
젊은층	1.549	.1899	8.159	<.001	1.177	1.921
전체	1.926	.1537	12.531	.000	1.625	2.227

개별 연구에 대한 효과 크기 추정값

ID		효과 크기	표준오차	Z	유의확률 (양측)	95% 신뢰구간		가중	가중치 (%)
						하한	위쪽		
노인층	study_8_2024	1.708	.2556	6.681	<.001	1.207	2.209	2.875	6.8
	study_9_2023	2.403	.2191	10.969	.000	1.974	2.832	3.026	7.1
	study_10_2023	2.186	2274	9.612	.000	1.740	2.632	2.992	7.1
	study_11_2024	2.269	2140	10.602	.000	1.850	2.689	3.046	7.2
	study_12_2025	2.441	2237	10.914	.000	2.003	2.879	3.007	7.1
	study_13_2025	2.365	.2191	10.793	.000	1.936	2.795	3.025	7.1
	study_14_2025	2.892	.2998	9.645	.000	2.304	3.479	2.685	6.3
젊은층	study_1_2024	1.745	.2602	6.705	<.001	1.235	2.255	2.855	6.7
	study_2_2024	2.098	2471	8.490	.000	1.613	2.582	2.911	6.9
	study_3_2023	1.238	.1980	6.251	<.001	.850	1.626	3.108	7.3
	study_4_2023	2.104	.1604	13.120	.000	1.790	2.419	3.244	7.7
	study_5_2023	.733	.1616	4.536	<.001	.416	1.050	3.240	7.7
	study_6_2024	1.388	.1742	7.968	<.001	1.047	1.730	3.196	7.5
	study_7_2023	1.621	1938	8.365	.000	1.241	2.001	3.124	7.4

동질성 검정

	카이제곱(Q 통계)	자유도	유의확률
노인층	10.232	6	.115
젊은층	46.033	6	<.001
전체	106.555	13	<.001

부집단 동질성 검정

	카이제곱(Q 통계)	자유도	유의확률
연령대	12.010	1	<.001

이질성 측도

노인층	타우 제곱	.030
	H 제곱	1.558
	I 제곱(%)	35.8
젊은층	타우 제곱	.212
	H 제곱	6.758
	I 제곱(%)	85.2
전체	타우 제곱	.283
	H 제곱	7.447
	I 제곱(%)	86.6

Egger의 회귀분석 기반 검정[a]

	모수2	효과 크기	표준오차	t	유의확률 (양측)	95% 신뢰구간	
						하한	위쪽
노인층	(절편)	1.587	1.0915	1.454	.206	−1.218	4.393
	SE[b]	3.100	4.6442	.668	.534	−8.838	15.038
젊은층	(절편)	.504	1.0486	.481	.651	−2.191	3.200
	SE[b]	5.299	5.2315	1.013	.358	−8.149	18.747
전체	(절편)	.043	.7564	.057	.956	−1.605	1.691
	SE[b]	8.708	3.4577	2.518	.027	1.174	16.241

a. 변량효과 메타 회귀분석
b. 효과 크기의 표준오차

자르기 및 채우기 분석 요약

추정량		선형
대체 방향		왼쪽
반복	모형	변량효과
	가중	역 분산
	추정 방법	REML
	표준오차 조정	지정않음
통합	모형	변량효과
	가중	역 분산
	추정 방법	REML
	표준오차 조정	지정않음

자르기 및 채우기 분석에 대한 효과 크기 추정값

	숫자	효과 크기	표준오차	z	유의확률(양측)	95% 신뢰구간	
						하한	위쪽
관측빈도	14	1.926	.1537	12.531	.000	1.625	2.227
관측+대체[a]	14	1.926	.1537	12.531	.000	1.625	2.227

a. 대체 연구 수 : 0

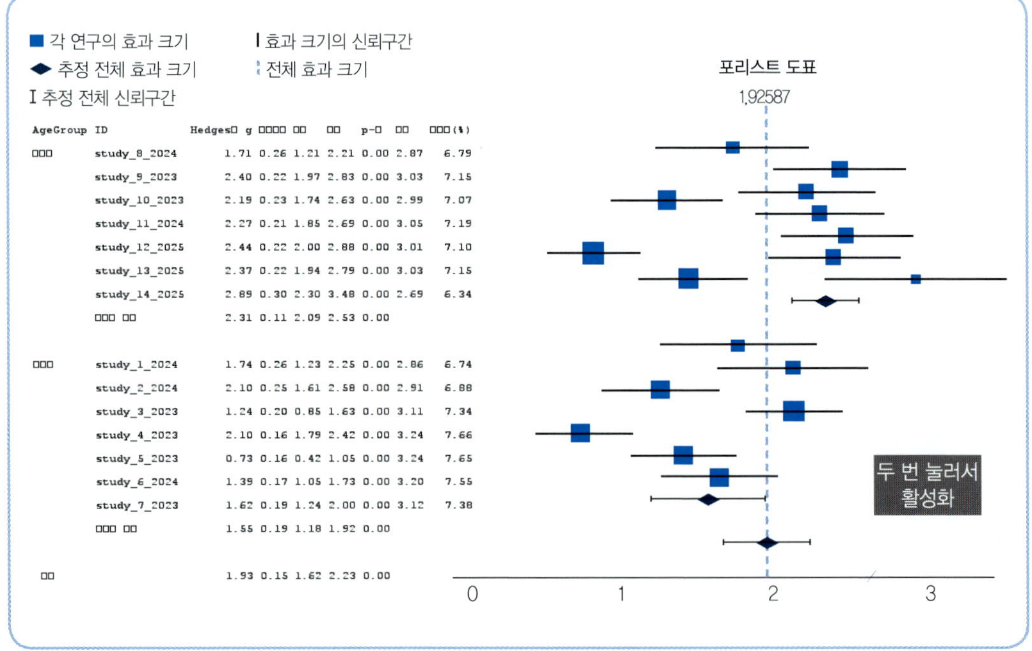

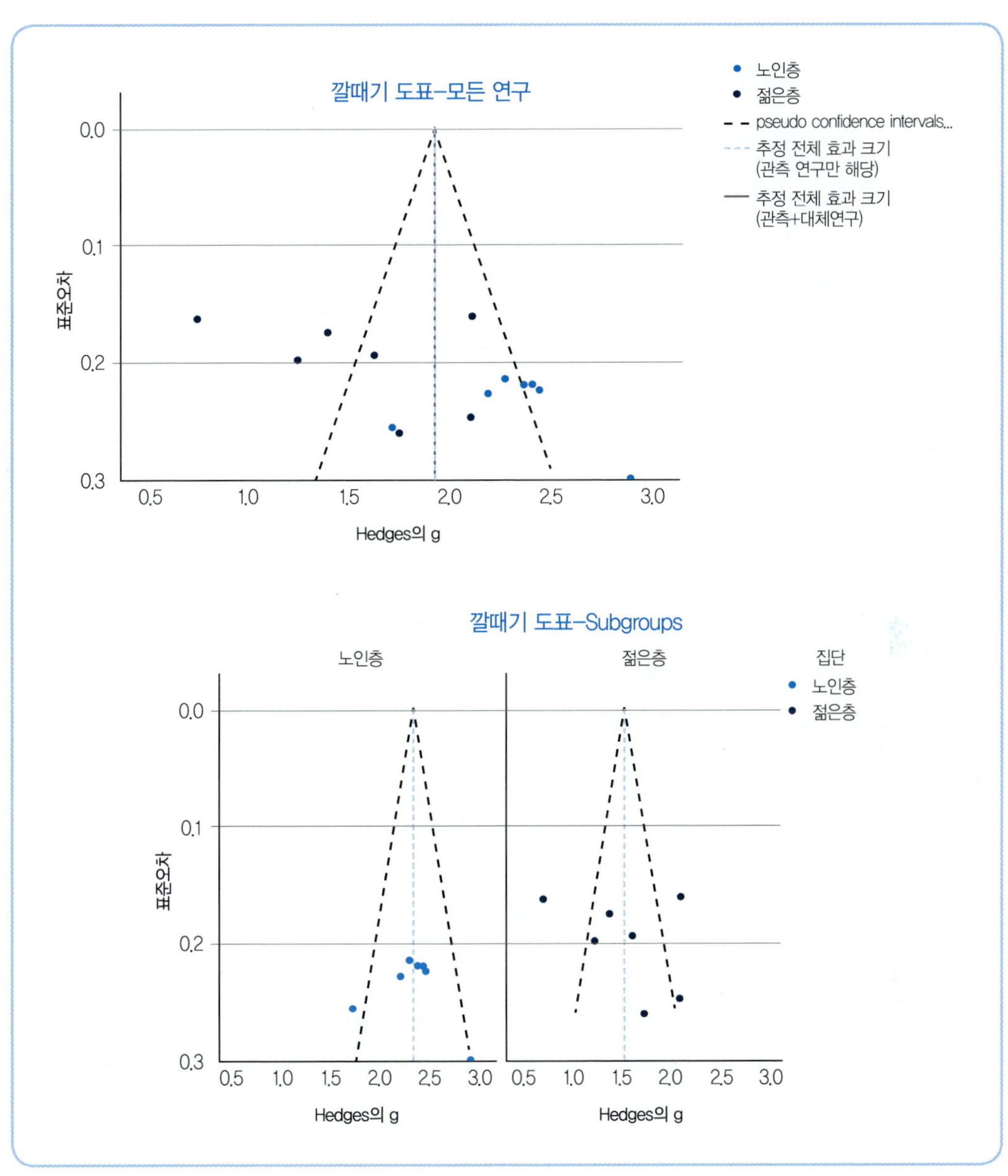

물리치료학 분야에서의 메타분석 연구의 예

문미향. 테니스주(tennis elbow)에 대한 레이저 치료와 관절가동화 기법의 효과. 연세대학교 보건대학원 석사학위논문. 2003.

Aker PD, Gross AR, Goldsmith CH, Peloso P. Conservative management of mechanical neck pain:Systematic overview and meta-analysis. Br Med J. 1996;23;313(7068):1291-1296.

Beckerman H, Bouter LM, van der Heijden GJ, de Bie RA, Koes BW. Efficacy of physiotherapy for musculoskeletal disorders:What can we learn from research? Br J Gen Pract. 1993;43(367):73-77.

Brosseau L, Milne S, Robinson V, Marchand S, Shea B, Wells G, Tugwell P. Efficacy of the transcutaneous electrical nerve stimulation for the treatment of chronic low back pain:A Meta-Analysis. Spine. 2002;15;27(6):596-603.

de Goede CJ, Keus SH, Kwakkel G, Wagenaar RC. The effects of physical therapy in Parkinson's disease:A research synthesis. Arch Phys Med Rehabil. 2001;82(4): 509-515.

Flor H, Fydrich T, Turk DC. Efficacy of multidisciplinary pain treatment centers:A meta-analytic review. Pain. 1992;49(2):221-230.

Glanz M, Klawansky S, Stason W, Berkey C, Shah N, Phan H, Chalmers TC. Bio-feedback therapy in poststroke rehabilitation: A meta-analysis of the randomized controlled trials. Arch Phys Med Rehabil. 1995;76(6):508-515.

Kingery WS. A critical review of controlled clinical trials for peripheral neuropathic pain and complex regional pain syndromes. Pain. 1997;73(2):123-139.

Krause MF, Hoehn T. Chest physiotherapy in mechanically ventilated children:A review. Crit Care Med. 2000;28(5):1648-1651.

Kwakkel G, Wagenaar RC, Koelman TW, Lankhorst GJ, Koetsier JC. Effects of intensity of rehabilitation after stroke. A research synthesis. Stroke. 1997;28(8):1550-6.

Maier-Riehle B, Harter M. The effects of back schools:A meta-analysis. Int J Rehabil Res. 2001;24(3):199-206.

Margitic SE, Morgan TM, Sager MA, Furberg CD. Lessons learned from a prospective meta-analysis. J Am Geriatr Soc. 1995;43(4):435-439.

Moreland J, Thomson MA. Efficacy of electromyographic biofeedback compared with conventional physical therapy for upper-extremity function in patients following stroke:A research overview and meta-analysis. Phys Ther. 1994;74(6):

534–543.

Moreland JD, Thomson MA, Fuoco AR. Electromyographic biofeedback to improve lower extremity function after stroke:A meta-analysis. Arch Phys Med Rehabil. 1998;79 (2):134–140.

Norton BJ, Strube MJ. Making decisions based on group designs and meta-analysis. Phys Ther. 1989;69(7):594–600.

Thomas J, Cook DJ, Brooks D. Chest physical therapy management of patients with cystic fibrosis. A meta-analysis. Am J Respir Crit Care Med. 1995;151:846–850.

Thomas JA, McIntosh JM. Are incentive spirometry, intermittent positive pressure breathing, and deep breathing exercises effective in the prevention of postoperative pulmonary complications after upper abdominal surgery? A systematic overview and meta-analysis. Phys Ther. 1994;74(1):3–10.

Tirosh E, Rabino S. Physiotherapy for children with cerebral palsy. Evidence for its efficacy. Am J Dis Child. 1989;143(5):552–555.

참고문헌

박소연, 신인수. 국내 노인을 대상으로 한 낙상예방 운동프로그램이 근력증가에 미치는 효과: 메타분석. 한국전문물리치료학회. 2011;18(3):38–48.

송혜양. 메타분석법. 자유아카데미. 1992.

오성삼. 메타분석의 이론과 실제. 건국대학교 출판부. 2009.

Borenstein M, Hedges LV, Higgins JPT, et al. Introduction to Meta-Analysis. UK, John Wiley & Sons, Ltd., 2009.

Glase GV. Integrating findings:The meta analysis of research. Review of Research in Education. 1977;5:351–379.

제 18 장

Rasch분석

1. Rasch모형
2. 측정범주
3. Rasch분석의 적용 예
4. SPSS를 이용한 Rasch분석

RESEARCH METHODOLOGY

제 18 장

Rasch분석

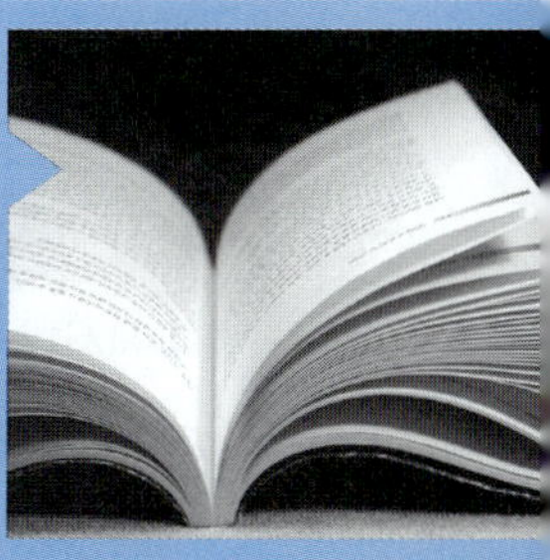

Rasch분석은 덴마크의 수학자 Georg Rasch에 의해 1953년 개발되었다. 재활치료 분야에서 사용되는 측정도구의 대부분은 서열척도로 표기되며 총점이 계산된다. 예를 들어 뇌성마비 아동에게 일상생활을 수행할 때 불편한 정도를 알아보기 위하여 다음과 같이 항목을 준비하여 질문을 할 수 있다(표 18-1).

[표 18-1] 뇌성마비 아동의 일상생활 수행 시 불편정도

	독립적으로 수행하기 매우 어렵다(1점)	독립적으로 수행하기 약간 어렵다(2점)	독립적으로 수행 가능하다(3점)
먹기	○	○	○
실내에서 걷기	○	○	○
계단오르기	○	○	○

만약 먹기, 실내에서 걷기, 계단오르기의 세 항목에서 완전히 독립적으로 수행 가능하다면 총점은 9점이 된다. 그러나 이 세 항목에서 모두 독립적으로 수행하기가 매우 어렵다면 총점은 3점이 된다. 그런데 이 총점이 의미가 있으려면 3가지 기준이 충족되어야 한다. 첫째, 측정항목들은 단일차원성(unidimensionality)의 개념을 측정해야 한다. 둘째, 각 항목은 난이도(어려운 정도) 순서로 배열되어야 한다. 즉, 측정도구를 구성하는 모든 항목은 쉬운 것에서 어려운 것으로 순서대로 나열할 수 있으며, 각 대상자에게 측정하고자 하는 속성(trait)을 얼마나 반영하는가를 측정할 수 있어야 한다는 것이다. 이 항목의 난이도는 모든 대상자에게 동일하게 적용되어야 한다. 따라서, 척도가 제대로 만들어졌다면 모

든 대상자에게 일관성 있게 먹기 항목은 실내에서 걷기 항목보다 쉬워야 하고, 실내에서 걷기 항목은 계단오르기 항목보다 쉬운 항목으로 배열되어야 한다. 셋째, 척도는 대상자 내에서나 대상자 간에 발생한 변화의 정도를 측정할 수 있어야 한다. 서열척도로 만들어진 평가도구는 민감도(sensitivity)와 정확성(precision)이 부족하다는 제한점이 있다. 즉 어떤 환자는 계단을 오르는 능력에서 향상이 있었으나 그 향상 정도가 높은 기능수준으로 인정받아 점수를 얻기에는 충분하지 않을 수 있다. 예를 들면, 초기 평가에서 [표 18-1]의 기준에 의하여 독립적으로 계단을 오르는데 약간 불편했던 뇌성마비 아동이 2주 동안의 물리치료 후 계단을 오르는 능력이 향상은 되었으나 여전히 독립적으로는 계단을 오르지 못한다면, 치료 전과 동일한 점수를 받을 수밖에 없다. 따라서 이러한 연속적인 변화를 반영할 수 있으려면 척도는 등간격으로 구성되어 있어야 한다.

이러한 문제점을 해결할 수 있는 방법은 Rasch분석을 해서 서열척도를 등간척도로 바꾸어야 한다. FIM(Functional Independence Measure)은 재활기관에서 환자의 기능수준을 평가하는데 보편적으로 사용되는 도구이다. FIM은 18개의 항목으로 되어 있으며 일상생활에서 환자의 도움 정도를 평가하도록 고안되었다. FIM에서는 운동기능(13항목)과 인지기능(5항목)을 측정한다. 각 평가항목은 서열척도로 측정되며 전적으로 도움이 필요한 경우 1점, 완전히 독립적인 경우에 7점을 주도록 되어 있다. FIM의 항목에서 점수가 높을수록 환자는 도움이 필요하지 않으며 독립적으로 수행할 수 있다는 것을 의미한다.

이와 같이 평가대상자의 능력이나 태도를 측정할 때 각 항목의 점수를 합산하여 총점을 산출한 후 대상자의 능력을 나타내는 대표점수로 사용하고 있다. 그러나 각 항목별로 평가된 원점수를 합산하여 총점을 제시하는 방법은 적절하지 않다. 그 이유는 원점수 3과 4, 4와 5간의 산술적 거리는 같지만 실제 능력의 차이가 동일하다고 가정할 수 없으므로, FIM처럼 원래 서열척도로 구성되어 있는 원점수를 합하거나 빼거나 곱하는 것은 논리적으로 불가능하다(그림 18-1).

따라서 이들 각각의 원점수가 나타내는 태도의 강도나 능력 수준은 서로 동일하다고 볼 수 없으며 마찬가지로 어느 항목에서 측정한 5점은 다른 문항의 5점과 같다고 단정할 수 없기 때문에 산출된 총점에 의해 도출된 어떤 결론이나 추론은 오류를 범할 가능성이 크다.

원점수의 합을 산출하기 위해서는 서열척도 점수를 등간척도나 비척도로 변환시켜야 한다. 서열척도를 비척도로 변환한 것이 로짓점수(logit)이다. 로짓점수로 환산된 점수는 모든 항목의 각 급간(단계) 별 거리가 동일하기 때문에 가감승제가 가능하며 이 점수에 의해

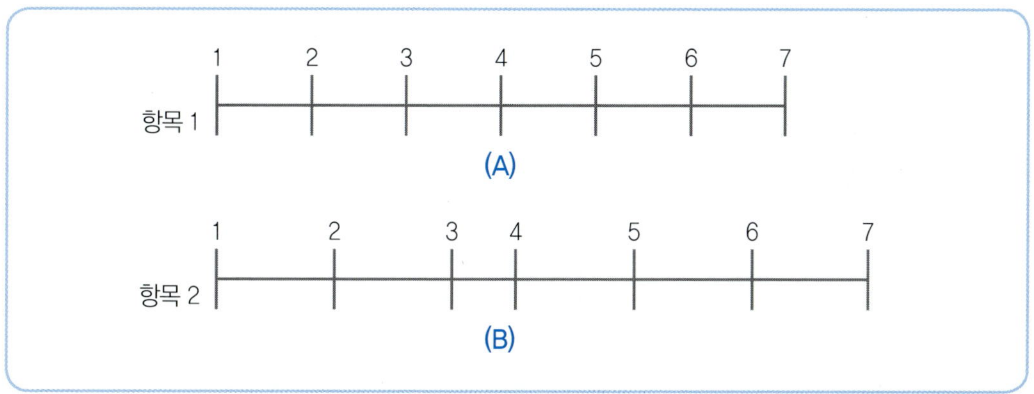

[그림 18-1] 원점수의 서열척도 특성(A : 등간격, B : 등간격 아님)

도출된 결론이나 추론은 보다 정확하고 객관적이라 할 수 있다. 서열척도로 만들어진 측정도구를 사용할 때는 잘못 추론할 수 있는 가능성에 대하여 항상 고려를 해야 한다.

1. Rasch모형

[그림 18-2]는 GMFM의 운동영역 항목을 기능수준(난이도) 순으로 나열한 그림이다. 수직선의 아래쪽에는 기능수준이 낮은 쉬운 항목을, 위쪽에는 어려운 항목을 제시하였다. Rasch Unidimensional Measurement Models(RUMM2030), WINSTEPS 등의 컴퓨터 소프트웨어를 이용해서 Rasch분석을 하면 항목들의 어려운 순서를 정하고, 이 연속선상에서 어디에 위치하는지를 나타낼 수 있다. Rasch분석에서는 각 아동들이 항목에 대해 어떻게 반응하는가를 분석하여 아동의 능력을 계산하고 아동들이 운동기능을 평가하기 위한 단일차원모형에 적합한지도 보여준다. Rasch분석은 아동의 능력을 추정하여 능력이 얼마나 높은지 또는 낮은지를 연속선상에 나타낼 수 있다.

[그림 18-2]는 GMFM의 운동영역에 해당하는 5개 항목을 Rasch분석한 것이다. 이 그림에서 2가지 특성을 보여주고 있다. 오른쪽에는 항목들이 어려운 정도를 감안하여 나열되어 있고, 왼쪽에는 아동들이 자신의 능력별로 나열되어 있다. 어려운 항목일수록 로짓점수가 높으며, 이런 항목을 수행한 아동들은 운동기능이 양호한 독립적인 상태로 수직선상에서 위쪽에 위치하게 된다. 그러나 운동기능이 낮은 아동들은 로짓점수가 낮은 쉬운 항목

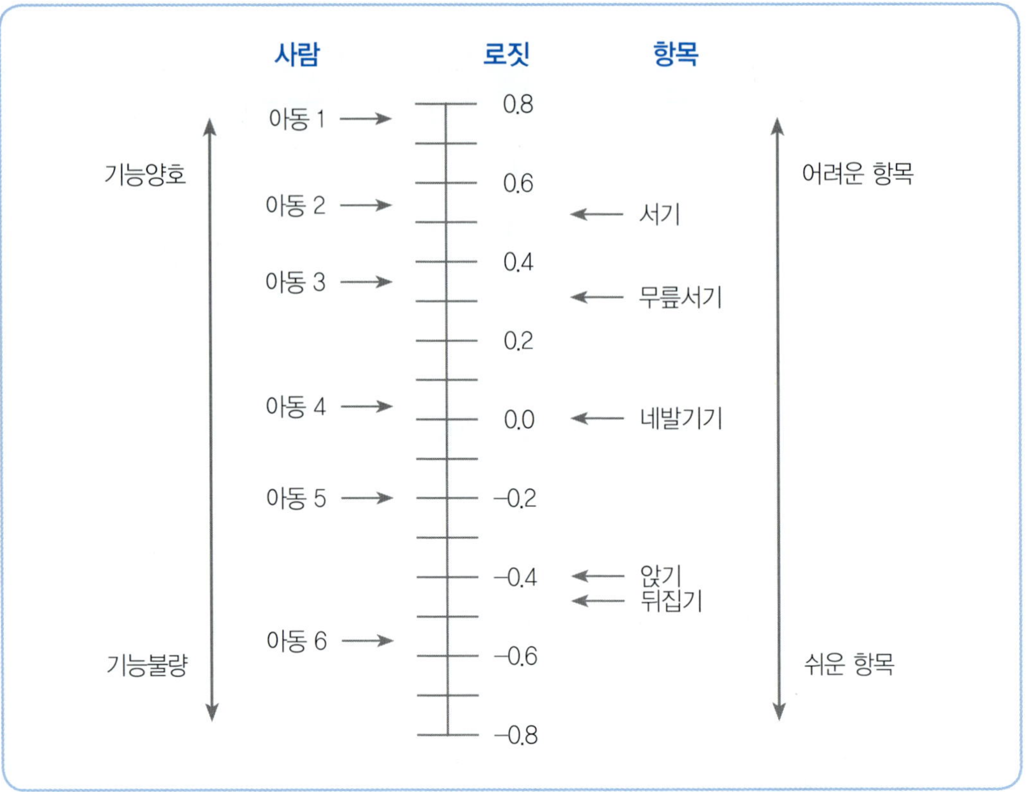

[그림 18-2] Rasch분석결과 GMFM항목과 환자의 위치를 보여주는 그림(가상의 자료)

만 수행할 수 있고 수직선의 아래쪽에 위치하게 된다. 왜냐하면 이러한 아동들은 쉬운 항목만 수행할 수 있기 때문이다. 예를 들어, [그림 18-2]에서 아동 5는 앉기와 뒤집기 항목만 수행할 수 있지만, 아동 1과 아동 2는 다섯 항목을 모두 수행할 수 있는 능력이 있다.

만약 측정도구가 한 가지 기능적인 구성개념(functional construct)을 측정하고 있다면 세 가지 측정원리를 충족시켜야 한다. 첫째, 총점은 각 항목에서 의미하는 기능수준을 반영해야 한다. 둘째, 각 항목들은 난이도에 따라서 정렬되어야 한다. 셋째, 난이도 서열은 대상자에 따라 변하지 않아야 한다. 즉 어떤 아동에게는 서기, 무릎서기, 네발기기, 앉기, 뒤집기의 순으로 어려웠는데, 다른 아동들에게는 네발기기, 서기, 앉기, 뒤집기, 무릎서기의 순으로 어려운 난이도의 순서가 변해서는 안 된다는 것이다. 모든 아동에게 동일하게 서기, 무릎서기, 네발기기, 앉기, 뒤집기 순으로 어려운 순서가 일관되게 적용되어야 한다는 것이다.

Rasch분석 결과, 항목의 난이도와 대상자의 능력은 최대우도추정법(maximum likelihood estimation)이라는 수학적 과정을 통해 계산되어, 각 아동의 능력정도가 연속선상의 어디에 위치하는지를 알려줄 뿐만 아니라 등간척도 수준에서 각 항목에서 얻어진 난이도 수준을 알려준다. 그리고 그 모형의 적합도, 즉 얼마나 각 항목이 누적척도(cumulative scale)에 부합되는지도 알려준다. 이 과정을 거치면 평가도구의 항목 중에서 불필요한 항목을 줄이는 효과도 있다.

2. 측정범주(Measurement criteria)

자료가 Rasch모형을 적용하기에 적합한지를 판단하기 위해서 몇 가지 범주가 사용된다. 첫째, 항목 난이도(item difficulty)는 계층적 척도(hierarchical scale)에서 항목의 위치를 로짓(logit, log-odds unit)으로 표시된 것을 말한다. 라쉬 측정에서 승산(odds)은 한 항목을 올바르게 맞출(또는 통과할) 확률을 그 항목을 틀릴(또는 통과하지 못할) 확률로 나눈 것을 의미한다. 승산비(odds ratio)에 자연로그($e^{(1)}=2.7183$)를 취하면 로그승산(odds)이라고 한다. 이러한 측정단위를 log-odds unit이라 하며 줄여서 로짓(logit)이라고 한다. 로짓은 검사항목에 응답하는데 있어 성공 대(versus) 실패의 승산(odds)을 나타낸다. 예를 들어 1 : 1의 비(ratio)는 0로짓(ln(1) = 0)이 된다.

로짓에서는 중간에 0이 있고 양 끝에 양(+)방향과 음(–)방향으로 진행된다. 항목은 난이도 순서대로 정렬되어 어려운 항목일수록 로짓이 높게 나타나며, 기능이 좋은 대상자일수록 어려운 항목을 통과(pass)할 가능성이 높다. 이 항목의 난이도는 단순히 순서만 정하는 것이 아니라 항목들간에 난이도(어려운 정도)의 차이가 얼마인가를 알아보는 것도 가능하다. 이상적으로는 항목들이 연속선상에서 등간격으로 위치하는 것이 가능하다. 예를 들어 로짓점수에서 0.693의 차이는 항목에 대한 성공확률(odds, $e^{(0.693)}=2.0$)이 2배 높다는 식의 비율적 해석이 가능하게 된다. 이러한 로그승산 척도(log-odds scale)는 두 가지 중요한 특성을 갖는다. 즉 선형성과 등간성이 만족되는 가산적(additive) 특성을 가지게 된다. [표 18-2]와 [그림 18-2]에서 보는 바와 같이 GMFM의 운동영역에 있는 5개의 항목들은 난이도에서 –0.43부터 0.52 로짓 사이로 알맞게 정렬되어 있다. 가장 어려운 항목은 서기 항목이고 가장 쉬운 항목은 뒤집기이다.

[표 18-2] GMFM의 운동영역 항목의 Rasch분석 결과(가상의 자료)

항 목	로짓(logit)
서기	0.52
무릎서기	0.31
네발기기	0.00
앉기	−0.41
뒤집기	−0.43

항목적합(item fit)은 각각의 항목이 단일차원모형(unidimensional model)에 잘 부합되는 정도를 나타낸다. 단일차원성이란 검사를 구성하는 모든 항목들은 평가 대상자가 가지고 있는 하나의 능력(특성)을 측정해야 한다는 것이다. 사람적합(person fit)은 어떤 개인이 단일차원모형에 적합한 정도를 나타낸다. 운동영역을 평가하기 위한 항목에 적합하다는 의미는 각 항목에서 독립적으로 수행할 수 있는가와 도움을 많이 필요하는 대상자인지를 판별할 수 있는가를 나타낸다. 즉, 기능 수준이 낮은 환자들은 아래쪽(낮은 로짓)에 위치할 것이고, 기능 수준이 비교적 높은 사람들은 위쪽(높은 로짓)에 위치할 것이다. 즉, 기능 수준이 높은 대상자일수록 어려운 항목을 통과할 확률이 높고, 기능 수준이 낮은 대상자일수록 어려운 항목을 통과하지 못하고 실패할 가능성이 높다는 것을 의미한다.

Rasch분석은 각 항목과 사람에 대하여 어떤 점수를 받게 되는지를 예측해주는 확률모형을 개발한다. 이때 예측되는 관계가 없을 때는 항목들이 부적합한 것으로 간주된다. 예를 들어 GMFM의 A영역(17항목)과 D영역(13항목)의 전체 30개 항목에 대해 Rasch분석했을 때는 부적합 항목이 많이 나타났다면 이것은 어떤 사람에게는 어려웠던 항목들과 기능수준이 높았던 환자들이 결과표의 위쪽에 위치하지 않았다는 것을 의미한다. 따라서 A영역과 D영역을 분리해야 할 필요가 있다.

적합통계량(fit statistics)은 각 항목에 대하여 계산이 되며 각 항목이 계층적 모형에 얼마나 적합한가를 반영한다. 적합통계량은 평균자승잔차(mean square residual, MNSQ)로 표시되며 이것은 실제 관찰(측정)된 점수와 모형에 의해 예상되는 점수와의 차이를 말한다. 만약 관찰치와 예측치간 점수가 같다면, MNSQ가 1.0이 된다. MNSQ 값이 클수록 모형으로부터 차이가 크다는 것을 의미하며, 항목을 대상자들에게 적용해 보았을 때 각 항목의 난이도가 일관성 있게 적용되지 않음을 의미한다. 적합통계량은 부적합하다고 판정된 항목이나 대상자를 삭제할 수도 있지만 실제적으로 항목과 대상자 수행능력에 있어서 평가나 측정하는데 있어서 어떠한 문제가 있었는지를 알아내기 위한 수단으로 간주하는 것이 적절하다. 따라서 항목의 경우 모호하게 표현되어 있는 것이 문제였다면 말을 고쳐서 재구성하는 것이 바람직하며, 대상자가 부적합(misfit)하다면 대상자의 특성을 면밀히 조사해 볼 필요가 있다. 예를 들어, FIM의 구두표현 항목의 경우 오른쪽 편마비와 왼쪽 편마비 뇌졸중 환자들의 반응은 신경학적으로 다르게 나타나기 때문에 각 편마비 환자군별로 보이는 난이도도 다르게 나타날 수 있다. 이렇게 특성이 다른 대상자가 한 집단에 섞여있다면 부적합한 통계량을 보일 수도 있다.

문항(항목)반응이론(Item Response Theory, IRT)은 고전검사이론(Classical Test Theory, CTT)의 문제점을 보완할 수 있는 방법이다. 문항반응이론에는 미지수가 하나인 1-모수 모형과 두 개의 미지수를 사용하는 2-모수 모형, 그리고 세 개의 미지수를 사용하는 3-모수 모형이 있으나 Rasch모형은 항목의 난이도만을 고려하는 1-모수 모형에 해당한다. Rasch모형을 사용할 경우, 대상자의 점수분포에 영향을 받지 않는 내적합지수(infit)와 외적합지수(outfit) 값을 통해 변별도가 지나치게 높거나 낮은 문항을 골라낼 수 있고, 항목의 난이도에 의한 영향을 받지 않으며, 항목 신뢰도뿐만 아니라 대상자 신뢰도도 알 수 있다. 또한 항목 난이도의 순서화(item ordering)와 범주에 대한 타당도를 제공해주며, 개별 항목 및 대상자에 대한 적합도를 제공함으로써 각 항목이 측정하려고 하는 잠재변수를 제대로 측정하는지, 대상자가 엉터리로 응답하지 않았는지 등의 정보를 검토할 수 있다(홍세희, 1999). 대상자 적합도를 통해서는 대상자가 일관성 있게 응답했는가를 검토할 수 있으며, 범주의 적합도(category fit)를 통해서는 각 범주를 구성한 연구자의 의도대로 대상자들이 반응했는가를 확인할 수 있다(홍세희, 1999). 그리고 항목과 대상자의 적합도 검정결과에서 부적합 판정을 받은 항목과 대상자를 제외시키고 재분석하면 적합도가 향상되는 것을 확인할 수 있다.

Rasch모형을 적용하기 위해서는 항목들이 단일차원성을 보여야 하므로 먼저, 요인분석(factor analysis)을 통해 각 항목들이 어떤 요인에 속하는지를 알아야 한다. 요인이 추출되면 각 요인별로 분석하게 된다. 그러나 요인 간 상관성이 있고 항목수가 적은 경우에는 단일차원으로 간주하고 Rasch모형을 적용할 수 있다. 또한 미지수를 많이 사용하는 복잡한 PCM(Partial Credit Model)과 간단명료한 RSM(Rating Scale Model)의 신뢰도를 비교해 보았을 때, 두 값의 차이가 크지 않다면 간단한 모형인 RSM을 선택한다. RSM에서 대상자와 항목의 적합도인 MNSQ의 내적합도(infit, information-weighted fit statistic), 외적합도(outfit, outlier-sensitive fit statistic)의 기대값은 1.0이며(1은 자료가 모형에 적합하다는 것을 의미), 일반적인 객관식 시험문제(multiple-choice test)에서는 0.7보다 작거나 1.3보다 크면 부적합한 것으로 예를 들어 내적합 MNSQ가 1.3이라면, 실제 측정값이 Rasch모형의 예측값에 비해 30% 차이(variation)가 있음을 의미한다. 한두 번의 극단적인 반응으로 적합도 지수가 나빠질 수 있는 외적합도(outfit)나 그 문제점을 보완하기 위해 개발된 내적합도(infit)를 검토해야 한다.

내적합도는 그 항목의 난이도에 근접한 능력을 갖고 있는 대상자를 그 항목이 얼마나 잘 측정하고 있는지를 나타낸다. 외적합도는 그 항목의 난이도보다 훨씬 뛰어나거나 낮은 능력을 보이는 대상자를 얼마나 잘 측정하는지를 나타낸다. 예를 들어 '서기(standing)'를 측정하는 항목의 경우 내적합도는 서기를 배운 아동을 얼마나 잘 측정하는 지를 나타내며 외적합도는 서는 능력에 훨씬 못 미치는 상태에 있는 뒤집기를 배우는 아동을 또는 서는 능력보다 상당히 뛰어난 점프능력을 배우는 아동을 얼마나 잘 측정하는지를 나타낸다. 또한 MNSQ를 기대 평균치가 0이고 표준편차가 1이 되도록 표준화시킨 ZSTD(Mean-Square Statistic Standardized)는 2.0 이상이면 문제가 있다고 해석한다. 일반적으로 조사연구(survey)나 리커트 척도의 경우 부적합한 항목(misfit item)의 기준은 각 항목의 내적합지수의 평균자승잔차(mean square residual, MNSQ) 값이 0.6보다 작거나 1.4보다 큰 동시에 Z-값이 -2보다 작거나 2보다 큰 경우로 한다. Winsteps프로그램에서는 infit 또는 outfit 값이 0.5~1.5인 경우 생산성 있는 측정(productive measurement)이라고 간주한다. 부적합한 대상자(misfit person)를 판정하는 기준은 대상자의 내적합지수의 평균자승잔차 값이 -2보다 작거나 2보다 큰 동시에 Z-값이 -2보다 작거나 2보다 큰 경우로 한다.

대상자 신뢰도(person reliability)는 대상자가 항목을 난이도에 따라 얼마나 명확하게 구분해 낼 수 있는지를 보여주는 척도로 0.8 이하이면 대상자가 일관성 없게 응답했을 가능성이 있다. 항목 신뢰도(item reliability)는 측정하고자 하는 변수에서 대상자 또는 대상자의 능력을 얼마나 잘 구별해 내는가를 나타낸다. 이는 크론바하 알파(Cronbach alpha)처럼 0.8 이상이면 적절하다고 판단한다. 항목분리(item separation)라 함은 대상자들에 의해서 항목들이 얼마나 잘 분리되는지를 나타낸다. 분리지수(separation index)는 신뢰도가 같은 값을 나타내어 구별이 어려울 경우에 상대적인 값을 비교할 목적으로 사용된다. 이상적으로는 Rasch분석을 통해 항목들이 적어도 낮은 정도, 중간 정도, 높은 정도의 난이도를 갖도록 분리되는 것이다. 통계학적으로 보았을 때, 항목의 분포 정도는 측정

오류(measurement error)나 신뢰도와 관련이 있다. 즉 척도의 신뢰도가 높을수록 항목이나 대상자의 점수는 참값을 나타낸다.

다국면 Rasch모형(many-faceted Rasch model)은 문항반응이론에 기초한 1-모수 모형을 확장한 것으로 항목의 난이도, 대상자의 기능수준, 평가자의 관대함 정도를 동일한 선형척도 위에 수량화시킬 수 있는 준거틀을 제공한다. 다국면 Rasch모형을 이용한 분석은 기본적으로 원점수를 통계학적으로 재조정(calibration)하며 보다 공정한 평가결과를 제공한다는 것 외에도 각 변수의 타당도와 신뢰도를 구체적으로 검토할 수 있는 자료를 제공한다. 이 모형은 평가자 변수와 응답자 변수 그리고 항목별로 적합통계량(fit statistics)과 표준오차를 제시함으로써 변수별 내적 타당도와 신뢰도를 검증할 수 있다.

Linacre(1993)는 문항반응이론 가운데 대상자의 능력과 과제(항목)의 난이도만으로 대상자의 과제(항목) 수행정도를 확률적으로 추정하는 Rasch이론의 기본 모형을 확장시켜 기본 공식에 평가자의 엄격한 정도를 포함시킴으로써 대상자의 능력모수치를 추정해 낼 수 있는 다국면 Rasch모형을 개발하였다. 다분(polytomous) 형태의 응답 문항일 경우 적용이 가능한 평정척도모형(rating scale model, Andrich, 1978)이나 부분점수모형(partial credit model, Masters, 1982)이 대상자의 능력과 항목의 난이도에만 관심을 둔 반면, 다국면 Rasch모형은 이에 더하여 평가자(judge, rater, grader)에 관심을 두었다. 이와 같이 평가자의 엄격성(judge severity) 모수를 추가한 것이 특징이다. 다국면 Rasch모형을 적용하기 위해 개발된 FACETS 프로그램(Linacre, 1988)은 항목에 대한 적합도 검정과 평가자간 엄격성에 대한 정보를 제공해주며, 각 대상자의 개별 능력 추정이 가능하다.

평가자간 신뢰도의 문제는 FACETS 프로그램에서 제공하는 분리신뢰도(reliability for separation)에 의해 설명될 수 있다. 분리신뢰도는 평가자간의 차이가 분리될 수 있는 정도를 나타내며, χ^2 검정결과를 제공해주기 때문에 통계적으로 유의한지 검증해 볼 수 있다. 분리신뢰도가 높을수록 평가자간 엄격성의 차이가 있다는 것을 의미한다. 따라서 (1-분리신뢰도) 값은 평가자간 일치도를 나타낸다고 할 수 있다. 그리고 FACETS 프로그램에서 평가자 적합도 지수가 제공되는데, 일반적으로 적합도 지수가 0.6에서 1.5의 범위에 있을 때 타당하고 신뢰할 만한 채점이 이루어졌다고 판정한다. 적합도 지수가 1.5보다 크면, 채점자가 지나치게 관대하거나 엄격하게 점수를 주었음을 의미하고, 0.6보다 작은 경우는 채점자가 대부분 비슷한 점수를 주었음을 의미한다.

다국면 Rasch모형에서 로짓이 높은 양(+)의 점수는 능력이 뛰어난 대상자, 관대한 평가자와 난이도가 높은 항목을 의미하며, 반대로 낮은 점수는 능력이 낮은 대상자, 엄격한 평가자, 난이도가 낮은 항목을 의미한다. 항목들이 대상자의 능력을 효과적으로 변별하고 있는지의 여부(대상자 분리지수)와 평가자가 난이도 수준이 다른 항목을 효과적으로 변별하고 있는지의 여부(항목 분리지수) 그리고 평가자가 대상자의 능력을 효과적으로 변별하고 있는지의 여부(평가자 분리지수)를 확인하기 위해 분리신뢰도 지수(reliability of separation statistic)를 검토한다. 분리신뢰도 지수는 관찰점수 분산에 대한 진점수(true score) 분산의 비를 나타내고 있다는 점에서 고전검사이론에 의한 신뢰도지수와 동일한 것으로 간주할 수 있다. 평가내용의 분리신뢰도 점수가 높으면 평가내용의 난이도간에는 체계적인 차이가 있다고 해석하고 평가자의 엄격성에서 분리신뢰도가 높으면 평가자의 엄격성 수준 간에는 체계적인 차이가 있다고 해석한다.

3. Rasch분석의 적용 예

1) 데이터 파일의 작성

다음은 206명의 뇌성마비아동을 대상으로 대동작 기능 평가도구(Gross Motor Function Measure, Russell 등, 2002)로 아동의 대동작 기능을 평가하여 작성한 자료이다. 대동작 기능 평가도구는 총 88항목으로 누운 자세(lying and rolling), 앉은 자세(sitting), 기기(crawling)와 무릎서기(kneeling), 서기(standing), 걷기(walking)와 뛰기(running) 및 도약(jumping)활동의 5개 영역으로 나누어 각각 17개 항목, 20개 항목, 14개 항목, 13개 항목, 24개 항목으로 구성되어 있다. 각 항목은 뇌성마비아동의 움직임을 관찰한 후에 4점 서열척도(0 = 움직임을 시작하지 않음, 1 = 움직임을 시작하지만, 기능적 활동의 10% 이내 수행, 2 = 기능적 활동의 10%에서 100% 미만으로 수행, 3 = 기능적 활동을 완벽하게 수행)로 점수를 부여한다.

데이터 파일의 예

```
001  333223233322333332002230211003000000009999999999999999  …생  략…  0
002  333333333323333333332333333312333233322333333333231023  …………… 9
003  333333333333333333333333333333333333332333333333321113  …………… 0
004  333113333332333333323333333133313322200322322200000000  …………… 0
                              ⋮
                              ⋮ 생 략
                              ⋮
204  331111033100033001001100000000000000000000000000000000  …………… 0
205  333333333332333333333333333333333333323232233992221 33  …………… 2
206  331333333100012001112100000000000000000000000000000000  …………… 0
```

* 데이터 파일을 입력하는데 사용된 반응은 "0", "1", "2", "3"이며, 이 외의 숫자로 표기된 자료는 '결측치'로 처리된다. 데이터와 컨트롤 파일의 저장은 텍스트 파일 형태 중에서 ANSI형태로 저장해야 한다. Unicode형태로 저장하면 데이터를 바르게 읽지를 못한다. 엑셀프로그램에서 텍스트 파일로 저장할 경우 csv로 저장을 하는 것이 편리하다. UltraEdit과 같은 데이터 에디터를 이용하여 파일을 편집하고 새로운 이름으로 저장할 때는 텍스트 파일로 하되 형식은 ANSI/ASCII형태로 저장해야 한다.

2) 컨트롤 파일의 작성

다음은 "GMFM2005" 데이터 파일을 라쉬분석을 하기 위해 작성된 컨트롤 파일의 예를 보여준다.

TITLE="대동작기능평가도구 2005"	← 결과표에 제시되는 제목
CODES=0123	← 데이터에 사용된 숫자
NI=88	← 항목의 수
Name1=1	← 데이터 파일에서 대상자의 이름이 시작되는 열
Namlen=3	← 결과표에 표기되는 대상자 이름의 길이
ITEM1=5	← 데이터 파일에서 첫 번째 항목이 시작되는 열은 5번째 열이라는 의미
DATA=C:₩GMFM2005.txt	← 데이터 파일의 이름과 파일 위치 경로
&END	← 컨트롤 명령의 끝

```
1 SUP; head in midline                  ← 분석하려는 1번 항목의 명칭
2 SUP; brings hands to midline          ← 분석하려는 2번 항목의 명칭
3 SUP; lifts head 45°
4 SUP; flexes R hip & knee
  :
  :
84 STD; walks up 4 steps, holding 1 rail
85 STD; walks down 4 steps, holding 1 rail
86 STD; walks up 4 steps
87 STD; walks down 4 steps
88 STD; on 6" step                      ← 분석하려는 88번 항목의 명칭
END NAMES                               ← 항목 명칭의 입력 끝
```

좀 더 복잡한 콘트롤 파일의 예를 아래에 제시하였다.

```
&INST
TITLE="PAM 0308"
PERSON=Person ; persons are ...
ITEM=Item ; items are ...
ITEM1=5 ; column of response to first item in data record
NI=13 ; number of items
NAME1=1 ; column of first character of person identifying label
NAMELEN=4 ; length of person label
XWIDE=1 ; number of columns per item response
CODES=1234 ; valid codes in data file
UIMEAN=50 ; item mean for local origin
USCALE=10 ; user scaling for logits
UDECIM=2 ; reported decimal places for user scaling
PDFILE=*
7
12
```

14
22
26
33
36
37
41
49
53
54
58
71
72
80
81
89
94
104
106
107
141
144
150
151
161
168
217
242
259
263

```
*
DIF = *
$S1W1; start in person label column 2 with a width of 1 ? 조사지역
$S2W1; start in person label column 3 with a width of 1 성별
$S3W1; start in person label column 4 with a width of 1 ? 연령별 1-40대 이하,
2 50대, 3-60대, 4-70대, 5-80대
$S4W1; start in person label column 5 with a width of 1 ? 복합장애수
*
;IDFILE=*
;3
;7
;*
&END
1
2
3
4
5
6
7
8
9
10
11
12
13
END LABELS

12424433444344334
12524444444334334
```

12424423222323223

12404434332223233

12414443342323333

11514434444443333

12414432443333333

12514433343342223

11424434443433333

41502242432223223

:

:

41414432232243322

42403322322222222

42324422442233222

42314431241123113

42414421121122112

42424422422222222

42414431312223323

42424421441122222

42423321232232222

3) 결과표의 예

(1) 항목의 난이도순으로 배열한 표

[표 18-3]은 항목의 난이도 순으로 배열한 것이다. 이 표에서 entry number는 항목의 번호를 나타내며, measure는 항목의 난이도를, infit MNSQ는 내적합지수, outfit MNSQ는 외적합지수를 나타낸다.

[표 18-3] 난이도 순으로 배열된 Winsteps 결과표

TABLE 13.1 GMFM 2005 ZOU295WS.TXT Jan 16 16:33 2012
INPUT: 206 PERSON 88 ITEM REPORTED: 206 PERSON 88 ITEM 4 CATS WINSTEPS 3.71.0.1

PERSON: REAL SEP.: 10.93 REL.: .99 ... ITEM: REAL SEP.: 17.52 REL.: 1.00

ITEM STATISTICS: MEASURE ORDER

ENTRY	TOTAL	TOTAL		MODEL	INFIT		OUTFIT		PT-MEASURE		EXACT	MATCH
NUMBER	SCORE	COUNT	MEASURE	S.E.	MNSQ	ZSTD	MNSQ	ZSTD	CORR.	EXP.	OBS%	EXP%
82*	32	203	4.88	.19	1.03	.2	.64	-.5	.45	.45	91.1	90.1
83	35	203	4.78	.18	1.11	.5	1.07	.3	.46	.47	93.1	90.1
80	50	203	4.35	.16	.35	-4.3	.10	-2.5	.62	.53	92.6	85.7
88	64	203	3.98	.15	.78	-1.2	.26	-1.7	.59	.58	87.2	85.1
81	67	203	3.95	.15	.71	-1.6	.36	-1.3	.61	.59	88.7	84.5
87	68	203	3.93	.15	.72	-1.6	.26	-1.7	.60	.59	85.7	84.4
86	83	203	3.62	.14	.90	-.5	.37	-1.3	.63	.59	83.7	82.6
58	83	203	3.62	.14	.82	-1.0	.48	-.9	.70	.63	83.7	82.8
57	84	203	3.60	.14	.72	-1.7	.47	-1.0	.71	.63	85.2	82.7
74	91	203	3.46	.14	1.01	.1	.47	-1.0	.67	.63	83.7	82.1
76	106	204	3.20	.13	.83	-1.0	.45	-1.0	.70	.68	81.9	80.1
75	110	204	3.13	.13	.76	-1.4	.43	-1.1	.71	.68	82.8	79.5
:												
:												
6	534	203	-3.14	.14	.91	-.5	2.41	2.0	.62	.60	82.8	81.5
18	537	206	-3.14	.13	.88	-.7	.86	-.1	.62	.61	81.6	81.0
14	535	203	-3.18	.14	1.47	2.5	9.90	6.9	.54	.60	81.8	81.9
9	548	204	-3.41	.14	.88	-.7	.69	-.4	.57	.57	84.8	82.7
2	564	206	-3.66	.15	.92	-.4	2.16	1.7	.54	.53	84.0	84.4
8	562	204	-3.71	.15	1.00	.1	9.90	8.7	.48	.52	85.3	85.0
22	568	206	-3.75	.15	.70	-1.7	.26	-1.6	.55	.51	86.4	84.6
10	573	205	-3.94	.16	.99	.0	9.46	5.6	.45	.48	87.8	85.9
1	582	206	-4.11	.17	.90	-.4	1.08	.3	.45	.45	87.9	87.2
21	588	206	-4.30	.18	.94	-.2	.24	-1.07	.44	.42	90.3	88.8
MEAN	325.8	203.3	.00	.13	.98	-.3	1.59	.2			79.9	78.5
S.D.	160.8	1.9	2.41	.02	.35	1.9	2.28	2.4			5.5	4.1

* 이 결과표에서는 대동작기능평가도구(GMFM)의 평가항목 번호를 나타냄

아래의 그림은 다른 자료를 이용하였을 때 나오는 결과물의 예시이다.

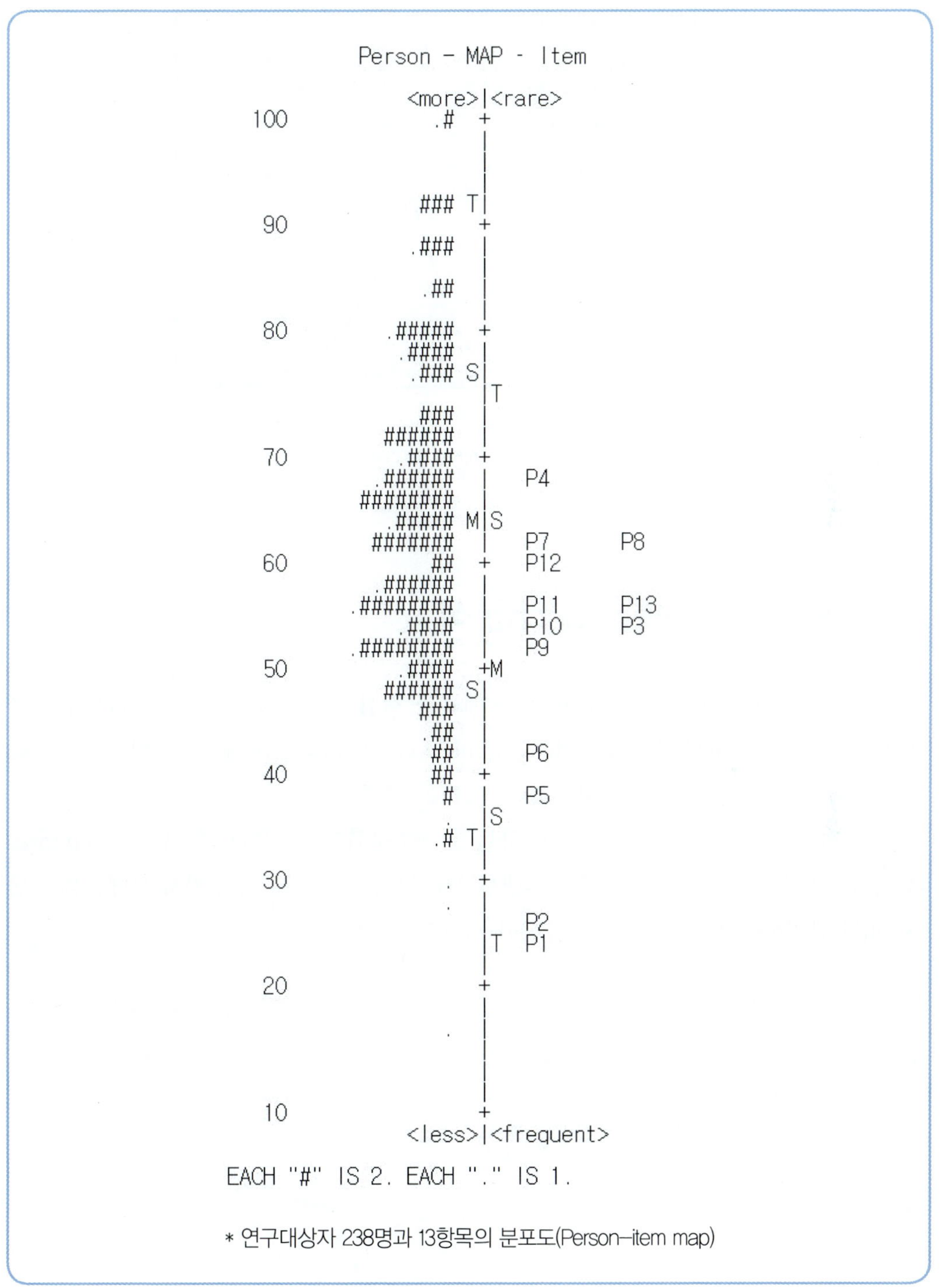

＊ 연구대상자 238명과 13항목의 분포도(Person–item map)

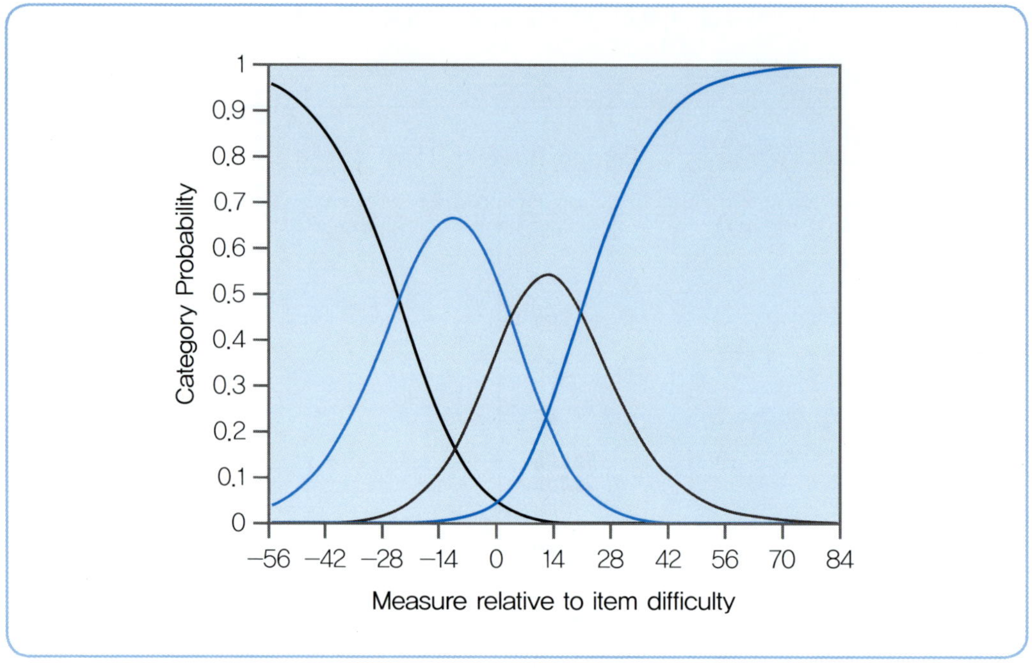

4. SPSS를 이용한 Rasch분석

SPSS 자체는 Rasch 분석을 위한 기본 메뉴를 직접 제공하지 않는다. Rasch 분석을 하려면 일반적으로 유료 소프트웨어(예: Winsteps, RUMM2030)를 사용하거나, SPSS 내에서 R 언어와의 통합 기능을 활용하여 무료로 수행할 수 있다.

라쉬분석을 위한 데이터를 준비해야 하는데 계축문화사 홈페이지에 가서 raschdata.sav파일을 다운로드 받아 SPSS에서 실행시킨다. 분석 → 척도분석에 가서 부메뉴를 보면 Rasch와 관련하여 선택할 수 있는 항목이 제시되지 않는다.

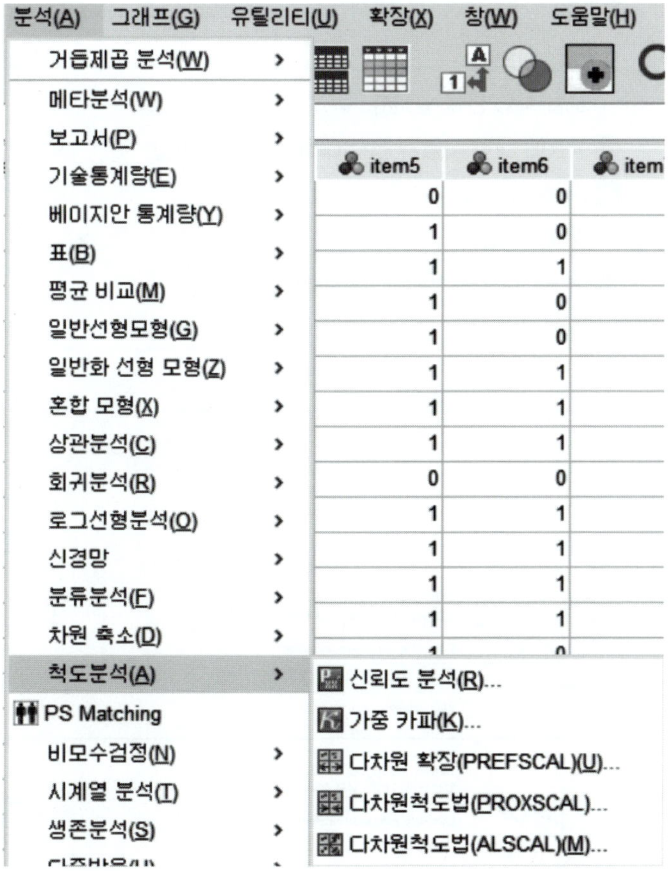

우선 자신이 사용하는 컴퓨터에 Rasch 분석에 필요한 관련 패키지를 설치해야 한다. SPSS 버전 28에서는 SPSS 메뉴에서 확장 → 확장 허브(Extension Hub)를 열고 Rasch 관련 확장 명령을 검색하여 설치한다.

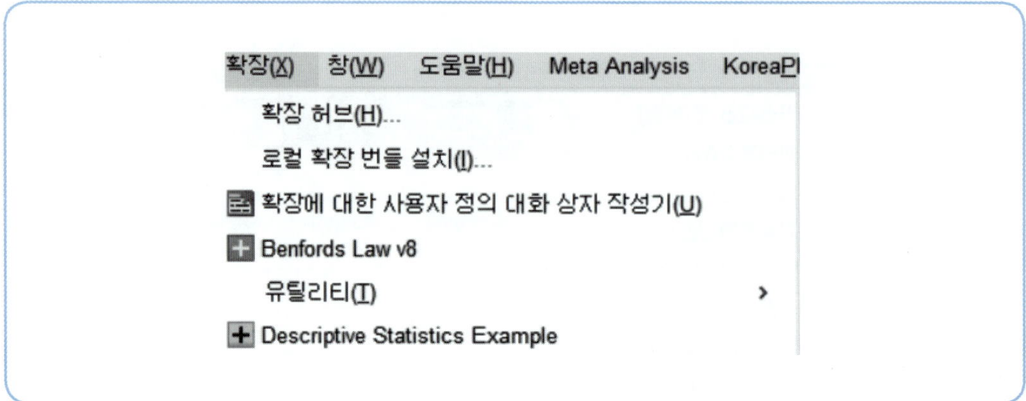

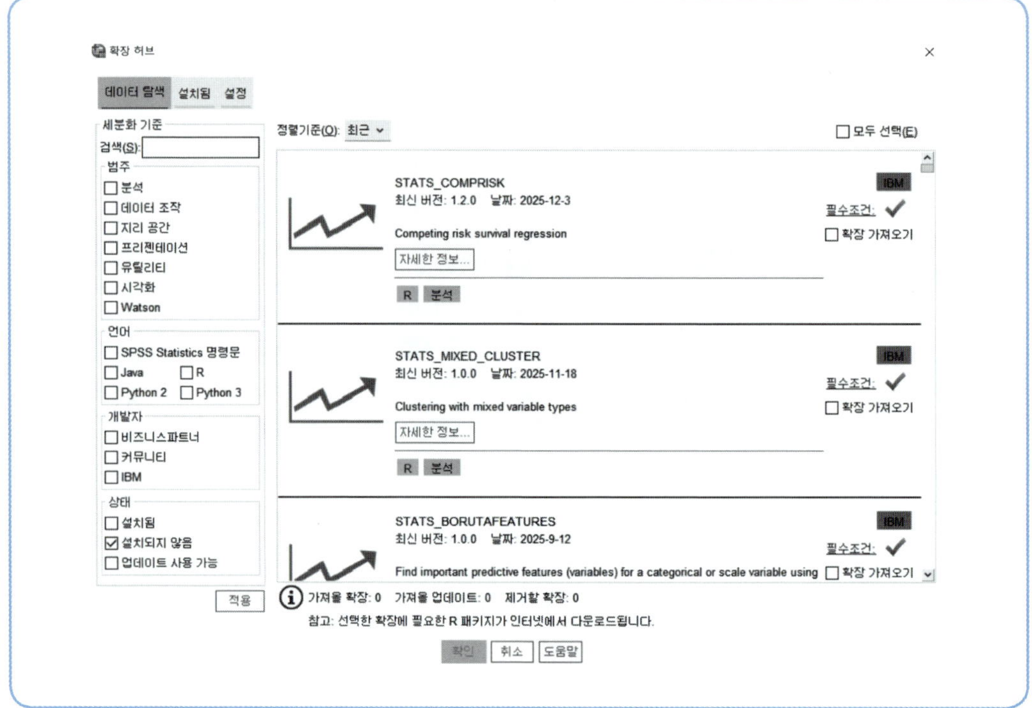

검색에 Rasch를 입력하고 적용을 클릭한다.

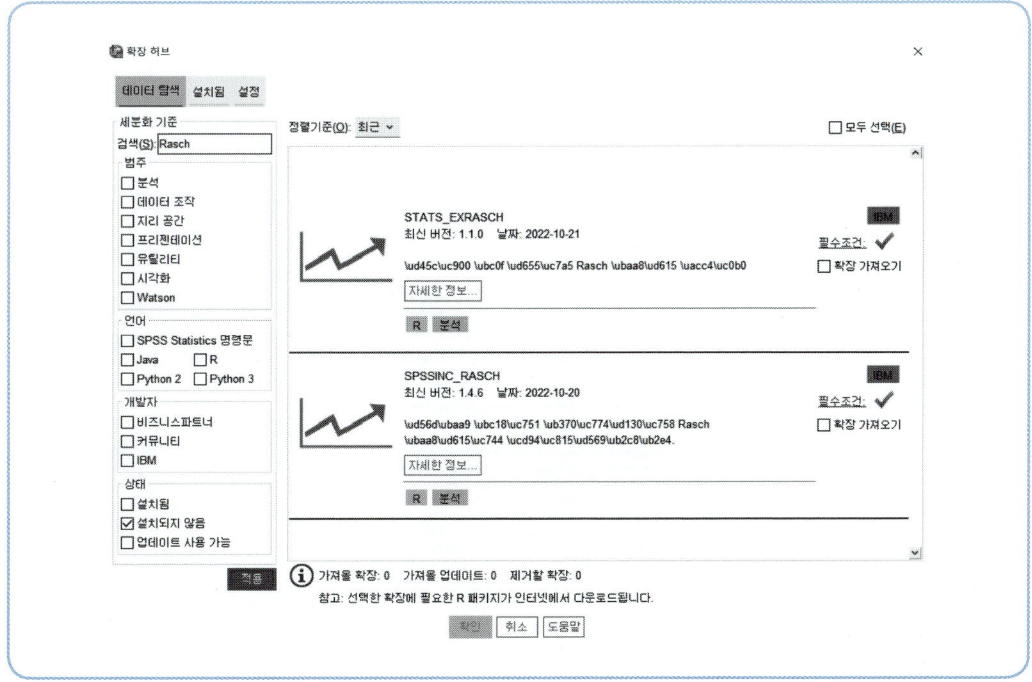

오른쪽 상단의 모두 선택에 체크하고 확인을 누른다.

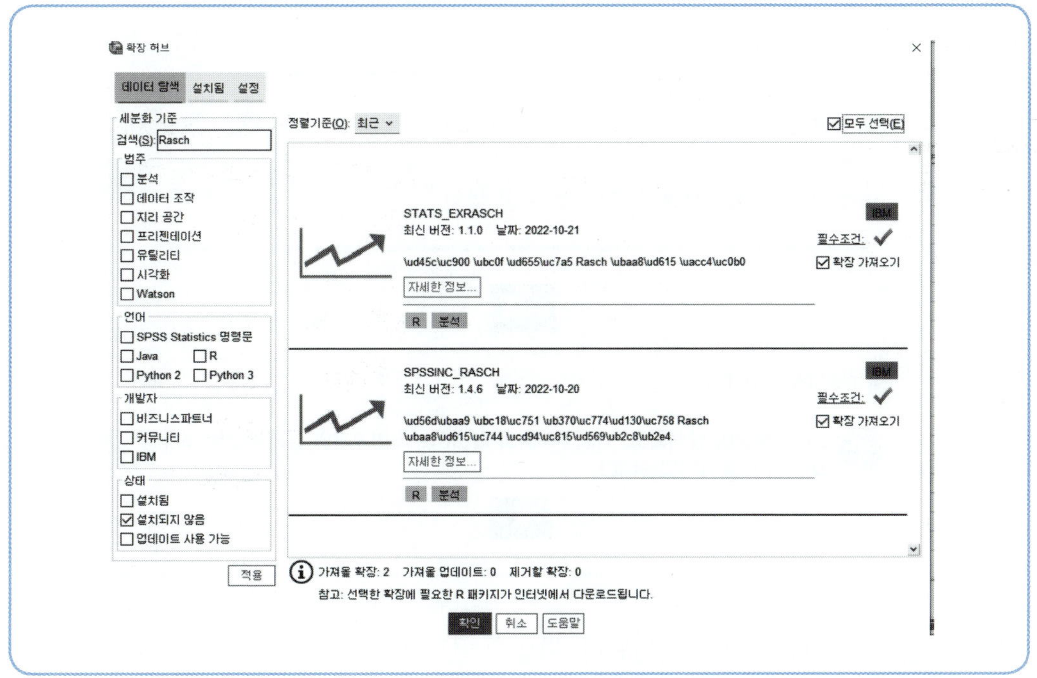

사용동의서의 조항에 동의합니다를 선택하고 마침을 클릭한다.

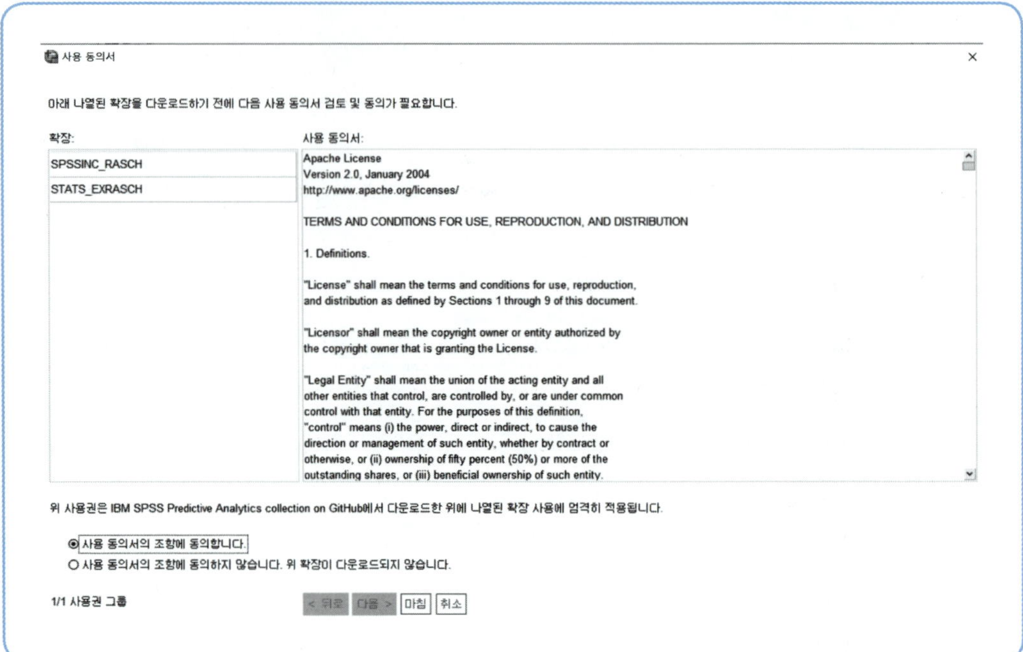

진행률 화면이 나타나며 설치가 진행된다.

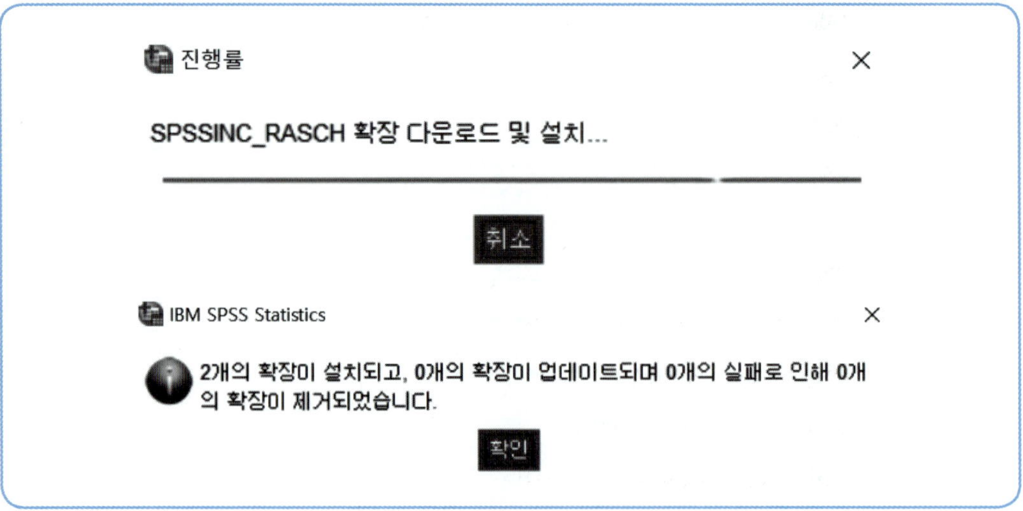

설치가 완료되었다는 화면이 나타난다. 확인을 클릭한다.

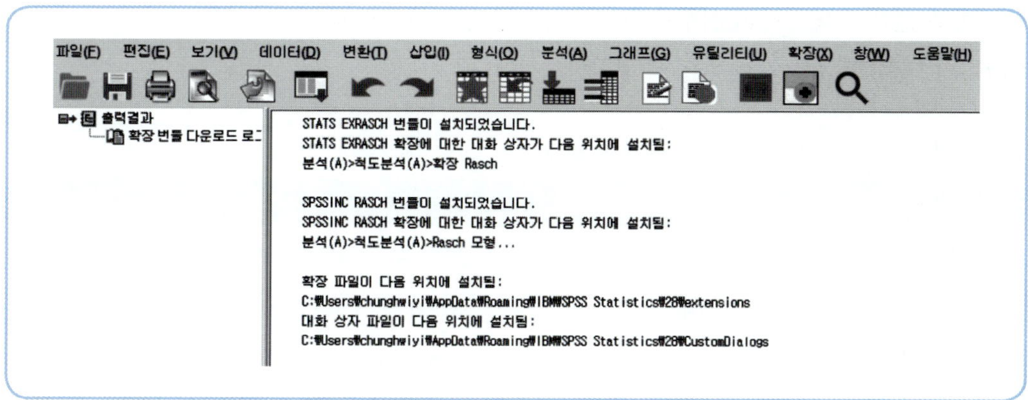

정상적으로 설치되었다는 화면이 나온다. 이제 분석 → 척도분석에 가보면 Rasch모형과 확장 Rasch 부메뉴가 나온다.

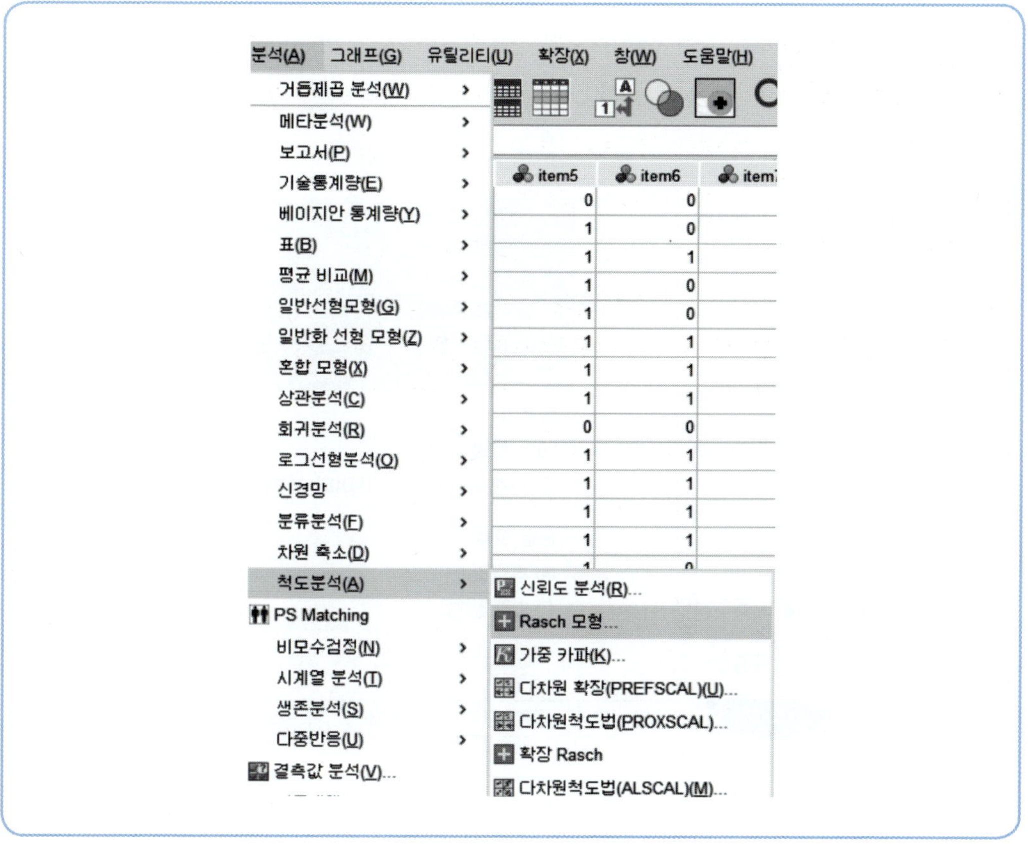

자료가 이분형 척도이면 라쉬모델을, 순서형 척도이면 확장 라쉬모델을 사용해야 하고

이분형 모델은 0과 1로, 순서형은 0, 1, 2, 3, 4 등으로 코딩되어야 한다. 코딩하는 방법은 SPSS의 변환 메뉴를 사용하여 리코딩한다.

[표 18-4] Rasch 모형과 확장 Rasch 모형 비교

특징	Rasch 모형	확장 Rasch 모형
데이터 유형	이분형(Dichotomous)	다분형/순서형(Polytomous/Ordinal)
응답 범주 수	2개(예: 0/1)	3개 이상(예: 1~5점 리커트 척도)
가정	문항 난이도만 고려	문항 난이도 및 범주 임계값 고려
SPSS 데이터 코딩	0 또는 1	0부터 시작하는 정수(예: 0, 1, 2, 3, 4)

분석 → 척도분석 → Rasch 모형을 클릭한다. 문항 1부터 문항 10까지를 클릭해서 오른쪽으로 옮긴다.

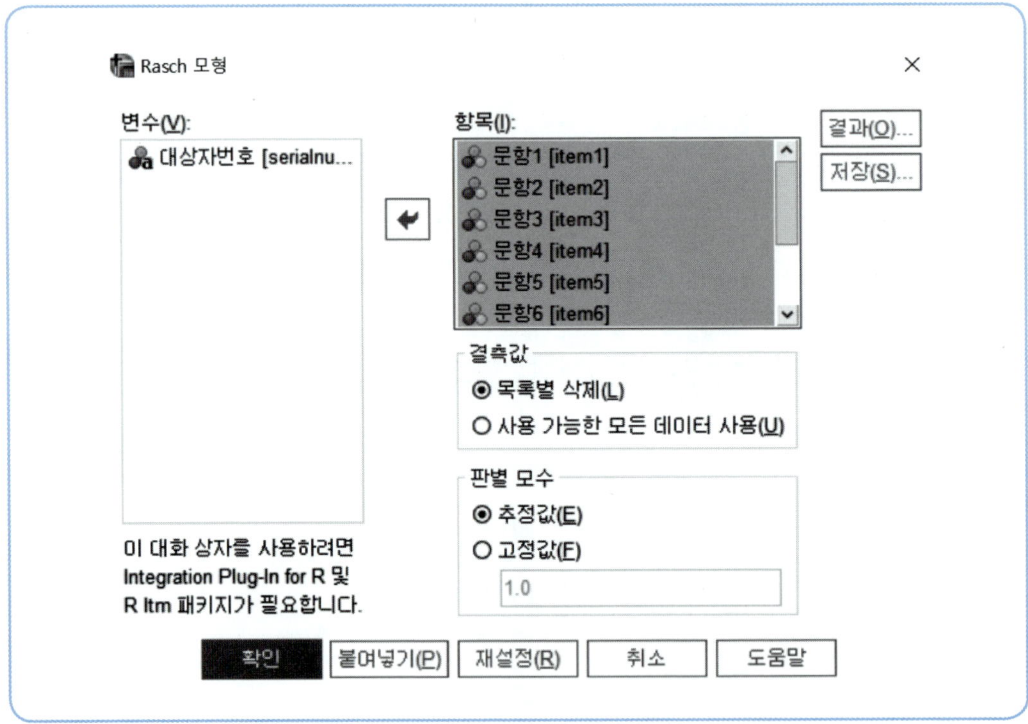

판별모수에서 고정값을 클릭한다. 1.0이 나오면 그대로 둔다. 결과를 클릭한다. 결과에 있는 항목을 모두 체크한다.

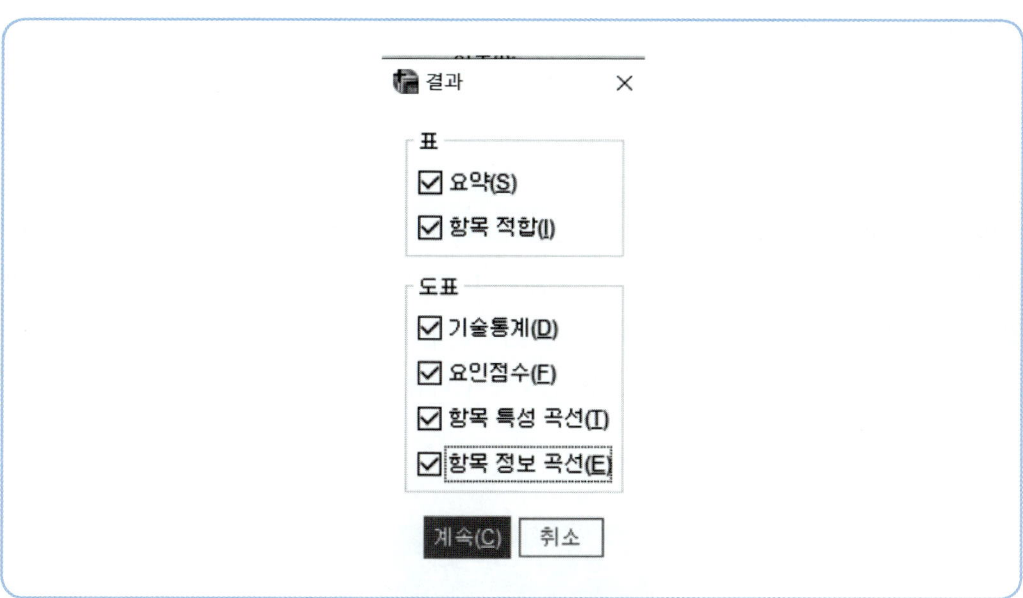

확인을 클릭한다. 결과 표와 그래프들이 제시된다.

요약

	값
Akaike 정보 기준(AIC)	972.666
베이지안 정보 기준(BIC)	1000.541

계수

	값	표준오차	Z
난이도: item1	−2.757	.354	−7.784
난이도: item2	−1.508	.259	−5.822
난이도:item3	−1.394	.254	−5.496
난이도: item4	−1.752	272	−6.444
난이도: item5	−1.956	.285	−6.873
난이도: item	−.616	.230	−2.684
난이도:item7	−3.493	.454	−7.687
난이도: item8	−1.956	.285	−6.873
난이도: item9	−2.029	.290	−7.007
난이도: item10	−2.646	.342	−7.728
판별	1.000	N A	NA

Discrimination parameter constrained to 1.0000

SPSS의 기본 메뉴에서 Rasch 모델을 실행시킬 경우, 결과 파일에서는 피험자-항목 맵(Person-Item Map, Wright Map)을 직접 그려주지 않는다. 문항적합지수, 분리지수는 제공하지만 Winsteps, RUMM2030에서 제공하는 피험자-항목 맵을 제공하지 않는 단점이 있다. 초보자의 경우 무료 소프트웨어인 Jamovi를 설치하고 snowIRT모듈을 설치하면 이분문항 라쉬모형을 수행할 수 있으며 피험자-항목 맵을 그릴 수 있다. 엑셀에 익숙한 사람이라면 Real Statistics Excel Add-in을 설치하면 RASCH_FIT, RASCH_P 함수를 이용하여 피험자-항목 맵을 그릴 수 있다. R프로그램을 잘 쓰는 사람이라면 eRm, sirt, TAM, autoRasch패키지를 설치하여 피험자-항목 맵을 구할 수 있다.

참고문헌

홍세희. 문항반응 이론과 요인분석을 이용한 척도개발 및 타당화. 99년도 임상심리학회 3차 워크샵 자료집. 1999.

Ahn YH, Yi CH, Ham OK, Kim BJ. Psychometric Properties of the Korean Version of the "Patient Activation Measure 13" (PAM13-K) in Patients With Osteoarthritis. *Evaluation & the Health Professions.* 2015;38:255-264.

Avery LM, Russell DJ, Raina PS, Walter SD, Rosenbaum PL. Rasch analysis of the Gross Motor Function Measure:validating the assumptions of the Rasch model to create an interval-level measure. *Arch Phys Med Rehabil.* 2003; 84:697-705.

Campbell SK, Kolobe TH, Osten ET, Lenke M, Girolami GL. Construct validity of the test of infant motor performance. *Phys Ther.* 1995;75:585-596.

Duncan PW, bode RK, Min Lai S, Perera S. Rasch analysis of a new stroke-specific outcome scale: the Stroke Impact Scale. *Arch Phys Med Rehabil.* 2003;84:950-963.

Fisher AG. The assessment of IADL motor skills:An application of many-faceted Rasch analysis. *Am J Occup Ther.* 1993;47:319-329.

Fisher AG, Liu Y, Velozo CA, Pan AW. Cross-Cultural assessment of process skills.

Am J Occup Ther. 1992;46:876–885.

Fisher WP. Measurement–Related problems in functional assessment. *Am J Occup Ther.* 1993;47:331–338.

Haley SM, McHorney CA, Ware JE. Evaluation of the MOS SF–36 Physical Functioning Scale(PF–10):I. Unidimensionality and reproducibility of the Rasch Item Scale. *J Clin Epidemiol.* 1994;47:671–684.

Heinemann AW, Harvey RL, McGuire JR, et al. Measurement properties of the NIH Stroke Scale during acute rehabilitation. *Stroke.* 1997;28:1174–1180.

Lunz ME, Stahl JA. The effect of rater severity on person ability measure:A Rasch model analysis. *Am J Occup Ther.* 1993;47:311–317.

Page SJ, Shawaryn MA, Cernich AC, Linacre JM. Scaling of the revised Oswestry low back pain questionnaire. *Arch Phys Med Rehabil.* 2002;83:1579–1584.

Ryd JL, Rheault W. Rasch analysis of the Dizziness Handicap Inventory. *J Rehabil Outcomes Meas.* 1998;2:17–24.

Silverstein B, Fisher WP, Kilgore KM, Harley JP, Harvey RF. Applying psychometric criteria to functional assessment in medical rehabilitation:II. Defining interval measures. *Arch Phys Med Rehabil.* 1992;73:507–518.

Thomee R, Grimby G, Wright BD, Linacre JM, Rasch analysis of Visual Analog Scale measurements before and after treatment of patellofemoral pain syndrome in women. *Scand J Rehabil Med.* 1995;27:145–151.

제 19 장

신뢰도 평가방법

1. 측정의 표준오차와 최소감지변화값
2. 피어슨 상관계수와 급내 상관계수
3. 일치율 한계
4. 카파지수

RESEARCH
METHODOLOGY

제 19 장

신뢰도 평가방법

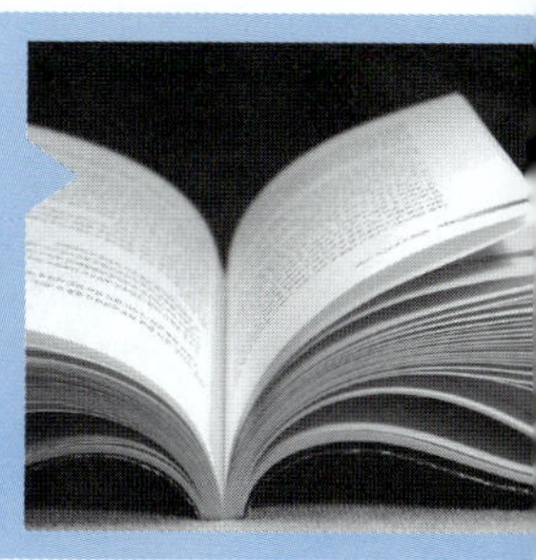

1. 측정의 표준오차와 최소감지변화값

개개의 관찰값들은 참값(true score)과 측정오류(measurement error)가 합쳐진 값이다. 측정오류는 측정하는 과정에서 일어날 수도 있고 부주의, 피로, 부정확 등으로 인해 생길 수 있다. 측정기구(measurement instruments)를 사용하거나 평가도구(outcome measurements)를 사용할 때 오류가 나타날 가능성은 다양하다. 다른 오류들, 예를 들어 모호한 지시사항, 모호한 점수의 해석으로 인해 생길 수 있는 오류들은 도구의 개발이나 설계단계에서 연구자가 흔히 통제하려고 노력을 한다. 그렇지만 여전히 관찰값에는 연구자가 통제할 수 없는 측정오류값들이 포함되어 있다. 신뢰도는 있거나 없다라고 단정적으로 표현하기 보다는 신뢰도의 연속선상에서 어느 위치에 있는가 즉, 낮다 혹은 높다라고 표현하는 것이 바람직하다.

신뢰도는 상대신뢰도(relative reliability)와 절대신뢰도(absolute reliability)로 나눌 수 있다. 상대신뢰도는 측정자간 신뢰도, 측정자내 신뢰도, 내적 일치도가 포함된다. 절대신뢰도는 측정의 표준오차(standard error of the measurement, SEM)가 해당되며 원래 도구가 사용하였던 측정 단위를 사용하여 표현된다.

신뢰도를 다음과 같이 표로 요약하였다.

[표 19-1] 측정에서의 신뢰도 요약

속성	정의	의미	통계표시
상대신뢰도-군간(inter-), 군내(intra-)	평가자들 또는 두 시점간의 일치도	평가도구의 문항에 존재하는 확률(random) 오차의 정도를 의미	Bland-Altman방법, % 일치도, 카파지수, 가중 카파지수, 급간내상관계수
절대신뢰도	원측정값의 단위로 표현된 신뢰도	측정오차 이상의 변화 정도	최소감지변화값-90%, 95% 신뢰수준 표기 가능
내적 일치도	한 시점에서 측정한 측정값들, 측정값들의 동질성(homogeneity)을 의미	개별 평가문항 점수와 전체 문항 점수합과의 상관성	크론바하(Cronbach) 알파

측정의 표준오차(SEM)는 반응 안정성(response stability)을 평가하는 신뢰성 측정방법이다. 측정의 표준오차(SEM)는 일련의 반복적으로 측정된 점수에서 표준오차(standard error)를 추정하는 것이다. 측정의 표준오차를 구하는 공식은 여러 가지가 있는데 그 중의 한 예는 다음과 같다.

$$\text{SEM} = \text{첫 번째 시점에 측정값들의 표준편차} \times \sqrt{1-\text{ICC}}$$

ICC: 급내 상관계수(intraclass correlation coefficient)

측정의 표준오차를 해석하는 방법은 참값이 관측된 점수의 평균을 중심으로 ±1 SEM 범위 안에 있을 가능성은 68%라는 의미이다.

측정의 표준오차(SEM)를 구하는 다양한 공식을 [표 19-2]에 제시하였다.

측정의 표준오차는 최소감지변화값(minimal detectable change, MDC)을 계산하는데 사용된다. 최소감지변화값(MDC)의 의미는 어떤 측정도구에서 점수의 변화가 일어났을 때 단순히 측정의 오류 때문에 생긴 변화가 아니라 피험자 개인에게서 생긴 변화라고 간주할 수 있는 최소한의 점수변화량이다. 최소감지변화값(MDC)은 90% 신뢰수준, 95% 신뢰수준으로 논문에 표시된다. 최소감지변화값(MDC)을 추정하려면 대상자들을 두 시점에서 측정해야 하며 이 시점은 대상자들의 성적(performance)이 실제로 변화가 없다고 간주될 수 있을 정도로 가까운 두 시점에 측정되어야 한다.

[표 19-2] 측정의 표준오차(SEM)를 계산하는 방법

방법	설계	결과	공식
방법 1	두 개의 시점에서 검사, 두 시점의 데이터가 동일한 분산을 갖고 있을 때	표준편차(SD), 피어슨 상관계수(r)	$s\sqrt{1-r}$
방법2A	두 개의 시점에서 검사	상대신뢰도를 계산하기 위해서 일방향 분산분석을 하고 분산분석표에서 개체내 평균평방(mean squares)을 이용	$\sqrt{MSW}$
방법2B	두 개의 시점에서 검사를 했지만 무작위 블록의 설계인 경우(randomized block format)	상대신뢰도를 구하기 위해서 일방향 분산분석을 하고 분산분석표에서 평균평방 오차항(mean squares error term)을 이용	$\sqrt{MSE}$
방법 3	두 개의 시점에서 검사	두 시점에서 측정된 점수들의 표준편차(SD)를 추정	$SD/\sqrt{2}$

최소감지변화값(MDC)은 대상자에게서 실제로 능력의 변화가 상당히 일어났을 때 측정도구에 의해 감지될 수 있는 최소한의 변화량을 통계학적으로 추정한 값이며, 측정오류에 의한 결과가 아니라고 확신할 수 있는 최소한의 점수변화량이라고 표현할 수 있다.

재활분야 학술지에서 흔히 사용하는 95% 신뢰구간에 근거한 최소감지변화값(MDC)을 추정하는 공식은 다음과 같다.

$$MDC_{95} = 1.96 \times SEM \times \sqrt{2}$$

예를 들어 목장애지수(Neck Disability Index)에서 MDC90은 5점으로 알려져 있다(Stratford 등, 1999). 버그균형 척도에 대한 MDC95는 6.9점이고 MDC90은 5.8점이다(Stevenson, 2001). 최소감지변화값(MDC)은 대상자가 얻은 총점이 어느 구간에 있느냐에 따라 구간별로 최소감지변화값(MDC)이 다를 수 있다.

참고로 최소한 임상에서 중요한 차이(minimally clinically important difference, MCID)는 환자나 임상가가 느끼기에 중요하다고 생각할 수 있는 최소한의 측정값 변화량을 의미한다.

예를 들어 통증 척도에서 MDC는 ±2점 이상 정도의 변화가 있어야 측정 오차 범위를 넘은 것으로 해석하고 MCID에서는 환자가 "통증이 유의미하게 변했다"고 느끼는 최소 변

화가 ±3점일 수 있다는 의미이다.

* Stratford PW, Riddle DL, Binkley JM, et al. Using the Neck Disability Index to make decisions concerning individual patients. Physiother Can. 1999;Spring: 107–112, 119.
* Stevenson, TJ. Detecting change in patients with stroke using the Berg Balance Scale. Aust J Physiother. 2001;47:29–38.

2. 피어슨 상관계수와 급내 상관계수

신뢰도를 평가하는 방법에는 검사-재검사 신뢰도, 평가자 신뢰도, 평행검사법(Parallel-forms reliability, 예, 수동으로 관절각도를 측정할 때 측각기로 잰 것과 눈짐작으로 잰 것을 비교), 피어슨 상관계수(Pearson product moment correlation coefficient), 스피어맨 순위 상관계수(Spearman rank correlation coefficient), 내적 일치도(internal consistency) 등이 있다.

이러한 상관계수들은 자료 안에서의 공분산(covariance, 공변량) 또는 순위(rank order)를 반영한 것이다. 흔히 상관계수가 높으면 신뢰도도 높은 것으로 판단한다. 그러나 이러한 접근법에는 문제가 있다.

첫째, 상관계수가 일치도(agreement)를 나타내는 것은 아니다.

둘째, 피어슨 상관계수는 두 개의 변수간 관계만을 나타내 줄 뿐 두 개 이상의 관계를 동시에 표현하지는 못한다.

셋째, 피어슨 상관계수에서는 오차(error)로 인한 분산(variance)이 포함되어 있는데, 이러한 오차를 제거한 상태의 상관계수가 아니라는 점에서 진정한 의미의 신뢰도계수라고 할 수 없다는 점이다. 차라리 상관계수 r값보다는 상관계수 r의 제곱을 한 것(결정계수, coefficient of determination), 예를 들어 상관계수 $r = .66$일 경우 결정계수는 $r^2 = .43$을 사용하는 것이 더 정확하다고 할 수 있다. 결정계수는 한 측정에서의 변동을 두 번째 측정의 변동이 얼마나 설명해 주는가를 나타내 주는 계수이기 때문이다.

이미 앞에서 언급하였듯이 피어슨 상관계수는 두 군의 점수가 일치하는 정도를 보여주는 것이 아니라 동시에 변하는 정도만을 나타내 줄 뿐이다. 우선 피어슨 상관계수를 이용하여 신뢰도 r을 구하는 방법을 소개하겠다. SPSS에서 다음과 같이 데이터를 입력한다.

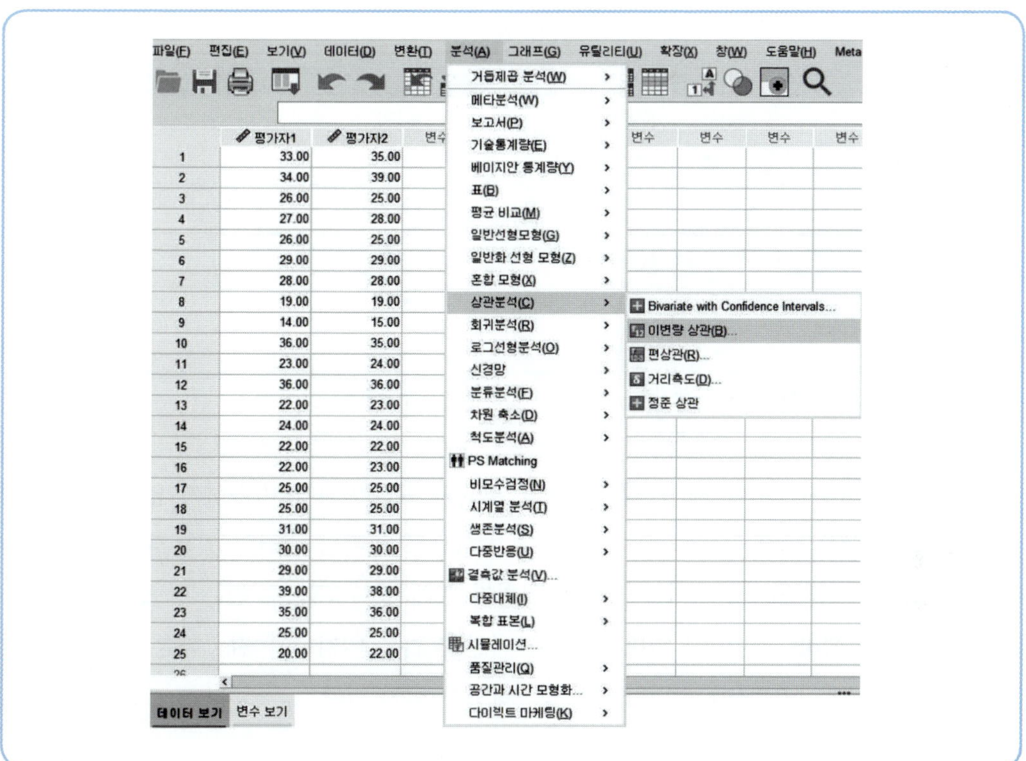

분석 → 상관분석 → 이변량 상관을 클릭한다.

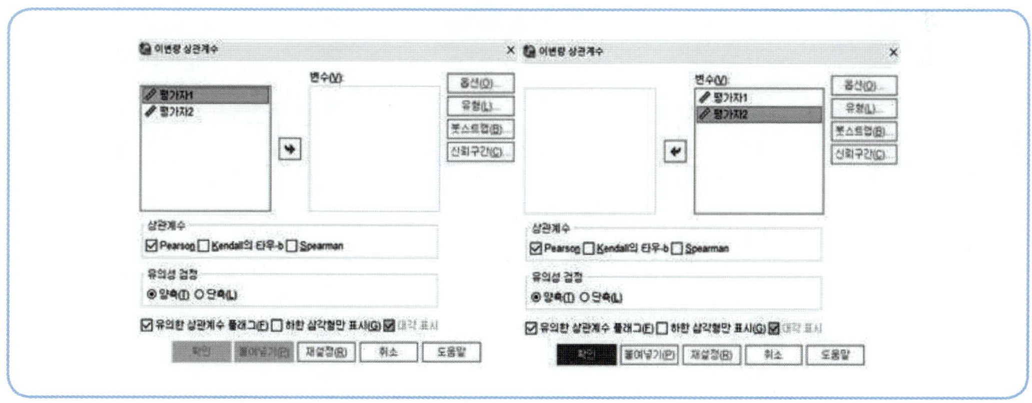

변수 칸으로 평가자 1 변수와 평가자 2 변수를 옮긴다.

확인을 클릭한다.

다음의 결과가 나온다.

상관계수

		평가자 1	평가자 2
평가자 1	Pearson 상관계수	1	.979**
	유의확률(양쪽)		<.001
	N	25	25
평가자 2	Pearson 상관계수	.979**	1
	유의확률(양쪽)	<.001	
	N	25	25

**상관계수는 0.01 수준(양쪽)에서 유의합니다.

피어슨 상관계수를 구할 때 만일 두 군의 평균과 표준편차가 비슷하지 않다면 여기서 나온 상관계수 r은 단지 두 군의 점수가 같은 방식으로 얼마나 변하고 있는지만 보여줄 뿐이다(표 19–1, 그림 19–1). 이러한 점을 해결하기 위해서 사용할 수 있는 방법은 상관분석과 t–검정을 병행하는 방법이 있다. 그러나 이런 방법은 일치도를 검증하는 방법은 되지만 한 가지 지표로 신뢰도를 설명하기에는 번거로운 점이 있다.

[표 19-1] 2명의 평가자가 측정한 2개의 자료(예)

대상자	자료 A		자료 B	
	평가자 1	평가자 2	평가자 1	평가자 2
1	10	10	10	20
2	20	20	20	40
3	30	30	30	60
4	40	40	40	80
5	50	50	50	100
6	60	60	60	120
7	70	70	70	140
8	80	80	80	160
9	90	90	90	180
10	100	100	100	200
	r = 1		r = 1	

* 두 자료의 상관계수 r은 모두 1이다.

그리고 측정값들이 일관성이 있기는 하지만 통계학적으로 유의미하게 첫 번째 측정값들과 두 번째 측정값들이 차이가 있는 경우, 아니면 상관정도를 나타내는 r값은 낮게 나왔는데 첫 번째 측정값들과 두 번째 측정값들 간에는 차이가 없는 경우 등이 생기면 이러한 결과를 어떻게 해석할 것인가? 하는 문제가 생긴다. 따라서 상관성을 나타내는 하나의 지수가 있으면 편할 것이라는 생각을 갖게 한다. 이러한 문제를 해결하기 위한 방법으로 급내 상관계수(intraclass correlation coefficient)를 사용한다. 급내 상관계수를 나타내는 ICC는 주로 신뢰도를 검정하기 위해서 사용되며 계산방법은 주로 분산분석에서 나온 결과치들을 이용한다.

이러한 자료를 그래프로 표시하면 [그림 19-1]과 같다.

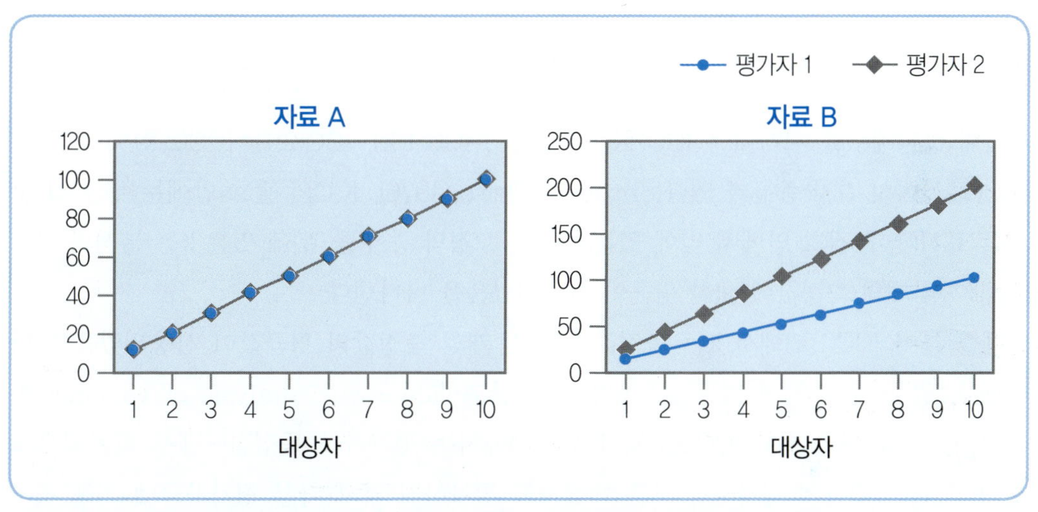

[그림 19-1] 상관계수가 같더라도 두 측정자간 일치도는 다를 수 있음을 보여주는 그림

[그림 19-1]과 [표 19-2]는 상관계수는 같게 나와도 평가자들 간의 일치도인 급내 상관계수는 달라질 수 있음을 보여준다.

통계학적으로 급내 상관계수는 몇 가지 장점을 갖고 있다. 첫째, 2명 이상의 평가자들간 일치도를 한 개의 지수로 표현할 수 있다는 점, 둘째, 각각의 대상자에 대하여 똑같은 수의 평가자가 반드시 필요하지 않다는 점에서 임상에서 유용하다. 셋째, 비록 급내 상관계수가 등간척도 이상의 수준에서 측정된 경우에 사용되도록 개발되었지만 측정값들간에 등간격이 가정된다면 서열척도에서도 적용할 수 있다는 점이다.

[표 19-2] 급내 상관계수를 이용하였을 때의 변동(variance components)

	평균평방(Mean Square)	급내 상관계수
자료 A		
대상자	1,833	1.00
평가자	0	
대상자 by 평가자	0	
자료 B		
대상자	4,125	0.49
평가자	15,125	
대상자 by 평가자	458	

급내 상관계수를 나타내는 ICC에는 ICC(1,1), ICC(1,k), ICC(2,1), ICC(2,k), ICC(3,1), ICC(3,k) 여섯 가지 종류가 있다(Shrout와 Fleiss, 1976). ICC의 괄호 안에는 두 가지 숫자를 표시한다. 괄호 안에서 앞에 있는 수치는 모형의 종류를, 뒤에 있는 k는 분석의 단위로서 여러 개의 측정값에 대한 평균이 사용되었음을 나타낸다.

예를 들어 ICC(1,k)에서 k는 측정값으로 몇 개의 측정값의 평균값이 사용되었음을 나타낸다. 괄호 안의 앞에 있는 1은 일방향 분산분석(one-way analysis of variance)이 사용되었음을 나타낸다. ICC(1,1)과 ICC(1,k)에서는 평가자가 특정집단에서 확률적으로 선택되었지만 각각의 평가자가 모든 대상자를 평가하지 않고 다른 평가자들에 의해 평가된 경우에 사용된다. 즉, 각각의 대상자를 평가하는 평가자가 확률적으로 선택되었음을 의미한다. 임상적으로 볼 때 ICC(1,1)나 ICC(1,k)모형은 사용의 가능성이 적다. 임상적인 면에서 일반화의 가능성을 고려한다면 ICC(2,1)의 사용이 적합하다. ICC(2,k)나 ICC(3,k)는 이원분산분석(two-way ANOVA)이 사용된 것을 나타내며 ICC(2,k)는 평가자가 확률적으로(randomly) 선택되었음을 나타낸다. 따라서 나타난 결과는 그 평가자가 속한 모집단에 적용되어 일반화될 수 있다.

ICC(3,k)는 평가자가 고정된(fixed) 것을 나타낸다. 따라서 평가자가 한 명이나 단지 k명의 평가자가 고정된 것을 나타내므로 그 평가자들 간의 일치도만을 나타낼 뿐이고 일반화하여 사용할 수 없다. ICC의 괄호 안에 있는 숫자 중에서 뒤에 있는 1이라는 숫자는 평균값이 아니라 단일측정된 값이 사용되었음을 나타낸다. 흔히 사용되는 ICC는 ICC(2,1)이다. 왜냐하면 대부분 다른 평가자가 그 평가도구를 사용할 때 신뢰도를 알기 원하기 때문이다. ICC의 모형별 계산하는 공식이 각각 다르다.

bms = between target mean square

wms = within target mean square

jms = mean square for judges (raters)

k = number of judges

bms = ss/df for targets

msw = ((ems × edf) + (jms × jdf)) / (edf+jdf)

wms = msw

jms = ss/df for judges (raters)

ICC(1,1) = (bms−wms) / (bms+(k−1)×wms)

ICC(2,1) = (bms−ems) / ((bms)+((k−1)×ems) + ((k×(jms−ems))/n))

ICC(3,1) = (bms−ems) / (bms+((k−1)×ems))

ICC(1,k) = (bms−wms) / bms

ICC(2,k) = (bms−ems) / (bms)+((jms−ems)/n))

ICC(3,k) = (bms−ems) / bms

ICC값의 범위는 0~+1 사이에 있다. 일반적으로 ICC값이 0.5 미만이면 불량(poor), 0.50~0.75 미만이면 보통(moderate), 0.75~0.90 미만이면 양호(good), 0.90 이상이면 우수(excellent) 신뢰도라고 한다. 이런 것들은 하나의 참고용일 뿐이고 절대적인 기준은 아니다. 신뢰도수치의 판단은 각각의 연구맥락에서 검토되어야 할 것이다.

같은 자료를 갖고 ICC(1,1), ICC(2,1), ICC(3,1)로 분석을 해보면 ICC(1,1) 값이 ICC(2,1)이나 ICC(3,1) 값보다 낮은 값을 나타내며, 대부분의 경우 ICC(2,1) 값이 ICC(3,1) 값보다 낮은 값을 나타낸다. ICC값은 반복측정자료의 경우에 측정자 내 신뢰도를 구하는 방법으로도 사용된다. 이 때 ICC(1,k)에서 k는 측정자를 나타내는 것이 아니고 시간(측정한 횟수)을 나타낸다.

ICC(2,1)은 주로 Two-way random effects model에서 계산된다. 공식은 아래와 같다.

$$ICC(2,1) = \frac{BMS - EMS}{BMS + (k-1)EMS + k(JMS - EMS)/n}$$

k = number of raters or investigators

n = number of subjects

BMS = between subjects mean squared

JMS = Between judges (raters) mean squared (within subjects)

EMS = Error or residual mean squared

[표 19-3]은 가상의 자료로서 6명의 대상자를 4명의 평가자가 각각 측정한 것이다. 즉, 대상자 명단 중 A에 대하여 평가자 1은 2로, 평가자 2는 4로, 평가자 3은 3으로, 평가자 4는 3으로 평가하였음을 나타낸다. 연구자는 평가자 4명간의 일치도가 어느 정도인가를 알기 원한다. 이때 분산분석을 할 수 있고 분산분석의 결과는 아래에 제시되어 있다.

[표 19-3] 급내 상관계수 자료

대상자 명단	평가자 1	평가자 2	평가자 3	평가자 4
A	2	4	3	3
B	5	7	5	6
C	1	3	1	2
D	7	9	9	8
E	2	4	6	1
F	6	8	8	4

분산분석 결과표

분산분석

		평방합	자유도	평균평방	F	유의확률
사람간		122.500	5	24.500		
사람내	항목간	17.500	3	5.833	4.730	.016
	잔차	18.500	15	1.233		
	합계	36.000	18	2.000		
합계		158.500	23	6.891		

총평균=4.7500

분산분석 결과표를 이용하여 위의 ICC를 구하는 공식에 대입하여 급내 상관계수를 구하면 된다. 이번에는 위에 있는 가상의 자료를 SPSS 프로그램을 이용하여 급내 상관계수를 구하는 방법을 알아보자. SPSS 프로그램을 실행시키고 분석 → 척도 → 신뢰도분석을 클릭한다. 여기서 사용할 변수들을 선택하고 오른쪽의 항목 칸으로 옮긴다. 오른쪽 위에 있는 통계량을 클릭한다. 왼쪽 아래에 있는 급내 상관계수에 체크표시를 한다. ICC(2,1)을 위해서는 모형에서 이차원 변량(two-way random model; 평가대상자가 모집단에서 임의표본되고 평가자도 평가자 전체에서 표집된 것으로 간주할 수 있는 경우)과 절대 합치도(absolute agreement)를 클릭한다. ICC(3,1)을 위해서는 모형에서 이차원 혼합(two-way mixed model; 평가대상자는 모집단으로부터 임의표본으로, 평가자는 고정된 것으로 간주하는 경우)과 일치(consistency)를 선택한다. 그리고 계속을 클릭한다.

확인을 클릭하여 결과물에서 단일측도(single measure intraclass correlation)를 보거나 평균측도(average measure intraclass correlation)를 보면 된다. 측정된 자료가 단일측정값인 경우에는 단일측도(분석의 단위가 개별 측정값)를, 측정한 값들의 평균값을 사용하여 측정자간 신뢰도를 알기 원하는 경우에는 평균측도(분석의 단위가 평균값)를 이용하면 된다. 일반적으로는 단일측정값을 사용하므로 대부분의 자료는 단일측도 값을 인

abdominalthickness.sav [데이터세트1] - IBM SPSS Statistics Data Editor

파일(F) 편집(E) 보기(V) 데이터(D) 변환(T) 분석(A) 그래프(G) 유틸리티(U) 확장(X) 창(W) 도움말(H) Meta Analysis KoreaPlus(P)

20 :

	judge1	judge2	judge3	judge4	변수	변수	변수	변수	변수	변수	변수
1	33.00	35.00	36.00	37.00							
2	34.00	39.00	34.00	30.00							
3	26.00	25.00	27.00	24.00							
4	27.00	28.00	28.00	27.00							
5	26.00	25.00	25.00	27.00							
6	29.00	29.00	28.00	30.00							
7	28.00	28.00	27.00	27.00							
8	19.00	19.00	19.00	20.00							
9	14.00	15.00	18.00	15.00							
10	36.00	35.00	35.00	33.00							
11	23.00	24.00	24.00	25.00							
12	36.00	36.00	35.00	35.00							
13	22.00	23.00	23.00	25.00							
14	24.00	24.00	25.00	25.00							
15	22.00	22.00	23.00	23.00							
16	22.00	23.00	22.00	21.00							
17	25.00	25.00	26.00	25.00							
18	25.00	25.00	24.00	24.00							
19	31.00	31.00	33.00	33.00							
20	30.00	30.00	29.00	31.00							
21	29.00	29.00	30.00	30.00							
22	39.00	38.00	39.00	40.00							
23	35.00	36.00	37.00	36.00							
24	25.00	25.00	26.00	26.00							
25	20.00	22.00	22.00	21.00							
26											

용하면 된다. 다음은 위에서 제시한 같은 자료를 가지고 ICC(3,1)을 SPSS를 이용하여 구하는 과정을 보여주고 있다.

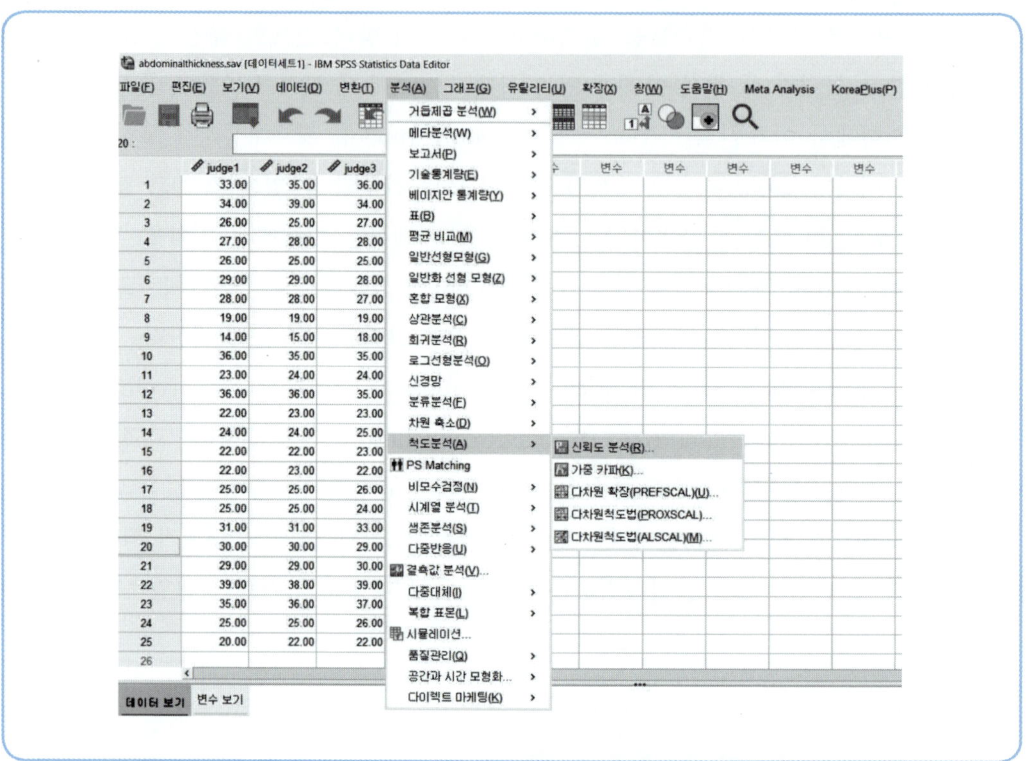

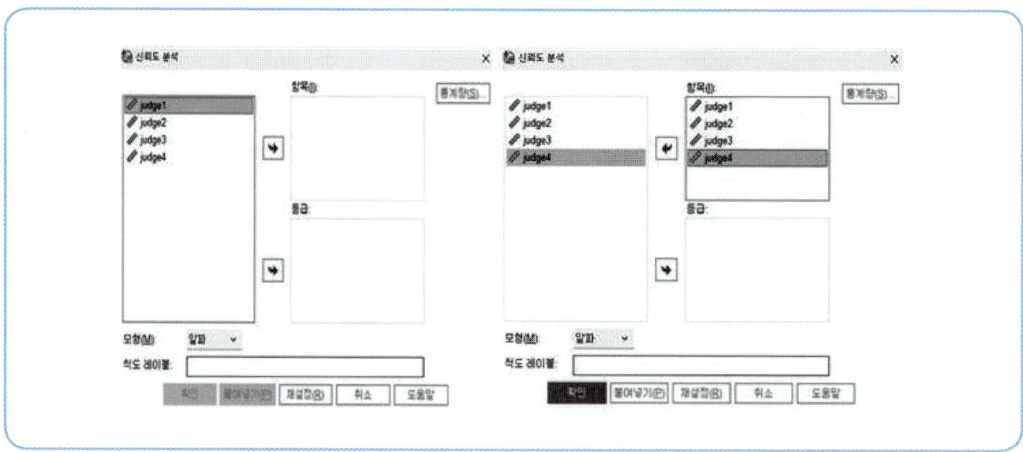

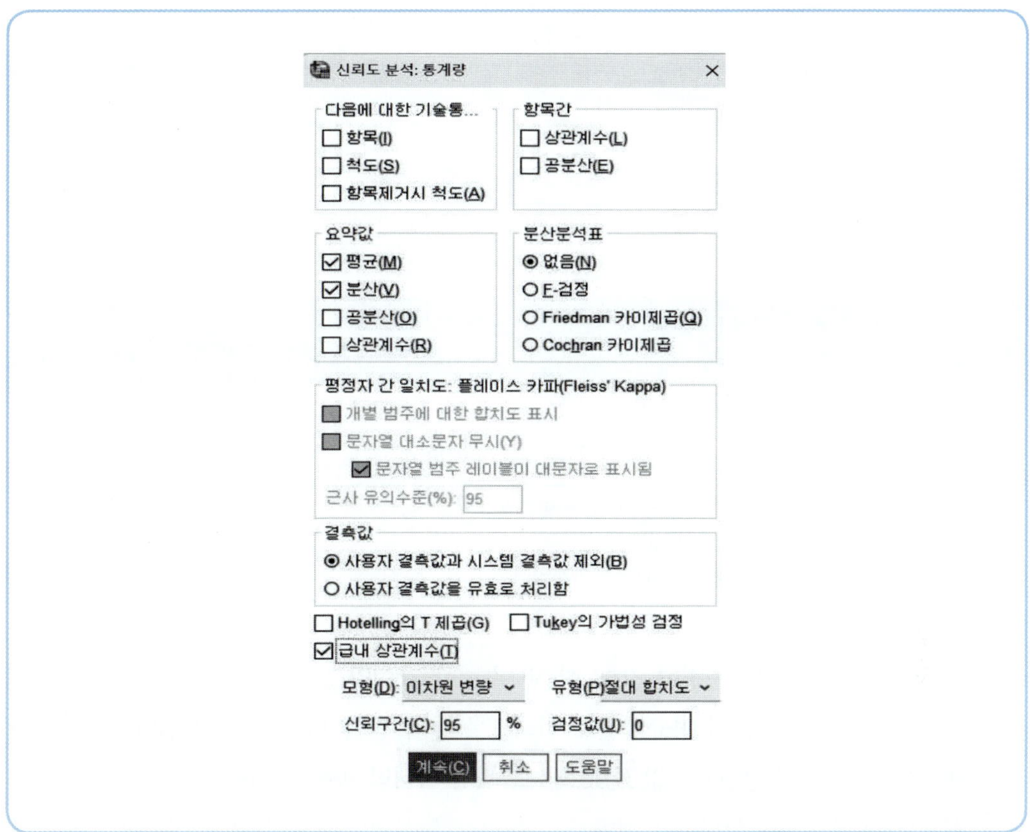

케이스 처리 요약

		N	%
케이스	유효	25	100.0
	제외됨[a]	0	.0
	전체	25	100.0

a. 목록별 삭제는 프로시저의 모든 변수를 기준으로 합니다.

신뢰도 통계량

Cronbach의 알파	표준화된 항목의 Cronbach의 알파	항목 수
.990	.990	4

요약 항목 통계량

	평균	최소값	최대값	범위	최대값/최소값	분산	항목수
항목 평균	27.560	27.200	27.800	.600	1.022	.065	4
항목 분산	35.622	33.000	37.823	4.823	1.146	4.063	4

급내 상관계수

	급내상관관계[a]	95% 신뢰구간		실제값0(으)로 F 검정			
		하한	상한	값	자유도1	자유도2	유의확률
단일측도	.961[a]	.930	.981	100.504	24	72	<.001
평균측도	.990	.982	.995	100.504	24	72	<.001

사람효과와 측도효과가 모두 변량효과인 경우 이차원 변량효과 모형입니다.

a. 상호작용 효과의 유무와 관계없이 추정량은 동일합니다.

b. 절대 합치도 정의를 사용하는 유형 A의 급내 상관계수입니다.

이 결과에서 ICC(3,1)은 측정한 값이 한 번 측정한 값이라고 가정할 경우 0.961이 되고, 각각의 평가자가 측정한 값의 평균값들로 신뢰도를 알기 원한다면 0.990이 된다. 그러나 결과를 해석할 때는 급내 상관계수값 0.961만 볼 것이 아니라 95% 신뢰구간(0.930~0.981)을 보고 신뢰도를 해석해야 한다. 이 예에서는 측정자간 신뢰도가 우수의 측정자간 신뢰도를 보인다고 기술해야 한다.

신뢰도 연구에서 급내 상관계수를 구하는 절차를 검토해보자. 검사-재검사 신뢰도나 측정자내 신뢰도를 알아보려고 하면 첫째, 모형으로는 이차원 혼합(two-way mixed model)을 선택하고 둘째, 단일측정 모형 ICC(3,1)을 할 것인가 아니면 여러 번 측정한 것의 평균값을 사용하는 모형 ICC(3,k)을 선택할 것인가를 결정한다. 셋째, SPSS 신뢰도분석에서는 절대동의(absolute agreement)를 선택한다.

연구자에 따라서는 일방향 분산분석 모형 ICC(1,1) 또는 ICC(1,k)을 적용하기도 한다.

만약 측정자간 신뢰도를 급내 상관계수로 구하려고 한다면 첫째, 모든 대상자를 모든 평가자가 평가하는가를 검토한다. 모든 대상자를 모든 평가자가 평가하지 않았거나, multicenter연구인 경우에는 일방향 분산분석을 선택한다. 그러나 모든 대상자를 모든 평가자가 평가하는 조건이 충족되고 평가자들이 모집단에서 일부 무작위로 선정되었고 결과를 일반화할 목적이라면 이차원 변량모형(two-way random model)을 선택한다. 둘째, 단일 평가자(1회 측정)에서 얻어진 자료를 사용한다면 ICC(2,1)을, 평가자 여러 명의 평균값(여러 번 측정한 값)을 적용할 생각이면 ICC(2,k)를 선택한다. 셋째, SPSS 신뢰도 분석에서는 절대동의(absolute agreement)를 선택한다. 측정자가 신뢰도를 급내 상관계수로 구하는데 모든 대상자들을 모든 평가자가 평가하는 조건이 충족되고 평가자들은 모집단에서 일부 선정된 것이 아니고 특정인에 국한되어 있는 경우(fixed)에는 일반화를 할 수 없다. 단지 평가자들간의 일치(일관성, consistency)에만 관심이 있을 경우에는 ICC(3,1)이나 ICC(3,k)를 선택한다. 이때 ICC(3,1)은 단일 평가자(1회 측정)에게서 얻어진 자료를 적용할 경우, ICC(3,k)는 여러 평가자(여러 번 측정한 값)의 평균을 적용할 경우에 선택한다. 셋째, SPSS 신뢰도분석에서는 일치(일관성, consistency)를 선택한다.

3. 일치율 한계

1986년에 Bland와 Altman은 The Lancet이라는 학술지에 검사방법의 일치율을 보는 방법을 소개하였다. 첫 번째 단계로 두 방법의 평균과 두 방법의 차이를 변수로 하여 산포도를 구한다. 두 번째 단계에는 두 방법의 차이값에 대한 평균과 표준편차를 구한다. 세 번째 단계에서는 95% 일치율 한계(95% limits of agreement), 즉 차이의 평균 ± 1.96× 표준편차를 구한다. 이 방법을 이용하면 시각적으로 쉽게 일치도를 파악할 수 있으며 극단값과 편향(bias) 등을 알 수 있다.

27명을 대상으로 최대 산소섭취량을 실험전과 후로 나누어 측정하였을 때 SPSS를 이용하여 Bland와 Altman의 95% 일치율 한계를 구하는 방법을 알아보자. 이 자료에서 실험전 평균은 46.4ml/kg/min, 실험후 평균은 48.0ml/kg/min, 차이의 평균은 −1.7, 표준편차는 6.5이다. 95%에서 일치율의 한계는 −1.7±12.94ml/kg/min이 된다.

파일(F) 편집(E) 보기(V) 데이터(D) 변환(T) 분석(A) 다이렉트 마케팅(M) 그래프(G)

	pretest	posttest	Difference	Average	변수
1	31.00	27.00	4.00	29.00	
2	33.00	35.00	-2.00	34.00	
3	42.00	47.00	-5.00	44.50	
4	40.00	44.00	-4.00	42.00	
5	63.00	63.00	.00	63.00	
6	28.00	31.00	-3.00	29.50	
7	43.00	54.00	-11.00	48.50	
8	44.00	54.00	-10.00	49.00	
9	68.00	68.00	.00	68.00	
10	47.00	58.00	-11.00	52.50	
11	47.00	48.00	-1.00	47.50	
12	40.00	43.00	-3.00	41.50	
13	43.00	45.00	-2.00	44.00	
14	47.00	52.00	-5.00	49.50	
15	58.00	48.00	10.00	53.00	
16	61.00	61.00	.00	61.00	
17	45.00	52.00	-7.00	48.50	
18	43.00	44.00	-1.00	43.50	
19	58.00	48.00	10.00	53.00	
20	40.00	44.00	-4.00	42.00	
21	48.00	47.00	1.00	47.50	
22	42.00	52.00	-10.00	47.00	
23	61.00	45.00	16.00	53.00	
24	48.00	43.00	5.00	45.50	
25	43.00	52.00	-9.00	47.50	
26	50.00	52.00	-2.00	51.00	
27	39.00	40.00	-1.00	39.50	

SPSS의 버전 25에서 Bland와 Altman Plot을 그리려면 메뉴에서 변환, 변수계산 대화상자로 가서 Difference = pretest−posttest, Average = (pretest+posttest) / 2로 두 개의 변수를 생성한다. 변수를 새롭게 생성하는 방법은 변환 메뉴에서 변수 계산메뉴를 클릭하고 대상 변수에 Difference라고 치고 숫자표현식에는 pretest−posttest라고 하면 된다. Average변수를 생성하는 방법도 같은 절차를 거치고 대상 변수에 Average, 숫자 표현식에는 Average = (pretest+posttest) / 2를 쓰고 확인을 클릭하면 데이터파일에 Difference, Average변수가 계산된 상태로 나타난다.

그 다음 분석−기술통계량−기술통계로 가서 Difference변수의 평균과 표준편차를 구한다. 이제 그래프−레거시 대화상자−산점도/점도표 메뉴를 선택한 후 단순산점도를 선택한다. Y축에는 Difference를, X축에는 Average를 입력한 다음 확인 버튼을 누른다. 그림을 더블클릭하여 도표편집기를 활성화시킨다. [편집] 메뉴를 클릭하여 Y축을 선택하고 [특성] 대화상자에서 최솟값 −20, 최댓값 20을 입력한다. [옵션]에서 [Y축 참조선], [특성] 상자에서 척도 축 위치에서 평균값 −1.7을 넣는다. [옵션]에서 [Y축 참조선], [특성] 상자에서 척도 축 위치에서 한계값 11.04를 넣는다. [옵션]에서 [Y축 참조선], [특성] 상자에서 척도 축 위치에서 한계값 −14.44를 입력한다. 이렇게 하면 세 개의 참조선이 만들어진다.

Descriptive Statistics

	N	Minimum	Maximum	Mean	Std. Deviation
pretest	27	28.00	68.00	46.3704	9.77103
posttest	27	27.00	68.00	48.0370	9.04468
Difference	27	−11.00	16.00	−1.6667	6.53394
Average	27	29.00	68.00	47.2037	8.82987
Valid N (listwise)	27				

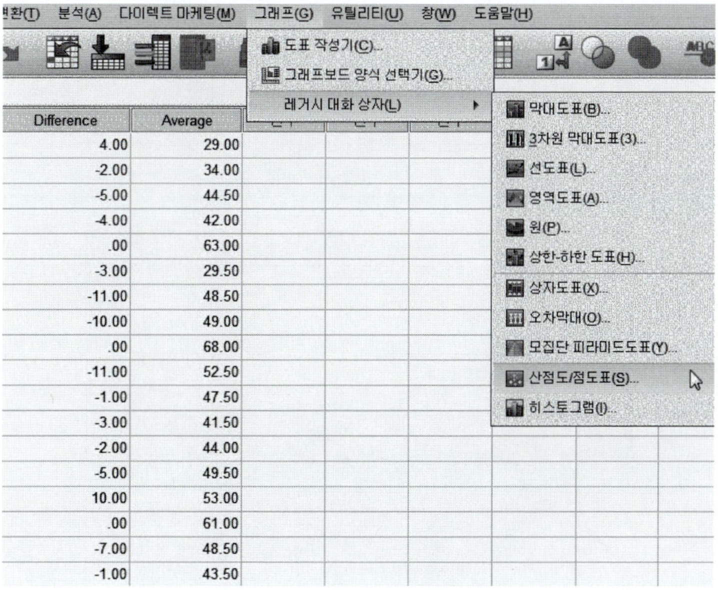

Difference	Average
4.00	29.00
-2.00	34.00
-5.00	44.50
-4.00	42.00
.00	63.00
-3.00	29.50
-11.00	48.50
-10.00	49.00
.00	68.00
-11.00	52.50
-1.00	47.50
-3.00	41.50
-2.00	44.00
-5.00	49.50
10.00	53.00
.00	61.00
-7.00	48.50
-1.00	43.50

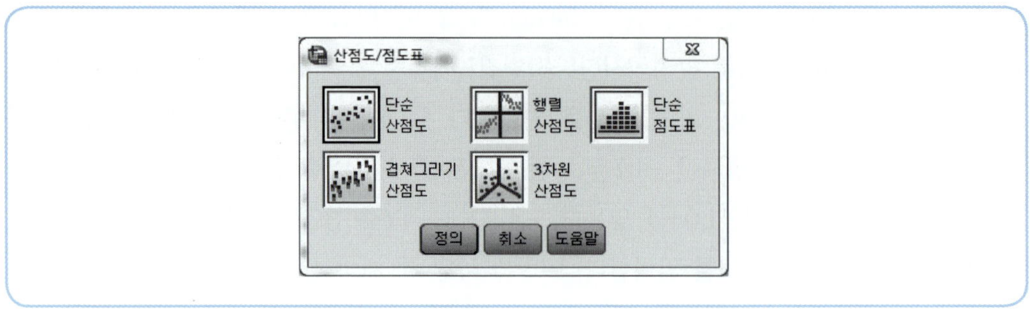
산점도/점도표
단순 산점도
행렬 산점도
단순 점도표
겹쳐그리기 산점도
3차원 산점도
정의
취소
도움말

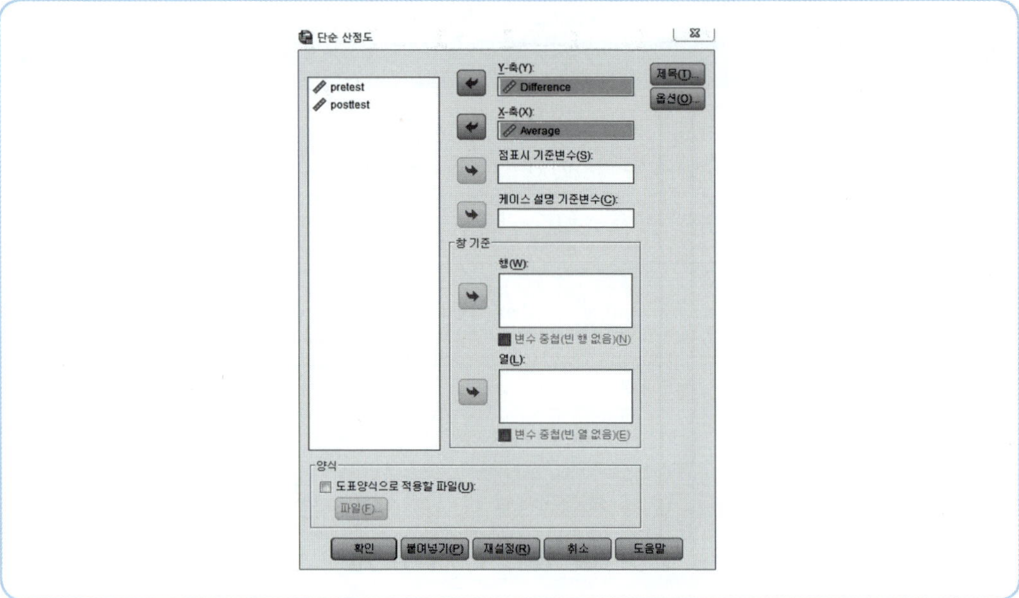
단순 산점도
pretest
posttest
Y-축(Y):
Difference
X-축(X):
Average
점표시 기준변수(S):
케이스 설명 기준변수(C):
창 기준
행(W):
변수 중첩(빈 행 없음)(N)
열(L):
변수 중첩(빈 열 없음)(E)
제목(T)...
옵션(O)...
양식
도표양식으로 적용할 파일(U):
파일(F)...
확인
붙여넣기(P)
재설정(R)
취소
도움말

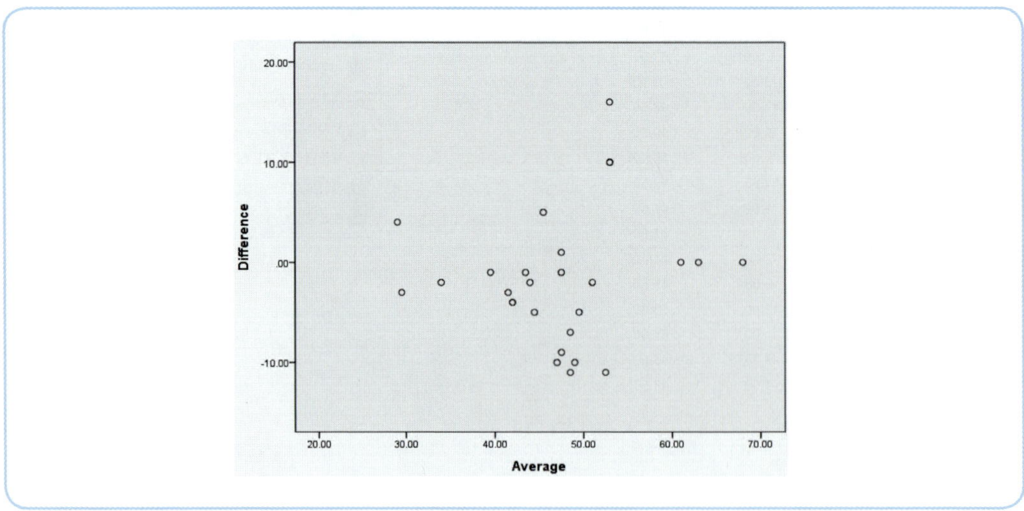
20.00
10.00
.00
-10.00
Difference
20.00
30.00
40.00
50.00
60.00
70.00
Average

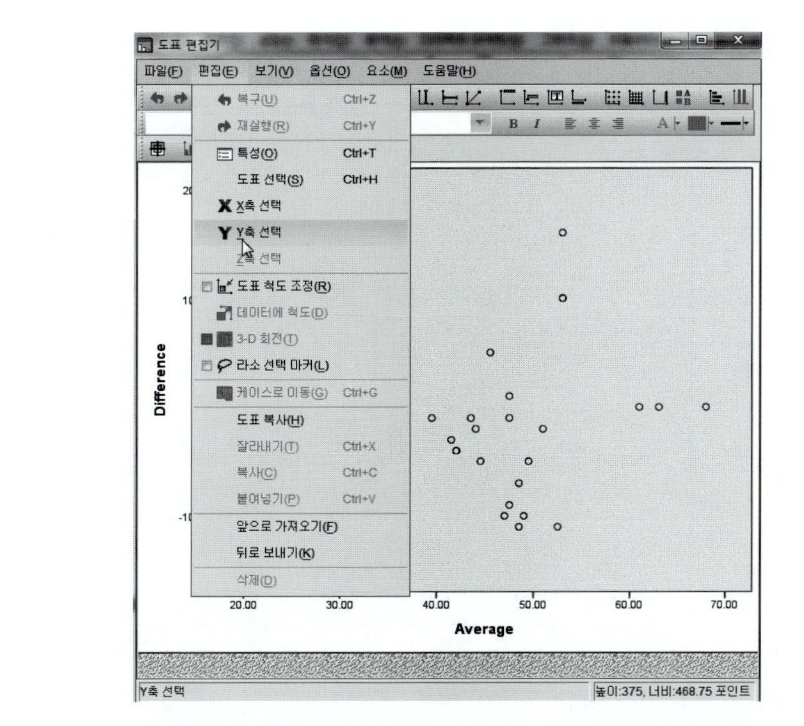
도표 편집기
파일(F) 편집(E) 보기(V) 옵션(O) 요소(M) 도움말(H)
복구(U) Ctrl+Z
재실행(R) Ctrl+Y
특성(O) Ctrl+T
도표 선택(S) Ctrl+H
X축 선택
Y축 선택
Z축 선택
도표 척도 조정(R)
데이터에 척도(D)
3-D 회전(T)
라소 선택 마커(L)
케이스로 이동(G) Ctrl+G
도표 복사(H)
잘라내기(T) Ctrl+X
복사(C) Ctrl+C
붙여넣기(P) Ctrl+V
앞으로 가져오기(F)
뒤로 보내기(K)
삭제(D)
Difference
Average
20.00 30.00 40.00 50.00 60.00 70.00
Y축 선택
높이:375, 너비:468.75 포인트

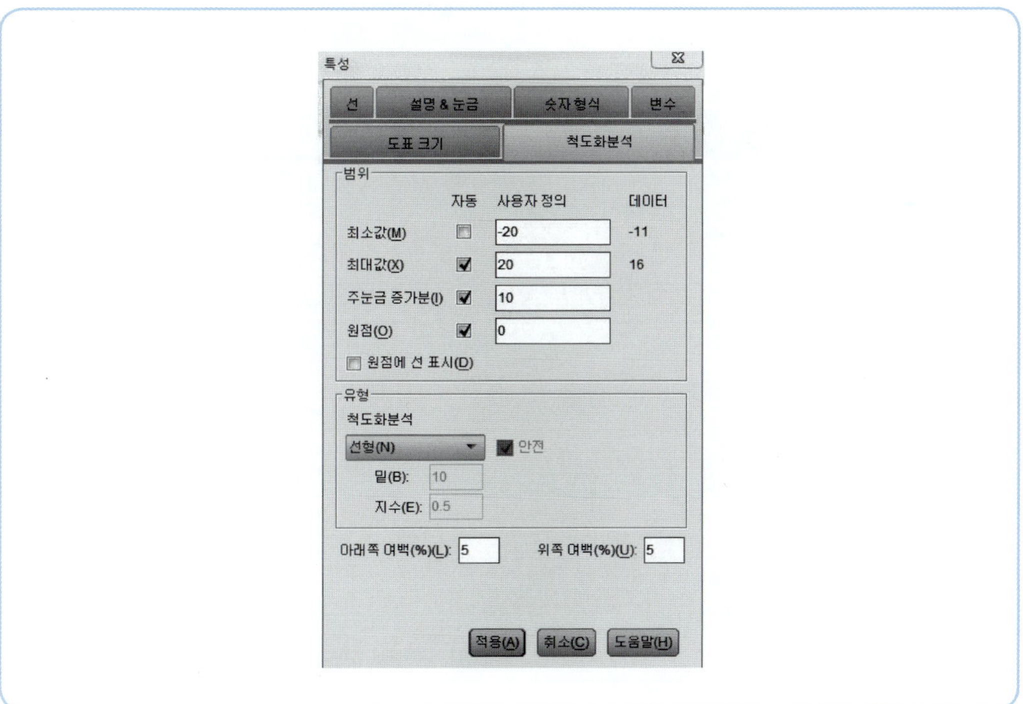
특성
선
설명 & 눈금
숫자 형식
변수
도표 크기
척도화분석
범위
자동 사용자 정의 데이터
최소값(M) -20 -11
최대값(X) 20 16
주눈금 증가분(I) 10
원점(O) 0
원점에 선 표시(D)
유형
척도화분석
선형(N)
안전
밑(B): 10
지수(E): 0.5
아래쪽 여백(%)(L): 5
위쪽 여백(%)(U): 5
적용(A) 취소(C) 도움말(H)

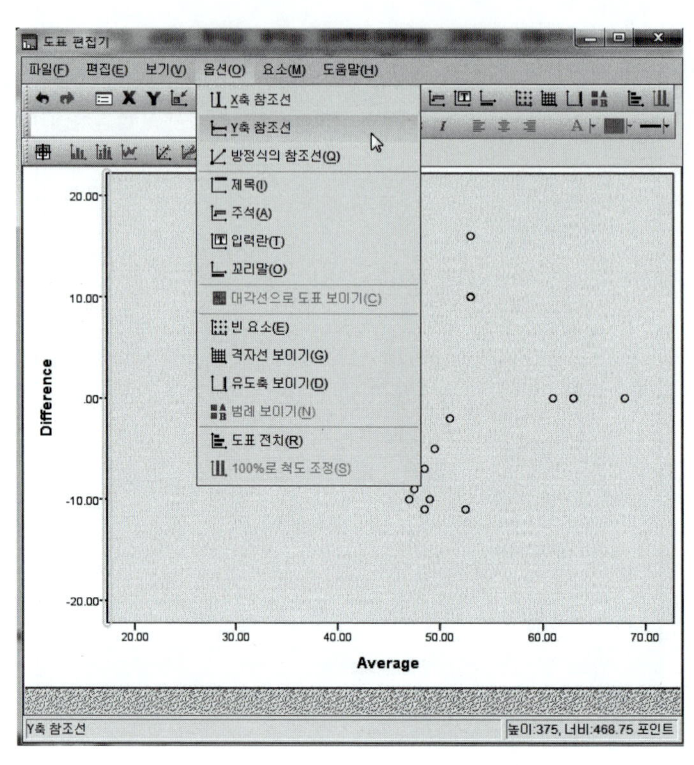

특성

도표 크기 | 선 | 참조선 | 변수

척도 축

변수: Difference

축 위치(P): -1.7

설정(S):

범주축

변수:

축 위치(P):

사용자 정의 방정식

y =

유효한 연산자: +,-,*,/,(,), 및 **

선에 설명 추가(T)

적용(A) 취소(C) 도움말(H)

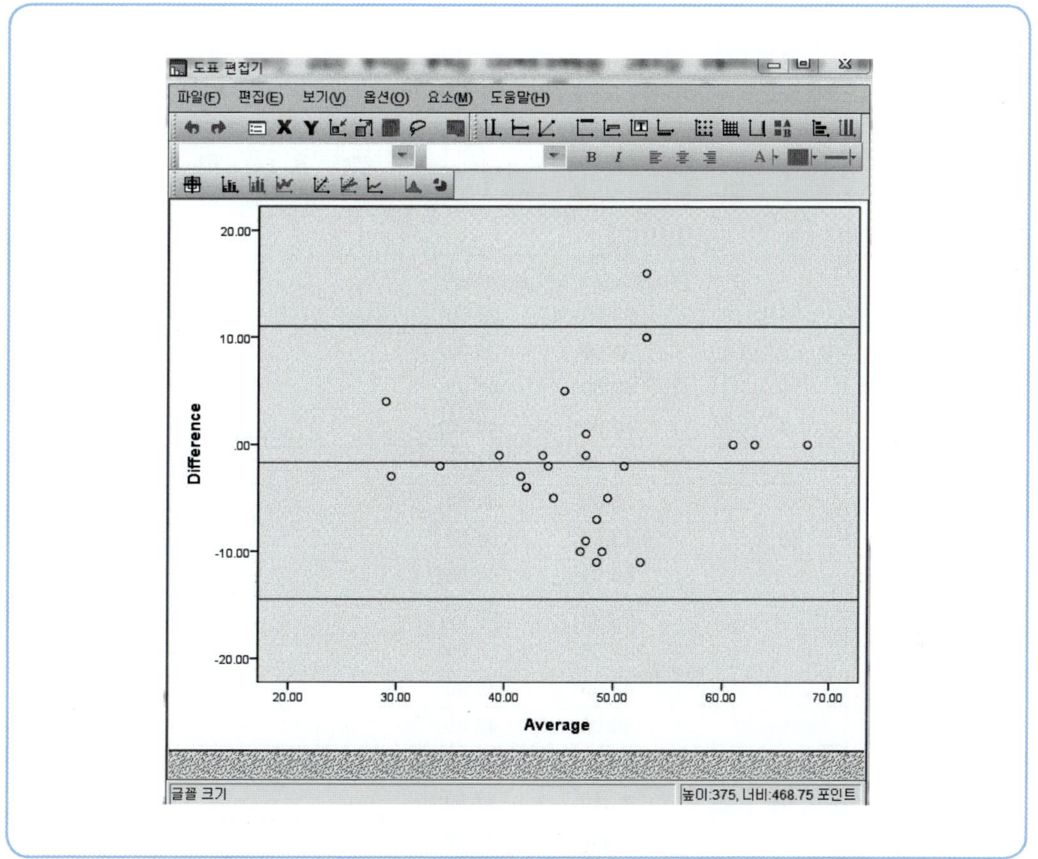

SPSS버전 28부터는 다음과 같이 간단하게 Bland와 Altman Plot을 그릴 수 있다.

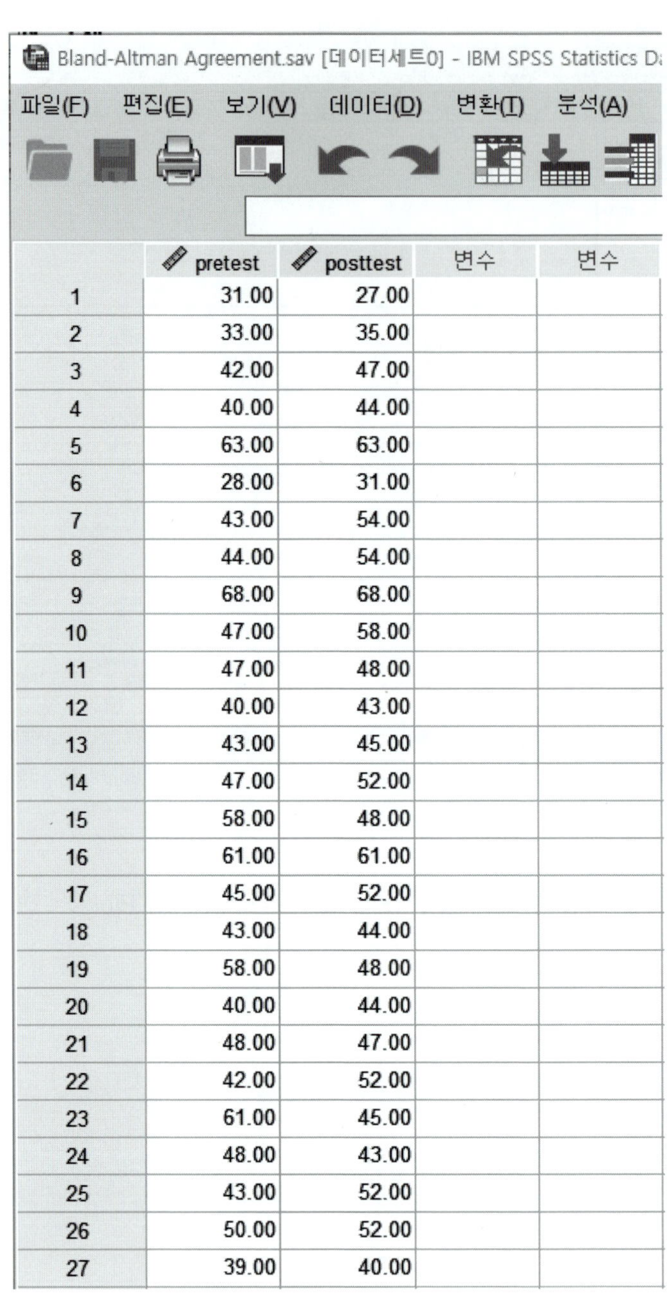

	pretest	posttest	변수	변수
1	31.00	27.00		
2	33.00	35.00		
3	42.00	47.00		
4	40.00	44.00		
5	63.00	63.00		
6	28.00	31.00		
7	43.00	54.00		
8	44.00	54.00		
9	68.00	68.00		
10	47.00	58.00		
11	47.00	48.00		
12	40.00	43.00		
13	43.00	45.00		
14	47.00	52.00		
15	58.00	48.00		
16	61.00	61.00		
17	45.00	52.00		
18	43.00	44.00		
19	58.00	48.00		
20	40.00	44.00		
21	48.00	47.00		
22	42.00	52.00		
23	61.00	45.00		
24	48.00	43.00		
25	43.00	52.00		
26	50.00	52.00		
27	39.00	40.00		

화면의 오른쪽 돋보기를 클릭한 후 검색에 Bland-Altman을 입력한다.

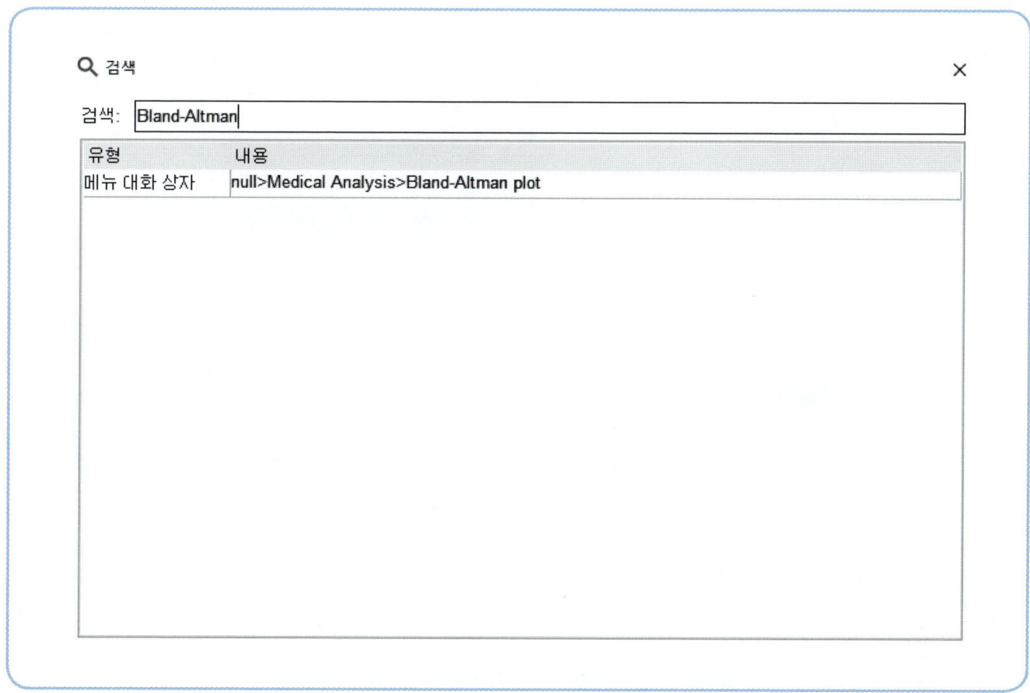

메뉴 대화상자 우측의 Bland–Altman plot을 클릭한다.

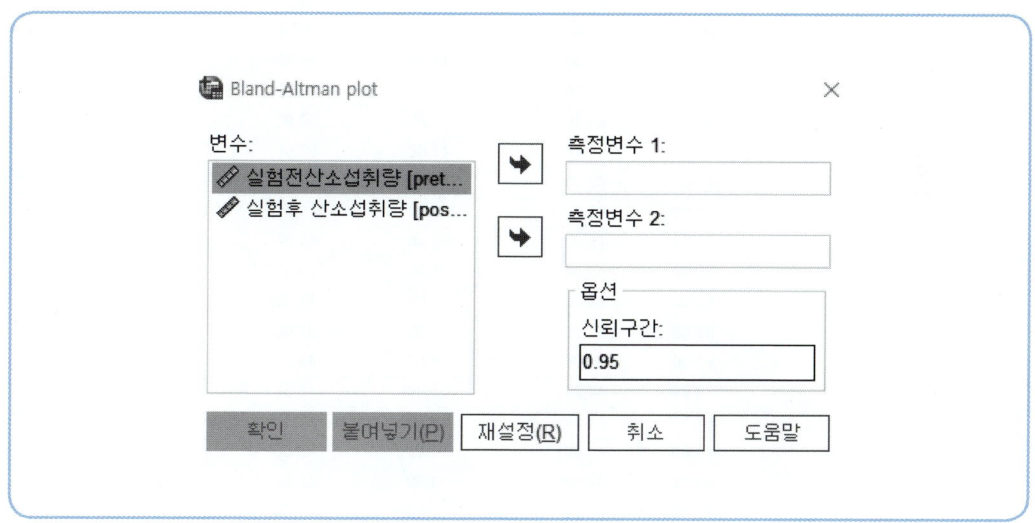

측정변수 1과 2에 실험전 산소섭취량, 실험후 산소섭취량을 옮겨 놓는다.

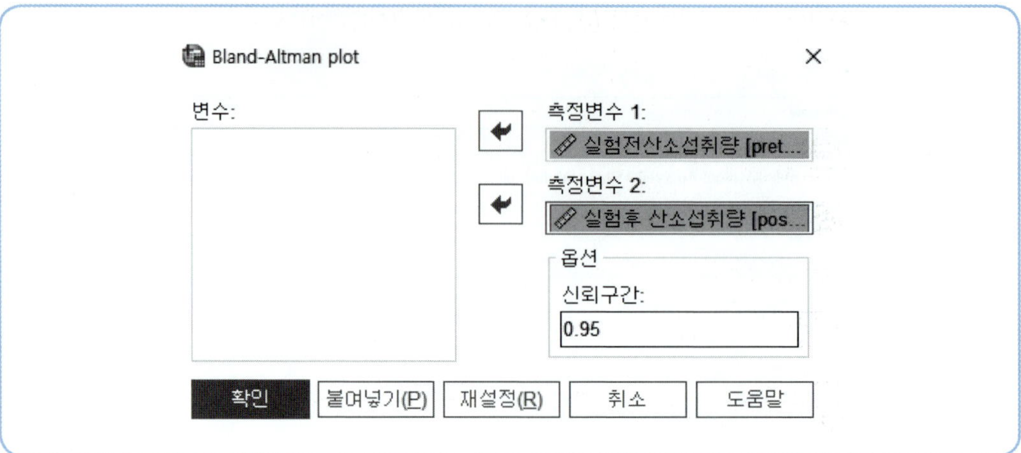

확인을 클릭한다.

데이터 파일에 Difference와 Average변수가 생긴다.

pretest	posttest	Difference	Average
31.00	27.00	4.00	29.00
33.00	35.00	-2.00	34.00
42.00	47.00	-5.00	44.50
40.00	44.00	-4.00	42.00
63.00	63.00	.00	63.00
28.00	31.00	-3.00	29.50
43.00	54.00	-11.00	48.50
44.00	54.00	-10.00	49.00
68.00	68.00	.00	68.00
47.00	58.00	-11.00	52.50
47.00	48.00	-1.00	47.50
40.00	43.00	-3.00	41.50
43.00	45.00	-2.00	44.00
47.00	52.00	-5.00	49.50
58.00	48.00	10.00	53.00
61.00	61.00	.00	61.00
45.00	52.00	-7.00	48.50
43.00	44.00	-1.00	43.50
58.00	48.00	10.00	53.00
40.00	44.00	-4.00	42.00
48.00	47.00	1.00	47.50
42.00	52.00	-10.00	47.00
61.00	45.00	16.00	53.00
48.00	43.00	5.00	45.50
43.00	52.00	-9.00	47.50
50.00	52.00	-2.00	51.00
39.00	40.00	-1.00	39.50

결과파일을 보면 대응표본 통계량, 대응표본 상관계수, 대응표본 검정, 대응표본 효과크기 결과가 나온다.

대응표본 통계량

		평균	N	표준편차	평균의 표준오차
대응 1	실험전 산소섭취량	46.3704	27	9.77103	1.88043
	실험전 산소섭취량	48.0370	27	9.04468	1.74065

대응표본 상관계수

		N	유의확률		
			상관관계	단측확률	양측확률
대응 1	실험전 산소섭취량 & 실험후 산소섭취량	27	.761	<.001	<.001

대응표본 검정

		대응차					유의확률			
		평균	표준편차	평균의 표준오차	차이의 95% 신뢰구간		t	자유도	단측 확률	양측 확률
					하한	상한				
대응 1	실험전 산소섭취량 & 실험후 산소섭취량	-1.66667	6.53394	1.25746	-4.25141	.91807	-1.325	26	.098	.197

대응표본 효과크기

			Standardizer[a]	포인트 추정값	95% 신뢰구간	
					하한	상한
대응 1	실험전 산소섭취량 - 실험후 산소섭취량	Cohen's d	6.53394	-.255	-.636	.131
		Hedges 수정	6.63010	-.251	-.627	.129

산점도 결과와 Bland-Altman 분석결과를 볼 수 있다.

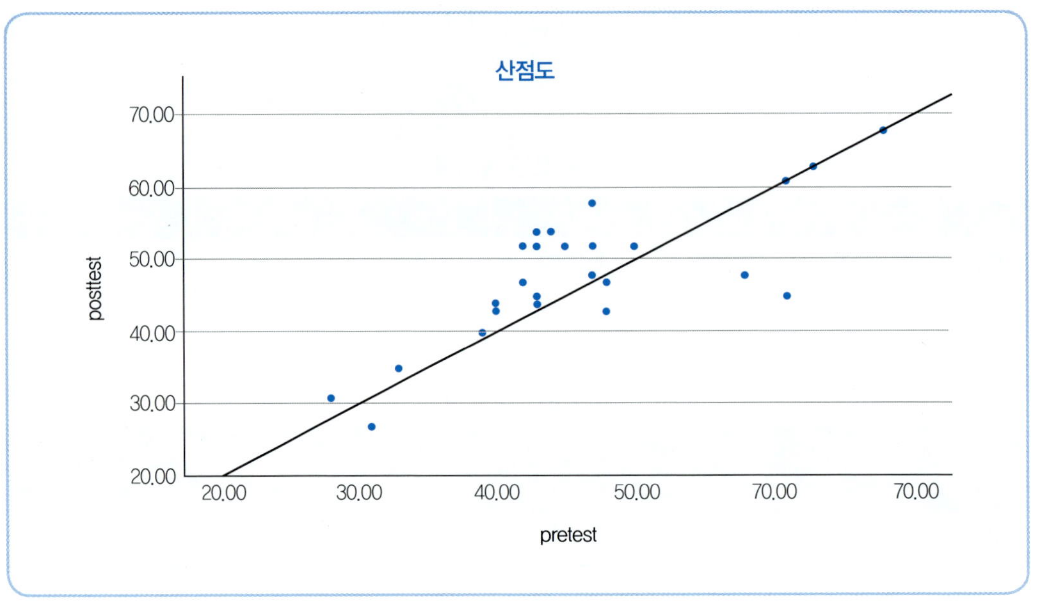

Bland-Altman 분석

	평균	표준편차	95% 신뢰구간	
			하한	상한
Difference	-1.667	6.534	-14.473	11.140

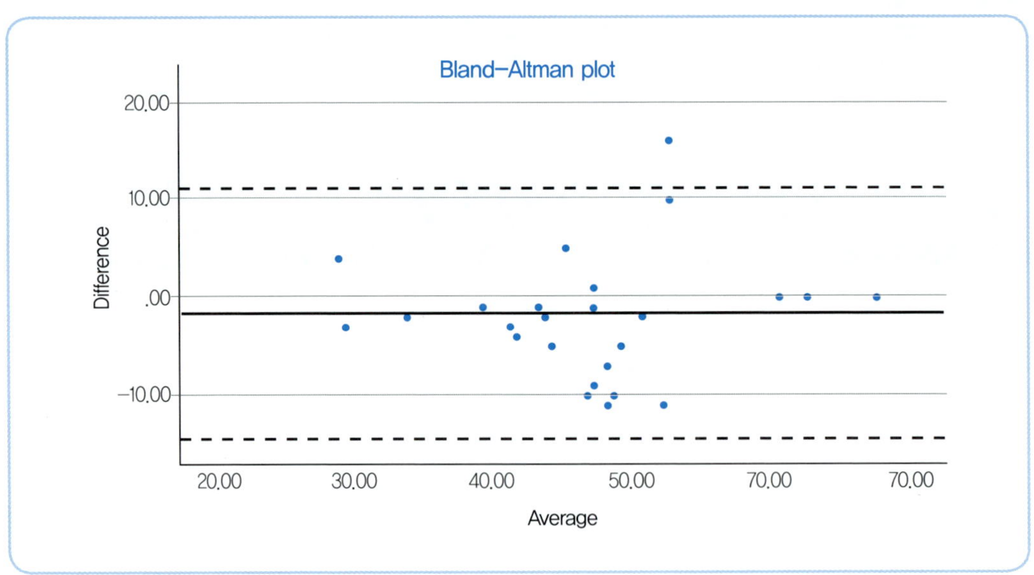

4. 카파지수

피어슨 상관계수와 급내 상관계수는 자료가 연속변수인 경우에 사용되지만 코헨(Cohen)이 개발한 카파(Kappa)지수는 범주형 자료(categorical data)에 사용한다. 카파지수는 우연에 의한 일치도(chance agreement)를 교정해 주는 효과가 있기 때문에 백분율 일치도(percent agreement)보다는 낮은 수치가 나온다. 평가자들 간에 모든 사례에서 일치한 경우에는 카파지수가 1이 되지만 관찰된 일치도(observed agreement)가 기대일치도(expected agreement)와 같을 때는 카파지수가 0이 된다. 만약 관찰된 일치도가 기대일치도보다 작은 경우에는 음수가 된다. Landis와 Koch(1977)는 Kappa 값을 다음과 같이 정의하였다.

$< .20$ = poor

$.21 \le k \le .40$ = fair

$.41 \le k \le .60$ = moderate

$.61 \le k \le .80$ = substantial

$k > .80$ = good

* Landis JR, Koch GG. The measurement of observer agreement for categorical data. *Biometrics*. 1977;33:159–174.

카파지수는 다음과 같은 공식으로 계산된다.

$$k = (\text{observed proportion} - \text{expected proportion}) / (1 - \text{expected proportion})$$

예를 들어, 두 명의 관찰자가 바빈스키사인(Babinski sign, 발바닥을 긁어 올렸을 때 엄지발가락은 신전되고 나머지 발가락은 굽힘되는 증상)을 100명을 대상으로 검사하였다고 가정하자. 그 결과를 [표 19-4]와 같이 정리하였다.

[표 19-4] 2명의 관찰자가 100명의 환자에게 바빈스키사인을 검사한 결과

		관찰자 2		
관찰자 1		양성	음성	계
	양성	20	15	35
	음성	10	55	65
	계	30	70	100

전반적인 일치도를 간단히 구하면 (20 + 55) / 100 = 0.75이다. 그러나 기대일치도를 다음과 같은 방법으로 구할 수 있다. (35×30) / 100 = 10.5, (70×65) / 100 = 45.5를 구하면 기대비율을 구할 수 있다. 이 표에서 기대비율은 (10.5 + 45.5) / 100, 즉 0.555임을 알 수 있다. 따라서 Kappa 일치도는 공식에 대입한 결과는 k = (0.75 − 0.555) / (1 − 0.555) = 0.43이 된다. 따라서 원래의 일치도 0.75 대신에 우연에 의한 일치도를 배제한 일치도계수를 구할 수 있게 된다.

Kappa를 사용하기 위한 최소한의 가정은

첫째, 평가대상자(피험자)들은 서로 독립적이어야 하고, 둘째, 평가자들은 독립적인 방법으로 평가해야 하고, 셋째, 평가유목(범주)들은 서로 독립적이어야 한다는 것이다.

[표 19-5] 2명의 평가자가 4점 척도를 이용하여 평가한 예

		평가자 1			
평가자 2	등급	1	2	3	4
	1	4	2	2	0
	2	3	20	4	0
	3	1	3	9	1
	4	0	0	1	3

일치율 $=(36/53)\times100=67\%$

불일치율 $=(17/53)\times100=33\%$

우연에 의한 일치율 $=67\%-33\%=34\%$

퍼센트 일치율 $=67\%$

$$\text{Kappa}=\frac{\text{관찰된 일치도비율}-\text{우연에 의한 일치도}}{1-\text{우연에 의한 일치도}}=\frac{0.67-0.34}{1-0.34}=0.51$$

[표 19-5]와 같이 자료가 정리되어 있을 때 SPSS를 이용하여 Kappa 값을 구하는 방법을 알아보자. SPSS에서 자료를 입력하는 방법은 다음의 그림 순서를 따르면 된다. 우선 아래의 그림과 같이 자료를 입력시킨다. 입력된 자료의 첫 줄은 평가자 2가 1이라고 판단한 것을 평가자 1도 1이라고 판단한 경우의 빈도가 4개 있다는 의미이고, 둘째 줄은 평가자 2가 1이라고 판단하였지만 평가자 1은 2라고 판단한 경우가 2개 있다는 의미이다. 나머지 줄도 같은 방법으로 해석하면 된다.

파일(F) 편집(E) 보기(V) 데이터(D) 변환(T) 분석(A)

	평가자2	평가자1	등급빈도	변수
1	1.00	1.00	4.00	
2	1.00	2.00	2.00	
3	1.00	3.00	2.00	
4	1.00	4.00	.00	
5	2.00	1.00	3.00	
6	2.00	2.00	20.00	
7	2.00	3.00	4.00	
8	2.00	4.00	.00	
9	3.00	1.00	1.00	
10	3.00	2.00	3.00	
11	3.00	3.00	9.00	
12	3.00	4.00	1.00	
13	4.00	1.00	.00	
14	4.00	2.00	.00	
15	4.00	3.00	1.00	
16	4.00	4.00	3.00	
17				

자료 입력이 끝나면 SPSS에서 자료에 대한 정의를 해 주어야 하는데, SPSS의 데이터 항목을 클릭하면 가중 케이스라고 나온다.

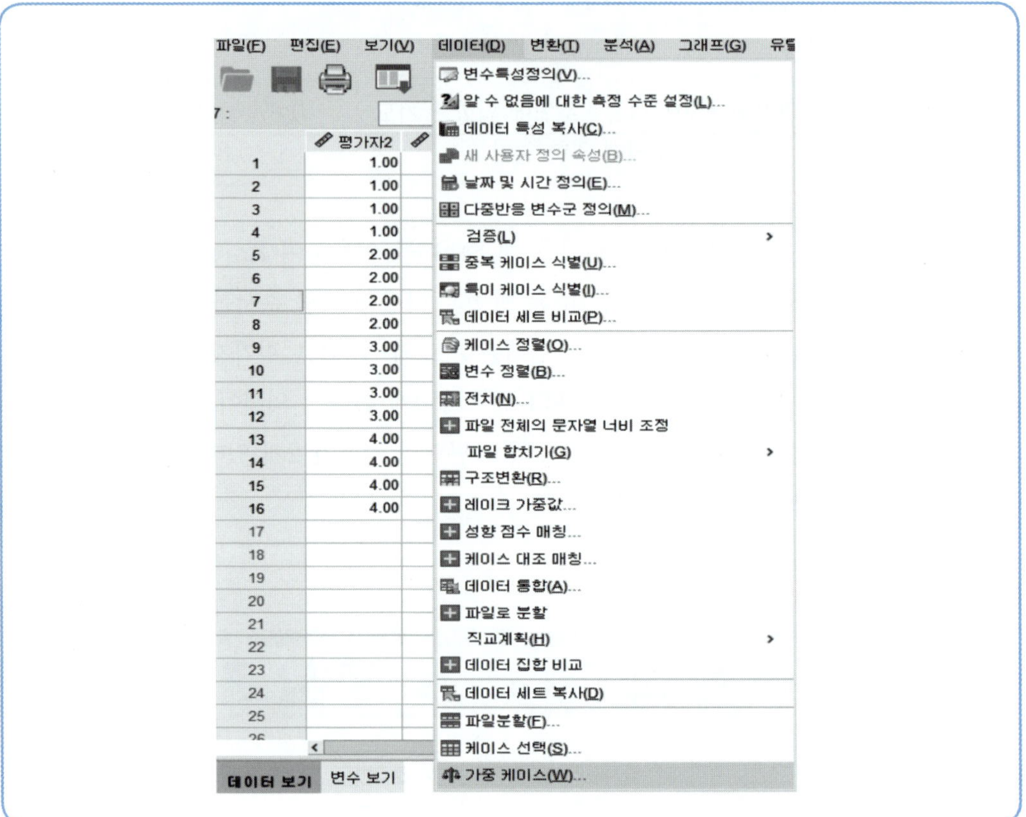

다음의 그림이 나온다. 가중 케이스 지정에 체크하고 빈도변수 칸에 등급빈도를 옮긴다.

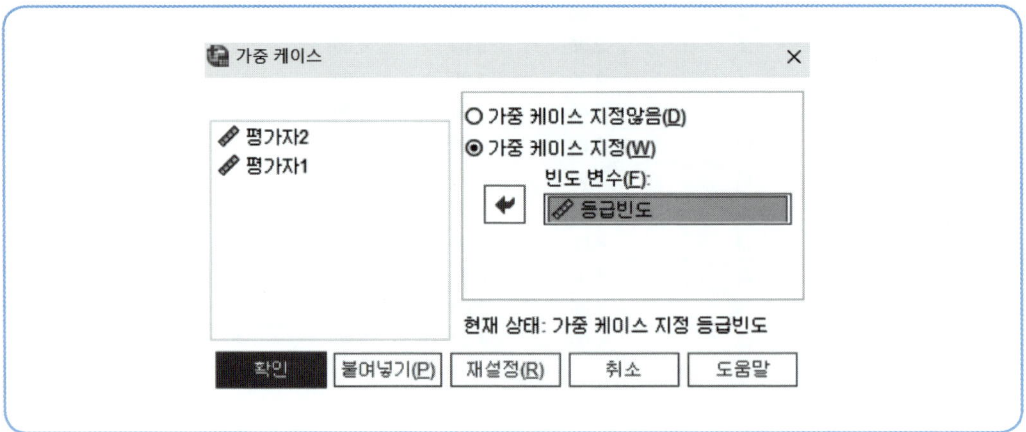

그 다음에 확인을 클릭하여 데이터 화면으로 나온다. 여기에서 분석메뉴로 이동하여 기술통계량 → 교차분석을 클릭한다.

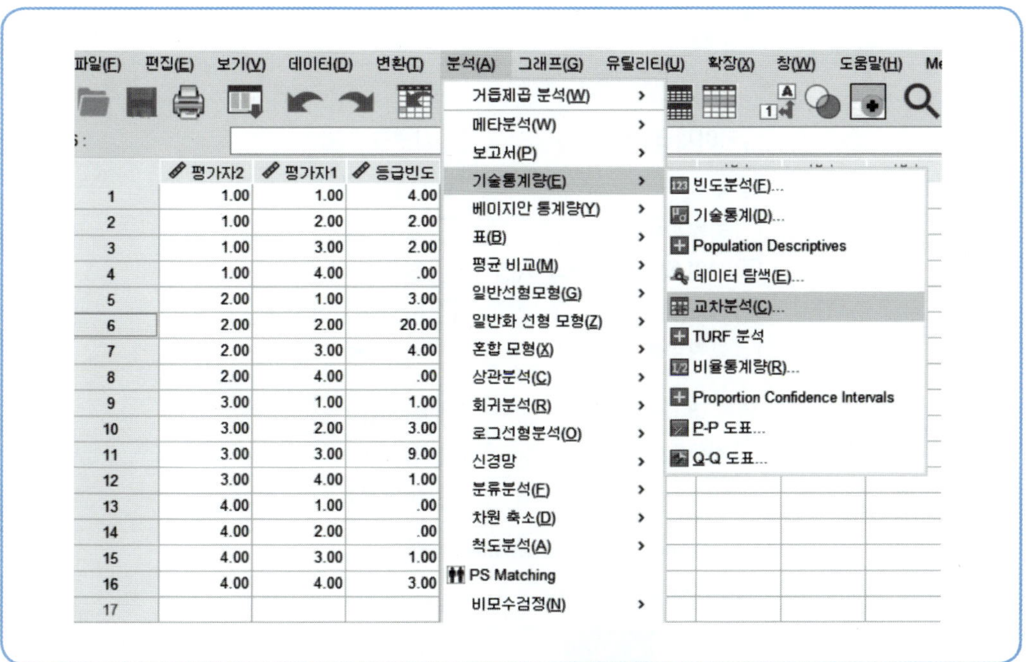

행 칸에 평가자 2를 옮겨 놓고, 열 칸에 평가자 1을 옮겨 놓는다. 그 다음 통계량을 클릭한다.

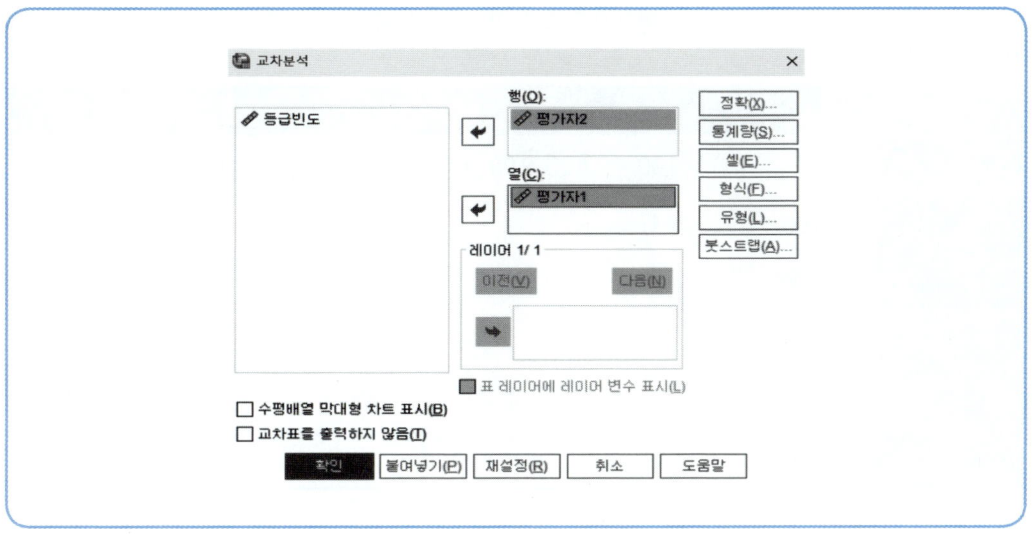

아래의 화면이 나오는데 여기서 Kappa 앞에 있는 조그만 칸에 클릭을 한다. 그 후에 계속 → 확인을 클릭한다.

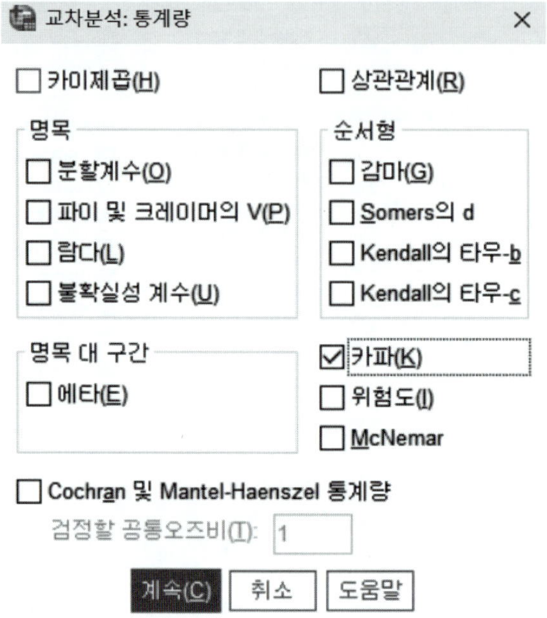

그러면 다음의 결과표가 나온다.

평가자 2 * 평가자 1 교차표

빈도

		평가자 1				
		1.00	2.00	3.00	4.00	전체
평가자 2	1.00	4	2	2	0	8
	2.00	3	20	4	0	27
	3.00	1	3	9	1	14
	4.00	0	0	1	3	4
	전체	8	25	16	4	53

대칭적 측도

		값	점근표준오차[a]	근사T 값[b]	근사유의확률
일치측도	카파	.508	.097	5.654	.000
유효케이스수		53			

a. 영가설을 가정하지 않음
b. 영가설을 가정하는 점근표준오차 사용

대칭적 측도 표에 보면 일치측도 카파(measure of agreement Kappa) 값이 0.508이라고 제시되어 있고, 이 수치를 반올림하면 k = .51로 수작업한 계산과 일치함을 알 수 있다.

상용 통계 소프트웨어를 이용하지 않고 인터넷상(온라인상에서)에서 Kappa값 또는 unweighted Kappa값을 구하려면 아래의 사이트를 방문하여 데이터를 입력시키면 된다.

http://vassarstats.net/

→ Clinical Research Calculators 클릭

→ Kappa as a Measure of Concordance in Categorical Sorting 선택

[신뢰도 연구의 예]

* Badke MB, et al. Reliability of a functional mobility assessment tool with application to neurologically impaired patients:A preliminary report. *Physiother Can*. 1993;45:15-20.

* Brooks D, Thomas J. Interrater reliability of auscultation of breath sounds among physical therapists. *Phys Ther*. 1995;75(12);1082-1088.

* Burnett CN, Betts EF, King WM. Reliability of isokinetic measurements of hip muscle torque in young boys. *Phys Ther*. 1990;70:244-249.

* Deitz JC, Tovar VS, Thorn DW, Breman C. The test of Orientation for Rehabilitation:Interrater reliability. *Am J Occup Ther*. 1990;44:784-790.

* Florence JM, Pandya S, King WM, et al. Intrarater reliability of manual muscle test(Medical Research Council scale) grades in Duchenne's muscular dystrophy. *Phys Ther*. 1992;72:115-126.

* Gauvin MG, Riddle DL, Rothstein JM. Reliability of clinical measurements of forward bending using the modified fingertip-to-floor method. *Phys Ther*. 1990;70:443-447.

* Katz N, Itzkovich M, Averbuch S, Elazar B. Loewenstein Occupational Therapy Cognitive Assessment(LOTCA) Battery for brain injured patients:Reliability and validity. *Am J Occup Ther*. 1989;43:184-192.
* Ottenbacher KJ, Msall ME, Lyon NR, et al. Interrater agreement and stability of the Functional Independence Measure for Children(WeeFIM):Use in children with developmental disabilities. *Arch Phys Med Rehabil*. 1997;78:1309-1315.

카파일치도를 SPSS를 이용하여 분석하는 방법을 예로 들겠다. 근긴장도를 측정하는 Modified Ashworth Scale로 2명의 물리치료사가 20명의 뇌졸중 환자의 우측 팔꿈치관절에 대하여 측정한 결과를 아래와 같이 자료를 입력하였다. Modified Ashworth Scale

파일(F) 편집(E) 보기(V) 데이터(D) 변환(T) 분석(A)

	측정자1	측정자2	변수
1	1.00	2.00	
2	1.00	2.00	
3	2.00	1.00	
4	2.00	1.00	
5	3.00	3.00	
6	.0	.0	
7	.0	1.00	
8	2.00	2.00	
9	2.00	1.00	
10	3.00	3.00	
11	2.00	1.00	
12	2.00	2.00	
13	3.00	2.00	
14	3.00	3.00	
15	1.00	2.00	
16	.0	.0	
17	1.00	2.00	
18	1.00	2.00	
19	3.00	2.00	
20	2.00	2.00	

은 비연속변수로 근긴장도를 측정하기 때문에 피어슨 상관계수로는 상관정도를 알아볼 수 없다. 따라서 SPSS에서 분석 → 기술통계량 → 교차분석 → 행, 열 칸에 변수를 옮겨놓고 통계량 → 그리고 오른쪽 밑에 있는 Kappa를 선택 → 계속 → 확인을 클릭하면 된다.

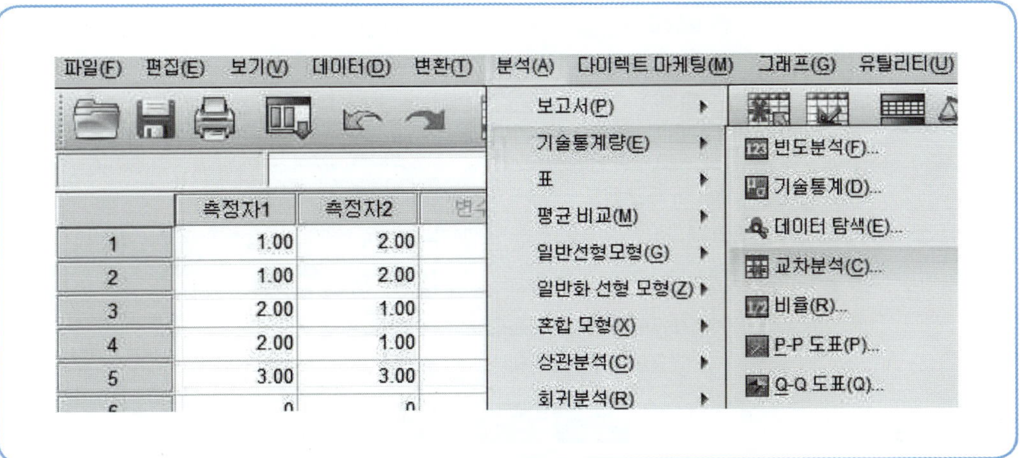

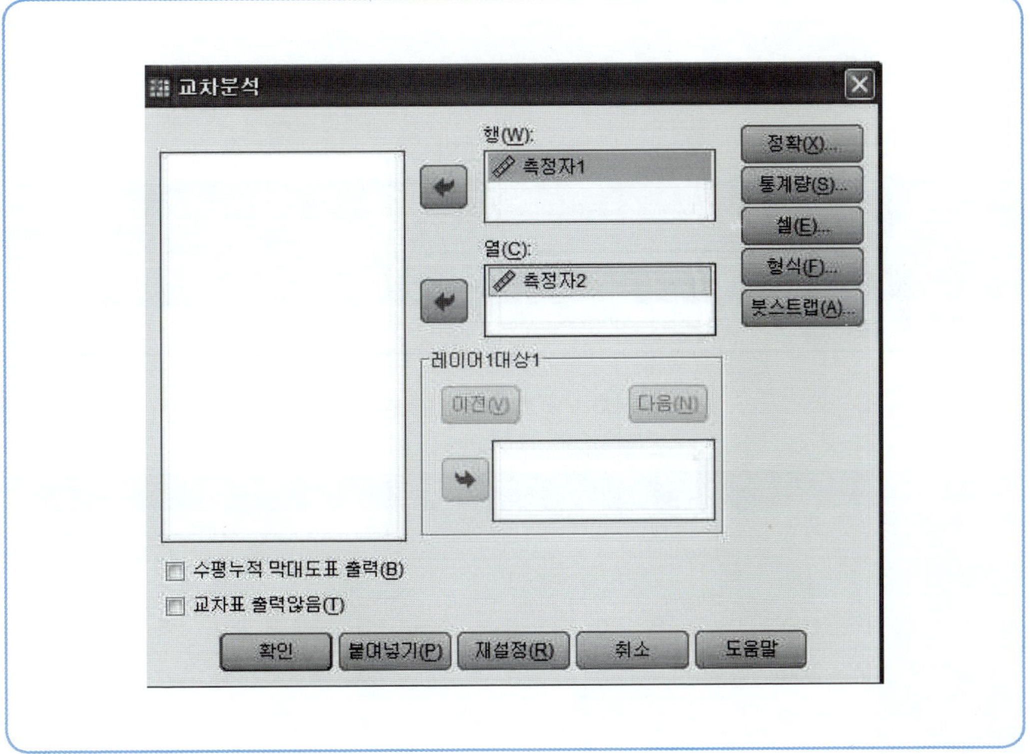

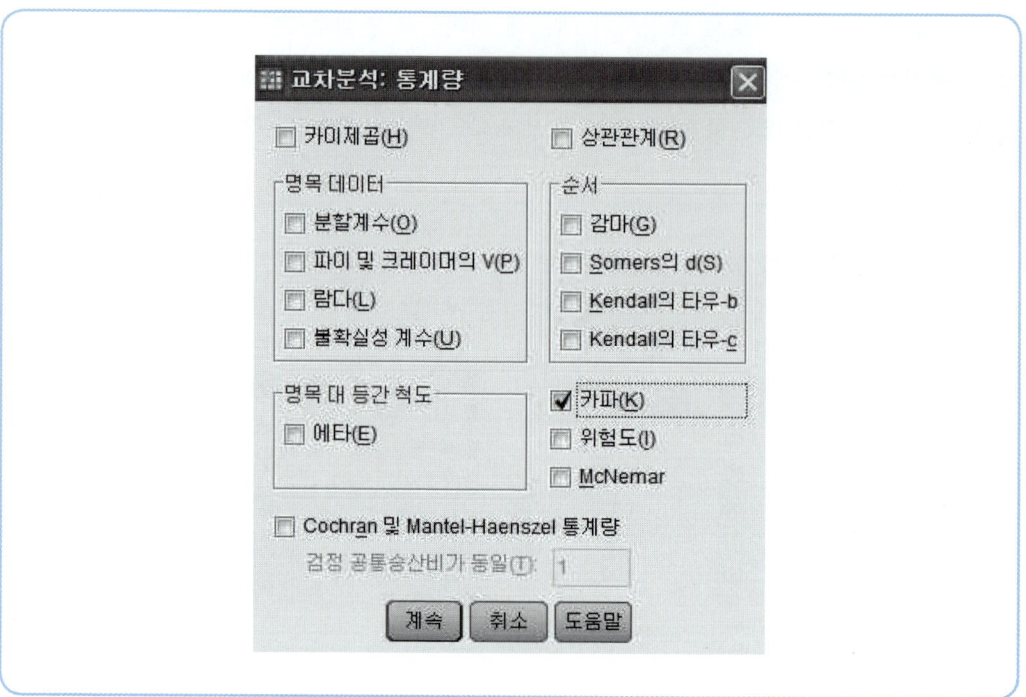

결과표는 다음과 같다.

케이스처리요약

	케이스					
	유효		결측		전체	
	N	퍼센트	N	퍼센트	N	퍼센트
측정자1 * 측정자2	20	100.0%	0	.0%	20	100.0%

측정자 1 * 측정자 2 교차표

빈도

		측정자 2				
		.00	1.00	2.00	3.00	전체
측정자 1	.00	2	1	0	0	3
	1.00	0	0	5	0	5
	2.00	0	4	3	0	7
	3.00	0	0	2	3	5
	전체	2	5	10	3	20

대칭적 측도

		값	점근표준오차[a]	근사T 값[b]	근사유의확률
일치측도	카파	.155	.172	1.175	.240
유효케이스 수		20			

a. 영가설을 가정하지 않음
b. 영가설을 가정하는 점근표준오차 사용

[카파지수 예제]

[표 19-6] 한 사건에 대한 평가자간 일치와 불일치 빈도

		평가자 1		
		발생함(+)	발생하지 않음(–)	계
평가자 2	발생함(+)	A 30	B 15	A+B=45
	발생하지 않음(–)	C 5	D 50	C+D=55
	계	A+C=35	B+D=65	N=100

전체백분율 $T\% = \frac{A+D}{N} \times 100$ 80%

발생백분율 $O\% = \frac{A}{A+B+C} \times 100$ 60%

발생하지 않음 백분율 $NO\% = \frac{D}{B+C+D} \times 100$ 71%

$$K = \frac{(A+D) - \left(\frac{(A+B)(A+C)}{N}\right) + \left(\frac{(C+D)(B+D)}{N}\right)}{(N) - \left(\frac{(A+B)(A+C)}{N}\right) + \left(\frac{(C+D)(B+D)}{N}\right)}$$
$$= 0.59$$

Kappa는 명목자료인 경우에 사용되지만 가중치 카파(Weighted Kappa)는 서열척도로 측정된 자료의 경우에 일치도를 알아보고자 할 때 사용된다. 예를 들어 2명의 물리치료사 혹은 작업치료사가 16명의 외상성 뇌손상환자에게 손상경중도(injury severity score)를 평가하여 [표 19-7]과 같은 결과를 얻었다고 가정하자.

[표 19-7] 두 명의 치료사에 의해 측정된 손상경중도 평가

치료사	환자															
	1	2	3	4	5	6	7	8	9	10	11	12	13	14	15	16
A	9	14	29	17	34	17	38	29	4	29	25	4	16	25	25	45
B	9	13	29	17	22	14	45	10	29	4	25	34	9	25	8	50

치료사들 간에 평가가 일치된 경우는 환자 1, 3, 4, 11, 14로 16명 중 5명뿐이다. 따라서 정확한 일치율은 매우 낮게 나온다. 그러나 정확하게 일치하지는 않았지만 거의 일치한 경우(예: 환자 2와 6)도 있고 거의 일치하지 않은 경우(예를 들어 환자 9와 15)도 있다. 이와 같이 정확하게 일치하지는 않았지만 거의 일치한 경우에도 점수를 주고 거의 일치하지 않은 경우에는 덜 점수를 주는 방법으로 가중치를 조정하기 때문에 weighted Kappa 혹은 generalized Kappa라고 한다. SPSS 28 버전에서 Weighted Kappa를 구하려면 메뉴 화면에서 확장을 클릭하고, 확장허브 화면이 나오면 검색에 kappa를 치고, 좌측 하단에 보이는 적용을 클릭, 오른쪽 화면에서 상단과 하단의 확장가져오기 두 곳 모두를 체크한 다음 확인을 클릭하고, 사용동의서의 조항에 동의합니다라고 클릭한다. 그 후 마침을 클릭한 후 메뉴 화면에서 분석을 클릭한다. 척도분석 메뉴에 가면 서브메뉴에 Fleiss kappa와 weighted kappa가 나온 것을 볼 수 있다.

다음은 2명의 평가자가 100명의 뇌졸중 환자를 대상으로 기능수준을 평가한 가상의 자료이다.

		평가자 1			
		독립적	도움필요	의존적	합
평가자 2	독립적	25	5	7	37
	도움필요	6	24	4	34
	의존적	11	1	17	29
	합	42	30	28	100

StatsDirect라는 프로그램을 이용하여 분석한 결과 Kappa = 0.49, weighted Kappa = 0.41임을 알 수 있다.

General agreement over all categories(2 raters)

Cohen's Kappa(unweighted)

Observed agreement = 66%

Expected agreement = 33.86%

Kappa = 0.485939 (se = 0.070742)

95% confidence interval = 0.347287 to 0.624591

z (for k = 0) = 6.869153

p < 0.0001

Cohen's Kappa (weighted by 1−abs(i−j)/(1−k))

ratings weighted by:

1	0.5	0
0.5	1	0.5
0	0.5	1

Observed agreement = 74%

Expected agreement = 55.66%

Kappa = 0.413622 (se = 0.079267)

95% confidence interval for Kappa = 0.258262 to 0.568982

z (for kw = 0) = 5.218118

p < 0.0001

측정자가 3명 이상인 경우(multirater)에는 STATA나 StatsDirect라는 통계 패키지 프로그램을 이용하여 측정자간 Kappa 일치도를 구하여야 한다. 그리고 서열척도로 측정되었으면서 3명 이상의 평가자 간 일치도를 알아보려면 Kendall의 일치계수를 구한다.

참고문헌

Hayes KW, Petersen CM. Reliability of assessing end-feel and pain and resistance sequence in subjects with painful shoulders and knee. *J Orthop Sports Phys Ther.* 2001;31(8):432-445.

Landis JR, Koch GG:The measurement of observer agreement for categorical data. *Biometrics.* 1977;33:159-174.

Ottenbacher KJ, Msall ME, Lyon NR, Duffy LC, Granger CV, Braun S. Interrater agreement and stability of the Functional Independence Measure for Children (WeeFIM):Use in children with developmental disabilities. *Arch Phys Med Rehabil.* 1997;78:1309-1315.

Shrout and Fleiss, Intraclass correlation:Uses in assessing rater reliability. *Psychol Bull.* 1976;83:762.

Van Gheluwe B, Kirby KA, Roosen P, et al. Reliability and accuracy of biomechanical measurements of the lower extremities. *J Am Podiatr Med Assoc.* 2002;92(6):317-326.

Watkins MA, Riddle DL, Lamb RL, Personius WJ. Reliability of goniometric measurements and visual estimates of knee range of motion obtained in a clinical setting. *Phys Ther.* 1991;71:90-97.

제 20 장

연구결과의 보고

1. 학술지에 투고
2. 구성과 내용
3. 문체

RESEARCH
METHODOLOGY

제20장

연구결과의 보고

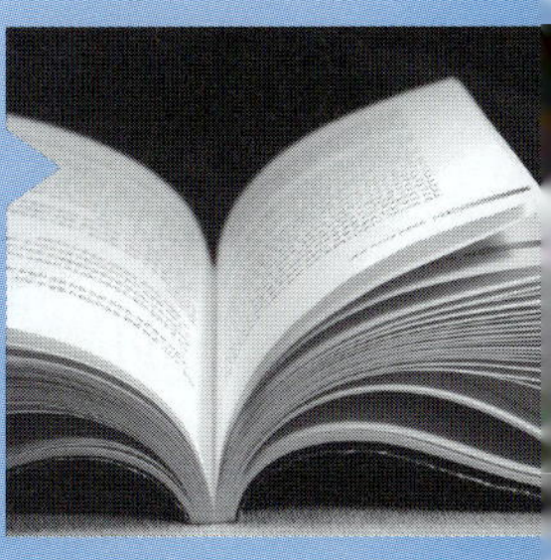

연구의 마지막 단계는 연구결과를 보고하는 것이다. 이러한 과정을 통하여 연구자들은 새로운 정보를 공유하고 지식체계를 확장할 수 있다. 자신의 연구업적을 전달하려면 학술토론회, 세미나, 심포지엄, 학술발표회, 학회 등의 여러 가지 이름의 발표회를 통하여 가능하다. 그 중에서 다음 세 가지 방법이 가장 널리 이용된다.

① 학술지에 투고(publication in scientific journals)

② 전시발표(poster presentation)

③ 구두보고(oral reports)

자신의 연구를 학술지에 투고할 경우, 이것은 영구적인 기록으로 남아 많은 사람들이 연구결과를 참고할 수 있고 전시발표나 구두보고의 경우는 전문가 집단의 회의 등을 통하거나 학회 등에서 소수에게 전달된다. 이 장에서는 각각의 전달 방법에 대해 원고 준비의 과정을 기술하겠다.

1. 학술지에 투고

1) 학술지의 선택

연구자는 최종적으로 논문을 작성하기 전에 어느 학술지에 투고를 할 것인지 결정해야 한다. 어떤 학술지는 자신들이 게재하는 논문의 성격에 대하여 명확하게 언급을 한다. 주로 발행인란이나 투고규정(instructions to authors)란에 언급하는데, 예를 들면 *Physical Therapy*의 경우 "Represents the science and practice of the profession and serves as the archives of physical therapy knowledge"라고 밝히고 있다.

학술지가 지향하는 바를 잘 알고 있을 때 자신의 연구가 투고하려고 하는 학술지의 초점과 맞는지를 알 수 있고, 학술지 선택의 잘못을 범하지 않을 수 있다. 저자는 학술지 선택에 있어 그 학술지를 읽는 사람들에 대한 고려를 해야 한다. 그 학술지에 실린 정보를 적절히 적용할 수 있는 사람들에게 연구결과가 전달되어야 한다. 예를 들어, 수술 후 물리치료나 작업치료의 중재(intervention)에 대한 연구라면 물리치료사나 작업치료사가 많이 읽는 학술지를 선택해야 한다.

모든 학술지가 원고 준비에 있어 준수해야 할 사항을 소개하고 있다. 비록 일반적으로 연구보고서의 초기화 작업은 공통적이지만, 각각의 학술지마다 원고를 구성하는 데 있어 필요한 규칙들을 가지고 있다. 예를 들면, 표의 작성법이라든지, 그래프, 그림 등에 관한 내용이다. 이러한 규칙들을 따르지 않을 때 게재거부를 당하거나 수정을 위해 원고가 반려된다.

2. 구성과 내용

연구보고서는 서론, 연구방법, 결과, 고찰, 결론으로 구분된다. 서론과 연구방법에서는 연구계획서에서와 같은 목적을 나타내는데, 여기서 연구에 대한 이론적 근거와 자료수집에 사용된 특정 과정에 대해 기술한다. 비록 이 부분의 내용이 연구계획서와 유사하다고 해도 저자는 학술지의 투고규정에 맞게 수정을 해야 한다.

1) 서론(Introduction)

연구소개에서는 연구계획서에서와 마찬가지로 연구의 목적과 배경을 기술한다. 소개의 첫 번째 혹은 두 번째 단락을 읽은 후, 독자는 연구하려고 하는 문제가 무엇이고 왜 그것이 중요한지를 이해할 수 있어야 한다. 문헌고찰은 연구를 위한 이론적 근거를 지지하는 데 필요한 연구배경을 반영한다. 또한, 연구문제에 대한 해답을 어떻게 독자에게 이해시키는가에 대한 충분한 정보를 제공한다. 서론에는 연구의 구체적인 목적을 기술하고 변수에 대한 윤곽을 그리며, 가설에 대한 진술로 끝을 맺어야 한다.

2) 연구방법(Methods)

연구대상자에 대한 기술로 시작되는데, 대상자의 수와 선정 방법, 집단 배정 방법 등을 기술한다. 연구대상자의 일반적인 특성, 즉 나이와 성별 등을 평균, 범위 등으로 요약해서 기술한다. 많은 학술지가 연구대상자가 읽고 서명한 연구 동의서(consent form)와 임상연구심의위원회(Institutional Review Board, IRB) 승인을 받았다는 것이 명시될 것을 요구한다.

도구와 자료수집의 절차를 기술하는 데 가능하면 시간순으로 나타낸다. 만약 측정 혹은 치료절차가 표준화되어 있고 잘 알려져 있으면 간략히 기술한다. 모든 변수에 대한 조작적 정의가 있어야 한다.

도형·그림·표는 명확하고도 간략하게 연구방법을 표현할 수 있다. 연구방법에서는 특정 통계 절차를 포함하여 자료를 분석하는데 사용된 절차에 대한 모든 기술로써 끝을 맺는다. 만약 특별하거나 새로운 통계방법이 사용되면 인용문헌에 표기한다.

3) 결과(Results)

결과에서는 단지 결과의 보고만 포함된다. 만약 하나의 간단한 가설이 제안되었다면 결과는 짧고 간결한 문장으로 기술한다. 통계적인 검정결과는 결과를 지지하거나 설명하는 진술이 포함되어야 한다. 비록 계산된 변수·자유도·유의수준의 입력도 중요하지만, 단지 통계적 수치보다는 그것에 대한 정확한 해석이 더 중요하다. 예를 들면, 젊은층과 노년층 여성의 보행을 비교할 때 "보폭의 차이가 유의했다($t = -3.13$, $p < 0.01$)."는 진술보다는 "노년층 여성에서 젊은층보다 유의하게 보폭이 더 짧았다($t = -3.13$, $p < 0.01$)."는 진술이 독자의 이해를 쉽게 한다. 독자들은 좀 더 쉽고 간편하게 연구결과를 이해하기 위하여 표나 그래프를 선호한다.

결과의 구조에서는 두 가지 주요한 원칙이 있다. 첫째, 표나 그림에서는 진술된 내용의 과잉중복을 피해야 한다. 독자는 표를 참고하지 않고 결과의 진술만을 보고도 결과를 이해할 수 있어야 하고, 표만 보고도 결과를 이해할 수 있어야 한다. 둘째, 저자는 결과에 대한 토의를 이 부분에서 하지 말아야 한다. 그러한 것은 고찰부분에서 다루어진다.

4) 고찰(Discussion)

고찰부분은 연구보고서의 핵심이다. 여기에는 연구결과에 대한 연구자의 해석이 반영된다. 저자의 의견을 표현할 수 있는 유일한 부분이다. 저자는 결과의 중요성을 설명하고 연구의 제한점과 향후 연구에서의 과제, 임상적인 적용을 기술한다. 자신의 연구에서 얻은 새로운 결과를 기존의 연구결과와 비교하여 기술하고, 자신이 발견한 결과에 대해 논리적인 근거를 제시해야 한다. 그리고 통계적으로 유의한 결과뿐만 아니라 유의하지 않은 결과도 언급해야 한다. 저자는 임상이나 앞으로의 연구에서 결과의 적용에 대한 견해를 제공해야 한다.

가능한 외재(생)변수를 포함하여 연구의 제한점을 인지하고 설명해야 한다. 이러한 외재(생)변수의 일부는 연구가 시작되기 전에 인지될 수 있으나, 때로는 자료를 수집하거나 분석하는 과정에서 나타나기도 한다. 저자는 결과의 해석에 있어 이러한 제한점과 관련된 중요성을 고려해야 한다. 저자가 연구결과에 영향을 미쳤을 가능성이 있는 외재(생)변수에 대하여 언급을 하는 것은 독자로 하여금 올바르게 결과를 이해하도록 하는데 도움이 된다.

5) 결론(Conclusion)

연구의 목적과 연구의 중요한 발견에 대해 간략하게 다시 언급한다.

6) 초록(Abstract)

대부분 학술지가 보고서의 초록을 요구하고, 저자는 보통 원고가 완성된 후 초록을 준비한다. 국문논문의 경우 반드시 영문초록을 요구한다. 영문논문의 경우에도 요약 혹은 초록(abstract)의 이름으로 영문초록이 제시된다. 초록은 논문의 목적, 대상자의 수, 연구절차, 요약된 결과, 주요 결론을 포함하여 논문 전체의 내용을 요약한다. 초록은 반드시 학술지에 따라 단어의 수를 제한하므로 확인이 필요하다. 대개 간결하게 200~300개의 단어 이하로 제한하여 기술한다. 독자의 입장에서는 논문의 전문(full text)을 열람할지의 여부를 초록을 통해서 결정한다. 따라서 초록은 논문 전문이 잘 요약되어야 한다. 초록이 잘 되어 있어야 컴퓨터를 이용한 정보검색 시스템에서 자신의 논문이 잘 검색된다.

〔초록의 예〕

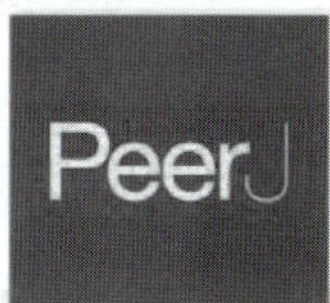

Distorted body schema after mastectomy with immediate breast reconstruction: a 4-month follow up study

Asall Kim[1,2], Eun Joo Yang[3], Myungki Ji[1], Jaewon Beom[1] and Chunghwi Yi[4]

[1] Department of Rehabilitation Medicine, Seoul National University Bundang Hospital, Seongnam, South Korea
[2] Department of Physical Therapy, The Graduate school, Yonsei University, Wonju, South Korea
[3] Department of Rehabilitation Medicine, Daelim Catholic Hospital, Seoul, South Korea
[4] Department of Physical Therapy, College of Software and Digital Healthcare Convergence, Yonsei University, Wonju, South Korea

ABSTRACT

Background: After breast cancer, some patients report residual pain-related upper limb disability without physical impairment. Although pain and altered proprioception are known to affect the working body schema (WBS), there is little available evidence investigating the WBS of breast cancer survivors (BrCS). WBS—body representations in the brain—affect the "neuromatrix" that modulates pain sensitivity and the threshold for threatening stimuli. The aim of this study was to investigate whether WBS was disrupted after mastectomy with immediate breast reconstruction (IBR) for breast cancer and whether pain and proprioceptive changes affected WBS.
Methods: Thirty-five BrCS participated in the 4-month follow-up study. They were observed at 1 and 4 months postoperatively. The main outcome measures were the left right judgement test (LRJT) results, absolute angle error, pectoralis minor length index (PMI), pain, and Quick-Disabilities of the Arm, Shoulder, and Hand (Q-DASH) score. They were measured at each observation, and parametric tests were performed to identify the nature of WBS.
Results: Both the reaction time and accuracy of the hand LRJT were poorer than those of the foot and back LRJT ($p < 0.001$). The hand LRJT reaction time and accuracy were unchanged over the total follow-up period ($p = 0.77$ and $p = 0.47$, respectively). There was a weak correlation between the LRJT reaction time and PMI ($r = -0.26, p = 0.07$), pain severity ($r = 0.37, p = 0.02$), and Q-DASH score ($r = 0.37, p = 0.02$). There was also a weak correlation between LRJT accuracy and Q-DASH score ($r = -0.31, p = 0.04$). The LRJT accuracy of BrCS who underwent surgery on their dominant side was higher than that of BrCS who underwent surgery on their non-dominant side ($p = 0.002$). Regression analysis found a weak but significant relationship between the early hand LRJT results and late pain severity (adjusted $R^2 = 0.179, p = 0.007$). A similar relationship was found between early hand LRJT results and Q-DASH score (adjusted $R^2 = 0.099, p = 0.039$).
Conclusion: To the best of our knowledge, this is the first study providing the nature of WBS after mastectomy with IBR. In this population, it is necessary to postoperatively preserve WBS integrity for pain and upper limb disability.

Submitted 27 June 2022
Accepted 8 September 2022
Published 3 October 2022

Corresponding author
Chunghwi Yi, pteagle@yonsei.ac.kr

Academic editor
Gianpiero Greco

Additional Information and Declarations can be found on page 16

DOI 10.7717/peerj.14157

7) 표와 그래프(Tables and graphs)

표와 그래프는 시각적 설명의 제공과 통계 내용의 설명을 쉽게 하려고 논문의 결과부분에 자주 사용된다. 논문의 서술부분에서는 지식에 대한 일반적 기술을 나타내고 표나 그림은 세부사항을 나타낸다.

(1) 표

일반적으로 표는 제목, 수평 내용, 수직 내용, 수평과 수직 내용에 따라 정렬된 자료, 각주의 다섯 가지 구성요소를 갖는다. 대부분의 학술지에서 수평선은 수평 내용과 표의 맨 아래에 긋고 다른 선은 긋지 않는다. 표는 독립변수와 종속변수의 관계를 수나 기술통계 자료로 잘 설명할 수 있으면 적절하다. 표의 제목은 이러한 관계를 잘 나타내야 한다. 수평 내용의 순서는 사건의 순서에 기초하여 왼쪽에서 오른쪽으로 기술하며 사전·사후자료의 기술은 사전자료를 앞에 놓는다. 각주는 유의확률을 나타내는데 사용할 수 있고 약어나 참고문헌을 설명한다. 학술지마다 각주 기호의 규정이 있는데, 미국의학협회(American Medical Association)의 공통적 각주기호는 *, †, ‡, §, ‖, ¶, # 등이 있다. [표 20-1]은 학술지에 소개된 표의 예이다. 표의 제목은 표의 위쪽에 위치한다.

[표 20-1] 최대하 트레드밀 운동 전·후의 고유수용성 감각 변화 비교

(단위: ㎜)

측정시기	고유수용성 감각 평균±표준편차	자유도	F	p
운동 전	7.9±4.5	2	1.52	.23
운동 후 5분	9.3±5.8			
운동 후 25분	6.9±3.6			

(2) 그래프(Graph)

그래프는 연구결과를 시각적으로 설명한다. 경향(trends), 관계, 비교 등에 대한 설명은 그래프를 사용하는 것이 문장으로 자세히 기술하는 것보다 더 효과적이고 간결하다. 그래프는 다양한 방법으로 그려질 수 있는데, 빈도자료의 경우 주로 막대그래프와 점선그래프를 사용해 나타낸다. 점선그래프는 막대그래프의 빈도수들을 연결한 그래프다. 원그래프(pie chart)는 전체 표본 중 선택된 특성에 대한 비례적인 분포를 보여준다. 막대그래프는 대조군과 실험군의 변수나 사건, 사전·사후 측정값 등 분리된 표본의 빈도자료나 양적 자료를 나타내는 데 사용된다.

그래프를 작성할 때 저자는 측정된 단위의 눈금에 주의해야 한다. 그래프는 의미 있는 경향이나 관계·비교 등에 쓰이므로 눈금은 합리적으로 정해져야 한다. 예를 들면, [그림 20-1]은 치료 전·후의 어깨관절 외전의 관절가동범위를 보여준다. 치료 전 양쪽 집단의

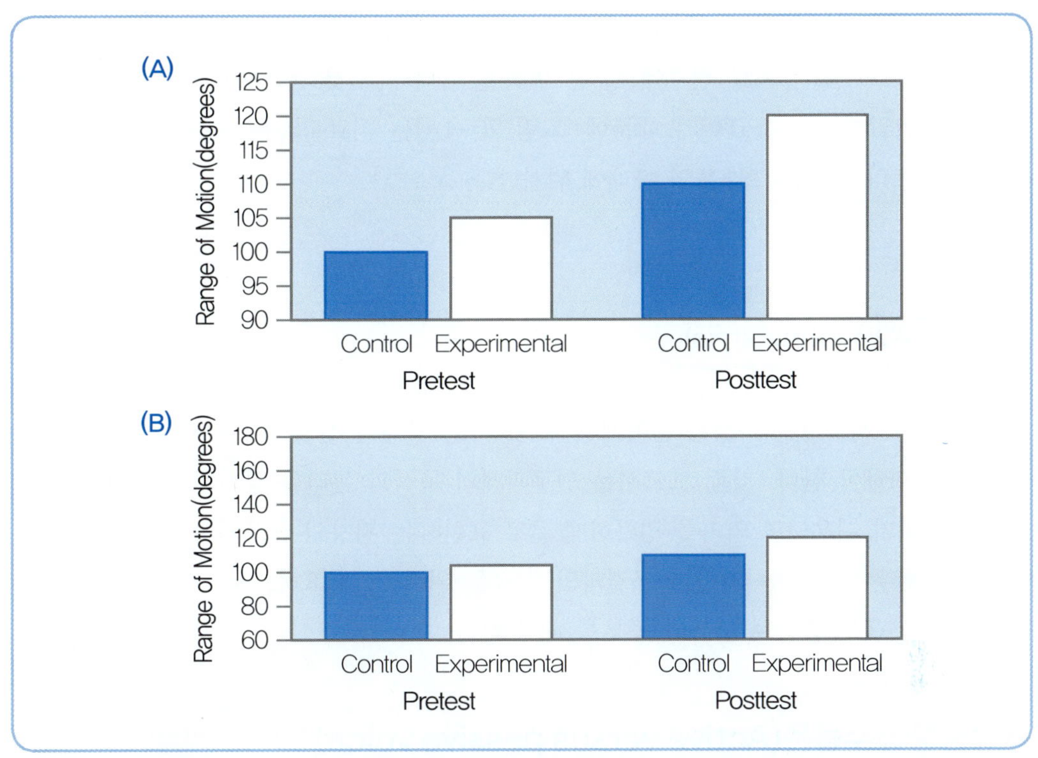

[그림 20-1] 같은 자료를 가지고 어깨관절 가동범위를 다르게 나타낸 그림

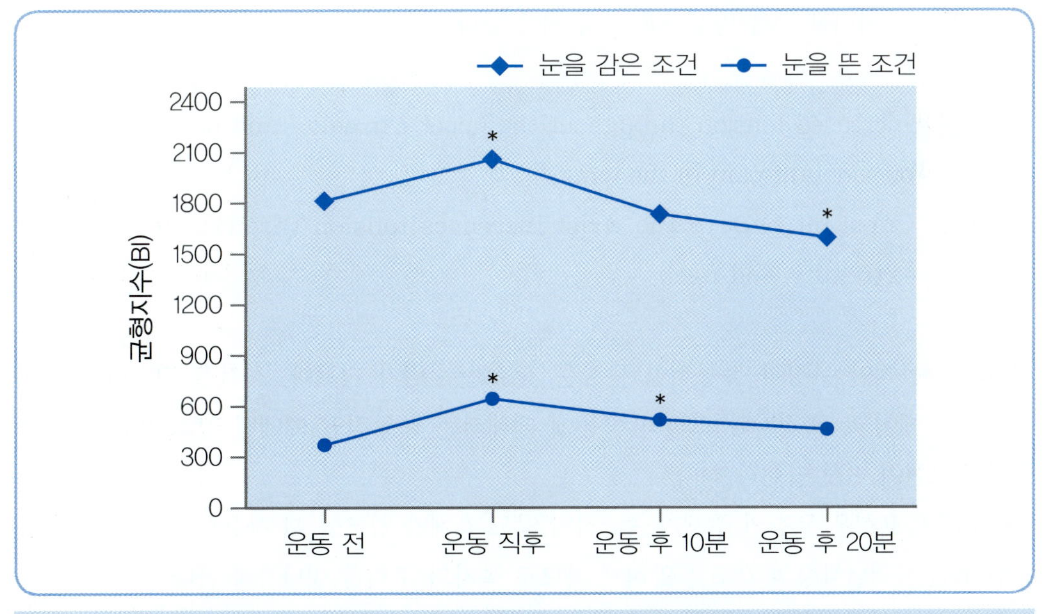

[그림 20-2] 운동 전과 운동 후 반복 측정된 균형지수 변화 비교

*운동 전 균형지수와 비교시 $p < 0.05$

각도는 100°로 같으나 치료 후 대조군은 110° 실험군은 120°이었다. [그림 20-1B]와 비교하여 [그림 20-1A]는 치료 전후에 더 큰 변화를 나타내는 것처럼 보인다. 정상적인 어깨 관절 가동범위가 160~180°이기 때문에 [그림 20-1A]는 치료결과를 과장되게 표현한 것이다. 그래프의 제목은 그래프의 아래에 위치한다.

3. 문체(Writing style)

과학적으로 서술하는 과정은 문학적인 표현보다는 사실을 전달하기 위해 잘 조직화되어야 하고 명확해야 한다. 최종 보고서는 연구과제의 목적과 논리를 강하게 반영해야 한다. 보고서가 읽기 쉬우려면 의미를 정확하게 글로 표현하는 저자의 글쓰기 기술이 중요하다. 글쓰기가 쉬운 것은 아니지만 연구결과의 전달을 위해 꼭 필요하므로, 글쓰기와 관련된 참고 도서 등을 활용하여 글쓰기 공부를 해야 한다.

1) 능동문과 수동문(Active versus passive voice)

능동적인 표현이 강하고 구체적이다. 수동적인 표현은 문장을 답답하게 하고 지루하게 한다. 저자는 이러한 점을 명심하고 글을 써야 한다.

수동문: Increased tension throughout the upper extremity and neck is produced by constant pain in the wrist.

능동문: Constant pain in the wrist increases tension throughout the upper extremity and neck.

위의 수동적인 문장과 능동적인 문장은 강조하는 바가 다르다. 시간을 강조하는 것이 수동적인 예이고, 측정자와 그들의 활동에 대해서는 능동적인 예에서 강조된다. 또한 능동적인 표현이 여섯 단어나 적다.

수동적인 표현은 문장의 주체가 중요하지 않고 객체가 강조될 때 사용한다. 이러한 수동적인 표현은 전달사항의 강도를 약하게 하므로 독자의 주의를 빗나가게 한다.

2) 언어의 간결성(Simplicity of language)

많은 저자들이 반복을 피하기 위해 같은 개념에 대하여 다른 단어를 사용한다. 그러나 한 단어로 하나의 요점을 만든다면 반복해서 쓰는 것이 좋다. 부사나 형용사가 과학적 연구의 기술에는 특별히 유용하지 않은데, 예를 들면 결과(outcome)가 "매우 실용적(very practical)이다" 혹은 "매우 유용하다" 등의 표현은 불필요하다.

논문의 목적은 발견된 결과에 대한 전달에 있지, 시를 쓰는 것이 아니다. 따라서, 문장은 화려하고 복잡한 구 등을 피하고 명확하고 간단한 단어로 표현한다.

3) 전시발표(Poster presentation)

전시발표는 학회에서 여러 사람이 볼 수 있도록 논문의 개요를 일정한 서식과 크기로 작성하여 게시하는 것이다. 요즘은 학회에 투고되는 연구논문 수가 증가하고 있어서 되도록 전시발표를 많이 하도록 유도하는 추세이다.

전시발표는 자유스런 분위기에서 연구보고를 많은 사람이 읽고 볼 수 있도록 큰 판에 연구 내용을 전시한다. 이것의 주요 장점은 관심 있는 다수 청중이 적절한 속도로 이동하면서 연구 내용에 대한 공부를 할 수 있다는 것이다.

전시는 연구의 주요소인 제목, 가설, 목적, 방법, 결과, 토의 및 결론을 명확하고 간결하게 언급한다. 내용은 완전한 문장보다는 핵심되는 말과 구로 표현하고, 연구방법의 독특한 면이나 중요한 발견에 대한 요약이나 예시는 표나 그래프, 사진으로 한다. 포스터의 크기는 가로 85~95cm, 세로 120cm가 보편적이다. 전시판의 재질은 압정으로 잘 고정하기 위해 코르크판이나 합판을 사용한다.

내용의 배열은 정보에 대한 논리적 흐름이 잘 전개되도록 정렬하는데, 서론부분이 왼쪽 맨 위에 오고 결론부분이 오른쪽 밑에 오도록 한다. 포스터 전시에 대한 예가 [그림 20-3]에 나와 있다.

4) 구두발표(Platform presentation)

구두발표는 마이크로소프트사의 파워포인트(power point), 컴퓨터에 별도의 소프트웨어를 설치하지 않아도 Web상에서 로그인하여 바로 사용이 가능한 프레지(Prezi)와 같은

Postural Factors Affecting Mandibular Lateral Deviation during Maximum Mouth Opening in Healthy Young Adults

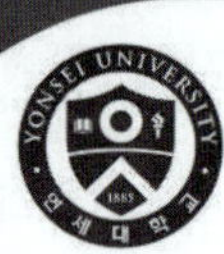

Yoon-gyeom Choi[1], PT, BPT, DH, ADH, Feifei Li[1], BPT, Il-young Moon[2], PT, PhD, Chung-hwi Yi[3], PT, PhD
[1] Dept. of Physical Therapy, The Graduate School, Yonsei University
[2] Dept. of Rehabilitation Medicine, Wonju Severance Christian Hospital, Wonju, South Korea
[3] Dept. of Physical Therapy, College of Software and Digital Healthcare Convergence, Yonsei University, South Korea

Introduction

The musculoskeletal system consists of multiple interconnected muscular chains, suggesting that dysfunction in one region may induce compensatory adaptations or postural realignments in distant, yet biomechanically related areas[1]. In line with this, several studies have reported associations between postural dysfunction and functional disorders of the masticatory system[2]. Nevertheless, most previous research on posture and the stomatognathic system has not addressed the potential role of mandibular lateral deviation (MLD) during maximum mouth opening (MMO), despite its possible biomechanical relevance. Therefore, the present study aims to investigate both the correlation and causal relationship between MLD during mouth opening and closing and global postural deviations. By exploring this association, we seek to deepen the understanding of how mandibular biomechanics may influence systemic postural control.

Methods & Materials

The study included healthy men and women aged 19-39 years old. Exclusion criteria included factors that could affect the stability. The sample size was 110, which was calculated using G*Power version 3.1 (Franz Faul, University of Kiel, Germany). Participants first answered the Jaw Functional Limitation Scale 20 (JFLS) questionnaire, which was used to determine TMD. Postural factors, including head posture, shoulder height difference, round shoulder, thoracic kyphosis, lumbar lordosis, left hip-knee-ankle angle, right hip-knee-ankle angle, and side knee shape, were assessed using posture analysis and a virtual reconstruction device (MotiPhysio Pro, MG Solutions, Seoul, Korea). MMOs and MLDs were filmed and analyzed using Kinovea version 0.8.27 software, which is a two-dimensional motion analysis tool widely used to analyze movement and measure angles in digital images. The postures and MLDs were measured three times, and the mean values were used.

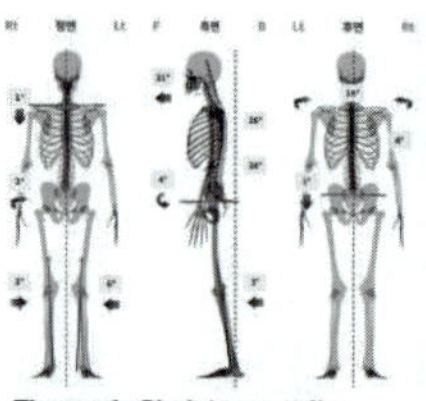

Figure 1. Skeleton results

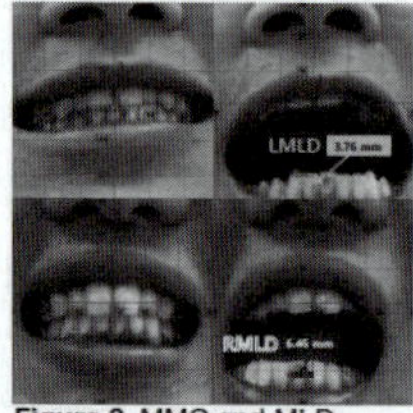

Figure 2. MMO and MLD

Results

The most interesting result was the association between knee flexion angle (KFA) and MLD (r = 0.392, $p < 0.001$).

A multiple linear regression analysis was conducted to examine whether KFA influence MLD. Initially, we hypothesized that KFA would influence MLD. The analysis showed that the regression model was significant (F = 19.616, $p < 0.001$), indicating its appropriateness. However, the low adjusted R^2 value (0.146) suggested that this model might not fully explain the variance in MLD. Additionally, when MLD exceeded 2 mm, the change slightly increased, with the mandible moving 0.407 mm for each degree of KFA. The adjusted R^2 for this case was 0.159, explaining 15.9% of the variance.

Interestingly, when the model was flipped using MLD as an independent variable and KFA as a dependent variable, the adjusted R^2 increased to 0.362, suggesting that mandibular asymmetry may have a greater impact on the angle of knee flexion. This is consistent with previous findings that mandibular alignment may affect posture control through the head and neck-mandibular system. An increase of 1° in knee flexion led to a rightward shift in MLD by 0.339 mm, which appears minimal and is unlikely to carry clinical significance. In contrast, a 1 mm increase in leftward MLD resulted in 2.351° of knee extension, which is numerically considerable and may have meaningful clinical implications regarding the influence of mandibular deviation on lower extremity alignment.

Table 1. Results of multiple regression analysis in individuals with mandibular lateral deviation.

Dependent variables	Independent variables	Unstandardized coefficients		Standardized coefficients Beta	t	p	F	Adj. R^2
		B	Standard error					
MLD	Constant	1.435	0.302		4.757	<0.001		
	KFA (°)	-0.339	0.077	-0.392	-4.429	**<0.001**	19.616	**0.146**
MLD > 2 mm	Constant	1.567	0.406		3.859	<0.001		
	KFA (°)	-0.407	0.105	-0.413	-3.869	**<0.001**	14.973	**0.159**
KFA (°)	Constant	7.739	1.772		4.366	< 0.001		
	TMLD < 4mm	-2.351	0.702	-0.631	-3.351	**0.004**	11.230	**0.362**

Conclusions

This study found that KFA influences MLD and that round shoulder and other postural variables are associated with MMO. These findings may provide clinical evidence supporting the prevention and treatment of TMJ disorder through posture correction, as well as contributing to improved overall postural stability.

References

1. Moon et al (2011). The relationship between dental occlusion/temporomandibular joint status and general body health: part 1. Dental occlusion and TMJ status exert an influence on general body health. The Journal of Alternative and Complementary Medicine, 17(11), 995-1000.
2. Saito et al. (2009). Global body posture evaluation in patients with temporomandibular joint disorder. Clinics, 64, 35-39.

[그림 20-3] 포스터 예

시각 매체를 준비하여 대개 10~30분 이내의 정해진 시간 내에 발표하고, 질문과 토론도 간단히 진행하는 것이다.

연구논문의 구두발표는 같은 전문직 동료의 공개 토론회에서 주로 행해진다. 이 전달 수단은 새로운 정보의 즉각적인 보급에 유용하다. 구두발표는 글쓰기에 어려움을 느끼는 사람에게 매력적이다.

전형적인 구두발표는 10~15분으로 발표시간을 제한하고 있으며, 언어는 화자의 주장을 정확히 전달하도록 신중하게 선택해야 한다. 파워포인트, 프레지를 사용하면 전달내용을 강조할 수 있다.

5) 발표준비

발표내용은 잘 조직화되어야 하고 또 시간제한이 있으므로 전달할 내용을 원고로 준비하는 것이 좋다. 초안을 작성할 때부터 화자는 발표에 염두를 두어야 한다. 핵심되는 말이나 구는 강조를 위해 다듬어야 한다. 시각적 도구의 사용 방법도 연습을 해야 한다. 시각적 도구를 사용하여 한 줄 띄어쓰기로 준비된 여덟 장 분량의 원고는 발표하는데 10분 가량이 소요된다. 발표자는 주어진 시간에 발표를 마치도록 준비를 해야 한다.

6) 시청각 도구(Visual presentation)

시각적 도구는 성공적인 구두발표에 필수적이다. 효과적인 파워포인트, 프레지는 중요한 세부사항에 대하여 청중의 주의를 집중시키며, 발표내용을 강조하고 설명한다. 반면에, 잘못 구성된 파워포인트나 프레지는 발표를 망치기도 한다.

원고의 핵심되는 말을 잘 나타내도록 슬라이드의 유형과 수를 정한다. 서술·그림·그래프·표의 네 가지 유형의 슬라이드가 사용된다. 서술 목적의 슬라이드는 제목·연구목적·연구배경의 중요성·연구 프로토콜·결과의 요약과 결론에 주로 쓰이고, 사진 슬라이드는 기구의 설치모습·대상자의 측정 활동 등에 쓰인다. 그래프나 표 슬라이드는 결과를 설명하는데 사용된다.

하나의 슬라이드에 너무 많은 내용을 전달하려고 하면 문장이 길어지고 장황하여 청중의 관심을 집중시킬 수 없게 된다. 내용 중 주요 요점만을 요약하면 청중의 집중을 유도하고 화자가 세부사항을 설명할 수 있어 효과적이다.

7) 연습(Rehearsal)

준비한 원고와 파워포인트 파일의 내용이 조화를 이루는지 그리고 발표시간이 얼마나 걸리는지를 알아보기 위해 본발표에 앞서 동료나 학생을 대상으로 연습을 한다. 연습을 하면 발표할 때 생길 수 있는 문제를 미리 발견하고 고칠 수 있는 기회를 가질 수 있다.

8) 효과적인 발표방법

다음과 같은 조언은 연구자가 발표하는 기술을 향상시키는 데 도움이 될 것이다.

첫째, 만일 여러분이 연습하는 모습을 비디오 카메라에 담을 수 있다면 자신의 발표하는 모습을 잘 관찰한 후 아래에 설명된 기법들을 적용하여 다시 연습한다.

둘째, 충분히 이완된 상태에서 바른 자세를 유지해야 한다. 너무 뻣뻣하게 서 있어서는 좋지 않으며 양발에 몸무게를 고르게 둔다. 한쪽으로만 무게를 주게 되면 몸이 기울게 되며, 이는 청중의 마음을 흩트려 놓게 한다.

셋째, 발표에 능숙한 사람들은 교탁 좌우로, 청중 앞으로 움직이면서 발표한다. 이는 청중과 발표자 사이에 장벽이 없이 친밀함을 느끼게 한다. 교탁이 없을 경우에는 청중으로부터 1~3m 정도 앞에서 하는 것이 좋다. 한 곳에만 서 있는 것도 좋지 않지만, 그렇다고 이곳저곳 너무 옮겨 다니는 것도 좋지 않다.

넷째, 불안함이 표출되지 않도록 자연스러운 몸짓을 취하는 것이 좋다. 또한 과도한 몸짓은 좋지 않다.

다섯째, 발표를 할 때 벽이나 바닥을 보는 것은 자신감이 없는 것처럼 보이게 한다. 벽의 한 지점만을 바라보거나 스크린 또는 자신의 노트만을 보고 발표를 하는 것은 좋지 않다. 여러분이 발표를 할 때는 청중을 단순히 쳐다보는 것이 아니라 주의 깊게 관찰하여, 발표에 관심을 두지 않고 있는 사람을 찾아 그에게 여러분이 보고 있다는 것을 인식시켜야 한다. 청중이 많아 각 개인을 쳐다볼 수 없을 경우에는 청중석의 여러 곳에 있는 사람들과 시선을 맞춘다. 여러분이 시선을 주고 있는 이의 주위에 앉아 있는 사람들은 자신을 쳐다보고 있다고 느낄 것이다. 청중과 거리를 두어 시선을 더 넓게 갖도록 하는 것도 좋은 방법이다.

여섯째, 목소리가 단조롭거나, 너무 말이 빠르거나 느린 경우, 목소리가 너무 크거나 작은 경우 좋지 않다. 대부분의 단조로운 목소리는 불안할 경우에 많이 생긴다. 자연스럽고 생기 있는 목소리를 회복하기 위해서는 몸을 이완하고 긴장을 풀어야 한다. 상체와 하체 운동이 매우 중요하다. 이는 적극적인 운동은 아니지만 근육을 풀어주고 호흡을 정상화시켜 준다. 비디오나 테이프 녹음을 하거나 동료로부터 피드백을 받아 자신이 어떻게 하고 있는지 파악하도록 한다.

일곱째, 발표에 적절한 평균 말 속도는 분당 125단어 정도이다. 만일 긴장하게 되면 속도는 더 빨라진다. 단어의 끊어 읽음이 분명하다면 말 속도가 빠른 것이 크게 문제시되지는 않겠지만, 전문적인 발표를 하거나 청중이 받아 써야 하는 경우는 발표의 보조를 맞추는 것이 필요하다. 말이 너무 빠를 때 나타나는 또 다른 문제는 말이 잘못 나오는 것이다. 이럴 때는 말의 속도를 줄여야 한다. 스스로 말하는 것을 듣도록 문장의 마지막 단어를 듣고 조금 멈춘 후 다음 문장으로 진행한다. 발표를 하는 동안 잠시 멈추는 것은 발표 내용을 받아들일 수 있는 시간적 여유를 준다. 발표 중 침묵의 순간을 두려워하지 마라. 청중은 발표자가 말하고 있는 것을 소화할 시간이 필요하다.

여덟째, 대부분의 경우 음량 문제는 연습을 통해 극복할 수 있다. 여러분은 자신의 음량을 인식할 필요가 있다. 발표 시 "뒤쪽에 제 목소리가 들립니까?"라고 물어본다. 청중은 발표를 경청하기 위해 솔직히 대답해 줄 것이다.

9) 질문에 답변하는 방법

첫째, 예상질문을 준비하라. 발표시 받게 될 대부분의 질문에 대해 예상할 수 있으므로 그에 대한 답변을 연습하라. 최악의 질문과 그 밖의 모든 질문에 대해 준비하여야 한다. 예상되는 질문에 대한 답변을 뒷받침할 시각적 보조 자료를 준비하는 것도 좋다.

둘째, 질문을 명확히 하라. 만일 여러분이 아주 길고 이해하기 어렵거나, 한 번에 여러 가지 문제에 대한 질문을 받게 된다면 질문을 좀 더 명확하게 하기 위해 다시 말해 줄 것을 요구한다.

셋째, 상세히 하라. 여러분이 청중의 뒷자리에 앉아 있고 앞에 앉은 누군가가 질문을 했을 때 그 질문이 잘 들리지 않았던 적은 없었나? 잘 이해되지 않는 질문에 대해 반복하도록 하여 모든 사람들이 그 질문을 들을 수 있게 해야 한다. 이런 기법을 사용하면 질문에 대해 생각할 수 있는 시간을 가질 수 있다.

넷째, 솔직하게 답하라. 질문에 답변하기에 어려운 경우에는 솔직하게 답하라. "저는 그 질문에 대한 답을 잘 알지 못합니다. 그 부분에 대해서는 다시 알아보고 말씀드리겠습니다."라고 말하거나 또는 현장에 답변해 줄 수 있는 협력자가 있다면 부탁할 수도 있다.

다섯째, 답변은 청중 전체를 대상으로 하라. 발표자가 질문자만을 대상으로 답변하고 나머지 청중은 무시하는 경우를 본 적이 있을 것이다. 어떠한 경우는 질문자가 어려운 질문으로 발표자를 곤혹스럽게 만들려고 하는 경우도 있다. 이러한 경우는 항상 발표자가 질문자만을 대상으로 하기 때문이다.

여섯째, 25%~75%의 법칙을 적용하라. 여러분은 질문자에게 약 25%의 시선을 맞추고, 나머지 75%의 시선을 청중에게 번갈아 가며 맞추어라(특히 공격적인 질문과 답변의 상황에서 이는 매우 중요하다). 질문자를 무시해서는 안 되지만 나머지 청중 역시 무시해서는 안 된다. 이는 그러한 상황에서의 주도권과 청중을 유지하도록 하는 데 도움을 줄 것이다.

일곱째, 답변의 요점을 벗어나지 마라. 답변은 그 문제를 충분히 다룰 수 있을 정도의 시간을 허락해야 하나, 그렇다고 너무 긴 답변은 자칫 청중의 관심을 흐리게 할 수 있으므로 주의해야 한다.

제 21 장

연구보고서의 평가

1. 논문의 평가

RESEARCH
METHODOLOGY

제 21 장
연구보고서의 평가

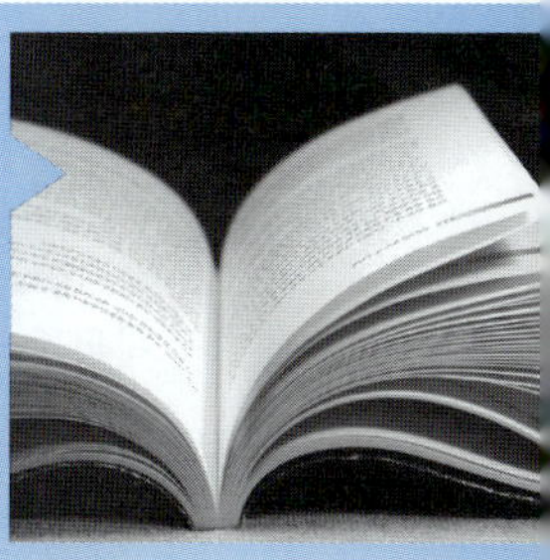

대량으로 발간되는 많은 학술연구논문들을 다 읽는다는 것은 현실적으로 불가능하다. 그러므로 효과적으로 논문을 읽기 위한 첫 단계는 관련분야에서 가장 유용한 정보를 제공하는 학술지를 선택하는 것이다. 특정한 주제에 대하여 알고 싶을 때는 도서관에 가서 최근 저서나 종설들을 찾는다. 저서나 종설은, 주제를 이해하는데 필요한 기초적이고 상세한 정보들을 제공한다는 점에서 긍정적인 면이 있다. 그러나 종설에서 제시된 정보들은 원저자가 아닌 종설저자의 관점으로 표현된 2차적인 혹은 간접적인 정보라는 점을 감안해야 한다. 즉, 본래의 연구내용이 잘못 해석되거나 잘못 설명될 수 있다는 것이다. 이러한 문제점을 해결하기 위해서는 가능하면 독자가 직접 원저를 찾아 읽는 것이다.

1. 논문의 평가

논문을 평가할 때 첫 번째로 고려할 점은 논문이 속해 있는 학술지의 명성이다. 논문은 해당 학술지의 여러 전문가(reviewer)들이 심사한 후 출판된다. 주 편집자와 부 편집자, 심사위원들은 일정한 심사기준에 맞는 논문을 학술지에 싣는다. 이러한 심사조건에는 연구의 중요성, 독창성, 연구설계의 적합성, 실험절차의 적절성, 결과와 결과해석의 합리성, 토의의 타당성, 진술의 명백성이 고려된다. 저명한 학술지일수록 이러한 과정이 엄격하게 진행되며, 투고에서 게재되어 출판되기까지 2년 이상이 걸리기도 한다.

1) 제목과 초록(Title and abstract)

제목은 논문에 대한 완전한 정보를 나타낼 수 있는 함축된 표현을 사용해야 한다. 초록은 연구의 목적·방법·결과·주요 결론을 추상적으로 표현하면 안 되고 과학적으로 표현해야 한다. 독자의 입장에서는 초록의 내용을 있는 그대로 받아들여서는 안 되며, 반드시 본문을 읽어 보고 연구의 타당성을 평가해야 한다.

2) 서론(Introduction)

독자는 서론을 읽었을 때 그 연구에서 제시하고 있는 연구문제들을 이해할 수 있어야 한다. 서론을 평가하기 위한 주요 질문들은 다음과 같다.

① 제시된 연구문제가 중요한 의미를 가지는가?
② 문제를 명확히 진술했는가?
③ 저자는 명백하고 논리적인 이론을 형성하기 위한 문헌을 사용했는가?
④ 저자는 연구를 위한 이론적 배경을 제시했는가?
⑤ 인용문헌들은 연구의 주제와 적합하며 광범위한가?
⑥ 연구의 종류(실험연구, 상관성 연구, 기술적 연구)가 명백히 드러났는가?
⑦ 연구의 구체적 목적이 명확히 진술되었는가?
⑧ 연구가설이 명확히 진술되었는가?

저자는 서론의 앞부분에서 연구하고자 하는 문제가 무엇인지를 알려 주어야 한다. 그래서 독자가 연구의 필요성을 확실히 인식할 수 있어야 한다. 가장 중요한 것은 구체적인 연구목적들을 명백히 진술해야 한다는 것이다. 대개 연구자는 서론에서 연구가설을 면밀히 기술하지 않는다. 그러나 서론을 통해 독자가 연구가설을 예견할 수 있을 정도로 기술되어야 한다.

앞에서 열거한 질문들에 대한 대답이 긍정적이라면 독자는 연구의 방향이 옳고 의미를 가진다고 생각할 것이다. 혹시 만약 열거한 질문들 중 어느 한 가지에 대한 답변이 긍정적이지 못하다면 독자는 연구자의 비판적 사고능력과 다음으로 이어지는 단계들의 타당성에 대해 의심하여야 한다.

3) 연구방법(Methods)

연구방법란은 독자가 연구의 타당성을 평가할 수 있는 근본적인 정보들을 제공한다.

(1) 연구대상자(Subjects)

독자는 결론의 타당성을 평가하고 임상적용 범위를 가늠하기 위해 연구대상자의 특성을 반드시 알아야 한다. 고려할 사항은 다음과 같다.

① 연구대상자 혹은 참여자는 누구인가?

② 연구대상자를 선정하는 구체적인 기준들(선택 또는 제외의 기준)은 무엇인가?

③ 연구대상자들은 어떤 방법으로 선정되었으며 어떤 모집단으로부터 선택되었는가?

④ 전체 연구대상자의 수는 몇 명인가? 연구대상자의 수는 적절하게 산정되었는가?

이상의 질문들은 표본추출 오차(sampling bias)의 존재여부와 혼란변수들(confounding factors)이 무엇인지 알 수 있도록 도와준다. 연령·성·진단명·기능수준(functional level) 등의 요소들은 연구의 내적 타당도와 외적 타당도 모두에 영향을 미친다. 연구대상자들의 모집단을 명확히 나타내기 위해서는 대상자 선정기준(selection criteria)과 제외기준(exclusion criteria)을 일일이 열거하여야 한다. 만일 독자가 연구결과를 자신의 임상환자에게 적용하고자 한다면, 연구대상자의 특성과 임상환자의 특성이 일치하여야 한다.

대부분 학생들의 연구는 정상적이고 건강한 사람들을 연구대상으로 삼는데, 이러한 연구결과를 환자에게 바로 적용할 수는 없다. 연구자는 독자가 임상적용 범위를 판단할 수 있도록 연구대상자에 대한 정보를 충분히 제공해야 한다. 그리고 표본추출방법을 아는 것도 중요하다. 연구대상자들의 수를 아는 것은 통계적 분석결과를 해석하는 데 있어 중요한 의미를 가진다. 연구대상자 수는 특히 2종 오류(type II error)에 영향을 미친다.

(2) 연구설계(Design)

독자는 연구자가 연구문제를 해결하기에 효과적인 연구설계를 선택하였는가를 판단해야 한다.

① 연구설계의 종류(실험설계, 유사실험설계, 비실험설계)가 무엇인지 알 수 있게 설명되어 있는가?

② 연구설계가 연구문제의 해결에 합당한가?

③ 몇 개의 집단이 사용되었는가?

④ 무작위 추출법이 사용되었는가?

⑤ 대조군이 사용되었는가?

⑥ 독립변수는 몇 개이며 각각의 수준(level)은 몇 개인가?

⑦ 치료와 측정은 얼마나 자주 행하여졌는가?

실험연구에서는 연구대상자들을 어떻게 집단에 할당하였는가와 대조군이 있는가 없는가에 따라서 타당도가 많이 영향을 받는다. 독자가 논문을 읽으면서 연구설계에 주의를 기울여야 하는 세 가지 중요한 이유가 있다.

첫째, 내적 타당도와 일반화(generalization) 사이의 어려움을 극복하려는 연구자의 노력이 어떠했는지를 세밀히 조사할 수 있다. 엄격히 통제된 실험설계가 사용되어졌을 때, 독자는 실험결과를 실제상황에 어떻게 연관시켜야 할 것인가를 고려해야 한다. 혼란변수들과 내적 타당도가 엄격하게 통제된 실험환경에서는 독립변수의 효과가 높게 나타날 수 있다. 그러나 실제 임상환경은 실험환경과 같이 인위적인 환경이 될 수가 없다. 유사실험설계가 사용되어진 경우, 독자는 외재(생)변수가 결과해석을 방해할 수 있다는 가능성을 고려해야 한다.

둘째, 집단의 수, 독립변수의 수와 수준(level), 종속변수의 수와 측정횟수가 통계방법의 선택에 영향을 미친다.

셋째, 단일피험자 실험설계(single-case design)를 사용한 경우에는 그 설계에서 적용하는 특별한 원칙들을 고려하여 평가하여야 한다.

(3) 도구(Instrumentation)

이 부분에서는 연구에 사용된 실험기구를 설명한다.

① 실험기구를 충분히 자세하게 설명하고 묘사했는가?

② 저자는 실험기구의 신뢰도와 타당도를 언급하였는가?

독자는 연구자가 어떤 특별한 실험기구를 사용하였는가를 알아야 한다. 사용된 기구나 도구가 표준화된 것이고 상업적으로 구입이 가능하다면, 제품번호와 제품명·제조회사의 연락처가 명시되어야 한다. 만약 표준화된 설문지(standardized questionnaires)나 설문조사도구(survey instruments)가 사용되었다면 출처가 언급되어야 한다.

실험기구의 신뢰도는 측정의 일관성과 반복과 관련이 있다. 다음의 세 가지 신뢰도가 고려되어야 한다.

① 기구 자체의 신뢰도가 면밀히 증명되어야 한다. 독자는 기구의 신뢰도에 대한 증거가 언급되어 있는지 찾아야 한다.

② 측정자 내, 측정자간 신뢰도를 살펴야 한다.

③ 신뢰도는 연구하고자 하는 특정 대상자들을 상대로 검증되어야 한다. 한 예로서, 근력측정기(dynamometer)가 정상인들을 대상으로 하여 높은 신뢰도를 나타냈을 때, 손목통증을 호소하는 환자들에게도 동일한 신뢰도를 나타낼 수 있는지는 확신할 수 없다. 넙다리네갈래근의 토크(quadriceps torque)를 측정한 등속성 근력측정기(isokinetic dynamometer)의 신뢰도가 높게 나왔어도 어깨관절 굽힘 토크(shoulder flexion torque)를 측정하였을 때도 동일한 신뢰도를 나타낼 수 있는지는 확신할 수 없다.

독자의 입장에서는 연구자가 사용한 실험기구의 타당도를 알아보기는 힘들다. 그러나 적어도 독자는 연구자가 사용한 기구들이 정확하고 적합한 방법으로 자료를 수집하였는가를 알 수 있어야 한다.

(4) 실험절차(Procedures)

이 부분은 연구의 시작부터 끝까지의 실험의 순서를 자세히 설명하는 곳이다.

① 자료수집 과정을 다른 사람이 동일하게 반복할 수 있을 정도로 명확하고 자세하게 설명하였는가?

② 독립변수와 종속변수의 조작적 정의가 제시되어 있는가?

③ 내적 타당도를 위협하는 요소들을 통제하였는가?

자료수집 방법에 있어서, 누가 측정하였으며, 연구대상자는 무엇을 요구받았으며, 자료수집자는 무엇을 했고, 측정은 언제, 얼마나 자주 행하였는가를 설명해야 한다. 실험연구에서 대조군은 검사(testing) 전 얼마의 시간 동안 음식을 먹지 않거나 쉬는 것과 같은 특별한 행동을 요구받는 경우도 있다. 실험군은 조작적 정의에 따른 독립변수에 노출된다. 이러한 모든 활동들은 독자가 유사한 환경에서 유사한 연구대상자들에게 연구과정을 반복할 수 있을 정도로 충분히 자세하게 설명되어야 한다.

대부분의 저자들은 연구과정을 설명함에 있어서 내적 타당도를 직접적으로 언급하지 않는다. 저자는 사건·성숙·도구·검사·선정 등의 외재(생)변수가 결과에 영향을 미칠 수 있다는 것을 고려해야 한다.

(5) 자료분석(Data analysis)

자료분석에서는 통계방법을 명시한다.

① 자료를 분석하는 과정이 적합하였는가?

② 저자는 선택한 통계방법의 정당성을 설명하였는가?

③ 어떤 연구문제를 해결하기 위해서 어떤 통계방법이 사용되었는지에 대해 언급하였는가?

④ 유의수준은 얼마인가?

⑤ 사용한 통계 소프트웨어는 무엇인가?

저자는 유의수준을 반드시 표기하여야 한다. 통계분석은 이름만 나열하는 것이 아니라 각 자료들에 대해 어떻게 적용하였는가를 일일이 열거하여야 한다. 이것은 독자가 선택된 통계방법의 적합성을 평가하는 데 필요한 정보이다. 통계방법의 적합성 여부는 측정수준, 신뢰도, 선형성(linearity), 연구설계(집단이나 변수의 수, 측정횟수) 등의 요소를 고려하여 판단한다. 독자는 비모수검정이 적합한 경우에 모수검정이 사용되었는지, 분산분석이 사용되어져야 하는 부분에 t-검정이 사용되었는지 등을 판단할 수 있어야 한다.

4) 결과(Results)

이 부분에서 자료분석 결과에 대한 해석과 보완설명을 하여서는 안 되며, 단지 분석결과만을 제시하여야 한다.

① 결과를 명확히 나타냈는가?

② 그림과 표가 정확한가?

③ 각 가설들에 해당하는 결과를 모두 다루었는가?

④ 결과가 통계학적으로 유의한가?

독자는 결과 부분을 통해 연구목적이나 가설에 대한 결과를 발견할 수 있어야 한다. 결과는 각 연구 질문들에 대한 명확한 답변을 제공할 수 있어야 하며, 문장이나 그래프, 표

등을 통해 통계적 분석결과를 보고해야 한다. 저자는 t-값, F값, 자유도, p값 등을 나타내야 한다. 일반적으로 결과는 그림이나 표로 표현되는데, 독자는 그래프와 표를 주의 깊게 살펴보아야 한다. 표와 그림은 너무 복잡하지 않으면서 명확해야 한다. 독자는 또한 연구대상자 모두가 통계적 결과에 포함되었는가를 살펴야 한다. 하나의 표나 그림에 너무 많은 내용을 제시하려 하면 표나 그림이 너무 조잡해진다. 연구대상자 모두가 통계에 포함되지 않은 경우, 저자는 반드시 그 이유를 밝혀야 한다.

5) 고찰과 결론(Discussion and conclusion)

독자는 고찰과 결론 부분을 읽기 전에 연구의 타당성을 평가하고 다음의 질문들에 답하기 위한 정보들을 얻기 위해 연구방법과 결과를 다시 한번 주의 깊게 검토하여야 한다.

① 저자는 결과를 어떻게 해석하는가?
② 저자는 가설이 기각되었는지, 채택되었는지를 명확히 설명하였는가?
③ 저자는 결과에 대한 가능한 설명을 고려하였는가?
④ 고찰은 연구문헌에 의해 뒷받침되었는가?
⑤ 저자는 연구의 제한점을 언급하였는가?
⑥ 결과가 통계적으로 유의하지 않다면, 저자는 2종 오류(type II error)의 가능성을 고려하였는가?
⑦ 통계적 결과에 관계없이, 결과는 임상적으로 중요한 의미를 가지는가?
⑧ 저자는 결과를 어떻게 임상에 적용할지를 토의하였는가?
⑨ 저자는 앞으로의 연구방향을 제안하였는가?
⑩ 결론은 얻어진 연구결과로부터 논리적으로 이끌어졌는가?

독자는 연구가설과 결과해석에 기초한 저자의 주요 결론을 발견해야 한다. 저자는 결과를 다른 관련 연구들의 결과와 비교했는가? 결과는 현재의 임상이론을 뒷받침하는가? 또는, 저자는 다른 대안책을 제시하는가? 저자는 결과해석을 복잡하게 만든 요소들을 인식하고 있는가? 저자는 연구의 제한점들을 언급하였으며 미래 연구방향을 제시하였는가? 제시한 증거는 임상 치료방법을 변경할 만한 충분한 설득력을 가지고 있는가? 독자는 이러한 질문들에 대한 저자의 답변이 사실인가를 판단하기 위해 토의와 결론 부분을 주의 깊게 연구하여야 한다.

[표 21-1] 연구보고서의 평가항목

1. 제 목
   1) 쉽게 이해됩니까?
   2) 간결합니까?
   3) 연구 내용에 대하여 충분한 정보를 제공합니까?
   4) 영문제목이 문법적으로 맞습니까?

2. 초 록
   1) 문제점을 명백하고 간결하게 진술했습니까?
   2) 방법론이 기술되었습니까?
   3) 중요한 결과가 요약되었습니까?
   4) 결론이 진술되었습니까?
   5) 학술지에서 제시한 단어수를 지켰습니까?
   6) 핵심단어(key words)가 적절합니까?
   7) 영문초록이 문법적으로 오류가 없고 필요한 내용만 기술되었습니까?

3. 서 론
   1) 해결해야 할 연구문제가 정확하게 기술되었습니까?
   2) 문제점 진술이 간결합니까?
   3) 문제점이 연구할 만한 가치가 있습니까?
   4) 실험할 가설이 명확하게 기술되었는지, 그리고 입증하기 위한 적당한 형태로 다듬어졌습니까?
   5) 문제점의 중요성이 토의되었는지, 그리고 연구가 문제를 해결하기에 합당합니까?
   6) 변수가 정의되었습니까?
   7) 변수의 종류별로 나누어 기술되었습니까? [예를 들면, 종속변수, 독립변수, 예측된 변수(predicted), 예측변수(predictor)]
   8) 필요한 용어에 대하여 조작적 정의가 제시되었습니까?

4. 문헌고찰
   1) 연구의 문제점을 제시하면서 적절한 문헌이 인용되었습니까?
   2) 인용된 문헌들이 연구에 적절한 연관성이 있습니까?
   3) 인용문헌들이 신뢰할만한 학술문헌입니까?
   4) 문헌고찰이 논리적으로 구성이 되었습니까?
   5) 문헌고찰을 할 때 관련된 문헌을 간결하게 요약 설명하였습니까?

5. 연구방법

A. 연구대상자

1) 표본에 대한 모집단이 기술되었습니까?
2) 표본의 추출 방법이 기술되었습니까?
3) 표본 추출 방법이 적절합니까?(특히 불가능한 표본에 대하여)
4) 연구대상자들을 보호하는 기준(연구참여 동의서)이 있습니까?

B. 도 구

1) 사용된 도구가 관련된 실험환경, 그리고 연구목표에 타당합니까?
   a) 구성타당도가 있습니까?
   b) 내용타당도가 있습니까?
   c) 기준관련 타당도가 있습니까?
2) 도구가 관련된 실험환경, 그리고 목표 달성 면에서 신뢰할 수 있습니까?
   a) 내적 일치도(internal consistency coefficients)
   b) 동등성지수(equivalence coefficients)
   c) 안정성지수(stability coefficients)
   d) 측정자간 신뢰도(interrater coefficients)
   e) 측정자내 신뢰도(intrarater coefficients)
3) 예비연구를 통한 도구의 개발과정이 기술되었습니까?

C. 실험설계

1) 실험설계가 관련된 이론과 실험가설에 관련이 있습니까?
2) 실험설계를 고려할 때 내적 타당도가 있습니까?
3) 적절한 통제가 포함되었습니까?
4) 혼란변수(confounding variable)들이 가능한 한 제외되고, 제외하지 못한 경우 그 이유가 언급되었습니까?
5) 다른 사람이 완벽히 이해할 수 있도록 충분한 실험설계가 기술되었습니까?

6. 결 과

1) 결과가 명확하고 정확하게 표현되었습니까?
2) 기술된 정보가 연구의 물음에 충분히 답할 수 있습니까?
3) 보고된 통계가 실험설계에 적당합니까?
4) 보고된 통계가 실험가설과 관련됩니까?
5) 모든 표와 그림이 완벽하고 이해하기 쉬웠습니까?
6) 표와 그림에서 제목이 간결합니까?
7) 표와 그림에서 측정단위가 표기되었습니까?
8) 결과 표나 그림이 이해하기 쉬운 순서로 배열되었습니까?

7. 고 찰

1) 각각의 결과는 본래의 문제에 대한 관점에서 토의되었습니까?
2) 만약 가설들이 진술되었다면, 각각은 해당 결과의 고찰에서 다루어졌습니까?
3) 결론이 연구결과에 근거하여 도출되었습니까?
4) 연구결과의 관련성에 대해 토의되었습니까?
5) 앞으로의 연구에 대한 제안과 연구의 제한점들이 언급되었습니까?

8. 결 론

1) 중요한 결과에 대하여 언급되었습니까?
2) 결론이 비약되지 않았습니까?

9. 인용문헌

1) 투고규정에 맞게 인용문헌들을 정확하게 표기하였습니까?
2) 본문에 인용된 문헌 중에 인용문헌에 표기되지 않은 것이 있습니까?
3) 본문에는 인용되지 않았는데 인용문헌에는 표기된 것이 있습니까?

10. 문 장

1) 띄어쓰기와 맞춤법에 맞습니까?
2) 문장 구성이 간결합니까?
3) 저자의 이름과 연도표기가 정확합니까?
4) 불필요한 문장이 반복되지는 않았습니까?

제 22 장

연구계획서 작성법

1. 연구계획서가 갖춰야 할 요소

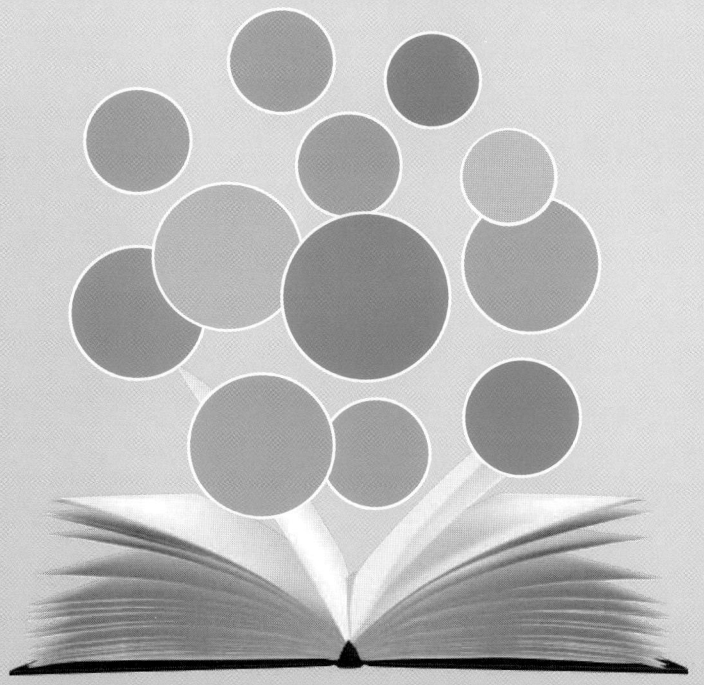

RESEARCH METHODOLOGY

제22장

연구계획서 작성법

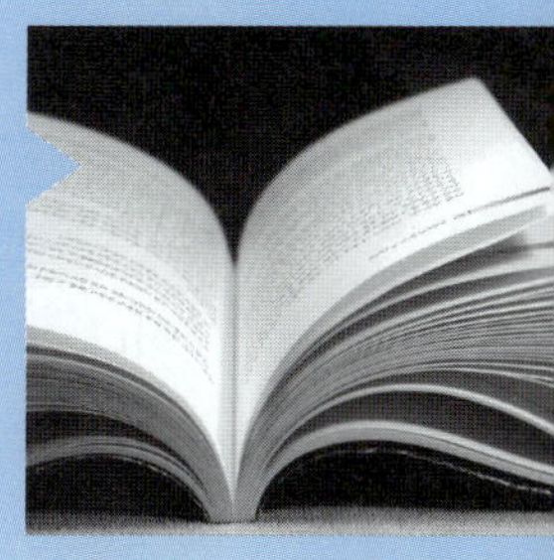

연구과정의 처음단계에서는 연구문제(research question)를 제시하고 자료수집 방법을 기술한다. 프로젝트의 성공 여부는 이런 요소들을 얼마나 잘 발전시키고 명확하게 규정지어 적절한 자원(resources)을 모으고, 신뢰성과 타당성 있는 방법으로 시작하느냐에 달려 있다. 연구계획서에는 이런 요소들을 준비하게 되며, 연구목적, 연구문제에 대한 중요성, 연구계획(protocol) 등에 대하여 기술한다. 연구계획서는 여러 가지 목적이 있다.

첫째, 연구자의 비평적 사고와 논제를 제기하기 위해 과학적으로 문헌을 고찰하여, 연구할 만한 가치가 있는지 독자에게 알게 한다. 연구의 가정(assumption)과 이론상 근거(theoretical rationale)가 옳다는 가정 하에 논제의 해답을 찾아내는 적절한 방법을 나타내야 한다.

둘째, 연구계획서는 연구비를 지원하는 단체에 연구비를 신청할 때 유용한 기초자료가 된다.

셋째, 임상연구심의위원회(Institutional Review Board, IRB)에서 계획서를 통해 검토한다. 임상연구심의위원회(IRB)란, 특히 미국에서 사람이나 동물을 대상으로 연구를 할 때 반드시 거쳐야 하는 기관으로, 임상연구심의위원회에서는 연구자가 제출한 계획서를 검토하여 그 연구가 인체에 유해한지 또 윤리적으로 문제는 없는지 등을 검토한다. 연구자는 행정적으로 자신이 속한 기관 내의 임상연구심의위원회에 연구계획서를 제출해야 하며 심의를 거쳐 허락을 얻어야 연구를 시작할 수 있고, 연구가 끝난 후에는 반드시 결과보고서를 제출하게 되어 있다.

넷째, 연구계획서를 쓰면 같은 주제에 관심을 가지고 있는 동료 연구자나 조언을 필요로 하는 연구자에게 제공함으로써 의사소통을 증진할 수 있다.

마지막으로, 연구과정을 자세히 기술함으로써 자료를 수집하는 방법이나, 연구의 틀을 제공하기도 한다. 연구계획서는 연구의 초기단계에서나 계획을 수립하는 데 꼭 필요한 과정이다.

연구계획서가 연구기관이나 정부로부터 자금을 지원받기 위한 승인서에 포함될 때에는 연구자는 각 단체에 알맞은 작성지침(guideline)에 맞춰 제출해야 한다. 일반적으로 연구계획서에 필요한 요소들은 거의 비슷하나, 특정 학교나 연구비 지원기관의 심사에 통과하기 위해서는 지원단체가 지정한 형식으로 바꿔야 한다.

1. 연구계획서가 갖춰야 할 요소

연구계획서를 작성하기 전에 연구자는 많이 생각을 해야 하며, 관련된 자료를 수집하고 연구 내용과 방법에 관해 잘 알고 있는 사람의 조언을 구해야 한다. 연구자가 어떤 단체에서 연구비를 지원받기 위해서는 그 단체에서 이미 승인한 연구계획서를 읽어 보는 것이 도움이 될 것이다. 연구계획서 작성 지침서는 각 기관마다 다르지만, 가장 보편적으로 쓰이는 연구계획서 구성요소를 정리하였다.

1) 제목(Title)

연구계획서의 제목은 독자로 하여금 첫인상을 주는 것으로, 연구 초기단계에 제목을 정할 수도 있고 아니면 연구설계(design) 후에 적절한 제목을 선정할 수도 있다. 독자는 계획서를 읽으면서 제목에서 기대한 내용을 알 수 있게 된다. 간결하면서도 충분한 정보를 제공하는 제목을 만들어야 한다.

예를 들면, '기관지폐의 형성장애'란 제목은 간단하기는 하지만 독자들은 무엇에 관한 내용인지 의문을 갖게 될 것이다. 이에 '기관지폐의 형성장애와 심혈관계 문제'라고 제목을 정한다면, 먼저 제목보다는 낫지만 연구의 요점은 제시되지 않았다. '기관지폐의 형성장애를 가진 유아에게 물리치료를 적용했을 때 나타나는 심혈관계의 효과'라 한다면, 독립변수와 종속변수를 알 수 있고, 유아라는 표본이 제시되었으므로 적절한 제목이라고 볼 수 있다.

2) 초록(Abstract)

연구계획의 개요는 한 장 정도로 작성하며, 연구비 지원기관 또는 임상연구심의위원회(IRB)에 제출할 때도 필요하고 학위논문을 위한 연구계획서의 제출에도 필요하다. 제안된 연구계획을 검토하는 위원들은 이 초록(abstract)을 읽게 되며, 위원들 중 몇몇 선출된 구성원만이 계획서의 전문(full proposal)을 검토한다.

요약에는 연구목적과 연구를 해야 하는 중요성에 대해 강조하고, 연구방법에는 피험자의 특성, 과정, 자료분석 방법, 계획한 연구기간, 예상되는 비용 등을 간략하게 기술한다. 위원들은 연구계획서 전문을 읽기 전에 개요를 읽게 되므로 요약 부분에서 긍정적인 인상을 주도록 기술하여야 한다. 특히 이 연구가 왜 중요한지에 대해 서술한다.

3) 연구계획서의 본문(Body of the proposal)

연구계획서의 본문에는 연구목적과 중요성, 자세한 실험과정에 대해 설명한다.

(1) 문제의 진술(Statement of the problem)

연구계획서는 주제와 관련된 연구영역의 연구부터 시작한다. 서두에서는 임상적으로 의미있는 결과가 나올 것인가? 이 주제는 연구할 만한 문제인가? 하는 점에 대하여 그 중요성을 확실하게 인식시켜야 한다. 따라서 처음에는 광범위한 내용으로 시작하여, 점차 주제에 부합되는 것만을 한정시킴으로써 독자들로 하여금 현재의 주제에 초점을 맞추도록 논리적으로 유도한다.

손목터널 증후군(carpal tunnel syndrome)을 완화시키기 위한 수술 후에 시행하는 두 가지 치료 효과에 관해 비교할 때는 먼저 손목터널 증후군을 정의하고, 물리치료사들 가운데 그 발생빈도가 어떻게 증가하는가 등 문제를 먼저 살펴보아야 한다. 이 문제의 중요성은 치료에 소요되는 상대적인 비용과 일상생활 및 직장으로 복귀하는 데 얼마나 많은 시간이 필요한가와 관련이 있다. 손목터널 증후군에 관한 재활치료 방법에는 휴식을 취하도록 하는 것에서부터 저항운동, 그리고 활동을 제한하는 것까지 매우 다양하다. 이런 경우 연구자는 이런 여러 치료 접근방법의 효과를 평가하고 정의를 내리는 것이 필요할 것이다.

문제를 제시할 때는 주제에 관한 특정한 논제의 이론적 근거(rationale)를 포함해야 한다. 앞서 든 예에서 외래환자의 치료와 비용이 덜 드는 가정 프로그램을 관찰하여 차이점에 관한 이론적 근거를 제시해야 한다. 그러므로 이 예에서 연구에 관한 이론적 근거로는 왜 특정한 접근이 필요로 했는지를 기술해야 한다. 계획서의 서두에는 이 연구가 어떻게 임상적으로 관련성(implications)이 있는지 명백하게 기술해야 한다.

(2) 연구목적, 가설, 구체적인 목적(Purpose, hypotheses and specific aims)

이 부문에서는 어떤 계획을 수립할 것인지를 간결하게 서술해야 한다. 연구의 목적은 명백하여야 한다. 실험연구이거나 상관관계에 관한 연구이면 연구목적을 가설로 세울 수 있다. 연구가설은 결과를 기대하여 긍정적으로 표현하도록 한다. 영가설(null hypothesis)은 통계학적으로 필요한 것이다.

많은 경우에 연구의 구체적인 목표를 기술할 것을 요구한다. 예를 들면, 연구의 목적란에는 이미 알고 있는 내용에 덧붙여 어떤 치료가 보다 효과적인지를 알아보려는 내용을 쓰거나, 도구의 신뢰도나 치료 계획을 세우는 데 기초가 되는 특정한 변수와의 관계를 밝히는 것이 목적이라고 기술하기도 한다. 연구의 가설을 기술해 놓으면 이런 목적을 더욱 쉽게 알 수 있다. 이렇게 목적을 기술해 놓으면 연구를 마쳤을 때 연구방법을 기술하고 연구자가 결과에 관한 고찰(discussion)을 하는 데 도움이 된다.

(3) 연구의 이론적 배경(Background)

연구의 이론적 배경란에는 이론적 근거(rationale)와 타당한 사실, 객관적인 것, 연구자가 제시한 의문점 등을 포함한다. 이런 정보는 관련 연구와 문헌을 검토함으로써 알 수 있다. 연구비를 지원하는 기관들은 연구계획과 함께 연구자가 이미 연구의 이론적 배경에 기술한 내용들을 살펴보기도 한다.

문헌고찰은 쉬운 것 같지만 요약하기가 어렵고, 여러 관점에서 본 연구들이 많기 때문에 많은 노력을 기울여야 한다. 연구자들은 계획을 세울 때 계획서에 제시할 인용문헌보다 더 많은 양의 문헌을 고찰하게 된다. 문헌고찰(literature review)시에 연구자가 모든 정보들을 제공하려 하면 초점을 잃을 수 있으므로 가급적이면 연구문제를 이해하고 해결하는데 필요한 내용, 연구문제와 관련된 이론, 독립변수와 종속변수, 연구결과에 어떻게 영향을 미칠 것인지에 관해서 제시하도록 한다.

연구자들은 꼭 필요한 문헌들만 고찰을 하도록 노력하면서, 연구계획서를 작성할 때는 “이 인용문헌이 연구와 직접적인 관련이 있는 것인가?”, “이론적 근거가 타당한 것인가?” 등의 질문을 스스로 해야 한다. 이 질문에 맞지 않는다면, 그런 문헌들을 과감히 계획서에서 제외시켜야 한다. 연구의 이론적 배경에서는 문헌고찰시의 사실, 의문점, 반대되는 의견, 연구자의 관련된 경험 등을 요약하도록 한다.

(4) 연구방법(Methods)

연구방법은 계획서의 가장 중요한 부분으로 간결하고 명백하게 작성하도록 한다. 저자는 자세한 정보를 주도록 노력해야 하는데, 이는 연구계획서를 읽는 사람에게 연구계획서의 건실성(soundness)을 제공하고, 임상연구심의위원회(IRB) 위원에게 어떤 주제가 제시되었고 연구의 실현가능성이 있는지 판단할 수 있는 기준이 되기 때문이다. 서두에는 어떠한 연구설계를 했는지 밝힌다. 연구방법은 대상자(subjects), 연구재료(materials), 과정(procedures), 자료분석(data analysis)의 네 단계로 나누어 기술한다.

사람을 대상으로 하는 연구에 있어서 대상자에 관하여 기술할 때는 많은 요소들이 관여된다. 연구자는 대상자를 어떤 경우에 포함(inclusion)시키고 어떤 경우에는 제외(exclusion)시키는지 선정기준과 제외기준을 밝혀야 하며, 몇 명의 연구대상자가 연구에 참여하였는지 대상자들이 각 집단에 어떻게 배치될 것인지를 밝혀야 한다. 즉, 나이, 성별, 키, 몸무게, 장애정도, 진단, 입원기간 등 연구에 관련된 요인을 기술한다. 연구자는 이러한 요인들 중에서도 연구결과에 영향을 미치는 요인을 밝혀야 한다.

연구재료(materials)는 연구에 사용된 장비(equipment)나 측정도구(measuring tool) 등을 일컫는 것으로, 도구는 회사명이나 모델명과 같이 중요한 특성, 그리고 각 도구의 신뢰도와 타당도에 관해서도 기술한다. 측정도구가 새로 개발된 것이거나 알려지지 않았거나 연구자가 처음 사용하는 도구라면 도구에 대해 충분히 기술하고 필요하다면 사진을 제시해야 한다.

과정(procedures)에서는 연구의 시작부터 끝까지 어떤 일들이 이루어졌는지 순서대로 기술한다. 어떤 일이 이루어졌는지 뿐만 아니라 언제 어떻게 누구에 의해 자료가 수집되었는지도 기술한다. 독립변수와 종속변수에 관한 조작적 정의(operational definitions)도 기술한다.

자료분석에서는 자료를 어떻게 수집하고, 부호화(coding)하고, 통계학적 분석을 위한 변수로는 무엇이 사용되는지, 어떤 통계분석을 사용할 것인지에 대하여 기술한다. 연구계획서를 검토할 때는 연구의 설계와 측정수준에 맞게 기술적인 통계와 분석적 통계방법이 적절하게 사용되었는지를 검토한다.

4) 연구참여 동의서(Documentation of informed consent)

연구참여 동의서는 계획서를 제출할 때 같이 첨부해야 하며, 임상연구심의위원회(IRB)나 연구비 지원기관에서도 항상 요구한다(부록을 참고하기 바람).

5) 예산(Budget)

모든 계획서에는 비용이 얼마나 들 것인지 기술하여, 과연 그 연구가 실현가능성이 있는지 알 수 있도록 한다. 일반적으로 예산은 총예산을 요약하고, 항목별로 예산이 어떠한지를 나타낸다. 전형적인 예산항목에는 연구원(personnel)·장비(equipment)·설비(facilities)·재료비(supplies)·여행경비를 포함한다.

연구원(personnel)에 관한 예산에서는 누가 연구에 얼마나 많은 부분에 참여했으며, 얼마나 월급을 받았는지, 연구에 전임(full-time)으로 참여했는지, 부분적으로 참여했는지에 관해 기술한다.

장비(equipment)는 승인이 되는 것만 구입하도록 한다. 장비는 회사명, 모델명, 연구에 필요한 특별한 보조 장비 등을 정확히 기술하도록 한다. 때로는 설비의 변경을 위한 자금을 요청하기도 한다.

재료비(supplies)에 관한 항목에는 종이, 자료 목록, 문구류, 실험재료 등의 소모품을 말하며, 기타 항목으로 표현되기도 한다.

여행경비에는 자료를 수집하거나 자료를 위한 모임에 참여하기 위한 여행을 할 때를 말한다. 위에서 열거한 항목들은 직접 비용(direct cost)이다. 간접비용(indirect cost)은 연구를 계속해나가기 위해서 필요한 설비유지비와 보조비 등을 의미한다.

6) 연구자원과 연구환경(Resources and environment)

연구를 진행할 수 있는 연구실이나 장비, 임상연구소, 컴퓨터 장비, 사무실 공간 등을 말한다.

(1) 연구원(Personnel)

연구자가 어떤 사람인지를 밝히는 것은 연구계획서에 중요한 요소일 뿐만 아니라, 외부

기금을 지원받을 때에도 꼭 필요한 요소이다. 연구비 지원기관에서는 연구계획서와 함께 연구자의 학력이나 경험·연구업적·출판물 등을 고려한다.

7) 연구계획서의 제출(Presentation of the proposal)

(1) 문체(Style)

연구계획서는 전향적인 문서이므로 연구문제에 관한 기술은 현재형으로 하고, 연구배경은 과거형으로 기술하며, 연구방법은 미래형으로 기술한다. 실제로 형식은 학교나 지원기관마다 다르므로, 각각의 형식에 맞추도록 하는 것이 중요하다. 인용문헌은 본문 전체에 걸쳐 인용된 것만 표기를 해야 하며 표현 형식에 있어 일관성이 있어야 한다. 표, 그림, 부록 등은 명확하게 제목이 표기되어야 한다.

연구계획서의 전체적인 논조는 긍정적·설득적·학구적이어야 하며 심사위원들에게 연구의 중요성과 연구팀이 연구를 수행할 능력이 있음을 납득시킬 수 있어야 한다. 연구자는 "연구결과 아마도 기여를 할 것 같다."나, "이러이러한 결과가 나오기를 희망한다." 등의 불확실하거나 망설이는 표현은 사용하지 않도록 하며, 이와는 반대로 과장하는 것도 피해야 한다. 연구계획서는 분별력이 있고(sensible) 사실에 입각해야 하며(factual), 현실성(realistic)이 있어야 한다.

(2) 인쇄(Printing)

연구계획서의 최종본은 글자가 알아보기 쉽고 분명하게 인쇄되어야 하며, 계획서를 읽을 때 이해하기 쉬워야 한다. 또한, 오타가 없도록 여러 번 교정을 보아야 한다. 오타가 있다는 것은 연구자가 치밀하지 못하다는 점을 간접적으로 보여주는 것이기도 하다. 따라서 심사위원 중에는 오타에 대하여 많은 감점을 주는 경우도 있다.

부 록

RESEARCH METHODOLOGY

부록 1

재활관련 학술지 약어집

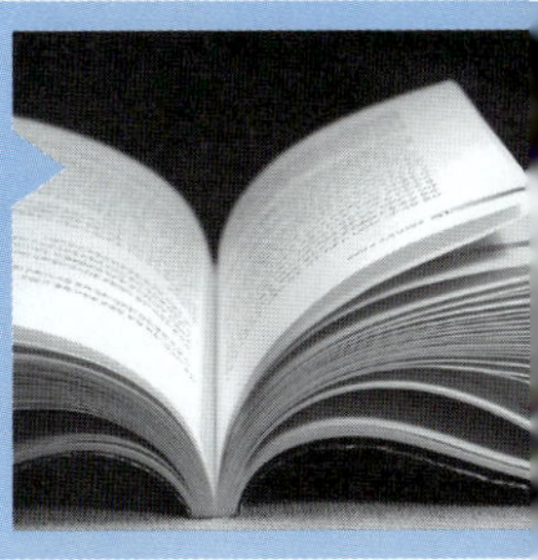

주 제	학술지명	약 어
AMBULATION	Journal of ambulatory monitoring	
ARTHRITIS	Arthritis & rheumatism	Arthritis Rheum
BURN	Journal of burn care & rehabilitation	J Burn Care Rehabil
BRAIN	Brain	
	Brain injury	
CARDIOPULMONARY	American journal of respiratory & critical care medicine	
	Chest	Chest
	Circulation	Circulation
	Clinical pulmonary medicine	
	Clinical in chest medicine	Clin Chest Med
	Journal of cardiac rehabilitation	
	Journal of cardiopulmonary rehabilitation	
	Respiratory care	
	Seminar in respiratory medicine	
CHILD	Archives of disease in childhood	
	Archives of pediatrics & adolescent medicine	
	Clinical pediatrics	Clin Pediatr
	European journal of pediatrics	Eur J Pediatr
DEVELOPMENT	Development	

주 제	학술지명	약 어
DIABETES	Diabetes	Diabetes
	Diabetes care	Diabetes care
GERONTOLOGY	Journal of gerontology nursing	
	Nursing elderly	
MENTAL RETARDATION	Mental retardation	
MUSCLE & NERVE	Clinical neurology & neurosurgery	Clin Neurol Neurosurg
	Clinical neurosurgery	Clin Neurosurg
	Journal of neurologic rehabilitation	
	Neuro rehabilitation	
	Muscle & nerve	Muscle Nerve
NURSING	Journal of gerontological nursing	
	Rehabilitation nursing	
	Nursing time	
	Nursing elderly	
OCCUPATIONAL THERAPY	American journal of occupational therapy	Am J Occup Ther
	American occupational therapy association	
	Canadian journal of occupational therapy	
	Canadian journal of occupational therapy & physiotherapy	
	Occupational therapy & rehabilitation	
	Physical & occupational therapy in pediatrics	
ORTHOPEDICS	American journal of orthopedics	
	Archives of orthopedics & trauma surgery	Arch Orthop Trauma Surg
	Clinical orthopedics & related research	Clin Orthop
	Orthopedics	
ORAL	Oral rehabilitation	J Oral Rehabil
PAIN	Pain	Pain
PARAPLEGIA	Paraplegia	Paraplegia

주 제	학술지명	약 어
PSYCHOLOGY & PSYCHIATRY	International journal of social psychiatry	Int J Soc psychiatry
	Journal of abnormal psychology	J Abnorm Psychol
	Journal of behavior therapy experimental	J Behav Ther Exp
	psychiatry	Psychiatry
	Psychosomatics	Psychosomatics
	Psychosomatic medicine	Psychosom Med
	Rehabilitation psychology	
PHYSICAL MEDICINE & REHABILITATION	American journal of physical medicine	Am J Phys Med
	American journal of physical medicine & rehabilitation	Am J Phys Med Rehabil
	Archives journal of physical medicine	Arch J Phys Med
	Archives of physical medicine & rehabilitation	Arch Phys Med Rehabil
	Disability & rehabilitation	Disabil Rehabil
	International journal of rehabilitation research	Int J Rehabil Res
	Journal of rehabilitation	J Rehabil
	Journal of rehabilitation research & development	J Rehabil Res Dev
	Journal of neurologic rehabilitation	
	Medical rehabilitation review	Med Rehabil Rev
	Neuro rehabilitation	NeuroRehabilitation
	Philadelphia journal of medical & physical sciences	
	Physical medicine & rehabilitation	
	Physical medicine & rehabilitation clinics of North America	
	Rheumatology & rehabilitation	
	Rehabilitation	
	Rehabilitation nursing	
	Rehabilitation psychology	
	Rehabilitation & science	
	Rehabilitation studies	
	Scandinavian journal of rehabilitation medicine	Scand J Rehabil Med
	Year book of physical medicine & rehabilitation	
	Year book of rehabilitation	
	The journal of Korean academy of rehabilitation	

주 제	학술지명	약 어
PHYSICAL THERAPY	Archives of physical therapy	Arch Phys Ther
	Australian journal of physiotherapy	
	Canadian journal of occupational therapy & physiotherapy	
	Physical Therapy Korea	
	Physical & occupational therapy in pediatrics	
	Physical therapeutics	
	Physical therapy	Phys Ther
	Physical therapy review	
	Physiotherapy	Physiother
	Physiotherapy review	
	Physiotherapy Canada	Physiother Can
RHEUMATISM	Arthritis & rheumatism	Arthritis Rheum
	Rheumatology & rehabilitation	
SPINE	Spine	Spine
SPORTS	American journal of sports medicine	
	Excercise & sports science review	
	Exerc Sport Sci Rev	
	Journal of orthopaedic and sports physical therapy	J Orthop Sports Phys Ther
	Journal of sports medicine & physical fitness	J Sports Med Phys Fitness
	Medicine & science in sports & Exercise	Med Sci Sports Exerc
	Report on Physical Fitness of Korean Athletes	
	Sports Medicine	
STROKE	Stroke	
TRAUMA	Archives of orthopedics & trauma surgery	Arch Orthop Trauma Surg

* 약어는 Index Medicus에 등록된 Journal의 약어만 기록하였음.

부록 2

물리치료사의 요통발생 위험요인에 관한 설문지

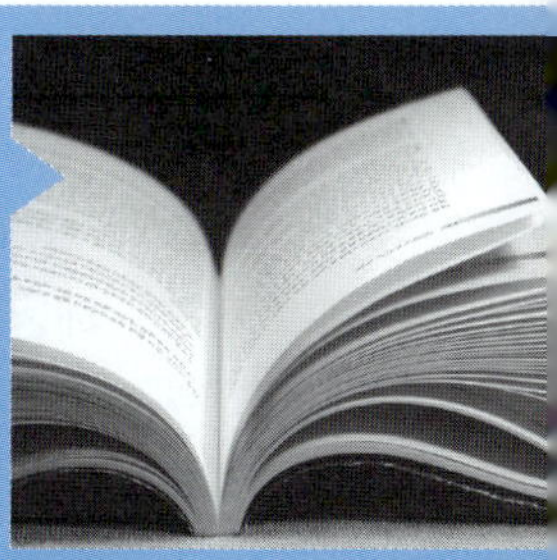

안녕하십니까? 저는 연세대학교 대학원 보건학과 박사과정에 재학 중인 대학원생입니다. 이 설문지는 우리나라 물리치료사의 직업관련성 요통발생 요인을 알아보기 위하여 제작되었습니다. 선생님께서 바쁘신 가운데에서도 이 연구에 참여하여 주신 것에 대하여 감사를 드립니다.

선생님께서 응답하여 주시는 내용은 우리나라 물리치료사의 근무환경 조건과 그것으로 인한 요통발생 정도를 알아보는 데 귀중한 자료가 될 것입니다. 이 조사를 통하여 수집된 자료는 컴퓨터에 입력되어 일괄적으로 처리되므로 응답자의 개인기록이 외부에 노출되지 않습니다. 또한, 분석된 자료는 연구목적으로만 사용될 것입니다. 선생님의 솔직하고 성의 있는 답변이 이 연구의 신뢰성과 타당성을 높이게 됩니다.

다시 한 번 바쁘신 중에도 시간을 내어 협조하여 주심을 감사드립니다. 혹시 선생님께서 요통에 관한 자료가 필요하시면 제게 연락을 주십시오. 그러면 제가 연구 중에 수집한 자료 중에서 필요하신 부분을 복사하여 드리겠습니다.

감사합니다.

1989. 11. .

연세대학교 대학원 보건학과

이 충 휘 드림

*연락처 :

우편번호 : ☎

I. 다음은 선생님의 일반적인 특성에 관한 문항입니다. 잘 읽으시고 물음에 답하시거나 해당하는 곳에 ✓표를 하시면 됩니다.

1. 성별: 남___ 여___　2. 연령: 만 ___세　3. 신장: ___cm　4. 체중: ___kg
5. 결혼여부: 기혼___ 미혼___　6. 교육정도: 고졸___ 전문대졸___ 대졸___
7. 선생님의 월평균수입: 약 ______만원
8. 흡연여부 __ 1) 요즈음 흡연을 하고 있다.
　__ 2) 담배를 끊었다.
　__ 3) 원래 담배를 안 피운다.
9. (8번 문항에서 1)에 응답하신 분만 답하십시오)
　하루에 흡연하시는 정도는? __ 1) 반 갑 정도(10개피 미만)
　__ 2) 반 갑에서 한 갑(10~20개피)
　__ 3) 한 갑 내지 2갑(21내지 40개피)
　__ 4) 두 갑 이상(41개피 이상)
10. 선생님께서 물리치료 업무에 종사하신 지는 얼마나 지났습니까?
　약 ______년 ______개월
11. 근무하시는 기관의 형태는 어떠합니까?
　1) 종합병원(bed수 :　　)　2) 병원(bed수 :　　)　3) 의원 __　4) 재활원 __
　5) 특수학교 __　6) 장애자 복지관 __　7) 기타 __
12. 요즈음 하루에 치료하는 환자수는 약 몇 명이나 됩니까?
　약 ______명/day
13. 근무하는 시간은 주당 약 몇 시간입니까?
　약 ______시간/week
14. 직장에서 치료 시에 주로 취하는 자세는 어떤 자세입니까?
　__ 1) 주로 앉아 있는 자세를 많이 취한다.
　__ 2) 주로 서서 치료한다.
　__ 3) 여러 가지 자세를 고르게 취한다.
　__ 4) 기타____
15. 직장에서 서 있는 시간은 하루에 얼마나 됩니까?　약 ______시간

16. 직장에서 앉아 있는 시간은 하루에 얼마나 됩니까? 약 ______시간
17. 하루에 환자를 들어 올리는 횟수는 얼마나 됩니까? 약 ______회
18. 주로 어른을 많이 들어 올립니까? 아이들을 많이 들어 올립니까?

    __ 1) 어른(남자, 여자) __ 2) 소아 __ 3) 어른 아이 구별 없다.

19. 물리치료사가 하는 일의 대부분이 단순하다고 생각합니까?

    __ 1) 예 __ 2) 아니오

20. 물리치료사가 하는 일의 대부분이 반복성이 높다고 생각합니까?

    __ 1) 예 __ 2) 아니오

21. 선생님께서는 물리치료직에 만족하십니까?

    __ 1) 예 __ 2) 아니오

이 연구에서의 요통의 정의는 요부에 통증이 있되 3일 이상 지속된 것이며, 비뇨기계의 감염이나 생리 · 임신 등으로 인한 통증은 제외하고 단지 근골격계에서 기인한 문제(musculoskeletal problem), 즉 급성 sprain, strain 또는 뚜렷한 원인을 알 수 없는 만성요통만을 의미합니다. 요통의 부위는 흉추 10번째 이하부터 하지까지이며, 방사통이 있는 경우와 없는 경우를 모두 포함합니다.

22. 현재 요통이 있습니까? __ 1) 예 __ 2) 아니오
23. 22번 문항에 '예'라고 응답하신 분만 답하십시오.
    1) 22번 문항의 요통 정의에 따른 요통이 현재에 있다고 응답하셨다면 선생님의 요통 원인은 무엇입니까?
        __ a) 환자 신체의 일부(다리, 팔 등)를 들다가 다쳤다(lifting).
        __ b) 환자를 들어서 옮기다가 다쳤다(transfer).
        __ c) 의료기구를 옮기다가 다쳤다.
        __ d) 의자에 앉은 환자를 일으켜 세우다가 허리를 다쳤다.
        __ e) 원인은 알 수 없지만 오랫동안 물리치료직에 종사하였기 때문이다.
        __ f) 치료를 구부정한 자세에서 하다가 다쳤다.
        __ g) 기타 ______________________________

2) 현재의 요통을 느끼게 된 근무부서는 어디입니까?

__ a) 열전기 치료실 __ b) 운동치료실 __ c) 병실 물리치료실

__ d) 작업치료실 __ e) 광선치료실 __ f) 수치료실

__ g) 부서 구분이 없는 곳이다 __ h) 기타

3) 선생님의 현재의 요통은 요통발생 후 얼마나 경과된 것입니까?

약 ______ 년 ______ 개월 ______ 주 ______ 일

현재의 요통으로 일상생활에서 어느 정도 불편을 느끼시는지 알아보려는 것입니다. 해당하는 부문에 하나씩만 표시하여 주십시오(어떤 때는 2개도 해당된다고 생각하실 수도 있겠습니다만, 선생님의 문제를 가장 잘 표현해 준다고 생각하는 문항을 한 개만 골라서 표시하여 주십시오).

가. 요통강도

__ a) 지금 진통제를 사용할 필요가 없을 정도로 요통을 견뎌내고 있다.

__ b) 요통이 심하지만 진통제를 먹지 않고 그럭저럭 견뎌내고 있다.

__ c) 진통제를 먹으면 요통이 완전히 사라진다.

__ d) 진통제를 먹으면 요통이 어느 정도 사라진다.

__ e) 진통제를 먹어도 동통 감소에 거의 효과가 없다.

__ f) 진통제를 먹어도 요통을 경감시키는 데 아무 효과가 없어서 사용하고 있지 않다.

나. 자조활동(self care activities) 예: 세수, 착탈의 등

__ a) 일상생활할 때 아무런 요통을 느끼지 않고 나 자신을 돌볼 수 있다.

__ b) 나 자신을 돌볼 수는 있지만 그런 경우 요통을 느끼게 된다.

__ c) 나 자신을 돌보는 것이 고통스러워서 동작이 느리고 조심스럽게 움직인다.

__ d) 나 자신을 돌보는 행동을 할 때 약간의 도움이 필요하다.

__ e) 나 자신을 돌보는 행동을 할 때 대부분 도움이 필요하다.

__ f) 옷 입거나 세수할 때 요통이 있어서 하지 않고 누워만 있다.

다. 들기동작

__ a) 무거운 물건을 아무런 요통도 느끼지 않고 들 수 있다.

__ b) 무거운 물건을 들 수 있지만 그런 때는 허리의 통증을 느낀다.

__ c) 요통 때문에 바닥에서 무거운 물건을 들어 올릴 수는 없지만 내가 들기 용이하게 놓여 있다면(예를 들어, 탁자 위에 물건이 놓여 있다면), 그럭저럭 들어올릴 수는 있다.

__ d) 요통 때문에 무거운 물건을 바닥에서 들어 올릴 수는 없지만 만약에 그것이 들어올리기 쉽게 놓여져 있다면 가볍거나 중간 정도 무게의 물건은 들어 올릴 수 있다.

__ e) 아주 가벼운 물건만 들 수 있다.

__ f) 아무것도 들거나 운반할 수 없다.

라. 보 행

__ a) 요통 때문에 못 걷는 일은 없다.

__ b) 요통 때문에 1,600m 이상 걸을 수 없다.

__ c) 요통 때문에 800m 이상 걸을 수 없다.

__ d) 요통 때문에 400m 이상 걸을 수 없다.

__ e) 지팡이나 목발을 이용해야 걸을 수 있다.

__ f) 대부분의 시간에 누워 있어야 하며, 화장실을 가려면 기어가야 할 정도이다.

마. 앉 기

__ a) 어떤 종류의 자세라도 내가 앉고 싶은 동안 앉아 있을 수 있다(요통이 없다).

__ b) 내가 앉기에 편안한 의자에 오랫동안 앉아 있을 수 있다(그러나 요통을 느낀다).

__ c) 요통 때문에 1시간 이상 앉아 있을 수 없다.

__ d) 요통 때문에 30분 이상 앉아 있을 수 없다.

__ e) 요통 때문에 10분 이상 앉아 있을 수 없다.

__ f) 요통 때문에 전혀 앉아 있을 수 없다.

바. 서 기

__ a) 아무런 요통을 느끼지 않고 내가 원하는 시간 만큼 서 있을 수 있다.

__ b) 내가 원하는 시간 만큼 서 있고 싶지만 그렇게 하면 요통을 느낀다.

__ c) 요통 때문에 1시간 이상 서 있을 수 없다.

__ d) 요통 때문에 30분 이상 서 있을 수 없다.
__ e) 요통 때문에 10분 이상 서 있을 수 없다.
__ f) 요통 때문에 전혀 서 있을 수 없다.

사. 수면(sleeping)

__ a) 요통에 상관하지 않고 잘 잔다(통증이 전혀 없다).
__ b) 수면은 정상적이지만 요통은 약간 있다.
__ c) 알약(수면제 혹은 진통제)을 먹어야만 잠들 수 있다.
__ d) 알약(수면제 혹은 진통제)을 먹어도 요통 때문에 4시간 이상 못 잔다.
__ e) 알약(수면제 혹은 진통제)을 먹어도 요통 때문에 2시간 이상 못 잔다.
__ f) 요통 때문에 전혀 잠들 수 없다.

아. 성생활(선생님께 해당사항이 아니면 이 항목은 응답하지 않으셔도 됩니다)

__ a) 성생활은 정상적이며 아무런 요통도 동반하지 않는다.
__ b) 성생활은 정상이지만 약간의 요통을 동반한다.
__ c) 성생활은 거의 정상적이지만 요통이 심하다.
__ d) 성생활은 요통 때문에 극히 제한적이다.
__ e) 요통 때문에 성생활을 거의 못 한다.
__ f) 요통 때문에 성생활을 전혀 못 한다.

자. 사회생활

__ a) 사회생활은 정상적이며 아무런 요통도 동반하지 않는다.
__ b) 사회생활은 정상적이지만 요통을 동반하고 있다.
__ c) 요통 때문에 사회생활이 영향받지는 않지만 좀더 활동적인 일(춤을 춘다거나 하는 것)을 하는 데는 제한이 있다.
__ d) 요통 때문에 사회생활이 제한받고 있으며, 될 수 있으면 밖으로 잘 나가지 않는다.
__ e) 요통 때문에 사회생활이 집안으로만 한정되어 있다.
__ f) 요통 때문에 사회생활을 전혀 할 수 없다.

차. 여 행

__ a) 아무런 요통도 느끼지 않고 아무 곳이나 여행을 할 수 있다.

__ b) 아무 곳이나 여행할 수 있지만 그 후에 요통이 있다.

__ c) 요통이 심하지만 2시간 정도의 여행이 가능하다.

__ d) 요통 때문에 1시간 이상의 여행은 곤란하다.

__ e) 요통 때문에 30분 이상의 여행은 곤란하다.

__ f) 요통 때문에 병원이나 의사를 방문하는 정도 이상의 여행은 곤란하다.

카. 현재 요통은 이번이 처음입니까? 아니면, 재발한 것입니까?

__ a) 이번이 처음이다.

__ b) 재발한 것이다. → 몇 번째 재발입니까? _____번째

__ c) 만성적으로(지속적으로) 아팠던 것이다.

24. 물리치료 업무에 종사하신 후부터 현재의 통증이 있기 전까지 근무 중에 허리를 다치신 일이 있습니까?

__ 1) 예 __ 2) 아니오

25. 24번에 '예'라고 응답하신 분만 답하십시오.

1) 허리를 다치신 때는 물리치료직에 종사하신 지 얼마나 경과한 후 입니까?

약 _______년 _______개월

2) 그 당시 근무하시던 기관의 형태는 어떠합니까?

__ a) 종합병원 __ b) 병원 __ c) 의원 __ d) 재활원

__ e) 특수학교 __ f) 장애자 복지관 __ g) 기타

3) 그 당시 하루에 약 몇 명의 환자를 치료하셨습니까?

약 _______명/day

4) 그 당시 근무시간은 주당 몇 시간이었습니까?

약 _______시간/week

5) 어떤 동작을 취하다가 다치셨습니까?

__ a) 환자 신체의 일부(팔, 다리 등)를 들다가 다쳤다(lifting).

__ b) 환자를 들어서 옮기다가 다쳤다(transfer).

__ c) 의료기구를 옮기다가 다쳤다.

__ d) 의자에 앉은 환자를 일으켜 세우다가 다쳤다.

__ e) 원인은 알 수 없지만 오랫동안 물리치료직에 종사하였기 때문이다.

__ f) 치료를 구부정한 자세로 하다가 다쳤다.

__ g) 기타 ________________

6) 어느 부서에 근무할 때 다치셨습니까?

__ a) 열전기 치료실 __ b) 운동치료실 __ c) 병실 물리치료실

__ d) 작업치료실 __ e) 광선치료실 __ f) 수치료실

__ g) 부서구분이 없는 곳이다 __ h) 기타 ________

7) 그 당시 요통으로 인한 장애의 정도는 얼마나 심각하였습니까?

__ a) 몹시 심각하였다 __ b) 약간 심각하였다 __ c) 별로 심하지 않았다

8) 그 당시 요통이 있기 전에 직무와 관련된 스트레스 정도는?

__ a) 몹시 심했다 __ b) 심했다 __ c) 보통이었다

__ d) 거의 없었다 __ e) 전혀 없었다

26. 선생님께서는 요통으로 인하여 병가(sick leave)를 받아본 적이 있습니까?

__ 1) 예 → ______일 휴가, 휴직경험? 예 __ 아니오 __

__ 2) 아니오

27. 현재 요통을 예방하기 위하여 허리유연성체조를 하십니까?

__ 1) 자주 하는 편이다 __ 2) 가끔 한다

__ 3) 잘 안 한다 __ 4) 전혀 안 한다

28. 요통예방을 위하여 허리 유연성체조를 한다면 그 이유는?

__ 1) 이미 요통을 경험하였기 때문에 예방목적으로 한다.

__ 2) 요통경험은 안 했지만 예방목적으로 한다.

29. 허리를 보호하기 위한 올바른 들기동작의 원리에 대하여 잘 알고 있다고 생각합니까?

__ 1) 예 __ 2) 아니오

II. 다음은 올바른 신체사용원리를 실행하는 정도를 묻는 문항입니다. 선생님께서 치료 중에 혹은 일상생활 동작 중에 취하는 자세를 잘 생각해 보시고 해당하는 번호에 ✔표를 하여 주십시오.

문 항	전혀 아니다	거의 안 한다	가끔 한다	자주 한다	아주 자주 한다
1. 선자세에서 일할 때					
1) 허리는 곧게 편 상태입니까?	0	1	2	3	4
2) 무릎을 약간 구부린 상태입니까?	0	1	2	3	4
3) 한쪽 발을 약간 앞으로 놓습니까?	0	1	2	3	4
4) 한쪽 발밑에 물체를 받쳐 둡니까?	0	1	2	3	4
2. 앉은 자세에서 일할 때					
5) 팔을 팔걸이에 혹은 책상에 걸쳐놓고 일합니까?	0	1	2	3	4
6) 등받이에 기대고 일합니까?	0	1	2	3	4
7) 무릎관절의 높이가 엉덩관절의 높이보다 높게 자세를 취합니까?	0	1	2	3	4
3. 바닥에서 물건 또는 환자를 들어 올릴 때					
8) 물건을 몸에 가까이 당긴 상태에서 든다.	0	1	2	3	4
9) 무릎을 구부린 상태에서 들어 올린다.	0	1	2	3	4
10) 허리를 곧게 편 상태입니까?	0	1	2	3	4
4. 물체 또는 환자를 이동시킬 때					
11) 물체를 당기기보다는 미는 것을 더 선호합니까?	0	1	2	3	4

III. 다음은 물리치료직에 종사하신 이래로 근무 중에 경험하는 스트레스 정도를 알아보는 문항입니다. 아래의 각 문항을 읽어보시고,

전혀 해당되지 않았으면 0번에
별로 해당되지 않았으면 1번에
가끔 해당되었으면 2번에
자주 해당되었으면 3번에
항상 해당되었으면 4번에

✓표를 하십시오.

번호	문 항	전혀 없었다	별로 없었다	가끔 있었다	자주 있었다	항상 있었다
1	근무로 인해 피로를 느낀다	(0)	(1)	(2)	(3)	(4)
2	휴일 없이 오랜 기간 동안 근무한다	(0)	(1)	(2)	(3)	(4)
3	의사가 자주 처방을 바꾼다	(0)	(1)	(2)	(3)	(4)
4	물리치료 인력의 결원상태에서 일한다	(0)	(1)	(2)	(3)	(4)
5	업무량이 과중하다고 생각한다	(0)	(1)	(2)	(3)	(4)
6	환자가 많다고 생각한다	(0)	(1)	(2)	(3)	(4)
7	환자가 치료에 협조하지 않는다	(0)	(1)	(2)	(3)	(4)
8	이론과 실제에서 물리치료가 차이가 날 때가 있다	(0)	(1)	(2)	(3)	(4)
9	보호자가 물리치료사의 지시에 잘 안 따를 때가 있다	(0)	(1)	(2)	(3)	(4)
10	타부서와의 관계가 비협조적일 때가 있다	(0)	(1)	(2)	(3)	(4)
11	자신의 역할이 애매할 때가 있다	(0)	(1)	(2)	(3)	(4)
12	물리치료 업무 이외의 것까지 신경 써야 할 때가 있다	(0)	(1)	(2)	(3)	(4)
13	환자의 문제가 복잡하여 물리치료사가 해결하기에는 한계를 느낄 때가 있다	(0)	(1)	(2)	(3)	(4)
14	환자치료에 대한 지식이 부족하다고 느낄 때가 있다	(0)	(1)	(2)	(3)	(4)
15	환자와의 관계가 좋지 않을 때가 있다	(0)	(1)	(2)	(3)	(4)
16	보호자와의 관계가 좋지 않을 때가 있다	(0)	(1)	(2)	(3)	(4)
17	보호자로 인해 물리치료 업무가 방해될 때가 있다	(0)	(1)	(2)	(3)	(4)
18	동료 물리치료사와 관계가 좋지 않을 때가 있다	(0)	(1)	(2)	(3)	(4)

번호	문 항	전혀 없었다	별로 없었다	가끔 있었다	자주 있었다	항상 있었다
19	함께 일하는 의사와 관계가 좋지 않을 때가 있다	(0)	(1)	(2)	(3)	(4)
20	상사로부터 타인 앞에서 비평을 받을 때가 있다	(0)	(1)	(2)	(3)	(4)
21	의사가 물리치료사의 역할, 능력을 인정하지 않을 때가 있다	(0)	(1)	(2)	(3)	(4)
22	의사가 물리치료사의 보고를 귀담아 듣지 않을 때가 있다	(0)	(1)	(2)	(3)	(4)
23	지식 기술면에서 의사를 신뢰할 수 없을 때가 있다	(0	(1)	(2)	(3)	(4)
24	업무수행에 필요한 물품이 부족할 때가 있다	(0)	(1)	(2)	(3)	(4)
25	의사가 자신에게 업무 및 책임을 전가할 때가 있다	(0)	(1)	(2)	(3)	(4)
26	환자에게 적절하지 않다고 생각하는 의사의 order를 수행할 때가 있다	(0)	(1)	(2)	(3)	(4)
27	환자가 고통스러워하는 것을 볼 때가 있다	(0)	(1)	(2)	(3)	(4)
28	환자에게 고통을 주는 치료를 할 때가 있다	(0)	(1)	(2)	(3)	(4)
29	회복가능성이 없는 환자를 치료할 때가 있다	(0)	(1)	(2)	(3)	(4)
30	인력부족으로 충분히 물리치료를 못 해 줄 때가 있다	(0)	(1)	(2)	(3)	(4)
31	환자의 상태가 나빠지거나 호전되지 않을 때가 있다	(0)	(1)	(2)	(3)	(4)
32	동료 간에 진급순서가 다르다	(0)	(1)	(2)	(3)	(4)
33	승진의 기회가 적다	(0)	(1)	(2)	(3)	(4)
34	학력에 따라 대우가 다르다	(0)	(1)	(2)	(3)	(4)
35	실장과의 관계가 좋지 않을 때가 있다	(0)	(1)	(2)	(3)	(4)
36	치료 스케줄이 불공평할 때가 있다	(0)	(1)	(2)	(3)	(4)
37	하는 일에 대한 보상이 적다고 느낄 때가 있다	(0)	(1)	(2)	(3)	(4)
38	보수가 타직종보다 적다고 느낄 때가 있다	(0)	(1)	(2)	(3)	(4)
39	근무 중 물품파손 및 분실로 책임을 져야 할 때가 있다	(0)	(1)	(2)	(3)	(4)
40	다른 치료실로 임시근무를 하러 갈 때가 있다	(0)	(1)	(2)	(3)	(4)
41	환자나 보호자로부터 인정받지 못할 때가 있다	(0)	(1)	(2)	(3)	(4)
42	잘 알지 못하는 새로운 업무에 임하게 될 때가 있다	(0)	(1)	(2)	(3)	(4)
43	의료사고를 일으켰을 때가 있다	(0)	(1)	(2)	(3)	(4)

□ 감사합니다 □

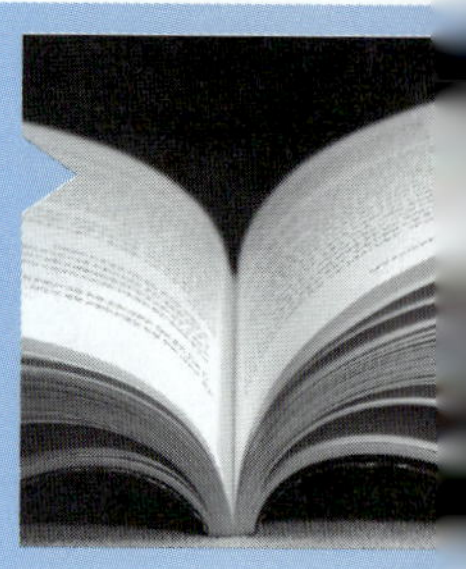

부록 3

임상연구심의위원회 심의요청 양식

University and Medical Center Institutional Review Board
Human BioMedical Internal Processing Form
SUBMISSION FOR UMCIRB review
Full and Expedited research

DEMOGRAPHIC INFORMATION

Type of application: x New Modification Date: UMCIRB #:

Title of proposed research (this title must match protocol, funding application and consent form):
Effects of Seat Surface on the Biomechanics of Sit-to-Stand Movement in Healthy Adults

Principal Investigator, credentials, department, section and school:
Chung Hwi Yi, PhD, PT, Department of Physical Therapy, CAHS
Check the institutions for which the principal investigator is associated: x ECU PCMH Other

Subinvestigators, credentials, department, section and schools:
D*** B******* EdD, PT, Department of Physical Therapy, CAHS

*** Investigators not associated with ECU or PCMH require submission of an Unaffiliated Investigator Agreement.

List all items related to this research study submitted for UMCIRB review and approval:

Human Biomedical Internal Processing Form

Informed Consent Form

Conflict of Interest Disclosure Form

SOURCE OF FUNDING

Government Agency, Name:

Private Agency, Name:

Institution or Department Sponsor, Name:

x No funding

Grant: include 3 copies of the final grant application for full committee reviews or 1 copy for expedited reviews

NOTE: The UMCIRB Conflict of Interest Disclosure Form needs to be submitted for expedited and full review.

CHECK ALL INSTITUTIONS OR SITES WHERE THIS RESEARCH STUDY WILL BE CONDUCTED:

x East Carolina University

Pitt County Memorial Hospital, Inc

Heritage Hospital

Other

Beaufort County Hospital

Carteret General Hospital

Boice–Willis Clinic

CHECK THE FOLLOWING INVOLVED IN THIS STUDY:

Population Specifically Targeted

Normal volunteers

Methods/Procedures

Surveys / Questionnaires

x Adults (> 18 yrs old)
Minors (< 18 yrs old)
Institutionalized Participants
Students
Inpatient participants
Prisoners
Pregnant Participants
Participants of child bearing potential
Embryos or fetuses
Neonates
Wards of the State
Minorities
Non-English speaking
Desperately / Terminally Ill Participants
Traumatized/Comatose Participants
Communicable Disease
Outpatient participants
International research
Cognitively or emotionally impaired

Interviews
Standardized Written / Oral / Visual Tests
Videotaping / Voice Recording / Photography
Deception
Randomization
Drugs
Placebo (s)
Medical Devices
Sterile Surgical / Invasive Procedures
Non-sterile Invasive Procedures
Surgical or otherwise discarded Tissue/Samples
Autopsy or cadaver tissue
Therapeutic Radiation
Diagnostic Radiation
Banking of biological materials
Genetic testing
HIV Testing
Registry / Database
Recombinant DNA / Gene Transfer Technology

<u>INVESTIGATIONAL TEST ITEMS</u>

Does your proposal involve investigational drugs? x No Yes
Does your proposal involve approved drugs for non-approved uses? x No Yes
Does this proposal have an IND x No Yes
Name:
Manufacturer:
IND No:
IND Filing date:
Drug study phase:

Does your proposal involve investigational devices, instruments, machines? x No Yes

Is this device exempt from the requirements of 21CFR812?	x No	Yes
Does your proposal involve approved devices for non-approved uses?	x No	Yes
Is this a significant risk (SR) device?	x No	Yes
Does this proposal have an IDE?	x No	Yes

Name:

Manufacturer:

IDE No., device study type:

Device study phase:

Provide the FDA letter of SR/NSR designation or the sponsor letter of risk designation.

Attach a copy of the FDA approval letter of the IDE.

Research Risk and level of review required

Research participants will be placed at as defined below:

x No more than minimal risk

More than minimal risk

Minimal risk means that the probability and magnitude of harm or discomfort anticipated in the research are not greater in and of themselves than those ordinarily encountered in daily life or during the performance of routine physical or psychological examinations or tests. 45 CFR 46.102(i) The definition for prisoners differs and is located at 45 CFR 46

What level of review does your proposal require?

x Expedited

Full

Those research studies utilizing Pitt County Memorial Hospital resources, Brody School of Medicine resources or involving ionizing radiation should complete the Institutional Approval for Research Form.

Research Questions

1. Subject Selection

Describe how participants will be selected or recruited for the research, including enrollment procedure.

Participants will be healthy volunteers. The subjects recruited for this study are students of the Physical Therapy Department at the ECU. The investigators will request the participation of the subjects and a written consent form will be completed by the subjects.

Identify the projected number of participants to be enrolled. 20

Outline the inclusion and exclusion criteria for this research study. None of the included subjects reports any recent history of any neuromuscular or orthopaedic disorder. All participants are able to clearly hear and understand the instructions given. Observational sit-to-stand motion analysis of the participants will be performed to ensure the absence of movement disorder.

Provide a justification for the sample size selected.

The sample size is based on the calculated statistical power to find differences between groups in the biomechanical variables of interest.

Describe the safeguards in place to protect the rights and welfare of any vulnerable participants enrolled in this research study.

All subjects' data will be assigned a code and stored in a locked cabinet. All subjects will be closely guarded by a physical therapist or physical therapy student during data collection to prevent falls. Subjects may rest at any time to avoid fatigue. Subjects may withdraw from the study at any time by informing the investigators they wish to withdraw.

Are there any advertisements (public display in written, radio, or TV form) for participant recruitment?

Yes x No If yes, attach the advertisements to the processing form.

Does the research include any monetary inducements, compensation or reimbursement for participation in this research study?

Yes x No If yes, attach the payment schedule to the processing form or provide specific protocol reference.

Will the sponsor reimburse for any items or procedures or supply any items at no cost involved in this research study?

Yes x No If yes, attach written documentation of the items that will be reimbursed or supplied by the sponsor unless this information is specifically noted in the research protocol.

Are there any associated costs that participants will incur as a result of participating in this research study?

Yes x No If yes, describe these costs.

2. Researcher Qualifications

Name and list the duties of the research team members and describe the qualifications of each member to perform their duties. Dr. Yi and Brunt will oversee the data collection. Both have considerable experience in a biomechanics setting.

Include the completion date of the human protections modules located on the UMCIRB web site.

B***** – 09/08/2006

Yi – 03/17/2008

3. Risk Determination

Describe the research setting, listing any safeguards in place for participant safety.

The Gait and Balance Laboratory in the Department of Physical Therapy is used by the PI for collection of motion analysis data. It occupies a space of approximately 1,000 sq. ft. with a 30-ft walkway the length of the room. In the center of the walkway are situated two AMTI OR6-7 2000 force plates. The dimensions of each plate are 464 x 508 mm. The laboratory also contains an 8-camera motion analysis system, which can monitor the motion of a moving body in three-dimensional space. The lab has a 12 channel surface EMG system. There is ample seating for participants and family members, if necessary. Participants will be guarded by a physical therapist or physical therapy student to reduce the likelihood of a fall. Participants may rest at any time to avoid fatigue.

4. Risk Determination

Describe all foreseeable physical, psychological, economic, social, legal and dignitary risks to the participants, with steps outlined to minimize those risks. Risks should be described in terms of probability or likelihood, magnitude and duration when possible. Possible risks include fatigue and a fall. Both are minimal risks. Participants will be allowed to rest between trials or when requested. Participants will be guarded by a physical therapist or physical therapy student to reduce the possibility of a fall.

Outline the mechanism for reporting adverse events or unanticipated risks to participants or others for this study. Adverse or unforeseen events occurring in the lab will be reported to the UMCIRB on the appropriate form.

Specifically address any risk associated with the use of placebo, if applicable. N/A

5. Data/Safety Monitoring: Data monitoring includes activities such as interim analysis or other opportunities for both individual and aggregate study data to be reviewed to ensure the safety and efficacy of a research test item. A plan for this type of data monitoring is required to meet the criteria for IRB approval in order to ensure the protection of participants involved in the research, to review the risk-benefit analysis, and to ensure there are no new findings for which current or future participants should be apprised. Describe any additional data monitoring challenges when the principal investigator or another research team member is not directly involved in data collection or monitoring because they are not available on the research site.

Describe the data monitoring plan according to Good Clinical Practices (and Data Safety Monitoring Board/Committee, if applicable) to ensure safety of subjects. Data is monitored in real time to ensure accurate data collection. In addition, a participant's data will be analyzed immediately. This data monitoring will allow us to determine if specific elements of the data collection can be eliminated or modified and/or whether variables need to be added to the protocol.

6. Anticipated Benefits

Describe the benefits of the research study to participants or others. The sit-to-stand (STS) movement is one function people frequently use as they change from a sitting position to standing position. And the STS ability is an important skill in elderly people and people with disabling diseases in their activities of daily living. Assessment of the STS movement has been done using quantitative techniques. The ability to do an STS movement, according to the research reviewed, is strongly influenced by the height of the chair seat, use of armrests, and foot position. However, more study of the interaction among the different determinants is needed. Although wheelchair has been used for the disabled and the elderly for a long time, STS study about rising from wheelchair using kinematic and kinetic analysis could not be found from the literature review. Failing to consider the characteristics of seat surface may lead to erroneous measurements of changes in STS performance. Therefore, the purposes of this study are to determine whether the characteristics of seat surface affect the STS movement and to describe their influence on the performance of the STS movement while the subjects are rising from a wheelchair. With information obtained from this study we will be able to:

Provide the clinician with precise information on the STS characteristics analyzed by using kinematic and kinetic techniques. This information will be useful to select proper technique and seat surface to train STS from a wheelchair and assess the performance of the STS movement in clinical settings.

7. Data Confidentiality and Subject Privacy

Describe how confidentiality will be maintained by providing details about the storage facility, duration of storage, data destruction method, and persons with access to the data. All data will be stored on password-protected computers and stored in locked file cabinets with coded files. The investigators and graduate assistants will have access to data. By the nature of the data, there are no potentially harmful uses.

How will subject privacy be maintained during recruitment, data collection and data analysis? All data sheets and files will be coded to protect subject confidentiality.

If the participants' data or samples will be used for future research, describe how their privacy will be protected. N/A

Describe any additional safeguards in place to manage illegal, significantly intimate or potentially embarrassing information gathered in this research study. N/A

Include steps to handle information that requires mandatory reporting to officials, for example physical abuse, emotional abuse or health problems. N/A

If the research study involves HIV testing, describe the plans for pre/post-test counseling and other related considerations. N/A

8. Obtaining Consent or Parental Permission

Describe the consent process, including members of the research team that will be obtaining informed consent from study participants.

Dr. Yi and Dr. B****** will request the students' participation in the study. One of the investigators will ask the subjects to read and sign an informed consent document.

Describe the setting in which the consent will be obtained.

Gait and Balance Lab, ECU Department of Physical Therapy, Health Sciences Building.

Describe the process to minimize undue influence and coercion during the consent process.

Participants will be given ample time by themselves to read the consent form, and will be asked if they have any questions before signing. Their role as *volunteers* in this project will be stressed, as well as their right to withdrawal at any time.

Outline procedures for obtaining informed consent from participants with limited or low literacy.

N/A

Describe the process for determining cognitive impairment or other conditions that may make a participant more vulnerable. It is expected that all participants in this study will be of average or above cognitive abilities.

Describe the process for identifying the legally authorized representative and the process to debrief and subsequently obtain consent from the study participant, when feasible. N/A

9. Minor Assent Related Issues

Describe the assent processes given the range of ages intended for this research study. N/A

If a separate assent is not being used, how will assent be documented? N/A

How will custody changes during participation in the study be determined? N/A

Describe the processes as required for enrolling wards of the state if they are a target population for this study. Note: If a child becomes a ward of the state, the IRB must be notified immediately to seek advice on further protections that may be required. N/A

Background

Describe the current state of knowledge surrounding the research questions to be addressed in this study. The literature indicates that the chair has an influence on the performance of the STS movement. Most research has been focused on the height of the seat, and few studies tried to clarify the influence of the armrest position, use of armrests, or the type of chair on the STS movement (Janssen, 2002, Etnyre et al, 2007). The evaluation of STS performance involves a variety of measurements to include joint angles and moments, speed of time to rise, functional reach and sway, and perception of patient stability (or perceived safety) in rising from a chair (Edlich et al, 2003). These studies reported that chair seat height, use of armrest, and foot position had a major influence on the ability to do a STS movement. The use of higher chair seats resulted in lower moments at the knee and hip level. Investigators reported that lowering the chair height increased the need for momentum generation or repositioning of the feet to lower the needed moments. They found that the use of an armrest reduced the moments needed at the hip without altering the range of motion of the joints. Displacement between the person and the wheelchair seating surface is one measure of the shear forces (Cooper et al. 2000). The goal of the present study is to determine the thus far unstudied effects of seat surfaces on the kinematics and kinetics of sit-to-stand (STS) motion in healthy adults, in a wheelchair.

Describe the uncertainty to be addressed by this research study (research question). The questions to be asked in this pilot study are:

Will the seat surface of a wheelchair affect the kinematics of sit-to-stand motion in healthy adults?

What the seat surface of a wheelchair affect the kinetics of sit-to-stand motion in healthy adults?

Describe the rationale for the type of research design chosen for this study. Because there are two advantages of the within-subjects design: a) power and b) reduction in error variance associated with individual differences, we chose within-subjects design. Although within-subjects design has a fundamental disadvantage of "carry-over effects (practice and fatigue)", we will avoid the problem using random order technique and application of enough rest time between trials.

Protocol Description

Provide a brief, one page description of the research study. All more than minimal risk research studies or research requiring full UMCIRB review must have a separate protocol.

Twenty participants will be tested. Prior to the experiment, all subjects will sign informed consent forms. Testing will require about two hours in the Gait and Balance at East Carolina University. Retroreflective markers (at least three per segment) will be placed bilaterally on the segments of the rearfoot, shank, thigh, pelvis, shoulders and head. Kinematic data will be collected using an 8-camera, motion analysis system. A standing calibration trial will be collected. A force plate mounted in the gait walkway will record ground reaction forces as the subject performs sit-to-stand task. Kinematic data will be sampled at 120 Hz, and force data will be collected at 960 Hz. Kinematic and kinetic data will be time-synchronized. Surface electrodes will be placed on selected lower extremity muscles to collect electromyographic (EMG) data. These electrodes will be taped onto the skin with hypoallergenic tape.

The three-dimensional coordinates of each marker are reconstructed using a direct linear transformation method. The reconstruction errors in a volume of approximately 1m X 1m X 2m are typically on the order of 1.5 mm. The 3-dimensional coordinates will be filtered using a 2nd order recursive Butterworth filter with an 8 Hz cutoff frequency. These data will then be used to calculate relative three-dimensional joint angles in an anatomical reference frame. This is achieved via transformation matrices between the local and global coordinate systems. The combination of the kinematic data and the force data will allow the calculations of joint forces, moments and powers through inverse dynamics. EMG data will be collected on line and pre-amplified on site. Specialized software will allow the calculation of both timing and amplitude events of muscle activity.

Subjects will be asked to complete 10 trials in each of the following tasks during each visit to the Gait and Balance lab:

1. Sit–to–stand from a standard chair
2. Sit–to–stand from a standard wheelchair without cushion
3. Sit–to–stand from a standard wheelchair with Roho cushion
4. Sit–to–stand from a standard wheelchair with Jay cushion

The biomechanical variables can be subdivided into three categories: tri–dimensional joint kinematics (position and velocity), joint kinetics (moments and powers), and ground reaction forces. Peak and excursion (total range of motion) values for the above kinematic and kinetic variables will be calculated unilaterally for the ankle, knee, hip, and trunk. Onset of EMG, relative to movement initiation, seat off (sit–to–stand), and amplitude of EMG will be analyzed. Comparisons between mean values will be performed with one–way repeated ANOVA techniques. Independent variable is seat surface. Significant level will be set at alpha=0.05.

Required Research Approvals

Is it reasonably foreseeable that studies will be done on participants of attending physicians other than investigators listed on the proposal?

Yes x No

If yes, obtain their signatures below or describe the method for obtaining their approval prior to the involvement of their patients.

The following physicians acknowledge their willingness to participate in the above named research study, have read the enclosed documents describing the study, and agree to allow their patients to participate.

Signature Print Date

Signature Print Date

Signature Print Date

CHIEF OF SERVICE OR DEPARTMENT CHAIR APPROVALS STATEMENT

I have reviewed this project. I believe that the research is sound, the goals are scientifically achievable, and does not involve any significant human rights issues. There are appropriate departmental resources (financial and otherwise) available to conduct the research. The investigator is qualified to conduct all aspects of this research project based on education, training or experience, and has the necessary authorizations or privileges to conduct all outlined procedures. I endorse the investigator and outlined research project as indicated by my signature below.

I have reviewed the UMCIRB Conflict of Interest Disclosure Form and evaluated the principal investigator of this project for risk related to conflict of interest according to the UMCIRB Standard Operating Procedure Manual. I endorse the investigator and the attached plan (if required) for managing conflict of interest related to this research study as indicated by my signature below.

NOTE: (1) A department chair may not sign this statement if listed as an investigator, and should seek the signature of the division chair/dean. (2) If you don't have a department chair (such as a private practice investigator) then attach a current CV.

Signatureof Chief of Service/Department Chair Print Date

Contact Information

Mailing address for all correspondence: Department of Physical Therapy, HSB
Telephone Number: 744-6244 Fax Number: 744-6240
e-mail: yi***@ecu.edu
Study coordinator: Dr. Yi Telephone number: 744-6244

RESPONSIBLE FACULTY MEMBER: For any Principal Investigator that has an undergraduate, graduate, post-graduate student status including residents and fellows, or visiting status to serve as a responsible individual in the oversight of the research study.

Responsible Faculty: Dr. Yi
Mailing address: Department of Physical Therapy, HSB
Telephone Number: 744-*****   Fax Number: 744-******   e-mail: yi***@ecu.edu

I have reviewed the study proposal and all documents and materials to be used in the study.

____

Signature responsible faculty as above   Print   Date

Investigator Responsibilities

The principal and subinvestigators agree to:

1. To obtain UMCIRB approval prior to undertaking any aspect of this research study.
2. To obtain UMCIRB approval prior to instituting any change in the research study, unless it is necessary to protect the safety and welfare of human participants. An action instituted to protect the safety and well-being requires immediate reporting to the UMCIRB.
3. To engage in a continuing exchange of information or advice with the UMCIRB ensuring a continuing review process for the protection of human participants, including submission of a closure form upon completion of the study.
4. To engage in a continuing exchange of information with the appropriate departments within the institutional study site, the institutional officials, the department chairs when appropriate, and the research study sponsor.
5. To ensure the research study is conducted only within the periods of UMCIRB approval.
6. To inform the UMCIRB, research site institution, sponsor or appropriate federal regulatory agency, in writing of any serious adverse events and unanticipated problems involving risks to study participants or others as soon as possible.

7. To maintain all study records for 3 years after completion of the study at all sites or longer if required by a professional organization, sponsor, regulatory body or others. To regard participant informed consent as an ongoing process.
8. To enroll participants only after obtaining ethically and legally effective informed consent, using only the most currently approved UMCIRB consent document, when required.
9. To obtain minor assent from children prior to enrollment as outlined.
10. To notify the UMCIRB if any relationships develop that may be considered a conflict of interest.
11. To abide by the UMCIRB Standard Operating Procedures, all applicable federal regulations, Good Clinical Practice, state laws, respective institutional policies to conduct this research study. Ethical standards include the Belmont Report and other professional standards for an individual research area.
12. To comply with regulatory reviews, data audits, and 3rd party observation for the consenting process by appropriate institutional regulatory officials.
13. To notify the UMCIRB prior to relocating employment to provide for the orderly study closure or to transfer the study to another investigator.

Signature Principal Investigator　　　Print　　　Date

Signature Subinvestigator　　　Print　　　Date

Signature Subinvestigator　　　Print　　　Date

Signature Subinvestigator　　　Print　　　Date

Signature Subinvestigator　　　Print　　　Date

부록 4

연구참여 동의서

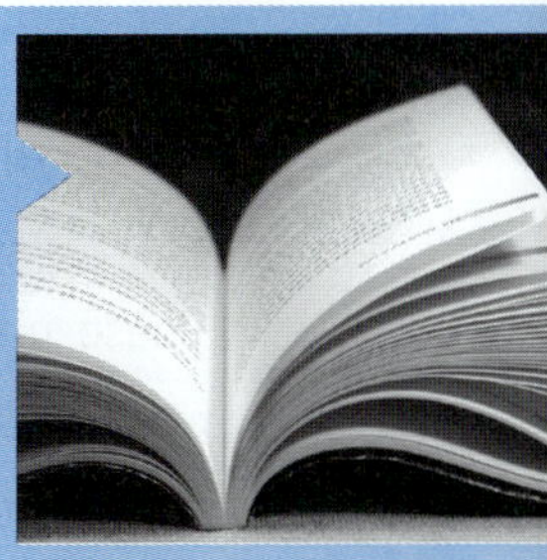

INFORMED CONSENT

Principal
Investigator: Chung Hwi Yi, PhD, PT
Department: Physical Therapy
Address: College of Allied Health Science
East Carolina University
Greenville, NC 27858-4353
Telephone: (252) 744-******

Effects of Seat Surface on the Biomechanics of Sit-to-Stand Movement in Healthy Adults

INTRODUCTION

I have been asked to participate in a research study being conducted by Chung Hwi Yi PhD, PT and __________ EdD, PT. The purpose of this study is to see if there are any differences while I am rising from a standard chair and a wheelchair without and with cushions.

I will be one of 20 subjects participating in this study. The duration of my involvement is two hours in the Gait and Balance Laboratory in the Department of Physical Therapy at East Carolina University.

PLANS AND PROCEDURES

Reflective markers will be placed on my foot, lower leg, thigh, hips, trunk and head. These markers will be tracked using an 8-camera motion analysis system while I perform sit-to-stand. Sensors will be secured with tape on muscles of my legs. These sensors measure muscle activity. At each visit to the Gait and Balance lab I will be asked to do the following:

Sit-to-stand 10 times under four different conditions (standard chair, wheel chair without cushion, wheelchair with Roho cushion, and wheelchair with Jay cushion).

RISKS AND DISCOMFORTS

The physical stress associated with this study is minimal as the intensity is low, the duration is short and I will have time to rest between trial collections. Should I experience any early warning signs of cardiovascular distress such as dizziness, light-headedness or shortness of breath, the test will be discontinued immediately.

POTENTIAL BENEFITS

The sit-to-stand (STS) movement is one function people frequently use as they change from a sitting position to standing position. And the STS ability is an important skill in elderly people and people with disabling diseases in their activities of daily living. Assessment of the STS movement has been done using quantitative techniques. With information obtained from this study we will be able to:

Provide the clinician with precise information on the STS characteristics analyzed by using kinematic and kinetic techniques. This information will be useful to select proper technique and seat surface to train STS from the wheelchair and assess the performance of the STS movement in clinical settings.

Subject's Initials __________

COST AND COMPENSATION

I understand that there is no cost to me for participating in this research. I understand that I will not be compensated for my participation. I understand that the level of exercise required by this study is minimal. I understand that in the event of physical injury resulting from the research, East Carolina University will assume neither financial compensation nor free medical treatment beyond immediate emergency care.

CONFIDENTIALITY

I am giving permission for my data to be used in future publications but I understand that a code number will be assigned to my data so that total anonymity will be maintained in reporting all of the results. All data will be stored in the Physical Therapy Department located in the Health Sciences Building at East Carolina University. Dr. Yi and Dr. ****** and his research associates will have access to the data. After the study is complete, the data will be permanently stored at the same facility.

VOLUNTARY PARTICIPATION

My participation in this project is totally voluntary; there has been no coercion (overt or implied) to force my participation in this project. I understand that I can withdraw from the project at any time by simply informing the Principal Investigator of my desire to terminate participation: no explanation will be required. In addition, I can decline to answer any questions that may arise. I have read and understand the above explanation of the procedure to be used.

PERSONS TO CONTACT WITH QUESTIONS

I may contact the Principle Investigator, Dr. Yi at (252) 744-***** (weekdays). If I have questions related to physical injury resulting from the research you may contact the ECU Risk management Office at 252-328-*****. If questions arise about my rights as a human subject, I may contact the Chairman of the University and Medical Center Institutional Review Board at (252) 744-******.

Subject's Initials __________

TITLE OF PROPOSED RESEARCH

Effects of Seating Surface on the Biomechanics of Sit-to-Stand Movement in Healthy Adults

CONSENT TO PARTICIPATE

I certify that I have read all of the above, asked questions and received answers concerning areas I did not understand, and have received satisfactory answers to these questions. I willingly give my consent for participation in this research study. (A copy of this consent form will be given to the person signing as the subject or subject's authorized representative).

NAME (please print)

____SIGNATURE

DATE

AUDITOR WITNESS: I confirm that the contents of this consent form were orally presented.

AUDITOR'S NAME (please print)

AUDITOR'S SIGNATURE

PRINCIPAL INVESTIGATOR'S NAME (please print)

PRINCIPAL INVESTIGATOR'S SIGNATURE

찾아보기

[ㄴ]

[ㄷ]

[ㅂ]

[ㅅ]

[A]

[B]

[C]

[D]

[T]

저자 주요 약력

이 충 휘

경 력

1991~1992	연세의료원 신촌세브란스병원 물리치료사
1993	연세대학교 보건과학대학 재활학과 조교수
1994~1996	한국전문물리치료학회장
2000~2001	University of Flordia 방문교수
2002~	연세대학교 보건과학대학 물리치료학과 교수
2005~2007	한국전문물리치료학회장
2008~2009	East Carolina University 방문교수
2009~2012	연세대학교 원주캠퍼스 매지생활관장
2014.9~2016.8	연세대학교 원주캠퍼스 교육개발센터장
2016.3~2020.8	BK21+ 실버 운동건강 웰니스 전문인력 양성 사업팀장
2016.8~2020.1	연세대학교 미래캠퍼스 총무처장
2020.9~2027.8	BK21 4단계 지역사회 노인 맞춤형 디지털 웰니스 케어를 위한 창의 혁신 인재 교육연구팀장

연구업적

저서: 물리치료학, 신경계 물리치료학, '전기치료학, 심호흡계물리치료학' 외 다수

논문: Factors affecting upper limb functional recovery after mastectomy with immediate breast reconstruction: a prospective study. Physiotherapy Theory and Practice. 2025;41(3):497-507.

Pectoralis minor length index at 1 month postoperative can predict homolateral neuropathic pain 4 months after mastectomy with lymph node resection. PLOS ONE. 2025;20(6):e0326119. 외 다수

https://yspt.yonsei.ac.kr/yspt_n/intro/faculty.do

물리치료사와 작업치료사를 위한
연구방법론 〈제7판〉 값 36,000원

2002년 6월 25일 초 판 발행
2007년 2월 15일 제3판1쇄 발행
2012년 2월 28일 제4판1쇄 발행
2016년 1월 20일 제5판1쇄 발행
2020년 6월 20일 제6판1쇄 발행
2026년 2월 10일 제7판1쇄 발행

저 자 : 이 충 휘
발행인 : 주 영 일
발행처 : 계 축 문 화 사

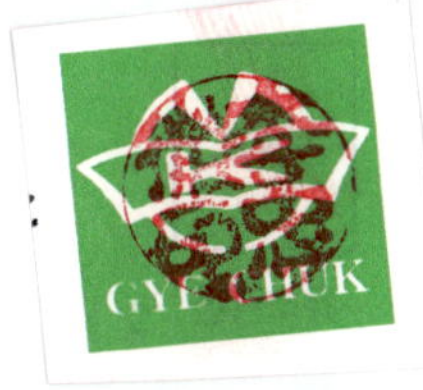

서울특별시 종로구 통일로12길 16-17
우편번호 03029
TEL : 735-2257 · 738-9746
FAX : 723-9025
E-mail : gyechuk@hanmail.net
홈페이지 : http://gyechuk.co.kr
1973.10.31 등록번호 제300-1973-8호
ISBN 978-89-5629-872-6 93510